现代内科临床实践

主编　唐　岚　刘　辉　鲁小敏
　　　张　刚　郝　菲　曾翠青

天津出版传媒集团
天津科学技术出版社

图书在版编目（CIP）数据

现代内科临床实践 / 唐岚等主编. -- 天津：天津
科学技术出版社，2024. 6. -- ISBN 978-7-5742-2209-0

Ⅰ. R5

中国国家版本馆 CIP 数据核字第 2024LX2724 号

现代内科临床实践

XIANDAI NEIKE LINCHUANG SHIJIAN

责任编辑：梁　旭

出　　版：天津出版传媒集团
　　　　　天津科学技术出版社

地　　址：天津市西康路 35 号

邮　　编：300051

电　　话：(022)23332400

网　　址：www.tjkjcbs.com.cn

发　　行：新华书店经销

印　　刷：廊坊市海涛印刷有限公司

开本 787×1092　1/16　印张 31.25　字数 600 000
2024 年 6 月第 1 版　2025 年 1 月第 1 次印刷
定价：180.00 元

前　言

内科学是临床医学中一门涉及面广、整体性强的学科，它既是临床医学各科的基础，又与它们存在着密切的联系。作为临床医师应对常见病、多发病能够正确做出诊断，并及时给予正确处理，从而有效地提高临床治愈率，减少死亡率。临床工作者面对的是各种内科疾病患者，不仅需要了解内科疾病的理论知识，更需要了解诊疗技术的基本原理、适应证和效果，只有不断学习才能跟上科学发展的速度。

本书详细介绍了内科常见疾病的病因、发病机制、临床表现、辅助检查、诊断及治疗等内容，同时阐述了内科常见疾病的治疗新技术和新方法。全书涉及呼吸内科、消化内科、心血管内科、肾内科、内分泌科、风湿免疫科等各科常见疾病，内容全面丰富，结构清晰、明确、实用性较强，有助于临床医师对疾病迅速做出正确的诊断和恰当的处理。希望本书能为临床内科医师的工作带来实质性的参考。

在本书编写过程中，虽力求做到写作方式和文笔风格一致，但由于不同作者的临床经验及写作风格有所差异，加之时间有限，书中疏漏在所难免，希望广大同仁不吝赐教，使我们得以改进和提高。

《现代内科临床实践》编委会

目 录

第一篇 内科常见疾病

第一篇　内科常见疾病

第一章　呼吸系统疾病

第一节　支气管哮喘

支气管哮喘简称哮喘，是由嗜酸性粒细胞、肥大细胞、T淋巴细胞、中性粒细胞等多种炎症细胞和细胞组分参与的气道慢性炎症性疾病。这种慢性炎症导致气道高反应性和广泛多变的可逆性气流受限，并引起反复发作性的喘息、气急胸闷或咳嗽等症状，常在夜间和（或）清晨发作或加重，多数患者可自行缓解或治疗后缓解。支气管哮喘若治疗不当，反复发作可逐渐产生气道不可逆性狭窄和气道重塑。因此，合理的防治至关重要。全球约有1.6亿哮喘患者，我国患病率为1%~4%，其中儿童患病率高于青壮年，老年人群患病率有增高趋势，成人男女患病率大致相近，城市高于农村，约40%的患者有家族史。

一、病因和发病机制

（一）病因

本病的确切病因不清，目前认为哮喘与多基因遗传有关，受遗传和环境双重因素影响。

1. 遗传因素

哮喘发病具有明显的家族聚集现象，许多调查资料显示，哮喘患者的亲属患病率高于群体患病率，且亲缘关系越近，病情越重，其亲属患病率也越高。

2. 环境因素

（1）吸入性变应原：如尘螨，动物毛屑、花粉、真菌、二氧化硫、氨气等各种吸入物。

（2）感染：如病毒、细菌、寄生虫感染等。

（3）食物：如蛋类、奶类及鱼、虾、蟹等。

（4）药物：如阿司匹林、普萘洛尔（心得安）等。

（5）其他：运动、妊娠、气候改变等都可能是哮喘的激发因素。

（二）发病机制

哮喘的发病机制不完全清楚，可概括为免疫炎症反应、神经机制和气道高反应性及其相互作用。

1. 免疫-炎症反应

目前多认为哮喘主要由接触变应原引起或加重，公认哮喘发病与1型变态反应有关。当变应原初次进入人体后，刺激 B 细胞产生 IgE 抗体，并与肥大细胞、嗜碱性粒细胞表面的相应受体结合，使机体致敏，当同种变应原再次进入机体时，与 IgE 桥联结合，合成并释放多种活性介质，引起支气管平滑肌痉挛、黏液分泌增多、血管通透性增加及炎症细胞浸润。炎症细胞在介质的作用下又可分泌多种炎症介质和细胞因子，使气道病变加重，炎症浸润增加，产生哮喘的临床症状。根据变应原吸入后哮喘发病的时间，可分为速发型、迟发型和双相型。

2. 神经机制

神经因素也被认为是哮喘发病的重要环节。支气管除受胆碱能神经、肾上腺素能神经支配外，还有非肾上腺素能非胆碱能神经系统。支气管哮喘与 β-肾上腺素受体功能低下和迷走神经张力亢进有关，并可能存在 α-肾上腺素能神经的反应性增加。非肾上腺素能非胆碱能神经系统能释放舒张支气管平滑肌的神经介质如血管活性肠肽，一氧化氮及收缩支气管平滑肌的介质如 P 物质、神经激肽，两者平衡失调则可引起支气管平滑肌收缩。

3. 气道高反应性（AHR）及其相互作用

主要表现为气道对各种刺激因子出现过强或过早的收缩反应，是哮喘患者发生发展的另一个重要因素。目前普遍认为气道炎症是导致气道高反应性的重要机制之一。气道高反应性常有家族倾向，受遗传因素的影响。气道高反应性为支气管哮喘患者的共同病理生理特征，然而出现气道高反应性者并非都是支气管哮喘，如长期吸烟、接触臭氧、病毒性、上呼吸道感染、COPD 等也可出现气道高反应性。

二、病理

早期表现为支气管黏膜肿胀、充血、分泌物增多、气道内炎症细胞浸润、气道平滑肌痉挛等可逆性病理改变。

当哮喘反复发作后，表现为支气管平滑肌肌层肥厚，气道上皮细胞下纤维化、基底膜增厚等，导致气道重构和周围肺组织对气道的支持作用消失。

三、临床表现

（一）症状

典型表现为反复发作性呼气性呼吸困难、胸闷、咳嗽，伴有哮鸣音。可为干咳或咳白色泡沫痰，用支气管舒张药或自行缓解。大多有季节性，与接触过敏原有关，常于清晨或夜间加重。部分患者仅以咳嗽为唯一症状，称为咳嗽变异性哮喘。部分患者在运动时出现胸闷、咳嗽、呼吸困难，称为运动性哮喘，多见于青少年。某些药物也可引起或诱发哮喘，如阿司匹林、β 受体阻滞剂、局麻药等，称为药物性哮喘。

（二）体征

发作时因肺部过度充气可见肺气肿体征，双肺可闻及广泛的哮喘音，呼气时间延长。但在轻度哮喘或极重度哮喘时，可无哮鸣音。严重者可有明显发绀、大汗淋漓、端坐呼吸、心率增快、奇脉、胸腹反常运动等。非发作期可无异常体征。

四、并发症

急性发作时可并发气胸、纵隔气肿、肺不张；长期反复发作和感染可并发 COPD、支气管扩张和慢性肺心病等。

五、辅助检查

1. 肺功能检查

（1）通气功能检测：发作时呈阻塞性通气功能障碍，呼气流速指标显著下降，FEV1、FEV1/FVC%、呼气峰值流速（PEF）、最大呼气中期流速（MMEF）均减少。缓解期上述通气功能指标逐渐恢复。长期反复发作者，通气功能可逐渐下降。

（2）支气管激发试验：用于测定气道反应性，常用的吸入性激发剂为组胺、醋甲胆碱。在设定的激发剂量范围内，若 FEV1 下降≥20%，可诊断为激发试验阳性。激发试验只适用于 FEV1 在正常预计值的 70% 以上的患者。

（3）支气管舒张试验：用以测定气流受阻的可逆性。常用的吸入型支气管舒张药有沙丁胺醇、特布他林等，若 FEV1 较用药前增加≥15%，且其绝对值增加≥200mL，可判断舒张试验阳性。

（4）PEF 及其变异率测定：PEF 可反映气道通气功能的变化。哮喘发作时 PEF 下降。昼夜 PEF 变异率≥20%，则符合气流受阻可逆性改变的特点。

2. 血气分析

严重发作时可有 PaO_2 降低。由于过度通气可使 $PaCO_2$ 下降，pH 值可正常或增高，表现为呼吸性碱中毒。若气道阻塞严重时，可出现 CO_2 潴留，$PaCO_2$ 上升，表现为呼吸性酸中毒。缺氧明显，可合并代谢性酸中毒。

3. 胸部 X 线检查

哮喘发作时呈过度充气状态，X 线检查双肺透亮度增高。若同时合并呼吸系统感染时，可见肺纹理增粗或肺部炎性浸润阴影。

4. 特异性变应原的检测

分为体外检测和在体试验。测定变应原指标结合病史有助于哮喘病因的诊断，从而避免或减少对该致敏因素的接触。

5. 痰液检查

痰涂片可见嗜酸性粒细胞增多。

六、诊断与鉴别诊断

（一）诊断

1. 诊断依据

（1）典型哮喘的诊断：根据反复发作的喘息、气急、胸闷或咳嗽，多与接触变应原等刺激或上感、运动等有关；发作时在双肺有广泛的哮鸣音，呼气相延长；上述症状可经治疗或自行缓解；并除外其他疾病所引起的喘息、气急、胸闷或咳嗽即可诊断。

（2）不典型哮喘的诊断：若无明显的哮喘症状或体征，至少应有下列三项中的一项，并除外其他疾病所引起的喘息、气急、胸闷或咳嗽则可诊断：①支气管激发试验或运动试验阳性；②支气管舒张试验阳性；③昼夜 PEF 变异率≥20%。

2. 临床分期

（1）急性发作期：喘息、气急、胸闷、咳嗽等症状突然发生或加重，常有呼吸困难，多由接触变应原等刺激物或呼吸道感染所诱发。

（2）慢性持续期：每周均有不同程度、不同频度地出现哮喘症状（如喘息、气急、胸闷、咳嗽等）。

（3）临床缓解期：经过或未经治疗症状、体征消失，肺功能恢复到急性发作前水平，并维持 4 周以上。

（二）鉴别诊断

1. 急性左心衰竭

发作时症状与哮喘颇相似，旧称心源性哮喘。患者多有高血压、冠心病、风湿性心脏病等病史。发作时咳嗽，咳粉红色泡沫痰，双肺可闻及广泛的哮鸣音和湿性啰音，心界向左扩大，心尖部可闻及奔马律。胸部 X 线可见心脏增大和肺淤血征，有助于鉴别。病情紧急难以鉴别时，可先雾化吸入 β₂ 受体激动剂或氨茶碱静脉滴注，待症状缓解后，进一步检查，忌用肾上腺素。

2. 慢性阻塞性肺疾病

该病好发于中、老年人，多有长期吸烟或有害气体接触史，有慢性咳嗽、咳痰史，喘息长年存在，寒冷季节加重，有肺气肿体征，两肺可闻及湿性啰音。支气管哮喘起病年龄较小，儿童患病率高，夏、秋季明显，多有过敏史和（或）家族史，支气管舒张剂和糖皮质激素治疗有效。支气管哮喘长期反复发作和感染也可并发慢性阻塞性肺疾病。

3. 上气道阻塞

中央型支气管肺癌、气管内异物吸入、气管支气管结核等致上气道阻塞时，可出现喘鸣，应注意鉴别。一般根据临床病史、呼吸困难的特点（吸气性呼吸困难），结合胸部 X 线、CT 或 MRI 检查、纤维支气管镜检查等，常可明确诊断。

4. 变态反应性肺浸润

致病源多为花粉、职业粉尘、化学药品、寄生虫等，多有上述致病源接触史，常伴发热，胸部 X 线检查可见多发性、此起彼伏的淡薄斑片浸润阴影，可自行消失或再发，肺组织活检有助于鉴别，见于热带嗜酸性粒细胞增多症、肺嗜酸性粒细胞增多性浸润、多源性变态反应性肺泡炎等。

七、治疗

目前尚无特效治疗方法，但长期坚持规范治疗不仅可控制哮喘症状，还可减少或避免哮喘复发，保持肺功能正常，使患者活动不受限制，能正常生活、工作和学习。

（一）脱离变应原

若已明确引起哮喘的变应原，脱离变应原是防治哮喘最有效的方法。

（二）药物治疗

药物治疗分为两类：第一类为支气管舒张药，可缓解哮喘发作，一般按需使用；第二类为抗感染药，主要治疗哮喘的气道炎症，可控制哮喘发作，需长期使用。

1. 支气管舒张药

（1）β_2 受体激动剂：缓解哮喘急性发作的首选药物，主要通过兴奋呼吸道的 β_2 受体，舒张支气管平滑肌。常用的短效 β_2 受体激动剂有沙丁胺醇、特布他林和非诺特罗等，作用时间为 4~6h。长效 β_2 受体激动剂有福莫特罗、沙美特罗及丙卡特罗等，作用时间为 10~12h，且有一定抗感染作用，近年推荐长效 β_2 受体激动剂和糖皮质激素联合吸入，具有协同的抗感染和平喘作用。

用药方式有定量气雾剂吸入、干粉吸入、持续雾化吸入等，也可口服或静脉注射。首选吸入法，因呼吸道局部用药浓度高、所用剂量小、起效快、全身不良反应少，如沙丁胺醇或特布他林气雾剂，每次喷 1~2 下，3~4 次/天。干粉吸入方便，较易掌握，如福莫特罗每次吸 1~2 下，2 次/天。持续雾化吸入多用于重症和儿童患者，方法简单，易于配合。口服或静脉给药易引起心悸、骨骼肌震颤等不良反应，如沙丁胺醇或特布他林口服 2.4~2.5mg，3 次/天，静脉给药用于严重哮喘，如沙丁胺醇一般每次用量为 0.4mg，用 5% 葡萄糖注射液 100mL 稀释后静脉滴注。

（2）茶碱类：目前治疗哮喘的有效药物，该药可通过抑制磷酸二酯酶，提高平滑肌细胞内的 cAMP 浓度，舒张支气管平滑肌，还有增强气道纤毛清除功能和抗感染作用，与激素、抗胆碱药联合应用具有协同作用，但与 β_2 受体激动剂联合应用易引起心率增快、心律失常。口服氨茶碱一般剂量为 6~10mg/（kg·d），用于轻、中度哮喘。控（缓）释茶碱制剂，因其血药浓度稳定，平喘作用可维持 12~24h，且不良反应少，可用于夜间哮喘。静脉给药常用于重度及危重哮喘，静脉滴注首次剂量 4~6mg/kg，注射速度不超过 0.25mg/（kg·min），静脉滴注维持量为 0.6~0.8mg/（kg·h），注射量一般不超过 1.0g/d。

（3）抗胆碱药：抑制支气管平滑肌表面的 M3 受体，有舒张支气管及减少痰液的作用，尤其适用于夜间哮喘及多痰的患者，与 β_2 受体激动剂相比，作用较弱，二者联合使用有协同作用。常用异丙托溴铵吸入或雾化吸入，约 10min 起效，可维持 4~6h。长效抗胆碱药噻托溴铵作用维持时间可达 24h。

2. 抗感染药

（1）糖皮质激素：当前控制哮喘发作最有效的药物，可通过多个环节抑制气道炎症，还可增强支气管平滑肌细胞 β_2 受体的反应性。可分为吸入、口服和静脉用药。吸入用药全身不良反应少，是目前推荐长期抗感染治疗哮喘最常用的方法，适用于轻、中度急性发作期及非急性发作期患者的长期用药。常用的吸入药物有倍氯米松（beclomethasone，BDP）、布地奈德、氟替卡松、莫米松等，通常需规律用药一周以上才能起效。口服药物用于吸入糖皮质激素无效或需要短期加强的患者，有泼尼松、泼尼松龙，起始 30~60mg/d，症状缓解后逐渐减量至 ≤10mg/d，然后停用或改用吸入剂。静脉给药用于重度或危重哮喘发作，常用药物有琥珀酸氢化可的松（100~400mg/d）或甲泼尼龙（80~160mg/d），症状缓解后逐渐减量，然后改为口服和吸入制剂。

（2）白三烯拮抗剂：具有抗感染和舒张支气管平滑肌的作用。常用药物如扎鲁司特

20mg，2 次/天，或孟鲁司特 10mg，1 次/天，口服。

（3）其他：色苷酸钠是非糖皮质激素类抗感染药物，对运动或阿司匹林诱发的哮喘有一定预防作用。酮替芬和新一代组胺 H1 受体拮抗剂如阿司咪唑等对轻症哮喘和季节性哮喘有一定效果。

（三）急性发作期的治疗

急性发作期的治疗目的是尽快解除气道阻塞，纠正低氧血症，恢复肺功能，预防进一步恶化或再次发作，防止并发症。一般根据病情的分度进行综合性治疗。

1. 轻度

每日定时吸入倍氯米松 200~500μg，出现症状时吸入短效 β_2 受体激动剂，可间断吸入。效果不佳时可加用口服 β_2 受体激动剂控释片或小量茶碱控释片（200mg/d），或加用抗胆碱药如异丙托溴铵气雾剂吸入。

2. 中度

吸入剂量一般为倍氯米松 500~1000μg/d；规则吸入 β_2 激动剂或联合抗胆碱药吸入或口服长效 β_2 受体激动剂；亦可加用口服白三烯拮抗剂，若不能缓解，可持续雾化吸入 β_2 受体激动剂（或联合用抗胆碱药吸入），或口服糖皮质激素（<60mg/d）。必要时可用氨茶碱静脉注射。

3. 重度至危重度

持续雾化吸入 β_2 受体激动剂，或合并抗胆碱药，或静脉滴注氨茶碱或沙丁胺醇。加用口服白三烯拮抗剂。静脉滴注糖皮质激素如琥珀酸氢化可的松或甲泼尼龙或地塞米松。待病情得到控制和缓解后（一般 3~5d），改为口服给药。注意维持水、电解质平衡，纠正酸碱失衡，当 pH<7.20 且合并代谢性酸中毒时，应适当补碱；可给予氧疗，如病情恶化缺氧不能纠正时，进行无创通气或插管机械通气。若并发气胸，在胸腔引流气体下仍可机械通气。此外应预防下呼吸道感染等。

（四）哮喘的长期治疗

以病情严重程度为基础，并根据病情变化和控制水平及时进行调整。若目前治疗方案不能使哮喘得到控制，则治疗方案应升级；当哮喘控制维持达 3 个月时，可以降级；若使用最小剂量控制药物使哮喘控制，不再发作达 1 年，可考虑停药。

1. 间歇至轻度持续

定时吸入低剂量糖皮质激素（倍氯米松≤500μg/d）；或吸入 β_2 受体激动剂或口服 β_2 受体激动剂；或控（缓）释茶碱；或色苷酸钠；或白三烯拮抗剂。

2. 中度持续

每日吸入低、中剂量糖皮质激素（倍氯米松 500~1000μg/d）和长效 β_2 受体激动剂；或吸入中剂量糖皮质激素和口服控（缓）释茶碱；或吸入中剂量糖皮质激素和口服长效 β_2 受体激动剂；或吸入高剂量糖皮质激素。

3. 重度持续

每日吸入大剂量糖皮质激素（倍氯米松>1000μg/d）和长效 β_2 受体激动剂，根据病情

加用口服长效 β_2 受体激动剂、控（缓）释茶碱、白三烯拮抗剂、口服糖皮质激素。

（五）免疫疗法

分为特异性和非特异性两种，前者又称脱敏疗法（或称减敏疗法）。由于有 60% 的哮喘发病与特异性变应原有关，采用特异性变应原（如螨、花粉、猫毛等）进行定期反复皮下注射，剂量由低至高，以产生免疫耐受性，使患者脱（减）敏。脱敏治疗的局部反应发生率为 5%～30%（如皮肤红肿、风团、瘙痒等），全身反应包括荨麻疹、结膜炎/鼻炎、喉头水肿、支气管痉挛及过敏性休克等，有个别报道死亡者（病死率 1/10 万以下），因而脱敏治疗需要在有抢救措施的医院进行。

非特异性疗法，如注射卡介苗、转移因子、疫苗等生物制品抑制变应原反应的过程，有一定辅助的疗效。目前采用基因工程制备的人工重组抗 IgE 单克隆抗体治疗中、重度变应性哮喘，已取得较好效果。

第二节　支气管扩张症

支气管扩张症简称支气管扩张，是指支气管异常持久的扩张与变形。大多由于支气管及其周围组织反复发生慢性炎症，致使支气管壁平滑肌和弹力支撑组织破坏，支气管阻塞、远端支气管扩张所引起。多见于儿童和青少年。主要临床表现为慢性咳嗽、咳大量脓痰和（或）反复咯血。近年来随着对呼吸道感染的合理治疗及疫苗的广泛应用，该病的发病率有明显下降。

一、病因和发病机制

支气管扩张症并非一种独立的疾病，其发病因素较多，其中最主要的病因是支气管-肺组织感染和支气管阻塞。两者相互影响，形成恶性循环，最终导致支气管管壁结构破坏而发生支气管扩张。另外，支气管外部纤维的牵拉、先天性发育缺陷及遗传因素等也可引起支气管扩张。

1. 支气管-肺组织感染

婴幼儿时期支气管-肺组织反复感染是支气管扩张最常见的原因。由于婴幼儿支气管管腔较细，管壁薄而且软，易遭受破坏和阻塞。病毒和细菌反复感染可导致支气管黏膜充血、水肿、分泌物增多潴留，引起或加重支气管阻塞，而阻塞又可以进一步加重感染。这种感染-阻塞-感染的过程反复进行，最终导致支气管壁的各层组织破坏，尤其是平滑肌纤维和弹力纤维遭到损害，管壁抵抗力削弱，每当吸气时，管腔由于胸腔内的负压而扩张，呼气时不能回缩，最终导致支气管扩张变形。另外，肺结核纤维组织增生、牵拉收缩，造成局部支气管扭曲、变形，引流不畅，分泌物不易被清除，亦可引起支气管扩张变形。

2. 支气管阻塞

支气管管腔内肿瘤、异物和感染或支气管周围肿大淋巴结或肿瘤的外压均可造成支气管狭窄或部分阻塞，使得支气管引流不畅，又可引起或加重感染而破坏管壁，导致支气管扩张的形成。同时阻塞还可导致肺不张，失去肺泡弹性组织缓冲，胸腔负压直接牵拉支气管壁而引起支气管扩张。

3. 气道疾病

慢性阻塞性肺疾病长期慢性气道炎症可合并支气管扩张；哮喘合并变应性支气管肺曲菌病亦可引起支气管扩张。

4. 支气管先天发育障碍和遗传因素

支气管先天性发育障碍，由于软骨发育不全或弹性纤维不足，局部管壁薄弱或弹性较差导致的支气管扩张，常伴有鼻窦炎和内脏转位（右位心），称为 Kartagener 综合征。部分病例无明显病因，但通常弥散性的支气管扩张常发生于存在遗传、免疫或解剖缺陷的患者，如囊性纤维化、纤毛运动障碍和严重的 α1-抗胰蛋白酶（α1-AT）缺乏。先天性低丙种球蛋白血症、免疫缺陷和罕见的气道结构异常也可引起弥散性疾病，如巨大气管-支气管症（Mounier-Kuhn 综合征），软骨缺陷（Williams-Campbell 综合征）等。

5. 全身性疾病

目前已发现类风湿关节炎、克罗恩病、溃疡性结肠炎、系统性红斑狼疮、人免疫缺陷病毒（HIV）感染等疾病可同时伴有支气管扩张，可能与机体免疫功能失调有关。

二、病理

支气管扩张常发生于下叶基底段支气管及分支，以左下叶最多见，由于左下叶支气管较细长且位置低，受心脏血管压迫，感染时易发生引流不畅。另外，舌叶支气管开口接近下叶背段，易受下叶感染的影响，故左下叶与舌叶支气管常同时扩张。右中叶支气管较细长，周围有内、外、前三组淋巴结围绕，当发生感染时淋巴结可肿大，使右中叶支气管受挤压引流不畅，易引起阻塞性肺炎和肺不张，反复发作也可引起支气管扩张。肺结核引起的支气管扩张多位于肺上叶，以上叶尖段与后段支气管及其分支最多见。受累管壁的弹性组织、肌层以及软骨等均遭受破坏，被纤维组织替代，管腔逐渐扩张。扩张的支气管包括三种类型。①柱状扩张：是病变的早期阶段，管壁破坏较轻，支气管呈均一管形扩张且突然在一处变细，远处的小气道往往被分泌物阻塞；②囊状扩张：随着病情加重，管壁破坏严重，扩张的支气管管腔呈囊状改变，支气管末端的盲端也呈无法辨认的囊状结构；③不规则扩张：病变支气管管腔呈不规则改变或呈串珠样改变。常伴有毛细血管扩张，或支气管动脉和肺动脉终末支的扩张与吻合，形成血管瘤，其破裂可引起反复咯血。

三、临床表现

本病多见于青少年，部分患者可追溯到童年时期曾有麻疹、百日咳或支气管肺炎的病史，此后常有反复发作的呼吸道感染。早期轻者可无症状，随着病情加重可出现典型的临床表现。

（一）症状

1. 慢性咳嗽、咳大量脓痰

常与体位改变有关，如晨起及就寝时咳痰量最多，这是由于改变体位时分泌物在气道内流动刺激支气管黏膜引起咳嗽和排痰。咳痰的量和性状取决于病情轻重及是否合并感染。合并感染时，咳嗽和咳痰量明显增多，咳黄绿色脓痰量每日可达数百毫升。伴有厌氧菌感染者则有臭味。感染时将痰液收集于玻璃瓶中静置后出现分层的特征：上层为泡沫，下悬脓性成分，中层为浑浊黏液，下层为坏死组织沉淀物。

2. 反复咯血

50%～70%的患者有不同程度的咯血，从痰中带血至大量咯血，咯血量与病情严重程度、病变范围有时不一致。个别患者可因大量咯血致呼吸道阻塞危及生命。部分患者以反复咯血为唯一症状，临床上称为"干性支气管扩张"，其病变多位于引流良好的上叶支气管。

3. 反复肺部感染

其特点是同一肺段反复发生肺炎并迁延不愈。这是由于扩张的支气管清除分泌物的功能丧失，引流差，易于反复发生感染。

4. 慢性感染中毒症状

如反复感染可引起全身中毒症状，如出现发热、乏力、食欲减退、消瘦、贫血等，儿童可影响发育。

（二）体征

早期或干性支气管扩张可无异常体征，病变严重或继发感染时，病变部位常可闻及固定而持久的局限性湿啰音，有时可闻及哮鸣音，部分慢性病患者伴有发绀、杵状指（趾）等体征，全身营养状况较差。出现肺纤维化、肺气肿、肺心病等并发症时有相应体征。

四、实验室及其他辅助检查

1. 影像学检查

胸部 X 线检查可见：肺纹理增粗紊乱，有多个不规则的环形透光阴影或蜂窝状、卷发状阴影，甚至有气液平面，常提示支气管囊状扩张。胸部高分辨 CT（HRCT）可见：柱状扩张管壁增厚，并延伸至肺的周边；囊状扩张表现为支气管显著扩张，成串或成簇囊样病变，可含有气液平面。支气管造影曾是确诊支气管扩张的检查手段，但由于这一技术为创伤性检查，现已被 HRCT 取代，目前 HRCT 已成为支气管扩张的主要诊断方法。

2. 纤维支气管镜检查

对诊断、鉴别诊断及治疗有重要价值。对部分患者可发现出血部位及原因；对支气管扩张的病因及定位诊断有一定帮助；可以吸出分泌物，清除阻塞，局部止血。也可经支气管镜获取局部标本做病原学、细胞学检查等。

3. 实验室检查

急性感染时白细胞总数及中性粒细胞比例可增高。贫血者血红蛋白减少，血沉可增快。痰涂片染色及痰细菌培养结果可指导临床用药。

4. 肺功能检查

支气管扩张的肺功能改变与病变的严重程度密切相关。病变轻且局限者，肺功能可无明显改变。而病变严重者肺功能损害多表现为阻塞性通气功能障碍，随着病情进展，可出现通气与血流比例失调以及弥散功能的障碍等，导致动脉血氧分压和动脉血氧饱和度降低。

五、诊断和鉴别诊断

（一）诊断

根据患者典型临床表现为慢性咳嗽、咳大量脓痰、反复咯血及肺部可闻及固定而持久的局限性湿啰音；结合胸部 X 线片及 HRCT 显示支气管扩张的异常影像学改变，即可做出诊断。对于明确诊断为支气管扩张者尚需寻找发生支气管扩张的基础疾病。

（二）鉴别诊断

1. 慢性支气管炎

多发生在中年以上的患者，在气候多变的冬、春季节咳嗽、咳痰明显，多为白色黏液痰，合并感染时可出现脓性痰，但无反复咯血史。听诊双肺可闻及散在干湿啰音。胸部 CT 有助于鉴别诊断。

2. 肺脓肿

起病急，有寒战、高热、咳嗽、咳大量脓臭痰；X 线检查可见局部浓密炎症阴影，伴有气液平面的空洞。急性肺脓肿经有效抗生素治疗后，炎症可完全吸收消退。若为慢性肺脓肿则以往多有急性肺脓肿的病史。胸部 CT 有助于鉴别诊断。

3. 肺结核

常有午后低热、盗汗、乏力、消瘦等结核中毒症状，痰量少，病变多位于肺上叶，痰结核菌检查和胸部 X 线片或 CT 可做出诊断。

4. 先天性肺囊肿

自幼发病，咳嗽、咳痰、咯血。X 线检查可见多个边界纤细的圆形或椭圆阴影，壁较薄，周围组织无炎症浸润。胸部 CT 检查有助诊断。与支气管扩张在治疗上无原则性差异。

5. 弥散性泛细支气管炎

有慢性咳嗽、咳痰、活动时呼吸困难，常伴有慢性鼻窦炎，胸部 CT 显示弥散分布的小结节影及树芽征，与支气管扩张表现不同。大环内酯类抗生素治疗有效。

（三）病情评估

对支气管扩张患者进行病情评估的目的为明确诊断、查找病因、评估病情严重程度，指导临床治疗。当成人出现下述临床表现时均应进行临床评估以除外支气管扩张：①持续排痰性咳嗽，且年龄较轻，症状持续多年，无吸烟史，每天均有咳痰、咯血或痰中有铜绿假单胞菌定植；②无法解释的咯血或无痰性咳嗽；③"慢性阻塞性肺疾病"患者治疗反应不佳、下呼吸道感染不易恢复、反复急性加重或无吸烟史者。对于确诊支气管扩张的患者应明确病变范围、记录痰的性状、评估 24h 痰量、每年因感染导致的急性加重的次数，以及抗菌药物使用的情况，还应查找支气管扩张病因并评估疾病严重程度。研究表明喘息症状、第一秒用力呼气容积（FEV_1）、痰量及是否存在铜绿假单胞菌感染与患者生活质量相关，对所有患者也应进行相应评估。

六、内科治疗

控制感染和促进痰液引流是支气管扩张治疗的关键，必要时如病灶局限应考虑外科手术切除。

1. 一般治疗

注意休息，加强营养，避免受凉，预防呼吸道感染。合并感染及咯血时要卧床休息。同时治疗基础疾病。

2. 控制感染

控制感染是治疗支气管扩张的关键，出现急性感染征象时，如发热、咳脓性痰增多等，需经验性选用抗生素，然后可依据痰涂片染色和痰培养药敏试验指导抗生素的调整。病情轻者可口服，病情较重者需静脉用药，如喹诺酮类、头孢菌素类、氨基糖苷类等。怀疑有厌氧菌感染者可加用甲硝唑或替硝唑。对于慢性咳脓痰的患者，可考虑交替使用不同的抗生素。存在铜绿假单胞菌感染的患者，可选择喹诺酮类、第三代头孢菌素类或氨基糖苷类药物。

3. 清除气道分泌物

（1）体位引流：根据病变部位采取不同的体位。使病肺处于高位，引流支气管口朝下，以利于痰液排入大气道而咳出，可促进痰液排出，减轻中毒症状。对于痰量多、不易咳出者尤为重要。引流前可雾化吸入化痰药物，使痰液黏度降低，以及振动、轻拍病变部位等利于痰排出。

（2）支气管扩张剂：可扩张支气管，改善气流受限，并帮助清除气道内分泌物，伴有气道高反应性及可逆性气流受限的患者常有明显疗效。

（3）祛痰剂：氯化铵0.3g，溴己新16mg，盐酸氨溴索片30mg，每日3次，可促进痰液排出。

（4）雾化吸入：可选用胰脱氧核糖核苷酸酶、α-糜蛋白酶、氨溴索等雾化吸入，稀释分泌物，使其易于排出，促进引流。

4. 咯血的治疗

少量咯血，以安慰患者、消除紧张、卧床休息为主，可口服卡巴克洛、云南白药等药物止血。大咯血者可引起窒息死亡，必须积极抢救。让患者头低脚高患侧卧位，应迅速清除口腔和呼吸道积血。同时用5~10U垂体后叶素加入25%葡萄糖液40mL中缓慢静脉注射，一般为15~20min，然后将垂体后叶素加入5%葡萄糖液中按0.1U/（kg·h）速度静脉滴注。该药含有抗利尿激素和缩宫素，高血压、冠状动脉粥样硬化性心脏病、心力衰竭患者和孕妇禁用。若内科止血治疗无效者可采用支气管动脉栓塞术或手术治疗。

七、预防

积极防治呼吸道感染，尤其是婴幼儿时期麻疹、百日咳、支气管肺炎及肺结核等急慢性呼吸道疾病。可考虑应用肺炎球菌疫苗和流感病毒疫苗预防或减少急性发作，免疫调节剂对于减轻症状或减少发作有一定帮助。戒烟，避免有害气体和有害颗粒的吸入。适当锻炼，增强体质，提高机体免疫及抗病能力。

八、预后

取决于支气管扩张的范围和有无并发症。支气管扩张范围局限者，经积极治疗后对生命质量和寿命影响不大。支气管扩张范围广泛者易使肺功能受损，甚至引起呼吸衰竭而死亡。大咯血也可严重影响预后。

第三节　急性上呼吸道感染

急性上呼吸道感染是鼻腔、咽或喉部急性炎症的概称，是呼吸道最常见的一种感染性疾病。常见病因为病毒，少数由细菌引起。

一、流行病学

本病全年均可发病，但冬春季节好发。主要通过含有病毒的飞沫传播，也可通过被污染的手和用具传染。多为散发，也有局部或大范围流行。由于病毒表面抗原易发生变异，产生新的亚型，不同亚型之间无交叉免疫，因此同一个人可以多次患本病。年老体弱者和儿童易患本病。

二、病因与发病机制

急性上呼吸道感染 70%~80%由病毒引起，主要有流感病毒、副流感病毒、呼吸道合胞病毒腺病毒、鼻病毒、埃可病毒、柯萨奇病毒、麻疹病毒、风疹病毒等。细菌感染可直接或继发于病毒感染之后，以溶血性链球菌为多见，其次为流感嗜血杆菌、肺炎链球菌和葡萄球菌等。当有受凉、淋雨、过度疲劳等诱发因素，使全身或呼吸道局部防御功能降低时，原已存在于上呼吸道或从外界侵入的病毒或细菌可迅速繁殖，引起本病。

三、病理

鼻腔及咽部黏膜充血、水肿、上皮细胞破坏，少量单核细胞浸润，浆液性及黏液性炎性渗出。继发细菌感染后，中性粒细胞浸润，脓性分泌物渗出。

四、临床表现

根据病因不同，临床表现可有不同类型。

1. 普通感冒（commoncold）

普通感冒多为鼻病毒引起，其次为副流感病毒、呼吸道合胞病毒、埃可病毒、柯萨奇病毒等。起病较急，可有咽部不适或咽痛、喷嚏、鼻塞、流涕等，一般无发热及全身症状，或仅有低热、轻度畏寒和头痛。检查可见鼻腔黏膜充血、水肿、有分泌物，咽部充血。如无并发症，一般 5~7d 痊愈。

2. 流行性感冒（influenza）

流行性感冒是由流感病毒引起的急性传染病。潜伏期 1~2d，最长 3d。起病急骤，以全身症状为主，呼吸道症状轻微。不同个体之间的临床表现和病情严重程度不一。

（1）单纯型：最为常见。通常先有畏寒或寒战、发热，继之全身不适，头痛，乏力，全身酸痛。部分患者可出现食欲缺乏、恶心、便秘等消化道症状。体温可高达39℃~40℃，一般持续2~3d后渐降。

部分患者有喷嚏、鼻塞、咽痛和咳嗽等症状。多数患者症状持续1周。轻症患者类似普通感冒，病程1~2d。

（2）肺炎型：常发生于老年人，2岁以下儿童或原先有慢性基础疾病者。临床表现为高热、烦躁、呼吸困难咯血痰和明显发绀，肺部呼吸音减低，可闻及湿啰音、哮鸣音。X线片可见两肺广泛小结节浸润，近肺门部较多。上述症状常进行性加重，抗感染药物治疗无效。病程常在10d至1个月以上。多数患者可逐渐恢复，少数病例可因呼吸、循环衰竭死亡。

（3）胃肠型：以恶心、呕吐和腹泻等消化道症状为主。

（4）中毒型：少见。肺部体征不明显，往往高热不退，神志昏迷。成人常有谵妄，儿童可发生抽搐。部分患者可出现循环衰竭。

3. 以咽炎为主要表现的上呼吸道感染

（1）病毒性咽炎和喉炎：病毒性咽炎由鼻病毒、腺病毒、流感病毒及副流感病毒等引起。临床特征为咽部发痒和灼热感，咽部疼痛，咳嗽少见。急性喉炎多为流感病毒、副流感病毒及腺病毒等引起，临床特征为声嘶、讲话困难、咽痛或咳嗽，常有发热。体检可见喉部充血、水肿，局部淋巴结肿大和触痛，可有喘息。

（2）疱疹性咽峡炎：常由柯萨奇病毒A引起。多于夏季发病，表现为咽痛、发热，检查可见咽部充血，软腭、腭垂、咽及扁桃体表面有灰白色疱疹，周围有红晕。

（3）细菌性咽-扁桃体炎：多由溶血性链球菌引起，其次为流感嗜血杆菌、肺炎链球菌、葡萄球菌等引起。急性起病、咽痛、畏寒、发热，体检可见咽部充血，扁桃体充血、肿大，表面有黄色点状渗出物，颌下淋巴结肿大、压痛，肺部无异常体征。

五、并发症

可并发急性鼻窦炎、中耳炎、气管-支气管炎。部分患者可继发风湿病、肾小球肾炎、心肌炎等。

六、实验室检查

1. 血常规

病毒性感染白细胞计数多为正常或偏低，淋巴细胞比例升高。细菌性感染常有白细胞计数和中性粒细胞增多及核左移现象。

2. 病原学检查

视需要进行病毒分离鉴定，以判断病毒的类型。细菌培养和药物敏感试验有助于细菌感染的诊断和治疗。

七、诊断与鉴别诊断

根据病史、流行情况、鼻咽部的症状和体征，结合周围血常规和胸部X线检查可做出临床诊断。进行细菌培养和病毒分离，可确定病因诊断。

本病需与下列疾病鉴别。

1. 过敏性鼻炎

临床症状与本病相似，易于混淆。过敏性鼻炎起病急骤、鼻腔发痒、频繁喷嚏、流清水样鼻涕，发作与环境、气温突变、异常气味等有关，常数分钟或数小时内缓解。体检可见鼻黏膜苍白、水肿，鼻分泌物涂片可见嗜酸性粒细胞增多。

2. 急性传染病前驱症状

如麻疹、脊髓灰质炎、脑炎等患者初期有上呼吸道感染症状，注意流行季节及相应的症状、体征和实验室检查可资鉴别。

八、治疗

1. 对症治疗

休息、饮足够的水。可选用含有解热镇痛及减少鼻咽充血和分泌物的抗感冒复合剂或中成药。

2. 病因治疗

（1）抗病毒感染：①离子通道 m^2 阻滞剂：如金刚烷胺及其衍生物甲基金刚乙胺可用于预防和治疗甲型流感病毒，阻滞其在细胞内的复制。在发病 24~48h 使用，可减轻发热等症状；②神经氨酸酶抑制剂：如奥司他韦和扎那米韦等，能有效治疗和预防甲、乙型流感病毒，早期（48h 内）使用可减轻症状，缩短症状持续时间；③其他药物：吗啉胍对流感病毒、腺病毒和鼻病毒等有一定疗效；广谱抗病毒药利巴韦林对流感病毒、副流感病毒、呼吸道合胞病毒等 RNA 病毒和 DNA 病毒均有较强的抑制作用，主张早期使用。

（2）抗细菌感染：可根据病原及药敏试验选用抗菌药物，常用抗菌药物有：青霉素、头孢菌素、大环内酯类或氟喹诺酮类。病毒感染目前尚无较好的特异性抗病毒药物，对某些病毒可能有一定效果的药物有：吗啉胍、利巴韦林、阿糖胞苷等。

九、预防

坚持体育活动，增强体质，劳逸结合，注意与呼吸道患者的隔离。可应用相关的疫苗预防。

第四节　急性气管–支气管炎

急性气管–支气管炎是由感染、物理、化学刺激或过敏等因素引起的气管–支气管黏膜的急性炎症。临床主要症状有咳嗽和咳痰。常见于寒冷季节或气候突变时节。也可由急性上呼吸道感染迁延而来。

一、病因与发病机制

1. 感染

可以由病毒、细菌直接感染，也可因急性上呼吸道感染的病毒或细菌蔓延引起本病。常见致病菌为流感嗜血杆菌、肺炎链球菌、葡萄球菌等。也可在病毒感染的基础上继发细菌感染。

2. 物理、化学因素

过冷空气、粉尘、刺激性气体或烟雾的吸入，对气管-支气管黏膜急性刺激等亦可引起。

3. 过敏反应

多种变应原均可引起气管-支气管的过敏性反应。常见者包括花粉、有机粉尘、真菌孢子等吸入；或对细菌蛋白质过敏，寄生虫（钩虫、蛔虫等）大量幼虫移行至肺，也可引起急性支气管炎。

二、病理

气管、支气管黏膜充血、水肿，有淋巴细胞和中性粒细胞浸润；纤毛上皮细胞损伤、脱落；黏液腺体增生、肥大，分泌物增加。合并细菌感染时，分泌物呈黏液脓性。炎症消退后，气道黏膜的结构和功能可恢复正常。

三、临床表现

起病较急，常先有急性上呼吸道感染。

1. 症状

全身症状一般较轻，可有发热（38℃左右）、咳嗽、咳痰，先为干咳或少量黏液性痰，随后可转为黏液脓性或脓性，痰量增多，咳嗽加剧，偶有痰中带血。如支气管发生痉挛，可出现程度不等的气促，伴胸骨后发紧感。全身症状3~5d多消失，咳嗽、咳痰可延续2~3周才消失，如迁延不愈，日久可演变成慢性支气管炎。

2. 体征

可以在两肺听到散在的干湿性啰音。啰音部位不固定，咳嗽后可减少或消失。

3. 实验室和其他检查

周围血中白细胞计数和分类多正常。细菌感染较重时，白细胞总数和中性粒细胞增高。痰培养可发现致病菌。

X线片检查大多正常或仅有肺纹理增粗。

四、诊断与鉴别诊断

根据病史、症状及体征，结合血常规和X线片检查，可做出临床诊断，进行病毒和细菌检查，可确定病因诊断。需与下列疾病相鉴别。

1. 流行性感冒

起病急骤，多为高热，全身酸痛、头痛、乏力等明显。常有流行病史，并依据病毒分离和血清学检查，可供鉴别。

2. 急性上呼吸道感染

鼻咽部症状明显，一般无咳嗽、咳痰，肺部无异常体征。

3. 其他

支气管肺炎、肺结核、肺癌、肺脓肿、麻疹、百日咳等多种肺部疾病可伴有急性支气管炎的症状，应详细检查，以资鉴别。

五、治疗

1. 一般治疗

适当休息，多饮水，给予足够的热量。

2. 抗菌药物治疗

根据感染的病原体及药物敏感试验选择抗菌药物治疗。一般未能得到病原菌阳性结果前，可以选用青霉素类、头孢菌素类、大环内酯类、氟喹诺酮类。多数患者用口服抗菌药物即可，症状较重者可用肌内注射或静脉注射。

3. 对症治疗

可选用复方氯化铵合剂、溴己新（必嗽平）、氨溴索等镇咳、祛痰，也可雾化帮助祛痰及选用止咳祛痰药的中成药。有气喘症状，可用平喘药如：茶碱类、β_2 肾上腺素受体激动剂等。发热可用解热镇痛剂。

六、预防

增强体质，防止感冒。改善劳动卫生环境，防止空气污染，净化环境。清除鼻、咽喉等部位的病灶。

第五节　慢性支气管炎

慢性支气管炎简称慢支，是指气管、支气管黏膜及其周围组织的慢性非特异性炎症。临床上以咳嗽、咳痰或伴有喘息及反复发作的慢性过程为特征。病情若缓慢进展，常并发阻塞性肺气肿，甚至肺动脉高压、肺源性心脏病。它是一种严重危害人民健康的常见病，尤以老年人多见。

一、病因与发病机制

慢性支气管炎的病因较复杂，迄今尚不完全清楚，目前认为主要与下列因素有关。

1. 吸烟

吸烟与慢性支气管炎的发生密切相关。国内外大量科学研究证明，吸烟是慢性支气管炎的主要病因。长期吸烟者易引起支气管黏膜鳞状上皮化生；吸烟能使气道纤毛运动功能降低，肺泡巨噬细胞功能异常，分泌黏液腺体增生，蛋白酶-抗蛋白酶失衡，刺激支气管平滑肌收缩等。

2. 大气污染

大气中的刺激性烟雾、有害气体，如二氧化硫、二氧化氮、氯气、臭氧等，对支气管黏膜慢性刺激，造成支气管黏膜损伤，纤毛清除功能下降，分泌增加，为细菌入侵创造条件。

3. 感染

感染是促使慢性支气管炎发展的重要因素。主要病因多为病毒和细菌，病毒有鼻病毒、流感病毒、副流感病毒、腺病毒和呼吸道合胞病毒等。常见细菌有肺炎链球菌、流感嗜血杆菌、甲型链球菌和奈瑟球菌等。一般认为感染是慢性支气管炎病变加剧发展的重要因素。

4. 气候寒冷

寒冷常为慢性支气管炎急性发作的重要诱因。寒冷空气刺激呼吸道，可减弱呼吸道黏膜局部防御功能，并通过反射引起支气管平滑肌收缩、黏膜血液循环障碍和气道分泌物排出障碍，因而有利于继发感染。

5. 机体内在因素

多种机体内在因素可能参加慢性支气管炎的发病和病变进展，但具体机制尚不清楚。①过敏因素：喘息型慢性支气管炎往往有过敏史，对多种抗原激发的皮肤试验阳性率较高，在患者痰液中嗜酸性粒细胞数量与组胺含量都有增高。过敏反应可使支气管收缩或痉挛、组织损害和炎症反应，继而发生慢性支气管炎；②自主神经功能失调，气道反应性比正常人高；③老年人由于呼吸道防御功能下降，慢性支气管炎的发病率增加；④营养因素与慢性支气管炎的发病也有一定关系；⑤遗传因素也可能是慢性支气管炎的易患因素。

二、病理

早期，气道上皮细胞的纤毛粘连、倒伏、脱失，上皮细胞空泡变性、坏死、增生、鳞状上皮化生；杯状细胞和黏液腺肥大和增生、分泌旺盛，大量黏液潴留；黏膜和黏膜下充血，浆细胞、淋巴细胞浸润。病情继续发展，炎症由支气管壁向周围扩散，黏膜下层平滑肌束断裂、萎缩。病变发展至晚期，黏膜有萎缩性改变，气管周围纤维组织增生，造成管腔的僵硬或塌陷。病变蔓延至细支气管和肺泡壁，导致肺组织结构破坏或纤维组织增生，进而发生阻塞性肺气肿和肺间质纤维化。这些变化在并发肺气肿和肺源性心脏病者尤为显著。

三、病理生理

早期可无异常，但有些患者小气道（直径小于 2mm 的气道）功能已发生异常，如有小气道阻塞时，最大呼气中期流速异常。随着病情加重，气道狭窄，阻力增加，常规通气功能检查可有不同程度的异常，如第一秒用力呼气量（FEV_1）、最大通气量下降，最大呼气中期流速减低。缓解期大多恢复正常。若疾病进一步发展，出现不可逆性气流受限，即可诊断为 COPD。

四、临床表现

1. 症状

缓慢起病，病程长，反复急性发作而病情加重。主要症状为咳嗽、咳痰或伴有喘息。

（1）咳嗽：长期、反复、逐渐加重的咳嗽是慢性支气管炎的一个主要特点。开始时仅在气候变化剧烈时或接触有害气体后发病，病情发展后可表现为四季均有症状。一般以晨起咳嗽为主，晚间睡前有阵咳或排痰。咳嗽严重程度视病情而不同。

（2）咳痰：痰液一般为白色黏液或浆液泡沫性，偶可痰中带血。急性发作伴有细菌感染时，则变为黏液脓性，咳嗽和痰量亦随之增加。清晨排痰较多，起床后或体位变动引起刺激排痰。

（3）喘息或气促：部分患者因支气管痉挛而出现喘息，常伴有哮鸣音。若伴 COPD 时，可表现为程度不等的气短。

2. 体征

早期可无任何异常体征。急性发作期可有散在的干、湿啰音，多在背部及肺底部，咳嗽后可减少或消失。啰音的多寡或部位不定。喘息型者可听到哮鸣音及呼气延长。并发肺气肿、慢性肺源性心脏病时，可出现相应体征。

3. 临床分型和分期

目前国内仍根据 1979 年全国支气管炎临床专业会议制订的标准对慢性支气管炎分型和分期。

1）分型：分为单纯型和喘息型两型。单纯型主要表现为咳嗽、咳痰；喘息型除有咳嗽、咳痰外，尚有喘息和哮鸣音。

2）分期：按病情进展分为三期。

（1）急性发作期：指在 1 周内出现脓性或黏液脓性痰，痰量明显增加，或伴有发热、白细胞计数增高等炎症表现，或 1 周内咳嗽、咳痰、喘息中任何一项明显加剧。急性发作期患者按其病情严重程度又分为：①轻度急性发作，指患者有气短、痰量增多和脓性痰等 3 项表现中的任意 1 项；②中度急性发作，指患者有气短、痰量增多和脓性痰等 3 项表现中的任意两项；③重度急性发作，指患者有气短、痰量增多和脓性痰等全部 3 项表现。

（2）慢性迁延期：指有不同程度的咳嗽、咳痰或喘息症状迁延不愈 1 个月以上者。

（3）临床缓解期：经治疗后或自然缓解，症状基本消失，或偶有轻微咳嗽和少量咳痰，维持两个月以上者。

五、辅助检查

1. X 线检查

早期可无异常。长期反复发作者，可见肺纹理增粗、紊乱，呈网状或条索状、斑点状阴影，以双肺下野明显。

2. 呼吸功能检查

呼吸功能检查早期无异常。如有小气道阻塞时，最大呼气流速-容量曲线在 75% 和 50% 肺容量时，流量明显降低。发展到有阻塞性通气功能障碍时，第一秒用力呼气量占用力肺活量的比值减少（<70%），最大通气量减少（<预计值的 80%），流速-容量曲线减低更为明显。

3. 血液检查

细菌感染时可出现白细胞总数和中性粒细胞增高。喘息型者嗜酸性粒细胞可增高。缓解期白细胞多无明显变化。

4. 痰液检查

痰液检查可培养出致病菌。涂片可发现革兰阳性菌或革兰阴性菌，或大量中性粒细胞，喘息型者痰中可见较多的嗜酸性粒细胞。

六、诊断与鉴别诊断

根据咳嗽、咳痰或伴喘息，每年发病持续三个月，连续两年或两年以上，并排除其他心、肺疾患（如肺结核、肺尘埃沉着病、支气管哮喘、支气管扩张症、肺癌、心功能不全等）时，可做出诊断。如每年发病持续不足三个月，而有明确的客观检查依据（如 X 线、呼吸功能等）亦可诊断。慢性支气管炎需与下列疾病鉴别。

1. 支气管哮喘

单纯型慢性支气管炎与支气管哮喘的鉴别比较容易，支气管哮喘以发作性喘息为特征。发作时两肺满布哮鸣音，缓解后可无症状，常有家庭或个人过敏性疾病史。喘息型慢性支气管炎与支气管哮喘鉴别有时有一定困难，有人认为喘息型慢性支气管炎是慢性支气管炎与哮喘并存于同一患者，因此不需要对两者进行鉴别，两者在治疗上有很多相同之处。慢性支气管炎需要与咳嗽变异性哮喘鉴别，咳嗽变异性哮喘多表现为阵发性干咳、夜间症状较重，胸部影像无异常改变，支气管激发试验阳性。

2. 支气管扩张症

有咳嗽、咳痰反复发作的特点，常有反复咯血，合并感染时有多量脓性痰。胸部 X 线检查可见到双肺中下野肺纹理粗乱或呈卷发样，薄层高分辨 CT 检查有助诊断。

3. 肺结核

有发热、乏力、盗汗及消瘦等结核中毒症状，慢性咳嗽、咳痰等病史，痰液检查及胸部 X 线检查可助鉴别。

4. 间质性肺疾病

临床表现为进行性加重的呼吸困难，多伴有咳嗽、咳痰。肺功能检查为限制性通气功能障碍和弥散功能下降的特点，肺活检可确诊。

5. 肺癌

多数有数年吸烟史，刺激性咳嗽，常有反复发生或持续时间较长的痰中带血，或者慢性咳嗽性质发生改变，胸部 X 线检查和痰脱落细胞学及纤维支气管镜检查加以鉴别。

七、治疗

针对慢性支气管炎的病因、病期和反复发作的特点，采取防治结合的综合措施。治疗目的在于减轻或消除症状，防止肺功能受损，促进康复。

1. 急性发作期的治疗

（1）控制感染：根据感染的主要致病菌和药物敏感试验选用抗菌药物。病情轻者可口服，严重感染者，肌内注射或静脉注射抗菌药物。可以选用青霉素类、头孢菌素类、大环内酯类、氟喹诺酮类、氨基糖苷类等。

（2）止咳、祛痰：保持体液平衡可以使痰液变稀薄，有利于黏痰的排除，是最有效的祛痰措施。祛痰药可以使黏痰稀化，易于咳出，常用药物有：氯化铵合剂、溴己新、氨溴索等。雾化吸入，可增加气道的湿化，有助于痰液排出。对老年体弱无力咳痰或痰量较多者，以祛痰为主。不主张用强镇咳药物，以防痰液不能排出而加重病情。

（3）解痉、平喘：有气喘者，可用解痉平喘药。茶碱类如氨茶碱、β受体激动剂如沙丁胺醇等，及抗胆碱能药物如异丙托品等，根据患者对药物的反应选择使用。

（4）雾化治疗：雾化吸入，可增加气道的湿化，有助于痰液排出。可用生理盐水或加入溴己新、异丙托溴铵等。

2. 缓解期治疗

加强体质锻炼，提高自身抗病能力。积极防治上呼吸道感染和消除对呼吸道的刺激因素。

（1）戒烟：吸烟是引起慢性支气管炎的重要原因，戒烟是治疗慢性支气管炎反复发作的主要环节。

（2）加强个人卫生，增强体质，预防感冒。

（3）免疫治疗：如气管炎疫苗转移因子、胸腺素等在一定程度上可增强机体免疫功能，对防治上、下呼吸道感染起到一定作用。

八、预后

慢性支气管炎如无并发症，预后良好，如病因持续存在，尤其是不能戒烟者，症状可迁延不愈或反复发作，使病情持续发展，易并发阻塞性肺气肿、COPD，甚至肺源性心脏病，预后不良。

九、预防

主要措施包括戒烟，增强体质，加强耐寒锻炼，预防感冒，消除和避免各种刺激因素对呼吸道的影响等。

第六节　社区获得性肺炎

一、病原学与流行病学

社区获得性肺炎（CAP）是一种发病率和病死率均高的常见疾病，其病原学分布有明显的地区差异。目前国际上绝大多数 CAP 诊治指南都认为肺炎链球菌、流感嗜血杆菌和卡他莫拉菌及 3 种非典型病原体（支原体，衣原体，军团菌）是 CAP 最常见的病原体。我国流行病学调查结果显示，11.5% 的患者存在两种以上病原体混合感染，其中以细菌合并非典型病原体的混合感染居多。细菌培养阳性患者中，10.2% 合并非典型病原体感染。

二、临床表现

CAP 的症状变化较大，可轻可重，取决于病原体和宿主的状态。常见症状为发热、咳嗽、咳痰或原有呼吸道症状加重，并出现脓性痰或血痰，伴或不伴胸痛。病变范围大者可有呼吸困难，呼吸窘迫。大多数患者有发热症状。早期肺部体征无明显异常，重症者可有呼吸频率增快，鼻翼翕动，发绀。肺实变时有典型的体征，如叩诊浊音、语颤增强和支气管呼吸音等，也可闻湿性啰音。并发胸腔积液者，患侧胸部叩诊浊音，语颤减弱，呼吸音减弱。

三、辅助检查

（一）血液学化验检查

（1）血常规：白细胞总数升高，中性粒细胞计数及百分比升高。严重者白细胞总数及中性粒细胞计数反而下降。

（2）急性期血沉、C反应蛋白常升高，血浆降钙素原可升高。

（3）部分患者可能有肝肾功能损害。

（4）重症肺炎患者血气分析可以有低氧血症，甚至出现Ⅰ型呼吸衰竭。

（二）影像学检查

胸部X线片或肺CT可见形态不一的炎性变化，可见肺纹理增多增粗，肺野可见絮片状、斑点状、大片状浸润影。可见支气管充气征等改变。

（三）病原体检测标本和方法

1. 痰细菌学检查标本的采集、送检和实验室处理

痰是最方便且无创伤性的病原学诊断标本，但痰易被口咽部细菌污染。因此，痰标本质量的好坏、送检及时与否、实验室质控如何将直接影响细菌的分离率和结果解释，必须加以规范采集。应尽量在抗菌药物治疗前采集标本，需尽快送检，不得超过2h。延迟送检或待处理标本应置于4℃保存。

2. 血清学标本的采集

采集间隔一周急性期及恢复期的双份血清标本，主要用于非典型病原体或呼吸道病毒特异性抗体滴度的测定。

3. 病原学诊断方法的选择

门诊治疗的轻、中度患者不必普遍进行病原学检查，只有当初始经验性治疗无效时才需进行病原学检查。住院患者应同时进行常规血培养和呼吸道标本的病原学检查。凡合并胸腔积液并能够进行穿刺者，均应进行诊断性胸腔穿刺，抽取胸腔积液行胸液常规、生化及病原学检查。侵袭性诊断技术仅选择性地适用于以下患者：①经验性治疗无效或病情仍然进展者，特别是已经更换抗菌药物1次以上仍无效时；②怀疑特殊病原体感染，而采用常规方法获得的呼吸道标本无法明确致病原时；③免疫抑制宿主患者经抗菌药物治疗无效时；④需要与非感染性肺部浸润性病变鉴别诊断者。

四、诊断

（一）诊断标准

（1）新近出现的咳嗽、咳痰或原有呼吸道疾病症状加重，并出现脓性痰，伴或不伴胸痛。

（2）发热。

（3）肺实变体征和（或）闻及湿性啰音。

（4）WBC$\geq 10 \times 10^9$/L或$< 4 \times 10^9$/L，伴或不伴细胞核左移。

（5）胸部线检查显示片状、斑片状浸润性阴影或间质性改变，伴或不伴胸腔积液。

以上 1~4 项中任何项加第 5 项，并除外肺结核、肺部肿瘤、非感染性肺间质性疾病、肺水肿、肺不张、肺栓塞肺嗜酸性粒细胞浸润症及肺血管炎等后，可建立临床诊断。

（二）入院治疗标准及病情严重程度的评价

1. 住院治疗标准

满足下列标准之一，尤其是两种或两种以上条件并存时，建议住院治疗。

（1）年龄≥65 岁。

（2）存在以下基础疾病或相关因素之一：①慢性阻塞性肺疾病；②糖尿病；③慢性心、肾功能不全；④恶性实体肿瘤或血液病；⑤获得性免疫缺陷综合征；⑥吸入性肺炎或存在容易发生吸入的因素；⑦近年内曾因 CAP 住院；⑧精神状态异常；⑨脾切除术后；⑩器官移植术后；⑪慢性酗酒或营养不良；⑫长期应用免疫抑制剂。

（3）存在以下异常体征之一：①呼吸频率≥30 次/分；②脉搏≥120 次/分；③动脉收缩压<12.0kPa（90mmHg）；④体温≥40℃或<35℃；⑤意识障碍；⑥存在肺外感染病灶如败血症、脑膜炎。

（4）存在以下实验室和影像学异常之一：①WBC≥20×10⁹/L 或<4×10⁹/L 或中性粒细胞计数<1×10⁹/L；②呼吸空气时 PaO_2<8.0kPa（60mmHg）或 PaO_2/FiO_2<300；③血肌酐>106μmol/L 或血尿素氮>7.1mmol/L；④血红蛋白<90g/L 或血细胞比容<30%；⑤血浆清蛋白<25g/L；⑥有败血症或弥散性血管内凝血的证据，如血培养阳性、代谢性酸中毒、凝血酶原时间和部分凝血活酶时间延长、血小板减少；⑦胸部 X 线片显示病变累及 1 个肺叶以上、出现空洞、病灶迅速扩散或出现胸腔积液。

2. 重症肺炎诊断标准

出现下列征象中一项或以上者可诊断为重症肺炎，需密切观察，积极救治，有条件时，建议收住院治疗：①意识障碍；②呼吸频率≥30 次/分；③PaO_2<8.0kPa（60mmHg）或 PaO_2/FiO_2<300，需行机械通气治疗；④动脉收缩压<<12.0kPa（90mmHg）；⑤并发脓毒性休克；⑥胸部 X 线片显示双侧或多肺叶受累，或入院 48h 内病变扩大≥50%；⑦少尿，尿量<20mL/h 或 80mL/4h，或并发急性肾衰竭需要透析治疗。

五、治疗

（一）抗感染治疗

按不同病情和治疗场所，参考影响病原体的宿主因素、所在地区和医院抗菌药物敏感性监测资料，在留取病原学检测标本时，立即（距就诊不超过 4h）开始经验性抗菌治疗。

与 IDSA/ATS《2007 年 CAP 指南》比较，我国指南根据成人 CAP 中青霉素肺炎链球菌对青霉素耐药率不高的特点，以及我国幅员辽阔、经济社会发展不平衡的现状，青霉素类（青霉素 G、阿莫西林）和第一、第二代头孢菌素仍作为重要选择。其次是呼吸喹诺酮类在青壮年、无基础疾病组也作为推荐用药，是考虑到可能部分患者近期或患病以来已应用抗菌药物和 β-内酰胺类过敏等情况的需要。在我国肺炎链球菌对大环内酯类的耐药率较美国明显为高，不推荐单独使用。

（二）并发症的处理

1. 类肺炎性胸腔积液

类肺炎性胸腔积液是指肺炎、肺脓肿和支气管扩张等感染引起的胸腔积液。肺炎时其发生率约40%，病死率远高于单纯性肺炎，双侧性者更高于单侧性者。类肺炎性胸腔积液的发生分为3个阶段，即渗出期、纤维脓性期和机化期。初始经验性抗生素治疗药物选择和剂量并不影响积液的出现，影响类肺炎性胸腔积液和脓胸预后的因素包括：脓胸、细菌涂片和培养阳性、胸液葡萄糖<2.2mmol/L（40mg/dL）、胸液 pH<7.0、胸液 LDH>血清 LDH 正常上限、胸液局限化。临床处理的关键在于早期发现，如果游离积液且宽度（经侧卧位 X 线片评估）>10mm，必须诊断性胸穿采样，以了解胸液的性质和对预后的影响。凡胸液 pH<7.0 和（或）葡萄糖<2.2mmol/L 和（或）革兰染色和培养阳性，无局限化，即使外观呈非明显脓性，也需要胸腔置管引流。

2. 呼吸衰竭、脓毒性休克、多器官衰竭

60%~85%重症 CAP 出现需要机械通气的呼吸衰竭，其低氧血症纠正颇为困难。约5%的重症肺炎可发展为 ARDS，病死率达70%。其治疗参考相关指南和教材。

六、预防

（一）戒烟、避免酗酒

有助于预防肺炎的发生。

（二）接种疫苗

多价肺炎链球菌疫苗是从多种血清型中提取的多糖荚膜抗原，可以有效预防侵袭性肺炎链球菌的感染。建议接种肺炎链球菌疫苗的人员包括：体弱的儿童和成年人，60 岁以上老年人，反复发生上呼吸道感染（包括鼻窦炎、中耳炎）的儿童和成年人，具有肺脏、心脏、肝脏或肾脏慢性基础疾病者，糖尿病患者，癌症患者，镰状细胞贫血患者，霍奇金病患者，免疫系统功能紊乱者，脾切除者，需要接受免疫抑制治疗者，长期居住在养老院或其他长期护理机构者。流感疫苗可以保护易感人群，减少流感及其并发症肺炎的发生，接种的范围可以较肺炎链球菌疫苗更广。

接种人员包括：60 岁以上老年人，慢性病患者及体弱多病者，医疗卫生机构工作人员特别是临床一线工作人员，小学生和幼儿园儿童，养老院、老年人护理中心、托幼机构的工作人员，出租车司机，民航、铁路、公路交通的司乘人员，商业及旅游服务的从业人员等以及经常出差或到国内外旅行的人员。

第七节　病毒性肺炎

病毒性肺炎是 ICH 常见的肺部感染，主要包括巨细胞病毒（CMV）、呼吸道合胞病毒、带状疱疹病毒、单纯疱疹病毒等感染，其中 CMV 肺炎是最为常见和致死性的。本节重点就 CMV 肺炎进行叙述。

一、流行病学

巨细胞病毒在人群中的自然感染率高，血清学检测显示 CMV 血清抗体阳性率达 40%～100%。CMV 是先天性获得性免疫缺陷儿童和继发性免疫功能低下患者感染最常见的病原体之一。在肾、肝、心、肺移植受体和获得性免疫缺陷综合征患者中。CMV 是引起感染和死亡的最主要病原体之一，它可引起 ICH 的肝炎、肺炎、肠炎、视网膜炎、脑炎等严重感染，其中肺炎是常见和严重的感染之一。同时巨细胞病毒的感染可以使机体免疫功能进一步下降，易导致更为严重的真菌和细菌二重感染。

巨细胞病毒感染是实体器官移植术后影响受者生存率的重要因素之一，不但可以降低受者长期生存时间，增加其他机会致病菌感染率，诱发移植器官功能紊乱和急、慢性器官排斥，而且可以造成受者特定器官的损伤。近年来研究显示 CMV 肺炎主要发生于实体器官移植后 1～4 个月，且在 CMV 血清抗体阴性移植受体接受 CMV 抗体阳性供体的脏器时具有 CMV 肺炎的高发病率。在骨髓移植和 HIV/AIDS 患者中发病率最高。细胞免疫（CMI）的降低或受损，IFN 分泌减少，是引起 CMV 肺炎的主要发病机制。一旦 CMI 重建或恢复则 CMV 感染发生率明显下降或感染严重程度显著减轻。目前关于 CMV 引起感染的确切机制尚未明确。

二、临床表现

在免疫功能正常患者极少引起 CMV 肺炎，即使发生 CMV 肺炎大多为自限性病程。无症状性的 CMV 病毒排毒在器官移植等患者中存在，有时可维持数月或数年。

成人 CMV 肺炎通常先有呼吸道感染症状，继而出现全身症状，如发热、迁移性关节痛、肌肉酸痛、腹部胀气、压痛、直立性低血压、干咳、呼吸困难、发绀，且呼吸困难呈缓慢或进行性加重。可出现严重的低氧血症，肺部听诊可闻及干湿性啰音。

胸部 X 线片发病初期可无异常发现，随着病程进展出现两肺弥散性间质性浸润，常以两中下肺肺底累及为主，也可呈粟粒性病灶。如合并肺实变则提示并发细菌性或真菌性感染。患者的外周血粒细胞下降或 ALT 升高常有助于提示 CMV 肺炎的诊断。

三、诊断

能早期、快速、准确、定量诊断 CMV 肺炎并及时给予抗病毒药物治疗可有效改善感染症状。降低病死率的主要问题在于区别潜伏性感染和活动性感染、是否有器官累及预测和判断治疗后复发等实验室技术。

（一）标本采集

1. 血标本

取材简便，不需特殊器械，适用于 ICH 的 CMV 感染的筛查和监测。通过 CMV 血症的定量检测及快速培养等，可有效诊断活动性 CMV 感染。然而血中检测到 CMV 成分无定位意义，也不能排除是 CMV 感染基础上并发一般肺炎。对于无条件取得下呼吸道标本者，结合临床表现，血标本也可用于提示 CMV 肺炎诊断。血标本中以测外周血白细胞中的病毒成分最为敏感，其次为血浆，血清中病毒负荷最低。

2. 下呼吸道标本

最主要和常用的采样方法为经纤维支气管镜支气管肺活检或支气管肺泡灌洗，偶采用经皮肺穿刺和开胸肺活检获取肺组织标本。检测肺活检标本或支气管肺泡灌洗液（BALF）中 CMV 包涵体、抗原、DNA、mRNA 可明确肺部病毒存在与否和病毒的数量。

（二）实验室诊断方法

1. 经典检测方法

（1）直接检查人类 CMV（HCMV）包涵体，即标本涂片或切片，染色后镜检，发现典型的嗜酸性核内包涵体的巨细胞。此法方便、快速，不需特殊设备，但不易见到典型的 CMV 感染细胞，有较高假阴性率，一次检查为阴性不能排除 CMV 感染，常需多次检查。

（2）应用电镜技术直接从检测标本中查找病毒颗粒，此方法由于技术复杂，设备昂贵，一般不适于临床常规检验。

（3）病毒分离培养，即将标本接种到人体成纤维细胞进行分离培养的方法。若得到 CMV，可作为确诊的依据。有学者认为细胞培养是敏感性最高的诊断方法。但本法存在花费时间长，技术条件要求高，不能区别潜伏性感染和活动性感染，不能用于快速诊断等缺点。

2. 早期抗原免疫荧光检查

此法是在传统的细胞培养基础上发展起来的，既有传统细胞培养的敏感性，又大幅缩短了检测时间，能在 16~40h 内诊断 CMV 感染，适用于 BAL 中 CMV 的检测。本法另一个优点是能进行定量分析，一般以阳性细胞<10 个为低水平病毒血症，此时症状轻微，可作为抗病毒治疗起始或终止的指标；大于 80 个为高水平病毒血症，症状明显，需要治疗。

3. 病毒抗原检测

目前公认的、最常用的为检测外周血淋巴细胞 pp65 阳性细胞的数量。检测原理为应用单克隆抗体和 CMV 抗原特异性结合，通过免疫染色技术使标本中的被感染细胞直接显影。检测 CMV 抗原血症有可实现早期诊断、可定量分析、预测 CMV 肺炎的发生及预后、不需细胞培养、简便而不需特殊设备等优点。但在预测治疗后复发方面效果不佳。

4. CMV 的 DNA 检测

（1）定性 PCR：包括大部分的单一 PCR。有学者认为用 PCR 检测 BALF 中 CMV 的 DNA 为最敏感的诊断 CMV 肺炎的方法，并且检测是否存在导致抵抗更昔洛韦等抗病毒药物的基因突变，可证实是否存在耐药株从而预测抗病毒药物疗效。但由于高度的敏感性，定性 PCR 不能区别潜伏性感染和活动性感染，减少循环次数可能降低假阳性率。为了降低不同 CMV 株基因变异导致的假阴性，可选用来自 CMV 高度保守区域的引物，加长被检测的 DNA 区域或选用多对引物进行复合 PCR。

（2）定量 PCR：潜伏性感染时 CMV 的 DNA 复制水平较低或在进行不完全基因扩增，而活动性感染时病毒 DNA 大量复制，对其进行定量分析可达到正确诊断 CMV 疾病的目的。有学者以定量 PCR 检测 CMV 的 DNA 来诊断 41 例肺移植术后患者并发 CMV 肺炎，敏感性、特异性高，阳性和阴性预测值分别为 79%、99%、84% 和 99%，并且 CMV 的 DNA 量和疾病发展有良好的相关性，可用于预测 CMV 肺炎和监测抗病毒药物疗效。同时也发现 CMV 的

DNA 在以后发生复发性 CMV 疾病的患者中持续存在，故可用于治疗后复发的预测。

5. CMV 的 mRNA 检测

在 CMV 潜伏性感染时，病毒复制水平低，仅转录少量 CMV 的 mRNA，而在活动性感染，特别是免疫监视缺乏时，复制明显增多，CMV 的 mRNA 的表达也随之增多。能够被检测到。即刻早期 mRNA 是活动性感染的最特异指标。CMV 的 mRNA 在活动性感染前 2~3 周即呈阳性，有利于早期预测和防治。

检测技术主要有：①原位分子杂交，形态学定位好，操作简便，探针稳定性高，敏感性达 100%，特异性达 99%，并在小于 5h 内即可完成检测；②反转录 PCR；③核酸序列扩增，能够直接等温扩增特异性单链 RNA 是本法的优点。

总之，检测 CMV 的 mRNA 阳性出现最早，敏感性和特异性均高，耗时少，能区别潜伏性感染和活动性感染，在 CMV 肺炎的监测及早期诊断方面有很好的应用前景。

6. CMV 血清抗体检测

仅为 CMV 感染提供间接证据。抗 CMV-IgM 抗体出现较早，能帮助诊断。抗 CMV-IgG 抗体阳性仅能反映患者曾感染过 CMV，若呈 4 倍或 4 倍以上增高诊断价值较高。由于血清抗体检测技术成熟，方便安全，有商品化试剂盒生产，故使用广泛。但存在敏感性较差，不适于早期诊断等缺点。免疫功能低下甚至缺失的患者，其抗体产生常受抑制，特异性抗 CMV-IgM 抗体在严重 CMV 感染中可始终不出现，因而血清学检查阴性不能除外 CMV 疾病，限制了其在 ICH 中的应用。

当前最广泛应用的定性并定量检测巨细胞病毒的方法有以下几种：

（1）病毒血症，可以通过测定基因型和表现型来确定血液中病毒的数量及耐药菌株。

（2）抗原血症，即检测外周血淋巴细胞 pp65 阳性细胞的数量。

（3）DNA 血症，检测每升全血或血浆中病毒 DNA 复制的数量。

四、鉴别诊断

（一）真菌性肺炎

念珠菌、曲菌肺孢子菌肺炎是最为常见的 ICH 宿主肺部真菌性病。肺念珠菌病随类型和病期不同而异，肺炎型呈大量小片状或大片状阴影，常波及整个肺叶，或有小片状阴影的大片融合。

肺曲真菌病肺内病变广泛时则出现气急，甚至呼吸衰竭，多发性局灶性浸润常分布在周围肺野，部分患者表现类似肺栓塞或肺梗死，大叶肺实变和粟粒状病变亦有所见。CMV 肺炎通常肺部 X 影像学为间质性病变有助于与肺念珠菌、曲菌病的鉴别。PCP 典型胸部 X 线片改变为弥散性双侧或网状小结节状阴影，然后迅速向两肺野发展，肺泡充填、肺叶实变、间质性病变多见，与 CMV 肺炎鉴别通常较为困难，需要下呼吸道标本的病原学检查方能得以区分。值得注意的是 PC 和曲菌可以与 CMV 合并感染导致肺炎。

（二）ICH 并发肺结核

其临床表现复杂多变，一方面激素或其他免疫抑制药物干扰或掩盖结核病的症状和体征，使其发病和临床经过变得十分隐匿或不典型，另一方面由于免疫防御机制遭损，结核病可以呈现暴发性经过，患者甚至短时期死亡，仅于尸检时才得以诊断。ICH 并发肺结核的 X

线表现以血行播散、支气管多见；血行播散型肺结核近 40% 患者病灶散在分布，疏密不一；较多呈现均匀一致的絮状或片状阴影，酷似急性细菌性肺炎，缺少一般成人肺结核的"多形态"特征性表现，需要与 CMV 肺炎加以鉴别。

（三）非感染性原因导致的肺部浸润

在 ICH 中非感染肺部疾病中肺水肿、肺泡内出血、宿主抗排异物反应等均可以出现呼吸困难临床症状，肺部影像学呈现间质性改变，与 CMV 肺炎影像学和临床表现十分相似，由于两大类疾病的处置完全不同，加以鉴别尤为必要。

五、治疗

（一）更昔洛韦

更昔洛韦（ganciclovir，DHPG）系在细胞内转化为它的三磷酸形式，通过抑制 CMV DNA 的聚合酶而阻止病毒的复制，治疗 CMV 肺炎有效。如果骨髓移植并发 CMV 肺炎，则将 DHPG 与 CMV 免疫球蛋白联合用于其治疗，达到提高其治疗成功率。近来强调对于实体器官和骨髓移植受体用 preemptive 治疗，可使 CMV 感染的发病率从 33% ~ 52% 降至 9% ~ 14%。

剂量及用法：实体器官移植患者采用 5 ~ 7.5mg/kg，静脉滴注，每天一次，连续 10 ~ 20d；骨髓移植每日静脉滴注 7.5 ~ 10mg/kg。共 20d，维持治疗每天 5mg/kg，连续 2 ~ 4 周；HIV/AIDS 患者则使用静脉滴注 5mg/kg，每天 2 次，共 2 ~ 3 周。

粒细胞和血小板减少是主要的不良反应。近来有报道 CMV 出现对 DHPG 耐药病毒株。

（二）膦甲酸钠

膦甲酸钠作用机制与 DHPG 相似，即抑制 CMV DNA 聚合酶。推荐剂量为单剂 90 ~ 120mg/kg，随后给予 60mg/kg，每 8h 一次，共 14 ~ 21d。有肾毒性、低钙、低镁、高磷、贫血、抽搐等不良反应。

（三）其他增强抗巨细胞病毒免疫能力的辅助治疗药物

1. 人免疫球蛋白

人免疫球蛋白包括健康人血非特异性免疫球蛋白及高效价特异性抗巨细胞病毒免疫球蛋白。抗巨细胞病毒免疫球蛋白是从高滴度巨细胞病毒抗体供者的血液中提取的。

2. 巨细胞病毒-特异性 CD8+T 细胞

骨髓移植术后 I、II 期的临床试验证明巨细胞病毒-特异性 CD8+T 细胞对重建针对巨细胞病毒的细胞免疫作用是安全和有效的。Walter 报道 11 例患者在输入巨细胞病毒-特异性 CD8+T 细胞后对抗巨细胞病毒的 T 细胞毒活性明显增加。

实体器官移植术后巨细胞病毒性肺炎病情重，发展快，病死率高，为提高生存率，移植后应加强对 CMV 的监测，力争早期诊断，早期采用以更昔洛韦抗病毒为主、合理应用抗生素、减少免疫抑制药、使用免疫增强药等综合治疗措施。

六、预防

CMV 抗原血症一旦确诊则采用更昔洛韦预先预防性治疗，以阻断 CMV 感染进一步进入临床感染阶段。

CMV 抗体或弓形虫抗体阴性受体接受血清 CMV 或弓形虫抗体阳性供体脏器时，此类高危人群可用更昔洛韦或乙胺嘧啶、磺胺嘧啶预防。

对实体器官移植术后 CMV 的 DNA 和（或）CMVpp65 抗原阳性患者，应进行预防性治疗。移植术后尽可能为巨细胞病毒血清学检测阴性受体选择阴性的供体，选用巨细胞病毒血清学检测阴性、滤过白细胞或少白细胞的血制品输入；术后严密监测，尽早治疗巨细胞病毒感染，阻止进一步发展成巨细胞病毒病是降低巨细胞病毒感染病死率的有效途径。

七、预后

随着 CMV 肺炎的早期发现和早期抗病毒治疗，其病死率从以往报道的 80%~90% 下降到 27%~46%。如果 CMV 出现呼吸衰竭严重后才开始治疗则病死率升高。严重的低氧血症、代谢性酸中毒和白细胞下降常预示巨细胞病毒性肺炎的预后较差。

第八节　肺炎链球菌肺炎

肺炎球菌肺炎是由肺炎链球菌感染所引起的肺实质性的炎症，约占院外获得性肺炎的首位。临床上以突发寒战、高热、胸痛、咳嗽、咳铁锈色痰为主要表现。近年来轻症及不典型病例较多见。好发于 20~40 岁健康青壮年。

一、病因和发病机制

肺炎球菌为革兰阳性球菌，常成对或呈短链状排列（故又称肺炎双球菌或肺炎链球菌），20%~40% 健康人鼻部可分离出肺炎球菌。当受凉、淋雨、醉酒、全身麻醉时，可导致上呼吸道防御功能受损，存在于上呼吸道的细菌即随呼吸进入下呼吸道在肺泡内繁殖而发病。

肺炎球菌不产生毒素，不引起原发性组织坏死或空洞形成，其致病力是由于含有高分子多糖体的细菌荚膜对组织的侵袭造成的，先引起肺泡壁水肿，接着出现白细胞、红细胞渗出，带菌的渗出液经过肺泡间的 Cohn 孔向肺组织中央部位扩散，严重者甚至蔓延几个肺段或整个肺叶。因病变常起于肺组织的外周，所以叶间分界清楚，且易累及胸膜引起渗出性胸膜炎。

二、病理

肺炎球菌肺炎的病理改变为充血期、红肝变期、灰肝变期和消散期。实际上以上 4 个病理阶段并无绝对分界。

细菌入侵后肺组织充血水肿，肺泡内浆液渗出，红细胞、中性粒细胞、巨噬细胞浸润，接着纤维蛋白渗出物溶解吸收。肺泡重新充气。病变消散后，肺组织结构多无损坏，不留纤维瘢痕。极少数患者肺泡内纤维蛋白吸收不完全，可形成机化性肺炎。老年人及婴幼儿的感染可沿支气管分布（支气管肺炎）。如未能及时使用抗生素，5%~10% 的患者可并发脓胸，15%~20% 的患者体内细菌经淋巴管、胸导管进入血液循环，可形成脑膜炎、关节炎、心包炎、心内膜炎、腹膜炎、中耳炎等肺外感染。

三、临床表现

起病急，多数患者在发病前常有受凉、淋雨、疲劳、醉酒、睡眠不足及病毒感染病史。

（一）症状

1. 战栗、高热

战栗、高热为本病的始发症状，大多数患者突感战栗，持续约 0.5h，体温骤升至 40℃，呈稽留热，脉率与之平行。常伴头痛、全身酸痛、衰弱乏力。若不经治疗，约 1 周体温可自行下降。若使用抗生素，则退热较快，1~3d 内可降至正常。但严重者可出现意识模糊、烦躁不安、嗜睡、谵妄、昏迷等。

2. 咳嗽、咳痰

初为干咳，继而有痰，1~2d 后可咳出具特征性的铁锈色痰，这是因渗入肺泡中的红细胞破坏后释放出含铁血黄素混于痰液所致。

3. 胸痛

胸痛为病变波及胸膜所致。呈尖锐的刺痛，因呼吸、咳嗽而加重，迫使患者取患侧卧位。下叶肺炎可刺激膈胸膜，疼痛放射到肩部或腹部。

4. 呼吸困难

由于病变部位的肺泡被大量渗出物所填充，肺泡通气不足，血液换气障碍，部分肺动静脉血分流，使动脉血缺氧，加上胸痛、发热致新陈代谢增加等因素，可造成呼吸困难与发绀。

5. 消化道症状

患者食欲减退，可出现恶心、呕吐、腹痛、腹泻等，易被误诊为急性胃肠炎。

（二）体征

患者呈急性病容，两颊绯红，鼻翼翕动，皮肤干燥。约 1/3 的患者口角及鼻周有单纯性疱疹。病变广泛时可出现发绀；累及脑膜时可有脑膜刺激征。心率增快，时有心律失常。

早期肺部仅有胸式呼吸减弱，轻度叩浊，呼吸音减弱，累及胸膜时有胸膜摩擦音。肺实变时有典型的实变体征，如叩诊呈浊音、触觉语颤增强且可听到支气管呼吸音等。消散期可闻及湿啰音。

四、实验室和其他检查

（一）血液检查

白细胞计数（15~30）×10⁹/L，中性粒细胞增多超过 0.8，并有核左移或中毒性颗粒，某些重症感染或老年患者白细胞计数常不高，但中性粒细胞比例高。

（二）痰液检查

痰液直接涂片做革兰染色可见大量革兰阳性且带荚膜的双球菌，痰液培养 24~48h 可确定病原体。

（三）X 线检查

早期可见肺纹理增粗或受累的肺段、肺叶稍模糊。实变期可见呈段叶分布的大片密实阴影。消散期可因片状区域吸收较快而呈现"假空洞征"。多数病例在起病 3~4 周后病灶逐渐消散。少数老年患者病灶吸收较慢，也可转化为机化性肺炎。

五、诊断和鉴别诊断

（一）诊断

根据病史、典型症状、体征，结合胸部 X 线检查不难做出初步诊断。病原体检测是确诊本病的主要依据。

（二）鉴别诊断

1. 干酪样肺炎

即大片浸润型肺结核，与肺炎球菌肺炎相似，但前者起病缓慢常呈长时间低热、乏力，痰中易于找到结核分枝杆菌，X 线检查显示病变多在肺尖或锁骨上下区域，密度不均，消散缓慢，且易于形成空洞或在肺组织内播散，抗感染治疗无效。

2. 其他病原体所致肺炎

葡萄球菌肺炎和克雷白杆菌肺炎的临床表现均较严重。革兰阴性杆菌所致的肺炎则多见于年老体弱者、原有慢性心肺疾患者或有免疫缺陷者，常为医院内继发感染。痰液和（或）血液的阳性细菌培养结果是诊断的重要依据。

病毒和支原体肺炎病情一般较轻，白细胞无明显改变。临床经过、痰液病原体分离及血液免疫学试验对鉴别诊断有重要意义。

3. 急性肺脓肿

早期表现与肺炎球菌肺炎相似。但随病情发展，可出现具有特征性的大量脓臭痰。X 线检查可见脓腔及液平，肺部病变吸收费时较长，完全吸收需 8 周以上。

4. 肺癌

肺癌可以伴发阻塞性肺炎，但肺癌患者年龄较大，常有刺激性咳嗽和痰中带血，经抗生素治疗后炎症消退，肿瘤阴影渐趋明显，或伴有肺门淋巴结大、肺不张等。必要时需进一步做 CT、MRI、纤维支镜、痰液脱落细胞检查等，以明确诊断。

六、并发症

主要的并发症为感染性休克。表现以微循环严重障碍为主的重症肺炎。

患者常在 24h 内血压突然降到 10.7/6.7kPa（80/50mmHg）以下，表现烦躁不安、面色苍白、出冷汗、意识障碍、嗜睡或昏迷、脉搏细速、心音微弱、尿少或无尿、消化道可出现肠胀气和肠麻痹等。病情严重，进展迅速，病死率高，关键在于及时诊断、及时抢救。

七、治疗

（一）一般治疗

患者应卧床休息，注意补充足够的蛋白质、热量和维生素。注意监测神志、呼吸、脉搏、血压及尿量等，以免休克的发生。

对胸痛明显患者，可适当少量应用镇痛药物（可待因 15mg 口服）。但对发热患者以物理降温为主，如酒精擦浴、冰袋冷敷等，一般不用阿司匹林或其他解热镇痛药物，以免过度出汗、脱水，或干扰真实热型，造成临床误诊。需鼓励患者多饮水。对中等或重症患者，$PaO_2 < 8kPa$（60mmHg）或有发绀时，应清除呼吸道分泌物，保持呼吸道通畅，同时给予吸氧。对腹胀患者可用腹部热敷和肛管排气。

（二）抗菌药物治疗

一经诊断就应立即给予抗生素治疗，青霉素为首选，不必等待细菌培养结果。用药途径及用药剂量视病情轻重及有无并发症而定。

对于成年轻症患者，可用 240 万 U/d，分 3 次肌内注射，重症患者可加至 1000 万~3000 万 U/d，分 4 次静脉滴注。静脉滴注时每次量应尽可能在 1h 内滴完，以保证有效血药浓度。

对青霉素过敏的患者，轻症可用红霉素代替，2g/d，分 4 次口服，或者 1.5g/d 静脉滴注。重症者还可改用其他第 1 代或第 2 代头孢菌素，如头孢噻吩钠，2~4g/d，分 3 次静脉滴注；头孢唑啉钠 2~4g/d，分 2 次静脉滴注。但头孢菌素有时与青霉素有交叉过敏性，故用药前应做皮肤过敏试验。

喹诺酮类药物（如氧氟沙星、环丙沙星等）口服或静脉滴注，亦可用于对青霉素过敏或耐青霉素菌株感染者。

抗生素治疗疗程一般为 5~7d，或在退热后 3d 停药，或根据药敏结果及时调整抗生素的应用。

（三）感染性休克的治疗

治疗原则是积极控制感染和抗休克。

1. 控制感染

积极控制感染是治疗休克型性肺炎的根本措施。应加大青霉素剂量，1000 万 U/d 静脉滴注；或用第 2、第 3 代头孢菌素，或联合应用 2~3 种广谱抗生素。

2. 抗休克治疗

（1）补充血容量：是抗休克的关键。一般先给予低分子右旋糖酐或平衡盐液以维持有效血容量，降低血液黏稠度，预防弥散性血管内凝血。24h 输液量在 2500~3000mL。对明显酸中毒者，应给予 5% 碳酸氢钠 250mL，静脉滴注。当中心静脉压降低至小于 0.49kPa（$5cmH_2O$）时可以尽快输液，当中心静脉压达到 0.98kPa（$10cmH_2O$）时输液应慎重。

（2）血管活性药物：在积极扩容的同时，可加入血管活性药物（如多巴胺、间羟胺、异丙肾上腺素等）能更好地恢复血压，以保证重要脏器供血，当血压维持在 12~13.3kPa（90~100mmHg）时，可逐渐减少血管活性药物用量。同时，感染性休克时也可因小血管强烈收缩，致使外周阻力增强，心排出量减少，组织灌注量降低，此时可在补充血容量的情况下，适当应用血管扩张药物如酚妥拉明（苄胺唑啉）等可改善微循环。当休克并发肾衰竭、心力衰竭时可酌情应用利尿药、强心药等。

（3）糖皮质激素：有利于缓解中毒症状，改善病情及回升血压，可在有效抗生素使用的前提下短期（3~5d）应用，每日静脉滴注氢化可的松 100~200mg 或地塞米松 5~10mg。

（4）纠正水电解质和酸碱平衡紊乱：输液不宜过快，以免诱发心力衰竭及肺水肿。密切监测并纠正钾、钠、氯紊乱和酸、碱中毒。对血容量已经补足而 24h 尿量仍低于 400mL，尿比重小于 1.018 时，应注意是否并发急性肾衰竭。

八、健康指导

避免受凉、淋雨、过度疲劳、醉酒等诱发因素。对于年老体弱、患有糖尿病、慢性心肺疾患、慢性肝病、器官移植等免疫功能减退者，注射多型组合的纯化荚膜抗原疫苗。

九、预后

本病通常预后好，但存在下列因素则预后差，如老年体弱，患有心、肺、肝、肾及代谢疾病者，体温、血白细胞计数不高者及免疫缺陷者，病变广泛、多叶受累者，严重并发症如伴感染性休克者。

第九节　肺源性心脏病

肺源性心脏病简称肺心病，是指由支气管、肺组织、胸廓或肺血管病变致血管阻力增加，产生肺动脉高压，继而右心室结构或（和）功能改变的疾病。按病程的缓、急可分为急性和慢性。急性肺心病常见于急性大面积肺栓塞，本节主要介绍慢性肺心病。慢性肺源性心脏病简称慢性肺心病。是由肺组织、肺血管或胸廓的慢性病变引起的肺组织结构和功能异常，产生肺血管阻力，肺动脉压力增高，使右心室扩张或肥厚，伴或不伴右侧心力衰竭的心脏病。

一、病因

慢性肺心病的病因按病变发生的部位和功能的变化，一般可分为五类。

（一）支气管、肺疾病

支气管、肺疾病最为常见，占 80%~90%。如慢性支气管炎、阻塞性肺气肿等阻塞性肺病；重症肺结核、弥散性肺间质纤维化、支气管扩张和结缔组织病等限制性肺病。

（二）胸廓畸形

胸廓畸形较少见，如脊柱结核；脊柱后凸、侧弯；类风湿脊柱炎、广泛的胸膜增厚粘连等。

（三）肺血管疾病

肺血管疾病甚少见，如原发性肺动脉高压、结节性多动脉炎、广泛或反复发生的多发性肺小动脉栓塞和肺小动脉炎及原发性肺动脉血栓形成。

（四）神经肌肉疾病

神经肌肉疾病较罕见，如脑炎、脊髓灰质炎、格林－巴利综合征、重症肌无力、肌营养不良和肥胖通气不良综合征等。

（五）其他某些疾病

其呼吸中枢、胸廓和肺均正常，但由于某种原因空气中氧含量降低，肺泡氧分压及动脉氧分压降低，如高原性低氧血症引起的肺心病。此外，还有原发性肺泡通气不足及先天性口咽畸形等亦可导致慢性肺心病。

二、发病机制

肺心病患者由于肺毛细血管床被破坏使血管床面积减少，缺氧和呼吸性酸中毒引起的肺小动脉痉挛，慢性缺氧所致的继发性红细胞增多和血黏稠度加大等因素均可导致肺循环阻力增加，肺动脉高压，右心负荷增加，发生右心室肥厚扩大，并发展为肺心病。

（一）肺动脉高压

1. 肺血管的器质性改变

肺心病患者反复发生支气管周围炎时，间质炎症常波及邻近的肺动脉分支，引起动脉壁增厚、狭窄或纤维化。因此，肺毛细血管床大为缩减，肺循环阻力增大。长期肺循环阻力增加，可使小动脉中层增生肥厚，加重了肺循环阻力，造成恶性循环。

严重肺气肿时，肺泡膨胀，多数肺泡的间隔破裂融合，形成大疱，肺泡壁毛细血管、肺血管性疾病如原发性肺动脉高压、反复发作的肺血管栓塞、肺间质纤维化、尘肺等，均可引起肺血管腔狭窄、闭塞，导致肺血管阻力增加，发展成为肺动脉高压。

2. 肺血管功能性改变

肺血管功能性改变即缺氧性肺血管收缩，其机制目前认为有如下几个方面。

（1）体液因素

缺氧时，肺部炎症和高血流量等因素，可激活肥大细胞、嗜酸性粒细胞、嗜碱性粒细胞和巨噬细胞并使肺血管内皮细胞受损伤，且释放一系列介质，如组胺、血管紧张素 II（AT-II）、5-羟色胺（5-HT），以及花生四烯酸（AA）代谢产物，包括白三烯（LTB4，C_4，D4 及 E_4）、血栓素（TXA_2）、前列环素（PGI_2）和前列腺素 E_1（PGE_1）等。当其作用于肺血管壁时，可引起血管收缩，但其中的前列环素及前列腺素 E_1，使肺血管扩张。然而，肺血管对低氧的收缩反应并非完全取决于某种缩血管物质的绝对量，而很大程度上取决于局部缩血管和扩血管物质的比例（如 TXA_2/PGI_2），如缩血管物质增多，比例增大，则可导致肺血管收缩。

（2）组织因素

缺氧可直接使肺血管平滑肌膜对钙离子的通透性增高，使内流钙离子增加，肌肉兴奋收缩偶联效应增强，引起肺血管收缩。

（3）神经因素

缺氧和高碳酸血症可刺激颈动脉窦和主动脉体化学感受器，反射性地通过交感神经兴奋，儿茶酚胺分泌增加，使肺动脉张力增加和顺应性降低。

3. 肺血管重组

在缺氧等刺激因子作用下，肺脏内外产生多种生长因子（如血小板衍生生长因子、成纤维细胞生长因子、血管内皮细胞生长因子及转化生长因子 P 等）。

当生长因子与细胞膜特异性受体结合后可触发细胞内发生许多变化。使细胞不断增生，导致血管内血容量增多和血液黏稠度增加，肺心病患者由于长期慢性缺氧，导致继发性红细胞生成增多，肺血管阻力增高。慢性阻塞性肺疾病患者因肺毛细血管床的减少和肺血管顺应性下降等因素，血管容量的代偿性扩大明显受限，肺动脉压升高更为明显。此外，缺氧和高碳酸血症使交感神经兴奋，可增加心排血量，又使肾小动脉收缩，肾血流减少：促使水、钠潴留并增加肺血流量，从而加重肺动脉高压和右心负荷。

（二）心功能的改变

肺动脉高压早期，右心室尚能代偿，舒张末期压仍正常。随着病情的进展，特别是急性加重期，肺动脉压持续升高且严重，超过右心室的负荷，右心失代偿，右心排血量下降，右心室收缩末期残留血量增加，舒张末压增高，促使右心室扩大和右侧心力衰竭。

肺心病时由于缺氧、高碳酸血症、酸中毒、相对血流量增多等因素，如持续性加重，则可发生左心室、右心室肥厚，甚至导致左侧心力衰竭。

此外，由于心肌缺氧、乳酸积累、高能磷酸键合成降低，使心功能受损；反复肺部感染、细菌毒素对心肌的毒性作用；酸碱平衡失调、电解质紊乱所致的心律失常等，均可影响心肌，促进心力衰竭。

（三）其他重要器官的损害

缺氧和高碳酸血症除对心脏影响外，尚对其他重要器官如脑、肝、肾、胃肠及内分泌系统、血液系统等发生病理改变，引起多脏器的功能损害。

三、临床表现

本病发展缓慢，临床上除原有肺、胸疾病的各种症状和体征外，主要是逐步出现的肺、心功能不全，以及其他器官受累的征象。

（一）肺、心功能代偿期（包括缓解期）

此期主要是慢性阻塞性肺疾病的表现。

1. 症状

慢性咳嗽、咳痰、气急，活动后可感心悸、呼吸困难、乏力和劳动耐力下降。

2. 体征

可有明显肺气肿征，听诊多有呼吸音减弱，偶有干、湿性啰音，下肢轻微水肿，下午明显，次晨消失。心浊音界常因肺气肿而不易叩出。心音遥远，但肺动脉瓣区可有第二心音亢进，提示有肺动脉高压。三尖瓣区出现收缩期杂音或剑突下示心脏搏动，多提示有右心肥厚、扩大。部分病例因肺气肿使胸膜腔内压升高，阻碍腔静脉回流，可见颈静脉充盈。又因膈下降，使肝上界及下缘明显地下移，应与右侧心力衰竭的肝淤血相鉴别。

（二）肺、心功能失代偿期（包括急性加重期）

本期临床主要表现以呼吸衰竭为主，有或无心力衰竭。

1. 呼吸衰竭

急性呼吸道感染为常见诱因。

（1）症状：呼吸困难加重，夜间为甚，常有头痛、失眠、食欲下降，但白天嗜睡，甚至出现表情淡漠。

（2）体征：明显发绀，球结膜充血、水肿，严重时可有视网膜血管扩张、视盘水肿等颅内压升高表现。腱反射减弱或消失，出现病理反射。因高碳酸血症可出现周围血管扩张的表现，如皮肤潮红、多汗。

2. 右侧心力衰竭

（1）症状：气促更加明显，心悸、食欲缺乏、腹胀、恶心等。

（2）体征：发绀更明显，颈静脉怒张，心率增快，可出现心律失常，剑突下可闻及收缩期杂音，甚至出现舒张期杂音。肝大且有压痛，肝颈静脉反流征阳性，下肢水肿，重者可有腹腔积液。少数患者可出现肺水肿及心力衰竭的体征。

（三）并发症

1. 肺性脑病

肺性脑病是由于呼吸功能衰竭所致缺氧、二氧化碳潴留而引起精神障碍、神经系统症状的一种综合征。但必须除外脑动脉硬化、严重电解质紊乱、单纯性碱中毒、感染中毒性脑病等。是肺心病死亡的首要原因，应积极防治。

2. 酸碱失衡及电解质紊乱

肺心病出现呼吸衰竭时，由于缺氧和二氧化碳潴留，当机体发挥最大限度代偿能力仍不能保持体内平衡时，可发生各种不同类型的酸碱失衡及电解质紊乱，使呼吸衰竭、心力衰竭、心律失常的病情更加恶化。对治疗及预后皆有重要意义，应进行监测，及时采取治疗措施。

3. 心律失常

多表现为房性期前收缩及阵发性室上性心动过速，其中以紊乱性房性心动过速最具特征性。也可有心房扑动及心房颤动。少数病例由于急性严重心肌缺氧，可出现心室颤动以至心脏停搏。应注意与洋地黄中毒等引起的心律失常鉴别。

4. 休克

肺心病休克并不多见，一旦发生，预后不良。发生原因有：①感染中毒性休克；②失血性休克，多由上消化道出血引起；③心源性休克，严重心力衰竭或心律失常所致。

5. 其他

消化道出血和弥散性血管内凝血。

四、实验室和其他检查

（一）X 线检查

除发现肺、胸基础疾病，如肺透光度加强，肺纹理增粗紊乱，以及膈肌下移等慢性支气管炎、阻塞性肺气肿的征象外，尚有肺动脉高压和右心增大等表现。

肺动脉高压时，胸片上见上肺野血管影较正常粗大，右下肺动脉扩张，横径≥15mm；其横径与气管比值≥1.07；肺动脉段突出≥3mm；中央肺动脉扩张，外周肺血管纤细，形成"残根"征；右心室增大征。

（二）心电图检查

主要为右心房、右心室增大的表现，前者见肺型 P 波；后者见电轴右偏，额面平均电轴≥+90°，重度顺钟转位，$RV1+SV5 \geq 1.05mV$，AVR 呈 QR 型，V1~V3 呈只型，V4~V6 呈 rS 型，亦可见到右束支传导阻滞及低电压等图形。

（三）超声心动图检查

较心电图和胸部 X 线片的敏感性高。其表现为右心室内径增大（>20mm）。左心室、右心室内径比值变小（<2.0），右心室流出道内径增宽（>30mm）。右心室流出道/左心房内径值增大（≥1.5）。

（四）血液及生化检查

具有缺氧的肺心病患者，其周围血红细胞计数和血红蛋白可增高，红细胞压积可高达50%以上。

全血黏度和血浆黏度常增高，红细胞电泳时间常延长。合并严重感染时，白细胞计数和中性粒细胞增多。部分患者出现肝、肾功能异常。可出现血电解质改变，如高钾、低钠、低钾、低氯、低钙和低镁等。

（五）血气分析

慢性肺心病肺功能代偿期可出现低氧血症或合并高碳酸血症，当 $PaO_2 < 60mmHg$，$PaCO_2 > 50mmHg$，表示呼吸衰竭。

（六）其他检查

肺功能检查对早期或缓解期肺心病患者有意义。痰细菌学检查对急性加重期肺心病可以指导抗生素的选用。

五、诊断和鉴别诊断

（一）诊断

肺心病患者一旦出现肺心功能衰竭，诊断一般不难，但对早期患者，诊断有时尚难肯定。因此必须结合病史、症状、体征、各项实验室检查等进行全面分析和综合判断。下列各项可作为诊断肺心病的参考：①具有慢性支气管炎等肺、胸疾病的病史；②存在慢性阻塞性肺气肿或慢性肺间质纤维化等基础疾病的体征；③出现肺动脉高压的客观征象；④具有右心损害如右心室肥大的各种表现；⑤肺、心功能失代偿期的患者则具有呼吸衰竭和右侧心力衰竭的临床征象和血气改变。

（二）鉴别诊断

1. 风湿性心瓣膜病

肺心病患者常于三尖瓣区闻及吹风样收缩期杂音，有时可传到心尖区，或因肺动脉瓣关闭不全于肺动脉瓣区闻及吹风样舒张期杂音，加之右心肥大和肺动脉高压等表现，易与风湿性心瓣膜病相混淆。但风湿性心脏病患者发病年龄相对较早，常有风湿性关节炎和心肌炎的病史，二尖瓣或主动脉瓣区可闻及特征性心脏杂音，以及 X 检查左心房增大等征象可资鉴别。

2. 冠心病

肺心病与冠心病均多见于老年人，有许多相似之处，而且常有两病共存。冠心病有典型的心绞痛、心肌梗死的病史或心电图表现，若有左侧心力衰竭的发作史、高血压、高脂血症、糖尿病史更有助于鉴别。体检、X 线及心电图检查呈左心室肥厚为主的征象，可资鉴别。肺心病合并冠心病时鉴别有较多的困难，应详细询问病史，体格检查和有关心、肺功能检查加以鉴别。

3. 原发性心肌病

本病多为全心增大，无慢性呼吸道疾病史，无肺动脉高压的 X 线表现等。

六、治疗

（一）急性加重期

积极控制感染；改善呼吸功能；纠正缺氧和二氧化碳潴留；控制呼吸和心力衰竭。

1. 控制感染

参考痰菌培养及药物敏感试验选择抗生素。在还没有培养结果前，根据感染的环境及痰涂片革兰染色选用抗生素。院外感染以革兰阳性菌占多数，院内感染则以革兰阴性菌为主，或选用两者兼顾的抗生素。常用的有青霉素类、氨基糖苷类、喹诺酮类及头孢菌素类抗生素。原则上选用窄谱抗生素为主，选用广谱抗生素时必须注意可能的继发真菌感染。

2. 通畅呼吸道

纠正缺氧和二氧化碳潴留。

3. 控制心力衰竭

肺心病心力衰竭的治疗与其他心脏病心力衰竭的治疗有其不同之处，因为肺心病患者一般在积极控制感染，改善呼吸功能后心力衰竭便能得到改善。患者尿量增多，水肿消退，肿大的肝缩小、压痛消失。不需加用利尿药，但对治疗后无效的较重患者可适当选用利尿、强心或血管扩张药。

（1）利尿药：有减少血容量减轻右心负荷，消除水肿的作用。原则上宜选用作用轻，小剂量的利尿药。如氢氯噻嗪 25mg，每日 1~3 次；尿量多时需加用 10% 氯化钾 10mL，每日 3 次或用留钾利尿药。重度而急需行利尿的患者可用呋塞米 20mg 肌内注射或口服。利尿药应用后出现低钾、低氯性碱中毒，使痰液黏稠不易排痰和血液浓缩，应注意预防。

（2）强心药：肺心患者由于慢性缺氧及感染，对强心苷类耐受性很低，疗效较差，且易发生心律失常，这与处理一般心力衰竭有所不同。强心药的剂量宜小，一般约为常规剂量的 1/2 或 2/3 量，同时选用作用快、排泄快的强心药，如毒毛花苷 K 0.125~0.25mg，或毛花苷 C 0.2~0.4mg 加于 10% 葡萄糖液内静脉缓慢注射。用药前应注意纠正缺氧，防治低钾血症，以免发生药物毒性反应。低氧血症、感染等均可使心率增快，故不宜以心率作为衡量强心药的应用和疗效考核指征。应用指征是：①感染已被控制，呼吸功能已改善，利尿药不能取得良好的疗效而反复水肿的心力衰竭患者；②以右侧心力衰竭为主要表现而无明显急性感染的患者；③出现急性左侧心力衰竭者。

（3）血管扩张药的应用：血管扩张药作为减轻心脏前、后负荷，降低心肌耗氧量，增加心肌收缩力，对部分顽固性心力衰竭有一定效果，但并不像治疗其他心脏病那样效果明显。血管扩张药对降低肺动脉压力仍有不同看法。因为目前还没有对肺动脉具有选择性的药物应用于临床。

血管扩张药在扩张肺动脉的同时也扩张体动脉，往往造成体循环血压下降，反射性使心率增快，氧分压下降、二氧化碳分压上升等不良反应。因而限制了一般血管扩张药在肺心病的临床应用。有研究认为钙通道阻滞药、中药川芎嗪等有一定降低肺动脉压效果而无不良反应，长期应用的疗效还在研究中。

4. 控制心律失常

一般心律失常经过治疗肺心病的感染、缺氧后可自行消失。如果持续存在可根据心律失常的类型选用药物。

（二）缓解期治疗

1. 呼吸锻炼

通过呼吸锻炼可改善气体分布，纠正通气/血流失调，提高 SaO_2，从而使呼吸效能得到改善。

2. 提高机体抵抗力

肺心病患者机体免疫力大多是降低的，其中以细胞免疫功能的降低尤为明显。因此，积极提高肺心病缓解期患者的免疫力，延长其缓解期，减少急性发作期次数具有重要的意义。如扶正固本中药、转移因子、胸腺素、干扰素、人体丙种球蛋白等。

（刘　辉）

第二章 消化系统疾病

第一节 胃食管反流病

胃食管反流病（gastroesophageal reflux disease，GERD）系指胃内容物反流入食管，引起不适和并发症的一种疾病。GERD 可分为非糜烂性反流病（non-erosive reflux disease，NERD）、糜烂性食管炎（erosive esophagitis，EE）和 Barrett 食管（Barrett's esophagus，BE）三种类型，以 NERD 最为常见，约占 70%；EE 可合并食管狭窄、溃疡和消化道出血；BE 有可能发展为食管腺癌。

一、病因和发病机制

1. LES 抗反流的屏障功能减弱

下食管括约肌（lower esophageal sphincter，LES）是食管-胃连接处抗反流的第一道屏障。GERD 患者的 LES 静息压明显低于正常。LES 的舒缩受神经、体液控制，也受胃肠激素的影响。胆碱能和 β-肾上腺素能拟似药、α-肾上腺素能拮抗剂、多巴胺、地西泮、钙离子拮抗剂、吗啡等药物，脂肪、咖啡等食物，抽烟、酗酒等不良嗜好和不良精神刺激均可引起 LES 的压力异常。正常人腹内压增加时能通过迷走反射引起 LES 收缩。当举重、弯腰或做 Valsaval 动作致腹压升高时，若 LES 的压力不能同步升高，易引起胃食管反流。

2. 食管对胃反流物的廓清能力障碍

胃酸和胃蛋白酶是食管黏膜的主要损害因子。此外，反流物中还常混有含胆汁、胰酶及溶血卵磷脂的十二指肠液。胃酸和胆汁酸在食管黏膜的损害中具有协同作用，胆汁也可单独引起食管炎症。

正常食管对反流物的廓清能力包括食管排空与唾液中和两部分。此外，唾液对食管的冲刷作用、唾液内的碳酸氢盐（pH 6~7）对反流物中酸的中和作用、坐立位时反流物的重力影响，都参与胃反流物的清除。当某些疾病如黏膜炎症、硬皮病等导致食管肌肉或神经受损时，则可因蠕动障碍而引起食管廓清能力下降。

3. 食管黏膜屏障功能的损害

食管黏膜屏障由前上皮屏障、上皮屏障和后上皮屏障三部分组成。结构屏障具有很高的电阻，可维持对 H+ 等的低通透性。功能屏障包括细胞内和细胞间缓冲系统、细胞膜上的离子转运系统。后上皮屏障主要包括食管血供、食管上皮损伤后的修复机制。当上述屏障功能受损时，即使在生理反流情况下，亦可引起食管炎症。

4. GERD 发病的其他因素

（1）裂孔疝和 GERD：不少 GERD 患者伴有裂孔疝（hiatal hernia）。裂孔疝合并 GERD 的机制可能是 LES 张力低下和（或）出现频繁的 LES 自发松弛有关。裂孔疝可能影响 LES

关闭或增强感觉刺激以致发生 LES 松弛。此外，卧位时疝囊有存液作用，吞咽时 LES 松弛，容易促使反流发生。

（2）食管胃角：也称 His 角、His 瓣，是指食管腹内段与胃底所形成的夹角，正常情况下为一锐角。进食后胃底容受性舒张可使 His 瓣贴向食管壁，阻止胃内容物返回食管，起到抗反流作用。如果 His 角变钝或胃底容受性舒张障碍会影响 His 瓣的作用，容易发生反流。

（3）心理社会因素：心理社会因素可以通过精神内分泌途径影响食管和胃的动力。有资料提示催眠疗法、行为认知疗法、抗抑郁或抗焦虑治疗可能对反流性食管炎的治疗有益。

二、病理生理改变

GERD 涉及的病理生理因素包括：滑动型食管裂孔疝、LES 压力下降、TLESR、酸度、肥胖、胃食管连接处扩张性增高、食管酸廓清时间延长、胃排空延迟等。影响 GERD 症状感觉的因素包括反流液的酸度、反流位置、反流物中存在气体、胃十二指肠反流、纵行肌收缩、黏膜完整性、外周及中枢致敏机制等。

EE 可据不同的发展阶段分为三期，即早期、中期和晚期。其中早期病变最具特性，而中、晚期则与其他类型的食管炎难以鉴别。很多学者以 Ismail-Beigi 的早期反流性食管炎为病理诊断标准：①基底细胞增生，其厚度超过黏膜上皮厚度的 15%（正常厚度约 10%）；②固有膜乳头深度增加，其深度大于上皮厚度的 66%（正常厚度小于 66%）。仅凭上述改变，甚至在没有其他组织学异常表现的情况下，也可确定 EE 的诊断。国际上对 BE 的诊断存在两种见解：①只要食管远端鳞状上皮被柱状上皮取代，即可诊断为 BE；②只有食管远端鳞状上皮化生并存在肠上皮化生时才能诊断。鉴于我国对 BE 的研究还不够深入，因此以食管远端存在鳞状上皮化生作为诊断标准较为稳妥，但必须详细注明组织学类型及是否存在肠上皮化生。内镜与病理诊断相结合有助于 BE 深入研究。

尽管 NERD 在胃镜下表现阴性，也无统一的 NERD 病理学诊断标准，但 NERD 可有一定的病理改变：如表层细胞肿胀，灶状基底细胞增生，炎症细胞浸润，上皮乳头内血管扩张、充血等表现。

三、临床表现

反流性食管炎的临床表现可分为典型症状、非典型症状和消化道外症状。典型症状有胃灼热、反流；非典型症状为胸痛、上腹部疼痛和恶心、反胃等；消化道外症状包括口腔、咽喉部、肺及其他部位（如脑、心）的一些症状。

1. 胸骨后烧灼痛

胸骨后烧灼痛又称胃灼热，症状多在进食后 1h 左右发生，半卧位、躯体前屈或剧烈运动可诱发，而过热、过酸食物则可使之加重。烧灼感的严重程度不一定与病变的轻重一致。严重食管炎尤其在瘢痕形成者可无或仅有轻微烧灼感。

2. 胃-食管反流

每于餐后、躯体前屈或卧床时有酸性液体或食物从胃、食管反流至咽部或口腔。此症状多在胸骨后烧灼痛发生前出现。

3. 咽下困难

初期常可因食管炎引起继发性食管痉挛而出现间歇性咽下困难。后期由于食管瘢痕形成狭窄，烧灼痛反而减轻而为永久性咽下困难所替代，进食固体食物时可在剑突处引起堵塞感或疼痛。

4. 消化道外症状

反流液可侵蚀咽部、声带和气管而引起慢性咽炎、慢性声带炎和气管炎，临床上称之Delahunty 综合征。胃液反流及胃内容物吸入呼吸道尚可致吸入性肺炎。近年来的研究已表明 GERD 与部分反复发作的哮喘、咳嗽、声音嘶哑、夜间睡眠障碍、咽炎、耳痛、龈炎、癔球症、牙釉质腐蚀等有关。婴儿 LES 尚未发育，易发生 GERD 并引起呼吸系统疾病甚至营养、发育不良。目前对 GERD 的研究已从胃肠专业涉及呼吸、心血管、耳鼻喉科及儿科等多领域。

四、辅助检查

（一）X 线检查

传统的食管钡餐检查将胃食管影像学和动力学结合起来，可显示有无黏膜病变、狭窄、裂孔疝等，并显示有无钡剂的胃食管反流，因而对诊断有互补作用，但敏感性较低。

（二）内镜检查

鉴于我国是胃癌、食管癌高发国家，因此对拟诊患者一般先行内镜排查，特别是症状发生频繁、程度严重、伴有报警征象或有肿瘤家族史的患者。上消化道内镜检查有助于确诊糜烂性食管炎以及有无合并症和并发症：如裂孔疝、食管炎性狭窄、食管癌等，同时有助于诊断及评估本病的严重度。目前 GERD 的内镜下分级标准沿用洛杉矶标准，即 A~D 四级。

（三）高分辨率食管测压（HRM）

根据食管 HRM 的导管和测压原理，分为 21~36 通道的水灌注 HRM 和测压通道高达 33~36 通道的固态 HRM。此后又发展出了 3DHRM 技术。HRM 除帮助食管 pH 电极定位、术前评估食管功能和预测手术外，还能预测抗反流治疗的疗效和是否需长期维持治疗。因此，食管测压能帮助评估食管功能，尤其是对治疗困难者。GERD 行食管测压的主要阳性表现包括：①LES 压力下降、TLESR 发生频繁、合并裂孔疝；②食管体部动力障碍等。

（四）24h 食管 pH 监测

24h 食管 pH 监测即将一微探头经鼻插入食管 LES 上方 5cm 处，记录 24h 中所有反流活动。24h 食管 pH 监测能详细显示酸反流、昼夜酸反流规律、酸反流与症状的关联以及患者对治疗的反应，使治疗个体化，推荐在内镜检查和 PPI 试验后仍不能确定反流时应用。检测指标包括：①总酸暴露时间：24h 总的、立位、卧位 pH<4 的总时间百分率；②酸暴露频率：pH<4 的次数；③酸暴露的持续时间：反流持续时间 ≥5min 的次数和最长反流持续时间。根据 pH 监测的有关参数由计算机测算酸反流积分。无线 pH 监测技术（Brava 胶囊）可以分析 48~72h 的食管 pH 变化，提高患者检测时的舒适度及依从性，有助于更好地了解酸反流与临床症状之间的相关性。

（五）多导腔内电阻抗（MII）

可以不借助胃酸来确认食管内食物团块的存在，它可以同时监测酸、弱酸或非酸反流。MII 通常与测压或 pH 监测相结合。当结合测压时，多导腔内阻抗测压法（MII-EM）能提供食管收缩及食物团块输送的信息。当结合 pH 监测时，24h pH-多导腔内阻抗监测法（MII-IpH）可以检测到不依赖 pH 改变的胃食管反流信息（包括酸和非酸反流）。通过 MII-pH 检测，可以明确反流的分布及清除；依据 pH 值的变化可简单区分酸与非酸反流；根据 MII 检测可区分反流物为液体、气体或混合反流。MII-pH 已成为诊治 GERD 的"金标准"，可以指导药物选择、手术治疗、内镜下抗反流治疗。

五、诊断和鉴别诊断

完整而准确的病史是 GERD 诊断的基础。对于伴有典型反流症状群又缺乏报警症状的患者，可行质子泵抑制剂（PPI）诊断性治疗：服用标准剂量 PPI 一日两次，疗程 1~2 周。服药后若症状明显改善则为 PPI 试验阳性，支持 GERD 的诊断；若症状改善不明显则为 PPI 试验阴性，不支持该诊断。PPI 试验已被证实是 GERD 诊断简便、无创、敏感的方法，缺点是特异性较低。PPI 试验阴性有以下几种可能：①抑酸不充分；②存在酸以外的诱发因素；③症状非反流引起。

对于 PPI 治疗无效或具有报警症状（吞咽困难、吞咽痛、出血、体重减轻或贫血）的患者应行进一步检查。若内镜发现食管下段有明显黏膜破损及病理支持的炎症表现，则 EE 诊断明确。

NERD 主要依赖症状进行诊断，患者以反流、胃灼热为主诉时，如能排除可能引起胃灼热症状的其他疾病，且内镜检查未见食管黏膜破损及其他器质性疾病，即可做出 NERD 的诊断。根据 24h 食管 pH 测定结果，NERD 可分为下列 3 个亚型：①食管有异常酸暴露；②食管测酸在正常范围，但超过 50% 的胃灼热症状发作与"生理性"酸反流相关，推测食管对酸敏感；③胃灼热症状与酸反流无关，这被认为是功能性胃灼热，主要与内脏敏感性增高有关。

六、治疗

治疗目的：①愈合食管炎症，消除症状；②防治并发症；③提高生活质量，预防复发。治疗包括调整生活方式、内科、外科和内镜治疗。具体措施有：抑酸以提高胃内 pH；增加食管对酸、碱反流物的清除；促进胃排空；增加 LES 张力。

（一）调整生活方式

体位是减少反流的有效方法，如餐后保持直立，避免过度负重，不穿紧身衣，抬高床头等。肥胖者应减肥。睡前 3h 勿进食以减少夜间的胃酸分泌。饮食宜少量、高蛋白、低脂肪和高纤维素，戒烟、限制咖啡因、酒精、巧克力及酸辣食品。许多药物能降低 LES 的压力，如黄体酮、茶碱、PGE_1、PGE_2 和 PGA_2、抗胆碱药、β 受体激动剂、α 受体阻断药、多巴胺、地西泮和钙通道阻滞剂等，在应用时应加以注意。

（二）内科药物治疗

药物治疗的目的在于加强抗反流屏障功能，提高食管清除能力，改善胃排空与幽门括约肌功能以防止胃、十二指肠内容物反流，保护食管黏膜。

1. 抑酸剂

包括质子泵抑制剂（PPI）和 H_2 受体拮抗剂（H_2RA）。PPI 能持久抑制基础与刺激后胃酸分泌，是治疗 GERD 最有效的药物。PPI 常规或双倍剂量治疗 8 周后，多数患者症状完全缓解，EE 得到愈合。但由于患者 LES 张力未能得到根本改善，故停药后约 80% 会在 6 个月内复发。所以推荐在愈合治疗后继续维持治疗 1 个月。若停药后仍有复发，建议在再次取得缓解后按需维持治疗：在 PPI 中任选一种，当有症状时及时用药。为防止夜间酸突破的发生，对部分需严格控制胃酸分泌的患者，可以在 PPI 早晨 1 次的基础上，临睡前加用 H_2 受体拮抗剂 1 次，二者有协同作用。此外，洛杉矶分级 LA-C/D，合并裂孔疝的 GERD 患者需要加倍剂量的 PPI。

2. 制酸剂和黏膜保护剂

制酸剂沿用已久，如氢氧化铝、碳酸钙、铝碳酸镁等。铝碳酸镁对黏膜也有保护作用，同时能可逆性吸附胆酸等碱性物质，使黏膜免受损伤，尤其适用于非酸反流相关的 GERD 患者。黏膜保护剂种类繁多，能在受损黏膜表面形成保护膜以隔绝有害物质的侵蚀，有利于受损黏膜的愈合。

3. 促动力药

如多潘立酮、莫沙必利、伊托必利等。多潘立酮为选择性多巴胺受体拮抗剂，对食管和胃平滑肌有显著促动力作用；莫沙必利是 5-羟色胺受体 4（5-HT4）激动剂，对全胃肠平滑肌均有促动力作用；伊托必利具有独特的双重作用机制，既可阻断多巴胺 D2 受体，也可抑制乙酰胆碱酯酶活性，同时还能提高 LES 的张力，对心脏无不良影响。

4. 联合用药

抑酸与促动力药物的联合应用是目前治疗 GERD 最常用的方法，与单用 PPI 相比，联用促动力药物通过抑制反流和改善食管廓清及胃排空能力起到协同作用。巴氯芬是一种 γ-氨基丁酸 b 型受体激动剂，巴氯芬 20mg，每日 3 次，可以明显抑制 TLESR 的发生；MII/pH 阻抗监测显示巴氯芬可以明显减少非酸反流，但对食管酸暴露没有影响。巴氯芬停药前要逐渐减量，以防症状反跳。

5. 个体化用药

可根据临床分级个体化用药。轻度可单独选用 PPI、促动力药或 H_2RA；中度宜采用 PPI 或 H_2RA 和促动力药联用；重度宜加大 PPI 口服剂量，或 PPI 与促动力药联用。对久治不愈或反复发作伴有明显焦虑或抑郁者，应加用抗抑郁或抗焦虑治疗（如 5-羟色胺再摄取抑制剂或 5-羟色胺及去甲肾上腺素再摄取抑制剂）。

（三）GERD 的内镜下治疗

内镜手术适应证包括：①中、重度反流性食管炎，经内科治疗无效；②经久不愈的食溃疡及出血；③合并食管裂孔疝；④年轻人需长期大量药物治疗；⑤反复发作的食管狭窄；⑥反复并发肺炎等。2000 年 4 月，美国 FDA 批准 Stretta 和 EndoCinch 两种内镜手术治疗 GERD；前者是对 LES 区实施热凝固，后者是对贲门做缝合折叠，二者都可使 GERD 患者对药物治疗的依赖性减低，但长期安全性及有效性仍有待随访。对于并发食管狭窄的患者，应当首选扩张治疗。

Barrett 食管见于 10%～15% 的 GERD 患者。内镜检查时如发现上皮呈微红色，自胃延伸至食管腔，即可疑及此症。当长度>3cm 时，称为长段 BE，<3cm 时为短段 BE。BE 一般预后良好，但考虑到 BE 发生食管腺癌的风险比一般人群高 30 倍以上，故应定期内镜随访。BE 的内镜下治疗包括氩离子激光凝固术、消融术、内镜下黏膜剥离术等。

（四）GERD 的手术治疗

主要适应证：①年龄较轻，手术条件好的患者，可作为药物维持疗法的另一选项；②控制反流及其诱发的吸入性肺炎。药物治疗失败不是手术治疗的指征，这往往表明症状不是反流引起，而与内脏敏感性增高或焦虑、抑郁有关。手术治疗的首选方法是腹腔镜下 Nissen 胃底折叠术。手术成功率为 85%～90%；死亡率为 0.2%；再发率为 2%～8%。术后并发症可有咽下困难和气胀综合征（不能嗳气呕吐）。但是手术不能使症状根本治愈（50% 以上患者仍需再次接受药物治疗），也不能预防食管癌的发生。对无法停药且手术条件好的患者，手术治疗比终生服药更为可取，控制反流症状比药物疗法好。

（五）难治性 GERD 的诊疗

双倍剂量的 PPI 治疗 8～12 周后胃灼热和（或）反流等症状无明显改善者称为难治性 GERD。首先需检查患者的依从性，并优化 PPI 使用。在药物的选择方面，抑酸强度高、个体间代谢速率差异小的 PPI（如埃索美拉唑）是优选。难治性 GERD 患者需进行食管阻抗-pH 监测及内镜检查等评估。若反流监测提示存在症状相关酸反流，可增加 PPI 剂量和（或）换一种 PPI，或在权衡利弊后行抗反流手术治疗。GERD 伴食管外症状的患者 PPI 治疗无效时需进一步评估，寻找相关原因。

第二节　急性胃炎

急性胃炎是由多种原因引起的急性胃黏膜非特异性炎症，病理上以中性粒细胞浸润为主要特点。根据黏膜损害程度，分为急性单纯性胃炎和急性糜烂出血性胃炎，后者又称为急性胃黏膜病变。

一、病因及发病机制

（一）理化因素

过冷、过热或过于粗糙的食物、饮料（如浓茶、浓咖啡、烈酒）、刺激性调味品、特殊类型药物（如非甾体消炎药、肾上腺皮质激素、抗生素、抗肿瘤药物等），均可破坏黏膜屏障造成胃黏膜损伤和炎症。非甾体消炎药还能干扰胃黏膜上皮细胞合成硫糖蛋白，使胃内黏液减少，脂蛋白膜的保护作用削弱，引起胃腔内氢离子逆扩散，导致黏膜固有层肥大细胞释放组胺、血管通透性增加，引起胃黏膜充血、水肿、糜烂和出血等病理过程，同时药物还抑制前列腺素合成，使胃黏膜的修复受到影响而加重炎症。

（二）生物因素

生物因素包括细菌及其毒素。常见致病菌为沙门菌属、嗜盐菌、致病性大肠埃希菌等，常见毒素为金黄色葡萄球菌及肉毒杆菌毒素，尤其以前者较为常见。进食了污染细菌或毒素的不洁食物后可引起合并肠炎的急性胃炎，此即急性胃肠炎。此外近年发现因病毒感染而引起本病者渐多。

（三）机体因素

机体因素包括全身感染、严重创伤、颅内高压、大手术、休克、过度紧张劳累等。应激状态下，交感神经及迷走神经兴奋，前者使胃黏膜血管痉挛收缩，血流量减少，后者则使黏膜下动静脉短路开放，黏膜缺血缺氧加重，导致胃黏膜上皮损害，发生糜烂和出血。

二、病理

病变多为弥散性，也可为局限性，仅限于胃窦部。大体表现为黏膜充血水肿，表面常有渗出物及黏液覆盖，急性糜烂出血型胃炎表现为多发性糜烂和浅表性溃疡，常有簇状出血病灶。显微镜下表现为黏膜固有层中性粒细胞浸润或形成小脓肿。糜烂出血型胃炎胃黏膜上皮失去正常柱状形态并有脱落，黏膜层有多发局灶性出血坏死。

三、临床表现

多数急性起病，症状轻重不一。急性单纯性胃炎主要表现为上腹饱胀、隐痛、食欲减退、嗳气、恶心、呕吐等。由沙门菌或金葡菌及其毒素致病者，常于进不洁饮食数小时或24h内发病，多伴有腹泻、发热，严重者有脱水、酸中毒或休克等。外周血白细胞总数增加，中性粒细胞比例增多。糜烂出血性胃炎可无症状或为原发病症状掩盖，也可表现为腹痛、腹胀、恶心等非特异性消化不良症状；严重者起病急骤，在原发病的病程中突发上消化道出血，表现为呕血及解黑便。内镜检查可见胃黏膜充血、水肿、渗出，严重者表现黏膜糜烂、出血或浅表溃疡，可弥散性，也可局限性。

四、诊断和鉴别诊断

依据病史、临床表现，诊断不难，但应注意和消化性溃疡、早期急性阑尾炎、急性胆囊炎、急性胰腺炎等鉴别。内镜结合病理检查有助于诊断。糜烂出血性胃炎确诊依靠早期胃镜检查，胃镜下可表现为黏膜充血糜烂或出血灶，超过48h，病变可能已消失。通过临床观察、超声检查、血液生化检查、腹部X线片等排除其他疾病。除消化道出血外，轻症、短期发生的急性胃黏膜病变不推荐首选胃镜检查。

五、治疗

急性单纯性胃炎，治疗需去除病因、适当休息、清淡流质饮食，必要时禁食1~2餐。呕吐、腹泻剧烈者注意水与电解质补充，保持酸碱平衡；对症处理，可给予黏膜保护剂；细菌感染所致者应给予抗生素；腹痛明显可给阿托品或山莨菪碱（654-2）。

急性糜烂出血性胃炎，应积极治疗原发病，除去可能的致病因素。除黏膜保护剂应用外，疼痛明显，胃镜下糜烂、出血病灶广泛的患者可同时给予H_2受体拮抗剂；严重患者尤其以消化道出血为表现者需要应用质子泵抑制剂。

临床上对存在应激状态，可能引起急性胃黏膜病变的患者常给予适当抑酸治疗达到预防目的；对长期服用非甾体类消炎药物患者应采用选择性COX-2抑制剂，饭后服用，或加用H_2受体拮抗剂、质子泵抑制剂。

六、预后

除消化道大出血外，本病一般预后良好。

第三节　慢性胃炎

慢性胃炎（chronic gastritis）是多种病因引起的胃黏膜慢性炎症，病理上以淋巴细胞浸润为主要特点，部分患者在后期可出现胃黏膜固有腺体萎缩和化生，继而出现上皮内瘤变，与胃癌发生密切相关。

一、分类

悉尼新分类系统根据部位、形态学和病因学三者而定。结合我国的实际情况将慢性胃炎分成非萎缩性（浅表性）胃炎、萎缩性胃炎和特殊类型胃炎三大类。

二、病因和发病机制

（一）生物因素

幽门螺杆菌（helicobacter pylori，Hp）感染是慢性胃炎的主要病因，90%以上的慢性胃炎有 Hp 感染。Hp 为革兰阴性微需氧菌，长 $2.5 \sim 4.0 \mu m$，宽 $0.5 \sim 1.0 \mu m$，呈弯曲螺旋状，一端带有 $2 \sim 6$ 根鞭毛，仅寄居于胃上皮细胞表面，在胃小凹上部胃上皮表面和黏液层中最易找到，亦可侵入细胞间隙中。

其致病机制与以下因素有关：①Hp 产生多种酶如尿素酶及其代谢产物氨、过氧化氢酶、蛋白溶解酶、磷脂酶 A 等，对黏膜有破坏作用；②Hp 分泌的细胞毒素（cytotoxin）如含有细胞毒素相关基因（ca-gA）和空泡毒素基因（vagA）的菌株，可导致胃黏膜细胞的空泡样变性及坏死；③Hp 抗体可造成自身免疫损伤。

（二）免疫因素

胃体萎缩为主的慢性胃炎发生在自身免疫基础上，又称之为自身免疫性胃炎或 A 型萎缩性胃炎。患者血清中能检测到壁细胞抗体（parietal cell antibody，PCA），伴有恶性贫血者还能检出内因子抗体（intrinsic factor antibody，IFA）。

壁细胞抗原和 PCA 形成的免疫复合体在补体参与下，破坏壁细胞。IFA 与内因子结合后阻断维生素 B_{12} 与内因子结合，导致恶性贫血。

（三）物理因素

长期饮浓茶、烈酒、咖啡、过热、过冷或过于粗糙的食物，可导致胃黏膜的反复损伤。

（四）化学因素

长期大量服用非甾体消炎药如阿司匹林、吲哚美辛等可抑制胃黏膜前列腺素的合成，破坏黏膜屏障；烟草中的尼古丁不仅可影响胃黏膜的血液循环，还可导致幽门括约肌功能紊乱，造成胆汁反流；各种原因的胆汁、胰液和肠液反流均可破坏黏膜屏障造成胃黏膜慢性炎症改变。

（五）其他

慢性胃炎的萎缩性病变的发生率随年龄而增加。

三、病理

（一）黏膜慢性炎症

固有层内以炎性细胞浸润为特征，炎症细胞以淋巴细胞为主，可见灶性出血。根据慢性炎症细胞密集程度和浸润深度分级（以前者为主）：正常：单个核细胞每高倍视野不超过 5 个，如数量略超正常而内镜无明显异常时，病理可诊断为无明显异常；轻度：慢性炎症较少并局限于黏膜浅层，不超过黏膜层的 1/3；中度：慢性炎症细胞较密集，超过黏膜层 1/3，达到 2/3；重度炎症：慢性炎症细胞密集，占黏膜全层。活动性炎症表现为在慢性炎症基础上有中性粒细胞浸润。

（二）腺体萎缩

胃黏膜萎缩是指胃固有腺体（幽门腺或泌酸腺）减少，组织学上有两种类型：化生性萎缩：胃固有腺体被肠化或假幽门化生腺体替代；非化生性萎缩：胃黏膜层固有腺体被纤维组织或纤维肌性组织替代，或炎性细胞浸润引起固有腺体数量减少。萎缩程度以固有腺体减少量来计算。

（三）化生

慢性胃炎胃黏膜萎缩性病变中常见有肠上皮化生（intestinal metaplasia）和假幽门腺化生（pesudopyloric metaplasia）。前者指肠腺样腺体替代了胃固有腺体；后者指胃体泌酸腺的颈黏液细胞增生，形成幽门腺样腺体，它与幽门腺在组织学上一般难以区别，病理检查时应注意所取黏膜确实来自胃体部而非幽门部。一般的胃黏膜化生指肠化生，根据细胞形态及分泌的黏液类型，用组织化学和酶学方法将其分为小肠型完全肠化、小肠型不完全肠化、大肠型完全肠化、大肠型不完全肠化。肠化是一种老年化改变，与胃癌关系有限。临床定义为癌前状态。

（四）上皮内瘤变

与异型增生、不典型增生同义，系指腺管及表面上皮在增生中偏离正常分化所产生的形态和功能异常。细胞核多形性，核染色过深，核质比例增大，胞质嗜碱性，细胞极性消失。黏液细胞、主细胞和壁细胞之间差别消失。胃上皮分泌产物改变或消失，腺管结构不规则。上皮内瘤变可见于炎症、糜烂、溃疡、胃息肉或胃癌边缘黏膜上，本身尚不是癌，但可能恶变，也可能长期保持原状，甚至自然地或在某些药物作用下退变回复。上皮内瘤变是 WHO 国际癌症研究署推荐使用的术语，更强调肿瘤演进的过程，分为低级别和高级别。上皮内瘤变临床定义为癌前病变。

（五）其他组织学特征

分非特异性和特异性两类，不需要分级。前者如淋巴滤泡、小凹上皮增生、胰腺化生等；后者如肉芽肿、集簇性嗜酸性粒细胞浸润、明显上皮内淋巴细胞浸润和特异性病原体等。

四、临床表现

慢性胃炎缺乏特异性症状，并且症状的轻重与胃黏膜的病变程度并非一致。大多数患者常无症状或有程度不等的消化不良症状，如上腹隐痛、食欲减退、餐后饱胀、反酸、恶心等。严重萎缩性胃炎患者可有贫血、消瘦、舌炎、腹泻等。

五、实验室检查与特殊检查

（一）胃液分析测定

基础胃液分泌量（BAO）及注射组胺或五肽胃泌素后测定最大泌酸量（MAO）和高峰泌酸量（PAO）以判断胃泌酸功能。现临床已很少采用。

（二）血清学检测

血清学检测包括胃泌素水平、壁细胞抗体、内因子抗体、胃泌素抗体、血清维生素 B_{12} 浓度等。

（三）胃镜和活组织检查

胃镜和活组织检查是诊断慢性胃炎的主要方法。内镜表现为黏膜充血水肿，或伴有糜烂、隆起、出血、粗大皱襞或胆汁反流等征象。必须进行多部位活检诊断萎缩和化生，并依据悉尼分类标准对胃黏膜行组织形态学评估。

疑为上皮内瘤变应多块活检。疑为自身免疫性胃炎者，应在胃体、胃底或内镜发现病变处多部位活检。新型内镜诊断技术如化学染色内镜、电子染色内镜（NBI 和 FICE）、放大内镜、激光共聚焦显微内镜、荧光内镜等不断应用于临床，对于胃癌癌前状态和癌前病变的检出率明显提高，活检更具有针对性。

（四）幽门螺杆菌检查

幽门螺杆菌检查包括有创检查和无创检查。有创检查主要指通过胃镜检查获得胃黏膜标本的相关检查，包括快速尿素酶试验、病理 Hp 检查（HE 或 Warthin-Starry 或 Giemsa 染色）、组织细菌培养、组织 PCR 技术。前两种检查常应用于临床，后两种作为科研在特殊患者采用。用于 Hp 检测的标本应在胃窦小弯侧距幽门 5cm（邻近胃角处）或胃窦大弯侧正对胃角处活检取材 1~2 块。近期接受抗生素或者 PPI 治疗的患者易呈现假阴性结果，取材应包括胃体上部。无创检查指不需要通过胃镜检查获得标本，包括血清抗体检测、13C 或 14C 尿素呼气试验、粪幽门螺杆菌抗原检测（多用于儿童）等方法。前者通常应用于流行病学调查，后两种方法应用于临床，并作为幽门螺杆菌根除治疗后评价疗效的主要方法。需要注意的是，抗生素及抑酸药物影响 Hp 检查，复查时需要停用抑酸药物 2 周或者抗生素 4 周。

六、诊断与鉴别诊断

本病的诊断主要有赖于胃镜检查和直视下胃黏膜多部位活组织病理学检查。由于慢性胃炎的病变有局灶性分布，做活检时宜多部位取材。一般胃角部萎缩和肠化较严重，亦是上皮内瘤变好发部位。

通过胃镜检查能明确慢性胃炎的诊断，同时可以排除胃癌、消化性溃疡。需要注意的是消化不良症状并不一定由慢性胃炎引起，当按慢性胃炎处理后症状改善不明显时，需要考虑其他疾病如胆囊疾病、胰腺疾病等，可通过 B 超检查、生化检查等排除。

七、治疗

慢性胃炎的治疗包括病因治疗、对症治疗，无症状的慢性非萎缩性胃炎可不做任何处理。慢性胃炎需要根据不同的临床症状和内镜及病理改变选择不同的治疗。

1. 饮食

宜易消化无刺激性的食物，少吃过酸过甜食物及饮料，忌烟酒、浓茶、咖啡，进食细嚼慢咽等。

2. 去除病因

避免服用损伤胃黏膜的药物，如阿司匹林、吲哚美辛等。

3. 根除 Hp 治疗

对慢性胃炎伴萎缩、糜烂，慢性胃炎伴消化不良症状，计划长期使用 NSAID，有胃癌家族史者应给予根除 Hp 治疗。根除 Hp 治疗能使部分患者消化不良症状消失，同时减轻炎症程度、减少肠上皮化生的发生或者进展。质子泵抑制剂（PPI）对 Hp 有较强的抑制作用，提高胃内 pH 能明显加强抗菌药物的杀菌活性。

2012 年第四次全国幽门螺杆菌感染处理共识推荐铋剂+PPI+两种抗菌药物组成的四联疗法为一线治疗方案。

标准剂量 PPI：埃索美拉唑 20mg、雷贝拉唑 10mg（Maastricht 共识推荐 20mg）、奥美拉唑 20mg、兰索拉唑 30mg、泮托拉唑 40mg，2 次/天。

标准剂量铋剂：枸橼酸铋钾 220mg，2 次/天。

有效抗生素包括：甲硝唑 400mg 或者替硝唑 500mg（国内大部分地区耐药），克拉霉素 250～500mg，呋喃唑酮 100mg；四环素 750mg，阿莫西林 1000mg，左氧氟沙星 200mg；2 次/天。

抗生素的选择：无过敏情况下优先选择阿莫西林，甲硝唑高耐药地区避免使用，克拉霉素耐药超过 20% 地区避免使用，老年患者合并冠心病时克拉霉素低剂量，儿童避免使用左氧氟沙星。

另一种当前可选择的方案是序贯治疗：PPI+阿莫西林 5d，序贯 PPI+克拉霉素+甲硝唑 5d 治疗。

任何一种方案初次治疗失败后，可通过调整抗生素，进行补救治疗。治疗无效的患者可结合抗生素敏感试验选择药物。

4. 对症治疗

无症状可以随访；以反酸、腹痛为主要表现，尤其内镜下表现糜烂的病例，可给予抑酸治疗。消化不良以腹胀、早饱为主，应用促动力药物有助于改善症状。存在胆汁反流可给予中和胆汁的黏膜保护剂如铝碳酸镁、瑞巴派特等。萎缩性胃炎伴恶性贫血者可给予维生素 B_{12} 和叶酸；中药及维生素类药物对肠上皮化生可能有益。存在心理因素可以考虑心理干预。

5. 癌前病变的干预

内镜下治疗是胃癌前病变治疗的重要手段之一，其中包括内镜下黏膜切除术、内镜黏膜下剥离术、内镜下高频电切治疗、内镜下氩气刀治疗、内镜下激光治疗、内镜下微波治疗等。长期口服叶酸（5mg/次，3次/日）可能对预防癌前病变的进展有一定控制作用。

八、预后与随访

慢性胃炎一般预后良好，但伴有萎缩、肠化生、异形增生应定期随访胃镜检查及病理组织学检查。癌前状态患者，无家族史患者，胃镜复查可 5 年，胃癌高发区可减少到 3 年，有家族史患者 1~2 年复查。癌前病变患者，根据内镜下的表现，内镜显示边界明确范围局限的患者可及时内镜下治疗并进行术后标本评估；内镜无特征改变或者边界显示不明确/非局限的患者，轻度异形增生或者低级别瘤变可选择 3~6 个月复查，高级别瘤变患者应在 1~3个月内重新评估并密切随访。

第四节　消化性溃疡

消化性溃疡指胃肠道黏膜被胃酸和胃蛋白酶消化而发生的溃疡，定义为黏膜缺损直径至少 0.5cm 并且深度超过黏膜肌层。好发于胃和十二指肠，也可发生在食管下段、小肠、胃肠吻合口，以及异位的胃黏膜，如位于肠道的 Meckel 憩室。胃溃疡（gastric ulcer，GU）和十二指肠溃疡（duodenal ulcer，DU）是最常见的消化性溃疡。

消化性溃疡在不同国家、不同地区，发病率相差悬殊。欧美文献报道患病率为 6%~15%，在我国人群中的患病率缺乏大规模流行病调查的确切资料。但文献报道，内镜检查病例中消化性溃疡发病率高达 16%~33%。近年来发病率有下降趋势。

国内资料显示男性发病率高于女性，十二指肠溃疡（DU）比胃溃疡（GU）多见，在胃癌高发区则 GU 多于 DU。DU 多见于青壮年，GU 多见于中老年，前者发病高峰比后者早 10年。我国南方患病率高于北方，城市高于农村。秋冬和冬春之交是高发季节。根除幽门螺杆菌明显地降低了溃疡的复发率。

一、病因和发病机制

本病的病因与发病机制目前尚未完全阐明，是一种或多种有害因素对黏膜破坏超过黏膜抵御损伤和自身修复的能力所引起的综合结果。1910 年 Schwartz 首先提出"无酸，无溃疡"的概念，这是消化性溃疡病因认识的起点，也是治疗消化性溃疡理论基础之一。1983 年 Marshall 和 Warren 从人体胃黏膜活检标本中找到幽门螺杆菌（Helicobacter pylori，Hp），目前已证明 Hp 是消化性溃疡重要的致病因素，而胃黏膜防御作用的削弱与消化性溃疡发病也有密切关系。

（一）胃酸和胃蛋白酶

胃酸与胃蛋白酶自身消化是形成消化性溃疡的原因之一。盐酸是胃液主要成分，胃蛋白酶激活依赖胃酸的分泌。胃酸对消化道黏膜的损害作用一般只有在正常黏膜防御修复功能遭受破坏时才发生。

胃酸分泌受神经、体液调节，当组胺、乙酰胆碱和胃泌素经壁细胞膜上组胺受体、胆碱能受体和胃泌素受体结合后，激活壁细胞内第二信使，致含 H^+-K^+-ATP 酶（即质子泵）活化，从而促进胃酸分泌。壁细胞上的前列腺素受体和生长抑素受体，则抑制和调控胃酸的分泌。

DU 患者胃酸分泌量明显增高，而 GU 发病过程中除幽门前区溃疡者外胃酸分泌量大多正常甚至低于正常。胃酸分泌增多的因素有：①壁细胞数量增多：壁细胞数量的增加可能与遗传因素和（或）胃酸分泌刺激物（如胃泌素）长期作用相关；②壁细胞对刺激物质的敏感性增强：壁细胞与胃泌素受体结合的亲和力增加或体内抑制胃泌素分泌的物质减少；③胃酸分泌正常反馈抑制机制缺陷：胃窦部的 pH 下降能抑制 G 细胞分泌胃泌素；或食糜和胃酸进入十二指肠后，刺激十二指肠和小肠黏膜释放胆囊收缩素、肠抑胃肽（GIP）和血管活性肠肽（VIP）等激素抑制胃酸分泌的作用。部分 DU 存在胃窦部 G 细胞功能亢进和胃酸反馈抑制作用缺陷。Hp 感染也影响 G 细胞分泌胃泌素的反馈抑制；④迷走神经张力增高：促进乙酰胆碱释放，直接刺激壁细胞分泌胃酸和 G 细胞分泌胃泌素。

（二）幽门螺杆菌

消化性溃疡者的 Hp 感染率高，约 70%GU 及 95%～100%DU 均感染 Hp。Hp 感染者溃疡发生率为 13%～23%，显著高于不伴 Hp 感染者。用抑酸治疗愈合的溃疡，停药后 1 年复发率为 50%～70%，根除 Hp 后溃疡复发率降低达 1%～8%，减少溃疡的并发症。根除 Hp 后，不再抑酸治疗，4 周时溃疡愈合率高于常规抑酸治疗。说明根除 Hp 可有效促进溃疡愈合和缩短溃疡愈合时间。

对 Hp 感染导致消化性溃疡的发病机制尚未完全阐明，不同部位的 Hp 感染引起溃疡的机制有所不同。Hp 感染胃窦后，尿素酶水解尿素产生氨，局部黏膜的 pH 升高，不断刺激 G 细胞分泌胃泌素，局部胃窦黏膜慢性炎症致 D 细胞数量减少，生长抑素分泌降低，胃泌素进一步升高，引起胃酸分泌增加。同时，Hp 直接作用于肠嗜铬样细胞（ECL 细胞），后者释放组胺诱导泌酸增加。这种胃窦部的高酸分泌状态易诱发 DU。Hp 感染胃体部后尿素产生的氨，降低黏液中蛋白的含量，干扰细胞能量代谢，造成细胞变性；Hp 空泡细胞毒素 A（vacuolating cytotoxin A，Vac A）和细胞毒相关基因 A（cytotoxin associated gene A，Cag A）蛋白具有非细胞毒和致免疫的特点；脂多糖的内毒素特征，抑制层粘连蛋白和上皮细胞上受体的结合，破坏黏膜的完整性等损害了局部胃黏膜防御和修复，导致相关 GU 的发生。

Hp 感染者中仅 15%发生消化性溃疡病，说明除了细菌毒力，遗传易感性也发挥一定的作用。一些细胞因子的遗传多态性与 Hp 感染引发消化性溃疡病密切相关。

（三）非甾体类抗炎药

非甾体类抗炎药（non-steroidal anti-inflammatory drugs，NSAIDs）近年来临床应用越来越广泛，常见的药物有阿司匹林、吲哚美辛、舒林酸、吡罗昔康、乙酰氨基酚和保泰松等。

NSAIDs 通过局部作用和系统反应两方面导致黏膜损伤。其是弱酸脂溶性药物，易通过黏膜细胞膜进入细胞内，使细胞酸化，增加上皮黏膜细胞的通透性，增加氢离子的反弥散，破坏黏液－碳酸氢盐屏障稳定性。此外，NSAIDs 进入血液循环后，抑制环氧合酶－1（COX-1）活性，减少对胃黏膜具有保护作用的前列腺素（PG）合成，引起胃黏膜血供减少，影响胃黏膜的修复和重建，导致黏膜糜烂、溃疡形成。NSAIDs 制剂的改变并不能降低溃疡和并发症的发生率，其药物的系统反应仍具有损伤作用。

长期使用 NSAIDs 者约半数以上可出现胃十二指肠黏膜病变，表现为浅表性损伤，如糜烂、出血等，或诱发消化性溃疡。NSAIDs 妨碍溃疡的愈合，使溃疡者出现严重并发症的危险性增加 4~6 倍，老年人中消化性溃疡病及并发症发生率和病死率高达 25% 左右。

（四）其他危险因素

1. 药物

氯化钾、磷酸盐、糖皮质激素、吗替麦考酚酯、抗肿瘤药物等能诱发消化性溃疡，也是上消化道出血不可忽视的原因之一。特别是广泛使用的抗血小板药物能增加消化道出血的风险，如噻吩吡啶类药物氯吡格雷等。

2. 遗传因素

消化性溃疡患者一级亲属中发病率明显高于对照人群，单卵双生儿患溃疡病者高于双卵双生儿。

3. 饮食和生活习惯

吸烟者消化性溃疡发病率高于对照组，与烟草导致的十二指肠持续酸化以及幽门括约肌功能障碍，胆汁反流，破坏胃黏膜屏障有关。高盐损伤胃黏膜，增加 GU 发生的危险性。咖啡、浓茶、烈酒、辛辣食品等，均易引起消化不良症状。

4. 胃十二指肠运动异常

胃排空加快，使十二指肠中酸负荷量增加，诱发 DU；胃排空延迟和十二指肠-胃反流刺激胃窦部 G 细胞分泌胃泌素。胃窦收缩功能异常致十二指肠-胃反流，反流液中有胆汁、胰液、溶血卵磷脂等直接损伤胃黏膜屏障。

5. 心理因素

长期精神紧张、焦虑或情绪波动者通过迷走神经兴奋影响胃十二指肠分泌、运动及黏膜血流的调节，易罹患消化性溃疡。

6. 与消化性溃疡相关疾病

胃泌素瘤、系统性肥大细胞储积病、多发内分泌肿瘤 I 型、慢性肺部疾病、尿毒症、肝硬化和 α-抗胰蛋白酶缺乏症。可能有关的疾病有原发或继发性甲状腺功能亢进、原发性红细胞增多症、克罗恩病、慢性胰腺炎和胆囊纤维化。

二、病理

（一）溃疡的形态特征

1. 部位

GU 多发生于胃小弯，尤其是胃角。也可见于胃窦或高位胃体，胃大弯和胃底较少见。在组织学上胃溃疡常发生于胃窦幽门腺和胃体胃底腺移行交界处的幽门腺区侧，随着年龄增大幽门腺区沿胃小弯向胃的近端上移扩大，故老年人溃疡有时发生于胃体中上部，称高位溃疡。胃大部切除术后发生的吻合口溃疡，则多见于吻合口空肠侧。

DU 主要见于球部，约 5% 见于球部以下部位，称球后溃疡。在球部的前后壁或大、小弯侧同时见有溃疡，称对吻溃疡。

2. 数目

消化性溃疡绝大多数是单个发生，2 个以上溃疡并存时，称多发性溃疡。

3. 大小

十二指肠溃疡的直径一般<1cm；胃溃疡直径一般<2.5cm，但直径>2.5～4cm 的巨大溃疡并非罕见，需与恶性肿瘤鉴别。

4. 形态

典型的活动期溃疡呈圆形或卵圆形，溃疡边缘常有充血水肿，称为"环堤"。溃疡基底光滑、清洁，表面常覆以白或灰黄色苔膜。

5. 深度

溃疡深度超过黏膜肌层，有别于糜烂。深者可贯穿肌层，造成穿孔。

（二）溃疡的组织病理变化

溃疡活动期，在溃疡的底部，由表面向深部依次分为 4 层：①第一层为急性炎性渗出物，系由坏死的细胞、组织碎片和纤维蛋白样物质组成；②第二层为以中性粒细胞为主的非特异性细胞浸润所组成；③第三层为肉芽组织层，含有增生的毛细血管、炎症细胞和结缔组织的各种成分；④最底层为纤维样或瘢痕组织层，呈扇形，可扩展到肌层，甚至可达浆膜层。溃疡边缘的黏膜有明显的上皮细胞再生和炎症性变化，并常见腺体有肠化生。

三、临床表现

本病患者临床表现不一，多数表现为中上腹反复发作性节律性疼痛，少数患者无症状，或以出血，穿孔等并发症发生作为首次症状。少部分患者无疼痛表现，特别是老年人溃疡、维持治疗中复发性溃疡和 NSAIDs 相关性溃疡。部分患者还可有唾液分泌增多、胃灼热、反胃、嗳酸、嗳气、恶心、呕吐等其他胃肠道症状。但这些症状均缺乏特异性。

（一）症状

疼痛是本病大多数患者的主要症状。

1. 部位

中上腹疼痛为主，或在脐上方，可偏左或偏右处，疼痛的机制尚不十分清楚，食物或制酸药能稀释或中和胃酸，呕吐或抽出胃液均使疼痛缓解，提示疼痛的发生与胃酸有关。胃或十二指肠后壁溃疡，特别是穿透性溃疡可放射至背部。

2. 程度和性质

隐痛、钝痛、灼痛或饥饿样痛。持续性剧痛提示溃疡穿透或穿孔。

3. 节律性

溃疡疼痛与饮食之间可有明显的相关性和节律性。DU 疼痛好发于二餐之间发生，持续不减直至下餐进食或服制酸药物后缓解。部分 DU 患者，可有夜间痛。GU 疼痛的发生较不规则，常在餐后 1h 内发生，经 1～2h 后逐渐缓解，直至下餐进食后再度出现。

4. 周期性

周期性是消化性溃疡特征之一，尤以 DU 更为突出。上腹疼痛发作几天、几周后，继以较长时间的缓解。以秋末至春初较冷的季节更为常见。部分患者经过反复发作进入慢性病程后，可失去疼痛的节律性和周期性特征。

5. 影响因素

疼痛常因精神刺激、过度疲劳、饮食不慎、药物影响和气候变化等因素诱发或加重。可因休息、进食、服制酸药、以手按压疼痛部位、呕吐等方法而减轻或缓解。

（二）体征

溃疡发作期，中上腹部有局限性压痛，程度不重，其压痛部位多与溃疡的位置基本相符。

四、特殊类型的消化性溃疡

（一）无症状型溃疡

因其他疾病做检查时偶然被发现的溃疡者，或当出现出血等并发症时。NSAIDs 溃疡占无症状性溃疡 30%~40%。

（二）老年人消化性溃疡

GU 多见，临床表现不典型，多发生于高位胃体的后壁或小弯侧。

（三）幽门管溃疡

中上腹疼痛较为剧烈而无节律性，抑酸疗效差。

（四）球后溃疡

球后溃疡指位于十二指肠乳头近端溃疡，疼痛较剧，治疗效果较差。

（五）复合性溃疡

胃与十二指肠同时存在溃疡，约占消化性溃疡的 7%。

（六）难治性溃疡

难治性溃疡诊断尚无统一标准，指经正规治疗（DU8 周，GU12 周）后，仍有腹痛、呕吐等消化性溃疡的症状，应鉴别其他疾病，如胃泌素瘤、克罗恩病、局部放疗后等。

（七）应激性溃疡

应激性溃疡指在严重外伤和重大疾病等应激的情况下胃或十二指肠黏膜急性糜烂和溃疡。严重烧伤引起的溃疡称为 Curling 溃疡；颅脑外伤或脑神经外科手术引起的溃疡称为 Cushing 溃疡。

（八）Dieulafoy 溃疡

Dieulafoy 溃疡多发生于距贲门 6cm 以内的胃底贲门处浅表溃疡，黏膜破溃较小，但黏膜下有发育异常的迂曲或瘤样扩张的恒径动脉，一旦黏膜受损，可引起大出血，病情凶险。

（九）Meckel 憩室溃疡

回肠末段憩室内含有胃黏膜，胰腺组织，十二指肠和空肠黏膜异位组织，分泌胃酸引起憩室和周围黏膜产生溃疡。

五、实验室检查

（一）内镜检查

内镜检查确诊消化性溃疡的主要方法，判断溃疡的部位、大小、形态与数目，结合活检病理结果。对不典型的或难愈合的溃疡，要分析其原因，必要时做进一步相关检查超声内镜、共聚焦内镜等以明确诊断。内镜下溃疡将分为三期：活动期（A期），圆形或椭圆形，覆厚黄或白色苔，边缘光滑，充血水肿，呈红晕环绕。愈合期（H期），溃疡变浅缩小，表面薄白苔，周围充血水肿消退后可出现皱襞集中。瘢痕期（S期），底部白苔消失，溃疡被红色上皮覆盖，渐变为白色上皮，纠集的皱襞消失。消化性出血性溃疡内镜下一般采用 Forrest 分级方法初步评估溃疡的再出血风险：Ⅰa 喷射性出血；Ⅰb 活动性渗血；Ⅱa 溃疡见裸露血管；Ⅱb 溃疡附着血凝块；Ⅱc 溃疡有黑色基底；Ⅲ溃疡基底洁净。

（二）X 线钡餐检查

钡剂填充溃疡的凹陷部分所造成的龛影是诊断溃疡的直接征象。切面观，壁龛突出胃壁轮廓以外，呈半圆形或长方形。正面观，龛影呈圆形或椭圆形的密度增深影，因溃疡周围组织炎症水肿，龛影周围可见透亮带，或因溃疡纤维组织的收缩，四周黏膜皱襞呈放射状向壁龛集中，达壁龛边缘。而局部组织痉挛、激惹和变形等征象为溃疡间接表现，特异性相对有限。

（三）Hp 的检测

对 Hp 的诊断已成为消化性溃疡常规检测项目。

六、诊断和鉴别诊断

病史是诊断消化性溃疡的初步依据，内镜检查是确诊的手段。本病应与下列疾病做鉴别。

（一）胃癌

内镜活组织病理检查。怀疑恶性溃疡者，多处内镜下活检，阴性者短期内复查内镜并再次活检。

（二）功能性消化不良

功能性消化不良常表现为上腹疼痛、反酸、嗳气、胃灼热、上腹饱胀、恶心、呕吐、食欲减退等，部分患者症状可酷似消化性溃疡。内镜检查示完全正常或轻度胃炎。

（三）慢性胆囊炎和胆石症

疼痛与进食油腻有关，常位于右上腹、并放射至背部、对伴发热、黄疸的典型病例易做出鉴别，对不典型患者，则需借助腹部 B 超或内镜下逆行胆管造影检查。

（四）胃泌素瘤

胃泌素瘤又称 Zollinger-Ellison 综合征，是一种神经内分泌肿瘤，肿瘤往往较小，生长慢，能够分泌大量胃泌素，引起多发性、不典型部位的难治性溃疡，常并发出血、穿孔，并伴有腹泻和明显消瘦。血清胃泌素检测有助于胃泌素瘤定性诊断，生长抑素受体显像有助于80%肿瘤的定位，超声内镜及穿刺提高诊断肿瘤的敏感性和特异性。

（五）克罗恩病

克罗恩病累及胃和十二指肠的较少，少数有胃灼热、上腹痛和呕吐等症状。内镜下表现为深溃疡，周围充血、结节样隆起或狭窄。鉴别借助于超声内镜、影像学、肠镜和病理检查。

七、治疗

本病一般采取综合性治疗措施。治疗目的在于缓解临床症状，促进溃疡愈合，防止溃疡复发，减少并发症。

（一）一般治疗

生活避免过度紧张劳累，溃疡活动期伴并发症时，需卧床休息。戒烟酒，避免食用咖啡、浓茶等刺激性食物。对伴有焦虑、失眠等症状者，可短期予镇静药。可诱发溃疡病的药物使用时应慎重。

（二）常用治疗药物

1. 降低胃酸药物

（1）碱性制酸药：中和胃酸，缓解疼痛，促进溃疡愈合。

（2）H$_2$ 受体拮抗剂（H$_2$RA）：选择性竞争结合 H$_2$ 受体，降低胃酸分泌，促进溃疡愈合。

（3）质子泵抑制剂（PPI）：在酸性环境被激活，对 H$^+$-K$^+$-ATP 酶产生不可逆的抑制作用，从而阻断酸分泌的最后步骤。

待新的 ATP 酶合成后，酸分泌才恢复。如奥美拉唑（omeprazole）等，常规剂量下，抑制 24h 酸分泌≥90%，迅速控制症状和使溃疡愈合。长期应用 PPI 者血清胃泌素可以中度升高（达正常的 2~3 倍），但临床上尚无肿瘤报道。长期抑酸可引起上腹饱胀、腹痛、便秘、恶心等消化不良表现，或诱发胃肠道菌群紊乱。

2. 胃黏膜保护药

在酸性环境下与溃疡面的黏蛋白结合，覆盖于胃黏膜上发挥治疗作用，促进胃上皮细胞分泌黏液，抑制胃蛋白酶活性，促进前列腺素的分泌，有利于黏膜细胞的再生。常见有铋剂、硫糖铝、铝碳酸镁等。铋剂能干扰 Hp 的代谢，用于根除 Hp 的联合治疗，但不宜长期使用。

3. 胃肠动力药物

部分患者出现恶心、呕吐和腹胀等症状，提示有胃排空迟缓、胆汁反流者，可予胃动力药物。

（三）药物治疗的选择

1. 治疗 Hp 感染

对消化性溃疡 Hp 阳性者，都应行 Hp 感染的治疗已得到国际上的共识。有效根除 Hp 感染治疗 1~2 周，溃疡面积较小者可使溃疡直接愈合，对溃疡面积较大，有近期出血并发症者，或症状未缓解者，抗 Hp 感染后应继续抗酸治疗 2~4 周。

2. 抑制胃酸治疗

抑酸剂阻止胃酸对胃黏膜的破坏。H_2RA 和 PPI 是消化性溃疡抑酸的首选药物，普遍认为 PPI 疗效优于 H_2RA，这是由于 PPI 使胃内 pH>3 以上的时间每天长达 15~17h，而 H_2RA 仅为 8~12h。碱性制酸药由于溃疡愈合率低，仅作为止痛的辅助用药。

Hp 相关性溃疡根除 Hp 后，再予 2~4 周（DU）或 4~6 周（GU）抑酸分泌治疗；非 Hp 相关溃疡如 NSAIDs 溃疡，则常规抑酸治疗，DU 疗程 4~6 周，GU 为 8 周。

3. NSAIDs 溃疡

活动性溃疡者尽可能停用或减少 NSAIDs 用量。若病情需要长期服用 NSAIDs，宜选择适当的方法预防溃疡及并发症的发生。危险因素包括：有消化性溃疡史，年龄（>60 岁），同时应用抗凝剂，肾上腺皮质激素，NSAIDs 的种类、剂量以及慢性疾病特别心血管疾病等。对于高风险者（合并消化性溃疡，大于 2 项以上危险因素），建议停用 NSAIDs，若不能停用者，选择 COX-2 抑制剂+米索前列醇或高剂量 PPI，中风险者（1~2 项危险因素），选用 COX-2 抑制剂或非选择性 NSAIDs+米索前列醇或高剂量 PPI，低风险者（无相关因素），可应用非选择性 NSAIDs。

Hp 感染是 NSAIDs 溃疡的独立的致病因素。长期服用 NSAIDs 者，建议根除 Hp 治疗。对溃疡愈合期内无法停用 NSAIDs 者，根除 Hp 感染并不能缩短 PPI 治疗溃疡愈合的时间。心血管疾病者常选择阿司匹林和抗血小板药物，如氯吡格雷可增加溃疡消化道出血风险，虽然氯吡格雷不是溃疡直接因素，但抗血管生长作用延缓溃疡修复。因此建议消化道出血者若使用抗血小板药物，均建议预防性应用 PPI。

4. 溃疡复发的预防治疗

抑酸疗法治愈溃疡者一年内复发率高。使用 NSAIDs 药、Hp 感染、吸烟、以前有过并发症等是导致溃疡复发的重要危险因素，应尽可能地消除上述危险因素。对 Hp 感染阳性的溃疡者，根除 Hp 感染后，溃疡的复发率明显降低。Hp 根治后成人再感染率很低，每年仅 1%~3%。有时认为"根除"Hp 后溃疡复发者，常为 Hp 暂时受到抑制而未能检出或检测方法不够可靠所致。

溃疡的愈合需要黏膜下组织结构的修复与重建，从而具备完整的黏膜防御功能。溃疡高质量愈合者 1 年溃疡复发率明显低于低质量愈合者。因此应加强胃黏膜保护剂的应用。

抑酸治疗是预防溃疡复发的一种治疗方法，停止抑酸后溃疡常会复发，根除 Hp 降低溃疡复发率，因此抑酸和根除 Hp 互补治疗疗效更佳。长期抑酸治疗的指征：有复发史的非 Hp，非 NSAIDs 溃疡者，根除 Hp 感染后溃疡仍复发者；Hp 相关性溃疡而 Hp 感染未能根除者；长期服用 NSAIDs 者；高龄或伴有并发症不能耐受者以及伴有严重疾病者都需使用药物治疗。治疗方法：每日 2 次或睡前 1 次服用 H_2RA，也可用标准 PPI 剂量，根据病情维持 3~6 月，长者 1~2 年，对于老年人治疗时间甚至更长。

（四）并发症治疗

1. 大量出血

①有休克者，维持生命体征稳定；②局部止血药的使用，用冰水或在冰盐水加入去甲肾上腺素反复灌洗胃腔，也可口服。老年人慎用强烈血管收缩剂；③全身用药，H_2RA 和 PPI

抑制胃酸分泌；如奥美拉唑 40mg，每 12h 1 次，静脉滴注或静脉推注，必要时可增剂量 80mg 或 8mg/h 静脉泵入，维持使用。PPI 止血效果显著优于 H_2RA。生长抑素可直接抑制胃酸和胃泌素分泌，促进前列素合成，减少胃黏膜血流量；④内镜下止血是快速而有效的手段。

2. 急性穿孔

禁食并放置胃管抽吸胃内容物，防止腹腔继发感染。饱食后发生穿孔，常伴有弥散性腹膜炎，需在 6~12h 内施行急诊手术。慢性穿孔进展较缓慢，穿孔毗邻脏器，可引起粘连和瘘管形成，必须外科手术。

3. 输出道梗阻

功能性或器质性梗阻治疗方法基本相同，包括：①静脉输液，纠正水、电解质代谢紊乱和代谢性碱中毒；补充能量；②放置胃管，以解除胃潴留；③口服或注射 H_2RA 和 PPI；④不全性梗阻可应用促进胃动力药，减少胃潴留。

（五）外科治疗

适应证：①急性溃疡穿孔；②穿透性溃疡；③大量或反复出血，内科治疗无效者；④器质性幽门梗阻；⑤胃溃疡癌变或癌变不能除外者；⑥顽固性或难治性溃疡，如幽门管溃疡、球后溃疡多属此类。

八、预后

由于对消化性溃疡发病机制的深入研究及抗酸药物的不断发展，内科治疗溃疡已取得良好的疗效，95% 以上的消化性溃疡都可治愈。

第五节　功能性便秘

便秘一般即指慢性便秘，主要是指粪便干结、次数减少、排便困难或不尽感以及在不用通便药时完全排空粪便的次数明显减少等。上述症状若同时存在 2 种以上时，可诊断为症状性便秘。便秘的病因包括功能性和器质性两种。如能排除便秘的器质性病因，如由胃肠道疾病、累及消化道的系统性疾病如糖尿病、神经系统疾病等引起，即可诊断为功能性便秘（functional constipation，FC）。

一、病因与发病机制

正常的排便生理过程包括产生便意和排便动作两个过程：①肠内容物以正常速度通过各段，粪便及时抵达直肠，直肠扩张引起排便反射即发生便意；②经直肠排出，排便动作受到大脑皮质和腰骶部脊髓内低级中枢的调节，通过直肠收缩、肛门括约肌松弛、两旁侧肛提肌收缩、盆底下降、腹肌和膈肌也协调收缩，腹压增高，促使粪便排出肛门。正常排便生理过程中出现某一环节的障碍都可能引起便秘。功能性便秘的危险因素包括生活方式、心理压力等。根据病理生理学机制可将患者分为排空迟缓型、功能性出口梗阻型和合并或混合型。

（一）排空迟缓型

排空迟缓型便秘又称慢传输型便秘（slow transit constipation，STC）或结肠无力，在特发性便秘中占 13%，是指肠内容物从近端结肠向远端结肠和直肠运动的速度低于正常人，这种异常被证明与异常的肠道动力有关，其机制包括结肠高幅推进性收缩数量减少和远端不协调的运动增多，可能存在肠肌间神经丛的异常（如 Cajal 间质细胞数量减少）和肠神经递质（如 VIP、NO、5-TH）水平下降。

（二）功能性出口梗阻型便秘（OOC）

功能性出口梗阻型便秘又称为盆底功能障碍或盆底肌协调运动障碍，是指粪便堆积于直肠内而不能顺利地从肛门排出，占 28%，可伴有轻度的结肠传输减慢或正常。导致盆底功能障碍的机制很复杂且不明确，可分为盆底肌群张力过高（不能松弛或松弛不良或矛盾运动）以及肌肉张力过低（巨直肠和严重的盆底下垂）。这些异常包括横纹肌、平滑肌功能不良和动力障碍、直肠感觉损害、中枢或盆腔阴部神经功能异常等。

（三）合并或混合型

兼备以上两型的原因特点。

二、临床表现

有时患者唯一的主诉是粪便干结、排便费力。结肠痉挛引起便秘时，排出的粪便呈羊粪状。由于用力排出坚硬的粪块，可引起肛门疼痛、肛裂，甚至诱发痔疮和乳头炎。有时，在排便时由于粪块嵌塞于直肠腔内难于排出，但有少量水样粪质绕过粪块自肛门排出，而形成假性腹泻。部分患者排便时可有左腹痉挛性痛和下坠感。另外还可有腹痛、腹胀、恶心、口臭、食欲缺乏、疲乏无力及头痛、头昏等症状。体检时，常可在降结肠和乙状结肠部位触及粪块及痉挛的肠段。

三、实验室与辅助检查

（一）实验室检查

血常规、甲状腺素、血清钙等。

（二）结肠镜检查

结肠镜检查可直接观察黏膜是否存在病变，并可做活组织检查以明确病变的性质，以排除器质性病变。

（三）特殊检查

胃肠通过试验（GIT），肛门直肠测压（ARM），排粪造影（BD），气囊排出试验（BET），结肠压力监测等。其他还包括放射性核素直肠造影、盆底肌电图和肛门超声内镜检查等。

四、诊断与鉴别诊断

（一）诊断标准

采用罗马Ⅳ标准，在排除器质性疾病导致的便秘后，符合以下情况者可判定为功能性便秘：诊断前症状出现至少 6 个月，近 3 个月症状有下列特点。

（1）必须符合以下两点或两点以上：①至少 25% 的排便感到费力；②至少 25% 的排便

为块状便或硬便；③至少 25%的排便有不尽感；④至少 25%的排便有肛门直肠梗阻感/阻塞感；⑤至少 25%的排便需以手法帮助（如以手指帮助排便、盆底支持）；⑥每周排便<3 次。

（2）不使用轻泻药时几乎无松软便。

（3）没有足够的证据诊断 IBS。

（二）诊断程序

1. 详细的病史询问

详细的病史询问（包括症状的时间长度、排便频率、是否伴腹痛腹胀、大便的性状数量、排便的困难程度、有无可导致便秘药物的服用史）、体格检查（腹部检查和直肠指检为必要项目）、有关的实验室检查、结肠镜、影像学检查和特殊检查等方法，排除引起便秘的器质性或医源性疾病，如代谢性、神经性、（如中枢神经系统和脊髓损伤）肌肉性、机械性、药物性以及其他可能的因素。对于近期出现便秘、特别有报警症状（年龄>40 岁，便血、粪隐血阳性、贫血、消瘦、腹块、有结直肠息肉史和结直肠肿瘤家族史者）者，应做结肠镜排除结直肠肿瘤。

2. 区分便秘类型

（1）慢传输型便秘：常有排便次数减少，少便意，粪质坚硬，因而排便困难；直肠指检时无粪便或触及坚硬的粪便，而肛门外括约肌的缩肛和用力排便功能正常；全胃肠或结肠通过时间延长，肛门直肠测压显示正常。

（2）出口梗阻型便秘：排便费力、不尽感或下坠感、排便量少，有便意或缺乏便意；肛直肠指检时直肠内存有不少泥样粪便，用力排便时肛门外括约肌呈矛盾性收缩；全胃肠或结肠通过时间显示正常，多数标志物可潴留在直肠内；肛门直肠测压显示用力排便时肛门外括约肌呈矛盾性收缩或直肠壁的感觉阈值异常。

（3）混合型便秘，具备①和②的特点。有严重便秘而传输时间正常者，常有更多的心理压力和异常的疾病行为。

3. 判别程度

根据便秘有关症状轻重及对生活影响的程度分为轻、中、重 3 度：轻度，症状较轻，不影响生活，整体调整治疗即可，无须用药；重度或难治性便秘，便秘症状持续，严重影响生活甚至工作，需用药通便排便，不能停药或药物治疗无效者；中度，介于轻、重之间。

（三）鉴别诊断

主要与器质性或医源性疾病引起的便秘鉴别，例如肛门直肠结构异常疾病（瘘管，栓塞性痔，狭窄，肿瘤占位）、内分泌/代谢疾病（糖尿病，高钙血症，低钾血症，甲状腺功能减退，甲状旁腺功能亢进）、神经源性疾病（脑血管意外、帕金森病、脊髓肿瘤）、平滑肌或结缔组织疾病（淀粉样变性、硬皮病）、药物（止痛药：麻醉药、非甾体类抗炎药物；抗酸药：氢氧化铝、碳酸钙；抗胆碱能药物；抗抑郁药物、抗高血压及抗心律失常药物：钙通道阻滞剂，特别是维拉帕米；金属：铋剂、铁剂、重金属；拟交感神经作用药物：伪麻黄素）。

还应与以便秘为主要表现的肠易激综合征（IBS）鉴别，FC 也可以有腹痛和胀气，但并非主要症状，不符合 IBS 的诊断标准。

五、治疗

治疗原则是根据便秘轻重、病因和类型，采用综合治疗，包括一般治疗、药物治疗、生物反馈训练和手术治疗。治疗目的是使患者缓解症状、恢复排便生理。

（一）一般治疗

一般治疗包括对患者进行健康教育，了解便秘的慢性过程，为了治疗的成功而改变生活方式，包括适当的体育活动，增加液体和食物纤维的摄入，养成定时排便的习惯，如早餐后 10～15min 排便（利用胃结肠反射）等。并可适当予以心理治疗，在仔细排除引起便秘的病理性因素后，对患者做充分解释，让其消除疑虑、确立信心，并告诫患者某些非处方药物和长期精神紧张的危害，增进患者对治疗的依从性。对在应激或情绪障碍情况下加重便秘的患者，可行心理治疗。

（二）泻药

经上述处理仍未奏效者，可适当地使用轻泻剂，其基本作用为刺激肠道分泌和减少吸收，增加肠腔内渗透压和流体静力压。也应告诫患者避免过度使用轻泻剂。

1. 容积性泻药

容积性泻药能加速结肠和全胃肠道运转，吸附水分，使大便松软易排，缓解便秘及排便紧迫感，由于它的安全性常为治疗的首选，主要包括可溶性纤维素（果胶、车前草、燕麦麸等）和不可溶纤维（植物纤维、木质素等），可供使用的有欧车前、聚卡波非钙、麦麸、甲基纤维素。促肠分泌药卢比前列酮（24μg，2 次/日，与食物同服）可以增加排便次数、改善性状，减少排便困难。

2. 润滑性泻剂

润滑性泻剂能润滑肠壁，软化大便，使粪便易于排出，使用方便，如开塞露、矿物油或液状石蜡，每次 10～30mL。

3. 渗透性泻剂

常用的药物有乳果糖（10～15g，3 次/日）、山梨醇（5～10g，3 次/日），聚乙二醇 4000 等。后者适用于粪块嵌塞或作为慢性便秘者的临时治疗措施。每日可摄入聚乙二醇较小剂量（20g），即可产生有效的导泻作用，是对容积性轻泻剂疗效差的便秘患者的较好选择。

4. 刺激性泻剂

刺激性泻剂药物或其代谢物能够刺激肠壁，增强肠蠕动，促进排便。长期使用可出现依赖，造成结肠黑变病，产生不可逆的肠神经系统损害。包括含蒽醌类的植物性泻药（大黄、弗朗鼠李皮、番泻叶、芦荟）、酚酞、双醋酚丁、蓖麻油等。刺激性泻剂应在容积性和盐类泻剂无效时短期使用。

5. 软化性泻药

软化性泻药如二辛基硫酸琥珀酸钠 50～250mg/d。

（三）促动力药

促动力药用于慢传输型便秘，有莫沙必利、伊托必利。选择性作用于结肠 5-HT 受体的普卡必利（1~4mg/d）可改善大便性状、频次和排便困难等症状。

（四）微生态制剂

微生态制剂能防止有害菌的定植和入侵，补充有效菌群发酵糖产生大量的有机酸，使肠腔内 pH 值下降，调节肠道正常蠕动，改变肠道微生态环境，改变粪便性状有利粪便排出，对缓解便秘和腹胀均有一定的作用。

（五）中医中药

中医主张辨证施治，有些验方如中药敷脐辅助治疗显示疗效，但大多数的中药方剂等，尚没得到有效验证。

（六）清洁灌肠

对有粪便嵌塞或严重排出道阻滞性便秘需采用清洁灌肠，或采用栓剂（甘油栓）。

（七）生物反馈治疗

借助声音和图像反馈刺激大脑，通过测量内脏功能使患者了解自己的生理异常，从而学会纠正这种异常。常用于出口梗阻型便秘。

（八）手术治疗

经过正规保守治疗仍无效者，才考虑外科手术治疗，用于功能性便秘的治疗不多。应注意有无严重的心理障碍，术前需要进行疗效预测。经生理学和心理学两方面的严格评价后慎重选择。近年来，腹腔镜手术治疗慢性便秘愈来愈受到关注。

第六节　肠易激综合征

肠易激综合征（irritable bowel syndrome，IBS）是临床上最常见的一种功能性肠病，以与排便相关的反复发作的腹痛和排便习惯改变为主要特征，是最常见的消化性疾病之一，我国患病率为 7%~12%。对年轻人影响大于 50 岁以上者。女性较男性多见，有家族聚集倾向。IBS 对患者的生活质量和社会交往有明显的负面影响，并直接或间接地消耗大量的医疗保健资源。

一、病因与发病机制

IBS 是多因素影响的疾患。有复杂的病理生理机制，包括遗传、环境和心理因素。触发和加重 IBS 的因素包括胃肠炎病史、食物不耐受、慢性应激、憩室病和外科手术。发病机制因人而异，差异很大。包括胃肠动力的异常、内脏高敏感性、小肠通透性增加、免疫激活、肠道菌群改变和脑-肠轴调节功能紊乱。

（一）胃肠动力异常

长期以来胃肠道动力学异常是症状发生的主要病理学基础，腹泻型 IBS 患者结肠运动指数增多，各段结肠推进性蠕动明显增加，以降乙结肠明显，并可伴腹痛。而便秘型 IBS 患者则多表现为痉挛性收缩和腹胀，结肠节段性收缩增加，高幅推进性收缩减少。腹泻型 IBS 患者胃结肠反射呈持续的增高反应，便秘型则反应减少。

（二）内脏高敏感

大量研究普遍观察到 IBS 患者对各种生理性和非生理性刺激（如进食、肠腔扩张、肠肌收缩、肠内化学物质、某些胃肠激素等）极为敏感，较易感到腹痛，即痛阈降低，甚至对正常状态下的肠蠕动亦较常人更易感觉到。这种感觉异常的神经生理基础可能是黏膜及黏膜下的内脏传入神经末梢兴奋阈值降低，和（或）中枢神经系统对传入神经冲动的感知异常，以及传出神经对传入信息的负反馈抑制的调控能力的减弱，从而相对增强了痛觉信号。

（三）肠道免疫激活、小肠通透性及肠道微生态的改变

大量研究提示 IBS 与肠道感染有关，2/3IBS 患者的黏膜活检有低度炎症和肥大细胞浸润。急性感染是诱发 IBS 的危险因素之一，在近期有细菌性胃肠炎患者中 7%～30% 发生 IBS，为"感染后的肠易激综合征"。在小肠炎症和通透性增加的情况下，食物抗原通过肠上皮屏障间隙，导致肥大细胞浸润激活，释放介质，激活免疫系统。近期报道麦麸、可发酵寡聚糖、二糖、单糖及多元醇等快速发酵、有渗透活性的短链碳水化合物被识别为 IBS 症状的重要诱发因素，吸收性差的碳水化合物发挥渗透效应，增加肠内发酵，加重症状。研究还发现 IBS 患者粪微生物群与健康对照差异明显。

（四）中枢感觉异常和神经内分泌

研究表明 IBS 患者存在 CNS 的感觉异常和调节异常，IBS 可以被认为是对脑-肠系统的超敏反应，包括对肠神经系统和 CNS。

由于脑-肠轴还通过胃肠激素等神经内分泌系统达到胃肠功能调节的目的，5-HT 已被认为是参与胃肠道动力和感觉非常重要的神经递质，其 3 型和 4 型受体对 5-HT 激动药或拮抗药的不同反应是近年来药物治疗开发的热点。研究还发现，IBS 患者血浆中胆囊收缩素（CCK）、生长抑素（SS）和胃动素的浓度也有明显改变。

（五）社会心理因素

IBS 症状的发生、严重程度与精神紧张应激强度相关。IBS 患者往往同时有心理和精神障碍，社会心理因素对 IBS 患者的影响可能通过 CNS 介导。包括情感、性、生理虐待史、睡眠剥夺、应激生活事件、长期社会应激以及不良的心理应付等。近期研究发现焦虑、紧张、抑郁可直接作用损伤肠黏膜屏障，有利于大分子物质通过，激活免疫系统。此外，IBS有明显家族聚集的倾向，因此基因易感性遗传因素也需认真考虑。

二、临床表现

IBS 起病通常缓慢、隐匿，间歇性发作，有缓解期；病程可长达数年至数十年，但全身健康状况却不受影响。胃肠道症状如下。

1. 腹痛

腹痛与排便相关，为一项主要症状且为 IBS 必备症状，大多伴有排便异常并于排便后缓解或改善，部分患者易在进食后出现；发生于腹部任何部位，局限性或弥散性、性质、程度各异，但不会进行性加重，极少有睡眠中痛醒者。不少患者有排便习惯的改变，如腹泻、便秘或两者交替。

2. 腹泻

腹泻一般每日 3~5 次，少数可达十数次。粪量正常（<200g/d），禁食 72h 后应消失，夜间不出现（这点极罕见于器质性疾患），通常仅在晨起时发生，约 1/3 患者可因进食诱发。大便多呈稀糊状，也可为成形软便或稀水样。可带有黏液，但无脓血。排便不干扰睡眠。

3. 便秘

便秘为排便困难，粪便干结、量少，呈羊粪状或细杆状，表面可附黏液；亦可间或与短期腹泻交替，排便不尽感明显，粪便可带较多黏液；早期多为间断性，后期可为持续性，甚至长期依赖泻药。

4. 其他

腹胀在白天加重，夜间睡眠后减轻。近半数患者有胃灼热、早饱、恶心、呕吐等上消化道症状，常伴非结肠源性症状和胃肠外症状，如慢性盆腔痛、性功能障碍和风湿样症状等。部分患者尚有不同程度的心理精神异常表现，如抑郁、焦虑、紧张、多疑或敌意等，精神、饮食等因素常可诱使症状复发或加重。

三、诊断与鉴别诊断

（一）诊断

1. IBS 诊断标准

以症状学为依据，诊断建立在排除器质性疾病的基础上，推荐采用目前国际公认的 IBS 罗马Ⅲ诊断标准。

反复发作的腹痛或不适（不适意味着感觉不舒服而非疼痛），最近 3 个月内每个月至少有 3d 出现症状，合并以下 2 条或多条：①排便后症状缓解；②发作时伴有排便频率改变；③发作时伴有大便性状（外观）改变。

诊断前症状出现至少 6 个月，近 3 个月符合以上标准。

以下症状对诊断具有支持意义，包括①排便频率异常（每周排便少于 3 次，或每日排便多于 3 次）；②粪便性状异常（干粪球或硬粪，或糊状粪/稀水粪）；③排便费力；④排便急迫感、排便不尽、排黏液便以及腹胀。

2. 推荐诊断程序

①首先根据病史和临床特征等症状为基础做出初步诊断，诊断较明确者可试行诊断性治疗并进一步观察；②对新近出现持续的大便习惯（频率、性状）改变或与以往发作形式不同或症状逐步加重者、有上述报警症状、有大肠癌/结肠息肉/IBD/乳糜泻家族史者、年龄≥40 岁者，应将结肠镜检查列为常规。对无上述情况，年龄在 40 岁以下，具有典型 IBS 症状者，粪常规为必要检查。IBS 患者有一部分症状与器质性疾病是重叠的。例如：甲状腺疾病、乳糜泻、炎症性肠病、显微镜下结肠炎、乳糖不耐受、小肠细菌过度生长，甚至结肠癌，如果缺乏报警症状，临床表现都可类似 IBS。因此对怀疑 IBS 的患者进行一些针对性的检查，是有一定临床意义的。对于诊断可疑和症状顽固、治疗无效者，应有选择性地做进一步检查以排除器质性疾病：血钙，甲状腺功能检查，乳糖氢呼气试验，粪便培养和镜检，

72h 粪便脂肪定量，胃肠道内镜检查和抽取胃十二指肠液镜检、培养（以排除小肠细菌污染综合征和某些寄生虫感染，如贾第鞭毛虫），小肠 CT，胃肠通过时间测定，肛门直肠压力测定，钡灌肠，排粪造影，胃十二指肠压力测定，腹部 B 超和 CT，75Se 类胆酸牛磺酸试验（75Se HCAT，用于观察有无胆汁酸吸收不良），抗肌内膜抗体，肠腔放置气囊和直肠测压等运动功能检查。

（二）鉴别诊断

1. 以腹泻为主的 IBS

应与肠道炎症性疾病相鉴别，如肠道感染（细菌、病毒、寄生虫、HIV-相关性、肠结核）、IBD（溃疡性结肠炎和克罗恩病）、结肠癌、神经内分泌肿瘤、饮食（麦麸、酒精、FODMAPs）、药物（化疗药、NSAIDs、SSRIs、抗生素）、吸收不良（胰功能障碍、小肠疾患）等加以鉴别。有时与功能性腹泻（持续性或反复排糊状便或水样便，不伴有腹痛）在临床上鉴别较为困难。

2. 以便秘为主的 IBS

除了与由于妊娠、饮食习惯改变或外出旅游等有关的偶发便秘鉴别外，需与结肠癌、内分泌病（如甲减、甲状旁腺功能亢进）、神经病（如帕金森病、多发性硬化症），以及药物（化疗、钙通道阻滞剂等）引起的相鉴别。

3. 以腹痛为主的 IBS

应与妇科疾病（卵巢癌、子宫内膜异位症）和精神疾病（如抑郁、焦虑、躯体化）引起腹痛相鉴别。功能性消化不良亦引起腹痛，文献报道两种疾病的重叠率在 30% 以上，若患者还存在上述预警症状，需立即行内镜检查以资鉴别。

4. 鉴别诊断

鉴别诊断还应包括甲状腺功能亢进症、胃泌素瘤、乳糖酶缺乏症、肠道吸收不良综合征等。一般而言，以下临床症状不支持 IBS 的诊断，而多提示存在肠道器质性疾病：老年起病，进行性加重，惊扰睡眠，发热，明显消瘦，脱水，吸收不良，夜间腹泻，大便带脓血或脂肪泻，直肠出血，腹痛与排便关系不肯定，心身疾病多继发于症状等。总之，IBS 是指一组以腹痛、腹胀、排便习惯和大便性状异常，缺乏特异性的形态学、生化和感染性病因的综合征。临床上以症状为诊断基础，结合肠镜和钡剂灌肠检查排除肠道器质性病变后可成立诊断。

四、治疗

治疗目的是消除患者顾虑，改善症状，提高生活质量。治疗原则是在建立良好医患关系基础上，根据症状严重程度进行分级治疗和根据症状类型进行对症治疗。注意治疗措施的个体化和综合运用。建议采用综合治疗，应包括精神心理行为干预治疗、饮食调整及药物治疗。

（一）建立良好的医患关系

建立良好的医患关系是最有效、经济的 IBS 治疗方法，也是所有治疗方法得以有效实施的基础。在这种关系中，医生须注意倾听、分析解释、明确问题和期望、给予答复，并使患者参与到治疗过程中，使患者树立信心，增加信任，从而减少患者的就医次数，提高患者的满意度。

（二）饮食

饮食包括调整饮食（减少 FODMAPs 的摄入）避免以下因素：过度饮食、大量饮酒、咖啡因、高脂饮食、某些具有"产气"作用的蔬菜、豆类等、精加工面粉和人工食品、山梨糖醇及果糖。便秘为主要症状的 IBS 患者，注意调整膳食纤维及纤维制剂：如谷物、水果、蔬菜、种子、坚果和豆类等主要膳食纤维，包括水溶性纤维如欧车前（psyllium）、卵叶车前（ispaghula），以及非水溶性纤维（如纤维素、半纤维素和木质素等）。一般从低剂量开始逐步增加剂量并应个体化。发现由饮食引起的不良反应（食物不耐受、食物过敏）采用食物过敏原皮肤试验和食物激发试验发现致敏食物，包括亚裔人群常见的乳糖不耐受，进行剔除饮食治疗。

（三）药物治疗

对药物的选择应因人而异，对症处理。以腹泻症状为主要表现的 IBS 患者的药物治疗可选择解痉、止泻类药物；以便秘症状为主要表现的 IBS 患者的药物治疗可选择促动力、通便类药物，但应避免应用刺激性缓泻剂；以腹痛、腹胀为主要表现的 IBS 患者的药物治疗可选择具有调节内脏感觉作用的药物，纠正内脏感觉异常，缓解症状；具有明显抑郁和（或）焦虑等精神障碍表现者，应考虑给予心理行为干预的认知疗法及低剂量抗抑郁、抗焦虑药物治疗。

1. 解痉药

抗胆碱能药物除阿托品和莨菪碱类外，常使用相对特异性肠道平滑肌钙离子通道拮抗药，调节肠道运动，如匹维溴铵 50mg，3 次/日；奥替溴胺 40mg，3 次/日。另外，曲美布汀为外周性脑啡肽类似物，作用于外周阿片类受体以刺激小肠动力和阿络酮通路以抑制结肠动力，是一种胃肠运动双向调节剂，100mg，3 次/日。薄荷油有钙通道阻滞特性 200mg，3 次/日，不良反应罕见。

2. 止泻药

IBS-D 可选用洛哌丁胺，为人工合成的外周阿片肽 μ 受体激动剂，2~4mg，4 次/日，或复方地芬诺酯（苯乙哌啶），每次 1~2 片，2~4 次/日；但需注意便秘、腹胀等不良反应。轻症者可选用吸附剂，如双八面体蒙脱石等。

3. 导泻药

IBS-C 可使用导泻药，一般主张使用作用温和的缓泻药以减少不良反应和药物依赖性。如乳果糖 15~30mL 睡前服，或乳果糖 10~15mL，3 次/日、山梨醇 5~10g，3 次/日；也常用渗透性轻泻剂如聚乙二醇（PEG4000）、容积性泻剂如欧车前制剂或甲基纤维素等。

4. 促泌剂

卢比前列酮是氯离子通道激活剂，可刺激肠道分泌液体，改善 IBS-C 症状。

5. 肠道感觉和（或）动力调节药

非多托嗪（fedotozine）：是阿片类 κ 受体激动剂，特异性抑制外周内脏传入神经而降低内脏敏感性，30~70mg，3 次/日，能有效地缓解 IBS 患者的腹痛症状。促动力药如多潘立酮 10mg，3 次／日；莫沙必利，5~10mg，3 次／日或伊托必利均可用于 IBS-C 的治疗。普卡必利（prucalopride）是 5HT4 激动剂用于 IBS-C，1~2mg/d。

6. 益生菌

某些益生菌可以减低肠道细胞钙离子通道和类阿片受体的表达，减少循环中细胞因子的水平。从而减少内脏的高敏感性和炎症反应，在 IBS 中起作用。证据显示益生菌比安慰剂更加有效。可作为患者（特别是有腹痛和胀气患者）的二线用药。

7. 抗生素

利福昔明-α 是非吸收抗生素，用于 IBS-D，200mg，每日 4 次，10~14d。对于非便秘型 IBS 和胀气也有效。

8. 抗抑郁药

对腹痛症状重而上述治疗无效，特别是伴有较明显精神症状者可试用。腹泻型患者可用三环类抗抑郁药，如阿米替林 10~50mg，2~4 次／日。便秘型患者中，选择性 5-羟色胺重再摄取抑制药，如帕罗西汀或西酞普兰，可加快小肠传递，并避免三环类抗抑郁药最常见的便秘不良反应。小剂量的抗抑郁药还可显著地降低内脏敏感性，减少胃肠道症状。患者常常反感医生对其使用抗抑郁药，导致依从性差。因此，应用抗抑郁药的关键在于用药前对患者进行充分解释，使患者理解用药意图并愿意试用。

（四）改进生活方式和心理和行为治疗

睡眠差会加重 IBS 症状，每周 3~5 次，每次 20~60min 的有氧运动可以减轻症状。许多研究认为认知行为治疗、标准心理以及催眠疗法对部分 IBS 患者具有一定疗效。

（五）中医药治疗

中药、针灸等治疗 IBS 的疗效，有待进一步验证。

五、预后

IBS 呈良性过程，症状可反复或间歇发作，影响生活质量，但一般不会严重影响全身情况。在医师的持续关注下，经进一步咨询、健康教育和合理用药，可在数周至数年内达到症状的缓解。无疗效者可增加精神社会学的支持治疗和应用一些有特殊作用的药物；对重症、顽固的病例，不必追求治愈，更应着力于患者功能的改善，提高生活质量。

第七节　炎症性肠病

炎症性肠病（inflammatory bowel disease，IBD）是一种特发性肠道炎症性疾病，包括溃疡性结肠炎（unclerative colitis，UC）和克罗恩病（Crohn's disease，CD），以慢性、反复复发、病因不明为其特征。溃疡性结肠炎是结肠黏膜层和黏膜下层连续性炎症，疾病先通常累及直肠，逐渐向全结肠蔓延，克罗恩病可累及全消化道，为非连续性全层炎症，最常累及部位为末端回肠、结肠和肛周。

一、流行病学

IBD 在西方国家较为常见，欧洲 UC 年发病率最高发病率分别为 24.3/10 万，CD 为 12.7/10 万，UC 和 CD 的患病率分别为 505/10 万、322/10 万。我国发病率也呈逐年上升趋势。我国 IBD 协作组根据住院患者粗略推算 UC 患病率约为 11.6/10 万，CD 约为 1.4/10 万。大部分地区 UC 较 CD 常见，CD 发病率女性高于男性，UC 则男性略高。青春后期或成年初期是 IBD 主要的发病年龄段。

二、病因和发病机制

疾病机制尚未完全明确，是近年来研究极其活跃的领域。

（一）环境因素

在经济较发达的地区发病率持续增高，如北美、北欧、继之西欧、日本、南美等。南亚裔发病率低，但移居至英国后 IBD 发病率增高，表明环境因素起着重要作用。食物结构与 IBD 的关系尚未取得统一意见。吸烟对 UC 者起保护作用，被动吸烟者发病率也明显降低，而吸烟则使 CD 者疾病恶化。有一种假说：随着环境条件的改善，人们接触致病菌的机会减少，儿童期肠黏膜对病原菌不能产生有效的"免疫耐受"，以致其后对肠道抗原刺激产生异常免疫调节。

（二）遗传因素

IBD 者同卵双胞胎，兄弟姐妹和一级亲属发病率明显升高，IBD 一级亲属的发病率是普通人群 10~15 倍。白种人发病率较高，黑种人、黄种人则较低；犹太人较非犹太人高。已发现 IBD 有超过 163 个基因易感性位点，其中一些基因可能与疾病诊断、严重程度，预测患病易感性及并发症有关。第一个发现与克罗恩病相关 NOD2 基因位于 16q12，NOD-2/CARD15 突变引起免疫激活异常，抑制炎症作用降低，导致组织和细胞发生持续性损伤，约 30%CD 被检测出异常的 NOD2 基因。其他较明确的基因有 ATG16L1 基因、IRGM 基因、toll-4 基因、IL-23 受体基因、HLA-Ⅱ、OCTN1 和 DLG5 等。目前认为 IBD 不仅是多基因疾病，也是一种遗传异质性疾病，患者在一定环境因素作用下由于遗传易感性而发病。

（三）微生物因素

微生物参与 IBD 发生发展，但至今尚未找到某一特异微生物病原与 IBD 有恒定关系。当 IBD 动物模型处于无菌状态时，不能诱导肠道炎症，恢复正常菌群后，则出现肠道炎症，使用抗生素后，又可减少肠道炎症的发生。特别是菌群的改变可能通过抗原刺激引起肠组织持续性炎症。临床上粪便转流能防治 CD 复发。

（四）免疫因素

正常情况下，肠组织对肠腔内抗原物质（食物或微生物）处于适应性反应，即低度慢性炎症，先天性免疫是监视微环境改变，限制感染入侵的生物手段。当肠道上皮屏障破坏，黏膜通透性增加，肠组织暴露于大量抗原中，免疫耐受的丢失，而获得性免疫是 IBD 肠黏膜损伤最重要的原因。其中黏膜固有层的 T 细胞激活，Th1/TH₂ 比例失衡，Th1 升高促使 IFN-γ、TNFγ、IL-12 增加，IL-4 减少，TH₂ 升高刺激 IL-5 和 IL-13 分泌增多；另外，TH17 细胞通过 IL-17 和 IL-23 进一步上调和维持异常免疫反应，导致肠道免疫系统错误识别，释放大量细胞因子和炎症介质，刺激炎症免疫应答逐级放大，最终导致组织损伤。目前认为 IBD 的发病机制可能为：环境因素作用于遗传易感者，当先天免疫系统无法清除肠腔内微生物或食物等抗原时，增加肠上皮细胞通透性，最终导致了过度的免疫反应。

三、临床表现

一般起病缓慢，少数急骤。病情轻重不一。易反复发作，发作的诱因有精神刺激、过度疲劳、饮食失调、继发感染等。

（一）症状

UC 症状取决于疾病的程度和严重性。包括黏液血便、腹泻、里急后重、排便紧迫感、腹痛等。直肠炎或直乙状结肠炎者少数可能表现为便秘，排便困难。重度和广泛性结肠炎者可因贫血而乏力，或低清蛋白血症出现外周水肿，可有体重下降和发热，甚至恶心和呕吐。CD 症状以右下腹痛多见，腹泻、便血、乏力为常见症状。严重者表现为发热、营养不良。有些患者可出现突发性剧烈腹痛或阵发性加重性腹痛伴腹胀、恶心、呕吐等肠梗阻或肠穿孔症状。上消化道病变症状伴有吞咽困难、胸痛、上腹部疼痛、烧灼感及呕吐等。肛周累及者，伴发肛门处疼痛和脓液分泌。消化道各处均可形成腹腔内脓肿，肠道膀胱瘘，肠道阴道瘘和皮瘘等内瘘和外瘘。

（二）体征

体征与疾病的类型，部位和严重程度相关。UC 轻型者或在缓解期可无阳性体征，重型可有发热、脉速的表现，左下腹或全腹部压痛，若出现腹部膨隆、腹肌紧张，伴发热、脱水、呕吐等，应考虑中毒性巨结肠。CD 者腹部常扪及腹块伴压痛，以右下腹和脐周多见。有急性或慢性胃肠道梗阻、肠穿孔和消化道出血体征，肛门周围炎症的体征。

（三）肠外表现

肠外表现与自身免疫有关。包括：①骨病：是最常见的肠外表现，10%~20%患者累及，包括外周关节痛、骨软化、关节炎、强直性脊柱炎、骶髂关节炎，严重程度可与胃肠道症状相关；②皮肤表现：结节性红斑、坏疽性脓皮病等；③眼损害：结膜炎、虹膜炎、眼色素层炎等；④肾脏结石：草酸钙结石与小肠 CD 脂肪吸收不良相关，尿酸结石与严重营养不良有关；⑤原发性硬化性胆管炎；⑥血栓性静脉炎、血管栓塞；⑦贫血唇炎可能由于缺铁性贫血所致，而维生素 B_{12} 缺乏可引起周围神经病变。CD 者肠外表现还包括口疱疹性溃疡、继发性肾脏淀粉样变、哮喘、儿童生长发育延迟等。

四、诊断标准

诊断包括病史采集、体格检查、内镜、影像学、实验室及组织细胞学检查，同时应鉴别诊断以排除其他疾病。

（一）内镜检查

对腹泻、便血、腹痛等症状疑诊 IBD 者，内镜检查对本病诊断有重要价值，但在急性期重型患者应暂缓进行，以防穿孔。UC 表现为从直肠开始，弥散性黏膜充血水肿，质脆、自发或接触出血和脓性分泌物附着，常见黏膜粗糙、呈细颗粒状，黏膜血管纹理模糊、紊乱，多发性糜烂或溃疡；慢性病变见假性息肉，结肠袋变钝或消失。

CD 早期表现表面阿弗他溃疡，随着疾病发展，溃疡变深变大，呈纵形和匍匐形溃疡，炎症黏膜非对称性分布，周围鹅卵石样增生，肠腔狭窄，偶见瘘口等改变，病变为节段性，从食管至肛门均可累及，但在回结肠部位多见。通常认为，若发现小肠多发性阿弗他溃疡，环形、线形或不规则溃疡≥3 个，或发现狭窄，则应当考虑 CD 的诊断。胶囊内镜检查结果仍应遵循由小肠镜活检进一步证实。因其创伤性，应遵循胶囊内镜优先原则，若有狭窄等并发症不考虑胶囊内镜检查。少部分 CD 病变可累及上消化道，胃镜检查应列为 CD 的常规检查，尤其伴有上消化道症状者。

（二）病理组织学检查

黏膜活检组织学检查建议多段多点活检。UC 病理表现为上皮细胞坏死，固有层急性炎症细胞浸润，隐窝炎，隐窝脓肿，隐窝结构改变，杯状细胞减少，浅溃疡形成和肉芽组织增生。慢性病变则表现为淋巴细胞的浸润和隐窝结构变形紊乱，腺上皮和黏膜肌层间隙增宽、潘氏细胞化生。

CD 改变包括裂隙状溃疡和阿弗他溃疡、固有膜炎性细胞浸润，黏膜下层增宽、淋巴细胞聚集，隐窝炎，隐窝脓肿，隐窝结构扭曲、分支和缩短。手术切除的肠段可见穿透性肠壁炎症，纤维化以及系膜脂肪包绕，局部淋巴结有肉芽肿形成。非干酪性肉芽肿是诊断 CD 的标准之一，活检标本中发现率约 15% 和手术标本多达 70% 左右。

（三）影像学检查

结肠钡剂灌肠可显示 UC 者结肠黏膜粗乱和（或）颗粒样改变；肠管边缘呈锯齿状阴影，肠壁有多发性小充盈缺损；肠管短缩，袋囊消失呈铅管样。急性期及重型患者应暂缓检查，以免诱发中毒性巨结肠，甚至穿孔。用 CT 或 MR 肠道显像（CT/MR enterography，CTE/MRE）检查也可显示肠道病变。结肠钡剂灌肠已被结肠镜检查所代替，当 CD 者肠腔狭窄内镜无法检查时仍有诊断价值。而小肠钡剂造影敏感性低，已被 CTE 或 MRE 代替。

CTE 或 MRE 是评估 CD 小肠炎性病变的标准影像学检查，活动期 CD 表现为肠壁明显增厚（>4cm），肠黏膜明显强化伴有分层改变，呈"双晕征"，即黏膜内环和浆膜外环明显强化，提示黏膜下层水肿，早期肠壁增厚以肠系膜侧为重，称偏心性增厚，随着病情发展，对侧肠壁也明显增厚；肠壁的炎症呈节段性分布，有不规则扩张和狭窄（炎症活动性或纤维性狭窄）；肠腔外并发症如瘘管形成、腹腔脓肿或蜂窝织炎等，肠系膜血管增多、扩张、扭曲，呈"木梳征"；相应系膜脂肪密度增高、模糊；肠系膜淋巴结肿大等；MRE 是诊断 CD 复杂性瘘管和脓肿的重要手段，并能评价肛门内外括约肌的完整性。由于 MRI 无电离辐射，特别是对年轻及儿童 IBD 患者，更适合作为长期随访手段。

腹部超声对发现肠壁厚度、瘘管、脓肿和炎性包块具有一定价值，缺点是结果判断带有一定的主观性。

（四）实验室检查

1. 血液检查

贫血常见，主要由消化道出血引起缺铁或吸收不良所致叶酸和维生素 B_{12} 等缺乏，也可能与溶血有关。急性期中性粒细胞可增高。血浆 Ⅴ、Ⅶ、Ⅷ 因子活性和纤维蛋白原增加，血小板数常明显升高，引起血栓性栓塞现象。严重者清蛋白降低。血沉增快，C 反应蛋白升高，与疾病活动有关。

2. 粪便检查

镜检可见红、白细胞，隐血阳性。钙卫蛋白主要存在于中性粒细胞内，肠道炎症时，粪便中钙卫蛋白明显增高，与疾病炎症程度有较好相关性，可重复检测和量化。

3. 免疫学检查

抗中性粒细胞核周胞质抗体（antineutrophil cytoplasmic，pANCA）在 UC 患者中阳性率约55%，CD 者仅 20%，但系统性血管炎、原发性硬化性胆管炎、自身免疫性肝炎、胶原性结肠炎、嗜酸性粒细胞性结肠炎等疾病也可检出，因此应用价值有一定限制。CD 者抗酿酒酵母菌抗体（antisaccharomces cerevisiae antibody，ASCA）阳性率40%~70%，UC 者则低于15%。ASCA 阳性 pANCA 阴性者诊断 CD 敏感性 55%，特异性达 93%。抗埃希氏大肠埃希菌外膜孔道蛋白 C 抗体（OmpC 抗体）、抗荧光假单胞菌抗体（I_2 抗体）和抗鞭毛样抗体（Cbir1 抗体）阳性提高诊断 CD 的准确性，其与疾病复杂的临床表现相关。

五、诊断步骤

有典型临床表现疑诊 IBD 者，若符合结肠镜或影像学检查中一项，可为拟诊者，若有病理学特征性改变，可以确诊。初发病例、临床表现和结肠镜改变均不典型，应列为"疑诊"随访；为明确诊断推荐进行 3~6 个月密切随访。内镜诊断中由于肠黏膜组织活检受到取材广度和深度的限制，病理诊断确有很大困难，因此诊断有时需要建立在排除诊断的基础上。

（一）鉴别诊断

需与感染性肠炎鉴别，包括细菌（空肠弯曲杆菌、艰难梭状芽孢杆菌、结核分枝杆菌、沙门氏菌、出血性大肠埃希菌、耶尔森氏鼠疫杆菌等），病毒（巨细胞病毒、单纯疱疹病毒、人类免疫缺陷病毒），真菌（组织胞质菌），寄生虫（阿米巴、血吸虫）；与系统性疾病鉴别，包括白塞病、变应性肉芽肿血管炎、过敏性紫癜、系统性红斑狼疮、结节性多动脉炎、淀粉样变等；与药物性/毒素性肠炎鉴别：非甾体类抗炎药、胰酶、盐类泻剂、放射性肠炎；与炎症性疾病鉴别，阑尾炎、憩室炎、嗜酸性胃肠炎、脂泻病；肿瘤：淋巴瘤、类癌、原发性或转移性癌、恶性组织细胞增生症；其他还包括缺血性肠炎、子宫内膜异位症、末端回肠孤立性溃疡等。

1. 感染性结肠炎

各种致病菌感染通常在 4 周后均能恢复正常。急性发作时可有发热，腹痛，腹泻，黏液血便等，但粪便检查分离致病菌阳性率较低。内镜检查炎症分布多不均匀，呈片状充血水肿、糜烂，大小不一，形态多变的溃疡。直肠炎应鉴别性传播疾病，如淋病、梅毒、衣原体等感染。

2. 肠结核

与 CD 相互误诊率较高，治疗和预后迥异。肠结核常伴有结核病史，内镜多见浅表性不规则形环形溃疡、边缘不整如鼠咬状、盲肠病变多于回肠、回盲瓣常受累，呈张口状。CD 者常为纵行溃疡或阿弗他溃疡、鹅卵石样表现、回肠病变多于盲肠、回盲瓣狭窄或有溃疡形成。影像学检查结核常见腹腔积液、肿大肠系膜淋巴结多>1cm 伴有钙化及中心衰减。CD

者多见病变处脂肪包裹、腹腔内淋巴结 3~8mm、肠系膜血管束梳样征扩大。当不能除外肠结核时应抗结核诊断性治疗。

3. 白塞病

以反复发作口腔溃疡，生殖器溃疡，眼部病变和多形性的皮疹为主要特征，也可以末端回肠和回盲部溃疡为主要症状。白塞病病变常累及回盲部（上、下 50cm），溃疡表现为单发或多发，深浅不一溃疡，可致肠壁穿孔，边界清楚，溃疡间不融合，无纵形溃疡、鹅卵石样表现、肠腔狭窄及瘘管形成等表现。

4. UC 和 CD

两者临床表现、内镜和组织学特征均明显不同，特别是裂沟、瘘管、穿透性炎症、肛门病变、肠腔狭窄和非干酪样性肉芽肿等特征具有重要的鉴别诊断价值。当肠道病变不典型时，较难鉴别，可暂诊断为未定型结肠炎。经长期随访才能最终诊断。

（二）疾病评估

疾病评估包括疾病类型、病情程度、活动性、病变范围、并发症和肠外表现，以便选择治疗方案，用药途径和评估预后。

六、治疗

（一）一般治疗

慢性疾病常伴有营养不良，主张高糖、高蛋白、低脂饮食，少渣饮食能减少排便次数。适当补充叶酸、维生素和微量元素，全肠外营养适用于重症患者及中毒性巨结肠、肠瘘、短肠综合征等并发症者。戒烟有益于疾病控制。应用止泻剂（洛哌丁胺）可减轻肠道蠕动，但严重结肠炎时，止泻剂与解痉剂需禁用，有诱发中毒性巨结肠的可能。因疾病反复发作，迁延终生，患者常见抑郁和焦虑情绪，需予心理问题的防治。

（二）治疗常用药物

1. 氨基水杨酸制剂

氨基水杨酸制剂包括不同制剂的美沙拉嗪（5-amino salicylic acid，5-ASA）和传统的柳氮磺胺吡啶（Sulfasalazine，SASP），是治疗 UC 的主要药物，对 CD 治疗作用较小。活动性病变予 3~4g/d，维持期予 2g/d。SASP 在结肠内由细菌分解为 5-ASA 和磺胺，长期服用 SASP 者需补充叶酸并关注磺胺药相关的不良反应。5-ASA 具有肠腔局部抗炎作用，理想剂型应尽量减少肠道内吸收使局部疗效作用更大。常用的美沙拉嗪制剂：前体药物有奥沙拉嗪（偶氮二聚体）和巴柳氮（偶氮异二聚体），在结肠中释放起效；pH 值依赖包衣制剂在回肠末端 pH 值 5~7 时溶解释放，大部分仍进入结肠；时间依赖的制剂起效范围从远端空肠至结肠。5-ASA 肛栓剂和灌肠剂对溃疡性直肠和乙状结肠炎均有效。不良反应较少，包括恶心、消化不良、脱发、头痛、腹泻和过敏反应。

2. 糖皮质激素

糖皮质激素适用于急性活动的中重度 UC 和 CD 者，无维持缓解作用。另一方面因其不良反应，限制长期应用。常用剂量泼尼松 0.75~1mg/kg，2 个月左右病情缓解。起始剂量需足量，否则疗效降低。布地奈德是一种局部作用强而系统生物利用度较低（10%）药物，提高治疗疗效，减少治疗的不良反应。若使用激素常用剂量超过 4 周，疾病仍处于活动期提示激素无效；若激素治疗有效后停用激素 3 个月内复发或激素治疗 3 个月后，泼尼松减量至 10mg/d 复发者提示激素依赖。

3. 免疫调节剂

免疫调节剂适用于激素依赖或无效以及激素诱导缓解后的维持治疗。硫唑嘌呤（aza-thioprine，AZA）是维持缓解最常用的药物，AZA 不能耐受者可换用 6-巯基嘌呤（mercapto-purine，6-MP）或甲氨蝶呤（methotrexate，MTX）。国内 IBD 协作组推荐 AZA 剂量为 1mg/kg，欧洲共识推荐的目标剂量 1.5~2.5mg/kg，由于 AZA 存在量效关系，剂量不足会影响疗效，因此可在治疗观察中逐渐增加剂量。AZA 通常 3~4 个月才能达到稳态血药浓度，治疗时可先与激素联用，待免疫调节剂起效后，激素再逐渐减量。服药 1 个月内骨髓抑制不良反应最常见，但是也可迟发 1 年以上，同时还需随访肝功能。甲氨蝶呤和沙利度胺（thalido-mide）适合不耐受巯嘌呤药物者，目前临床经验尚少。诱导缓解期常推荐 MTX 25mg/w 肌肉或皮下注射，缓解后改为 15mg/w 肌肉或皮下注射，口服疗效降低。环孢素（cyclosporin，CsA）1 周内快速起效，2~4mg/kg，因不良反应大，适于短期治疗严重 UC 且激素无效者，促症状缓解，避免急诊手术。临床症状缓解后可改为 CsA 口服（4~6mg/kg）或转为巯嘌呤药物。

4. 生物制剂

生物制剂主要适用于经激素及免疫调节剂治疗无效或不能耐受者；合并瘘管经传统治疗无效者。英夫利昔单抗（infliximab，IFX）是抗肿瘤坏死因子（TNF-α）抑制剂，目前治疗 IBD 应用时间最长的生物制剂，对大部分 IBD 患者有效。IFX 是人-鼠嵌合型单克隆抗体，静脉推荐滴注 5mg/kg，在 0、2、6 周作为诱导缓解，随后每隔 8 周给予相同剂量维持缓解。规律用药的缓解率优于间断给药，联合免疫调节剂可减少生物机制抗体形成，增加疗效。单次使用 IFX 5mg/kg 的有效率可达 58%，使用 IFX 3 次后，55%CD 者瘘管可愈合。若治疗产生了抗 IFX 抗体，可换用全人重组抗 TNF 阿达木单抗或赛妥珠。另一类生物制剂是针对白细胞黏附分子的靶向治疗药物，已被证明是一种有效的能诱导缓解对抗 TNF 无应答的患者。生物制剂有激活潜在的结核菌及乙型肝炎（HBV）感染的危险，抑炎作用可能影响机体免疫监视功能，特别是联合免疫调节剂，有诱发淋巴瘤报道。其他不良反应包括多发性硬化、脱髓鞘病变和视神经炎等。

5. 抗生素类

肠道菌群为慢性肠道炎症提供刺激。抗生素常用于 CD 并发症的治疗，即肛周病变、瘘管、炎性包块及肠道狭窄时细菌过度增长等。推荐使用 4~8 周的甲硝唑或环丙沙星，部分患者症状可缓解，但停药后会复发。近来发现利福昔明对轻中度 CD 有一定治疗效果。甲硝唑能预防 CD 术后的复发。抗生素长期应用将增加艰难梭状芽孢杆菌相关疾病的风险。

6. 益生菌

益生菌为肠道防御系统构建正常肠道菌群，但尚无确切证据支持其疗效。有研究显示双歧杆菌和乳杆菌减少的菌群紊乱可能是引起储袋炎原因之一，益生菌能维持缓解部分储袋炎患者。

7. 干细胞移植

造血干细胞移植会重置免疫系统，去除自身反应性 T 淋巴细胞和记忆细胞，从而诱导长期的免疫耐受。目前治疗的病例数有限，干细胞来源各异，输注的方式和剂量也不相同。因此仍需要严密谨慎地研究。

（三）治疗原则和方案选择

治疗方案应对病情进行综合评估，包括病变累积范围、部位，病程的长短，疾病严重程度以及全身情况，给予个体化、综合化治疗。原则上应尽早控制疾病的症状，维持缓解，促进黏膜愈合，防治并发症和掌握手术治疗时机。

UC 直肠炎选择 5-ASA 栓剂治疗，联合口服 5-ASA 疗效优于单口服者，5-ASA 栓剂优于局部激素应用，局部激素适用于 5-ASA 治疗无效者。局部泡沫剂和灌肠剂用于治疗左半结肠炎。广泛性结肠炎口服 5-ASA 联合栓剂或灌肠剂治疗可提高疗效。重度 UC 者可暂禁食，予补液、胃肠外营养，中毒症状明显者予抗生素，口服或静脉激素为首选治疗，若甲泼尼龙 40~60mg 静脉滴注 5d 症状无好转时，排除继发感染后，药物可更替为 Cs A 或生物制剂治疗，必要时手术切除。激素治疗症状缓解后可每 1~2 周减 5mg 泼尼松至停药，快速减量易导致早期复发。维持治疗首选 5-ASA，原诱导剂量的全量或半量，远段结肠炎以 5-ASA 局部治疗为主，联合口服疗效更佳。若激素依赖者，应更改为免疫调节剂或生物制剂。维持治疗疗程 5 年或更长。

5-ASA 和布地奈德（9mg/d）对轻中度回结肠和结肠型 CD 有一定作用，对上消化道 CD（空肠、十二指肠、胃和食管）则无效，对长期维持治疗疗效则不肯定。中重度 CD 首选激素或生物制剂诱导疾病缓解，随后继用免疫调节剂或生物制剂维持缓解。广泛性小肠病变（累计长度>100cm）者因肠腔多处狭窄，小肠细菌过度生长、营养不良、手术造成短肠综合征等复杂的情况，建议早期使用免疫调节剂和生物制剂 IFX 积极治疗，营养治疗应作为重要的辅助手段。

（四）手术治疗

在治疗过程中，大多数 CD 者将因纤维狭窄所致的梗阻，复杂性肛瘘、肠皮瘘、各种内瘘，腹腔脓肿，急性穿孔和大出血，癌变等均面临着手术缓解症状的问题，但手术治疗不能治愈疾病，接受多次手术的概率相当常见。因此术后应定期内镜复查，吸烟，穿透性疾病，肛周病变及既往有肠切除史者复发率更高，5-ASA、AZA 对术后预防复发有一定作用，AZA 疗效更佳，若发现内镜下复发，建议转换为生物制剂。内科积极治疗下无效重度 UC，特别是中毒性巨结肠需手术治疗，手术回肠贮袋-肛管吻合术（IPAA）。IPAA 手术后 40 个月约 50%出现储袋炎，可选择抗生素（如甲硝唑）或 5-ASA 和激素局部治疗。

内科医生应对手术有充分认识，避免贻误手术时机。术前术后使用激素者应尽可能减少激素剂量，以防止手术并发症。AZA 不增加围术期并发症发生率。IFX 单抗治疗对手术后并发症尚无明确报道。

（五）肿瘤检测

广泛性 UC 和 CD 者，发生肠癌的概率比一般人群增高为 5%~10%。建议起病 8~10 年开始每 1~2 年 1 次结肠镜检查，随机取样活检。如发现高度异型增生，建议手术切除全结肠。低度异型增生需 3~6 个月随访。IBD 的发病率在我国呈逐渐上升的趋势，越来越受到人们重视。炎症性肠病是慢性终身性肠道炎症，一生中将面临各种复杂临床变化，需要内外科医生，放射科，病理科及营养科的密切协作，避免肠道功能的进展性损伤。

第八节　慢性胰腺炎

慢性胰腺炎（chronic pancreatitis，CP）是指各种病因引起的胰腺组织和功能不可逆改变的慢性炎症性疾病，病理特征为胰腺腺泡萎缩、破坏和间质纤维化，胰腺实质钙化、胰管扩张、胰管结石。临床以反复发作的上腹疼痛和（或）胰腺内、外分泌功能不全为主要症状。

一、流行病学

全球发病率每年 4.4/10 万~11.9/10 万，我国患病率约为 13/10 万，且有逐年增多的趋势。男女比为 1.86：1。男女发病年龄无显著差异。

二、病因和发病机制

（一）胆道疾病

胆道疾病者占病因 36%~65%。胆囊、胆管结石约占 77%，其次为胆囊炎、胆道狭窄、肝胰壶腹括约肌功能障碍等。胆道疾病可诱发频发的胰腺炎，胰腺弥散性纤维化，胰管狭窄、钙化。胆囊炎还可通过淋巴管炎而引起慢性胰腺炎。

（二）慢性酒精中毒

慢性酒精中毒是发达国家最主要的病因。患者的纯酒精摄入量 ≥（70~80）g/d，嗜酒史 5~15 年左右。由于酒精本身及（或）其代谢产物的毒性和低蛋白血症，造成胰实质进行性的损伤和纤维化；酒精刺激胰腺分泌，使胰液中胰酶和蛋白质的含量增加，钙离子浓度增高，形成小蛋白栓阻塞小胰管，导致胰腺结构发生改变形成慢性胰腺炎。酒精性慢性胰腺炎胰腺钙化较多。

（三）自身免疫因素

自身免疫因素约占 2.8%。

（四）营养因素

亚非发展中国家，最常见类型是营养不良诱发的（热带）胰腺炎。这些地区的食用植物木薯，能使血清硫氰酸水平增高，细胞内自由基生成增多，造成胰腺损伤。此外，低脂肪、低蛋白饮食，硒、铜等微量元素缺乏，维生素 A、维生素 B_6 等不足可能有关。

（五）基因突变

如阳离子胰蛋白酶原（PRSS1）基因、丝氨酸蛋白酶抑制剂 Kazal Ⅰ型基因、囊性纤维化跨膜传导调节因子基因、糜蛋白酶原 C 基因、钙离子敏感受体基因为常见突变基因。

（六）高钙血症

约 10% 甲状旁腺功能亢进患者发生慢性胰腺炎。始动因素是高钙血症。其机制有：①钙沉积形成胰管内钙化，阻塞胰管；②钙促进胰蛋白酶原活化，促发自身消化；③直接影响胰腺腺泡细胞的蛋白分泌。高钙血症也见于维生素 D 中毒、甲状旁腺癌、多发性骨髓瘤等疾病。

（七）高脂血症

家族性高脂血症中Ⅰ、Ⅳ、Ⅴ型患者易致胰腺炎反复发作。其机制可能为：①过高的乳糜微粒血症使胰腺的微血管阻塞；②胰腺毛细血管内高浓度的甘油三酯被脂肪酶大量分解，所形成的大量游离脂肪酸引起毛细血管栓塞或内膜损伤致胰腺炎发生。

（八）其他因素

①吸烟可显著增加慢性胰腺炎发病危险性；②上腹部手术后，可致肝胰壶腹部括约肌痉挛、狭窄、胰腺损伤或供血不良而引起胰腺炎；③一部分复发性和急性重症胰腺炎可发展成慢性胰腺炎；④胰供血动脉硬化，及胃十二指肠后壁穿透性溃疡等，均可引起慢性胰腺炎。

（九）特发性

特发性占 6%~37.5%，多见于年轻人和老年人，发病率无明显性别差异。随着诊断手段的不断提高，所占比例将逐渐下降。已发现一部分"特发性慢性胰腺炎"与肝胰壶腹括约肌功能异常有关。

三、病理

CP 的基本病理变化包括不同程度的腺泡组织萎缩、胰腺间质纤维化、胰管扩张、胰管内结石形成和囊肿形成等。

按其病理变化可分为慢性钙化性胰腺炎、慢性梗阻性胰腺炎和慢性炎症性胰腺炎，慢性钙化性胰腺炎最多见。

四、临床表现

临床表现轻重不一。可无症状或轻度消化不良，而中度以上的 CP 可有腹痛、腹胀、黄疸等胰腺炎急性发作症状，胰腺内、外分泌功能不足表现，腹腔积液、感染等。

（一）腹痛

腹痛占 60%~100%，疼痛间歇性或慢性，常在上腹部，可放射至左、右季肋部，左侧肩部及背部。

开始时，持续几小时到几天，随疾病进展，腹痛日趋频繁，持续时间增加。腹痛在仰卧位时加剧，屈膝位或俯卧位时缓解；饮酒、进油腻食物可诱发腹痛。后期随着胰腺内、外分泌功能下降，疼痛可能会减轻，甚至消失。

（二）胰腺外分泌不足的表现

轻中度患者仅有食欲减退、腹胀等消化不良症状。脂肪酶排量降低到正常的 10% 以下时才会出现脂肪泻，排出大量恶臭有油脂的粪便。同样，胰蛋白酶低于正常 10% 时才会有粪便中蛋白丢失。由于害怕疼痛而进食很少，体重减轻，并有多种维生素特别是脂溶性维生素缺乏的表现。

（三）胰腺内分泌不足的表现

6%~46% 患者有糖尿病或糖耐量异常。糖尿病常在出现临床症状后 5~10 年内发生。

（四）黄疸

黄疸发生率为 1%~28.2%。主要是由于胰头显著纤维化或假性囊肿压迫胆总管下段所致。

（五）体征

上腹部压痛，急性发作时可有腹膜刺激征。当并发巨大假性囊肿时可扪及包块。由于消化吸收功能障碍可导致消瘦，亦可出现其他并发症相关体征。

五、并发症

患者除脂肪泻和糖尿病或糖耐量减退外，尚可有下列并发症。

（一）胰源性门静脉高压和上消化道出血

可出现呕血和黑便。其病因：①胰源性门静脉高压：脾静脉受压及血栓形成引起区域性门静脉高压，脾大和胃底静脉曲张破裂出血；②胰腺假性囊肿壁的大血管或动脉瘤受胰腺分泌的消化酶侵蚀而破裂出血；③胰腺分泌碳酸氢盐减少并发消化性溃疡和出血。

（二）胰腺假性囊肿

胰腺假性囊肿见于 10% 的患者，形成机制：①胰管内压力增高致胰管破裂，胰液外渗。因无活动性炎症，胰液常为清亮；②活动性炎症合并脂肪坏死（也可能有胰腺实质的坏死），胰液自小胰管外渗。因含坏死组织，胰液常有变色。

（三）胆道或十二指肠梗阻

胆道或十二指肠梗阻见于 5%~10% 的患者，主要是由于胰头部炎症或纤维化、假性囊肿所致。

（四）胰源性胸、腹腔积液形成的机制

胰源性胸、腹腔积液形成可能是由于胰管破裂，与腹腔和胸腔形成瘘管，或是假性囊肿的破溃致胰液进入胸、腹腔。胰源性胸、腹腔积液可呈浆液性、血性或乳糜性，后两者较少见。胰源性胸腔积液以左侧多见，具有慢性、进行性、反复发作及胸腔积液量多的特点。

（五）胰腺癌

约 4% 患者在 20 年内并发胰腺癌。

（六）胰瘘

胰瘘包括胰腺外瘘和内瘘。外瘘常发生于胰腺活检、胰腺坏死、外科引流术后、手术中的胰腺损伤或腹部钝伤后。内瘘常发生于慢性胰腺炎主胰管或假性囊肿破裂后，酒精性胰腺炎易出现内瘘。

（七）其他

少数患者可有胰性脑病；胰腺与脾粘连或胰腺假性囊肿侵蚀促发脾破裂；皮下脂肪坏死和骨髓脂肪坏死等。

六、实验室和辅助检查

（一）实验室检查

1. 粪便的显微镜检查

粪便中含有未消化的肌肉纤维和脂肪滴。

2. 胰腺外分泌功能测定

胰腺外分泌功能测定分为直接外分泌功能试验和间接外分泌功能试验两大类，两者均通过测量胰腺分泌的胰液量、胰液电解质浓度和胰酶量来评估胰腺外分泌的功能。包括胰泌素试验、Lundh 试餐试验、血、尿苯甲酰-酪氨酰-对氨基苯甲酸（BT-PABA）试验、胰月桂酸试验（PLT）、粪便试验（苏丹三染色、粪便脂肪定量测定和弹力蛋白酶 I 测定）及核素胰腺外分泌功能试验（^{131}I-甘油三酯/油酸吸收试验、双标记 Schilling 试验及 13C-呼气试验）等。仅在胰腺功能严重受损时才有阳性结果，且难以和小肠吸收障碍性疾病相区别。

3. 胰腺内分泌功能测定

胰腺内分泌功能测定包括糖耐量异常、血胰岛素、C 肽和血浆胰多肽（PP）减少。继发于慢性胰腺炎的糖尿病归类为 ⅢC 型，诊断标准为糖化血红蛋白（HbA1c）≥6.5%，空腹血糖（FBG）≥7mmol/L。但只有晚期（胰腺功能损失 90% 以上）方出现变化，敏感度低。

4. 血清 CCK 测定

正常为 30~300pg/mL，CP 患者可高达 8000pg/mL。

5. 其他实验室检查

急性发作期时血清淀粉酶、脂肪酶可升高；胰源性胸腹腔积液中淀粉酶明显升高。血清 CA19-9 值可增高，但通常升幅较小，如明显升高，应警惕合并胰腺癌可能。其他指标如 IgG4、血钙、血脂、甲状旁腺素、病毒等检查有助明确 CP 病因。

（二）影像学检查

1. 腹部 X 线片

腹部 X 线片可发现部分患者胰腺区域的钙化灶、结石影。

2. 超声及其相关技术

（1）腹部超声：可见胰腺形态改变；胰腺纤维化时，胰腺内部回声增强；胰管有不规则扩张及管壁回声增强；有结石或钙化时可见光团及声影；有囊肿时可见液性暗区。敏感度和特异度较差，可作为 CP 的初筛检查。

（2）内镜超声（EUS）：避免了肠道气体和肠壁脂肪的干扰，克服了体外超声诊断胰腺疾病的不足，主要表现为胰实质回声增强、主胰管钙化等。但 EUS 对慢性胰腺炎的早期诊断尚不敏感，EUS-FNA 可提高敏感性和特异性。

（3）胰管内超声（IDUS）：是将超声探头经十二指肠乳头逆行插至主胰管中，可对主胰管内局灶性狭窄病变进行鉴别诊断。

3. 胰腺 CT

胰腺 CT 是首选检查方法。可见胰腺失去正常结构，呈弥散性增大或萎缩，密度不均；胰管不规则扩张或粗细不匀；胰管内结石或钙化征象。对中晚期慢性胰腺炎诊断准确性较高，对早期的诊断价值有限。CT 有助于并发症的诊断，包括假性囊肿、门脾静脉血栓、假性动脉瘤以及胰管胸膜瘘。

4. 磁共振成像（MRI）

磁共振成像对慢性胰腺炎诊断价值优于CT，尤对胰实质异常改变敏感，主要包括T1抑脂加权像信号强度降低，加对比剂后延迟增强，且增强不明显。

5. 胰胆管影像学检查

胰胆管影像学检查包括内镜逆行胰胆管造影术（ERCP）和磁共振胰胆管造影术（MRCP）。ERCP主要显示胰管形态改变，以往是重要诊断依据。但是有创性检查，仅在诊断困难时选用，更多是一种治疗手段。MRCP可清楚显示胰管病变的部位、程度和范围。剑桥分类是最常用的胰管造影标准。胰泌素增强MRCP能观察胰管顺应性；评估胰管分支数量或出现的新分支；通过碳酸氢盐及胰液的分泌量间接评估胰腺外分泌功能。

6. 胰管镜检查

胰管镜检查可直接观察胰管内病变，如狭窄、结石、阻塞等，同时还能进行组织学活检、收集胰液及细胞学刷检等，对CP早期诊断及胰腺癌鉴别诊断有意义。

7. PET（正电子发射体层成像）

18FDG-PET对不明原因的胰腺肿块进行检查有助于与胰腺癌鉴别，胰腺癌可表现为核素浓聚区，但在合并急性炎症时可出现假阳性结果。

8. 胰腺活检

组织活检是诊断的金标准，主要用于与胰腺癌鉴别诊断。方法包括CT或超声引导下经皮胰腺穿刺活检；EUS引导下胰腺活检，包括细针穿刺抽吸（EUSFNA）及活检（EUS-FNB）；手术或腹腔镜下胰腺活检。

七、诊断和鉴别诊断

（一）诊断

主要诊断依据：①典型临床表现，如反复发作上腹痛或急性胰腺炎等；②影像学检查提示胰腺钙化、胰管结石、胰管狭窄或扩张等；③病理学特征性改变；④胰腺外分泌功能不全表现。其中②或③可确诊，①+④拟诊。根据临床表现、形态学改变和胰腺内外分泌功能受损程度，慢性胰腺炎分为四期：

1. 早期

出现腹痛、血清或尿淀粉酶升高等临床症状，CT、超声检查多无特征性改变，EUS、ERCP或组织学检查可有轻微改变。

2. 进展期

主要表现为反复腹痛或急性胰腺炎发作，胰腺实质或导管出现特征性改变，胰腺内外分泌功能无显著异常，病程可持续数年。

3. 并发症期

临床症状加重，胰腺及导管形态明显异常，胰腺实质明显纤维化或炎性增生改变，可出现假性囊肿、胆道梗阻、十二指肠梗阻、胰源性门静脉高压、胰源性胸腹腔积液等并发症。

胰腺内外分泌功能异常，但无显著临床表现。

4. 终末期

腹痛发作频率和严重程度可降低，甚至疼痛症状消失；胰腺内外分泌功能显著异常，临床出现腹泻、脂肪泻、体重下降和糖尿病。

（二）鉴别诊断

1. 胰腺癌

两者鉴别甚为困难。可用的方法：①血清 CA19-9、CA125、CA50、$CA_2 42$，在胰腺癌诊断中有一定参考价值，但有假阳性；②胰液检查：通过 ERCP 获取胰液，如检出癌细胞，则确诊；同时胰液 CA19-9 及 K-ras 基因检测有一定鉴别诊断价值；③实时超声及 EUS 导引下细针胰腺穿刺，如发现癌细胞，可确诊，但阴性不能排除诊断；④CT、MRI 和 PET 有助于鉴别。

2. 消化性溃疡

十二指肠球部后壁穿透性溃疡可与胰腺粘连而引起顽固性疼痛。内镜检查可鉴别。

3. 原发性胰腺萎缩

原发性胰腺萎缩多见于 50 岁以上的患者。无腹痛、脂肪泻、体重减轻、食欲减退和全身水肿等临床表现。超声及 CT 检查等一般能鉴别。

八、治疗

CP 的治疗原则为去除病因、控制症状、改善胰腺功能、治疗并发症和提高生活质量等。

（一）一般治疗

CP 患者须戒烟，避免过量高脂饮食。

（二）内科治疗

1. 去除病因

戒酒和积极治疗胆道疾病。戒酒能使半数以上酒精性慢性胰腺炎患者疼痛缓解，延缓胰实质破坏进展。TG>500mg/dL 需以他汀类药物控制。硫唑嘌呤等药物能引起胰腺炎，故应注意清除这些可能的原因。

2. 胰腺外分泌功能不全的治疗

胰腺外分泌功能不全主要应用外源性胰酶制剂替代治疗并辅助饮食疗法，有助于改善消化吸收不良、脂肪泻。比较理想的胰酶制剂应是肠溶型、含高活性脂肪酶、超微微粒型，建议餐中服用。

3. 止痛

（1）胰酶制剂等非镇痛药物：胰酶可抑制 CCK 的释放和胰酶分泌而缓解疼痛。H_2RA 或 PPI 可减少胰液分泌，降低胰管内压，减轻疼痛，可增加胰酶制剂疗效，因为保持胰酶活性的最佳 pH 应>6.0。CCK 受体拮抗剂（丙谷胺 600mg/d）也有一定疗效。如经治疗疼痛无改善甚或加重者，可试用生长抑素衍生物奥曲肽治疗，每次餐前 100~200μg，皮下注射。

（2）镇痛药物：宜从对乙酰氨基酚和非甾体类抗炎药物开始，效果不佳可选择弱阿片类药物，仍不能缓解甚或加重选用强阿片类镇痛药物。

11 吗啡能使肝胰壶腹部括约肌痉挛，应避免使用。

（3）腹腔神经丛麻醉或内脏神经切除：上述方法不能缓解的非梗阻性疼痛者，可使用 CT 或 EUS 介导的腹腔神经丛阻滞治疗。

4. 内分泌不足的替代治疗

主要是糖尿病的治疗。采用强化的常规胰岛素治疗方案，维持 CP 患者最佳的代谢状态。由于慢性胰腺炎合并糖尿病患者对胰岛素较敏感，应注意预防低血糖的发生。

5. 营养

营养不良者给予足够的热能、高蛋白、低脂饮食（脂肪摄入量限制在总热量的 20%～50%以下，一般不超过 50～75g/d），严重脂肪泻患者可静脉给予中长链三酰甘油。补充脂溶性维生素及水溶性维生素 B_{12}、叶酸等。有条件者可应用要素饮食或全肠外营养。

（三）内镜介入治疗

内镜治疗主要用于胰管减压和取石，及胰腺假性囊肿等。包括十二指肠乳头括约肌切开、鼻胆管和鼻胰管引流、胰管胆管支架置入和扩张、内镜下网篮取石及气囊扩张取石、碎石、囊肿引流等。对内镜取出困难的、大于 5mm 的胰管结石，可行体外震波碎石术（ESWL）。

（四）外科治疗

手术的目的为解除胰管梗阻、缓解疼痛及保证胰液和胆汁流出的通畅。手术治疗分为急诊手术和择期手术。

急诊手术适应证：慢性胰腺炎并发症引起的感染、出血、囊肿破裂等。择期手术适应证：①内科和介入治疗无效者；②压迫邻近脏器导致胆道、十二指肠梗阻，内镜治疗无效者；③假性囊肿、胰瘘或胰源性腹腔积液，内科和介入治疗无效者；④不能排除恶变者。

九、预后及预防

慢性胰腺炎诊断后的 20～25 年内病死率为 50%，15%～20%的患者死于并发症。

（刘　辉）

第三章　风湿免疫系统疾病

第一节　类风湿性关节炎

类风湿性关节炎（rheumatoid arthritis，RA）以关节滑膜为主要靶组织的系统性炎症性全身性自身免疫性疾病。主要侵犯外周关节、手足小关节滑膜，滑膜细胞增生，炎症细胞浸润，滑膜翳形成，软骨及组织破坏，导致关节强直、畸形。主要病理变化为滑膜细胞性炎症细胞浸润，血管翳形成并侵入软骨及骨组织，滑膜持续出现炎症导致关节结节破坏畸形和功能丧失。本病可累及其他脏器，如引发心包炎、心肌炎、间质性肺炎、肾淀粉样变、巩膜炎、虹膜炎、血管炎及末梢神经损害等。任何年龄均可罹患本病，国人患病多达 500 万，全球 3000 万，中青年女性多发，女性与男性罹患比为 3：1。

中医属于"痹证"范畴，历代医学也有称之为"历节病""鹤膝风""痛痹""骨痹""尪痹"等。

【病因病机】

类风湿性关节炎的病因及发病机制尚未明确，感染因素、遗传因素、T 淋巴细胞及 B 淋巴细胞、滑膜细胞及性激素可能均参与了类风湿性关节炎的发病。基本病变为关节滑膜炎，呈弥漫性炎，呈弥漫性或灶性淋巴细胞和浆细胞浸润并有淋巴滤细胞的形成；类风湿性血管炎，血管周围淋巴细胞及浆细胞浸润；类风湿结节，结节中央为大片纤维素样坏死灶。一般认为慢性感染或早期的感染启动免疫反应，通过分子模拟因素作用于自身抗原，并引起持续免疫反应。类风湿性关节炎与遗传易感性有一定关联，发病有家庭聚集倾向，HLA-DR4 与类风湿性关节炎的发病、严重程度及预后密切相关。

类风湿性关节炎的发病可能为外源性感染因素（或致病多肽）作用于遗传易感个体，经抗原递呈细胞（如巨噬细胞等）吞噬加工，并与 HLA-DR 分子结合形成复合物，通过分子模拟机制被自身反应性 T 淋巴细胞识别，并将后者活化。活化的巨噬细胞、T 淋巴细胞分泌产生的 IL-1、IL-2、IL-6、IL-17、TNF-α 等细胞因子，作用于滑膜细胞、软骨细胞产生金属蛋白酶，导致关节组织降解，引起滑膜成纤维细胞和毛细血管内皮细胞的高度增殖，构成了类风湿性关节炎特征性的血管翳。这种增殖重复出现，最终侵袭软骨，造成软骨和骨的破坏。蛋白酶参与了软骨基质分子的降解，其中金属蛋白酶是软骨基质降解的主要酶类。滑膜组织增生除与滑膜细胞增殖密切相关外，滑膜细胞凋亡机制障碍可以是另一个重要机制。滑膜成纤维细胞的凋亡与 P53、Fas、BCl$^-$2 及细胞因子 TCF-β1 有关。另外，活化的 T 淋巴细胞促使 B 淋巴细胞分化为浆细胞并产生 RF 等免疫球蛋白，尤其 IgG-RF 在滑液内自身结合形成多聚体复合物，激活补体系统亦可引起和加重关节组织炎症。

中医认为素体虚弱，正气不足，腠理不密，卫外不固表现为肝肾、气血亏虚，是其内因，外感风、寒、湿、热之邪为其外因。《素问·痹论》指出："风寒湿三气杂至，合而为痹也。"气血运行不畅，瘀血阻络是痹证的主要病理环节。久痹不已，留邪与气血搏结，津液凝聚成痰，血行涩滞不畅，痹阻经络，则见关节畸形、僵硬、肿胀、疼痛且固定拒按、活动障碍、皮肤红斑或皮下结节、指甲瘀紫、舌质暗有瘀斑等表现。疼痛是瘀血阻络最典型的临床症状之一。急性期多为关节红肿热痛，乃风寒湿邪郁久化热所致。稳定期关节肿胀，尤其小关节，多伴有皮肤色暗，或有瘀斑，此乃风寒湿邪阻滞经络关节，气血不畅，瘀血阻滞之故。晚期僵直拘挛，多为久病入络，瘀血阻滞，经脉关节失养所致；或痰浊瘀血，混杂胶结，痹阻筋脉关节，而致关节僵直，屈伸不利。痹病初期以邪实为主，病位在肢体皮肉经络；久病则多属正虚邪恋，或虚实夹杂，病位深在筋骨或脏腑。

【临床表现】

（一）发病特点

本病起病隐匿，在数周或数月内表现为疲劳、不适、食欲缺乏、体重减轻、周身肌肉酸痛，并可有低热，随后出现四肢关节单发或对称性肿胀，个别急性起病，迅速出现多关节红、肿、热、痛及功能障碍，全身症状较重。

（二）关节表现

1. 晨僵

是类风湿性关节炎的典型症状，即病人晨起后或在停止活动一段时间后，受累关节出现僵硬，活动受限。随关节活动增加，晨僵渐缓解。晨僵首先发生在手关节，僵硬不适，不能握拳，其后随着病情进展，可出现全身关节的僵直感，晨僵在 30 分钟以上，晨僵的时间长短与病变程度平行。

2. 疼痛

是类风湿性关节炎最突出的症状，常因天气变化，寒冷刺激，情绪波动而加重。类风湿性关节炎初期可表现为指、腕、趾、踝等小关节游走性疼痛。如有关节肿胀，则疼痛相对固定，往往持续 6 周以上，多个关节相继受累。随着病变进展，肘、肩、膝、髋、颈椎均可相继出现疼痛，还可累及颞下颌关节，出现张口及咀嚼时疼痛。

3. 肿胀

关节梭形肿胀是类风湿性关节炎的特征性改变，在四肢小关节显而易见，手关节肿胀多发生在近端指间关节，其次可出现在掌指关节及腕关节，而极少影响远端指间关节。

4. 活动障碍

为类风湿性关节炎常见的体征，早期可随疼痛肿胀症状改善而恢复正常。随着病情发展，关节周围肌肉萎缩，关节间隙变狭窄，关节骨性融合，最终使关节活动功能完全丧失，如指、腕关节屈伸受限，可使握力下降，不能扣纽扣，甚至不能持物；肩关节功能障碍，上肢不能上举，导致梳头困难；膝关节功能障碍而不能蹲站，行走困难；颞下颌关节功能障碍可能影响张口及咀嚼。故类风湿性关节炎中晚期病人可影响或丧失劳动能力，甚至生活不能自理。

5. 关节畸形

是类风湿性关节炎的晚期表现。类风湿性关节炎的手部畸形最常见，表现为鹅颈畸形、扣眼畸形、鳍形手、尺侧偏。严重的关节畸形是影响劳动和生活能力的重要原因。

（三）关节外表现

1. 皮下结节

约 20% 病人可见，多出现在关节隆突部位，如肘关节鹰嘴处，腕指伸侧，也可见于滑囊和腱鞘部位。结节呈圆形和卵圆形，一般直径 2~3mm。质地坚硬，无触痛，在皮下可以自由移动，也可与深层组织黏附。

2. 继发性血管炎

发生率约 25%，可累及大、中、小血管，小血管炎表现为皮疹、皮肤梗死、指端坏疽、腿部溃疡；心、肺、肾及眼部等血管皆可受累，分别表现为心包炎、肺泡炎或胸膜炎、肾炎甚至肾衰竭、巩膜炎或角膜溶解等。突发的单神经病变是血管炎较为特异的表现，但发生率低。

3. 肺病变

可出现肺纤维化，发生率约 11%，可有胸腔积液、肺内类风湿结节等。

4. 心脏病变

以心包损害最为常见，类风湿性关节炎伴有心包损害临床表现者约为 10%，心瓣膜和心肌亦可受累。

5. 血液系统

类风湿性关节炎病人贫血较常见，活动期见血小板增多、嗜酸性粒细胞增多，三系减少者可发生于某些药物治疗后和 Felty 综合征中。

6. 肾脏病变

肾损害主要由淀粉样变、血管炎和药物等因素引起，可表现为肾小球肾炎、间质性肾炎，重者可出现肾功能衰竭。

7. 其他

病情活动时可累及消化道，临床上出现消化不良，消化道溃疡、穿孔，肝脏受损时肝酶增高；类风湿关节炎尚可伴有继发性淀粉样变，可累及上述所有器官，如脾脏、各种腺体等。

（四）实验检查

1. 血常规检验

常见低色素性轻、中度贫血，血小板计数常偏高，血沉增快，C 反应蛋白增高，这些常与疾病的活动性相平行。

血清学检查表现为 70%~80% 类风湿因子（RF）阳性反应，血清 IgG 增高。抗核周因子（APF）、抗 RA33 抗体、抗角质蛋白抗体（AKA）、抗 Sa 抗体、抗环瓜氨酸肽抗体（抗 CCP 抗体）、抗丝聚素抗体（AFA）、Ⅱ型胶原抗体在类风湿性关节炎病人中具有很高的特异性，对类风湿性关节炎早期诊断具有重要意义，其中抗 CCP 抗体列为常用且参考价值大。

2. X 线检查

对典型类风湿性关节炎的诊断具有较高的价值，能够判断类风湿性关节炎病人软骨、软骨下骨组织的破坏程度，以估计病情。检查首选双手腕关节，次选足小关节。X 线随着疾病进展表现不同，根据其表现分期如下：

Ⅰ期（早期）：X 线检查无破坏性改变，可见骨质疏松。

Ⅱ期（中期）：骨质疏松，可有轻度的软骨破坏，有或没有轻度的软骨下骨质破坏；见关节活动受限，但无关节畸形；邻近肌肉萎缩；有关节外软组织病损，如结节和腱鞘炎。

Ⅲ期（严重期）：骨质疏松加上软骨或骨质破坏；关节畸形，如关节脱位，尺侧偏斜，无纤维或骨性强直；广泛的肌萎缩；有关节外软组织病损，如足跟结节或腱鞘炎。

Ⅳ期（末期）：纤维性或骨性强直，具备Ⅲ期标准内各条。

3. 其他

关节腔镜可观察到早期类风湿性关节炎的血管翳形成、滑膜增生等病理改变。膝关节 B 超可发现早期类风湿性关节炎滑膜和关节周围软组织病变，有助于类风湿性关节炎的早期诊断。

【诊断】

类风湿性关节炎的诊断主要根据临床症状、体征、X 线及实验室指标。

（一）诊断标准

（1）晨僵至少持续 1 小时（病程≥6 周）。

（2）2.3 个或 3 个以上关节肿胀（病程≥6 周）。

（3）腕、掌指关节或近端指间关节肿（病程≥6 周）。

（4）对称性关节肿（病程≥6 周）。

（5）皮下结节。

（6）手 X 线改变（至少有骨质疏松和关节间隙狭窄）。

（7）类风湿因子阳性，滴度 1∶32。

符合以上 4 项者可诊断 RA。

（二）判断分期以 X 线为准。

（三）RA 功能分级标准

Ⅰ级：胜任日常生活中各项活动（包括生活自理，职业和非职业活动）。

Ⅱ级：生活能自理和工作，非职业活动受限。

Ⅲ级：生活能自理和工作，职业和非职业活动受限。

Ⅳ级：生活不能自理，丧失工作能力。

生活自理包括穿衣、进食、沐浴、整理和上厕所。非职业指娱乐和（或）休闲，职业指工作、上学、持家等。

【鉴别诊断】

（一）强直性脊柱炎（AS）

好发于青年男性，以腰、骶髂、髋、膝、踝关节非对称性肿胀表现为主，常有肌腱、韧带的附着点炎，RF 多阴性，90%~95% 的病人 HLA-B27 阳性，X 线有骶髂关节炎或脊柱的竹节样变。

（二）骨性关节炎（OA）

多发生于老年人，常累及膝关节、颈椎及腰椎，少数出现在手指远端指间关节，并有特异性的 Heberden 结节；有关节疼痛，关节僵硬，上下楼梯及下蹲困难，重者有关节畸形；X 线检查可见骨刺、骨赘等特异性放射学改变。

（三）系统性红斑狼疮（SLE）

多见于年轻女性，可有四肢多关节的肿痛，可累及全身多个脏器。无侵蚀性关节破坏，无畸形。以面部蝶形红斑、光过敏、口腔溃疡、蛋白尿、血细胞减少、浆膜炎及中枢神经系统表现为主，ANA 高滴度阳性、抗 ds-DNA 阳性，或抗 Sm 抗体阳性，或抗磷脂抗体阳性。

（四）痛风性关节炎

发病突然，多在夜间或凌晨因足趾的刀割样疼痛而惊醒，好发于大足趾或足背、踝、膝等关节，可有关节的红、肿、热、痛，常单个发作，血尿酸升高，秋水仙碱治疗有特效。

（五）干燥综合征（SS）

以侵犯泪腺、涎腺为主，可累及关节及全身多个系统，如呼吸、消化、泌尿、神经等，并有口干、眼干、龋齿、反复腮腺肿大，多有周身关节疼痛表现，但不会引起关节间隙狭窄及骨质的侵蚀样改变，血清抗 SSA、SSB 抗体阳性。

（六）血清阴性脊柱炎（SPA）

多见于青年男性，HLA-B27 阴性，RF 往往阴性。

（七）成人斯蒂尔病（AOSD）

发热反复，一过性皮疹，肝脾、淋巴肿大，全身症状明显，白细胞增高，中性偏多伴核左移，抗感染治疗无效，激素治疗有效。

【治疗】

类风湿性关节炎的治疗原则是控制病情，缓解症状，治疗并发症，阻遏病情进展，减少复发，预防畸形，尽可能恢复关节功能。

（一）一般治疗

保持居住环境的向阳、通风、干燥。发热、关节肿痛和全身症状重者卧床休息，症状改善后 2 周下床锻炼。

（二）西药治疗

1. 改善症状的抗风湿药（SMARDs）

（1）非甾体抗炎药（NSAIDs）：NSAIDs 通过抑制环氧化酶减少前列腺素的合成，从而达到抗炎镇痛作用。是缓解类风湿性关节炎症状的基本药物，具有抗炎、镇痛、改善关节功能等作用。主要副作用为胃肠道的不良反应，如溃疡、出血、穿孔，有肾脏损害，多见于老年人。

应强调，NSAIDs虽能减轻类风湿性关节炎的症状，但不能改变病程和预防关节破坏，故必须与DMARDs联合作用。

（2）肾上腺皮质激素（corticosteroids，CS）：能迅速减轻疼痛肿胀。在关节炎急性发作或伴有心、肺、眼和神经系统等器官受累的重症病人，可给予短效激素，其剂量依病情严重程度而调整。小剂量糖皮质激素（每日泼尼松10mg或其他等效激素）可缓解多数病人的症状，并作为DMARDs起效前的"桥梁"作用或作为NFAEDs疗效不满意时的短期措施。

激素治疗类风湿性关节炎的原则：不需用大剂量时则用小剂量；能短期使用者，不长期使用；长期治疗的病人，应注意补充钙剂和维生素D以防止骨质疏松。主要副作用，易致骨质疏松症、感染、消化性溃疡等。

2. 改善病情的抗风湿药（DMARDs）

（1）甲氨蝶呤（methotrexate，MTX）：主要抑制淋巴细胞增殖和炎症反应，口服、肌注或静注均有效。常用剂量为5～30mg/周，常见的不良反应有恶心、口炎、腹泻、脱发、皮疹和肝毒性，少数出现骨髓抑制、听力损害和肺间质变。也可引起流产、畸胎和影响生育力。服药期间应定期查血常规和肝功能。

（2）柳氮磺胺吡啶：能抑制白细胞移动，降低蛋白溶解酶活性，抑制多种细胞因子，延续骨侵蚀进展。一般服用4～8周后起效，方法：每日250～500mg开始，之后每周增加500mg，直至每日2.0g，疗效不明显者可增至每日3.0g，如4个月内无明显疗效，应改变治疗方案。主要不良反应有恶心、呕吐、厌食、消化不良、腹痛、腹泻、皮疹，无症状性转氨酶增高和可逆性精子减少，偶有白细胞、血小板减少，对磺胺过敏者禁用。服药期间应定期查血常规和肝功能。

（3）来氟米特（leflunomide，LEF）：抑制二氢乳酸脱氢酶活性，抑制嘧啶生物合成；抑制磷酸激酶活性，从而抑制细胞的信息传导。剂量为10～20mg/d。相对其他DMARDs起效较快，该药在用药4周后起效。主要不良反应有腹泻、瘙痒、高血压、肝酶增高、皮疹、脱发和一过性白细胞下降等，服药初期应定期检查肝功能和白细胞计数。有致畸作用，故孕妇禁服。和MTX合用有协同作用。

（4）抗疟药（antimalarials）：改变细胞内酶性环境，稳定溶酶体功能；抑制TNF-α、IFN-γ的合成，减少自身抗体的形成和淋巴细胞的增殖，减少炎症渗出，减轻关节症状。有氯喹和羟氯喹两种。该药起效慢，服用后3～4个月疗效达高峰，连服6个月后无效停用，有效后可减量维持。用法：氯喹250mg/d，羟氯喹200～400mg/d。副作用有致视网膜变性引起失明，服药3个月左右应查眼底；可有心肌损害，用药前后应查心电图，有窦房结功能不全、心率缓慢、传导阻滞等心脏病病人应禁用；其他不良反应有头晕、头痛、皮疹、瘙痒和耳鸣等。

（5）D-青霉胺（D-penicillamidpne）：抑制胶原纤维的交联，抑制中性粒细胞及T细胞功能，从而发挥免疫抑制和阻止关节破坏作用。250～500mg/d，口服，见效后可逐减至维持量250mg/d。不良反应多，可出现肾损害（包括蛋白尿、血尿、肾病综合征）和骨髓抑制等，及时停药后可恢复。其他不良反应有恶心、呕吐、厌食、皮疹、口腔溃疡、味觉丧失、淋巴结肿大、关节痛，偶可引起自身免疫病，如重症肌无力、多发性肌炎、系统性红斑狼疮及天疱疮等。治疗期间应定期查血、尿常规和肝肾功能。

（6）金诺芬（auranofin）：有效抑制或延续 RA 的病程，对活动性 RA 效果较好，并能延缓骨质侵蚀进展。为口服金制剂，初始剂量为 3mg/d，2 周后增至 6mg/d 维持治疗。常见的不良反应有腹泻、瘙痒、皮炎、舌炎和口炎，其他有肝、肾损伤，白细胞减少、嗜酸粒细胞增多、血小板减少或全细胞减少，再生障碍性贫血。还可出现外周神经炎和脑病。为避免不良反应，应定期查血、尿常规及肝、肾功能。孕妇、哺乳期妇女不宜使用。

（7）硫唑嘌呤（azathioprine，AZA）：抑制嘌呤代谢，抑制淋巴细胞和其他白细胞的增殖。常用剂量 1~2mg/（kg·d）。不良反应有脱发、皮疹、骨髓抑制（包括血小板减少、贫血）。胃肠反应有恶心、呕吐。可有肝损害，胰腺炎。对精子、卵子有一定损伤，致畸。长期应用致癌。服药期间应定期查血常规和肝功能等。

（8）环孢素-A（cyclosporin，Cs A）：抑制 IL-2 和其他细胞因子的分泌，阻止细胞免疫在 RA 的致病作用，还可抑制细胞因子诱发的 B 细胞活化，用于重症类风湿性关节炎。常用剂量是 3~5mg/（kg·d），维持量是 2~3mg/（kg·d）。无骨髓抑制作用，主要不良反应有高血压、肝肾毒性、神经系统损害、继发感染、肿瘤以及胃肠反应、齿龈增生、多毛等。不良反应的严重程度、持续时间均与剂量和血液浓度有关。服药期间查肝功能、血肌酐和血压等。

（9）环磷酰胺（cyclophosphamide，CTX）：改善 RA 的病情，减缓骨侵蚀。较少用于类风湿性关节炎，在多种药物治疗难以缓解病情的特殊情况下，可酌情试用。

（10）多西环素：常与 MTX 联用，多西环素 100mg，每日 2 次，作用机制尚不明确。

3. 联合用药

类风湿性关节炎一经确诊即采用 DMARDs 治疗，首推 MTX，也可选用 SASP 和羟氯喹。并可视病情选用一种或两种及两种以上的 DMARDs 联合治疗。一般单用一种 DMARDs 疗效不好。或病情呈进展性，或重症、难治性病人可采用作用机制不同的 DMARDs 联合治疗。联合用药时，可适当减少其中每种药物的剂量，以减少不良反应。目前常用的联合方案有：①MTX+SASP；②MTX+羟氯喹（或氯喹）；③MTX+青霉胺；④MTX+金诺芬；⑤MTX+AZA；⑥SASP+羟氯喹。国内还有采用 MTX 和植物药（如雷公藤、青藤碱和白芍苷）联用治疗方案。对 MTX 不能耐受者，可用 LEF 或其他 DMARDs，重症和难治性类风湿性关节炎可用 MTX+LEF 或多种 DMARDs 联合治疗。

需注意，类风湿性关节炎经治疗后的症状缓解，不等于疾病的根治。DMARDs 可以改善和延缓病情进展，但并不能治愈类风湿性关节炎。为防止病情复发，原则上不停药，但可根据病情逐渐减量维持治疗，直到最终停用。

4. 生物治疗

（1）细胞因子拮抗剂。①目前作用于 TNF-α 靶点的生物制剂有：嵌合人-鼠的抗 TNF-α 单克隆抗体，人的抗 TNF-α 单克隆抗体（CDP571），可溶性 TNF-α 受体与 Fc 受体与 Fc 的融合蛋白。②作用于 IL-1、IL-2、ICAM-1 的有 IL-2 和 ICAM-1 单克隆抗体。

（2）免疫耐受诱导剂。①CTLA4-Ig：是一种协同刺激因子（co-stimulator）阻滞剂，阻止 T 细胞增生和细胞因子的释放。②多肽 AZD2315：用于严重的预后不良的类风湿性关节炎。③MRA：系人源化的抗 IL-6 受体的抗体，单用 MRA 或 MRA+MTX 更能减少疾病活动度。④Alefacept：系人的 LEA-3/IgGL 融合蛋白，在用 MTX 的基础上加用 Alefacept 可明显持续性地改善严重类风湿性关节炎的病情，提示可针对记忆 T 细胞对类风湿性关节炎进行靶向治疗。

（三）中医治疗

1. 活动期

（1）卫阳不固，痹邪阻络

治则：祛寒除湿，和营通络。

方剂：防己黄芪汤（《金匮要略》）合防风汤（《宣明论方》）加减。

组成：防己、防风、黄芪、白术、秦艽、独活、桂枝、当归、茯苓、甘草、生姜、大枣。

加减：阳虚寒盛加附子，温通十二经脉；湿重者加苍术、厚朴。

（2）邪郁而壅，湿热痹阻

治则：清热除湿，宣痹通络。

方剂：宣痹汤（《温病条辨》）合三妙散（《医学正传》）加减。

组成：防己、蚕沙、薏苡仁、连翘、苍术、赤小豆、滑石、焦山栀、黄檗、怀牛膝。

加减：关节肿痛甚加忍冬藤、木瓜、桑枝等，加强清热利湿、活络通痹之功；热毒盛者加蒲公英、忍冬花；热盛者加石膏、寒水石；湿浊甚者加土茯苓；热灼伤阴加元参、生地，去滑石、赤小豆。

2. 缓解期

（1）痰瘀互结，经脉痹阻

治则：活血化瘀，祛痰通络。

方剂：身痛逐瘀汤（《医林改错》）合指迷茯苓丸（《指迷方》）加减。

组成：当归、秦艽、桃仁、红花、香附、地龙、五灵脂、没药、羌活、川芎、牛膝、甘草、制半夏、枳壳。

加减：伴见血管炎、脉管炎，合四妙勇安汤（元参、银花、当归、甘草）以清热解毒，活血养阴；痛剧加乳香、延胡索、地鳖虫；肿胀明显伴淋巴回流阻塞，臂肘肿胀，一般以单侧多见，双侧少见加莪术，或指迷茯苓丸配以水蛭、泽兰、蜈蚣。

（2）肝肾亏虚，气血不足

治则：滋补肝肾，益气养血。

方剂：十全大补汤（《太平惠民和剂局方》）合独活寄生汤（《备急千金要方》）加减。

组成：党参、独活、桑寄生、秦艽、防风、细辛、当归、芍药、川芎、地黄、杜仲、牛膝、茯苓、黄芪、白术、肉桂、甘草。

加减：偏阴血虚者，咽干耳鸣，失眠梦扰，盗汗烦热颧红，加左归丸治之；偏阳虚者，面色苍白，水肿，畏寒喜暖，手足不温，加右归丸治之；肿胀甚者加白芥子、皂角，外敷皮硝；关节肿痛甚者可选用石榴叶、老鹳草、忍冬藤、虎杖等；由于疾病日久，非草木之品所能奏效，参以血肉有情品如蕲蛇、乌梢蛇、白花蛇等外达肌肤，内走脏腑之截风要药，虫蚁搜剔之药皆可酌情选用。

3. 焦树德大师证治尪痹

(1) 风湿痹阻

症见：肢体关节游走性酸楚疼痛、肿胀、晨僵，可有肌肤麻木不仁，病初可有恶风发热等表证，舌苔薄白或腻，脉浮缓。

治则：祛风除湿，通络止痛。

方药：蠲痹汤加减，桂枝、羌活、独活、海风藤、秦艽、桑枝、当归、川芎、木香、乳香、炙甘草。

加减：风盛加威灵仙、防风，湿盛加防己、薏苡仁，寒盛加制附子、细辛。

(2) 寒湿痹阻

症见：肢体关节疼痛、肿胀或重着，局部皮色不红，触之不热，晨僵明显，关节屈伸不利，遇冷则痛甚，得热则痛减，或见恶风发热、汗出、肌肤麻木不仁，舌淡或淡红，苔薄白或白厚，脉弦紧或浮缓。

治则：祛风散寒，除湿通络。

方药：乌头汤加减，制乌头、白芍、黄芪、防风、炙甘草、桂枝、羌活、独活、海风藤。

加减：风盛关节游走性疼痛、恶风者，加白芷、桑枝、白花蛇以祛风止痛；寒盛关节疼痛剧烈，得温则舒者，加制附子、细辛以温阳散寒止痛；湿盛关节肿胀重着、肌肤麻木不仁者加萆薢、泽泻、茯苓皮以利湿消肿。

(3) 湿热痹阻

症见：关节红肿热痛，或有积液、变形，活动受限，肢体酸楚重着，关节屈伸不利，或伴发热、口苦、口渴不多饮，食欲缺乏，神疲无力，尿黄，大便秘结或溏，舌红、苔黄腻或白腻，脉弦滑。

治则：清热解毒，利湿祛风，活血通络。

方药：四妙丸加味，黄檗、苍术、薏苡仁、川牛膝、姜黄、泽兰、萆薢、银花藤、防风、羌活、独活。

加减：关节肿甚者，加泽泻、猪苓、防己以利水消肿；热甚发热者，加柴胡、水牛角、白花蛇舌草以清热解毒；中焦湿盛，纳呆便溏，苔厚腻者，加绵茵陈、砂仁、土茯苓以行气化湿；关节疼痛剧烈者，加三七片以活血止痛；咽喉肿痛者，加桔梗、甘草以利咽解毒。

(4) 寒热错杂

症见：寒热证均不明显，肢体关节疼痛或肿胀，活动受限，或见恶寒恶风，舌质淡或淡红，舌苔黄白相间，脉弦细。

治则：祛风散寒，除湿清热。

方药：桂枝芍药知母汤加减，桂枝、白芍、知母、防风、白术、炙甘草、姜黄、泽兰。

加减：上肢关节痛重者，加桑枝、羌活、威灵仙以祛风通经止痛；下肢关节痛重者，加独活、牛膝、防己通经活络、祛湿止痛。

(5) 痰瘀互结

症见：周身关节疼痛剧烈，部位固定不移，关节屈伸不利，周围可见硬结，肌肤甲错，肢体瘀斑，口渴不欲饮，或见午后或夜间发热，舌质紫暗或有瘀点、瘀斑，舌苔白或薄黄，脉细涩。

治则：活血化瘀，祛痰通络。

方药：双合散加减，桃仁、红花、当归、川芎、牡丹皮、赤芍、半夏、陈皮、白芥子、威灵仙、续断、牛膝、桂枝、茯苓。

加减：瘀血凝滞较甚者，加穿山甲、地龙、全蝎以加强活血通络之功；关节局部肿胀经久不消，按之如棉絮或囊状，加浙贝母、白僵蚕以消痰散结。

（6）气血亏虚

症见：肢体关节酸痛，肌肤麻木不仁，入夜尤甚，活动后疼痛减轻。伴有神疲乏力、面色少华、头晕耳鸣、心悸气短、自汗，舌质淡，苔薄白，脉沉细弱。

治则：益气补血，活血通络。

方药：黄芪桂枝五物汤加减，黄芪、桂枝、白芍、熟地、生姜、大枣、当归、牛膝、鸡血藤、党参、白术、茯苓、炙甘草。

加减：血虚明显、面色萎黄、唇甲淡白者，加阿胶、紫河车以补益精血；痹久肢体麻木不仁者，加乌梢蛇、地龙以搜风通络。

（7）肝肾亏虚

症见：肾阳亏虚者，关节疼痛日久，腰膝酸冷，关节屈伸不利，或手足拘急，或见关节畸形、强直，头晕耳鸣，心悸不宁，肌肉瘦削，舌质淡红、苔薄白，脉沉。肝肾阴虚者，腰膝酸软，形体消瘦，关节变形，肌肉萎缩，屈伸不利，口干，大便干结，舌质红、少苔或无苔，脉细数或弦细。

治则：补益肝肾，祛风通络。

方药：独活寄生汤加减，独活、桑寄生、茯苓、桂枝、白芍、熟地、当归、白术、防风、细辛、牛膝、杜仲、续断、秦艽、党参。

加减：偏肾阳亏虚者，加鹿角片、仙茅；偏肾阴亏虚者，加炙首乌、桑葚子。

4. 固定方药

（1）国家"七五"攻关课题"类风湿性关节炎（尪痹）"主持人焦树德大师、晁恩祥大师、张志民主任医师参与主持临床治疗研创治疗类风湿性关节炎尪痹系列药：尪痹冲剂、尪痹清宁、尪痹复康，荣获科技进步成果奖。

（2）张志民研发治疗风湿病系列药：痹痛舒晚睡前一次 15g，补肾壮骨剂 10g，每日 3 次。

（3）健脾化湿通络方：由黄芪、党参、薏苡仁、苍术、茯苓、泽泻、当归、威灵仙、络石藤、川芎、蜈蚣、细辛、甘草组成。水煎分 2 次口服，每日 1 剂，1 个月为 1 个疗程。疼痛剧烈，加生麻黄、桂枝、延胡索；关节僵直、活动不利者，加川芎、全蝎；关节肿痛明显，加白芥子；风盛，加防风、白芷；湿热盛，加桑枝、黄檗；气虚明显，加太子参、白术；血虚明显，加鸡血藤、丹参；血瘀明显，加穿山甲、赤芍。

（4）新风胶囊：由黄芪、薏苡仁、蜈蚣、雷公藤等组成，制成胶囊，每粒胶囊含药浸出物 0.5g，每次 3 粒，每天服 3 次，1 个月为 1 个疗程。

（5）痹痛安胶囊：由炙马钱子、制川乌、制草乌、杜仲、桑寄生、寻骨风、桂枝、黄芪、鸡血藤、䗪虫、全蝎、乌梢蛇、威灵仙、当归、白芍等组成。每丸含生药 0.25g，每次 3 粒，每日服 3 次。

（6）通痹汤：由金银花 30，玄参 15g，生甘草 10g，白花蛇舌草 20g，白芍 30g，威灵仙

20g，青风藤 20g，鸡血藤 20g，豨莶草 20g，乌梢蛇 10g 组成。湿热重者加虎杖 15g，薏苡仁 20g；风寒重者加桂枝 10g，附子 10g；肾虚者加补骨脂 15g，川断 15g；食欲缺乏者加砂仁 10g。上药水煎，每日 1 剂，分 2 次服，30 日为 1 个疗程。

（7）逐痹解毒汤：由蜀羊泉、藤梨根、三桠苦、肿节风、僵蚕、蜈蚣、莪术、生薏苡仁、桂枝、白芍、络石藤、生甘草组成。每日 1 剂煎服。8 周为 1 个疗程。

5. 名医验方

（1）新四藤饮（许峰方）

组成：雷公藤、青风藤、忍冬藤、鸡血藤、桑枝、白芍、知母、露蜂房、淫羊藿、川芎、地龙、全蝎、桑寄生。

功效：祛风通络活血。

主治：类风湿性关节炎。

（2）秦艽五藤饮（呈风海方）

组成：秦艽、豨莶草、忍冬藤、海风藤、络石藤、鸡血藤、羌活、独活、威灵仙、臭梧桐、防风、黄芪、当归、白芍、甘草。

功效：舒筋活络，益气补血。

主治：类风湿性关节炎。

（3）顽痹排毒汤（唐贞力方）

组成：重楼、川草乌、鸡血藤、生黄芪、白术、茯苓、淫羊藿、桂枝、秦艽、威灵仙、连翘、枸杞、川续断、红花、牛膝、甘草。

功效：活血补气，健骨排毒。

主治：类风湿性关节炎。

（4）消关汤（杨来禄方）

组成：羌活、独活、淫羊藿、乌梢蛇、薏苡仁、蚕沙、防风、当归、白芍、制马钱子、甘草。

功效：祛风通络，活血润燥。

主治：类风湿性关节炎。

（5）拟和血祛风冲剂（王玉明方）

组成：当归、黄芪、川芎、白芍、桂枝、制水蛭、三七粉、羌活、防风、忍冬藤。

功效：活血养血，祛风，散寒胜湿。

主治：类风湿性关节炎（寒湿瘀血阻络型）。

（6）自拟痹通丸（杨志伟方）

组成：细辛、桂枝、防己、独活、透骨草、附片、薏苡仁、白芍、黄芪、当归、生地、鹿角霜、地龙、鸡血藤、蜈蚣、全蝎、白花蛇、石斛、杜仲。

主治：类风湿性关节炎。

第二节　系统性红斑狼疮

系统性红斑狼疮（systemic lupus erythemtosus，SLE）是一种多基因遗传慢性反复发作的系统性自身免疫病，以多系统损害症状为临床表现，以产生多种自身抗体为免疫学特点。从病理角度看属结缔组织病，从临床角度看属风湿性疾病。按其发病机制分类又属自身免疫病。临床表现多种多样，病变可侵犯皮肤、关节、肾脏、浆膜等多系统脏器，有内脏（肾、中枢神经）损害者预后较差。以青年女性多见，20~40 岁生育期为发病高峰，但婴幼儿及老年人也可发病。

本病在历代中医学文献中均无与此相类似的病名，尤其对系统性红斑狼疮，因伴有多脏腑症候，很难明确归属某一病证。现有人根据其全身症候认为本病雷同于"湿毒发斑"类；有人从皮疹特征出发称之"蝴蝶斑，阴阳毒"；有人认为本病累及周身，故称"周痹"，而多关节痛则归属"痹症"；有肾炎、肾功能损害则为"水肿"；有肝脏损害者属"黄疸、胁痛"；出现急性心内膜炎、心肌损伤者从属"心悸、胸痹"；有胸腔积液者则为"悬饮"等。

【病因病机】

本病发生多由先天禀赋不足，精血亏损，或七情内伤，劳累过度以至阴阳不调，气血失和，脏腑受损，皮、脉、肉、筋、骨失去濡养，气滞血凝，经络阻塞为主要原因，可由日光照晒诱发或加重。在发病过程中，病情变化多端，毒入血分，阴损及阳，气滞血瘀等，后期累及肝脾肾，继而发展，热毒内陷，危及生命。

本病的性质是本虚标实，心脾肾阴虚，血虚为本，郁热、火旺、瘀滞、积饮为标。

本病病机是因虚致病，以虚为本，标实本虚，虚中夹实。相关脏腑有肝、肾、脾、三焦、心等。患者多为先天禀赋不足，肝肾本虚，或者情怀久郁，肝郁化火，耗伤肝肾阴精，或热病之后，阴伤未复，或接触某些化学毒物，损伤气血，致使脏腑气机紊乱，气血营运失调，复感风毒外邪，络热血瘀。

本病初发在表，四肢脉络痹阻，先表后里，由表入里，由四肢脉络入内而损及脏腑脉络，在内先上焦渐至中焦再及下焦，由轻渐重，由浅及深。在表在上较轻浅，在里在下较深重，若表里上下多脏同病，当为重症；如若由下而上弥漫三焦，脏腑俱损，甚至上入巅脑，最为危重。

现代医学对本病病因至今尚未肯定，大量研究显示遗传、内分泌、感染、免疫异常和一些环境因素与本病的发病有关。

（一）遗传

研究表明，遗传因素在狼疮发病中起决定性作用，并涉及多种基因。这种遗传背景上的差异，导致它们各自在免疫学异常和临床表现上均有一定区别。人类家系调查的结论认为本病是一种多基因遗传背景的疾病，目前认为 HLA-Ⅱ类基因较Ⅰ类基因与 SLE 的相关性更为明显。

HLA 与 SLE 相关的分子基础正在研究之中，初步结果显示一些 HLA-Ⅱ类基因位点所共有的特定序列（指基因所编码的氨基酸序列）与 SLE 病人中许多自身抗体的产生有关，即不同的 HLS 等基因位点中的"共有表位"决定某种自身抗体的产生。因此带有"共有表位"的不同基因可产生相同的自身抗体。

SLE 是一种多基因遗传性疾病。SLE 的遗传至少需要 4 个基因的参与，每一个基因可能影响免疫调节、蛋白降解、多肽的转运、免疫反应、补体、单核巨噬细胞系统、免疫球蛋白、细胞凋亡和性激素等一方面或若干方面，这些不同的基因缺陷的共同作用，导致明显的特异反应，产生各种病理过程和不同的临床表现。

（二）内分泌因素

性激素及其代谢异常。在 SLE 患者中，育龄期女性的患病率比同龄男性高 9~15 倍，而青春期前和绝经期后的女性患病率仅略高于男性，这与育龄期女性雌激素/雄激素比值显著增高有关。SLE 在性激素代谢方面的异常与体内微粒体同工酶的遗传缺陷有关。因此性激素的异常也是与遗传有关。

（三）感染

多种病毒感染，尤其是 EB 病毒、细小病毒 B19、内源性反转录病毒和巨细胞病毒与 SLE 相关。SLE 病人血清中常可检出病毒抗体，如麻疹、副流感、单纯疱疹、风疹、EB 病毒 1~3 型病毒的抗体滴度高于健康人。细菌性超抗原可激活表达特定 TcRVβ 的 T 细胞而产生大量的细胞因子，从而引发 SLE 的活动。

（四）物理因素

紫外线照射可诱发皮损或使原有皮损加剧，并能使某些局限性盘状红斑狼疮发展为系统性。SLE 病人被紫外线照射后系统性症状也可加重。

（五）药物

药物性狼疮是指因服用了某种药物所致的狼疮。引起药物性狼疮的药物按化学结构分可成 4 类：①芳香胺类：普鲁卡因胺、磺胺嘧啶和 β 受体阻断剂等。②肼类：肼屈嗪（肼苯哒嗪）和异烟肼等。③巯基化合物：卡托普利、青霉胺和甲状腺药物等。④苯类：抗惊厥药物等。药源性狼疮的发病机制仍不清楚。在药源性狼疮中 DR4 频率增高，女与男之比为 4：1，表明本病与遗传素质有关。有些研究显示核蛋白与某些药物结合后，其抗原性极大增强，某些药物具有阻断 C_3 活化特殊通道的作用，从而阻抑网状内皮系统吞噬免疫复合物，并相关增加免疫复合物在组织上的沉积和器官损伤。此外，药物性狼疮还与药物乙酰化水平和剂量有关，实验观察发现，在慢乙酰化基因控制下的"慢乙酰化"病人，由于药物的乙酰化作用慢，则易产生狼疮样症状和抗核抗体。总之，药物性狼疮的发病机制也许是多元化的。

（六）免疫异常

一个具有 LE 遗传素质的人，在上述各种因素的作用下，使机体正常的自身免疫耐受机制破坏，发生多种免疫机制异常：①β 细胞功能亢进；②T 细胞失衡；③细胞因子表达异常；④淋巴细胞凋亡异常。

【临床表现】

临床表现多样且错综复杂。

1. 皮疹

损害多形性，以水肿性红斑最常见，绿豆至黄豆大，发生于颧颊经鼻梁可融合成蝶翼状。前额、耳垂亦可累及，此外肩胛、上臂、四肢大关节伸面，手背，指（趾）关节伸面，甲周，指（趾）端和屈面，掌跖部也可发生。颜面蝶形红斑，甲周红斑和指（趾）甲远端下红斑具有特征性，常出现较早，前者是诊断本病的一大症状。另一种损害为斑丘疹，有痒与痛感，可局限性或泛发性，有时呈丘疹或毛囊性丘疹，有时于颜面和其他暴露部位出现水疱、大疱和血疱，大都发生在原有红斑或正常皮肤上。偶见红斑肢痛症、弥散性血管内凝血。其有杵状指、雷诺现象和脱发，脱发呈弥漫性或前额部头发失去光泽和油性，呈枯黄状，易折断脱落，长短参差，称"狼疮发"。

黏膜损害累及唇、颊、硬腭、齿龈、舌和鼻腔，常伴有毛细血管扩张、红斑，或弥漫性潮红，其上可见点状出血、糜烂，少数尚有水疱和溃疡等。

2. 发热

约占 92% 以上，各种热型均可见，长期低热较多见。

3. 骨关节

关节疼痛，有时周围软组织肿胀，呈游走性，多发性，且可呈现红肿热痛；或表现为慢性进行性多发性关节炎，常累及指趾关节。

4. 肾

约 75% 病例受累，经肾穿刺活检所见病理变化按 WHO 分类可分为：①正常或很少改变；②系膜性肾小球肾炎；③局灶性增殖性肾小球肾炎；④弥漫性增殖性肾小球肾炎；⑤膜性肾小球肾炎。临床表现为肾炎或肾病综合征称为狼疮肾 （LN）。肾炎时尿内出现红细胞、白细胞管型和蛋白尿。肾病综合征的病理变化为膜性肾小球肾炎，或弥漫性增殖性肾小球肾炎，后者除大量蛋白尿外，尿中可有较多红细胞和管型，肾功能受损和高血压。

5. 心脏

心包炎，表现为心包积液，但心脏压塞少见；心肌炎，表现为心律失常，心肌损害；疣状心内膜炎，心脏瓣膜受损；冠状动脉受累，表现为心绞痛和心电图 ST-T 改变，甚至出现心肌梗死。有动脉炎和静脉炎，比较常见的为锁骨下静脉的血栓性静脉炎。

6. 呼吸系统

胸膜炎，多为干性，也可为湿性，积液少量或中等量，两侧发生频率相仿，约 1/3 病例为双侧性。表现为胸痛和积液；肺间质病变，气短、干咳、低氧血症；肺实质病变，干咳、呼吸困难伴啰音。急性狼疮性肺炎有发热、干咳、气急，偶见咯血，低氧血症常见，X 线显示单侧或双侧肺浸润，以两下肺野多见，可伴肺不张，横膈抬高和胸腔积液。肺动脉受侵犯（肺动脉炎）可发生咯血、空洞，常合并终末期小叶性肺炎。

7. 神经系统

呈现各种精神障碍，如躁动、幻觉、猜疑、妄想、强迫观念等。也可以出现多种神经系统症状，如中枢神经系统受累，常见的有颅压增高、脑膜炎、脑炎、脑血管意外、脊髓炎及蛛网膜下腔出血等，并出现相应的症状，如头痛、恶心、呕吐、颈项强直、惊厥、昏迷、偏瘫、截瘫，病变严重时可导致死亡。脑神经亦可受累，常见的为Ⅲ、Ⅴ、Ⅵ、Ⅶ对神经，周围神经病变少见。

8. 消化系统

常见有食欲减退、吞咽困难、恶心、呕吐、腹痛腹泻、腹水、便血等。腹痛可能与腹膜炎、肠炎、肠系膜炎或腹膜后结缔组织病变有关。多为脐周隐痛，严重时类似外科急腹症。SLE 肝脏病变的临床表现可有肝大、黄疸，肝功能试验异常。SLE 病变还应注意与药物性肝炎鉴别。

9. 淋巴网状系统

约半数病人有局部或全身淋巴结肿大，以颈、腋下肿大为多见。

10. 造血系统

贫血常见，大多数为正细胞性正色素性贫血，红细胞表面可有 IgG 抗体或补体；抗人球蛋白试验 1/3~1/5 病例阳性，可表现为自身免疫性贫血，抗体属温型抗体，主要为 IgG，偶或 Ig M，罕见 Ig A。白细胞减少，一般为粒细胞/淋巴细胞减少。血小板减少，存活时间缩短，血小板表面存有抗血小板抗体，结合补体时可损伤血小板。

11. 眼

病人有眼底变化，包括眼底出血，乳头水肿，视网膜渗出物有卵圆形的白色混浊物，是继发于小血管闭塞引起的视网膜神经变性灶，药物性狼疮与突发性红斑狼疮的区别为：相关药物停用病情自行缓解，停用后一般可逆。其他有玻璃体内出血、巩膜炎等。

12. 毛细血管镜检查

于 SLE 患者手指甲皱和舌尖微循环中可见多种微循环障碍，表现为：①微血管襻增多，微血管张力较差，微血管扩张，尤以静脉壁扩张较突出，甚至有巨血管出现；②微血流障碍，如血色暗红，微血管襻顶瘀血，襻内血细胞聚集、流速减慢或瘀滞；③微血管周围有渗出和出血。这些微循环障碍导致血流瘀滞和血细胞聚集，异形微血管、巨型微血管和扩张膨大微血管皆可形成微血小池，更加重微血流瘀滞和血细胞聚集，从而发生微血管周围的渗出和出血，同时又可进一步发展形成血流的泥化，甚至有微血栓产生，造成恶性循环。

【实验室检查】

（一）一般检查

可有贫血、白细胞和血小板降低，血沉和免疫球蛋白升高，人血白蛋白以及补体 C_3、C_4 和 CH50 下降。尿液检查可见蛋白、红白细胞和管型，24 小时蛋白定量增高。在 SLE 中，C-反应蛋白正常或轻度升高，如果 C-反应蛋白明显升高，提示存在感染。

（二）特殊相关抗体检查

1. 抗核抗体（antinuclear antibody，ANA）

是指抗细胞核内的成分抗体。ANA 阳性疾病很多，最多见于 SLE，是一个极重要的筛选试验。ANA 阳性（高滴度≥160）则自身免疫性疾病的可能性较大。

2. 抗 ds-DNA 抗体

对于 SLE 的诊断和监测极为重要，为标志性指标。其敏感性为 70%，特异性为 95%，与 SLE 的活动性特别是 LN 有关，可作为 SLE 活动性的监测指标。

3. 抗 ENA 抗体

①抗 DNP 抗体：抗脱氧核糖核蛋白（DNP）胶乳凝集试验敏感性、特异性均高于传统的 LE 细胞检查法，目前已作为 LE 细胞检查替代实验，假阴性率仅为 1%。②抗 Sm 抗体：抗 Sm 抗体主要在 SLE 中出现，也可在混合性结缔组织病和系统性硬化症中出现。在 SLE 中出现，其敏感性为 20%~40%，特异性为 99%，为 SLE 的标志性指标。③抗 r RNP 抗体：抗

r RNP 抗体在 SLE 中阳性率为 20%~30%，且多在活动期出现，与抗 ds-DNA 抗体和补体水平有关，且与 SLE 精神症状有关。④抗 SSA 抗体和抗 SSB 抗体：在 SLE 中，抗 SSA 抗体阳性率为 30%~40%。抗 SSB 抗体为 15%~25%。其阳性的 SLE 病人常有血管炎、光过敏、皮损、紫癜、淋巴结肿大、白细胞减少，还可造成新生儿狼疮和先天性心脏传导阻滞。

4. 抗 apl 抗体

在 SLE 中，其阳性率为 30%~40%，且与血栓形成、血小板减少和习惯流产有关，是继发 APS 的主要原因。

5. 类风湿因子

其阳性率 20%~40%。

6. 梅毒血清学假阳性反应

2%~15%阳性。

7. LE 细胞

40%~70%活动性 SLE 病人，LE 细胞检查阳性。

【诊断与鉴别诊断】

早期表现可不典型，临床表现多端，有多系统受累表现和自身免疫异常，应警惕 SLE。早期不典型 SLE 的表现有：

(1) 原因不明的反复发热，抗炎退热治疗不理想。

(2) 多发和复发的关节痛和关节炎，且不发生畸形。

(3) 持续或反复发作的胸膜炎、心包炎、肺炎，抗菌及抗结核治疗无效。

(4) 不能用其他原因解释的皮疹、网状青斑、雷诺现象。

(5) 肾脏疾病或持续不明原因的蛋白尿。

(6) 血小板减少性紫癜或溶血性贫血。

(7) 不明原因的肝炎。

(8) 反复自然流产，或深静脉血栓形成，或脑卒中。

(一) 诊断标准

可参考美国风湿病学会 (ARA) 1997 年推荐的 SLE 分类标准，11 项中符合 4 项，即可诊断，其敏感性和特异性均在 96%左右。

1. 颊部红斑

遍及颊部的扁平或高出皮肤表面的固定性红斑，常不累及鼻唇沟附近皮肤。

2. 盘状红斑

隆起的红斑上有角质性鳞屑和毛囊栓塞，陈旧病变可发生萎缩性瘢痕。

3. 光过敏

病人自述或医师观察到日光照射引起的皮疹。

4. 口腔溃疡

经医师观察到的口腔或鼻咽部溃疡，一般为无痛性。

5. 关节炎

非侵蚀性关节炎，累及 2 个或更多的外周关节，有压痛、肿胀或积液。

6. 浆膜炎

胸膜炎（胸痛、胸膜摩擦音或胸腔渗液），或心包炎（心电图异常，心包摩擦音或心包积液）。

7. 肾脏病变

①持续蛋白尿，尿蛋白 >0.5g/24h 或 "+++" 以上；或②红细胞、颗粒管型或混合管型。

8. 神经病变

①抽搐：非药物或代谢紊乱，如尿毒症、酮症酸中毒或电解质紊乱所致；或②精神病：非药物或代谢紊乱，如尿毒症、酮症酸中毒或电解质紊乱所致。

9. 血液学疾病

①溶血性贫血伴网络细胞增多；或②白细胞减少，至少 2 次测定少于 4.0×10^9/L；或③淋巴细胞减少，至少 2 次测定少于 1.5×10^9/L；或④血小板减少，少于 100×10^9/L（药物除外）。

10. 免疫学异常

抗 ds-DNA 阳性，或抗 Sm 抗体阳性，或磷脂抗体阳性；①抗心磷脂抗体 IgG 或 Ig M 水平异常；或②标准方法测定狼疮抗凝物阳性；或③梅毒血清试验假阳性至少 6 个月，并经梅毒螺旋体固定试验或梅毒抗体吸收试验证实。

11. 抗核抗体

在任何时候和未用药物诱发 "药物性狼疮" 的情况下，抗核抗体滴度异常。

（二）鉴别诊断

1. 类风湿性关节炎

两者都可出现多关节的肿胀。但类风湿性关节炎伴有明显的晨僵，X 线检查可见关节间隙变窄和骨侵蚀等改变，而 SLE 不损害骨关节；类风湿性关节炎肾脏损害少见且轻，而 SLE 肾脏损害多见。

2. 干燥综合征（SS）

SLE 与 SS 均为女性多见，且可出现抗 ANA、抗 SSA、抗 SSB 阳性和多脏器损害。但 SS 以泪腺和（或）涎腺损害为主，临床表现为眼部干涩不适，或口干、进食干饭困难；SLE 无口干、眼部干涩症状，多见 ds-DNA 抗体和抗 Sm 抗体阳性。SLE 可继发 SS。

3. ANCA 相关性血管炎

SLE 与 ANCA 相关性血管炎均可出现肾脏损害，临床上可见蛋白尿、血尿和管型尿，且 SLE 可出现 PANCA 阳性。但 ANCA 相关性血管炎肾损害病理检查以节段性坏死性肾小球肾炎为主，无或少量免疫复合物沉着。

4. 结节性多动脉炎（PAN）

PAN 多有皮肤、关节病变，中枢神经系统和消化系统损害，但 PAN 的病理表现多见于中等大小的动脉，小动脉少见；而 SLE 引起的血管炎则以小血管为主；另外 PNA 外周血白细胞计数升高。

5. 混合性结缔组织病（MCTD）

SLE 和 MCTD 均可出现雷诺现象、关节痛或关节炎、肌痛，肾脏、心、肺、神经系统亦均可受累，但 MCTD 以抗 U1 RNP 抗体呈高滴度，而抗 ds-DNS、抗 Sm 抗体和抗 DNP 抗体阴性。

6. 皮肌炎/多发性肌炎（DM/PM）

两者均可表现肌无力、肌痛，以及肺部病变，但 SLE 肌无力症状较轻，肌酶谱多正常或轻度增高，肌电图和肌肉病理检查无特异性改变；而 DM/PM 肌电图和肌肉病理有特异性改变，且可出现抗 Jo-1 抗体阳性，而抗 ds-DNA 抗体和抗 Sm 抗体阴性。

此外，SLE 需与风湿热、浆细胞病、结核病等相鉴别。

【临床治疗】

（一）西医治疗

1. 非甾体抗炎药

美洛昔康、布洛芬缓释胶囊等可控制关节炎，应注意其不良反应，如消化道溃疡、出血并监测肝肾功能等。

2. 糖皮质激素

具有强大的抗炎作用和免疫抑制作用，是治疗 SLE 的基础用药，对免疫细胞的许多功能及免疫反应的多个环节均有抑制作用，尤以对细胞免疫的抑制作用突出，大剂量时还能抑制体液免疫，使抗体生成减少，超大剂量则可有直接的淋巴细胞溶解作用。关于激素用量，一般对于关节、浆膜的炎症，泼尼松用量为 0.5mg/（kg·d），出现肾、血液系统或神经系统受累时，泼尼松用量应≥1mg/（kg·d）。

有以下急危重 SLE 情况时，可考虑应用甲泼尼龙（MP）0.5~1.0g/d，连续 3~5d 冲击治疗：①弥漫性增生型狼疮肾炎；②狼疮脑病；③肠系膜血管炎；④急性肺泡炎；⑤血栓性血小板减少性紫癜或血小板≤3×10⁹/L；⑥重度溶血性贫血；⑦横贯性脊髓炎等。常与环磷酰胺及丙种球蛋白联合应用。

3. 环磷酰胺（CTX）

属于细胞周期非特异性药物。主要作用于细胞生长周期的各个阶段，通过影响 DNA、RNA 和蛋白质的合成而发挥细胞毒作用，能抑制 B 细胞增殖和抗体生成，且抑制作用持久，是治疗重症 SLE 的有效药物之一，尤其是在 LN 和弥漫性血管炎的病人中，CTX 与激素联合应用能有效地诱导疾病缓解，阻止和逆转病变的发展，冲击量 0.5~1.0g/m²，1 次/3~4 周，一般总量为 150mg/kg。主要副作用：白细胞减少（第 3 天开始，第 7~14 天达高峰，3 周后恢复正常），性腺抑制，胃肠道反应，脱发，肝损害，出血性膀胱炎，并有致癌作用。

4. 抗疟药

可控制皮疹和减轻光敏感。氯喹 0.25g，1 次/d；羟氯喹 200mg，1～2 次/d。主要是抑制抗原递呈过程中自身抗原加工过程和自身抗原多肽与 MHC-Ⅱ 类抗原的结合，常与泼尼松及 MTX 联合应用治疗轻型 SLE，不良反应是视网膜病变和心肌损害等，需定期做眼科检查。

5. 硫唑嘌呤

具有抗炎和免疫抑制作用。通过抑制 DNA 合成，发挥淋巴细胞的细胞毒作用，疗效不及 CTX 冲击疗法，尤其在控制肾脏和神经系统病变效果差，而对浆膜炎、血液系统、皮疹等较好。主要副作用：骨髓抑制，胃肠道反应，肝功能损坏，少数可出现严重的脱发和造血危象。

6. 甲氨蝶呤（MTX）

是一种非细胞毒的免疫抑制剂，为二氢叶酸还原酶拮抗剂，通过抑制核酸的合成发挥细胞毒作用，用于内脏损害轻，而关节及皮疹损害较重的 SLE，并可与羟氯喹联用，其疗效不及 CTX 冲击作用，但长期用药耐受性好，并可用于鞘内注射，用量 10～15mg，1 次/周。

7. 环孢素 A（Cs A）

是一种非细胞毒的免疫抑制剂，可特异性抑制辅助 T 细胞的活性和选择性抑制 T 细胞分泌的 IL-2、IFN-γ。主要适用于治疗狼疮肾炎、血管炎，常用 3～5mg/（kg·d），分 2 次口服。主要副作用有肝肾功能损害、血压升高、高尿酸血症、高血钾等。

8. 霉酚酸酯（骁悉）

是次嘌呤单核苷酸脱氢酶抑制剂，能高度选择地阻断 T 和 B 细胞鸟嘌呤核苷酸的合成，从而抑制 T 和 B 细胞的增殖，此外，还可阻断细胞表面黏附分子糖化及抑制动脉平滑肌细胞、成纤维细胞和内皮细胞的增殖，能较好控制弥漫性增殖性狼疮肾炎和血管炎，其副作用较小，对 CTX 等免疫抑制剂无效或不能耐受者可选用（剂量 1.0～2.0g/d，用 6～9 个月）。

9. 免疫球蛋白

主要通过以下途径调节免疫：①阻断自身抗体与巨噬细胞等细胞表面的 FC 受体结合，诱导抑制 FcγⅡB 受体的产生；②减少免疫复合介导的炎症反应；③选择性下调抗体的生成；④调节辅助 T 细胞因子，中和 T 细胞超抗原；⑤抑制淋巴细胞增殖，控制凋亡及减少 NK 细胞的活性。大剂量静滴免疫球蛋白主要应用于狼疮危象、激素或免疫抑制剂治疗无效、合并全身严重感染、SLE 病人妊娠等。一般使用剂量 0.4g/（kg·d），连续使用 3～5d，1 个月后可重复使用。

10. 生物制剂治疗

靶向 B 细胞、抑制 T-B 细胞间相互作用、抑制炎性细胞因子等。靶向 B 细胞的生物制剂有 CD2 和 CD22 单抗体、抗 BAFF 等。抑制 T-B 细胞相互作用的生物制剂。疗效较为肯定的有 BAFF 和抗 CD20 单抗。

11. 其他

血浆置换及造血干细胞的移植。

12. 特殊情况的处理

（1）狼疮危象

治疗目的在于挽救生命，保护受累脏器，防止后遗症。治疗措施要积极、大胆，可同时使用大剂量甲泼尼松龙、CTX 冲击，同时使用大剂量免疫球蛋白静滴；有条件可考虑使用血浆置换和自身造血干细胞移植。

（2）妊娠与生育

妊娠生育曾被认为是 SLE 的禁忌证，但目前认为病情控制后，在无重要器官损害，病情稳定 1 年或 1 年以上，细胞毒免疫抑制剂停用半年以上，激素仅用小剂量维持时，可以妊娠生育。

（3）手术

对于需手术的 SLE 病人，能择期手术的应先控制病情，使 SLE 相对处于缓解期，手术前应适当增加激素用量，达到相当于泼尼松 1~2mg/（kg·d）的量，并评估手术的风险。娠生育；如妊娠 3 个月病情明显活动，抗 SSA、抗 SSB 阳性者建议终止妊娠。妊娠期间避免使用细胞毒制剂，对于习惯性流产和抗 ACL 阳性者，主张口服低剂量阿司匹林治疗；对抗 SSA、抗 SSB 阳性者应密切观察胎儿胎心音，并可选择糖皮质激素和免疫球蛋白治疗。

（二）中医分型治疗

1. 阴虚内热

症见：长期午后低热，手足心热，两颧潮红，有暗紫斑，夜间盗汗，渴喜冷饮，关节肿痛，心烦不寐，目赤齿衄，舌质红少津，苔少或苔薄黄，脉细数，此相当于 SLE 慢性活动期。

治则：养阴清热。

方剂：玉女煎（《景岳全书》）合增液汤（《温病条辨》）加减。

组成：生地 30g，石膏 30g，麦冬 10g，玄参 15g，黄芩 15g，薏苡仁 20g，知母 12g，羊蹄根 30g，莲子心 10g，忍冬藤 30g，虎杖 30g，川牛膝 12g，生甘草 3g。

加减：关节痛者，加海风藤、木防己；低热，加青蒿、地骨皮；口干，加石斛、鲜芦根；脱发，加首乌、熟地，煎服，日 2 次。

2. 气营热盛

症见：但热不寒或稍恶寒，面目红赤，高热不退，斑疹显露，咽干口燥喜冷饮，尿少而赤，关节热痛，舌红苔黄，脉滑数或洪数，相当于 SLE 急发期。

治则：泻火和营。

方剂：清瘟败毒饮（《疫疹一得》）加减。

组成：生石膏 30g，滑石 30g，生地 30g，玄参 12g，寒水石 30g，银花 15g，知母 10g，黄芩 15g，薏苡仁 30g，丹皮 15g，赤芍 9g，人中黄 9g，煎服，日 2 次。

加减：高热不退。加牛黄粉、羚羊角粉或紫雪散；关节痛加忍冬藤、桑枝、防己；衄血、尿血加藕节炭、白茅根、水牛角粉；如有头痛呕吐寒战、舌苔转黄厚者，为有热毒之象，加黄连、黄檗、大黄、贯众、板蓝根、大青叶等；神志不清者急服安宫牛黄丸。

3. 热郁饮停

症见：胸闷气促，胸痛不已，心悸怔忡，时有微热不寒，咽干口燥，渴不欲饮，烦热不安，红斑丘疹隐现，舌红苔厚腻，脉滑数或濡数，偶见结代脉。相当于 SLE 引起心脏损害，表现为心包炎、心肌炎、心瓣膜炎及胸膜炎等。

治则：清热泻肺蠲饮。

方剂：葶苈大枣泻肺汤（《金匮要略》）、泻白散（《少儿药证直诀》）加减。

组成：葶苈子 30g，桑白皮 30g，生薏苡仁 30g，云茯苓 12g，知母 10g，生地 30g，沙参 12g，黄芩 15g，猪苓 12g，杏仁 12g，枳壳 12g，甘草 6g，大枣 6 枚。

加减：体实者可加制甘遂末吞服，但不宜多用，得泻即可；发热加生石膏；畏冷或白痰多加桂枝、白芥子；心悸、脉结代加龙齿、丹参、五味子，重用炙甘草；咳痰加象贝、炙百部，气急胸闷加炙苏子、栝楼皮、川朴，煎服，日 2 次。

4. 瘀热痹阻

症见：手足瘀点累累、斑疹暗红，两手白紫相间，两腿青斑如网，脱发、口糜、口疮、鼻出血、肌衄、关节肿胀刺痛，月经延期，小便短赤混浊，低热或自觉烘热，烦躁易怒，舌光红或边有瘀斑，苔薄，脉细涩而数。

治则：清热凉血，活血散瘀。

方剂：知柏地黄（《医宗金鉴》）加减。

组成：生地 30g，玄参 12g，知母 12g，黄芩 15g，红藤 30g，丹参 30g，川芎 9g，落得打 30g，六月雪 30g，接骨木 30g，川牛膝 12g，甘草 6g。

加减：若肌衄、鼻出血，出血不止加制首乌、甘草、生藕节、生地榆、水牛角；雷诺征严重，寒热错杂加桂枝、红花；闭经加当归、益母草；关节肿痛加忍冬藤、岗稔根、马钱子，煎服，日 2 次。

5. 脾肾两虚

症见：面色无华，但时有潮红，唇甲无华，神疲乏力，畏寒肢冷，时而午后烘热、口干、小便短少，两腿水肿，进而腰股俱肿，腹大如鼓，舌胖，舌偏红或偏淡，苔薄白微腻，脉弦细、细数或细弱，见于狼疮性肾炎、低蛋白血症、肾性高血压、肾功能不全。

治则：滋肾健脾利水。

方剂：济生肾气丸（《金匮要略》）加减。

组成：生地 30g，熟地 30g，麦冬 12g，龟版 12g，黄芪 12g，白术 12g，猪苓 15g，泽泻 12g，赤小豆 15g，黑大豆 15g，大腹皮 15g，脱水草 30g，枳壳 12g，川牛膝 12g。

加减：面色不华加黄芪、女贞子、制首乌；腰膝酸痛加杜仲、续断、桑寄生；面部潮红加知母、黄芩；畏冷，舌淡，脉细弱加桂枝、附子；蛋白尿、血尿加猫爪草、六月雪、接骨木；胃纳不振，大便溏薄加山药、芡实、鸡内金、山楂；头晕头痛加菊花、钩藤、白蒺藜、天麻；恶心呕吐，二便俱少者加生军、玄明粉、木香、川朴；已出现慢性肾功能衰竭、氮质血症或尿毒症者，必须及时利尿通便，也可用桃仁承气汤灌肠，煎服，日 2 次。

6. 气血两亏

症见：面色无华，甲床苍白，气短无力，头昏目眩，皮肤红斑、瘀斑，甚至鼻衄，月经量多色淡，舌质淡苔薄白，脉细弱或沉细无力。

治则：益气补血。

方剂：八珍汤（《正体类要》）加减。

组成：生地 30g，熟地 30g，首乌 12g，女贞子 30g，黄芪 12g，白术 12g，茜草 12g，山萸肉 9g，藕节 30g，知母 12g，白芍 12g，陈皮 6g，生甘草 6g。

加减：鼻出血加阿胶、枳壳、墨旱莲；红细胞减少加当归、鹿角片、阿胶；血小板减少加羊蹄根、花生衣，重用首乌；白细胞减少加重生黄芪、白术、女贞子用量，煎服，日 2 次。

7. 脑虚瘀热

症见：头昏头痛，低热不退，口干口渴，甚至神昏谵妄，胡言乱语，躁狂不已，或四肢抽搐，口吐痰涎，皮肤瘀斑，舌质紫暗或有瘀斑，苔黄、脉数而滑。脑电图可以轻度异常改变。

治则：健脑化瘀。

方剂：补脑祛瘀方加减。

组成：生地 30g，枸杞子 12g，麦冬 12g，首乌 12g，知母 9g，天麻 9，蒺藜 30g，蔓荆子 12g，赤芍 12g，川芎 9g，茯苓 12g，泽兰叶 12g，半夏 12g，陈皮 6g，甘草 6g。

加减：头痛严重加全蝎、白蒺藜各 60g，蜈蚣 10 条；神志不清加安宫牛黄丸；癫痫样抽搐加钩藤、制南星、石菖蒲，煎服，日 2 次。

8. 瘀热伤肝

症见：低热绵绵，口苦纳呆，两胁胀痛，月经提前，经血暗紫带块，烦躁易怒，或肝脾肿大，皮肤红斑、瘀斑，舌质紫暗或有瘀点、瘀斑，脉弦。实验室检查可发现肝功能有异常。

治则：活血养肝。

方剂：大柴胡汤（《金匮要略》）加减。

组成：柴胡 6g，郁金 12g，生地 30g，女贞子 30g，黄芩 30g，知母 12g，茵陈 30g，败酱草 30g，蒲公英 30g，生军 3g，猪苓、茯苓各 15g，甘草 3g，大枣 5 枚，枳壳 6g。

加减：便秘改用生军，腹水加龙葵，煎服，日 2 次。

9. 固定方药

（1）红斑狼疮方系列

①邪热伤肝证方

组成：柴胡、薄荷、黄芩、栀子、当归尾、赤芍、红花、莪术、陈皮、甘草。

功效：疏肝解郁，清热活血。

主治：红斑狼疮邪热伤肝证。

②红斑狼疮脾肾两虚证方

组成：附子、白术、茯苓、山药、熟地、山萸、当归尾、赤芍、红花、泽泻、紫河车、肉桂、黄连、黄芩、党参、芥菜花。

功效：补益脾肾，清热活血。

主治：红斑狼疮脾肾两虚证。

（2）狼疮饮

组成：鬼箭羽、马鞭草、生地黄、黄芪、鸡血藤、当归、白芍、六月雪、七叶胆、八月札、千斤拔、猪苓、麦门冬、百合、五味子、山茱萸、白术、苏叶。

功效：养阴清热，行气活血。

主治：红斑狼疮气滞血瘀证。

（3）复方秦艽片

组成：秦艽、乌梢蛇、黄芪、玄参、生地黄、丹参、茯苓、泽泻、黄檗共研细末，制成片剂，每片 0.5g，每次 10 片，日 3 次。

功效：清热利湿，益气养阴。

主治：红斑狼疮气阴两虚证。

（4）狼疮丸

组成：金银花、连翘、丹参、赤芍、蒲公英、白鲜皮、桃仁、红花、蜈蚣制成蜜丸，每丸重 9g，每次 1 丸，日 3 次。

功效：清热凉血，活血通络。

主治：红斑狼疮热盛血瘀证。

（5）滋阴解毒方

组成：生地黄、生何首乌、玄参、牛膝、丹皮、益母草、草河车、水牛角、白花蛇舌草等。

加减：关节酸痛，加虎杖、寻骨风、茅莓根；低热，加青蒿、地骨皮；气短乏力，便溏去玄参、水牛角，加生黄芪、太子参、白术，煎服，日 2 次。

功效：滋阴解毒，凉血。

主治：红斑狼疮热毒证。

（6）干枯-31 味丸

组成：冰片、石膏、红花、公丁香、肉豆蔻、草果仁、沉香、白檀香、紫檀香、广木香、木通、石榴、诃子、川楝子、栀子、麦冬、草乌、炙草决明、线麻子、白云香、黑云香、射干、文冠木、刺柏、益母草、五味子、甘草、广枣各 15g，麝香、人造牛黄各 2.5g，熊胆 5g，共为细末，水泛为丸，黄豆粒大小。每次 10~15 粒，日 3 次。

功效：行气活血，益气养阴润燥。

主治：红斑狼疮热盛伤津证。

（7）狼疮康复汤

组成：苍术、白鲜皮、大黄炭、玫瑰花、凌霄花、丹参、水蛭、黄芪、青蒿等，煎汤早晚分服。

加减：毒热炽盛型，加羚羊角粉、石膏、金银花、生地、玳瑁；阴虚内热型，加生地、玄参、西洋参、女贞子、知母；肝肾阴虚或肾阴亏损型，加沙参、当归、枸杞子、川楝子；邪热伤肝型，加赤芍、蜈蚣、土鳖虫、益母草、白花蛇；脾肾阳虚型，加附子、桂枝、白术、茯苓、淫羊藿、菟丝子、补骨脂；风湿热痹型，加桑枝、秦艽、石膏、忍冬藤、威灵仙，煎汤早晚分服。

功效：活血行气。

主治：红斑狼疮气滞血瘀证。

10. 名医验方

（1）清热化斑汤（朱燕方）

组成：干地黄 30g，生石膏（先煎）30g，忍冬藤 30g，黄芩 30g，苦参 30g，炙龟甲 12g，陈皮 6g，甘草 3g，大枣 5 枚等，煎服，日 2 次。

功效：清热活血化斑。

主治：系统性红斑狼疮（热毒型）。

（2）补肾化毒方（刘喜德方）

组成：生地、熟地、山萸肉、白花蛇舌草、连翘、蒲公英、益母草、鸡血藤，煎服，日 2 次。

功效：滋补肾阴，活血化瘀，凉血解毒。

主治：系统性红斑狼疮（肾阴亏虚，瘀毒内蕴型）。

（3）泄热解毒，益气养阴方（黄觉才方）

组成：金银花、蒲公英、败酱草、夏枯草、土茯苓、白花蛇舌草各 30g，紫草、黄芪、麦冬、丹皮各 15g，太子参、泡参、玄参各 20g，煎服，日 2 次。

功效：泄热解毒，益气养阴。

主治：系统性红斑狼疮（阴虚血热型）。

（4）三藤二仙汤（黄觉才方）

组成：盐杜仲 30g，菟丝子 20g，仙灵脾 20g，仙茅 15g，雷公藤 15g，鸡血藤 20g，红藤 20g，淡苁蓉 15g，黄芪 30g，白术 20g，枣皮 20g，枣仁（炒、打）30g，王不留行 12g，煎服，日 2 次。

功效：温肾健脾。

主治：系统性红斑狼疮（肾阳虚衰型）。

（5）健脾益肾方（张志礼方）

组成：生黄芪、太子参、白术、云茯苓、女贞子、菟丝子、枸杞子、淫羊藿，煎服，日 2 次。

功效：益气健脾，滋阴益肾，温阳利水，解毒通络。

主治：系统性红斑狼疮（脾肾不足，阴阳两虚型）。

（6）增液祛斑汤（卢晓峰方）

组成：生地 20g，麦冬 15g，玄参 15g，石膏 30g，黄芩 20g，知母 15g，忍冬藤 15g，生薏苡仁 30g，飞滑石 15g，茯苓 10g，甘草 5g，煎服，日 2 次。

功效：滋阴清热，泻火生津，解毒利湿，祛风通络。

主治：系统性红斑狼疮（阴虚火旺型）。

（7）复方秦艽片

组成：秦艽、乌梢蛇、黄芪、玄参、生地黄、丹参、茯苓、泽泻、黄檗共研细末，制成片剂，每片 0.5g。

用法：每日 15~20 片，分 2~3 次服。并配合小剂量激素（泼尼松每日 10~30mg）。

疗效：治疗 62 例，总有效率为 80.65%。

（8）狼疮丸

组成：金银花、连翘、丹参、赤芍、蒲公英、白鲜皮、桃仁、红花、蜈蚣等 17 味，制丸，每丸重 9g。

用法：每服 2 丸，每日 2 次，急性期可每服 4 丸，每日 3 次，持续用 3~5 年。

疗效：治疗 306 例，总有效率为 85%。

第三节　强直性脊柱炎

强直性脊柱炎（ankylosing-spondylitis，AS）是一种影响中轴关节的慢性进行性全身性炎症性疾病。男女患病比例 2：1~3：1，主要侵犯骶髂关节、脊柱骨突、椎间关节和肋间关节，严重者脊柱畸形和关节强直。其特征病理变化是肌腱、韧带、骨附着点病变。早期表现为腰背、臀部疼痛及僵硬，活动后可缓解；晚期可因脊柱强直、畸形及髋关节破坏而致残废，严重影响患者的日常生活。本病有家族遗传倾向，与人类白细胞抗原（HLA-B27）相关。

中医学中无"强直性脊柱炎"这一病名，从其临床表现可归属于"痹证"范畴，称为"龟背风""竹节风""骨痹""肾痹""背偻""大偻"等。《内经》曰："骨痹不已，复感于邪，内舍于肾""肾痹者，尻以代踵，脊以代头"。形象地描述了强直性脊柱炎晚期和脊柱强直畸形的状态。

【病因病机】

目前认为本病的发生是多种因素交互影响的结果，而其中免疫基因、环境和感染因素扮演最重要的角色。本病以骨附着点炎为特征性，肌腱、韧带、胸肋关节、胸骨柄、胸联合等部位附着点炎，跟腱足弓附着点炎为主，引发全身相应症状。

流行病学已经证实本病有明显的家族聚集性，HLA-B27 与强直性脊柱炎有密切的关联性。动物实验证明带有人类 B27 等位基因的转基因大鼠可发生类似强直性脊柱炎的疾病。HLA-B27 导致发病的具体机制尚不明确，可能是 HLA-B27 抗原与外来病原物质（如某些细菌）在分子结构上有些相似，即存在分子模拟或交叉反应性，由此造成机体对这种病原物质不能发生有效的免疫应答，既不能识别也不能排除这个病原体，或者把自己身上正常细胞的 HLA-B27 抗原"误认"为病原物质进行攻击，产生异常免疫应答而致病，这就是分子模拟学说。目前众多假说还有连锁不平衡学说、受体学说、关节源性肽假学说。

强直性脊柱炎发病与否，与细菌造成胃肠道或泌尿道感染关系密切。细菌感染常常使 HLA-B27 阳性的人发病，或使已发病的人病情恶化。HLA-B27 转基因鼠研究发现病原体隔绝环境饲养鼠不会诱发关节炎，而非隔绝环境却会诱发，这肯定了环境病原体对关节炎的触发作用。分子模拟学说也可以解释细菌感染诱发或加重该病的原因。

中医认为本病大多由于先天禀赋不足，肾精亏虚，或后天调摄失调，寒湿外袭，湿热浸淫，跌打损伤，瘀血阻络，气血运行不畅，阳气不得开阖，深入骨节、脊柱，致肝肾亏虚，督脉失养所致。病久渐致痰浊瘀血互结。

1. 先天不足

先天禀赋不足，阴阳失调，肾气亏虚，外邪乘虚而入，"邪入于阴则痹"。若兼房事不节，相火妄动，水亏于下，火炎于上，阴火灼烁，真阴愈亏；病久阴血暗耗，阴损及阳，时有外感风寒湿邪，寒湿深侵肝肾，筋骨失荣。

2. 肾督亏虚

劳累太过，或久病体虚，或年老体衰，或房事不节，以致肾精亏损，筋骨失养而发本病。肾虚会使人腰部活动困难，肾主骨生髓，肾气不足，寒湿内盛，兼受寒湿之邪乘虚内侵，内外合邪，使气血运行不畅，不通则痛。因脊柱乃一身之骨主，骨的生长发育又全赖骨髓的滋养，而骨髓乃肾中精气所化生，故肾中精气充足骨髓充盈，则骨骼发育正常，坚固有力。肾虚寒湿深侵，肾气不足，督脉失养，脊骨受损而致本病。

3. 湿热浸淫

湿热行令，或长夏之际，湿热交蒸或寒湿蕴积日久，郁而化热，湿热之邪浸淫经脉，痹阻气血，筋骨失养而致本病。

4. 瘀血阻络

跌仆挫伤，损及腰背，瘀血内停，阻滞经脉，气血运行不畅，筋骨失养而致。

综上所述，先天禀赋不足、肾精亏虚、筋骨失养是本病的主要病理基础。而寒湿痹阻、湿热浸淫、瘀血阻络、气血运行不畅，则是造成本病发生的基本病理因素。

本病的基本病机是先天禀赋不足，素体虚弱，肝肾精血不足，肾督亏虚，风寒湿邪乘虚侵袭肾督，筋脉失调，骨质受损，当病程日久，邪气闭阻，血行不畅，多出现血瘀之症状。

本病病程多长，日久之后，风寒湿热之邪多与瘀血、痰浊交结，凝聚闭阻经脉，使病情更为深重。寒湿之邪深侵入肾，损及肾督之阳殃及骨、筋、肉等，乃至气血瘀滞，经络痹阻，发为以腰脊背疼痛、僵硬为主之诸症。

本病的性质是本虚标实，肾督虚为本，风寒湿为标。

【临床表现】

（一）关节表现

发病多在16～25岁青壮年，男女比例约为10∶1。肌腱、韧带骨附着点炎为特征改变，表现为下肢疼痛及腰僵；臀部及髋部疼痛及髋关节活动受限；胸部疼痛及胸廓活动受限；颈部疼痛及颈椎活动受限；膝踝髋关节肿胀及疼痛；单侧或双侧坐骨神经痛，大转子、坐骨结节、耻骨结节、耻骨联合处疼痛；驼背畸形，髋、膝、踝关节畸形及强直。

肌腱附着点病变好发于胸廓的肋软骨、胸肋关节、肋椎关节、柄胸联合、脊柱的骨突、骨盆的髂嵴、坐骨结节、耻骨联合，以及下肢大转子、胫骨粗隆、跟腱、足底等处。胸廓受累时可出现胸痛，胸廓活动度受限。肌腱附着点病变有压痛，可有局部肿胀。

（二）关节外表现

1. 眼损害

病人可出现急性前葡萄膜炎与虹膜炎，表现为眼睛红肿充血、疼痛、流泪和畏光，还可有视力模糊、角膜周围充血、虹膜水肿等。做裂隙灯检查可见前房渗出与角膜沉积。

2. 肾损害

有 IgA 型肾病和肾淀粉样变等。

3. 心血管表现

心脏瓣膜、心肌、心包、传导系统均可受累，其中以无症状的主动脉瓣关闭不全或传导阻滞较为多见。

4. 肺部表现

主要为肺囊性纤维化，几乎仅累及上肺，出现咳嗽、咯血和气促，常出现于疾病后期。

5. 神经肌肉表现

可见于晚期病人，主要是脊柱强直、骨质疏松、骨折等引起的脊髓神经受压而出现的继发症状。

（三）强直性脊柱炎的特殊类型

1. HLA-B27 阴性的强直性脊柱炎

HLA-B27 阴性的强直性脊柱炎与 HLA-B27 阳性的病人相比，HLA-B27 阴性的病人女性所占比例较高，发病年龄较大，临床症状较轻，全身症状及外周关节炎发生率较少，较少有家族聚集现象，眼炎的发生率较低，免疫学指标改变和髋关节严重改变者较少。

2. 女性强直性脊柱炎

女性强直性脊柱炎发病率明显少于男性，平均起病年龄显著晚于男性。女性外周关节尤以膝关节受累率显著高于男性，大约为 2∶1；耻骨联合和颈椎受累比男性多见，而髋关节受累、严重骶髂关节炎、整个脊柱受累、全身症状和眼炎均较少。女性病情较轻，往往为轻型或亚型，进展缓慢，常呈良性经过，预后较好。

3. 幼年型强直性脊柱炎

16 岁以前发病的强直性脊柱炎称幼年强直性脊柱炎（JAS）。JAS 实际上并不少见。占强直性脊柱炎的 10%～12%，占幼年慢性关节炎的 15%～20%。大多数 JAS 发病时腰背痛等中轴关节症状少见，常表现为周边关节炎，较晚才有典型的骶髂关节炎，预后较差。

4. 晚起病强直性脊柱炎

少数强直性脊柱炎病人可在 45～50 岁以后起病，称为晚起病强直性脊柱炎。其特点为起病时脊柱症状轻或阙如，而外周关节受累明显，可有下肢可凹型水肿，ESR、CRP 增快。

【诊断】

AS 早期诊断主要依靠病史和临床表现，即有隐匿发作和腰背部不适或疼痛，清晨时僵硬，休息时疼痛加重，略活动可缓解，持续 3 个月以上，X 线片有骶髂关节炎的征象，HLA-B27，排除其他炎症性脊柱病者，根据肌腱、韧带骨附着点炎症和以下体检阳性有助于 AS 的诊断。①Patric 试验（"4"字试验）：患者仰卧，一侧膝关节屈曲并将足跟部放置在对侧伸直的膝上，检查者用一只手下压屈曲的膝，用另一手压对侧骨盆，引发膝关节屈曲侧骶髂关节疼痛视为阳性；有膝或髋关节病变者不能完成该试验，无参考意义；②枕壁试验，正常人在立正、双侧足跟紧贴墙根时，后枕部应紧贴墙面，而强直性脊柱炎患者因颈部僵直和（或）胸椎段畸形后凸，使后枕部不能触及墙壁，即枕墙距>0cm，为阳性；③胸廓活动试验：用软尺在第 4 肋间隙水平测量深吸气和深呼气时胸廓周径的变化，两者周径之差小于 2.5cm 为阳性；④Schober 试验：于双髂后上棘连线中点（A 点）上方 10cm 处做标记（B 点），然后嘱患者弯腰，双膝保持伸直位，测量脊柱的最大前曲度 AB 间距离变化，正常移动距离应该增加 5cm 以上，即 AB 距离由 10cm 增至 15cm 以上，如脊柱受累，则 AB 间增加的距离小于 4cm，为阳性；⑤骨盆按压试验：患者侧卧，从另一侧按压骨盆引起骶髂关节疼痛为阳性。

常用 1992 年修订的纽约标准：

1. 临床标准

①腰痛、晨僵 3 个月以上，活动改善，休息无改善；②腰椎额状面和矢状面活动受限；③胸廓活动低于相同年龄、性别的正常人。

2. 放射学标准

骶髂关节 X 线改变分级：

0 级：正常骶髂关节。

Ⅰ 级：可疑或极轻微的骶髂关节炎。

Ⅱ 级：轻度异常，可见局限性侵蚀、硬化、关节边缘模糊，但关节间隙正常。

Ⅲ 级：明显异常，中度或进展性骶髂关节炎，伴有以下一项（或一项以上）变化：近关节区硬化、关节间隙增宽或狭窄、骨质破坏或部分强直。

Ⅳ 级：严重异常，骶髂关节强直、融合，伴或不伴硬化。

双侧 ≥ Ⅱ 级或单侧 Ⅲ ~ Ⅳ 级骶髂关节炎。

（1）肯定的 AS：符合放射学标准和 1 项（及以上）临床标准者。

（2）可能的 AS：符合 3 项临床标准，或符合放射学标准而不伴任何临床标准者。

【鉴别诊断】

对本病诊断的最好线索是患者的症状、家族史、关节体征和关节外表现。AS 最常见的和特征性早期主诉为下背痛和背部发僵，它为炎性背痛性质，有必要将 AS 的炎症性背痛和机械性背痛加以区别。以下临床表现有助于由脊柱炎引起的炎性背痛和其他原因引起的非炎性背痛的鉴别：背部不适发生在 40 岁以前，缓慢发病，症状持续至少 3 个月，背痛伴有晨僵；背部不适在活动后减轻或消失。以上 5 项中有 4 项符合则支持炎性背痛。AS 须做如下鉴别诊断：

1. 类风湿性关节炎（RA）

（1）AS 随种族而异，RA 则是世界性分布。前者有明显的家族史，而后者则不很显著。

（2）AS 多于 10 ~ 20 岁发病，高峰在 20 ~ 30 岁，男性多见，而 RA 可见于各年龄组，高峰在 30 ~ 50 岁。女性远多于男性。

（3）AS 常为小关节炎，非对称性，下肢关节受侵多于上肢关节，大关节受累多于小关节。RA 常为多关节炎，受侵关节呈对称性，大小关节皆可受累，侵及上肢关节，如近端指间关节、掌指关节、腕关节较侵及下肢关节多见。

（4）AS 几乎全部有骶髂关节炎，可影响全脊柱，一般由腰椎上行发展至胸椎、颈椎，而 RA 则很少有骶髂关节炎，一般只影响颈椎。

（5）AS 无类风湿结节，而有肌附着点炎。

（6）AS 只少数引起肺上叶纤维化，而 RA 肺部表现为结节、胸腔积液和肺纤维化。前者类风湿因子多阴性，而后者阳性率多达 60%~95%。

（7）两者的治疗对药物反应亦不尽相同，如金制剂治疗 RA 的疗效为 50% 以上，而用于 AS 则无效。

（8）AS-RA 发生在同一患者的概率为 1/20 万~1/10 万。

2. 腰椎间盘突出

腰椎间盘突出是引起腰背痛的常见原因之一。该病多发生于 40 岁以上患者，疼痛于活动后或劳累后加重，限于脊柱，不侵犯骶髂关节。无疲劳感、消瘦、发热等全身表现，实验室检查包括血沉均正常。腰椎 X 线具有以下特点：①腰椎生理弯曲度改变。②椎间隙狭窄、前后等宽或前窄后宽。③椎体缘向上、下角唇状增生。④椎体向上、下角游离小骨块。⑤椎孔内小软组织块状影。CT 扫描可明确诊断。它和 AS 的主要区别可通过 CT、MRI 或椎管造影检查得到明确。

3. 急性或慢性腰肌劳损

多见于青壮年，有腰部外伤史，起病急，活动后加重，休息后缓解，压痛点一般为局限性。脊柱后伸运动明显受阻。血沉正常，X 线检查无阳性发现。

4. 瑞特综合征

与强直性脊柱炎一样同属血清阴性关节炎，其典型的临床表现有尿道炎、结膜炎和关节炎。关节炎通常为少数关节和非对称性的，易侵犯脊柱和骶髂关节。但根据尿道炎、结膜炎以及特异性皮肤改变（如溢脓性皮肤角化病）与强直性脊柱炎的 X 线片比较容易鉴别。

5. 骨关节炎

是一种常见的慢性关节炎，多在中年以后发病，发病率随着年龄的增长而增加。患者以老年女性比男性多见。发病的关节多为负重的关节和活动范围较大、活动频繁的关节，如指间、膝髋、颈椎、腰椎等关节。胸椎和腰椎患了骨关节炎，则腰背部感到酸痛，活动时加重。弯腰受到限制。

6. 结核性脊柱炎

早期多有消瘦、乏力、食欲下降、盗汗等症状，继而出现疼痛、脊柱强直、肌肉萎缩、肌肉痉挛，部分患者后期因椎体破坏塌陷而发生脊柱后凸畸形。脊柱结构破坏严重时，可引起下肢瘫痪及神经异常，X 线可见以椎体破坏为主，椎间隙变窄，在短期内椎体可发生楔形改变，但不出现广泛的韧带钙化。骶髂关节多不受累，若合并骶髂关节结核，则病变常累及单个关节，X 线改变为关节面有囊性骨质破坏，而软骨下骨硬化不明显。B 超检查可较准确地诊断有无冷脓肿及其大小、形态等。

7. 弥漫性特发性骨肥厚（DISH）综合征

50 岁以上男性多发，患者也有脊椎痛、僵硬感以及逐渐加重的脊柱运动受限。其临床表现为 X 线可见韧带钙化，常累及颈椎和低位胸椎，经常可见连接至少四节椎体前外侧的流注形钙化与骨化，而骶髂关节和脊椎骨突关节无侵蚀。晨起僵硬感不加重，血沉正常，HLA-B27 阴性。

8. 致密性髂骨炎

本病多见于青年女性，其主要表现为慢性腰骶部疼痛和发僵。临床检查除腰部肌肉紧张感外无其他异常。诊断主要依靠 X 线，其典型表现为在髂骨沿骶髂关节之中下 2/3 部位有慢性的骨硬化区，呈三角形分布，密度均匀，不侵犯骶髂关节面，无狭窄或糜烂。

【治疗】

（一）一般治疗

对病人宣传教育，要鼓励病人保持乐观精神，要养成日常饮食起居、工作生活、休息睡眠等各方面的良好习惯。原则上只要能活动的关节皆可运动，可做深呼吸、体操、游泳、慢跑等运动。要求睡硬板床，低枕仰卧或俯卧，保持胸腰部伸直体位，以防脊柱畸形。

（二）西药治疗

1. 非甾体类抗炎药（NSAIDS）

可选用布洛芬、双氯酚酸、吲哚美辛、吡罗昔康、美洛昔康、尼美舒利、塞来昔布等，剂量为一般常用量。以晨间僵硬为主者，可于睡前给予长效药物。胃肠道反应明显者可用肛内栓剂，必要时合用胃黏膜保护剂。

2. 慢作用药物

①柳氮磺胺吡啶（SSZ）：对早期有外周关节肿痛的强直脊柱炎及病情急性发作、血沉较高的病人疗效较佳，对有慢性腹泻史者尤为合适。SSZ 第 1 周 0.25g/次，3 次/d，口服，以后每周每次增加 0.25g，至第 4 周起 1.0g/次，3 次/d，口服维持。一般最小有效剂量为 0.5g/次，3 次/d。少数病人使用后出现不良反应，主要为消化道症状，如恶心、肠胃不适、胃纳减退等，其他如皮疹、白细胞下降、肝功能异常少见。②甲氨蝶呤（MTX）：那些对 NSAIDs 和 SSZ 无效的病人可能有效，口服和静脉注射疗效相似。常用剂量为 7.5~15mg，1 次/周。不良反应主要是胃肠反应，一般在服药 24 小时内出现恶心、食欲缺乏、腹泻等，加服叶酸可减轻此不良反应。其他如肝毒性、骨髓抑制、口腔炎、脱发等较少见。所有不良反应在停药后均可恢复。

3. 糖皮质激素

糖皮质激素不作为治疗本病的常规药物。对有眼损害，或严重的外周关节炎而上述药物无效时，可短期小剂量口服使用。

4. 沙利度胺

对难治性强直性脊柱炎病例，可以试用沙利度胺，开始剂量为 50mg/d，晚上睡前服用。然后每隔 10d 增加 1 倍，直至达到 200mg/d，但需注意副作用的观察和长期疗效的随访。

5. 生物制剂

肿瘤坏死因子 TNF-a 拮抗剂（TNF1）目前被认为是治疗 AS 最有效的药物，一般在 2 周起效，当天即可明显缓解症状。

（三）中药治疗

1. 风湿热痹

主症：腰髋疼痛，牵掣拘急，或关节疼痛灼热，伴口渴咽干，身热汗出，尿色黄赤，大便干结，舌红苔黄腻，脉濡数。

治则：清热祛风，胜湿止痛。

方药：痹证1号方（生石膏、知母、木瓜、鸡血藤、络石藤、地龙、桑枝、忍冬藤、防风、薏苡仁、丹参、甘草）。

2. 风寒湿痹

主症：腰背部和关节冷痛，转侧不利，逐渐加重，每遇阴雨天或感寒后加剧，痛处喜温，体倦乏力，舌淡胖，苔白腻而润，脉象沉紧或沉迟。

治则：散寒除湿，温通经络。

方药：痹证2号方（羌活、独活、鸡血藤、络石藤、乌梢蛇、丹参、秦艽、附子、薏苡仁、防风、桂枝、甘草）。

3. 肝肾亏虚

主症：腰背疼痛，膝软酸痛无力，屈伸不利，或伴头晕耳鸣，神疲乏力，疲劳加重，舌淡红，苔薄白，脉沉弦无力。

治则：调补肝肾，通络止痛。

方药：独活寄生汤加减。（独活、寄生、秦艽、防风、杜仲、牛膝、当归、白芍、附子、桂枝、茯苓、甘草。）

4. 寒湿痹阻证

治则：疏风散寒，祛湿止痛。

方药：三痹汤加减。（独活、秦艽、细辛、川芎、当归、熟地、芍药、茯苓、桂枝、杜仲、牛膝、党参、黄芪、续断、防风、制川乌、制草乌）

加减：阳虚明显者加鹿角胶，阴虚明显者加女贞子，寒盛者加制附子，湿盛者加薏苡仁，热盛者加忍冬藤。

5. 湿热痹阻证

治则：清热利湿，通络止痛。

方药：四妙丸加味。（苍术、黄檗、川牛膝、薏苡仁、鸡血藤、栀子、续断、乳香、没药、兼肾阳虚者加补骨脂、狗脊）

6. 瘀血阻络证

治则：活血祛瘀，通络止痛。

方药：身痛逐瘀汤加减。（当归、川芎、桃仁、红花、没药、五灵脂、牛膝、秦艽、土鳖虫、羌活、地龙、香附）

加减：脊柱僵直、舌苔白厚者，去熟地黄，加白僵蚕、薏苡仁、白芥子；脾运不健、脘胀纳呆者，去熟地黄、鹿角胶，加陈皮、焦山楂、麦芽、神曲；午后低热或药后出现咽喉干痛、口渴、便秘者，减少桂枝、附片之量，加生地黄、秦艽、酒黄檗；寒甚痛重者加制川乌、制草乌。

7. 肾精亏虚

（1）肾阳亏虚

治则：温补肾阳，佐以活血祛风止痛。

方剂：乌头桂枝汤加味。（炙川乌、炙草乌、甘草、熟地、当归、川芎、独活、制乳香、制没药、桑寄生、细辛、蜂房、红花、肉桂、菟丝子、川断、杜仲）

加减：寒甚痛剧者，加制川、草乌（先煎 2h）；湿重者，去鹿角胶，加鹿角霜；腰痛剧者，加苍术、泽泻；久病关节强直、不能行走者，加乌梢蛇、透骨草、自然铜。

（2）肾阴亏虚

治则：滋补肾阴，佐以活血祛风止痛。

方剂：芍药甘草汤加味。（白芍、甘草、生地、麦冬、丹参、木瓜、乳香、没药、蜂房、续断、桑寄生、独活、枸杞子、龟版）

加减：关节僵硬、活动受限者，加伸筋草、青风藤、威灵仙；关节肿胀者，加茯苓皮、薏苡仁；痰湿盛者，加白芥子、炒牛蒡子、姜半夏；热盛者，加生石膏、黄檗；疼痛剧烈者，加全虫、细辛。

8. 名医验方

（1）五藤汤合补阳还五汤加土茯苓、白茅根（丁锷方）。

功效：强筋健骨，祛风通络。

主治：强直性脊柱炎。用于治疗早期 AS。

（2）补肾强督治偻汤（焦树德方）：补骨脂、骨碎补、续断、淫羊藿、狗脊、鹿角霜、独活、炙麻黄、川牛膝。

功效：补肾强督，祛寒化湿，通脉活血，强化筋骨。

主治：强直性脊柱炎，以肢体关节疼痛、变形、骨质损害等症状为主。表现为关节喜暖怕冷，腰酸乏力，遇寒疼痛加重，舌苔薄白或白，脉沉迟弱。

（3）五虎强督通痹汤（唐业建方）：黑蚂蚁、地龙、全蝎、白花蛇、蜈蚣、青风藤、穿山龙、虎杖、白芍、川断、狗脊、何首乌、熟地、白芥子、制附子（先煎）、甘草。

功效：补肾强督，祛风散寒，祛湿通络，散瘀止痛，舒筋暖骨。

主治：强直性脊柱炎（风寒湿痹阻经络型）。

（4）自拟强脊通丸（王春秋方）：淫羊藿、巴戟天、寻骨风、熟地黄、川续断、牛膝、骨碎补、威灵仙、独活、羌活、穿山甲、桂枝、麻黄，制蜜丸，9g/丸，每次服 1 丸，每天 3 次。

功效：补肾强督，祛风散寒，祛湿通络，散瘀止痛，舒筋暖骨。

主治：强直性脊柱炎。

（5）补肾治痹汤（王彦华方）：骨碎补、补骨脂、熟地、续断、杜仲、狗脊、赤白芍、羌活、独活、怀牛膝、制附片、干姜、防风。腰脊疼痛、脊柱僵硬严重者酌加续断、杜仲、狗脊；项背疼痛甚者加葛根，另可加大羌活；若以寒盛为主而致畏寒肢冷，可加大制附片的用量；若脾胃失司，脘腹胀满，则去熟地加陈皮、焦三仙；若病程日久，迁延不愈，痰湿较重者，加白芥子、苍耳子。

功效：补肾强督，祛寒化湿，通活血脉，强化筋骨。

主治：强直性脊柱炎（寒湿型）。

（6）补肾活血方（张廷伟方）：熟地黄、淫羊藿、狗脊、制附片、鹿角胶、骨碎补、羌活、独活、青风藤、续断、桂枝、赤芍、白芍、知母、土鳖虫、全蝎、乌梢蛇、怀牛膝、炙穿山甲。

功效：补肾活血，滋阴。

主治：强直性脊柱炎（肾虚血瘀型）。

9. 中成药

（1）复方丹参注射液 20mL 加入 5% 葡萄糖液或生理盐水注射液 250~500mL，静脉滴注，1 次/d，20d 为 1 个疗程，休息 2~5d 后可给第 2 个疗程。

（2）有免疫抑制作用的中成药：如雷公藤总甙片、昆明山海棠片、火把花根片、正清风痛宁片、白芍总苷等，可选用。

（3）风湿痹痛胶囊、风湿定片、金乌骨通胶囊、骨筋丸、宝光风湿液、益肾蠲痹丸、痛血康胶囊、大活络丸、小活络丸、通络开痹片等，用于风寒湿痹病人。

（4）滑膜炎颗粒、二妙丸、四妙丸、湿热痹颗粒等，用于风湿热痹病人。

（四）外治疗法

1. 局部封闭治疗

可用正清风痛宁注射液或蛇毒注射液局部或关节腔注射，隔日 1 次；必要时可用复方倍他米松（得宝松）骶髂关节或外周关节局部注射，每年不超过 3~4 次。

2. 物理治疗

如高压电位治疗、频谱、激光、超短波、中药离子导入、矿泉浴、蜡疗、热敷等。

3. 传统中医疗法

针灸、火罐、小针刀松解术、推拿、穴位注射、敷贴、中药熏蒸、中药熏洗等。

4. 外用药膏

如各种中药贴剂、NSAIDS 乳剂等。

（五）手术治疗

对脊柱严重变形的病人，可以手术改善关节功能。髋关节受累造成的关节间隙狭窄、消失或强直，可行髋关节修补或置换术。

第四节　风湿热

风湿热（rheumatic fever）是一种常见的反复发作的急性或慢性全身性结缔组织免疫炎性疾病，主要累及心脏、关节、中枢神经系统、皮肤和皮下组织。临床表现以心肌炎和关节炎为主。可伴有发热、毒血症、皮疹、皮下结节及舞蹈病等。

祖国医学中属于热痹。《四时刺逆从论》曰："厥阴有余病阴痹，不足病生热痹。"《金匮翼·热痹》云："热痹者，闭热于内也……脏腑经络，先有蕴热，而复遇风寒湿气客之，热为寒郁，气不得通，久之寒也化热，则痹煓煞而闷也。"上述说明热痹发病多因素体阳气偏盛，内有蕴热，或阴虚有热，又感风寒湿邪（尤以风邪）；风寒湿痹，郁久化热，所致经络阻滞，发病急剧，呈现一系列的热性症候，如关节红肿、灼热，痛不可近，不能屈伸，并有发热、恶风、口渴、烦闷、汗出等症。上述与现代医学风湿热颇为相似。该病不及时治愈，又可向内深发展，故《素问·痹论篇》又曰："诸痹不已，亦易内也。"说明痹证日久不愈，病邪可由经脉传入脏腑，出现脏腑痹的症候。《内经》曰："心痹者，脉不通。烦则心下鼓，暴上气而喘。"说明患心痹者，由于血脉不通，而出现腹胀烦躁、胸闷憋气等现象。故与心肌炎或慢性风湿性心脏病亦很相似。

【病因病机】

本病的病因迄今未完全明了。但 A 组 B 型溶血性链球菌细胞壁外层有 M、T 和 R 蛋白，M 蛋白被认为是"风湿原性"的标准。细菌的感染与风湿热的发病有密切关系。中医对本证认为，多以先天禀赋虚弱，素体气血阴阳不足为内因，风寒湿热邪气侵袭为外因。病初以邪实为主，病在表、皮肉、经络肢体，病久入络，正虚邪恋，痰瘀郁结于内，病位在筋脉、脏腑。

1. 风湿热往往在链球菌感染所致的上呼吸道炎、急性扁桃体炎、咽峡炎、猩红热之后 2~3 周发作。

2. 风湿热多发生在冬春季节。在我国北部，尤以东北、华北比较寒冷，溶血性链球菌感染和发病率较高，而风湿热（包括不典型的风湿热）发病率亦高。

3. 风湿热发作时，病人咽拭或鼻拭细菌培养 A 组 B 型溶血性链球菌的阳性率很高。血清中各种链球菌培养转阴性，抗体滴定值亦下降。临床上常有些风湿热病人，因患扁桃体炎抗链"O"又出现阳性。

4. 彻底治疗链球菌感染，可减少湿热的发病。近年来由于对链球菌感染的治疗较为及时和彻底，故急性风湿热患病率有明显下降。

5. 风寒湿邪是本病发生、发展的重要诱因。风寒湿邪侵犯人体，一般由表入里，由气入血，久之病邪由经络波及脏腑则可见皮下结节；侵袭经络关节，则出现关节疼痛；热入于营血，出现皮下红斑；累及心脏则成心痹。

6. 免疫复合物和补体可在急性风湿热病人的心组织沉积，在血清中测出多种自身抗体和心肌抗体。抗链球菌壁多糖抗体、抗 M 蛋白抗体、抗神经元抗体等，提示细胞免疫参与了急性风湿热的发病。

7. 遗传因素，链球菌感染后，HLA-DR7 和 HLA-DRW53 易感相关。

上述发病机理表明，风湿热发病与链球菌感染有关，然而并非链球菌直接感染的当时，而是在感染后 2~3 周起病。另外，对风湿热病人的血液培养，从未找到溶血性链球菌。在链球菌感染后，亦仅有 1%~3% 的病人发生风湿热，但是如既往曾患过风湿热者，则再次链球菌感染引起复发的可能性达 5%~50%。所以，目前一般认为风湿热与链球菌感染的关系是一种变态反应或过敏反应。柯萨奇病毒感染后，产生类似风湿热性心瓣膜病变，将链球菌与柯萨奇病毒同时感染小鼠，可使心肌炎的发病率增加，表明病毒感染对风湿热的发病可能有影响。也有人提出免疫和遗传因素，风湿热在家族中有流行倾向，单卵双胎风湿热共同发病率较双卵双胎为高，认为与遗传因素有关。

【病理分期】

风湿热的基本病理改变包括炎症的一般变化和具有特征性的"风湿小体"，按照病变发生过程可分为三期。

1. 变性渗出期

结缔组织中胶原纤维分裂、肿胀，形成玻璃样和纤维样变性，变性病灶周围有淋巴细胞、浆细胞、嗜酸粒细胞、中性粒细胞等炎性细胞浸润，本期可持续 1~2 个月，然后恢复或进入二、三期。

2. 增生期

在上述病变的基础上出现具有特征的"风湿小体"是病理上确诊风湿活动的依据，风湿小体主要发生在心肌间质和心内膜下。其病理特征是小体中央有纤维蛋白样变性坏死，其边缘有风湿细胞聚集，并有淋巴细胞和浆细胞浸润。到晚期，风湿细胞呈梭形，似成纤维细胞，并逐渐转化成瘢痕，进入硬化期。增生期持续 3~4 个月。

3. 硬化期

炎症渗出物与坏死组织逐渐吸收，风湿细胞逐渐变为纤维细胞，最后纤维化，形成瘢痕。瘢痕的形成主要位于心内膜、心肌，特别是心瓣膜。从病变早期到瘢痕形成 3~6 个月。

由于本病有反复发作的特性。因此，以上三期也可交替存在，关节的病变以渗出为主，而在心内膜和心肌以瘢痕形成为主。风湿性关节炎所致的关节滑膜及周围组织水肿、黏液样变、纤维素性变、炎性细胞浸润等均易被吸收，不引起粘连，恢复后关节无强直后遗症。

【临床表现】

（一）急性风湿性关节炎

大多数患者有较明显的受风湿侵犯而急骤发病史，并有半数患者在发病前 1~3 周有咽峡炎、扁桃体炎等上呼吸道感染史。

1. 全身表现

周身乏力、食欲减退、烦躁、发热（大部分有高热）、出汗、体温与心率不成正比等。

2. 关节表现

风湿性关节炎主要表现为游走性、对称性、复发性关节炎。由一个关节转移至多个关节，常对称累及膝、踝、肩、腕等大关节，局部出现红肿热痛等急性炎症表现（但非化脓性）。关节功能多因肿痛而活动受限。有时关节腔伴有渗出液（关节腔积液），在渗出液中含有大量中性分叶核粒细胞，但细菌检查为阴性。部分病人几个关节同时受累，有时波及手足小关节。儿童关节炎症多轻微，或仅 1~2 个关节受累，成年则比较显著。在急性炎症消退后，关节完全恢复正常功能，一般不出现畸形。

3. 关节外表现

（1）心脏病变

根据文献报道，60%~80%的患者侵犯心脏可伴心脏炎（包括心肌炎、心内膜炎和心包炎），临床常见的以心肌炎为多。症见心前区不适或疼痛，以及心悸、胸闷、心脏增大较迅速而明显，且呈普遍性。心肌收缩力减弱，心搏出量减少，心音低，尤以第一心音低沉显著，心率仍相对较快。有时心尖部可听到吹风样收缩期杂音。合并心功能不全时，可出现舒张期奔马律。心电图改变，如期前收缩、心房纤颤、不同程度的传导阻滞、P-R间期延长最常见，此时亦可有S-T段与T波改变，Q-T间期延长，以及心律不齐，严重时可出现左心功能不全或全心功能不全。

（2）皮肤病变

可出现环形红斑、结节性红斑或皮下小结，以环形红斑为多见。常见于四肢内侧和躯干，环形红斑为边缘隆起而呈淡红色的环状或半环状的红晕，大小不等，开始出现较少，而后迅速向周围扩大而中心消退，边缘略隆起。逐渐有几个红斑相互融合并褪色而形成大的、边缘不规则的圆圈。红斑时隐时现，历时数日之久。结节性红斑多在两个小腿，起初不红，按之压痛，其后呈红色结节，消退后仍有色素沉着。皮下小结，结节一般为豌豆大小，数目不等，较硬，触之不痛，常在肘、膝、枕部等骨质隆起或肌腱附着处出现。

（3）其他

舞蹈症椎体受累所致，表现面部肌肉和四肢不自主的动作和情绪不稳定、挤眉、眨眼、转颈、歪嘴、伸舌、肢体伸屈以及肢痛、胸膜炎、肾炎等。

（二）慢性风湿性关节炎

慢性风湿性关节炎多有急性风湿性关节炎史或典型的风湿热病史。主要表现：一般无高热，少数病人有低热（体温在37.5~38.5℃之间）。关节多为酸痛，呈游走窜痛或限于一两个关节轻度肿痛，关节功能因疼痛轻度受限。如累及膝关节则行走、上下楼及蹲站时困难。呈反复发作，遇气候变化（刮风、下雨、阴天）时加重。有时四肢出现环形红斑或结节性红斑，说明有风湿活动，应进一步检查。亦有的病人心脏并无器质性改变，而常有心悸、胸闷、憋气等现象。应注意观察有否瓣膜损害等器质性改变，应进一步检查排除风湿性心脏病。慢性风湿性关节炎患者在门诊仍不少见，故应认真检查（包括临床、实验室、心电图、超声心动图、胸片等），根据诊断标准进行确诊和治疗。

【鉴别诊断】

1. 类风湿性关节炎

多发性对称指关节和掌指关节炎，特征晨僵和手指纺锤形肿胀RA阳性。

2. 关节周围纤维组织炎

关节周围肌肉、肌腱、韧带等纤维组织非特异性炎症。自觉关节酸痛，多在气候变化时发病，关节局部无红肿，血沉不快。

3. 结核性风湿病

一般好发于青年女性。体内有结核病灶。经常有关节炎表现或伴有结节性红斑，可同时伴疱疹性结膜炎。经抗风湿治疗无效或暂时缓解，但又反复发作，抗结核治疗关节症状即消失。

4. 病毒性心肌炎

可有关节痛，但无关节炎，补体结合试验及抗体阳性。

5. 莱姆关节炎（Lyme 病）

本病为蜱媒螺旋体传播的地方病。做血清特异性抗体、螺旋体抗体测定可鉴别。

6. 系统性红斑狼疮

一般多见于年轻女性。除发热、关节痛、贫血等症状外，面部可见有对称性蝶形红斑，白细胞减少、肝肾功能损害等。狼疮细胞及抗核抗体检查有助于诊断。

【治疗】

（一）西药治疗

1. 青霉素

抗链球菌感染，选用青霉素 80 万单位，每日 3～4 次。据作者临床体会用链霉素 0.5g，一日 2 次肌注疗效亦好。若青霉素过敏，可改用其他抗生素如红霉素、螺旋霉素等口服治疗。

2. 非甾体抗炎药

（1）水杨酸制剂

常用乙酰水杨酸钠（即阿司匹林），每日 3～6g，分 3～4 次口服，症状控制后，可以停用，继服中药。若不服中药可减到原量的三分之一，继续服用 8～12 周。水杨酸盐类具有止痛、退热、消炎、抗过敏的作用，无心脏炎者首选此药。该药服时易引起恶心、呕吐、食欲不振等胃肠刺激症状或胃出血，应注意观察，同时宜加服氢氧化铝等制酸剂或在中药组方中加用健脾胃之药。如不能耐受者，可用萘普生、吲哚美辛双氯芬酸钠等。

（2）吲哚美辛

具有消炎、退热、镇痛作用，口服每次 25mg，每日 2～3 次，与食物同服或饭后服用，以减少对消化道的刺激，溃疡病者禁用或慎用。症状缓解后停用，继服中药巩固治疗。

（3）吡罗昔康

具有消炎、镇痛作用。口服每次 20mg，每日 1 次饭后服，常配合中药治疗，疼痛减轻或消失即停用，继服中药巩固治疗。本药用量少，次数少，不良反应比阿司匹林、吲哚美辛为轻，故为常用药，但仍可引起溃疡病出血，故溃疡病患者、哺乳期妇女、儿童禁用。

3. 肾上腺皮质激素

此类药物能抑制变态反应，控制炎症发展，减少炎性渗出。但采用激素治疗应慎重，一般尽量不用，急性风湿性关节炎发病急骤，病情较重，以中药为主小量配合本药物治疗。在服中药基础上，常用泼尼松每日 10～20mg，分 2～3 次口服或用地塞米松每日 1.5mg，分 2 次服用。待体温及白细胞计数下降至正常，可逐步减停，继服中药巩固治疗。严重患者可用氢化可的松，成人每日剂量 20～30mg，儿童每日 4～8mg/kg，加葡萄糖静脉内滴注，待症状控制后，改为口服，再逐渐减停，继服中药治疗。

舞蹈症的治疗，首选丙戊酸钠如无效可改用利培酮治疗，亦可选用免疫抑制剂。

（二）中医治疗

1. 湿热型

主症：起病急骤，关节疼痛，局部灼热、红肿、痛不可近，关节活动不便，遇冷痛减，并伴发热、口渴、烦闷不安，舌质红，苔黄腻，脉多弦数或滑数。

辨析：阳气偏盛，内有蕴热，复感风寒湿邪，热为外邪所郁，经络、关节之气血运行不畅，以致脉滑数或洪数，均为热盛之象。

治则：清热利湿，消肿止痛。

方药：防己 15g，木瓜 15g，薏米 20g，海桐皮 15g，姜黄 15g，桂枝 7.5g，石膏 50g，黄檗 15g，忍冬藤 20g，通草 10g，连翘 20g，滑石粉 15g。

用法：每剂 2 煎，早晚分服（每次 100mL）。

加减：有结节性红斑者属瘀热，加丹皮、赤芍、公英，以清热通络散结。下肢红肿加二妙散，以散热利湿消肿。疼痛不减加地龙、蜂房，以祛风活络止痛，加蜈蚣以镇静止痛，加全蝎以活血止痛。久病伤阴，低热、舌红苔少，则减防己、桂枝、石膏，加鳖甲、元参、生地。

2. 心阳不足

主症：痹证日久，骨节酸痛，伸屈舒畅不利，头晕乏力，心悸怔忡，面色少华，纳谷呆滞，舌质淡红、苔薄白，脉细弱或结代。

治则：益气养心，温阳祛湿。

方药：苓桂术甘汤加味，茯苓、桂枝、白术、人参、制附子、羌活、独活、五加皮、鸡血藤、络石藤、丹参、炙甘草。

3. 气阴两虚

主症：痹证日久不愈，骨节疼痛，肿胀灼热，疲倦乏力，低热盗汗，心悸口干，大便干结，舌红少苔，脉细数无力。

治则：益气养阳，除湿蠲痹。

方药：生脉饮加味，人参、麦冬、五味子、当归、防己、生地黄、秦艽、木瓜、丹参、鸡血藤、甘草。

4. 风寒湿型（慢性关节炎的非活动期）

主症：肢体关节酸痛，关节屈伸不便，痛无定处或固定不移，疼痛剧烈，遇寒痛剧，得热痛减，关节肿胀或麻木不仁，舌质淡，苔白滑或白腻，脉多弦紧或弦缓。

辨析：关节疼痛、屈伸不利为风寒湿痹的共同症状，三邪可有偏盛，但常是合而为病。

治则：祛风散寒，利湿通络。

方药：寄生 25g，秦艽 20g，桂枝 15g，赤芍 15g，川芎 10g，茯苓 30g，细辛 2.5g，防风 7.5g，炮附子 10g，牛膝 15g。

用法：每日 1 剂，煎 2 次，每次煎 1 小时，早晚分服。每次 100mL。

加减：上肢关节痛为主者，加羌活、姜黄、白芷，祛风通经活络，补肾止痛。

5. 痰湿瘀血型（慢性风湿性关节炎）

主症：病程较长，关节抽掣刺痛、肢麻，行动不便，甚则疼痛难忍，足筋脉拘急，舌淡，苔白滑而腻，脉多沉或沉缓无力。

辨析：痹证迁延不愈，正虚邪恋，瘀阻于络，津凝为痰，痰湿瘀血痹阻而出现关节抽掣疼痛，手足筋脉拘急，舌淡，苔白滑而腻，脉多沉或沉缓无力，皆瘀血之象。

治则：益气活血，利血通络。

方药：牛膝 15g，地龙 15g，秦艽 15g，香附 15g，当归尾 15g，黄芪 30g，川芎 15g，桃仁 15g，桑枝 20g，没药 10g，海风藤 15g，全蝎 1.5g。

用法：每日 1 剂，煎 2 次，每次煎 1 小时，早晚分服，每次 100mL。

加减：痹证日久内舍于心，症见心悸、气短，动则尤甚，上方加生地 15g、阿胶 15g，以加强益气养血复脉。

6. 中成药治疗

（1）风痛安胶囊

系白求恩医科大学第二临床学院尚秀兰研制，为治疗急、慢性风湿性关节炎等的有效药物。

功能：清热利湿，祛风通络。

用法：每日 3 次，每次 4~5 粒，病情重者加倍（8~10 粒），饭前服用。

（2）风湿寒痛片

系天津市中医研究所王兆铭研究员研制，为治疗急性风湿性关节炎、慢性风湿性关节炎等的有效药物。

功能：祛风散寒，利湿通络，扶正固本。

用法：每日 3 次，每次 6~8 片（痛重加至 12~15 片），饭前服。

注意：服风湿寒痛片过程中如有口干、咽痛等上火现象，配服清胃黄连丸或黄连上清丸，每日 1~2 丸即可消失；高血压患者禁服。

（3）痹通舒丸

张志民主任医师研制。

功能：补肾健脾除湿通络祛瘀，日 3 次，每次 10g。

（三）外治疗法

（1）消肿祛痛灵

对关节疼痛或肿痛有较好的消肿祛痛作用，每日 1 次，如已休息可白天敷药；如坚持工作，可于晚上敷用 2~3 小时。时间长则疗效更好。注意温度过高时可取下稍停片刻以防烫伤。

（2）"消尔痛酊"外敷剂

对关节肿痛或红肿热痛疗效较好。其治疗方法有如下两种：A. 将消尔痛酊装入吸附器内，吸附在患处，将药物渗透到组织中，每次吸附 20~30 分钟，每日 1 次（每次用 1~10 个吸附器）。B. 用消尔痛酊纱布 3~4 层敷于患处，用塑料薄膜包扎，每日 1 次，敷 4~6 小时。用此法可使关节肿痛很快减轻或消失。

（3）"新法针刺"疗法

对慢性风湿性关节炎，尤其属风寒湿型，遇寒冷或天气变化时病情加重疗效较好。用本法每次只针一个穴位，以手捻针，即可自上而下，从内向外发热，祛除体内风寒湿邪，而使关节轻松，疼痛消失，再配合中药汤剂或风痛安、风湿寒痛片，巩固疗效，以达治愈目的。

（4）风湿治疗仪疗法

本仪器通过高能低频脉冲作用于人体患病局部或穴位，达到治疗的目的。用本仪器治疗慢性风湿性关节炎受累关节肿痛简便有效。治疗方法：将风湿治疗仪输出线正负板用浸湿的纱布套上，正极放在附近穴位上或放置在肿痛局部，如局部发凉无肿胀则将负极放于局部，正极用尼龙拉扣固定，接通电源调电量，出现脉冲震荡（按摩），每次 20~30 分钟，每日 1 次，10 次为 1 个疗程，复查判定疗效，决定下次治疗。本法可与中草药或成药配合治疗以提高疗效。

（5）特定电磁波（TDP）疗法

本疗法具有消炎、镇痛、改善微循环的作用，对关节炎受累关节肿痛有较好疗效。

（6）激光、磁疗、保健服装等疗法。

【防护】

（一）预防上呼吸道感染

注意卫生，可用"中药空气灭菌剂"，在居室内每日喷雾 1~2 次，每次每平方米 1mL，可净化空气，杀灭链球菌、绿脓杆菌、大肠杆菌、金黄色葡萄球菌等，对流感病毒亦有抑杀作用。可以大大减少各种细菌感染疾病的发生，对预防风湿热等病有重要作用。

（二）防风湿寒邪侵袭

在居室冬季注意预防潮湿寒冷。劳动汗出后勿用冷水洗浴或用电扇消汗或在对流风口处消汗；妇女产后由于身体虚弱，易感风寒，应注意增添衣服，更不能用冷水洗物。上述这些都是风湿性关节炎发病的诱因，故应注意预防。

（三）防链球菌感染

对已感染者（扁桃体炎、咽炎等）应及时彻底治疗。治疗可用抗生素，亦可用中药治疗；如属慢性扁桃体炎或咽炎，可用中药双花 10g，胖大海 2 枚，麦冬 10g，菊花 5g，生地 10g，板蓝根 10g，泡水代茶饮，1~2 日饮完。如慢性关节炎并扁桃体炎，经常感冒致使慢性关节炎反复发作，对这种情况在没有风湿活动时，将扁桃体切除，可减少关节炎反复发作乃至达到彻底治愈疾病的目的。

第五节　皮肌炎及多发性肌炎

皮肌炎（Dermatomyositis，DM）与多发性肌炎（Polymyositis，PM）均为特发性炎症性肌病，主要累及横纹肌，表现为肌无力、肌痛和肌萎缩，有皮肤损害者称皮肌炎，又称皮肤异色性皮肌炎，无皮肤损害者称多发性肌炎。病理特征为不规则的肌肉坏死、再生和炎性细胞浸润，实验室检查特点为血清肌酸激酶、乳酸脱氢酶及多种转氨酶增高，肌电图或多或少地显示特征性表现。DM 与 PM 的确切发病机制不明，是自身免疫性结缔组织病中最少见的一种，发病年龄多为 5~15 岁和 45~60 岁，男女之比为 1：2。部分病例与其他自身免疫性结缔组织病或恶性肿瘤并发。

DM 与 PM 属祖国医学的痹病，分别称"肌肤痹"与"肌痹"；或根据其疾病进展而证属"痿痹"。早期以皮肤、肌肉、关节等酸胀疼痛为主，证属"痹证"范畴，晚期则会出现肌肉萎缩、痿软无力表现，属于"痿证"。

【病因病机】

《素问·痹论》："肌痹不已，复感于邪，内舍于脾。""脾痹者，四肢懈惰，发咳呕汁，上为大塞。"《素问·长刺节论》："病在肌肤，肌肤尽痛，名曰肌痹，伤于寒湿。"

《诸病源候论》："人腠理虚者，则由风湿气伤之，搏于血气，血气不行，则不宣，真邪相击，在于肌肉之间，故其肌肤尽痛。然诸阳之经，宣行阳气，通于身体，风湿之气，客在肌肤，初始为痹。若伤诸阳之经，阳气行则迟缓，而机关弛纵，筋脉不收摄，故风湿痹而复身体手足不随也。"

中医认为多发性肌炎、皮肌炎病因有六淫侵袭、七情内伤、饮食劳逸、五脏虚损等，痰瘀内停是正虚邪毒引起的病理产物，寒湿、湿热、痰瘀是肌炎发病的重要因素，郁久化热生毒五脏虚损又是引起肌炎症状的致病因素。

1. 五脏虚损为本

中医认为本病不外乎肝肾肺胃四经之病：肝藏血，主筋，为罢极之本；肾藏精，主骨生髓，为作强之官，若肾精不足髓海空虚，筋骨肌肉失养，而致本病；肺主一身之气，肺虚则高原化绝，不能濡润筋骨故手足痿弱不用；脾主四肢、肌肉，脾病不能为胃行其津液，气血生化不足，四肢、肌肉不得禀水谷气，故萎废不用。若情志过度兴奋或抑制时，则可导致影响气机，损伤五脏。

2. 寒湿、湿热、痰瘀为标

由于患者素体虚弱，随着季节、区域的不同，风、寒、暑、湿、燥、火单独或兼夹数邪乘虚而入肤腠脉络之间，肌肉酸痛无力，湿热熏蒸，皮肤出现紫红斑疹。本病的发生具备外邪与体虚，病久可累及脏腑，痰瘀均为机体脏腑功能失调的病理产物，且互为因果。正虚感邪，邪毒入侵，潜伏经络，阻滞气血运行，邪毒蕴久化热，炼热为痰，痰瘀互结，与外邪相合。

3. 标实郁久化热生毒

痰瘀既是肌炎的致病因素，又是正气亏损、脏腑功能失调、气血逆乱的病理产物。痰瘀互生互结，郁久化热生毒，变生他证。凝结于肌肉络脉，则肌肉肿胀，酸痛，无力，萎缩；流窜筋络皮肤，可见皮疹、红斑、关节疼痛；阻于肺脏，宣降失常，则发咳喘、气短；阻于脾胃，则腹胀、消瘦等。痰瘀可以出现在肌炎发病过程中的任何一个阶段，同时又可作为一种致病因素而加重症状，形成恶性循环。本病性质为本虚标实，五脏虚损为本，寒湿、湿热、痰瘀为标，标实郁久化热生毒。

本病的基本病机为素体本虚，感受外邪，邪毒入侵，潜伏经络，阻滞气血，蕴久化热，炼热为痰，痰瘀互结。病久则化热生毒，致脏腑功能失调，气血逆乱。本病病位在肝肾肺胃四经。发作期及复发期，以标实为主；中间恢复期，标实本虚并重；临床缓解期，以本虚为主。

现代医学对本病病因尚不清楚，与遗传、机体的免疫异常感染、恶性肿瘤和其他因素相关联。

（一）遗传因素

HLA-DR 与 PM 高度相关，其他非 HLA 基因在 PM/DM 发病机制中可能也有重要的角色。HLA-DRB1 被认为是家族性和散发性炎性肌病的危险因素，HLA-B8、DR3 阳性者有较高的发病倾向。抗 Jo-1 抗体与 HLA-DR3 有密切关联。

（二）免疫功能异常

DM/PM 患者体内存在循环自身抗体，目前认为抗合成酶抗体、抗 SRP 抗体和抗 Mi 抗体，是肌炎特异性自身抗体。在体液免疫方面，病人体内发现多种抗体，有肌炎特异性抗体，有抗组氨酰 t RNA 合成酶，即抗 Jo-1 抗体。DM 病人有抗核抗原的抗体（Mi-2）。在与系统性硬化病重叠的病人中可出现 PM-Scl 抗体。

本病可能是一种淋巴细胞介导的超敏反应，在病人受累肌肉的浸润细胞中有大量的 T 淋巴细胞，在体外用肌肉抗原刺激病人的淋巴细胞时，可引起淋巴细胞转化。病人的外周淋巴细胞对骨骼肌具有细胞毒性，后者可被抗淋巴细胞血清及免疫抑制剂所抑制。

（三）感染因素

已发现多种感染与本病有关，其中病毒特别是小核糖核酸病毒为发病主要原因，在肌炎患者肌纤维中找到病毒的 DNA 或 RNA 和病毒表达的蛋白。在病人的组织细胞内观察到柯萨奇病毒、黏病毒、副病毒、微小 RNA 病毒等。弓形体感染病人常有严重肌肉病变，这类病人的肌肉活检组织中可见到弓形体，有些可检测到弓形体 IgM 抗体。

（四）恶性肿瘤

PM/DM 病人有伴发恶性肿瘤，包括肺癌、鼻咽癌、宫颈癌、卵巢癌、霍奇金病等。在一些病人中切除肿瘤后皮肤和肌肉的表现可消失，而肌炎的复发常与肿瘤复发一致，也支持两者的关联。

（五）其他因素

一些药物可能与皮肌炎发病有关，如 D-青霉胺、吐根、西咪替丁、硫唑嘌呤、磺胺、糖皮质激素、他汀类药物等。应激（创伤、手术、妊娠）以及一些疾病如肠道病变、结节病等，也可诱发本病。

总之，本病的病因和发病机制尚不明，一般认为由某些致病因素作用于易感人体，诱发免疫异常，导致以骨骼肌为主的免疫炎性损伤所致。

【临床表现】

多缓慢起病，损害多种多样，少数呈急性或亚急性。一般以皮肤先于肌肉的受累为本病主要表现，可伴全身不适、发热、头痛、关节痛等。

（一）皮肤

皮肤损害多种多样，为微暗的红斑，稍高出皮面，表面光滑或有鳞屑。皮损常可完全消退，但亦可残留带褐色的色素沉着、萎缩、瘢痕或白斑。皮疹常无瘙痒，但可有光过敏。皮肤钙化也可发生，多见于儿童。

1. 向阳性紫红斑

眶周水肿伴暗紫红皮疹，见于 60%~80%DM 病人，是 DM 的特异性体征。

2. Gottron 征

皮疹位于关节伸面，多见于肘、掌指、近端指间关节处，也可出现在膝和内踝皮肤，表现为伴有鳞屑的红斑，皮肤萎缩，色素减退，为 DM 的特异性皮疹。

3. 其他皮疹

颈前、上胸部（"V"区）、颈后背上部水肿性紫红色斑（披巾征）。颈、胸及全身还可出现多发角化性小丘疹，久之局部皮肤萎缩，毛细血管扩张，色素沉着或减退，称为皮肤异色病。

4. 技工手

双手外侧掌面皮肤出现角化、裂纹，皮肤粗糙脱屑，同技术工人的手相似，称为"技工手"，以抗 Jo-1 抗体阳性的 DM/PM 病人多见。

5. 其他皮肤病变

部分病人指甲周围及甲根皱襞处呈暗紫红色充血皮疹，指端溃疡、坏死，以及雷诺现象、网状青斑、多形性红斑等。

（二）肌肉

任何部位肌肉皆可受侵犯，主要累及骨骼肌，以肌群无力为临床特点，常呈对称性损害，早期可有肌肉肿胀、压痛，晚期出现肌萎缩。多数病人无远端肌受累，极少累及面肌及眼外肌。

1. 肌无力

几乎所有病人均出现不同程度的肌无力。根据受累的部位，肩带肌及上肢近端肌无力，表现为上肢不能平举、上举，不能穿衣、梳头；骨盆带肌及大腿肌无力，表现为抬腿不能或困难，不能上车、上楼，坐下或下蹲后起立困难；颈屈肌受累则平卧抬头困难，头常后仰；喉部肌肉无力造成发音困难，声音嘶哑；咽和食管上端骨骼肌受累则吞咽困难，饮水发生呛咳，液体从鼻孔流出；食管下端和小肠蠕动减弱与扩张引起食物反流、食管炎、咽下困难、上腹胀痛和吸收障碍；胸壁肌和膈肌受累则呼吸表浅，呼吸困难，并引起急性呼吸功能不全。

根据 Rose 和 Walton 的肌无力程度分级：1 级为肌力完全正常；2 级为检查时虽无异常，但肌肉运动耐量低，活动后易疲乏；3 级为一组或多组肌群有轻度萎缩但尚无功能影响；4 级为步态蹒跚不能奔跑，但能不用手臂协助而登楼；5 级为鸭步明显，脊柱前突加剧，不用手臂协助不能上下楼或从椅子上站起；6 级为没有帮助则不能行走。该分级法有利于发现早期或轻度病人。

2. 肌痛

任何部位肌肉皆受累，但以四肢为主。在疾病早期可有肌肉肿胀，出现近端肌肉疼痛或压痛。但肌痛并非本病主症。本病病人腱反射始终存在。

皮肤和肌肉病变程度可不平行，出现先后也不一致，两者同时出现，肌炎亦可早于皮损，皮损也可早于肌炎，病人有典型皮疹，但始终没有肌无力，肌酶谱正常，称为"无肌病性皮肌炎"。

（三）关节

关节痛和非侵蚀性关节炎，为非对称性，常累及指间关节。由于手部肌肉萎缩，肌肉纤维化可导致手指关节屈曲畸形，但 X 线检查可无骨关节破坏。

（四）内脏

1. 消化道

有食管上部及咽部肌肉受累，出现吞咽困难、食物反流，或反流性食管炎。X 线钡餐可见食管梨状窝钡剂潴留，胃蠕动减慢，排空时间延长。胃肠溃疡、出血及血管炎导致的肠坏死，可见于儿童 DM。

2. 肺部

肺部受累，呼吸肌无力，有肺间质的改变，出现急性间质性肺炎，表现为发热、干咳、呼吸困难、发绀、杵状指、肺部细湿啰音，X 线可见毛玻璃状、颗粒状、结节状及网状阴影。晚期表现为弥漫性肺纤维化，出现进行性呼吸困难伴干咳，肺动脉高压，X 线可见蜂窝状或轮状阴影，肺功能测定为通气功能障碍及弥散功能障碍，肺纤维化为本病死亡的原因之一。

3. 心脏

病人心脏扩大，心室肥厚、心肌受累，充心性表现为心律失常、心力衰竭，也可出现心包炎。心电图检测发现 ST 段和 T 波改变、传导阻滞、心房纤颤、期前收缩。超声心动图检测可见心室肥厚、心包积液。

4. 肾脏

受累少见，因横纹肌溶解可出现肌红蛋白尿、急性肾功能衰竭。

5. 其他

特别是 50 岁以上的病人可伴发恶性肿瘤，男性多见，DM>PM，肌炎可先于恶性肿瘤，也可同时或后出现。慢性皮肌炎病人，尤其儿童，出现软组织钙质沉积，使局部出现发木或发硬感，严重者影响肢体活动，X 线可见钙化点或钙化块。部分病人可伴有其他结缔组织病，如系统性硬化病、系统性红斑狼疮、干燥综合征、结节性多动脉炎等，少数可伴有慢性甲状腺炎、甲状腺功能亢进、炎性肠病和贝赫切特综合征，眼肌受累出现复视，视网膜渗出出血，视网膜脉络炎、蛛网膜炎。小儿患者，除上述外，发病前有呼吸道感染史，皮肤、肌肉、筋膜中可发生弥漫或局限性钙质沉着，有血管病变、胃肠道溃疡和出血。

【实验检查】

（一）一般检查

轻度贫血，白细胞及嗜酸粒细胞增多，ESR 多增快，个别超过 50mm/h；血浆白蛋白降低，γ 球蛋白特别是免疫球蛋白（Ig）升高，补体 C_3、C_4 降低，CIC 增高。尿常规可有蛋白尿及管型尿。

（二）血清肌酶

为本病诊断的重要血清学指标，在活动期明显增高者达99%。包括肌酸激酶（CK）、醛缩酶（ALD）、乳酸脱氢酶（I-DH）、门冬氨酸氨基转移酶（AST）、碳酸酐酶Ⅲ等。其中以CK最敏感，其主要成分系来自骨骼肌的CK-MM同工酶。碳酸酐酶Ⅲ为只存在于骨骼肌的同工酶。肌酶活性增高表明肌肉有新近损伤，因此其高低与肌炎的病情呈平行关系，可用于诊断、疗效监测及预后的评价。肌酶升高常早于临床表现，晚期肌肉广泛萎缩，肌酶不再释放，故即使病情活动，也可不升高。

（三）自身抗体

抗Jo-1抗体为标志性抗体，阳性率为25%，在合并肺间质病变的病人可高达60%。抗Jo-1抗体阳性的PM病人，临床常表现为抗合成酶抗体综合征：肌无力、发热、间质性肺炎、关节炎、雷诺现象、技工手。抗Mi-2抗体是本病的特异性抗体，但阳性率才20%。抗PM-Scl抗体及Ku抗体的阳性率更低，主要见于合并硬皮病者。抗核抗体（ANA）在DM/PM阳性率为20%~30%，LE细胞10%阳性。

（四）尿肌酸

肌酸在肝脏合成，大部分由肌肉摄取，以含高能磷酸键的磷酸肌酸形式存在。肌酸在肌肉内代谢脱水形成肌酐以后从尿中排出。患本病时由于肌肉的病变，所摄取的肌酸减少，肌肉代谢产生的肌酐亦减少，导致血中肌酸增高而肌酐降低，肌酸从尿中大量排出而肌酐排出量却降低。

（五）肌红蛋白

严重的肌损伤可释放肌红蛋白，血清肌红蛋白测定可作为衡量疾病活动程度的指标。

（六）肌电图

几乎所有的病人都可以出现肌电图异常，表现为肌源性损伤，即在肌肉放松时出现纤颤波、正锐波、插入激惹及高频放电，轻微收缩时出现短时限低电压多相运动电位，最大收缩时出现干扰相。

（七）病理活检

阳性率可达90%。取受损肢体近端肌肉如三角肌、股四头肌，有压痛、中等无力的肌肉送检为好。肌炎常呈灶性分布，必要时需多部位取材，提高阳性率。

1. 肌肉病理改变

①肌纤维间质、血管周围有炎性细胞（淋巴细胞、巨噬细胞、浆细胞为主）浸润；②肌纤维变性、坏死、再生，表现为肌束大小不等，纤维坏死，再生肌纤维嗜碱性，核大呈空泡，核仁明显；③肌纤维萎缩，以肌束周边最明显为特征；④血管内膜增生。

2. 皮肤病理改变

除免疫荧光检查可见免疫球蛋白和补体沉着外，均为非特异性改变。

【临床诊断】

按Bohan和Peter（1975）提出的诊断标准。

诊断DM/PM应具备：①四肢对称性近端肌无力；②血清肌酶升高；③肌电图示肌源性改变；④肌活检异常；⑤皮肤特征性表现。

以上5条全具备者可确诊典型皮肌炎。仅具备前4条者为多发性肌炎，前4条具备2条加皮疹诊断为"很可能皮肌炎"，具备前4条中3条为"很可能多发性肌炎"，具备前4条中1条加皮疹为"可能皮肌炎"，仅具备前4条中2条者为"可能多发性肌炎"。

在诊断前应排除肌营养不良、肉芽肿性肌炎、感染、最近使用过各种药物和毒物、横纹肌溶解、代谢性疾病、内分泌疾病、重症肌无力等。

【鉴别诊断】

1. 进行性肌营养不良

本病为一种遗传性疾病，儿童尤其男孩多见，经过缓慢但无自然缓解。不累及颈肌和吞咽肌，无肌肉疼痛，肌萎缩明显，有假性肌肥大。无血沉加快、球蛋白增高。肌肉活检以脂肪细胞浸润为主，肾上腺皮质激素治疗无效。

2. 重症肌无力

全身弥漫性肌无力，具有特有的眼睑下垂，反复握力试验可呈现特有的易疲劳性。肌注新斯的明后，肌力很快明显恢复。血清酶无变化，肌活检无实质性变化。

3. 日光性皮炎

日光性皮炎又称日晒伤，为正常皮肤接受日光中的中波紫外线后发生的急性光毒性反应。日晒十余小时至数十小时后，在曝光部位出现弥漫性红斑，较重时伴有肿、伴烧灼感和刺痛感，1~3日后红斑呈红褐色，继之逐渐消退，留有色素沉着，一般1周内痊愈。皮肌炎颜面紫斑皮损一般持续数月至数年，病程中症状表现可时轻时重，亦可在日后加重，但绝不会1~2周内完全消退，如果取红斑皮损做病理，则日光性皮炎以表皮改变为主，可见表皮细胞内外水疱，基底细胞层色素颗粒增多，但无基细胞液化改变。皮肌炎所致红斑病理改变主要在真皮内，可见真皮内胶原纤维水肿，排列紊乱，真皮内毛细血管扩大，血管周围淋巴细胞浸润，基底细胞液化变性，可类似系统性红斑疮的病理变化。

4. 药物性肌痛

注意和药物所致肌痛鉴别，长期大量使用激素、青霉素、乙醇、氯喹等。

5. 需要鉴别的其他疾病

风湿性多肌痛、甲状腺中毒性肌病。古兰-巴雷综合征、寄生虫性肌炎、病毒性肌炎等，只要详细询问病史，认真查体，做相关检查（如血清酶学、肌电图、肌活检），一般不难鉴别。

【西医治疗】

病因治疗

儿童和青少年皮肌炎主要与感染有关，积极寻找感染灶如扁桃体炎、咽炎、中耳炎等，进行抗感染治疗。成年病人应寻找可能存在的肿瘤，切除肿瘤，皮肌炎症状可自然缓解。即使一时未能查出肿瘤，亦应每隔3~6个月复查1次。

1. 糖皮质激素

是本病的首选药物，激素用量主张宜大不宜小，常用剂量为泼尼松 1~2mg/（kg·d）晨起1次口服，重症者可分次口服。肌力恢复通常在开始治疗后4~8周，大多数病人于治疗后 6~12 周内肌酶下降，接近正常。待肌力明显恢复，肌酶趋于正常时开始减量。减量应缓慢，一般 1 年左右，减至维持量 5~10mg/d 后继续用药 2 年以上，在减量过程中如病情反复，应及时加用免疫抑制剂或增加泼尼松至 60mg/d，口服。如此剂量治疗仍无效，或病情发展迅速，或有呼吸肌无力、呼吸困难、吞咽困难者，可用甲泼尼松龙 0.5~1.0g/d 静脉冲击治疗，连用 3d 后改用 60mg/d 口服，再根据症状及肌酶水平逐渐减量。

2. 免疫抑制剂

对病情反复及重症病人应及时加用免疫抑制剂，现主张一开始用激素时就与免疫抑制剂联合应用可提高疗效，减少激素的用量和不良反应，且激素减量也较容易。①甲氨蝶呤（MTX）：常用剂量为 10~15mg/周，口服或静注，若无不良反应，可根据病情逐渐加量，但最大剂量不超过 30mg/周，待病情稳定后逐渐减量，维持治疗数月至数年。一些病人为控制该病，单用 MTX 5 年以上，并未出现不良反应。②硫唑嘌呤（AZA）：常用剂量为 1.5~3.0mg/（kg·d）口服，初始剂量可从 50mg/d 开始，逐渐增加至 150mg/d，待病情控制后逐渐减量，维持量为 50mg/d。③环磷酰胺（CTX）：对 MTX 不能耐受或疗效不佳者可改用 CTX 50~100mg/d 口服。对重症者，可用 0.8~1.0g 加生理盐水 200mL 静脉滴注冲击治疗，1 次/月，儿童皮肌炎的治疗反应较好。④环孢素-A：2.5~5.0mg/（kg·d），有一定疗效。⑤D-青霉胺 250mg/d，逐步加至 750mg/d，可改善肌炎症状。⑥羟氯喹 200~400mg/d，对皮肤病变有效。

3. 其他治疗

可采用大剂量免疫球蛋白冲击治疗，用法为 200~400mg/（kg·d），静脉滴注，连用 3~5d。病情重者可施行血浆置换疗法，能迅速清除血内大量存在的抗体而改善病情。

苯丙酸诺龙及司坦唑醇（康力龙）可促进蛋白合成，减少肌酸的排泄。皮肤钙质沉着可服氢氧化铝凝胶 10mL，3 次/d。三磷，新斯的明，大量维生素 E、C，鱼肝油等，有助于康复。

【中医治疗】

DM、PM 的临床表现，与中医的"痹证"特别是与"着痹"相似，而晚期则与"痿证"相仿。根据其病因可详细分为以下几种证型：

多发性肌炎、皮肤炎中医辨证论治证型：

1. 脾胃湿热

证见：身热不扬，眼睑、颜面及躯干水肿性红斑，皮肤瘙痒，肌肉酸楚疼痛，大便不爽，小便短赤，舌红苔黄腻，脉滑数（急性发作期）。

治则：清热、利湿、解毒。

方剂：当归龙荟丸（《丹溪心法》）加减。

组成：龙胆草 15g，黄芩 15g，黄檗 15g，黄连 10g，苍术 15g，当归 10g，泽泻 10g，茯苓 15g，薏苡仁 15g，陈皮 15g，白花蛇舌草 30g。

2. 脾虚痰湿

证见：身重乏力，肌肉酸楚，皮肤肿胀，食少纳呆，腹胀便溏，舌胖苔白腻，脉濡滑。

治则：益气健脾，化湿通络。

方剂：参苓白术散（《太平惠民和剂局方》）加减。

组成：黄芪30g，党参20g，白术15g，茯苓15g，炒扁豆20g，薏苡仁20g，陈皮15g，半夏15g，砂仁10g，忍冬藤20g，络石藤20g，仙灵脾15g，甘草10g。

加减：皮损明显者酌加丹皮、防己各10g，紫草15～30g；肌痛明显者酌加红花、王不留行各10g，川芎10g；苔腻者酌加半夏、陈皮各10g。

3. 气阴两虚

证见：身倦乏力，气短懒言，皮肤红斑，低热自汗或盗汗，五心烦热，咽干便秘，舌红少苔，脉细弱数。

治则：益气养阴，清虚热。

方剂：四君子汤（《太平惠民和剂局方》）合一贯煎《续名医类案》加减。

组成：黄芪20g，党参15g，茯苓10g，山药20g，生地25g，沙参15g，枸杞子10g，当归10g，知母15g，黄檗10g，秦艽15g，甘草19g。

加减：舌边嫩红、苔白稍厚，脉细重按无力者，加太子参、地骨皮、鳖甲、白术。

4. 气虚血瘀

证见：肌肉萎软无力，心悸气短，动则汗出，皮疹紫暗，舌暗或有瘀斑，脉涩或结代。

治则：健脾益气，活血通络。

方剂：补中益气汤（《内外伤辨惑论》）合桃红四物汤（《医宗金鉴》）加减。

组成：黄芪40g，党参25g，白术15g，升麻10g，柴胡10g，当归10g，川芎10g，赤芍30g，桃仁10g，鸡血藤15g。

加减：酌加太子参、五爪龙以益气；加何首乌、夜交藤、楮实子以养心、肝、肾；或佐以丹参、鸡血藤活血养血；暑天选西瓜皮、冬瓜皮、苦参、紫草解暑清热，治疗痤疮、毛囊炎。

5. 血瘀阻络

证见：恶冷畏寒，肌肉间锥刺样疼痛，按之剧疼，固定不移，时兼困木痹着，喜近温暖，遇冷加重，舌暗有瘀点、瘀斑，脉涩。

治则：化瘀通络，温经止痛。

组成：秦艽15g，香附10g，羌活10g，川芎9g，甘草6g，没药6g，地龙10g，五灵脂10g，桃仁12g，红花12g，牛膝10g，当归12g，桂枝8g，水煎服。

加减：疼痛剧烈者，加僵蚕；寒冷者，加肉桂、人参、阿胶等。

6. 脾气虚弱

证见：乏力神疲，气短自汗，肌力下降，眼睑虚浮，纳少便溏，脉沉细缓，苔薄白，舌体胖或有齿痕。

治则：健脾益气，和胃温中。

组成：人参10g，白术12g，茯苓15g，陈皮12g，甘草6g，生姜8g，大枣10g，水煎服。

加减：关节红、肿、热、痛明显者，加制川乌、制附片各10g；气虚汗出较多者，加黄芪20g；痰瘀，加制南星、白芥子各9g。

7. 肾阳虚衰

证见：头重如裹，难以站立，腰酸腿软，眩晕耳鸣，畏寒肢冷，遗精尿频，或带下清稀，脉沉迟，舌淡苔白。

治则：益肾壮阳，填精益气。

组成：熟地 12g，山药 15g，山萸肉 10g，枸杞子 10g，丹皮 10g，茯苓 12g，泽泻 15g，炙附子 3g，官桂 3g，菟丝子 15g，白术 12g，人参 10g，生姜 8g，大枣 10g，水煎服。

加减：手腕疼痛，加片姜黄、细辛；脊柱疼痛，加狗脊、杜仲、桑寄生；下肢疼痛，加独活等，以增强祛风湿之功。

8. 热毒炽盛

证见：发热，皮肤水肿性红斑或紫红色斑，按之灼热，肌肉无力，疼痛，口干心烦，大便秘结，小便短赤，舌红绛，黄苔，脉滑数。

治则：清热解毒，凉血散瘀。

组成：清瘟解毒饮加减，水牛角、牡丹皮、生地黄、金银花、连翘、石膏、玄参、知母、紫草、栀子、茜草、丹参、甘草。

9. 湿热蕴结

证见：身热不扬，皮肤红斑，肢体无力，肌肉肿痛，口干口黏，渴不多饮，小便短赤，大便不畅，舌苔黄腻，脉数。

治则：清热化湿，通利脉络。

组成：四妙散加减，苍术、黄檗、牛膝、薏苡仁、丹参、鸡血藤、黄连、茵陈、秦艽、木瓜、首乌藤、甘草。

10. 风寒湿痹

证见：肌肉酸软无力，肢体抬举困难，肿胀疼痛，皮肤红斑，色暗红，舌质淡，苔白或白腻，脉弦。

治则：祛风散寒，益脾除湿。

方药：痹证 2 号方，羌活、独活、秦艽、防风、桂枝、乌梢蛇、制附子、薏苡仁、木瓜、丹参、鸡血藤、甘草。

【固定方药治疗】

1. 健脾清热活血方

由白花蛇舌草、薏苡仁、地肤子、生地、赤芍、白芍、甘草组成。水煎分 2 次口服，每日 1 剂，1 个月为 1 个疗程。

2. 皮肌炎胶囊

由西洋参、三七、杜仲、全虫、续断、防风、当归、生地、白芍、黄鳝血等组成。每次 3~5 粒，每日 3 次口服。

3. 健脾益气方

由黄芪 30g，人参 10g（炖），白术 15g，茯苓 30g，当归 30g，赤芍 10g，丹皮 10g，生地 25g，蜈蚣 1 条，全蝎 6g，阿胶 10g（烊化），川芎 6g，桑白皮 15g，砂仁 8g，鸡血藤

30g，陈皮 10g，半夏 30g，鸡内金 15g 组成。水煎分 2 次口服，每日 1 剂。

【名医验方】

1. 皮肌炎专方（张妙丽方）

组成：西洋参、三七、杜仲、全蝎、续断、防风、当归、生地、白芍、黄鳝血等，水煎服，日 2 次。

功效：清除湿热，益气活血。

主治：皮肌炎。

2. 自拟凉血化瘀汤（徐炳良方）

组成：丹皮、赤芍、红花、桃仁、没药、黄檗、苍术、生地、玄参。

功效：凉血化瘀，通络导滞，燥湿消肿。

主治：皮肌炎。

3. 自拟益元清热祛湿汤（齐连仲方）

组成：黄芪 100g，当归 20g，金银花 100g，地丁 50g，丹皮、马勃各 20g，玄参 25g，甘草 15g，板蓝根 20g，柴胡、鹿角胶各 20g，黄檗 50g，苍术 50g，水煎服，日 2 次。

功效：益肝肾，清热利湿。

主治：皮肌炎。

4. 三黄增免经验方（钟以泽方）

组成：黄芪、黄精、熟地黄、枣皮、当归、川芎、菟丝子、桑仁，水煎服，日 2 次。

功效：益气养血，补益肝肾。

主治：皮肌炎。

5. 潜阳封髓丹加味（吴洋方）

组成：白附片 100g，黄檗 20g，砂仁 15g，龟版 10g，山豆根 10g，露蜂房 10g，细辛 8g，骨碎补 15g，补骨脂 15g，板蓝根 15g，甘草 10g，水煎服，日 2 次。

功效：清上温下，纳气归肾，引火归元。

主治：皮肌炎（上热下寒型）。

6. 扶正祛邪方（李建军方）

组成：生黄芪、土茯苓、白花蛇舌草各 30~60g，白术、茯苓各 10~15g，薏苡仁 30g，莪术 15~30g，延胡索 10~20g，桔梗、升麻、牛膝、生甘草各 10g，水煎服，日 2 次。

功效：健脾益气，活血化湿解毒。

主治：皮肌炎（湿热内蕴、脾气亏虚型）。

第六节　过敏性紫癜

过敏性紫癜又称亨诺-许兰紫癜（Heonoch-Schonlein purpura，HSP），是儿童时期最常见的血管炎之一。发病前常有乙型 A 族链球菌、支原体、水痘病毒、流感病毒、风疹病毒、麻疹病毒等感染史，同时，接触过敏食物、寒冷、寄生虫等诱发。所以称之为过敏性紫癜，是一种变态反应性疾病。以非血小板减少性紫癜、关节炎、腹痛、胃痛、胃肠道出血及肾炎为主要临床表现，好发年龄 3~17 岁，约 50% 发生在 5 岁以前，75% 发生在 10 岁以前，男性略多于女性，春秋季多发。祖国医学中医学文献记载"发斑""斑毒""血风疮""葡萄疫"多为阳斑，属于血证范畴。

【病因病机】

本病病因不明，可能与细菌、病毒、寄生虫、食物、药物等过敏原有关。对本病病机病理机制了解甚少，病人体内 Ig A 浓度增高，电镜下，可见血管壁和肾小球系膜有 Ig A 沉着，认为 Ig A 在 HSP 的免疫病理上可能起着关键作用。可能在上述过敏原的作用下，机体产生变态反应，或抗原抗体复合物反应，造成小血管的损害所致。

中医认为本病内因多因禀赋不足，脏腑阴阳气血失调；外因多为寒湿热之邪侵袭。若体内蕴热，或外感邪气，化热生毒，毒热郁于血分，迫于脉络，溢于肌肤，故见瘀点、瘀斑；若素体湿盛，与热夹杂，侵及筋骨关节，则可见关节红肿疼痛、活动受限；侵及肠胃血络，气机升降失常，则可见腹痛、便血、恶心、呕吐等；伤及肾之血络，可见尿血、尿浊等症；若素体阴虚，或热毒日久伤阴，导致虚火内动，迫血妄行，而血瘀肌肤；若素体脾气虚弱，不能统血，或病情日久伤阴，导致虚火内动，迫血妄行，而血瘀肌肤；若素体脾气虚弱，不能统血，或病情日久，耗伤血气，均可致气虚统摄无权，血不归经，而外溢肌肤。

【临床表现】

过敏性紫癜的典型表现是皮肤、肾脏、胃肠道和关节等，其表现可单独存在，也可并行，表现顺序不一。

（一）全身症状

可有发热、食欲下降、乏力等不适。

（二）皮肤病变

皮肤的可触性紫癜，其特点是成群、对称、无痛，直径大小为 2~10mm，其间散布着针尖大小的出血点，以臀部和下肢分布较多，皮疹退后留下棕色色素沉着。少数病人皮肤可出血疱或坏死性病变。部分病人可先出现关节炎或胃肠症状，数日或半月后皮疹才出现。

（三）关节病变

病人发生关节炎，常侵犯大关节，如膝、踝、肘、腕等，疼痛明显，使病人不能活动，这类关节炎有自限性，数日后就消失，不留畸形。

（四）胃肠表现

轻者为腹部不适、疼痛，重者腹痛剧烈，可呈阵发性绞痛，伴恶心呕吐，一般止痛药常无效，可伴肠出血，有时出血量较大。少数病人发生肠血管栓塞、肠套叠、肠坏死、肠穿孔。

（五）肾脏病变

肾脏损害多在起病后 4 周到 3 个月内发病。主要表现为血尿（肉眼或镜下）、蛋白尿、管型尿，也有病人表现为肾病综合征、急进性肾炎，甚至肾功能衰竭。

临床上根据主要累及的部位，可分成单纯型（皮肤型）、关节型、腹型、肾型及混合型。

（六）其他

常累及中枢系统，表现精神错乱，剧烈头痛，昏迷，偏瘫，脑卒中，心脏缺血，心律失常，视神经出血，视网膜出血等。

【辅助检查】

一般检查外周血示白细胞升高，血小板正常。ESR 增快，Ig A 和 IgG 升高。肾脏受累时尿常规有血尿、蛋白尿、管型尿。胃肠道受累时大便潜血试验可阳性。

病理 HSP 的组织学特征是白细胞破碎性血管炎，皮肤血管和血管周围中性粒细胞浸润并有中性粒细胞核碎片散布其间，免疫荧光检查见有颗粒状 Ig A 沉着于血管壁。肾活检可见肾小球有弥漫性的 Ig A 沉着和系膜增生，可伴有新月体形成。

【诊断】

参照 1990 年美国风湿病学会制定的过敏性紫癜诊断标准：
（1）可触性紫癜，与血小板减少无关；
（2）发病年龄<20 岁；
（3）急性腹痛；
（4）活检显示小静脉和小动脉周围有中性粒细胞浸润。

上述 4 条标准中，符合 2 条或以上者可诊断为过敏性紫癜。要点：发病前，多有感染史、过敏史；皮肤紫癜分批出现，以四肢为多；血小板计数、出凝血时间正常；毛细血管试验阳性。根据临床特点，可分为 5 种类型：单纯型（皮肤型）、腹型（可有腹痛、呕吐、便血、肠坏死）、关节型（累及膝、踝、肘等多个关节）、肾型（水肿、高血压、蛋白尿、血尿、管型）、混合型。

【鉴别诊断】

（一）特发性血小板减少性紫癜

为小儿最常见的出血性疾病，主要特点是皮肤、黏膜自发性出血，束臂试验阳性，血小板减少，出血时间延长和血块收缩不良。根据二者临床及实验检查特点不难鉴别。血友病、白血病、再生障碍性贫血等，通过出凝血时间、血常规、骨髓检查，多无困难。

（二）外科急腹症

各种急腹症其特有的症状和体征，一般腹部有固定的疼痛、压痛、反跳痛和肌紧张。而 HSP 的腹痛虽然较剧烈，但位置常不固定，压痛轻，无腹肌紧张和反跳痛，除非并发肠血管栓塞、肠套叠、肠坏死、肠穿孔才有急腹症的表现。

（三）细菌感染

细菌性败血症和亚急性细菌性心内膜炎均可出现紫癜样皮疹，但前者伴有明显寒战高热，白细胞升高显著，一般情况危重；后者可闻及心脏杂音，有栓塞现象。该两种疾病的血培养可阳性。

（四）原发性肾脏疾病

如链球菌感染后肾小球肾炎、IgA 肾病、肾病综合征等，一般发病前有明确的上呼吸道感染史，出现水肿、蛋白尿、血压增高等，而无皮肤紫癜，亦无关节和胃肠道表现。必要时行肾脏穿刺活检鉴别。

（五）关节炎

风湿热的关节炎呈多发性、游走性，可有心脏炎表现，ASO 升高；反应性关节炎在发病前有泌尿道、消化道感染史，关节炎症持续时间较长，可有肌腱端或骶髂关节受累，而无皮肤紫癜表现。

【治疗】

（一）一般治疗

急性期应卧床休息，给予流质饮食。如有明显感染，应给予有效的抗生素。避免接触可能的过敏原，避免食用鱼、虾、蛋、牛奶等富含异性蛋白质的食品。

（二）西医治疗

1. 抗过敏药物

可用抗组胺药物，如氯苯那敏、阿司咪唑、氯雷他定等，以及钙剂。

2. 改善毛细血管通透性药物

增强毛细血管抵抗力，降低毛细血管通透性及脆性，有利于本病的痊愈，如维生素 C、卡巴克络及芦丁等。

3. 抗血小板凝集药

因本病可有纤维蛋白原、血小板沉积和血管内凝血的表现，故可使用阿司匹林、双嘧达莫等药物。

4. 糖皮质激素

可以缓解腹痛和关节痛，一般以泼尼松 40~60mg/d，口服；重症病人宜先静滴氢化可的松或地塞米松，症状减轻后改口服，症状控制后逐步减至最小维持量，一般不超过 30mg/d。

5. 免疫抑制剂

对肾型或并发膜性增殖性肾炎者，或有严重并发症如高血压，可采用免疫抑制治疗。常用环磷酰胺 2~3mg/（kg·d），口服，连用数周至数月；或硫唑嘌呤口服，疗程 2~3 个月，必要时可延长至 4~6 个月。

6. 对症治疗

腹痛较重者可予解痉剂阿托品或莨菪制剂皮下肌内注射。关节痛者选用消炎镇痛药，如布洛芬、双氯芬酸、萘普生等。水肿、尿少者可用利尿剂螺内酯或呋塞米。

（三）中医治疗

1. 风热外袭伤络

主症：起病较急，皮肤紫斑色较鲜红，略高出皮肤，可伴有风团或多形性红斑样损害。或有痒感，伴发热，头痛，咽干喉痛，舌尖红、苔薄黄，脉浮数。

治则：疏风散热，和络解毒。

方药：消风散加减：牛蒡子、蝉蜕、荆芥、防风、板蓝根、当归、生地黄、知母、生石膏、桑叶、菊花、甘草。

僵蚕防风汤：僵蚕、防风、连翘、地肤子、苦参、紫草、丹皮、赤芍。

功效：清热利湿，凉血活血，解毒化瘀。

2. 血热炽盛，迫血妄行

主症：皮肤骤然见鲜紫色斑点或斑片，伴有发热、咽痛、口干、烦渴，可有齿衄、鼻衄、便血、尿血，舌红绛，苔黄燥，脉洪数。

治则：清热泻火，凉血止血。

方药：犀角地黄汤加味：水牛角、鲜生地黄、赤芍、牡丹皮、金银花炭、白茅根、茜草根、生石膏、知母、栀子、芦根、甘草。

3. 风湿热痹

主症：皮疹颜色紫暗，关节肿胀疼痛，活动受限，以膝、踝关节多见，身热，口渴，尿黄，舌红苔黄腻，脉滑数。

治则：祛风化湿，清热通络。

方药：痹证1号方加减：生石膏、知母、鸡血藤、忍冬藤、桑枝、木瓜、丹参、络石藤、薏苡仁、防风、牡丹皮、甘草。

4. 脾胃湿热

主症：紫癜多见于下肢，间有黑紫血疱，或有糜烂，伴有腹痛腹胀，或有便血，纳呆，恶心呕吐，大便不爽，舌质红，苔黄腻，脉濡数。

治则：清泻脾胃，活血化瘀。

方药：藿朴夏苓汤加减：藿香、厚朴、半夏、赤茯苓、薏苡仁、白豆蔻、黄连、白茅根、枳壳、三七、延胡索、甘草。

5. 阴虚火旺

主症：皮肤有青紫点或斑点块，色不鲜明，分布不均，反复发作，兼有虚热烦躁，颧红咽干，或午后潮热，腰膝酸软，血尿，舌红少苔，脉细数。

治则：滋阴降火，宁络止血。

方药：茜根散加味：茜草根、黄芩、侧柏叶、生地黄、阿胶、玄参、龟甲、女贞子、黑旱莲、牡丹皮、白芍、炙甘草。

6. 脾不统血

主症：起病较缓，紫癜色较暗，分布稀疏，时愈时发，迁延日久，伴有纳呆，面色萎黄，气短，精神萎靡，肢倦无力，舌淡苔白，脉虚细。

治则：健脾益气，固摄止血。

　　方药：归脾汤加减：黄芪、党参、白术、茯苓、当归、鸡血藤、阿胶、白芍、地榆炭、仙鹤草、龙眼肉、炙甘草。

　　便血者加用槐花散：石膏、赤石脂、防风、藿香、槐花、炒地榆、侧柏炭。

　　肾型加玉露散：藿香、栀子、石韦、石膏、寒水石、滑石、白茅根、防风。

　　水肿溺短者合用桂枝甘露饮：石膏、寒水石、滑石、藿香、栀子、猪苓、茯苓、泽泻、防风、桂枝。

　　7. 名医名方

　　(1) 陈杰方：紫癜 1、2 号方。

　　①紫癜 1 号 (急性发作期)：紫草、败酱草、藕节、大小蓟、白蒺藜、白茅根、侧柏叶、蜈蚣、水丸，成人每次 10g，1 日 3 次，小儿每次 5g，1 日 2~3 次。

　　②紫癜 2 号 (慢性期)：仙鹤草、生地、大青叶、败酱草、蜈蚣、焦三仙，制水丸，成人每次 10g，1 日 3 次，小儿每次 5g，1 日 3 次。

　　(2) 凉血五根汤：白茅根、瓜蒌根、板蓝根、茜草根、紫草根、生地、玄参、石斛、生槐花、丹皮、地榆。

　　功效：清热凉血、活血、解毒、消斑，并养阴。

　　(3) 抗敏汤：丹参、茜草、紫草、鸡血藤、大枣。

　　功效：凉血解毒，活血消斑。

　　(4) 消斑汤：紫草、生地、赤芍、地榆、白鲜皮、蝉衣、甘草。

　　功效：凉血解毒，活血消斑。

　　(5) 化斑消癜汤：土茯苓、紫草、生地、丹皮、当归、川芎、地龙、防己、苍术、薏仁、白鲜皮、地肤子。

　　(6) 加味犀角地黄汤：水牛角、生地、丹皮、赤芍、黄芩、紫草、荆芥、蝉衣、甘草。

　　功效：清热凉血，化瘀止血。

　　(7) 清紫汤：青黛、紫草、乳香、白及。

　　功效：清热凉血，退癜。

　　(8) 三参三白汤：党参、苦参、丹参、茜草、仙鹤草、白蒺藜、白鲜皮、地肤子、地榆、赤芍、广木香。

　　功效：活血化瘀，凉血止血，泻火解毒，祛风健脾。

　　(9) 二蓟饮：鲜小蓟、鲜大蓟、生地、赤芍、丹皮、当归、茜草、仙鹤草、连翘、黑山栀子、三七粉。

　　功效：清热凉血，活血止血。

　　(10) 紫参化斑汤：紫草、丹参、车前子、当归、牛膝、葛根、银花、连翘、生地榆、侧柏叶、白茅根、生甘草。

　　(11) 龟杞汤：龟甲、枸杞子、仙鹤草、丹皮、丹参、三七粉。

　　功效：补阴清热，凉血活血。

　　(12) 凉血化斑汤：羚羊角粉、金银花、大青叶、黑山栀、白茅根、生地、茜草、黑荆芥、阿胶 (烊化冲服)、甘草、炒牛蒡子。

　　功效：疏风清热，凉血化斑。

　　(13) 益气活血汤：黄芪、薏苡仁、生地、丹参、太子参、茯苓、白术、旱莲草、当归、川芎、紫草、柴胡、三七粉。

功效：益气活血化瘀，清热利湿。

（14）紫癜汤：当归、川芎、生地、白芍、白茅根、地丁、蒲公英、丹皮、侧柏炭、仙鹤草、阿胶珠、槐花炭、甘草。

功效：活血化瘀，凉血止血。

（15）柴芩蝉衣煎：柴胡、黄芩、乌梅、蝉衣、甘草、当归、丹参、红花、丹皮、赤芍。

功效：疏风清热，活血化瘀。

（16）抗敏消癜汤：麻黄、蝉蜕、地龙、荆芥、防风、丹参、红花、丹皮、赤芍。

功效：疏风凉血，消癜。

（17）花蛇消癜汤：白花蛇、蝉衣、地龙、生地、丹皮、丹参、防风、牛膝、甘草。

功效：祛风清热，凉血解毒。

（18）消风宁络饮：炒防风、炙黄芪、炒赤芍、大生地、炒丹皮、牛角腮、炙甘草、红枣、生槐花。

功效：消风凉血，散瘀活络。

（19）蝉乌消斑饮：蝉衣、乌梅、金银花、丹参、生地、蒲公英、旱莲草、仙鹤草、小蓟、丹皮、紫草、甘草。

功效：清热解毒，凉血消斑。

8. 中成药

（1）复方丹参注射液 20mL 加入 5% 葡萄糖液或生理盐水注射液 250~500mL，静滴，10~20d 为 1 个疗程。

（2）新血丹、云南白药、紫地宁散、三七胶囊、槐花紫珠片等，用于皮肤紫癜或胃肠出血者。

（3）风湿痹痛胶囊、风湿定胶囊、四妙丸、湿热痹颗粒、滑膜炎颗粒、独一味软胶囊、痛血康胶囊等，用于关节疼痛者。

（4）六味地黄丸、大补阴丸、金水宝胶囊、蛹虫草菌粉胶囊、肾肝宁胶囊、肾炎康复片等，用于有肾脏受累者；如有肾功能不全，可用肾衰宁胶囊、尿毒清颗粒等。

（5）归脾丸、六味地黄丸、当归补血丸、八珍丸等，用于后期体虚或恢复期病人。

（曾翠青）

第四章　内分泌系统疾病

第一节　甲状腺功能亢进症

甲状腺功能亢进症（简称甲亢）系由多种病因引起的甲状腺功能增强，甲状腺激素分泌过多所致的临床综合征。其中 Graves 病（简称 GD）又称毒性弥散性甲状腺肿或 Basedow 病，是甲亢中最常见的一种，属器官特异性自身免疫性疾病。由于甲状腺激素分泌过多，造成机体神经、循环、消化等系统兴奋性增高，代谢亢进等。GD 患者可伴有浸润性突眼，少数伴胫前黏液性水肿及指端粗厚。

一、病因

病因和发病机制尚未完全阐明，近代研究与下列因素有关。

（一）遗传因素

（1）与 HLA 的某些易感基因有关，但有地区和种族差异，如高加索白人中 HLA-A1、B8、DR3，日本人 HLA~B35 以及国外华人 HLA-BW46 阳性者本病发生率高。在免疫应答中 GD 的发生与 GM 基因有关。

（2）GD 患者本人或其直系亲属中易患自身免疫性甲状腺疾病或其他自身免疫性疾病。

（3）单卵双生者本病的共显率高达 30%~60%，而异卵双生者仅 3%~9%。

（二）自身免疫反应

1. 体液免疫

CD 患者血清中可检出促甲状腺激素受体抗体，包括。

（1）甲状腺刺激性抗体。

（2）甲状腺刺激阻断型抗体，又称促甲状腺激素结合抑制免疫球蛋白。

近年来研究证明，不同程度的甲状腺刺激性抗体和甲状腺刺激阻断型抗体及其相互作用导致自身免疫性甲状腺疾病（包括 GD）的各种病理生理变化。其证据有：①未治疗的 GD 患者，甲状腺刺激性抗体阳性率可高达 90% 以上，其中大多数甲状腺刺激阻断型抗体亦阳性，并在治疗缓解后减低或转阴。②甲状腺刺激性抗体或甲状腺刺激阻断型抗体阳性的 GD 患者若停用抗甲状腺药治疗，则复发率较高。③GD 复发时，甲状腺刺激性抗体及甲状腺刺激阻断型抗体活性可再度增高。④甲状腺刺激性抗体或甲状腺刺激阻断型抗体阳性的孕妇分娩后，其新生儿可发生 GD。⑤GD 患者亲属中甲状腺刺激阻断型抗体阳性人群，当发生 GD 时，甲状腺刺激性抗体活性明显增高。

2. 细胞免疫

GD 存在 T 细胞亚群紊乱。

（1）外周血液中淋巴细胞绝对值和百分比增高。

（2）淋巴组织（如淋巴结、胸腺和脾脏）：有淋巴组织增生。

（3）肿大的甲状腺和眼球后组织有大量淋巴细胞和浆细胞浸润，甲状腺局部有合成分泌促甲状腺受体抗体的淋巴细胞浸润及大量积聚，同时也发现 GD 患者甲状腺静脉血中促甲状腺受体抗体活性较外周静脉血高。

这些都提示甲状腺是 GD 器官特异自身抗体的主要制造场所，而且存在 T 淋巴细胞功能缺陷。

（三）环境因素

环境因素（应激、感染、创伤等）作为一种诱因作用于免疫系统。

（1）可引起抑制性 T

淋巴细胞（T 淋巴细胞）的功能和数量减低，加重特异性 T 淋巴细胞的损害，从而减低了对甲状腺辅助性 T 淋巴细胞（Th 细胞）的抑制。

（2）特异 B 淋巴细胞在特异 Th 细胞的辅助下，产生一组异质性免疫球蛋白，大量自身抗体甲状腺刺激性抗体和甲状腺刺激阻断型抗体的作用导致甲状腺激素生产过多和甲状腺抗原表达增强而发生 GD。

二、病理

（一）甲状腺

多呈不同程度的弥散性、对称性蝶形肿大，质较柔软，血管丰富，充血扩张，呈鲜牛肉样；滤泡间组织中有淋巴样组织增生，可形成淋巴滤泡或出现淋巴组织生发中心。

（二）眼

突眼者，球后组织常有脂肪、淋巴细胞、浆细胞浸润，纤维组织增多，糖胺聚糖沉积和透明质酸增多，眼肌水肿增大，纹理模糊，透明性变，断裂与破坏。

（三）胫前黏液性水肿

较少见，病变皮肤光镜下见黏蛋白样透明质酸沉积，多有肥大细胞、吞噬细胞及成纤维细胞浸润。电镜下见大量微纤维伴糖蛋白及酸性糖胺聚糖沉积。

三、诊断

本病好发于青、壮年女性，男女之比为 1∶（4~6）。多数起病较缓慢。老年和小儿患者临床表现常不典型。典型者有下列临床表现。

（一）三碘甲状腺原氨酸、T4 分泌增多综合征

1. 高代谢综合征

因怕热、多汗、低热，疲乏无力，食欲亢进而体重减轻。

2. 中枢神经综合征

神经过敏、多言好动、紧张焦虑、烦躁易怒、失眠，偶有（尤其在老年人）寡言抑郁、表情淡漠。

3. 心血管系统症状

（1）自觉心悸、胸闷、气短。

（2）体征有：①心动过速，常为窦性，多在 100 次/分以上，静息或入睡时仍快。②心尖部第一心音亢进，常有Ⅰ~Ⅱ级收缩期杂音。③心律失常，以房性期前收缩（房早）多见，可发展成阵发或持续性心房颤动（房颤）或心房扑动（房扑）偶见房室传导阻滞。④心脏扩大，可加重心脏负荷，发生心力衰竭（心衰）时以右心衰多见。⑤脉压增大。

4. 消化系统症状

（1）食多、消瘦，老年甲亢可表现食欲减退、厌食。

（2）因胃肠蠕动增快，便次增多，呈糊状，不伴腹痛。

（3）重症甲亢可有肝大及肝功能损害，偶有黄疸。

5. 骨骼肌肉系统症状

多数患者有肌无力及肌肉萎缩。甲亢肌病可表现出下列病症。

（1）急性甲亢肌病：罕见，起病急、病情重，主要表现为延髓麻痹，如发音不清、呼吸肌麻痹、吞咽困难等。

（2）慢性甲亢肌病：较多见，起病缓慢，首先受累的主要是肩胛与骨盆带近躯体肌群，表现为上肢持物无力，下肢蹲、坐时起立困难。

（3）甲亢性周期性瘫痪：较多见，多见于东方国家的年轻男性患者，发作时血钾降低，但尿钾不增多，可能由于钾过多地转移至细胞内（主要是肝、骨骼肌）所致，与甲亢时甲状腺激素增加 Na^+-K^+-三磷腺苷酶活性有关。

（4）少数 GD 患者伴重症肌无力，此与二者同属自身免疫性疾病有关。

（5）特发性炎性肌病。

（6）突眼性眼肌麻痹。

以上前3种症状与甲状腺激素增高有关，甲亢控制后可消失，第四种与甲状腺激素无关。此外，本病可引起骨质疏松症。

6. 皮肤毛发与肢端症状

皮肤温暖湿润、光滑细腻，缺乏皱纹。颜面潮红或呈红斑样改变，手掌红疹。皮肤色素加深或色素减退，毛发稀疏脱落，白癜风或斑秃。甲状腺皮肤病常发生在小腿的前面侧面，出现非感染的深粉色或紫色的硬化斑块。还可有甲状腺肢端病。

7. 其他系统症状

女性常月经量减少或闭经，男性阳痿；皮质醇半衰期缩短，葡萄糖耐量受损；过多甲状腺激素刺激儿茶酚胺受体使患者呈交感神经亢进征象；周围血白细胞总数常偏低，淋巴细胞绝对值和百分比增高，血小板寿命较短，有时可出现紫癜。

（二）甲状腺肿大

多呈不同程度的弥散性、对称性蝶形肿大，质较柔软；可有甲状腺部位震颤或血管杂音，是诊断本病的重要体征。甲状腺肿大程度与甲亢轻重无明显关系。

（三）眼征

非浸润性突眼：非浸润性突眼又称良性突眼，占极大数，多无自觉症状。眼征包括：

①突眼，突眼度一般<18mm（正常<16mm）。②眼裂增大。③瞬目减少。④双眼聚合能力欠佳。⑤眼下看时上端白色巩膜外露。⑥眼上看时前额皮肤无皱纹。⑦上睑挛缩。⑧惊恐眼神。这些眼征主要与甲亢时因交感神经兴奋，眼外肌群和上睑肌群张力增高所致，甲亢控制后能自行恢复，预后良好。

（四）实验室检查

（1）血清促甲状腺激素和甲状腺激素：一般甲亢时促甲状腺激素<0.1mU/L，敏感THS（sTHS）是公认的诊断甲亢的首选指标，可应用于甲亢的筛查。血清游离三碘甲腺原氨酸（游离三碘甲腺原氨酸）和游离甲状腺素（游离甲状腺素）升高，正常值游离三碘甲腺原氨酸为3~6μmol/L，游离甲状腺素为9~25μmol/L。各实验室略有差异。游离三碘甲腺原氨酸、游离甲状腺素能直接反映甲状腺功能状态，其敏感性和特异性均明显优于血清总三碘甲腺原氨酸（总三碘甲腺原氨酸）、总甲状腺素（总甲状腺素）。

（2）血清总三碘甲腺原氨酸和总甲状腺素升高，正常值总三碘甲腺原氨酸为1.54~3.08nmol/L（100~200mg/dL），总甲状腺素为51.6~154.8nmol/L（4~12μg/dL）（CPBA法）。各实验室亦有差异。总三碘甲腺原氨酸中有99.5%、总甲状腺素中有99.95%与血清中的球蛋白结合，其中主要与TBG结合，故三碘甲状腺原氨酸、T4与蛋白结合总量均受TBG的影响，分析结果时必须注意。总甲状腺素是判定甲状腺功能最基本的筛选指标；总三碘甲腺原氨酸为诊断甲亢较敏感的指标，是诊断三碘甲状腺原氨酸型甲亢的特异性指标。老年淡漠型甲亢、甲亢伴其他较重的慢性疾病时总三碘甲腺原氨酸可不高，应予注意。

（3）血清反三碘甲状腺原氨酸（rT_3）升高，rT_3无生物活性，主要在外周组织由T4转变而来。少数甲亢初期或复发早期仅有rT_3升高而可作为较敏感的指标。有严重营养不良或某些较重的全身疾病时，可出现rT_3明显降低，rT_3明显增高。为低三碘甲状腺原氨酸综合征（甲状腺功能正常的病态综合征）的主要指标。

（4）甲状腺自身抗体：甲状腺刺激抗体（甲状腺刺激性抗体）是Craves病的致病性抗体，在GD中的检出率可高达80%~95%，该抗体阳性的甲亢的病因为Graves病。如存在甲亢，促甲状腺激素受体抗体（促甲状腺受体抗体）阳性可视为甲状腺刺激性抗体阳性，可作为判断Graves病预后和抗甲亢药物治疗停药的指标。

（5）甲状腺摄131I率：甲亢时摄取率增高，高峰提前，诊断的符合率可达90%。但需注意下列事项。

①缺碘，女性长期使用避孕药物时亦可升高，但一般高峰不提前。

②富含碘的食物、药物（包括中药）以及抗甲状腺药物等均可使之降低。

③本法不能反映甲亢病情的严重程度与治疗中的病情变化。

④孕妇和哺乳的妇女禁用。

四、鉴别诊断

根据临床表现及实验室检查，诊断一般不难。但早期轻型、特殊类型的本病，及老年或小儿患GD时，诊断更需依据实验室的检查。此外甲亢诊断成立后，GD应与其他病因的甲亢，如多结节性甲状腺肿伴甲亢、自主性高功能性甲状腺腺瘤性甲亢、甲状腺癌性甲亢、碘甲亢、垂体性甲亢、甲状腺炎［亚急性、慢性淋巴细胞性甲状腺炎（桥本病）、放射性甲状腺炎性甲亢］、药源性甲亢等相鉴别。

（一）单纯性甲状腺肿

无甲亢症状，131I 摄取率虽增高，但高峰不提前，总三碘甲腺原氨酸、总甲状腺素正常或总三碘甲腺原氨酸偏高，s TSH 正常。

（二）神经官能症

有与甲亢相似的神经精神症状，但无甲亢的高代谢综合征、突眼及甲状腺肿，甲状腺功能检查均正常。

（三）其他疾病

消瘦、低热应与结核、癌症鉴别，心律失常应与风湿性心脏病、冠状动脉硬化性心脏病及心肌病鉴别。

五、治疗

（一）一般治疗

应予适当休息。合理安排饮食，需要高热量、高蛋白质、高维生素和低碘饮食。精神紧张、不安或失眠较重者，可给予安定类镇静药。

（二）药物治疗

1. 抗甲状腺药物及作用机制

抗甲状腺药物分为两类：硫脲类的丙硫氧嘧啶（丙硫氧嘧啶）；咪唑类的甲巯咪唑（MM，商品名他巴唑）和卡比马唑（CMZ，商品名甲亢平）。丙硫氧嘧啶和 MM 是目前治疗甲亢的两种最主要的抗甲状腺药物。MM 与丙硫氧嘧啶的药理等效比为 1∶10，但 MM 的半衰期明显长于丙硫氧嘧啶，且实际效能也强于丙硫氧嘧啶，故 MM 可使甲功较快恢复正常。在维持治疗阶段较小剂量的 MM 每日一次服药即可将甲状腺功能维持在良好状态。它们的作用机制相同，主要为抑制甲状腺内的过氧化酶系统，使被摄入到甲状腺细胞内的碘化物不能氧化成活性碘，使酪氨酸不能被碘化，同时使一碘酪氨酸和二碘酪氨酸的缩合过程受阻而抑制甲状腺激素的合成。

2. 适应证和优缺点

抗甲状腺药物适应于甲亢病情较轻，病程短，甲状腺较小者。儿童、青少年甲亢及甲亢伴有妊娠者也宜首选抗甲状腺药物治疗。其优点是：①疗效较肯定；②不会导致永久性甲减；③方便、经济、使用较安全。缺点：①疗程长，一般需 2 年以上；②停药后复发率较高；③可引起肝损害或粒细胞缺乏等。

3. 剂量与疗程

一般情况下，抗甲状腺药物的初始剂量为：丙硫氧嘧啶 300～450mg/d，MM 或 CM 230～45mg/d，分 3 次口服。至症状缓解、血甲状腺激素恢复正常后逐渐减量。每 4～8 周减量 1 次，丙硫氧嘧啶每次减 50～100mg，MM 或 CMZ 每次减 5～10mg。减量至能够维持甲状腺功能正常的最小剂量后维持治疗 1 年半至 2 年。维持治疗期间每 3～5 个月化验甲状腺功能，根据结果适当调整抗甲状腺药物的剂量，将甲状腺功能维持在完全正常状态（即促甲状腺激素在正常范围）。

4. 不良反应

抗甲状腺药物发生率相对较高且较严重的不良反应为粒细胞缺乏，其发生率约为 0.4%。大部分粒细胞缺乏发生在抗甲状腺药物大剂量治疗的最初 2~3 个月内或再次用药的 1 个月内。因此，为了防止粒细胞缺乏的发生，在早期应每 1~2 周查白细胞 1 次，当白细胞少于 $2.5 \times 10^9/L$、中性粒细胞少于 $1.5 \times 10^9/L$ 时应考虑停药观察。甲亢本身可有白细胞减少。因此，治疗之前白细胞的多少并不影响抗甲状腺药物的治疗。一旦发生粒细胞缺乏应立即停用抗甲状腺药物，由于抗甲状腺药物之间可能有交叉反应，故禁止使用其他抗甲状腺药物。抗甲状腺药物可引起肝脏损害，MM 引起的肝脏损害以胆汁淤积为主，而丙硫氧嘧啶引起者多为免疫性肝细胞损害，肝酶升高较明显，且预后较差。近年来的临床观察发现，丙硫氧嘧啶可诱发机体产生抗中性粒细胞胞质抗体（ANCA），多数患者无临床表现，仅部分呈 ANCA 相关性小血管炎，有多系统受累表现，如发热、肌肉关节疼痛及肺和肾损害等。

5. 停药与复发

抗甲状腺药物治疗 GD 最主要的缺点是复发率高。为了降低复发率，在停药之前还应认真评估后再决定是否停药。如果甲状腺不大、促甲状腺受体抗体阴性或最后阶段抗甲状腺药物维持剂量很小时停药后复发率低。反之，复发率较高，延长疗程可提高治愈率。由于抗甲状腺药物治疗停药后复发率较高，故停药后还应定期检测甲状腺功能，如有复发迹象即再次给予治疗。

6. 其他药物治疗

（1）复方碘溶液：大剂量碘可减少甲状腺充血、阻抑甲状腺激素释放，也可抑制甲状腺激素合成及外周 T4 向三碘甲状腺原氨酸转换，但属暂时性，于给药后 2~3 周内症状渐减轻，之后甲亢症状加重。碘的使用减弱抗甲状腺药物的疗效并延长抗甲状腺药物控制甲亢症状所需的时间。临床仅用于术前准备和甲亢危象的治疗。

（2）β 受体阻滞药：可阻断甲状腺激素对心脏的兴奋作用，还可抑制外周组织 T4 转换为三碘甲状腺原氨酸。主要在甲亢治疗的初期使用，以较快改善症状。也可与碘剂一起使用行术前准备，也可用于 131I 治疗前后及甲亢危象时。有支气管哮喘或喘息性支气管炎者宜选用选择性 β 受体阻滞药，如阿替洛尔、美托洛尔等。

（三）放射性 131I 治疗

1. 作用机制

利用甲状腺高度摄取和浓集碘的能力及 131I 释放出的 β 射线对甲状腺的生物效应，破坏甲状腺滤泡上皮，达到治疗目的（β 射线在组织内的射程约 2mm，故电离辐射仅限于甲状腺局部而不累及毗邻组织）。此外，131I 可损伤甲状腺内淋巴细胞使抗体生成减少，也具有治疗作用。放射性碘治疗具有迅速、简便、安全、疗效明显等优点。

2. 适应证

①中度甲亢，年龄>25 岁者；②对抗甲状腺药物过敏或长期治疗无效；③合并心、肝、肾疾病等不宜手术或术后复发或不愿手术者；④自主性高功能结节或腺瘤。

3. 禁忌证

①绝对禁忌证为妊娠、哺乳期妇女（131I 可透过胎盘，进入乳汁）；②甲亢危象；③年

龄<25 岁，严重心、肝、肾衰竭等为相对禁忌证；④甲状腺摄碘低下者不适宜 131I 治疗。

治疗后 2~4 周症状减轻，甲状腺缩小。如 6 个月后仍未缓解可进行第 2 次治疗。

4. 并发症

①甲状腺功能减退，国内报道第 1 年发生率 4.6%~5.4%，以后每年递增 1%~2%。早期是由于腺体破坏，后期则可能由于自身免疫反应参与。一旦发生需用甲状腺激素替代治疗。②放射性甲状腺炎，见于治疗后 7~10 天，个别可因炎症破坏和甲状腺激素的释放而诱发危象。故重症甲亢必须在 131I 治疗前用抗甲状腺药物治疗。一般不需要处理，如有明显不适或疼痛可短期使用糖皮质激素。③放射性碘治疗不会导致浸润性突眼的发生，也不会使稳定的浸润性突眼恶化。但可使活动性浸润性突眼病情加重，故活动性浸润性突眼患者一般不宜采用放射性碘治疗，如确需放射性碘治疗者应同时短期使用糖皮质激素预防其恶化。

（四）手术治疗

1. 适应证

①中、重度甲亢，长期服药无效，停药后复发或不愿长期服药者；②甲状腺巨大，有压迫症状者；③胸骨后甲状腺肿伴甲亢者；④结节性甲状腺肿伴甲亢者。

2. 禁忌证

①浸润性突眼；②甲亢合并较重心、肝、肾、肺疾病，全身状况差不能耐受手术者；③妊娠早期（第 3 个月前）及晚期（第 6 个月后）。

3. 术前准备

术前先用抗甲状腺药物充分治疗至症状控制，心率<80 次/分，三碘甲状腺原氨酸、T4 在正常后，再加用复方碘溶液，每次 5 滴，每日 3 次，3 天后增加至每次 10 滴，每日 3 次。使用碘剂 7~10 天后行手术。

4. 复发及术后并发症

手术治疗 GD 治愈率可达 90%左右。6%~12%的患者术后可复发，复发者可再次手术，但一般情况下以 131I 治疗较好。许多观察表明，复发与遗留甲状腺组织多寡明显相关，剩余甲状腺组织越多，甲亢复发概率越高。现主张一侧甲状腺全切，另一侧次全切，保留甲状腺组织 4~6g。也有主张仅保留 2g 甲状腺组织者。也可行双侧甲状腺次全切除，每侧保留甲状腺组织 2~3g。GD 术后甲减的发生率为 6%~75%。与甲减发生有关的因素主要为保留甲状腺组织较少以及甲状腺组织中有较多淋巴细胞浸润。手术后甲减的发生随着时间的推移而减少，此不同于 131I 治疗后甲减的发生。但也应终身对甲状腺功能进行监测。

（五）甲亢治疗方法的选择及评价

一般来说，甲亢都可以通过上述 3 种治疗方法之一对其进行有效治疗，它们三者的适应证之间也没有绝对的界线。在实际工作中究竟选择何种方法为好，要考虑多种因素。初发甲亢，尤其青少年、甲状腺轻度肿大、病情较轻者应首选抗甲状腺药物治疗。经药物治疗后复发、甲状腺肿大较明显且伴有甲亢性心脏病或肝功能损害、中老年甲亢宜采用 131I 治疗。甲状腺巨大、结节性甲状腺肿伴甲亢、甲亢合并甲状腺结节不能除外恶性者，且有经验丰富的手术者时，应积极采用手术治疗。积极寻找疗程短、治愈率高，又不以甲减为代价的新的治疗方法是甲亢治疗领域面临的重要课题。

（六）甲亢危象的治疗

甲亢危象是可以预防的，去除诱因、积极治疗甲亢及避免精神刺激等是预防危象发生的关键，尤其要注意积极防治感染和做好充分的术前准备。一旦发生危象则需积极抢救。

（1）抑制甲状腺激素合成：诊断确定后立即给予大剂量抗甲状腺药物抑制甲状腺激素的合成。首选丙硫氧嘧啶，首次剂量 600mg 口服或经胃管注入。如无丙硫氧嘧啶时可用 MM（或 CMZ）60mg 口服或经胃管注入。继用丙硫氧嘧啶 200mg 或 MM（或 CMZ）20mg，每 6 小时一次口服，待症状减轻后减至一般治疗剂量。

（2）抑制甲状腺激素释放：服丙硫氧嘧啶（或 MM）1 小时后再加用复方碘溶液，首剂 30~60 滴，以后每 6~8 小时服用 5~10 滴或用碘化钠 0.5~1.0g 加入 5% 葡萄糖盐水中静脉滴注 12~24 小时，以后视病情逐渐减量，一般使用 3~7 天停药。如患者对碘剂过敏，可改用碳酸锂 0.5~1.5g/d，分 3 次口服，连服数日。

（3）地塞米松 2mg，每 6 小时 1 次，大剂量地塞米松可抑制甲状腺激素的释放及外周 T4 向三碘甲状腺原氨酸的转化，还可增强机体的应激能力。

（4）如无哮喘或心功能不全加用 β 受体阻断药，如普萘洛尔 30~50mg，每 6~8 小时口服 1 次或 1mg 稀释后缓慢静脉注射。

（5）降低血甲状腺激素浓度：在上述常规治疗效果不满意时，可选用血液透析、腹膜透析或血浆置换等措施迅速降低血甲状腺激素浓度。

（6）支持治疗：应监护心、肾、脑功能，迅速纠正水、电解质和酸碱平衡紊乱，补充足够的葡萄糖、热量和多种维生素等。

（7）对症治疗：包括供氧、防治感染，高热者给予物理降温，必要时，可用中枢性解热药，如对乙酰氨基酚（扑热息痛）等，但应注意避免应用阿司匹林类解热药（因可使游离三碘甲腺原氨酸、游离甲状腺素升高）。利舍平 1mg，每 6~8 小时肌内注射一次。必要时可试用异丙嗪、哌替啶各 50mg 静脉滴注。积极治疗各种并发症和并发症。

危象控制后，应根据具体病情，选择适当的甲亢治疗方案，并防止危象再次发生。

（七）妊娠期甲亢的治疗

1. 治疗目的

甲亢合并妊娠时的治疗目标为母亲处于轻微甲亢状态或甲状腺功能达正常上限，并预防胎儿甲亢或甲减。

2. 治疗措施

（1）抗甲状腺药物：剂量不宜过大，首选丙硫氧嘧啶，50~100mg，每日 1~2 次，每月监测甲状腺功能，依临床表现及检查结果调整剂量。一定要避免治疗过度引起母亲和胎儿甲状腺功能减退或胎儿甲状腺肿；由于丙硫氧嘧啶通过胎盘慢于和少于甲巯咪唑，故妊娠期甲亢优先选用丙硫氧嘧啶。

（2）由于抗甲状腺药物可从乳汁分泌，产后如需继续服药，一般不宜哺乳。如必须哺乳，应选用丙硫氧嘧啶，且用量不宜过大。

（3）普萘洛尔可使子宫持续收缩而引起胎儿发育不良、心动过缓、早产及新生儿呼吸抑制等，故应慎用或禁用。

（4）妊娠期一般不宜做甲状腺次全切除术，如择期手术治疗，宜于妊娠中期（即妊娠第 4~6 个月）施行。

（5）131I 禁用于治疗妊娠期甲亢。

第二节　甲状腺功能减退症

甲状腺功能减退症（以下简称甲减）是指由多种原因引起的甲状腺激素合成、分泌或生物效应不足，导致以全身新陈代谢率降低为特征的内分泌疾病。本病如始于胎儿期或婴儿期时称为克汀病或呆小病；始于性发育前儿童称为幼儿型甲减，严重者称为幼年黏液性水肿；成年发病则称为甲减，严重时称为黏液性水肿。按病变部位可分为甲状腺性、垂体性、下丘脑性和受体性甲减。

一、病因

病因有多种，以甲状腺性最多见，其次为垂体性，下丘脑性及甲状腺激素受体性少见。

（1）甲状腺性甲减：占 90% 以上，大多数因后天获得性甲状腺组织遭破坏，由遗传因素引起甲状腺激素酶系失常者少见。其病因可为：①炎症，如免疫反应或病毒感染等所致，桥本甲状腺炎是自发性甲减中最常见的病因。②放疗，常见于 131I 放疗后。③甲状腺大部或全部手术切除后。④严重缺碘或长期过度摄碘。⑤某些单价阴离子，如含 $SCN-$、$ClO-4$、$NO-3$ 的盐类以及含硫氢基前体的食物均可抑制甲状腺摄碘，引起甲状腺肿或甲减。⑥某些遗传因素引起的甲减。⑦其他原因等。

（2）垂体性甲减：由于垂体疾病引起促甲状腺激素不足而发生继发性甲减，其病因可由肿瘤、手术、放疗和产后垂体缺血坏死所致，后者腺垂体被广泛破坏。多表现为多种垂体促靶腺激素分泌减少。

（3）下丘脑性甲减：TRH 分泌不足可致促甲状腺激素及甲状腺激素分泌功能低下而引起三发性甲减。病因可由下丘脑肿瘤、炎症、肉芽肿和放疗等所致。

（4）受体性甲减（亦称甲状腺激素抵抗综合征）：少见。特点是体内靶组织器官对甲状腺激素的反应降低或丧失，分为全身型、周围型和中枢型。除中枢型外，血中三碘甲状腺原氨酸、T4 多正常或增高，临床表现为明显的甲减综合征。

（5）消耗性甲减：可发生于患血管瘤或其他肿瘤的儿童和体外循环心脏手术患者。

（6）医源性甲减。

二、病理

（一）甲状腺

因病因不同而表现不同：①萎缩性病变，多见于慢性淋巴细胞性（桥本）甲状腺炎，早期腺体内有大量淋巴细胞、浆细胞等炎性浸润，然后腺泡受毁代以纤维组织，残余腺泡细胞变小，腺泡内胶质显著减少。放疗和术后的甲减患者甲状腺亦明显萎缩。继发性甲减患者也表现出上述程度较轻的变化。先天性甲状腺激素合成障碍甲减者，则甲状腺增生肥大。②甲状腺肿大伴多发性结节者多见于地方性甲状腺肿，因缺碘所致；桥本甲状腺炎后期也可伴结节；药物所致者，腺体多呈代偿性弥散性肿大。

（二）垂体

甲状腺性甲减者因甲状腺激素减少使促甲状腺激素细胞增生肥大，嗜碱性粒细胞变性，久之腺垂体增大，甚或发生腺瘤，可同时伴有高催乳性血症。垂体性甲减者，其垂体萎缩，有肿瘤或肉芽等病变。

（三）其他

1. 皮肤

角化，真皮层有糖胺聚糖沉积，有黏液性水肿形成。

2. 肌肉

骨骼肌、平滑肌、心肌均有间质水肿，肌纹理消失，肌纤维肿胀断裂等。

3. 心脏

常扩大、间质水肿，可有心包积液。另外值得关注的是甲减的患者可出现血清总胆固醇和低密度脂蛋白胆固醇（LDL）水平的升高，导致动脉粥样硬化和冠心病的发生。

4. 肾脏

可有肾小球、肾小管基膜增厚而出现蛋白尿。

5. 脑

脑细胞萎缩、胶质化和灶性衰变。

6. 其他脏器

（1）肝有水肿，肝小叶中央性纤维化。

（2）肾脏细胞间有糖胺聚糖沉积，浆膜腔内有黏液性积液。

（3）胃肠黏膜、肾上腺皮质萎缩，睾丸衰变和大血管有动脉硬化。

三、诊断

（一）成年型甲减

成年人甲状腺激素缺乏主要影响代谢和脏器功能，及时诊治多属可逆性。多见于中年女性。

1. 起病缓慢

除手术切除或131I放疗引起的甲减外，多起病缓慢，早期缺乏特征，有的在10年以后方有典型特征。

2. 一般表现

畏寒、少汗、乏力、懒言少动。典型黏液性水肿者呈表情淡漠、面色苍白、水肿。皮肤干燥、增厚、粗糙、脱屑，踝部呈非凹陷性水肿，毛发干燥稀疏。因贫血或胡萝卜素血症，手足掌呈姜黄色。体重增加。

3. 神经、精神系统

嗜睡、记忆力及智力低下、反应迟钝、精神抑郁，有些呈神经质表现，严重者发展为猜疑性精神分裂症。后期多痴呆、幻觉、木僵或昏迷，20%~25%的重症患者可发生惊厥。因黏液蛋白沉积可致小脑功能障碍，呈共济失调、眼球震颤等，跟腱反射减退。

4. 心血管系统

心动过缓（<60 次/分）、心音低弱、心界扩大，超声心动图常提示心包积液，一般为高蛋白浆液性渗出物，很少发生心脏压迫症状。也可发生心肌病变，心排血量减少，但心脏耗氧量亦相应减少，故发生心绞痛与心力衰竭者罕见。

5. 消化系统

食欲减退、腹胀、便秘，严重者可出现麻痹性肠梗阻。可有肝功能异常，表现为天冬氨酸氨基转移酶（AST）、乳酸脱氢酶（LDH）、肌酸磷酸激酶（CPK）增高，易误诊为心肌梗死。

6. 其他系统

性欲减退，男性阳痿，女性不育。女性可有月经紊乱，约 1/3 的患者可有溢乳、呼吸困难、嗓音嘶哑、听力损伤。如原发性甲减伴自身免疫性所致的肾上腺皮质功能减退和 1 型糖尿病，称为 Schmidt 综合征。由于肌无力，可出现肌肉阵发性短暂性疼痛、痉挛或强直，黏液性水肿患者可伴关节病变。因代谢低下，胃酸缺乏或维生素 B_{12} 吸收障碍，2/3 的甲减患者可有轻、中度正色素性或低色素性小红细胞型贫血，少数患者有恶性贫血。

（二）呆小病

1. 新生儿

有下列表现时应注意甲减可能，少哭笑，反应迟钝，活动少，体温低，厌食，便秘，黄疸时间延长，体格智力发育差。

2. 典型的呆小病

外貌丑陋，表现呆滞，面色苍黄，皮肤粗厚多皱褶，前额多皱纹，唇厚，流涎，舌大常外伸，两眼距宽，四肢粗短，身材矮小，腹饱满膨大伴脐疝，骨骼（牙）发育差，性器官发育延迟。

地方性呆小病典型呈三组综合征。

（1）神经型：脑发育障碍，智力低下，聋哑，生活不能自理。

（2）黏液性水肿型：以代谢障碍为主。

（3）混合型：兼有两型表现。

（三）幼年型甲减

介于成人型和呆小病之间。幼儿多表现为呆小症，较大儿童则与成年型相似。

（四）甲减的实验室检查

（1）血清促甲状腺激素升高

①是甲状腺性甲减最早、最敏感的改变，多>10U/L。

②在怀疑原发性甲减的患者中，若促甲状腺激素正常则可以排除原发性甲减；若 THS 明显升高（>20U/L）则可确诊为甲减。

③若血清促甲状腺激素轻度升高（<20U/L），既可能是非甲状腺疾病所致，也可能是亚临床甲减，指的是甲状腺功能受损但促甲状腺激素的分泌增加，从而能维持 T4 在正常的

范围内。这些患者可能仅有非特异性的甲减症状，血总胆固醇和低密度脂蛋白胆固醇（LDL）的水平轻度升高，要测定 T4 以明确诊断。

（2）血清总三碘甲腺原氨酸或游离三碘甲腺原氨酸下降：仅见于甲减后期或重症者。

（3）血清总甲状腺素或游离甲状腺素降低：早于总三碘甲腺原氨酸或游离三碘甲腺原氨酸的下降。

（4）血清 r T_3 明显降低：有助于"低三碘甲状腺原氨酸综合征"的鉴别。

（5）甲状腺摄 131I 率低下。

（6）TRH 兴奋试验可判定垂体性或下丘脑性甲减，垂体性甲减促甲状腺激素无反应；下丘脑性甲减的患者促甲状腺激素呈延迟升高。

（7）过氯酸钾排泌碘试验：阳性见于 TPO 缺陷所致的甲减和 Pendred 综合征（以甲状腺肿大、先天性感觉神经性耳聋和碘的有机化障碍为主要特征的常染色体隐性遗传病），现多用候选基因突变分析代替过氯酸钾排泌碘试验。

（8）抗体测定：抗甲状腺球蛋白抗体和抗微粒体抗体阳性、效价增高者，考虑病因与自身免疫有关。

（9）一般检查：甲减患者常呈轻、中度贫血，多数呈正细胞正色素性，部分呈小细胞低色素性，少数呈大细胞高色素性贫血。甲状腺性甲减者常伴有高脂血症，表现为血清总胆固醇和甘油三酯水平的升高。也有的患者会出现肌酸激酶的升高。

四、鉴别诊断

（1）确诊甲减者，进一步按上述检查鉴定病变部位，并尽可能做出病因诊断。

（2）伴垂体增大、高泌乳素血症者，应排除泌乳素瘤。甲状腺性甲减伴溢乳甚至垂体增大者，补充甲状腺激素治疗后可恢复正常。

（3）早期轻型甲减多不典型，易被漏诊或误诊为贫血、肾炎、特发性水肿、冠心病等。还应排除某些慢性疾病，如肝硬化、肾炎等低血浆蛋白所致的低三碘甲状腺原氨酸综合征。后者低三碘甲状腺原氨酸、高 r T_3、促甲状腺激素正常是其特点。

五、治疗

（一）原发性甲减和中枢性甲减

需要替代治疗，一般需要终身服药。左甲状腺素（L-T4）是最常用的替代药物。甲状腺片是动物甲状腺的干制剂，因其甲状腺激素含量不稳定和三碘甲状腺原氨酸含量过高已很少使用。

治疗目标：临床甲减症状和体征消失，促甲状腺激素、总甲状腺素、游离甲状腺素在正常范围。近年来有学者提出应当将促甲状腺激素上限控制在<2.5mU/L。中枢性甲减不能将促甲状腺激素作为治疗目标，而应当把总甲状腺素、游离甲状腺素达到正常范围中线以上水平作为治疗目标。

治疗剂量：治疗剂量取决于患者的病情、年龄、体重和个体差异。按照理想体重计算的剂量是 1.6~1.8μg/（kg·d），一般成年女性患者 L-T4 替代剂量 75~112μg/d，成年男性患者 125~200μg/d。儿童需要较高的剂量，大约 2.0μg/（kg·d）；老年患者需要较低的剂量，大约 1.0μg/（kg·d）；妊娠时的替代剂量需要增加 30%~50%；甲状腺癌术后的患者需要剂量大约为 2.2μg/（kg·d）。

服药方法：起始的剂量和达到完全替代剂量需要的时间要根据患者年龄、体重和心脏状态确定。年龄小于 50 岁、既往无心脏病史患者可尽快达到完全替代剂量，50 岁以上患者服用 LT4 前要常规检查心脏状态。一般从 25~50μg/d 开始，每 1~2 周增加 12.5~25μg，直到达到治疗目标。患缺血性心脏病者起始剂量宜小，调整剂量宜慢，防止诱发和加重心脏病。T4 的半衰期是 7 天，可以每天早晨服药 1 次。

监测：治疗初期，每 6 周测定激素指标，然后根据检查结果调整 L-T4 剂量，直到达到治疗目标。在初始治疗 6 个月后，由于体内甲状腺激素水平的恢复增加了 T4 的代谢清除，需要重新评估 T4 的剂量。治疗达标后，每 6~12 个月复查 1 次激素指标。

（二）亚临床甲减

亚临床甲减引起的血脂异常可促进动脉粥样硬化的发生、发展，部分亚临床甲减发展为临床甲减。对于促甲状腺激素处于 4~10m U/L，TPO-Ab 阳性的患者，密切观察促甲状腺激素的变化。下述情况给予治疗：①高胆固醇血症。②血清促甲状腺激素>10m U/L。

（三）妊娠与甲减

妊娠前已经诊断的甲减，调整 L-T4 剂量，使促甲状腺激素达妊娠早期正常值范围再考虑受孕。妊娠期间诊断的甲减，立即 L-T4 治疗，每 2~4 周测定促甲状腺激素、游离甲状腺素、总甲状腺素，根据结果调整 L-T4 剂量，使血清促甲状腺激素尽快达到妊娠期正常值范围，达标的时间越早越好。

（四）筛查

妊娠期甲减的患病率为 2%左右，有甲状腺疾病个人史和家族史、甲状腺肿、甲状腺手术切除和甲亢放射性碘治疗史者，自身免疫性疾病个人史和家族史或有甲减症状的育龄妇女建议孕前或受孕后即刻化验甲状腺功能；甲减的妇女孕前行 L-T4 治疗，也许是避免孕期出现甲减相关并发症最有效的干预措施。

甲减在老年女性中发病率高，且大多缺乏典型甲减临床表现，有学者建议 50 岁以上女性每 5 年化验血促甲状腺激素水平。

另有学者建议合并下列情况之一的 60 岁以上人群需筛查本病。

（1）甲状腺手术史。

（2）甲亢放射性碘治疗史。

（3）甲状腺疾病既往史。

（4）自身免疫性疾病个人史和家族史。

新生儿甲减的发生率是 1/4000，产后 3~5 天测定新生儿足跟血是可靠的筛查方法，筛查过早会出现假阳性，过晚则会延误启动治疗的时机。

（周晰溪）

第五章 内科疾病治疗用药

第一节 抗癫痫药

一、癫痫及其临床分型

癫痫是一种常见的慢性神经系统疾病，具有突然发生、反复发作的特点。发作时，脑局部病灶神经元兴奋性过高，产生异常的高频放电，并向周围正常脑组织扩散，导致大脑功能短暂性失调。其临床表现为不同程度的运动、行为、感觉、意识和自主神经等功能障碍，伴有异常的脑电图。

癫痫的病因很多，各种脑损伤、脑部肿瘤、感染等均可导致癫痫发作。

二、常用抗癫痫药

癫痫以药物治疗为主，患者需要长期用药。常用的抗癫痫药主要有两种作用方式，一种是抑制病灶神经元的异常高频放电，另一种是作用于病灶周围正常脑组织，抑制异常放电的扩散。目前临床常用抗癫痫药有苯妥英钠、苯巴比妥、卡马西平、丙戊酸钠、乙琥胺等。

（一）苯妥英钠

1. 体内过程

苯妥英钠溶液呈碱性，刺激性大，不宜进行肌内注射或皮下注射给药。口服吸收缓慢而不规则，口服后 4~12h 血药浓度达峰值，连续口服后 5~14d 达稳态血药浓度。本品吸收后可迅速分布到全身组织，血浆蛋白结合率约 90%。主要经 CYP 酶代谢为无活性的羟基苯妥英，再和葡糖醛酸结合，经肾排出。消除方式与血药浓度有关，当血药浓度低于 $10\mu g/mL$ 时，按一级动力学消除，半衰期约 20h。当血药浓度增高时，则按零级动力学消除，半衰期也随之延长。苯妥英钠控制癫痫发作的有效血药浓度为 $10\mu g/mL$，当血药浓度达到 $20\mu g/mL$ 时，则会引起轻度毒性反应。常用剂量下，苯妥英钠的个体差异比较大，临床用药时应注意剂量个体化。

2. 药理作用及作用机制

苯妥英钠对癫痫大发作和各种局限性发作效果较好，对小发作无效。

苯妥英钠抗癫痫的机制比较复杂，通过抑制异常放电向病灶周围正常脑组织的扩散而发挥抗癫痫作用，但不能抑制病灶的异常高频放电。苯妥英钠具有膜稳定作用，降低其兴奋性，主要作用机制为：①阻断电压依赖性钠通道：与失活状态的钠通道结合，阻断 Na^+ 内流；②阻断电压依赖性钙通道：可阻断 L 型和 N 型钙通道，抑制 Ca^{2+} 内流，但对哺乳动物丘脑神经元的 T 型钙通道无阻断作用，可能与其治疗失神性发作无效有关；③抑制钙调素激酶活性，减少了谷氨酸等兴奋性递质的释放，抑制突触后膜的磷酸化，减弱其去极化反应；

④抑制神经末梢对 GABA 的摄取，增强 GABA 的抑制作用。

3. 临床应用

（1）抗癫痫作用：苯妥英钠是治疗癫痫大发作的首选药物，对单纯局限性发作和复杂性局限性发作亦有效，对小发作无效。静脉给药可用于治疗癫痫持续状态。

（2）治疗外周神经痛：可治疗三叉神经痛、舌咽神经痛、坐骨神经痛等，使疼痛减轻，发作次数减少。

（3）抗心律失常作用。

4. 不良反应

不良反应较多，除了胃肠道反应外，均与血药浓度呈正相关。

（1）局部刺激：苯妥英钠碱性较强，口服对胃肠道有刺激性，易引起食欲减退、恶心、呕吐等症状，宜饭后服用。静脉注射可引起静脉炎。

（2）慢性毒性：齿龈增生，长期应用后约 20% 的患者可出现齿龈增生，多见于青少年和儿童，与部分药物从唾液排出，刺激胶原组织增生有关。故应经常按摩牙龈、注意口腔卫生，一般停药 3~6 个月后可恢复，不影响继续用药。低钙血症，长期应用后本品可诱导 CYP 酶，加速维生素 D 代谢，导致低钙血症，表现为佝偻病、软骨病等，必要时服用维生素 D 预防。血液系统反应，长期应用可抑制二氢叶酸还原酶，导致叶酸缺乏，发生巨幼细胞贫血，可补充甲酰四氢叶酸治疗。长期应用后易发生外周神经炎，发生率约 30%。

（3）神经系统反应：过量应用可引起急性中毒，影响小脑-前庭功能，表现为眼球震颤（血药浓度大于 20μg/mL）、共济失调（血药浓度大于 30μg/mL），严重者可导致精神错乱（血药浓度大于 40μg/mL），甚至昏睡、昏迷（血药浓度大于 50μg/mL）。

（4）过敏反应：少数患者可出现皮疹、血小板减少、粒细胞缺乏，偶见再生障碍性贫血、肝坏死等，长期用药时需要定期检查血常规和肝功能。

（5）其他反应：偶见女性多毛症、男性乳房增大等。妊娠早期用药偶致畸胎。长期用药后骤然停药可使癫痫发作加剧，甚至诱发癫痫持续状态。

5. 药物相互作用

苯妥英钠的血浆蛋白结合率较高，对 CYP 酶有诱导作用，同时又经 CYP 酶代谢，故易与其他药物发生药物相互作用。水杨酸类等可与苯妥英钠竞争血浆蛋白，使后者游离血药浓度升高。能加速皮质激素、奎尼丁、茶碱、避孕药等多种药物的代谢，降低其疗效。氯霉素、异烟肼等可抑制 CYP 酶而使苯妥英钠血药浓度升高，代谢减慢。苯巴比妥、卡马西平等可诱导 CYP 酶而降低苯妥英钠的血药浓度。长期饮酒可降低苯妥英钠的血药浓度，但服用苯妥英钠时大量饮酒，却可导致苯妥英钠血药浓度升高。

（二）苯巴比妥

苯巴比妥又称鲁米那，自 1921 年用于治疗癫痫，一直应用至今。具有起效快、疗效好、广谱、低毒、价廉的优点。

1. 体内过程

巴比妥类表现为弱酸性，无论是口服还是注射均易被吸收，快速分布于体内各组织及体液中，同时也易进入胎盘分布到胎儿体内。因此药物的脂溶性和体液 pH 值是影响药物吸收的主要因素。如脂溶性高的药物硫喷妥钠在体液 pH 值低时离子型少，易于通过血脑屏障，静脉注射后立即生效；对于脂溶性低的药物如苯巴比妥在体液 pH 高时以离子型存在增多，这时再加上血脑屏障的存在，药物进入脑组织就会较慢，一般静脉注射后需要 15min 才起效。对于巴比妥类清除主要表现为 CYP 酶代谢和肾排泄两种方式，在肾排泄时部分可被肾小管重吸收，故作用时间长。

2. 药理作用及作用机制

苯巴比妥除了镇静催眠作用外，还有抗癫痫作用，对癫痫大发作和各种局限性发作效果较好，对小发作无效。苯巴比妥既可以抑制病灶的异常高频放电，又可以抑制异常放电向周围正常脑组织的扩散。苯巴比妥作用于 GABA 受体，促进 Cl^- 内流，导致膜超极化，降低膜兴奋性。同时可减少谷氨酸等兴奋性递质的释放，亦可阻断钠通道和钙通道。

3. 临床应用

苯巴比妥对于防治癫痫大发作和各种局限性发作均有效，静脉给药可用于治疗癫痫持续状态，但因其中枢抑制作用较明显而不作为首选药物。对小发作和婴儿痉挛效果差。

4. 不良反应

用药初期易产生嗜睡、精神萎靡、共济失调等副作用，长期使用易产生耐受性。偶见皮疹、巨幼细胞贫血、白细胞减少、粒细胞缺乏等，用药期间应定期检查血常规。

5. 药物相互作用

苯巴比妥为肝药酶诱导剂，与其他药物联合应用时应注意相互影响。苯巴比妥可加强抗组胺药、镇静催眠药、镇痛药等的中枢抑制作用。

（三）卡马西平

卡马西平又称酰胺咪嗪，最初用于治疗三叉神经痛，20 世纪 70 年代开始用于治疗癫痫。

1. 体内过程

口服吸收慢而不规则，达峰时间为 4~8h，血浆蛋白结合率为 75%~80%，有效血药浓度为 4~10μg/mL，经肝代谢，其代谢产物仍具有抗癫痫作用。单次给药半衰期为 30~36h，长期用药后，由于卡马西平对 CYP 酶的诱导作用，加速自身代谢，半衰期缩短。

2. 药理作用及作用机制

卡马西平为广谱抗癫痫药，对各类型癫痫具有不同程度的疗效。其作用机制可能与增强 GABA 的突触后作用、抑制钠通道和钙通道，降低膜兴奋性有关。

3. 临床应用

卡马西平是治疗单纯局限性发作和精神运动性发作的首选药物之一，对大发作也有效，对小发作效果差。治疗三叉神经痛的效果优于苯妥英钠。卡马西平还有较强的抗躁狂、抗抑郁作用，可用于锂盐无效的躁狂抑郁症患者。

4. 不良反应

常见的不良反应有眩晕、视力模糊、恶心、呕吐、共济失调、手指震颤等，少数患者可出现皮疹、粒细胞减少，偶致再生障碍性贫血、粒细胞缺乏症等。

5. 药物相互作用

卡马西平可诱导 CYP 酶，加快自身和其他合用药物的代谢。

（四）丙戊酸钠

丙戊酸钠化学名为二丙基醋酸钠，用于临床治疗癫痫。

1. 体内过程

口服吸收迅速而完全，达峰时间为 2~3h，血浆蛋白结合率约为 90%，有效血药浓度为 30~100μg/mL，主要经肝脏代谢，经肾排泄。半衰期为 7~15h。

2. 药理作用及作用机制

丙戊酸钠为广谱抗癫痫药，对各种类型的癫痫都有一定疗效。不能抑制病灶的异常高频放电，但可以抑制异常放电向周围正常脑组织的扩散。其作用机制主要表现在：①增强 GABA 的突触后抑制作用：提高谷氨酸脱氢酶活性，使 GABA 合成增多；抑制 GABA 转氨酶，减少 GABA 的代谢；抑制 GABA 转运体，抑制 GABA 的摄取；提高突触后膜对 GABA 的反应性；②抑制钠通道，减少 Na^+ 内流；③抑制 T 型钙通道。

3. 临床应用

对各种类型的癫痫都有一定的疗效。对大发作的疗效不如苯妥英钠和苯巴比妥；对小发作的疗效优于乙琥胺，但由于其肝脏毒性不作为首选药物；对精神运动性发作的疗效近似卡马西平。

4. 不良反应

常见不良反应为恶心、呕吐、嗜睡、震颤等，通常可以随着剂量的减少而消失。严重不良反应为肝损害，发生率 25%~30%，用药期间应定期检查肝功能。偶见皮疹、脱发、血小板减少等。

5. 药物相互作用

苯巴比妥、苯妥英钠、卡马西平能降低丙戊酸钠的血药浓度和疗效。

（五）乙琥胺

1. 体内过程

口服吸收迅速而完全，达峰时间为 3h，与血浆蛋白结合较少，有效血药浓度为 40~100μg/mL。儿童需 4~6d 达稳态血药浓度，成人所需时间更长。25% 以原形经肾排泄，其他经肝脏代谢。成人半衰期为 40~50h，儿童半衰期为 30h。

2. 药理作用及作用机制

乙琥胺对小发作有效。作用机制与抑制 T 型钙通道有关，还能抑制 Na^+-K^+-ATP 酶，抑制 GABA 转氨酶。

3. 临床应用

乙琥胺主要用于治疗癫痫小发作，为首选药物。疗效不及氯硝西泮，但不良反应较少。

4. 不良反应

不良反应较少，常见为恶心、呕吐等胃肠道反应，以及头痛、嗜睡等中枢神经系统症状，有精神病史者易引起精神行为异常。

（六）奥卡西平

奥卡西平在体内转变成为有活性的 10-羟基代谢产物而发挥抗癫痫作用，其机制与抑制钠通道有关。疗效与卡马西平相似，不良反应较少，对 CYP 酶的诱导作用低于卡马西平。

三、应用抗癫痫药注意事项

癫痫是一种慢性疾病，需要长期用药，因此必须选择高效、低毒、价格合理的抗癫痫药物。在用药过程中应注意以下几点。

（1）应根据癫痫发作类型合理选用药物。

（2）应进行个体化给药，从小剂量开始，逐渐增加剂量，至获得理想疗效时维持治疗。用药过程中应监测血药浓度。

（3）单一类型发作，一般仅选用一种药物。若单一药物不能控制发作，或混合型癫痫发作，则应选择广谱抗癫痫药物或者联合用药，但要注意可能产生的药物相互作用。

（4）治疗过程中不宜随便更换药物，必要时须采用过渡交替用药方式，即在原药基础上加用新药，待其发挥疗效后再逐渐撤掉原药。

（5）治疗过程中不可突然停药，应待症状完全控制至少 2~3 年后再逐渐停药，停药时间应在半年以上，否则容易导致复发。

长期用药过程中应密切观察毒副作用，定期检查肝功能和血常规等。

第二节　抗高血压药

一、肾素-血管紧张素系统抑制药

（一）血管紧张素转化酶抑制药

1. 卡托普利

1）体内过程：口服吸收迅速，生物利用度为 70%，食物可降低其吸收。给药后 15min 发挥药效，1h 后血中药物浓度达峰值，血浆蛋白结合率为 30%，t1/2 约为 2h。在肝脏代谢，肾脏排泄，约 45% 以原形排出。

2）药理作用及作用机制

（1）降压作用较强，能降低总外周血管阻力，促进尿钠排泄，且对心率几乎无影响。其主要是通过抑制血管紧张素转化酶（angiotensin-converting enzyme，ACE）（与 ACE 中含 Zn^{2+} 的位点结合），抑制血管紧张素 II（angiotensin II，Ang II）的生成和减少缓激肽降解而发挥抑制作用。其降压机制如下：①卡托普利在体内外均能抑制 ACE，抑制 Ang II 和醛固酮的生成，进而降低 Ang II 收缩血管及醛固酮水钠潴留的效应，使外周阻力和血容量降低、血压下降；②卡托普利能减少缓激肽降解，激发缓激肽系统的保护作用，促使血管内皮细胞释放舒血管因子，由此发挥降低外周血管阻力和抗血栓作用；③Ang II 浓度减低，弱化 Ang II 对交感神经冲动的易化作用。值得注意的是，长期使用 ACEI 可导致"醛固酮逃逸现象"，这是因为长期用 ACEI 可能激活糜蛋白酶途径，使 Ang I 生成 Ang II，继而导致 Ang II 和醛固酮水平有恢复的趋势。

（2）抗心脏重构，抑制心肌细胞肥大、心肌纤维化和心肌细胞凋亡。

（3）抗血管重构、延缓动脉粥样硬化。

（4）降低肾血管阻力，增加肾脏血流。卡托普利能降低肾血管阻力，降低肾小球囊内压，增加肾脏血流，促进水钠排泄，保护肾功能，但由于其扩张肾小球出球小动脉的作用大于扩张入球小动脉的作用，因此肾小球滤过率保持不变或者轻度下降。卡托普利能预防糖尿病患者微量白蛋白尿进一步发展为大量蛋白尿并延缓肾功能损害，对其他各种非糖尿病肾病患者也有类似作用。

3）临床应用

（1）卡托普利是目前抗高血压治疗的一线药之一，用于高血压病。对于轻中度高血压，单用时常可达到降压标准，对于高肾素型高血压疗效更佳。另外，由于卡托普利还可阻止或逆转高血压所致的心血管病理性重构，减轻高血压对靶器官的损害，尤其适用于高血压合并糖尿病、胰岛素抵抗、左室肥厚或心力衰竭的患者。卡托普利与利尿药及钙通道阻滞药联合用于重度或顽固性、难治性高血压。

（2）其他：预防和治疗充血性心力衰竭；降低高危人群心血管事件发生率；治疗糖尿病性肾病及其他肾病等。

4）不良反应及注意事项：无痰干咳是卡托普利及其他 ACEI 类药物的常见不良反应，咳嗽并非剂量依赖性，通常发生在用药 1 周至数月之内，程度不一，夜间更为多见，是导致患者停药的主要原因之一。卡托普利引起无痰干咳的主要原因是其抑制缓激肽降解，导致缓激肽堆积、P 物质增加，刺激气管所致。卡托普利抑制醛固酮分泌，可能使血钾浓度升高，导致高钾血症。少数患者可出现血管神经性水肿，这与缓激肽等代谢产物有关。因含有巯基，也可产生青霉胺样反应。此外，卡托普利可引起胎儿畸形，临床应用时须注意用药对象。禁用于孕妇及哺乳期妇女，双侧肾动脉狭窄及对卡托普利过敏者。

与螺内酯、氨苯蝶啶、阿米洛利等留钾药物联合使用或同时补充钾盐可能引起血钾过高；与利尿药或扩血管药或与影响交感神经活性的降压药合用时，降压作用增强，应避免引起严重低血压，宜减量或停药；与吲哚美辛等内源性前列腺素合成抑制剂合用，会使本药降压作用减弱。

2. 依那普利

依那普利是不含巯基的长效、高效 ACEI，属前药，须在血浆或肝肾内代谢转化为有活性的依那普利拉才能奏效，后者能与 ACE 持久结合而发挥抑制作用。口服后 1～2h 起效，4～6h 达峰，t1/2 为 11h，一次给药即可维持 24h。依那普利抑制 ACE 的作用比卡托普利强 10 倍，适用于各期原发性高血压、肾性高血压、肾血管性高血压、恶性高血压及充血性心力衰竭。不良反应类似卡托普利，发生率低于 10%，因不含巯基，故无典型青霉胺样反应。

（二）血管紧张素 Ⅱ 受体阻断药

目前临床上使用的血管紧张素 Ⅱ 受体阻断药主要是 AT1 受体阻断药。与 ACEI 不同的是，ARB 通过直接阻断受体环节抑制 ThS，抑制 Ang Ⅱ 所致的血管收缩及醛固酮释放的效应，导致血压降低，故专一性更强。由于 ARB 不作用于激肽释放酶-激肽系统，因而该类药不引起激肽堆积诱发的无痰性干咳。目前常用的 ARB 有氯沙坦、厄贝沙坦、缬沙坦、坎地沙坦和替米沙坦等。

1. 氯沙坦

（1）体内过程：口服吸收快，首过消除明显，生物利用度为 33%，血浆蛋白结合率为 98.7%，给药后 1h 作用达峰，$t1/2$ 约为 2h。氯沙坦被 CYP450 酶系统代谢为 5-羧酸代谢产物 EXP-3174，后者血药浓度在给药后 3~4h 达峰，$t1/2$ 为 6~9h，氯沙坦及 EXP-3174 均不能透过血脑屏障。

（2）药理作用及作用机制：氯沙坦在体内转化为 EXP-3174，后者阻断 AT1 受体的作用比母药强 15~30 倍。二者可选择性地与 AT1 受体结合，竞争性地阻断 AT1 受体，继而对抗 Ang Ⅱ 引起的收缩血管、分泌醛固酮、增殖血管平滑肌细胞、使心肌细胞肥大和心肌纤维化，及增强交感神经活性等作用，从而降低血压，改善肾功能，减轻心脏血管病理性重构，发挥靶器官保护效应。

（3）临床应用：主要用于治疗高血压病和慢性心功能不全，适用于各年龄组的轻、中度高血压，对伴有充血性心力衰竭、糖尿病和慢性肾病高血压患者疗效佳。对大多数高血压患者而言，用药 3~6 周可达最大降压效果，能够有效地控制血压。氯沙坦与 ACEI 有许多相似之处，不仅降压作用良好，且无 ACEI 的血管神经性水肿、咳嗽等不良反应，故对 ACEI 不能耐受的高血压患者可选用氯沙坦降压。

（4）不良反应及注意事项：轻微而短暂，有头晕、疲乏和直立性低血压（与剂量相关），偶见皮疹、转氨酶升高等。长期使用，可引起低血压、高血钾等。禁用于孕妇、哺乳期妇女及双侧肾动脉狭窄者。

本药与留钾药物如螺内酯、氨苯蝶啶、阿米洛利或补钾剂同用可能引起血钾过高；与吲哚美辛等内源性前列腺素合成抑制剂同用，可使氯沙坦降压作用减弱。利福平和氟康唑可降低氯沙坦活性代谢产物水平。

2. 厄贝沙坦

厄贝沙坦能特异性地阻断 AT1 受体，抑制 Ang Ⅱ 所引起的血管收缩和醛固酮的释放，产生降压作用，单用或与氢氯噻嗪等其他降压药联合治疗原发性高血压。口服厄贝沙坦的血药浓度达峰时间约为 1~1.5h，$t1/2$ 约为 11~15h，血浆蛋白结合率约为 90%，以原形或代谢物经胆道和肾脏排泄。不良反应有头痛、眩晕等。可致低血压反应，发生率约为 0.4%。

（三）肾素抑制药

肾素抑制药能有效地选择性抑制 ThS 的第一个环节，且具有一定的抗交感活性作用，能改善心衰患者的血流动力学，对肾脏的保护作用理论上优于 ACEI 和 AT1 受体阻断药。代表药如雷米克林、依那克林等，目前此类药物存在生物利用度低，易被蛋白酶水解等缺点，仍待研发优化。

二、钙通道阻滞药

钙通道阻滞药（calcium channel blockers，CCB）是常用抗高血压药，主要药理学作用机制是通过阻滞血管平滑肌细胞膜上钙通道，减少外钙内流、松弛血管平滑肌、降低外周阻力，从而发挥降压作用。依据化学结构可分为二氢吡啶类和非二氢吡啶类，前者代表药为硝苯地平和氨氯地平，后者为维拉帕米。

（一）二氢吡啶类钙通道阻滞药——硝苯地平

1. 体内过程

口服吸收快而完全，生物利用度约60%，血浆蛋白结合率约95%，口服片剂约20min后可出现降压作用，1~2h血浆药物达峰；舌下含服约3min即可起效，血浆药物达峰时间约为20~30min。首过效应明显，主要经肝 CYP3A4 酶代谢，肾脏排泄。t1/2 约为 4h。老年人及肝功能受损者首过效应减少，药物 t1/2 相对延长，故上述患者用药时需酌情减量。

2. 药理作用及作用机制

（1）降压、抗心肌缺血作用：硝苯地平通过阻滞细胞膜 L-型电压依赖性钙通道而减少细胞内钙离子浓度，使外周血管平滑肌松弛，外周血管阻力下降，降低血压和改善外周血管痉挛。另外，硝苯地平还可通过扩血管、减轻心脏前后负荷继而降低心肌耗氧量，及扩张冠脉等效应改善缺血心肌的供血。硝苯地平对外周血管强大的扩张作用所导致的交感神经活性反射性增高，抵消了药物本身的对心脏的负性作用。

（2）其他：硝苯地平通过阻滞支气管平滑肌细胞膜钙通道和血小板钙通道而减少细胞内钙离子浓度，继而松弛支气管平滑肌、抑制血小板聚集等。

3. 临床应用

（1）硝苯地平是抗高血压的常用药物之一，用其缓释剂型治疗各型高血压，尤其适合高血压合并变异型心绞痛的患者。

（2）其他：用于心绞痛、雷诺病、支气管哮喘和动脉粥样硬化疾病等。

4. 不良反应及注意事项

一般不良反应较为常见，如头晕、头痛，颜面潮红及足踝水肿，踝部水肿为毛细血管前血管扩张，而非水钠潴留。由于硝苯地平对外周血管扩张作用强，可引发交感神经张力反射性增强，出现心率加快、心排血量增加及血浆肾素活性增高等不良反应。对硝苯地平过敏者、妊娠妇女禁用。

利福平通过影响 CYP3A4 酶，可显著降低硝苯地平生物利用度，从而取消了其降压效应，故硝苯地平不与利福平合用。与 β1 肾上腺素受体阻断药或利尿药合用可增强硝苯地平降压效果，并减少不良反应，但可能诱发低血压；硝苯地平与双香豆素类、苯妥英钠、奎尼丁和奎宁等蛋白结合率高的药物联合应用时，可使这些药物的游离浓度发生改变。硝苯地平与西咪替丁同用时，硝苯地平的血浆浓度增加，应注意调整剂量。

（二）非二氢吡啶类钙通道阻滞药——维拉帕米

1. 体内过程

口服90%以上被吸收，生物利用度为20%~35%。血浆蛋白结合率为87%~93%，1~2h起效，持续6h。主要经肝脏代谢，代谢产物去甲维拉帕米仍有活性。静脉给药2min起效，2~5min效应达峰，作用持续约2h，主要经肾脏排出。

2. 药理作用及作用机制

（1）降压作用：维拉帕米降压作用与硝苯地平的作用机制相似，但较之明显弱。

（2）对心脏具有负性肌力、负性频率和负性传导作用钙离子在心肌细胞兴奋-收缩偶联过程中的作用至关重要，维拉帕米可以作用于心肌动作电位 2 期（平台期），阻滞胞外 Ca^{2+} 内流，限制胞质 Ca^{2+} 水平升高，使心肌收缩力相对减弱，从而出现负性肌力作用。窦房结和房室结是慢反应细胞，窦房结的自律性主要依赖于动作电位 4 期 Ca^{2+} 内流的自动除极，房室结的传导性主要依赖于动作电位 0 期 Ca^{2+} 内流的除极。维拉帕米使窦房结及房室结的细胞膜上的 CA^{2+} 通道被阻滞，最终表现为心率下降，传导减慢。

（3）扩张冠状动脉，增加心肌供血，减少心肌耗氧量。

3. 临床应用

（1）高血压：尤其适用于合并肥厚型心肌病、房性期前收缩、阵发性室上性心动过速、心绞痛的高血压患者。

（2）心律失常：房性期前收缩或阵发性室上性心动过速，静脉注射适用于治疗快速性室上性心律失常。

（3）心绞痛：包括稳定型或不稳定型心绞痛，以及冠状动脉痉挛所致的心绞痛，如变异型心绞痛。

4. 不良反应及注意事项

对心脏的过度抑制可引起心动过缓（50 次/分以下）、二度或三度房室传导阻滞，甚至心脏停搏、心力衰竭等。维拉帕米还可导致低血压、下肢水肿、眩晕等不良反应，偶可致肢体冷痛、麻木及烧灼感等。充血性心力衰竭；二度至三度房室传导阻滞；病态窦房结综合征；预激综合征伴房颤或房扑；心源性休克和心动过缓等禁忌使用。环磷酰胺、长春新碱、阿霉素和顺铂等可减少维拉帕米的吸收；苯巴比妥可降低维拉帕米的血浆浓度；西咪替丁可提高维拉帕米的生物利用度；维拉帕米抑制乙醇的消除；维拉帕米增加地高辛、卡马西平、环孢素、阿霉素和茶碱的血药浓度；与胺碘酮、氟卡尼、丙吡胺和 β1 肾上腺素受体阻断药联合使用可增加对心脏的毒性。维拉帕米与其他抗高血压药合用时可能出现低血压。

三、利尿药

（一）氢氯噻嗪

1. 体内过程

口服后 1h 产生降压效应，作用持续时间为 12h。氢氯噻嗪降压作用温和、持久，一般用药 2~4 周达最大疗效。氢氯噻嗪的降压效应与饮食中摄入钠量有关，如限制食盐摄入能增强降压作用。

2. 药理作用

降压机制包括：①初期用药通过排钠利尿，使血容量减少、心排血量减少而降压；②用药 3~4 周后，因利尿排钠降低血管平滑肌细胞内 Na^+ 水平，经 Na^+-Ca^{2+} 交换机制，减少细胞内 Ca^{2+} 水平，血管平滑肌松弛，血管张力减弱而降压；③除此以外，氢氯噻嗪尚可诱导动脉壁产生激肽、前列腺素 E_2 等扩血管物质，使血管扩张，血压下降。

3. 临床应用

单独使用适用于轻度高血压；也可作为基础降压药与其他降压药合用治疗中、重度高血压。因其利尿消肿作用，尤其适用于伴有充血性心力衰竭、水肿的高血压患者。与其他降压药合用，不仅可以增强降压的疗效，并可减轻其他药物引起的水钠潴留，但要谨防过度降压。长期使用导致低血钾，可与保钾利尿药螺内酯合用，不仅增强利尿效应，同时预防低钾血症。不宜用于伴有高血脂、糖尿病的高血压病患者。

（二）吲达帕胺

对于高血脂、糖尿病代谢紊乱的高血压患者需用利尿药进行基础降压时，可使用非噻嗪类的中效利尿药吲达帕胺控制血压。

四、交感神经抑制药

（一）中枢性降压药

中枢神经系统存在抑制性和兴奋性两类神经元，是调控外周交感神经活动的主要因素。兴奋性神经元被激活，可引起外周交感神经兴奋，使血管收缩、血压上升和心率加快。抑制性中枢神经元 α_2 肾上腺素受体和咪唑啉受体被激活后，可引起外周交感神经抑制，继而导致血管扩张、血压下降和心率减慢。可乐定为第一代中枢性抗高血压药。甲基多巴、莫索尼定为第二代中枢性抗高血压药。

1. 可乐定

（1）体内过程：口服吸收良好，生物利用度约为 75%，服药后 0.5h 起效，易透过血脑屏障，2~4h 血药浓度达峰，血浆 t1/2 约为 12~16h。30%~50% 经肝代谢，约 40%~60% 以原形从尿中排泄。

（2）药理作用：激动延髓孤束核的抑制性神经元突触后膜 α_2 受体和延髓腹外侧区嘴部（rostral ventrolateral medulla，RVLM）的 I1 咪唑啉受体，减少中枢交感神经冲动的发放，产生降压作用。同时，激动外周交感神经突触前膜的 α_2 肾上腺素受体，负反馈抑制去甲肾上腺素的释放，使血压下降。但大剂量的可乐定可兴奋外周血管平滑肌的 α1 肾上腺素受体，引起血管收缩，减弱其降压作用。还可抑制胃酸的分泌，增加肾血流量。

（3）临床应用：一般用于中、重度高血压，尤适合兼有溃疡病的高血压和肾性高血压，与利尿药等其他降压药合用可控制重度和难治性高血压。

（4）不良反应：常见不良反应主要有眩晕、嗜睡、抑郁、口腔和鼻黏膜干燥等。久用致水钠潴留，合用利尿药可避免此缺点。某些患者长期使用可出现性欲减少、阳痿、排尿困难和尿潴留等不良反应。长期使用突然停药可出现血压骤升、头痛和心悸等交感神经功能亢进现象。

（5）禁忌证：对可乐定过敏者、高空作业及驾驶机动车辆的人员等应禁用。

（6）药物相互作用：丙米嗪、阿米替林、地昔帕明及吩噻嗪类等在中枢与可乐定发生竞争性拮抗作用，抑制可乐定的降压效应；可乐定能增加巴比妥、乙醇、丙米嗪、阿米替林、地昔帕明及吩噻嗪类的中枢抑制效应，故合用时应慎重。

2. 甲基多巴

甲基多巴属第二代中枢性降压药，口服吸收的个体差异大（26%~76%），服药后 2~3h 起效，6~8h 作用达峰，主要以原形或代谢物形式经肾脏排出。甲基多巴通过血脑屏障后在脑内可转化为 α-甲基去甲肾上腺素，后者激动中枢抑制性神经元 α_2 肾上腺素受体，减少中枢发出的交感神经冲动而产生降压作用。

降压作用较可乐定温和持久（约 24h）。同时，伴心率减慢和心排血量减少，扩张肾血管作用明显，不减少肾血流量，并有降低肾素活性的作用。可用于中度高血压，尤适用于肾性高血压或伴有肾功能障碍的高血压患者，与利尿药等其他降压药合用可产生协同降压作用，用于重度或难治性高血压的治疗。甲基多巴常见的不良反应有嗜睡、眩晕和口干等，久用可引起水钠潴留、肝损害、低血压等。

（二）神经节阻断药

与乙酰胆碱竞争结合交感和副交感神经的神经节细胞 NN 受体，阻断自主神经冲动的传递。交感神经节被阻断则产生强大的降压作用，副交感神经节被阻断则引起广泛的不良反应。本类药的代表药有美卡拉明、咪噻芬等，偶用于其他药物无效的高血压危象或手术麻醉时控制血压等。

（三）交感神经末梢抑制药

本类药主要作用于去甲肾上腺素能神经末梢部位，通过耗竭囊泡内递质，阻断外周去甲肾上腺素的缩血管作用，从而降低血压。本类药包括利血平和胍乙啶。利舍平通过与囊泡膜上胺泵结合，不仅抑制去甲肾上腺素被囊泡再摄取，还抑制囊泡膜摄取多巴胺合成去甲肾上腺素；大剂量利血平还能破坏囊泡膜并阻止去甲肾上腺素与 ATP 结合，使囊泡内递质的合成与储存减少直至耗竭，继而使交感神经功能减弱、血压下降。降压作用起效缓慢、作用温和，但持久，同时伴心率减慢。

口服给药 1 周才起效，停药后尚能持续降压 3~4 周。利舍平单用一般主要用于轻度高血压，与噻嗪类利尿药等其他降压药合用可产生协同降压效应，用于中、重度高血压或难治性高血压的治疗。

第三节　恶性肿瘤的药物治疗

一、烷化剂

（一）福莫司汀

1. 适应证

用于非小细胞肺癌、胃肠道癌及中枢神经系统肿瘤。

2. 应用

静脉注射：每次 100mg/m²，连用 3 周，间隔 4 周。

3. 不良反应和注意

主要是血小板和白细胞减少，前者为剂量限制性，另有胃肠道反应，偶见肝肾毒性，不引起脱发。

4. 规格

注射液：200mg/4mL。

（二）卡莫司汀

1. 适应证

对脑瘤、脑转移瘤和脑膜白血病有效，对恶性淋巴瘤、多发性骨髓瘤也有效，与其他药物合用对恶性黑色素瘤有效。

2. 应用

静脉注射每次 $100mg/m^2$，1 次/日，连用 2~3 日；或 $200mg/m^2$，用一次，每 6~8 周重复。溶入 5%葡萄糖或生理盐水 150mL 中快速滴注。

3. 不良反应和注意

①一次静脉注射后，骨髓抑制经常发生在用药后 4~6 周，白细胞最低值见于 5~6 周，在 6~7 周逐渐恢复。但多次用药，可延迟至 10~12 周恢复。②一次静脉注射后，血小板最低值见于 4~5 周，在 6~7 周内恢复，血小板下降常比白细胞严重。③静脉注射部位可产生血栓性静脉炎。大剂量可产生脑脊髓病。长期治疗可产生肺间质或肺纤维化。有时甚至 1~2 个疗程后即出现肺并发症，部分患者不能恢复。④此外可产生恶心、呕吐等消化道反应，用药后 2 小时即可出现，常持续 4~6 小时。对肝肾均有影响，肝脏损害常可恢复，肾脏毒性可见氮质血症、功能减退、肾脏缩小。⑤本品可抑制睾丸或卵子功能，引起闭经或精子缺乏。既往对本药过敏的患者，妊娠及哺乳期妇女禁用。

注意事项：①老年人慎用。②对诊断的干扰。本品可引起肝肾功能异常。③下列情况慎用：骨髓抑制、感染、肝肾功能异常、接受过放射治疗或抗癌药治疗的患者。④用药期间应注意检查血常规、血小板、肝肾功能、肺功能。⑤化疗结束后 3 个月内不宜接种活疫苗。⑥预防感染，注意口腔卫生。

4. 规格

注射液：2g∶125mg。

（三）洛莫司汀

1. 适应证

常用于脑部原发肿瘤及继发性肿瘤；联合用药治疗胃癌、直肠癌及支气管肺癌、恶性淋巴瘤等。

2. 应用

$100~130mg/m^2$，顿服，每 6~8 周一次，3 次为 1 个疗程。

3. 不良反应和注意

①口服后 6 小时内可发生恶心、呕吐，可持续 2~3 日。预先用镇静药或甲氧氯普胺片并空腹服药可减轻症状；少数患者发生胃肠道出血及肝功能损害。②骨髓抑制，服药后 3~5 周可见血小板减少，白细胞降低，可在服药后第 1 周及第 4 周先后出现两次，第 6~8 周才恢复；但骨髓抑制有累积性。③偶见全身性皮疹，有致畸胎的可能，亦可能抑制睾丸或卵巢功能，引起闭经或精子缺乏。

（1）禁忌证：有肝功能损害、白细胞低于 4.0×10^9/L、血小板低于 80×10^9/L 者禁用。合并感染时应先治疗感染。

（2）注意事项：①对诊断的干扰。本品可引起肝功能一时性异常。②下列情况慎用。骨髓抑制、感染、肾功能不全、经过放射治疗或抗癌药治疗的患者或有白细胞低下史者。③用药期间应注意随访检查血常规及血小板、血尿素氮、血尿酸、肌酐清除率、血胆红素、丙氨酸氨基转移酶等。④患者宜睡前与止吐药、安眠药共服，用药当天不能饮酒。⑤治疗前和治疗中应检查肺功能。

（3）孕妇及哺乳期妇女用药：本药有致癌、致畸作用，故妊娠及哺乳期妇女禁用。

（4）儿童用药：$100 \sim 130 mg/m^2$，顿服，每 $6 \sim 8$ 周重复。

（5）规格：胶囊剂：40mg；100mg。

（四）氮芥

1. 临床应用

对恶性淋巴瘤，尤其是霍奇金病及癌性胸膜、心包及腹腔积液有效。

2. 用法用量

静脉给药：每次 $4 \sim 6 mg/m^2$（或 $0.1 mg/kg$），每周 1 次，连用 2 次，休息 $1 \sim 2$ 周重复。
腔内给药：每次 $5 \sim 10 mg$，每周 1 次，可根据需要重复。
局部皮肤涂抹：每次 5mg，以氯化钠注射液稀释，每日 $1 \sim 2$ 次，用于皮肤蕈样真菌病。

3. 不良反应

胃肠道反应和骨髓抑制症状较明显，严重时可致全血细胞减少；注射后第 $7 \sim 10$ 天白细胞下降最多，停药 $1 \sim 2$ 周后可恢复；恶心、呕吐常出现于注射后 $3 \sim 6$ 小时。生殖功能影响包括睾丸萎缩、精子减少、精子活动能力降低，月经紊乱、闭经；其他反应还包括脱发、乏力、头晕、注射部位溃疡；局部涂抹可产生迟发性皮肤过敏反应。

4. 注意事项

骨髓抑制严重者、孕妇、哺乳期妇女，均禁用。不可静脉滴注。注射于血管外可引起溃疡；一旦外漏，应立即注射氢化可的松或地塞米松，同时局部冷敷，抬高患肢。有致突变或致畸胎作用，可造成胎儿死亡或先天畸形。

5. 制剂规格

注射剂：5mg（1mL），10mg（2mL）。搽剂：10g（100mL），50g（500mL）。

（五）邻脂苯芥

1. 临床应用

用于瘤性胸腔积液疗效较好，对头颈部癌、脑瘤、肺癌、乳腺癌、肝癌、淋巴肉瘤、绒毛膜上皮癌，亦有较好疗效。

2. 用法用量

口服：1 日 $20 \sim 30 mg$，分 3 次服，$10 \sim 14$ 日为 1 疗程。
静脉给药：每次 $5 \sim 10 mg$，每日或 3 日静脉注射 1 次。$10 \sim 14$ 日为 1 疗程。
胸腔内注射：每次 $20 \sim 30 mg$，每周 $1 \sim 2$ 次。

3. 不良反应

恶心、呕吐、食欲减退等。对骨髓有一定的抑制作用，白细胞下降较明显，停药后可恢复。对血小板和血红蛋白影响较轻，偶有脱发。

4. 注意事项

禁忌证同一般烷化剂。用药期间注意监测血常规。严重感染，肝、肾功能损害者慎用。

5. 制剂规格

片剂：10mg。注射用邻脂苯芥：10mg。

（六）硝卡芥

1. 临床应用

适用于肺癌、恶性淋巴瘤、头颈部癌、子宫颈癌及癌性腔内积液。对癌性胸腔积液疗效好，对肺癌、鼻咽癌、喉癌、淋巴肉瘤以及脑瘤、食管癌、原发性肝癌也有一定治疗作用。

2. 用法用量

静脉给药：每次 20~40mg，每日或隔日一次，总量为 200~400mg。

腔内注射：每次 40~60mg，每周 1~2 次。

外敷：以 70%二甲亚砜溶液溶解为 20~30mg/mL，每日 1~2 次，做肿瘤局部外敷。

瘤内注射：每次 20~40mg，于肿瘤四周分点注入。应新鲜配制使用。

3. 不良反应

胃肠道反应为主要表现，如恶心、呕吐、食欲减退等；骨髓抑制有白细胞及血小板减少；少见有脱发、乏力、皮疹等。

4. 注意事项

下列情况应慎用：骨髓抑制、严重感染、肿瘤细胞浸润骨髓、曾接受过化学治疗或放射治疗，肝、肾功能损伤者。用药期间应密切随访血常规和血小板；注射剂应新鲜配制；腔内注射时应尽可能抽尽积液后注射。

5. 制剂规格

注射用硝卡芥：20mg，40mg。

（七）苯丁酸氮芥

1. 临床应用

用于慢性淋巴细胞白血病，也可用于恶性淋巴瘤、卵巢癌、多发性骨髓瘤及巨球蛋白血症的治疗。

2. 用法用量

口服：每日 0.1~0.2mg/kg（6~10mg）或（4~8mg/m²），每日 1 次或分 3~4 次，连用 3~6 周，1 疗程总量可达 300~500mg。

3. 不良反应

骨髓抑制，大剂量连续用药时可出现全血细胞下降；长期应用可致精子缺乏或持久不育，月经紊乱或停经，间质性肺炎等。

4. 注意事项

严重骨髓抑制、感染者，孕妇禁用。有痛风病史、泌尿道结石者慎用；治疗期间应观察血常规，并注意蓄积毒性。

5. 制剂规格

片剂：2mg。

（八）氮甲

1. 临床应用

用于多发性骨髓瘤、睾丸精原细胞瘤，也能维持治疗恶性淋巴瘤。

2. 用法用量

口服：每日 3~4mg/kg，日剂量 150~200mg，加碳酸氢钠 1g 同服，睡前 1 次或分 3 次口服，总剂量为 6~8g 一疗程。小儿需减量。

3. 不良反应

胃肠道反应最常见，但程度轻；白细胞及血小板减少，少数患者出现乏力、头晕等。

4. 注意事项

禁忌证同一般烷化剂。骨髓抑制、严重感染、肿瘤细胞浸润骨髓、以前曾接受过化疗或放疗的患者慎用。与镇静药和止吐药同服，可减轻不良反应。

5. 制剂规格

片剂：50mg。

（九）环磷酰胺

1. 临床应用

对恶性淋巴瘤、急性或慢性淋巴细胞白血病、多发性骨髓瘤有较好的疗效。对乳腺癌、睾丸肿瘤、卵巢癌、肺癌、头颈部鳞癌、鼻咽癌、神经母细胞瘤、横纹肌肉瘤及骨肉瘤均有一定疗效。

2. 用法用量

口服：0.1~0.2g/d，疗程量 10~15g。

静脉给药：每次 500~1000mg/m²，加生理盐水稀释，静脉冲入，每周 1 次，连用 2 次，休息 1~2 周重复。

3. 不良反应

食欲减退、恶心及呕吐，大剂量静脉注射可致出血性膀胱炎；有骨髓抑制作用，白细胞减少较血小板减少常见；对肝功能有影响；其他反应包括脱发、口腔炎、病毒性肝炎、皮肤色素沉着、月经紊乱、无精子或精子减少及肺纤维化等。

4. 注意事项

严重骨髓抑制，感染，肝、肾功能损害者，妊娠及哺乳期妇女，对本品过敏者，均禁用。药物的代谢产物对尿路有刺激性，应用时应鼓励患者多饮水，大剂量应用时应水化、利尿，同时给予尿路保护剂美司钠。可使血清中拟胆碱酯酶减少，血清尿酸水平增高，与抗痛风药如别嘌醇、秋水仙碱、丙磺舒等同用时，应调整抗痛风药物的剂量。可加强琥珀胆碱的神经肌肉阻滞作用，使呼吸暂停延长。大剂量巴比妥类、皮质激素类药物可影响环磷酰胺的代谢，合用可增加环磷酰胺的急性毒性。

5. 制剂规格

片剂：50mg。注射用环磷酰胺：0.1g，0.2g。

（十）异环磷酰胺

1. 临床应用

适用于睾丸癌、卵巢癌、乳腺癌、肉瘤、恶性淋巴瘤和肺癌等。

2. 用法用量

静脉给药：单药治疗每次 $1.2\sim2.5g/m^2$，连续 5 天为一疗程。联合用药每次 $1.2\sim2.0g/m^2$，连续 5 天为一疗程。每一疗程间隔 3~4 周。

3. 不良反应

胃肠道反应，骨髓抑制，泌尿道反应等。中枢神经系统毒性与剂量相关，表现为焦虑不安、幻觉；少见有晕厥、癫痫样发作；长期用药可产生免疫抑制、垂体功能低下、不育症和继发性肿瘤。

4. 注意事项

禁忌证同"环磷酰胺"。药物水溶液不稳定，需现配现用；患者应多饮水，必要时给予美司钠。用药期间需检查白细胞，血小板和肝、肾功能；先前应用顺铂患者，可加重异环磷酰胺的骨髓抑制、神经毒性和肾毒性；同时使用抗凝血药物，可能导致出血危险；合用降血糖药，可增强降血糖作用；与其他细胞毒性药物联合应用时，应酌情减量。

5. 制剂规格

注射用异环磷酰胺：0.5g，1.0g。

（十一）司莫司汀

1. 临床应用

用于恶性淋巴瘤、脑瘤、黑色素瘤、肺癌等，也用于晚期胰腺癌、乳腺癌、宫颈癌。

2. 用法用量

口服：$100\sim200mg/m^2$，顿服，每 6~8 周一次，睡前与止吐药、安眠药同服。

3. 不良反应

胃肠道反应包括恶心、呕吐；骨髓抑制呈迟发性，有累积性；其他有肾毒性，口腔炎，脱发，轻度贫血及肝功能指标升高；可能出现肺纤维化。

4. 注意事项

孕妇禁用。用药期间应密切注意血常规、血尿素氮、尿酸、肌酐清除率、血胆红素、转氨酶的变化、肺功能；老年人易有肾功能减退，可影响排泄，应慎用。

5. 制剂规格

胶囊剂：10mg，50mg。

（十二）噻替哌

1. 临床应用

用于乳腺癌、卵巢癌、癌性体腔积液，膀胱癌，胃肠道肿瘤等。

2. 用法用量

静脉或肌内注射：一次 10mg（0.2mg/kg），每日 1 次，连续 5 天后改为每周 3 次，一疗程总量 300mg。

胸腹腔或心包腔内注射：一次 10~30mg，每周 1~2 次。

膀胱灌注：排空尿液后将导尿管插入膀胱内，每次注入 60mg，每周 1~2 次，10 次为一疗程。

3. 不良反应

骨髓抑制、消化道反应；可引起男性无精子，女性无月经；少数有发热、皮疹等。

4. 注意事项

对本品过敏者，严重肝、肾功能损害，严重骨髓抑制者，孕妇禁用。用药期间需定期检查外周血常规，白细胞与血小板及肝、肾功能。在白血病、淋巴瘤患者中，为防止尿酸性肾病或高尿酸血症，可给予大量补液或给予别嘌醇。接受噻替哌治疗的患者，应用琥珀胆碱前必须测定血中拟胆碱酯酶水平；与尿激酶联用可增加噻替哌治疗膀胱癌的疗效。

5. 制剂规格

注射剂：10mg（1mL）。

（十三）白消安

1. 临床应用

适用于慢性粒细胞白血病的慢性期，对缺乏费城染色体 Ph1 者效果不佳。也可用于治疗原发性血小板增多症，真性红细胞增多症等慢性骨髓增殖性疾病。

2. 用法用量

口服：慢性粒细胞白血病，每日 4~6mg/m^2，每日 1 次。如白细胞计数下降至 20×10^9/L，需酌情停药。或给维持量每日或隔日 1~2mg，以维持白细胞计数在 10×10^9/L。

3. 不良反应

抑制造血功能，主要对粒细胞的生成明显抑制，其次是血小板和红细胞，对淋巴细胞的抑制很弱。长期大量服用可致肺纤维化。可有皮肤色素沉着，高尿酸血症及性功能减退；罕见有白内障，多形红斑皮疹，结节性多动脉炎等。

4. 注意事项

孕妇、哺乳期妇女禁用。应严密观察血常规及肝、肾功能变化，及时调整剂量；应多摄入液体并碱化尿液或服用别嘌醇，以防止高尿酸血症及尿酸性肾病的产生；发现粒细胞或血小板迅速大幅度下降时应立即停药或减量，防止出现严重骨髓抑制。

5. 制剂规格

片剂：0.5mg，2mg。

（十四）尼莫司汀

1. 临床应用

乳腺癌，非霍奇金淋巴瘤，慢性淋巴细胞白血病。

2. 用法用量

口服：每日 $60\sim100\mathrm{mg/m^2}$，连续 3~5 天，每 2 周重复。

3. 不良反应

轻度骨髓抑制，主要为白细胞和血小板减少。轻、中度胃肠道反应，表现为恶心、呕吐和食欲减退。另有脱发及黏膜炎。

4. 注意事项

孕妇禁用，肝、肾功能损害者慎用。治疗时应严密观察血常规及肝、肾功能的变化，及时调整剂量。

5. 制剂规格

片剂：20mg。

（十五）雌莫司汀

1. 临床应用

用于晚期前列腺癌，特别是对常规激素治疗无效的患者。对胰腺癌亦有一定疗效。

2. 用法用量

口服：每日 2 次，每次 200~300mg，若连服 3~4 周后仍无效，则应停药。如病情好转，按原剂量继续服用 3~4 个月。

静脉给药：可用于治疗开始时，每日 300mg，3 周后改为口服，或继续静脉注射，每周 2 次，每次 300mg。

3. 不良反应

常见恶心，偶有呕吐，腹泻罕见；少数出现白细胞、血小板计数减少及肝功能异常，可见血清氨基转移酶和胆红素升高，过敏性皮疹、水肿及咽痛，血栓栓塞性疾病、男性乳房增大、性功能减退。

4. 注意事项

对雌二醇或氮芥类药物过敏，严重肝脏或心脏疾病，活动性血栓性静脉炎或血栓栓塞性疾病者禁用。有水钠潴留，糖尿病，高血压，消化性溃疡，脑血管疾病，冠心病的患者慎用。与含钙药物、牛奶、奶制品同服，本品血药浓度降低。与活疫苗同用，有增加被活疫苗感染的风险。注射剂配制时不能用氯化钠注射液，稀释时不能振荡，以防产生泡沫。

5. 制剂规格

胶囊剂：140mg。注射用雌莫司汀：150mg，300mg。

二、抗代谢药

（一）氟尿嘧啶

1. 适应证

用于治疗消化道肿瘤，或较大剂量治疗绒毛膜上皮癌。亦常用于治疗乳腺癌、卵巢癌、肺癌、宫颈癌、膀胱癌及皮肤癌等。

2. 应用

①片剂：成人常用量，0.15~0.3g/天，分3~4次服。疗程总量10~15g。②注射。氟尿嘧啶作静脉注射或静脉滴注所用剂量相差甚大。单药静脉注射量一般为10~20mg/（kg·d），连用5~10日，每疗程5~7g（甚至10g）。若为静脉滴注，通常300~500mg/（m²·d），连用3~5日，每次静脉滴注时间不得少于6~8小时；静脉滴注时可用输液泵连续给药维持24小时。用于原发性或转移性肝癌，多采用动脉插管注药。腹腔内注射每次500~600mg/m²。每周1次，2~4次为1个疗程。

3. 不良反应和注意

（1）禁忌：妊娠初期3个月内禁用本药。在应用本品期间不允许哺乳。当伴发水痘或带状疱疹时禁用本品。氟尿嘧啶禁忌用于衰弱患者。

（2）注意事项：①长期应用本品导致第二个原发恶性肿瘤的危险性比氮芥等烷化剂为小。②除单用本品较小剂量作放射增敏剂外，一般不宜和放射治疗同用。③其他。有下列情况者慎用本品：a. 肝功能明显异常；b. 周围血白细胞计数低于$3.5×10^9$/L；c. 血小板低于$5.0×10^9$/L者；d. 感染、出血（包括皮下和胃肠道）或发热超过38℃者；e. 明显胃肠道梗阻；f. 失水或（和）酸碱、电解质平衡失调者。④开始治疗前及疗程中应定期检查周围血象。⑤老年患者慎用。

4. 规格

片剂：50mg。注射液：125mg；250mg。

（二）甲氨蝶呤

1. 适应证

①各型急性白血病，特别是急性淋巴细胞白血病、恶性淋巴瘤、非霍奇金淋巴瘤和蕈样肉芽肿、多发性骨髓瘤；②头颈部癌、肺癌、各种软组织肉瘤、银屑病；③乳腺癌、卵巢癌、宫颈癌、恶性葡萄胎、绒毛膜上皮癌、睾丸癌。

2. 应用

①白血病，0.1mg/（kg·d）1次口服，一般有效疗程的安全剂量为50~150mg，总剂量应视骨髓情况而定。对急性淋巴细胞白血病，有颅内受侵的患者或作为缓解后预防其复发，可给鞘内注射10~15mg/次，每5~14日1次，共5~6次。②绒毛膜上皮癌，剂量应较大，成人一般10~30mg/次，口服或肌内注射，1次/日，连续5日。以后视患者反应可再重复疗程。③实体癌，10~20mg/次静脉注射，每周2次，连续6周为1个疗程。④骨肉瘤等，采用大剂量每次3~15g/m²，溶于5%葡萄糖液500~1000mL静脉滴注，4小时滴完后，2~6

小时开始应用亚叶酸钙，剂量为 6~12mg/次，肌内注射或口服，每 6 小时 1 次，共 3 日。对肝功能、肾功能、血象及血浆 MTX 的浓度均应逐日检测，并防止口腔炎、发热、骨髓抑制等毒性反应。

3. 不良反应和注意

不良反应有骨髓抑制（最低值在 7~10 日，14~16 日恢复）、口腔炎、恶心呕吐（高剂量始有）、腹泻、皮疹、肝肾功能损伤、脱发、肺炎、吸收不良、骨质疏松、色素沉着等，妊娠早期可致畸胎。少数患者有月经延迟及生殖功能减退。鞘内注射液量过高的可引起抽搐。用药期间应严格检查血象。肝、肾功能不全患者及孕妇禁用。

4. 规格

片剂：每片 2.5mg；5mg，10mg。注射用甲氨蝶呤：每瓶 5mg；10mg；25mg；50mg；100mg；1000mg。

（三）羟基脲

1. 适应证

①对慢性粒细胞白血病（CmL）有效，并可用于对白消安耐药的 CmL；②对黑色素瘤、肾癌、头颈部癌有一定疗效，与放疗联合对头颈部及宫颈鳞癌有效。

2. 应用

口服，20~60mg/（kg·d），每周两次，6 周为 1 个疗程；头颈癌、宫颈鳞癌等 80mg/（kg·次），每 3 天 1 次，需与放疗合用。

3. 不良反应和注意

①骨髓抑制为剂量限制性毒性，停药后 1~2 周可恢复；②有时出现胃肠道反应，尚有致睾丸萎缩和致畸胎的报道；③偶有中枢神经系统症状和脱发，亦有本药引起药物性发热的报道，重复给药时可再出现。水痘、带状疱疹及各种严重感染禁用。

（1）注意事项：用药期间避免接种死或活病毒疫苗。服用本品时应适当增加液体的摄入量，以增加尿量及尿酸的排泄。定期监测白细胞、血小板、血中尿素氮、尿酸及肌酐浓度。老年患者及肾功能较差者应减少剂量。不宜用于儿童。

（2）孕妇及哺乳期妇女用药：禁用。

4. 规格

片剂：0.5g。

（四）氟达拉滨

1. 适应证

用于 B 细胞性慢性淋巴细胞白血病（CLL）患者的治疗。

2. 应用

成人用药：推荐剂量 25mg/（m²·d），连用 5 日，每 28 日为 1 个静脉疗程。如需静脉注射，则使用 0.9% 氯化钠将所需剂量的药物稀释成 100mL 溶液，输液时间应持续在 30 分钟以上。应用至最佳疗效（完全缓解或部分缓解，通常 6 个疗程）再停药。

儿童、孕妇及哺乳期妇女用药：尚未建立儿童使用磷酸氟达拉滨的安全性和有效性。福达华不宜在孕期使用。育龄妇女用药时应避免怀孕，一经发现怀孕，应立即通知治疗医生。

3. 不良反应和注意

本品可引起严重不良反应。有与剂量有关的骨髓抑制，该不良反应是可以逆转的，应定期测定外周血细胞数以防造血系统不良反应。其他不良反应有恶心和呕吐、发热、疼痛、感染、寒战、腹泻、厌食、不适、药疹、水肿、咳嗽、胰腺炎等。有时还会出现肿瘤溶解综合征。下述患者不用：对该药物或其成分过敏的患者；肌酐清除率低于 30mL/min 的肾功能不全患者；失代偿期的溶血性贫血患者；孕期和哺乳期妇女不用。

注意事项：①按照细胞毒性药物常规处理方法正确操作。②在处理和配制该药溶液时要小心谨慎。使用乳胶手套和护目镜。避免吸入。

4. 规格

注射液：50mg/瓶。

（五）吉西他滨

1. 适应证

适用于治疗中、晚期非小细胞肺癌。

2. 应用

成人推荐剂量为 $1000mg/m^2$，静脉滴注 30 分钟，每周 1 次，连续 3 周，随后休息 1 周，每 4 周重复一次。依据患者的毒性反应相应减少剂量。高龄患者：65 岁以上的高龄患者也能很好耐受。

3. 不良反应和注意

①血液系统。应用后可出现贫血、白细胞降低和血小板减少。②消化系统。约 2/3 的患者发生肝脏氨基转移酶的异常，但多为轻度，非进行性损害，无须停药。肝功能受损的患者使用吉西他滨应特别谨慎，1/3 的患者有恶心和呕吐，20% 的患者需药物治疗。③肾脏。近一半的患者用药后可出现轻度蛋白尿和血尿，但极少伴有临床症状和血清肌酐与尿素氮的变化，已有肾功能损害的患者应特别谨慎。④过敏。约 25% 的患者可有皮疹，10% 的患者可出现瘙痒，局部治疗有效。⑤滴注吉西他滨过程中，不到 1% 的患者可发生支气管痉挛，但可能需要胃肠道外的给药治疗，已知对本药高度敏感的患者应严禁使用，约 10% 的患者在用药后数小时内发生呼吸困难，大多无须特殊治疗，大约 20% 的患者有类似于流感的表现，大多症状较轻、短暂，且为非剂量限制性，有报告证实水杨酸类药物可减轻症状。水肿/周围性水肿的发生率约为 30%，部分患者可出现面部水肿。肺水肿的发生率约 1%。

（1）注意事项：已证明滴注药物时间延长和增加用药频率可增大药物的毒性。吉西他滨可抑制骨髓，通常并不影响以后的用药剂量。高敏反应：曾报告极个别患者发生过敏反应。注意：应定期检查肝、肾功能，包括氨基转移酶和血清肌酐。

（2）孕妇及哺乳期妇女用药：孕妇及哺乳期妇女应避免使用。

4. 规格

注射液：0.2g。

（六）卡培他滨

1. 适应证

用于治疗晚期结直肠癌和乳腺癌。可作为蒽环类和紫杉类药物治疗失败后的晚期乳腺癌的解救治疗。

2. 应用

2500mg/（m^2·d），分2次口服，连用14日，休息7日，3周后重复。

3. 不良反应和注意

本品的不良反应较轻，大多数为轻度至中度，且易于处理和可逆。包括腹泻、手足综合征、疲劳、口腔炎、恶心和呕吐。个别患者可出现中性粒细胞减少。

注意事项：由于本品的最大特点是"选择性肿瘤内活化"，故肿瘤组织中5-FU浓度高，而全身5-FU浓度低，降低了5-FU的全身毒性。推荐用间断给药方案。

4. 规格

片剂：150mg；500mg。

（七）硫鸟嘌呤

1. 适应证

①急性淋巴细胞白血病及急性非淋巴细胞白血病的诱导缓解期及继续治疗期；②慢性粒细胞白血病的慢性期及急变期。

2. 应用

成人常用量，口服，开始时2mg/（kg·d）或100mg/（m^2·d），1次/日或分次服用，如4周后临床未改善，白细胞未见抑制，可以将剂量增至3mg/（kg·d）。维持量2~3mg/（kg·d）或100mg/（m^2·d），一次或分次口服。联合化疗中75~200mg/m^2，一次或分次服，连用5~7日。

3. 不良反应和注意

①常见的毒性反应为骨髓抑制。②消化系统反应：胃肠道反应及肝功能损害，可伴有黄疸。③开始治疗的白血病及淋巴瘤患者可出现高尿酸血症，严重者可发生尿酸性肾病。④本品有抑制睾丸或卵巢功能的可能，可引起闭经或精子缺乏，与药物的剂量和疗程有关，反应可能是不可逆的。⑤对本品高度过敏的患者禁用。

（1）注意事项：①骨髓已有显著的抑制，并出现相应严重的感染或明显的出血现象者，有肝、肾功能损害，胆道疾病患者，有痛风病史，尿酸盐结石病史者，4~6周内已接受过细胞毒性药物或放射治疗者均应慎用。②用药期间应每周检查周围血象，检查肝功能，其他包括血尿素氮、血尿酸、肌酐清除率等。③服用本品时，应适当增加水的摄入量，并使尿液保持碱性，或同时服用别嘌呤醇以防止患者血清尿酸含量的增高及尿酸性肾病的形成。④本品可有迟缓的作用，因此在疗程中首次出现血细胞减少症，特别是粒细胞减少症、血小板减少症、黄疸、出血或出血倾向时，即应迅速停药，当各实验值恢复后，可以小剂量开始服用。

（2）孕妇及哺乳期妇女用药：孕妇禁用，哺乳期妇女慎用。

（3）儿童用药：小儿常用量，口服，2.5mg/（kg·d），1次/日或分次口服。

（4）老年患者用药：老年患者对化疗药物的耐受性差，减量服用。

4. 规格

片剂：25mg；50mg；100mg。

（八）疏嘌呤

1. 适应证

用于绒毛膜上皮癌，恶性葡萄胎，急性淋巴细胞白血病及急性非淋巴细胞白血病，慢性粒细胞白血病的急变期。

2. 应用

（1）绒毛膜上皮癌：成人常用量，6~6.5mg/（kg·d），分两次口服，10 日为 1 个疗程，疗程间歇为 3~4 周。

（2）白血病：①开始，2.5mg/（kg·d）或 80~100mg/m^2，1 次/日或分次服用，一般于用药后 2~4 周可见显效，如用药 4 周后，仍未见临床改善及白细胞数下降，可考虑在仔细观察下，加量至 5mg/（kg·d）。②维持，1.5~2.5mg/（kg·d）或 50~100mg/m^2，一日 1 次或分次口服。

3. 不良反应和注意

①较常见的为骨髓抑制。②肝脏损害。可致胆汁淤积出现黄疸。③消化系统。恶心、呕吐、食欲减退、口腔炎、腹泻，但较少发生，可见于服药量过大的患者。④高尿酸血症。多见于白血病治疗初期，严重的可发生尿酸性肾病。⑤间质性肺炎及肺纤维化少见。

（1）禁忌证：已知对本品高度过敏的患者禁用。

（2）注意事项：①对诊断的干扰。可使血液及尿中尿酸浓度明显增高，严重者可产生尿酸盐肾结石。②下列情况应慎用。骨髓已有显著的抑制现象或出现相应的严重感染或明显的出血倾向；肝功能损害、胆道疾患者、有痛风病史、尿酸盐肾结石病史者；4~6 周内已接受过细胞毒性药物或放射治疗者。③用药期间应注意定期检查外周血象及肝、肾功能，每周应随访白细胞计数及分类、血小板计数、血红蛋白 1~2 次，对血细胞在短期内急骤下降者，应每日观察血象。

（3）孕妇及哺乳期妇女用药：孕期禁用。

（4）儿童用药：小儿常用量：1.5~2.5mg/（kg·d）或 50mg/（m^2·d），1 次/日或分次口服。

（5）老年患者用药：由于老年患者对化疗药物的耐受性差，服用本品时，需加强支持疗法，并严密观察症状、体征及周围血管等的动态改变。

4. 规格

片剂：25mg；50mg；100mg。

三、抗肿瘤抗生素

（一）放线菌素

1. 适应证

①实体瘤：与长春新碱、多柔比星合用，治疗 Wilms 瘤；与氟尿嘧啶合用，治疗绒毛膜

上皮癌及恶性葡萄胎；与环磷酰胺、长春碱、博来霉素、顺铂合用，治疗睾丸瘤；与阿霉素、环磷酰胺、长春新碱合用，治疗软组织肉瘤、尤文肉瘤；也可用于治疗恶性淋巴瘤的联合化疗方案中。②与放射治疗合用，提高肿瘤对放射治疗的敏感性。

2. 应用

静脉注射，成人 0.2～0.4mg/次，小儿按体表面积 0.45mg/m²，组成联合化疗方案，1 岁以下幼儿慎用。

3. 不良反应和注意

①可引起白细胞及血小板减少、厌食、恶心、呕吐等。②静脉注射可引起静脉炎，露出血管可引起疼痛、局部硬结及溃破。③可有脱发。④有免疫抑制作用。⑤对妊娠者可引起畸胎。⑥长期应用可抑制睾丸或卵巢功能，引起闭经或精子缺乏。

（1）禁忌证：患过水痘的患者、对本品过敏者禁用。

（2）注意事项：①孕妇及哺乳期妇女慎用。②对诊断的干扰：本品可能使尿及血尿酸升高。③骨髓功能低下，有痛风病史、肝功能损害、感染、有尿酸盐性肾结石病史、近期接受过放射治疗或抗癌药治疗者慎用。④用药期间应定期检查周围血象及肝、肾功能。

4. 规格

注射用放线菌素 D：0.2mg。

（二）平阳霉素

1. 适应证

主治唇癌、舌癌、齿龈癌、鼻咽癌等颈部鳞癌。亦可用于治疗皮肤癌、乳腺癌、宫颈癌、食管癌、阴茎癌、外阴癌、恶性淋巴癌和坏死性肉芽肿等。对肝癌也有一定疗效。对翼状胬肉有显著疗效。

2. 应用

①静脉注射。用生理盐水或葡萄糖溶液 5～20mL 溶解本品 4～15mg（效价）/mL 的浓度注射。②肌内注射。用 4～15mg（效价）/mL 的浓度注射。③动脉内注射：用本品 4～8mg（效价）作一次动脉内注射或持续动脉内注射。④成人剂量为 8mg（效价）/次，通常每周给药 2～3 次。根据患者情况可增加或减少至 1 次/日到每周一次。显示疗效的剂量一般为 80～160mg（效价）。1 个疗程的总剂量为 240mg（效价）。⑤肿瘤消失后，应适当给药，如每周 1 次 8mg（效价）静脉注射 10 次左右。⑥治疗血管瘤及淋巴管瘤。平阳霉素瘤体内注射治疗淋巴管瘤：4～8mg/次，有囊者尽可能抽尽囊内液后注药，间歇期至少 1 个月，5 次为 1 个疗程。3 个月以下新生儿暂不使用或减量使用。治疗血管瘤：注射平阳霉素 4～8mg/次，注入瘤体内，注射 1 次未愈者，间歇 7～10 日重复注射，药物总量一般不超过 70mg（效价）。⑦治疗鼻息肉。每次注射 2～4mL，即一次注射 1～2 个息肉。观察 15～30 分钟有无过敏反应，每周 1 次，5 次为 1 个疗程，一般 1～2 个疗程。

3. 不良反应和注意

不良反应主要有发热、胃肠道反应、皮肤反应、脱发、肢端麻木和口腔炎症等。对博莱霉素类抗生素有过敏史的患者禁用。对有肺、肝、肾功能障碍的患者慎用。

注意事项：①发热，对出现高热的患者，在以后的治疗中应减少剂量，缩短给药时间，并在给药前后给予解热药或抗过敏药。②患者出现过敏症状时应停止给药。③患者如出现肺炎样症状，同时胸部 X 光片出现异常，应停止给药，并给予甾体激素和适当的抗生素。④偶尔出现休克样症状，应立即停止给药，对症处理。

4. 规格

注射液：80mL/瓶。

（三）博来霉素

1. 临床应用

皮肤恶性肿瘤、头颈部肿瘤（颌癌、舌癌、唇癌、咽部癌、口腔癌等）、肺癌（尤其是原发和转移性磷癌）、食管癌、恶性淋巴瘤（网状细胞肉瘤、淋巴肉瘤、霍奇金病）、子宫颈癌、胶质瘤、甲状腺癌。

2. 用法用量

肌内注射：每次 15~30mg，每日 1 次。

皮下注射：病变周边，每次 15~30mg，浓度不高于 1mg/mL 为宜，每日 1 次。

静脉注射：每次 15~30mg，每日 1 次，缓慢静脉注入。出现严重发热反应时，应减少到 5mg 以下，或增加给药次数。

3. 不良反应

间质性肺炎、肺纤维化、休克、坏死或出血，皮疹、荨麻疹、发热伴红皮症、脱毛、皮炎、色素沉着、发红、糜烂、皮肤增厚，恶心、呕吐、厌食、口腔炎、腹泻，肝功能异常，尿频、尿疼、白细胞减少、头痛、瞌睡、发热等。

4. 注意事项

严重肺部疾病，心脏病，妊娠期或哺乳期妇女，对本品过敏者禁用。静脉注射可引起血管疼痛，应注意注射速度。肌内注射应避开神经，局部可引起硬结，应不断更换注射部位。与抗肿瘤药合用或同时进行放疗可能诱发间质肺炎或肺纤维化；60 岁以上患者酌情减量。

5. 制剂规格

注射用博来霉素：15mg。

（四）培洛霉素

1. 临床应用

头颈部恶性肿瘤、皮肤癌、肺癌（鳞状细胞癌）、前列腺癌、恶性淋巴肿瘤等。

2. 用法用量

肌内注射：一周 2~3 次，首次 5mg，以后一次 10mg。根据患者的情况，酌情增减给药次数，但 1 周剂量不应超过 150mg。

3. 不良反应

长期使用可致间质性肺炎、肺纤维化；多见胃肠道反应，包括食欲缺乏、吞咽困难、恶心、呕吐、腹泻等，大量使用可引起黏膜损伤、口腔溃疡等；可见发热反应；有轻微骨髓抑制；过敏反应，包括皮疹、荨麻疹、发热性红皮症等；偶见因过敏性休克而死亡。

4. 注意事项

妊娠期妇女，对本品过敏者禁用。注射本品前后给予抗过敏药或解热药可减轻发热反应。

5. 制剂规格

注射用培洛霉素：5mg。

（五）丝裂霉素

1. 临床应用

适用于胃癌、肺癌、乳腺癌，也适用于肝癌、胰腺癌、结直肠癌、食管癌、卵巢癌及癌性腔内积液。

2. 用法用量

静脉注射：每次 6~8mg，每周 1 次。也可 10~20mg1 次，每 6~8 周重复治疗。

腔内注射：每次 6~8mg。

3. 不良反应

严重骨髓抑制、恶心、呕吐等；其他有间质性肺炎、不可逆的肾衰竭等。

4. 注意事项

水痘或带状疱疹患者，孕妇及哺乳期妇女禁用。用药期间禁用活病毒疫苗接种和避免口服脊髓灰质炎疫苗。易发生溶血性贫血；长期应用抑制卵巢及睾丸功能，造成闭经和精子缺乏。局部刺激严重，不可肌内或皮下注射，应避免药液漏出血管外。本品有延迟性及累积性骨髓抑制，较大剂量应用时疗程间隔应超过 6 周。老年患者慎用。与多柔比星同用增加心脏毒性。

5. 制剂规格

注射用丝裂霉素：2mg，10mg。

（六）柔红霉素

1. 临床应用

治疗急性粒细胞白血病、急性淋巴细胞白血病、神经母细胞瘤、横纹肌肉瘤等。

2. 用法用量

静脉给药：成人 0.4~1.0mg/kg，儿童 1.0mg/kg，每日 1 次，共 3~5 次，连续或隔日给药。停药 1 周后重复。总剂量不超过 25mg/kg。

3. 不良反应

可见严重骨髓抑制；有心脏毒性，可引起心电图异常、心动过速、心律失常，严重者心力衰竭；胃肠道反应包括溃疡性口腔炎，食欲缺乏、恶心、呕吐、腹痛等；可致肝功能损伤；其他包括脱发、倦怠、头痛、眩晕等症状，畏寒，呼吸困难，发热、皮疹等过敏症状。

4. 注意事项

心脏病患者及有心脏病病史，对本品过敏者，孕妇和哺乳期妇女禁用。长期用药不良反应增加；本品用药总量超过 25mg/kg，发生心脏毒性的可能性增加。感染、出血倾向或病情恶化，老年患者，应慎用。只能用于静脉注射或滴注，并防止药液漏出血管外。与酸性或碱性药物配伍易失效，儿童使用时应考虑对性腺的影响。

5. 制剂规格

注射用柔红霉素：20mg。

（七）多柔比星

1. 临床应用

对急性白血病、淋巴瘤、软组织和骨肉瘤、儿童恶性肿瘤及成人实体瘤有效，尤其是乳腺癌和肺癌。

2. 用法用量

静脉给药：每3周1次，每次60~75mg/m^2。

3. 不良反应

骨髓抑制和口腔溃疡；心脏毒性多表现为心动过缓，严重者可发生充血性心力衰竭；胃肠道反应包括呕吐、恶心和腹泻；也可见肝、肾功能异常，脱发。

4. 注意事项

严重器质性心脏病和心功能异常，孕妇及哺乳期妇女，严重骨髓抑制，全身性感染或严重肝功能不全，膀胱侵袭性肿瘤已穿透膀胱壁，泌尿道感染，膀胱炎症或导管插入困难，对本品及蒽环类过敏者，均禁用。用药期间应严格检查血常规、肝功能及心电图。本品毒性大，配制时应避免接触；与其他抗肿瘤药合用，应注意不良反应的叠加；避免与碱性溶液长期接触。不建议速溶型本品与其他药物混合。

5. 制剂规格

注射用多柔比星：10mg。

（八）多柔比星脂质体

1. 临床应用

用于低CD4及有广泛皮肤黏膜内脏疾病的与艾滋病相关的卡波西肉瘤（AIDS-KS），也可用于不能耐受长春新碱、博来霉素和多柔比星（或其他蒽环类抗生素）联合化疗的患者。

2. 用法用量

静脉给药：每2~3周给药20mg/m^2，间隔不少于10天，静脉滴注30分钟以上。

3. 不良反应

常见骨髓抑制，心脏毒性；其他有恶心，无力，脱发，发热，腹泻，与滴注有关的急性反应和口腔炎，手掌-足底红斑性感觉迟钝，口腔念珠菌病，体重下降，皮疹等。

4. 注意事项

使用α干扰素进行局部或全身治疗有效的AIDS-KS患者，孕妇和哺乳期妇女，对本类药物过敏者禁用。小得肌内和皮下注射。药物使用时或结束后应当密切监测心脏功能，避免出现严重心脏毒性；避免同类药物合用出现超剂量或不良反应叠加。偶见头晕和嗜睡，用药后避免驾车和操作机器。

5. 制剂规格

注射液：20mg（10mL）。

（九）比生群

1. 临床应用

小细胞肺癌、乳腺癌、淋巴瘤、骨髓瘤、膀胱癌和非淋巴细胞白血病。

2. 用法用量

静脉滴注：$200\sim260mg/m^2$，每周 1 次，连用 3 周，停药 2 周；或每 3 周给药 1 次。

3. 不良反应

可见骨髓抑制，胃肠道反应包括恶心，呕吐等；有可逆性肝毒性；偶见发热、头晕、肌痛、寒战、荨麻疹等。

4. 注意事项

静脉滴注前，给予苯海拉明等可减轻过敏反应。

5. 制剂规格

注射用比生群：50mg，100mg，250mg，500mg。

（十）表柔比星

1. 临床应用

急性白血病和恶性淋巴瘤、乳腺癌、支气管肺癌、卵巢癌、肾母细胞瘤、软组织肉瘤、膀胱癌、睾丸癌、前列腺癌、胃癌、肝癌（包括原发性肝细胞癌和转移性癌）以及甲状腺髓样癌等。

2. 用法用量

静脉给药：成人常用量为每疗程 $50\sim70mg/m^2$，可 1 次给予，也可于第 1 日、8 日等分给药，$3\sim4$ 周后重复。联合化疗时一般用单剂量的 2/3，总剂量不宜超过 $700mg/m^2$，儿童用量为成人量的 $1/3\sim1/2$。

腔内给药：每次 $60\sim80mg$，联合应用顺铂和氟尿嘧啶或丝裂霉素，可提高疗效。

膀胱灌注：每次 $50\sim60mg$。

3. 不良反应

同"多柔比星"，但程度较低，尤其是心脏毒性和骨髓抑制。其他包括脱发，胃肠功能紊乱如恶心、呕吐、腹泻；偶见发热、寒战、荨麻疹、色素沉着、关节疼痛等。

4. 注意事项

骨髓抑制、心功能不全患者禁用。已用过大剂量蒽环类药物患者慎用。不可与肝素混合，不可肌内注射和鞘内注射。其余同"多柔比星"

5. 制剂规格

注射剂：10mg（5mL），50mg（25mL），0.1g（50mL）。

（十一）阿柔比星

1. 临床应用

对急性白血病、恶性淋巴瘤、胃癌、肺癌、乳腺癌和卵巢癌等有显著疗效，对多柔比星、柔红霉素耐药者亦有效。

2. 用法用量

静脉注射：①白血病与淋巴瘤，15~20mg/d，连用7~10天，间隔2~3周后重复。②实体瘤，每次30~40mg，一周2次，连用4~8周。

3. 不良反应

消化道反应和骨髓抑制，少数患者出现轻度脱发，个别出现发热、静脉炎、心脏毒性及肝、肾功能异常。

4. 注意事项

肝、肾功能异常或有严重心脏病史者，孕妇及哺乳期妇女禁用。避免药物外溢，应注意累积剂量与心脏毒性的关系。

5. 制剂规格

注射用阿柔比星：20mg。

（十二）吡柔比星

1. 临床应用

对恶性淋巴瘤和急性白血病有较好疗效，对乳腺癌、头颈部癌、胃癌、泌尿系统恶性肿瘤及卵巢癌、子宫内膜癌、子宫颈癌等有效。

2. 用法用量

静脉给药：一般每次 $25~40mg/m^2$。

动脉给药：头颈部癌，每次 $7~20mg/m^2$，一日1次，共5~7日，亦可每次 $14~25mg/m^2$，每周一次。

膀胱灌注：每次 $15~30mg/m^2$，注入膀胱腔内保留1~2小时，每周3次为一疗程。

3. 不良反应

可见剂量限制性骨髓抑制，心脏毒性，胃肠道反应包括恶心、呕吐、食欲缺乏、口腔黏膜炎，有时出现腹泻；其他有肝、肾功能异常，脱发，皮肤色素沉着等；偶见皮疹；膀胱内注入可出现尿频、排尿痛、血尿等，甚至膀胱萎缩。

4. 注意事项

严重器质性心脏病或心功能异常者，妊娠期、哺乳及育龄期妇女，对本品过敏者禁用。避免注射时渗漏至血管外。合并感染、水痘等患者应慎用；高龄者适当减量。溶解后药液即时用完，室温下放置不得超过6小时。

5. 制剂规格

注射用吡柔比星：10mg，20mg。

（十三）色霉素 A3

1. 临床应用

对肺癌、食管癌、胃癌、乳腺癌、直肠癌、前列腺癌、皮肤癌、肝癌、膀胱癌、卵巢癌、绒毛膜上皮癌、网状细胞肉瘤、淋巴肉瘤、霍奇金病及癌性腹膜炎等有效。

2. 用法用量

静脉给药：每次 0.5mg，疗程总量为 10~15mg。

胸腹腔及瘤内注射：每次 0.5~1.0mg。

3. 不良反应

可见恶心、呕吐；骨髓抑制，口腔炎、牙龈炎、咽痛、肾损害、静脉炎等。

4. 注意事项

应避免药液漏出血管外，否则引起局部组织坏死。

5. 制剂规格

注射用色霉素 A3：0.5mg。

（十四）普卡霉素

1. 临床应用

治疗睾丸癌的次选药物。对脑胶质细胞瘤、脑转移癌、恶性淋巴瘤、绒毛膜上皮癌、乳腺癌等也有一定疗效。

2. 用法用量

静脉注射：每次 50~100μg/kg（一般 2~5mg），每日或隔日 1 次，缓慢推注。开始应用小剂量，如无不良反应可渐加量，6~10 次为 1 疗程，隔 5~7 日后可重复。

胸腹腔内注射：每次 2~3mg。

3. 不良反应

严重骨髓抑制和肾功能损害；可造成严重出血倾向，使凝血时间延长、鼻出血、皮下出血、便血，甚至全身性出血。可见恶心、呕吐、腹泻和胃炎等症状；少数患者血清转氨酶升高、蛋白尿、药疹、头痛、脱发，血钙降低和皮肤色素沉着等。

4. 注意事项

肝、肾功能不全和有出血倾向者慎用。

5. 制剂规格

注射用普卡霉素：2mg，4mg，6mg。

四、抗肿瘤植物成分药

（一）长春碱

1. 临床应用

用于治疗实体瘤。对恶性淋巴瘤、睾丸肿瘤、绒毛膜癌疗效较好，对肺癌、乳腺癌、卵巢癌、皮肤癌、肾母细胞瘤及单核细胞白血病也有一定疗效。

2. 用法用量

静脉注射：成人 1 次 10mg，儿童 $10mg/m^2$，1 周 1 次，成人每个疗程总量 $60 \sim 80mg$。

3. 不良反应

（1）血液学毒性：为剂量限制性毒性，停药后迅速恢复。

（2）消化道反应：食欲下降、恶心、呕吐、腹泻、腹痛、口腔炎等。

（3）周围神经毒性：指（趾）尖麻木、四肢疼痛、肌肉震颤、腱反射消失等。

（4）局部刺激：血栓性静脉炎，外漏可引起局部组织坏死。

（5）其他：可出现直立性低血压、脱发、失眠、头痛等。

4. 注意事项

与放线菌素 D、多柔比星、柔红霉素有部分交叉耐药性，与烷化剂无交叉耐药性。

5. 制剂规格

注射用长春碱：10mg，15mg。

（二）长春新碱

1. 临床应用

对急慢性白血病、恶性淋巴瘤、小细胞肺癌有效，亦用于睾丸肿瘤、卵巢癌、消化道癌及恶性黑色素瘤等。

2. 用法用量

成人 1 次 $1 \sim 2mg$，儿童 $75\mu g/kg$，每周 1 次，静脉注射或冲入。

3. 不良反应

骨髓抑制和消化道反应较轻。主要引起外周神经症状，如手指、神经毒性等，与累积量有关。运动神经、感觉神经和脑神经也可受到破坏，并产生相应症状。局部组织刺激，可见脱发、血压改变。

4. 注意事项

肝功能异常时应减量。仅用于静脉注射，局部外漏可致组织坏死；防止药液溅入眼内，一旦发生应立即用大量盐水冲洗。冲入静脉时避免日光直接照射。

5. 制剂规格

注射用长春新碱：1mg。

（三）长春地辛

1. 临床应用

对非小细胞肺癌、小细胞肺癌、恶性淋巴瘤、乳腺癌、食管癌及恶性黑色素瘤等有效。

2. 用法用量

常用剂量为 $3mg/m^2$，每周 1 次，静脉注射或连续 24 小时以上静脉滴注。

3. 不良反应

（1）骨髓抑制：白细胞计数降低最常见，其次为血小板计数降低，对血红蛋白有一定影响。

（2）胃肠道反应：轻度食欲减低，恶心和呕吐，可有腹胀、便秘。

（3）神经毒性：可逆性的末梢神经炎。

（4）生殖毒性和致畸作用。

（5）局部组织刺激反应：静脉炎等。

4. 注意事项

孕妇禁用。肝、肾功能不全者，应慎用。防止外漏，以免造成疼痛、皮肤坏死、溃疡，一旦出现应立刻冷敷，并用 0.5% 普鲁卡因封闭治疗。

5. 制剂规格

注射用硫酸长春地辛：1mg，4mg。

（四）长春瑞滨

1. 临床应用

主要用于非小细胞肺癌、乳腺癌、卵巢癌、淋巴瘤等。

2. 用法用量

$25 \sim 30 \text{mg/m}^2$，静脉滴注，每周 1 次，连续 4~6 次为 1 疗程。

3. 不良反应

粒细胞减少，恶心、呕吐，腱反射缺失，呼吸困难和支气管痉挛，疲劳、颚痛、肌痛、关节痛和皮疹；注射部位反应，包括红斑、注射部位疼痛和静脉变色，胸痛，罕见心肌梗死等。

4. 注意事项

粒细胞减少症是剂量依赖性的，严重粒细胞缺乏患者伴有感染或发热症状时应仔细监护。若眼部接触本品，应立即用盐水彻底冲洗。严重肝、肾功能不全者，应慎用。

5. 制剂规格

注射剂：10mg（1mL），50mg（5mL）。

（五）依托泊苷

1. 临床应用

治疗小细胞肺癌、淋巴癌、睾丸肿瘤、急性粒细胞白血病，也可用于卵巢癌、乳腺癌、神经母细胞癌。

2. 用法用量

$60 \sim 100 \text{mg/m}^2$，静脉注射或口服 2 倍剂量，1 日 1 次，连续 5 日，每 3~4 周重复 1 次。亦可口服相同剂量，连服 10 日。

3. 不良反应

（1）可逆性的骨髓抑制，包括白细胞及血小板减少。

（2）食欲减退、恶心、呕吐、口腔炎等消化道反应，脱发亦常见。

4. 注意事项

孕妇及哺乳期妇女禁用。不宜静脉推注，静脉滴注至少半小时，否则容易引起低血压、喉痉挛等反应。不得做胸腔、腹腔和鞘内注射。本品稀释后立即使用，若有沉淀禁用。

5. 制剂规格

注射用依托泊苷：50mg，100mg。胶囊剂：50mg，100mg。

（六）多西他赛

1. 适应证

①适用于先期化疗失败的晚期或转移性乳腺癌的治疗。除非属于临床禁忌，先期治疗应包括蒽环类抗癌药。②多西他赛适用于以顺铂为主的化疗失败的晚期或转移性非小细胞肺癌的治疗。

2. 应用

剂量每次 $75 \sim 100mg/m^2$，静滴 1 小时，每 3 周 1 次。

3. 不良反应和注意

①本品主要的剂量限制性不良反应是中性粒细胞减少症，血小板减少症和贫血罕见。②过敏反应有瘙痒、潮红、皮疹、发热、肢端脱屑、指甲脱落等。③可逆性液体潴留反应表现为胸膜积液、腹水、下肢水肿、全身水肿。④还有脱发、关节痛、肌肉痛、恶心、呕吐、腹泻、口腔炎等。

以下患者禁用：①对多西他赛或吐温-80 有严重过敏史的患者；②白细胞数目小于 $1.5×10^9/L$ 的患者；③肝功能有严重损害的患者。

4. 规格

注射液：80mg/支。

（七）三尖杉碱

1. 适应证

用于急性单核细胞性白血病及恶性淋巴瘤有一定疗效。也可用于真性红细胞增多症、慢性粒细胞性白血病及早幼粒细胞性白血病等。

2. 应用

静滴。1～4mg/天，加于 10% 葡萄糖液 250～500mL 中，缓慢滴注，7～10 次为 1 个疗程，2 周后可再用。

3. 不良反应和注意

可有白细胞下降，多数患者可以恢复。有时出现恶心、呕吐、厌食、口干等不良反应。若引起心房扑动，应立即停药。部分患者可有心肌损害。

4. 规格

注射液：每支 1mg（1mL）。

（八）替尼泊苷

1. 适应证

适用于各型急性非淋巴细胞白血病，对骨髓增生异常综合征（MDS）、慢性粒细胞性白血病及真性红细胞增多症等亦有一定疗效。

2. 应用

静脉滴注。①成人：1~4mg/d，以 4~6 日为 1 个疗程，间歇 1~2 周再重复用药。②小儿：0.05~0.1mg/（kg·d），4~6 日为 1 个疗程。

3. 不良反应和注意

①骨髓抑制。本品对粒细胞系列的抑制较重，红细胞系列次之，对巨核细胞系列的抑制较轻。②心脏毒性。有窦性心动过速、期外收缩及心电图出现 ST-T 变化等心肌缺血表现，极少数患者可出现奔马律、程度不一的房室传导阻滞及束支传导阻滞、心房颤动等。③消化系统。常见的症状为厌食、恶心、呕吐，少数患者可产生肝功能损害。④个别患者可产生脱发、皮疹。

（1）注意事项：①应用本品血液及尿中尿酸浓度可能增高。②心血管疾病：原有心律失常及各类器质性心血管疾病患者应慎用或不用。对严重或频发的心律失常及器质性心血管疾病患者不用。③下列情况应慎用：骨髓功能显著抑制或血象呈严重粒细胞减少或血小板减少、肝功能或肾功能损害，有痛风或尿酸盐肾结石病史患者。④用药期间应密切观察下列各项：周围血象；肝肾功能；心脏体征及心电图检查。

（2）孕妇及哺乳期妇女用药：慎用。

（3）老年患者用药：老年患者选用本品时需加强支持疗法，并严密观察各种不良反应。

4. 规格

注射液：50mg/支（5mL）。

（九）紫杉醇

1. 适应证

卵巢癌和乳腺癌及非小细胞肺癌（NSCLC）的一线和二线治疗。头颈癌、食管癌，精原细胞瘤，复发非霍奇金淋巴瘤等。

2. 应用

为了预防发生过敏反应，在紫杉醇治疗前 12 小时口服地塞米松 10mg，治疗前 6 小时再口服地塞米松 10mg，治疗前 30~60 分钟给予苯海拉明 20mg 肌内注射，静脉注射西咪替丁 300mg 或雷尼替丁 50mg。单药剂量为 $135~200mg/m^2$，在 GCSF 支持下，剂量可达 $250mg/m^2$。将紫杉醇用生理盐水或 5% 葡萄糖盐水稀释，静滴 3 小时。联合用药剂量为 $135~175mg/m^2$，3~4 周重复。

3. 不良反应和注意

①过敏反应。多数为 I 型变态反应，几乎所有的反应发生在用药后最初的 10 分钟内。②骨髓抑制。为主要剂量限制性毒性，表现为中性粒细胞减少，血小板降低少见，一般发生在用药后 8~10 日。③神经毒性。最常见的表现为轻度麻木和感觉异常。④心血管毒性。可

有低血压和无症状的短时间心动过缓。⑤肌肉关节疼痛。发生于四肢关节，发生率和严重程度呈剂量依赖性。⑥胃肠道反应。恶心，呕吐，腹泻和黏膜炎，一般为轻度和中度。⑦肝脏毒性。ALT、AST 和 AKP 升高。⑧脱发。⑨局部反应。输注药物的静脉和药物外渗局部的炎症。

（1）禁忌证：对聚氧乙基代蓖麻油过敏者。禁用于中性粒细胞低于 $1.5×10^9/L$。

（2）注意事项：给药期间应注意有无过敏反应及生命体征的变化。孕妇禁用。育龄妇女，治疗期不宜怀孕。

4. 规格

注射液：5mL。30mg。

五、抗肿瘤激素类

（一）他莫昔芬

1. 临床应用

适用于治疗晚期乳腺癌和卵巢癌。用于乳腺癌时，绝经后和 60 岁以上的患者较绝经前和年轻患者效果更好。

2. 用法用量

口服，1 次 10mg，1 日 2 次，可连续使用。与氟甲睾酮、多柔比星、长春新碱、甲氨蝶呤、环磷酰胺、氟尿嘧啶合用可提高疗效。

3. 不良反应

不良反应较轻微，个别患者阴道出血、会阴瘙痒、阴道感觉迟钝、周围神经痛、脱发等。高剂量长期服用可致视网膜疾患，服药期间应定期做眼科检查。妊娠妇女禁用。

4. 注意事项

有肝功能异常者应慎用。如有骨转移，在治疗初期需定期查血钙。

5. 制剂规格

片剂：10mg。

（二）氨鲁米特

1. 临床应用

用于绝经后晚期乳腺癌的有效率约 30%，对骨转移者疗效优于他莫昔芬，对软组织转移者疗效比后者差，对肝转移者疗效不佳，对他莫昔芬无效者用本品仍有效；亦可用于卵巢癌切除手术后恶化者、前列腺癌、肾上腺皮质功能亢进。

2. 用法用量

口服 1 次 0.25g，1 日 2 次，两周后 1 日 3~4 次，但每日剂量不要超过 1g。可与氢化可的松同服，开始 1 日 100mg（早晚各 20mg，睡前再服 60mg），两周后减量至 1 日 40mg（早晚各 10mg，睡前再服 20mg）。

3. 不良反应

可出现嗜睡、困倦、乏力、头晕等中枢神经抑制作用，一般 4 周左右逐渐消失。皮疹常发生在用药后 10~15 天，多可自行消退。少数患者有食欲缺乏、恶心、呕吐和腹泻。偶可出现白细胞减少、血小板减少和甲状腺功能减退。

4. 注意事项

本品为芳香化酶抑制剂，用于绝经后的晚期乳腺癌，不适用于绝经前患者。不宜与他莫昔芬合用。

5. 制剂规格

片剂：0.125g，0.25g。

（三）阿那曲唑

1. 适应证

适用于用他莫昔芬及抗雌激素疗法仍不能控制的绝经后妇女的晚期乳腺癌。对雌激素受体阴性的患者，若其对他莫昔芬呈现阳性的临床反应，可考虑使用本品。

2. 应用

口服，1mg/次，1 次/日。可长期服用。

3. 不良反应和注意

无明显的不良反应，对皮质醇和醛固酮的分泌也没有显著的影响。

4. 规格

片剂：每片含本品 1mg。

（四）比卡鲁胺

1. 适应证

与黄体生成素释放激素（LHRH）类似物或外科睾丸切除术联合应用于晚期前列腺癌的治疗。

2. 应用

①成年男性包括老年人 50mg/次，1 次/日，用康士得治疗应与 LHRH 类似物或外科睾丸切除术治疗同时开始。②对于肾损害的患者无须调整剂量。③对于轻度肝损害的患者无须调整剂量，中重度肝损伤的患者可能发生药物蓄积。

3. 不良反应和注意

常见不良反应包括面色潮红、瘙痒，另外乳房触痛和男性乳房女性化，它可随睾丸切除术减轻。也可能引起腹泻、恶心、呕吐和乏力。肝功改变常常是短暂的。应考虑定期查肝功能。

（1）禁忌证：①康士得不能用于对本品过敏的患者。②康士得不能与特非那定、阿司咪唑或西沙比利联合使用。

（2）注意事项：严重肝损害的患者可能导致蓄积。所以中、重度肝损伤的患者应慎用。在已经接受双香豆素类抗凝剂治疗的患者，如果开始服用康士得，应密切监测凝血酶原时间。

（3）孕妇及哺乳期妇女用药：康士得禁用于女性，更不能用于妊娠妇女或正哺乳的母亲。

4. 规格

片剂：50mg/片。

（五）福美坦

1. 适应证

自然或人工绝经的乳腺癌患者，包括其他内分泌治疗（如他莫昔芬）无效的患者。

2. 应用

250mg，每 2 周一次，做臀部深肌内注射。

3. 不良反应和注意

禁用于绝经前、妊娠期及哺乳期妇女。肝肾功能不良者，不要求调整剂量。驾车或操纵机器应小心。

4. 规格

注射液：250mg/支。

（六）来曲唑

1. 适应证

绝经后晚期乳腺癌，多用于抗雌激素治疗失败后的二线治疗。

2. 应用

口服，2.5mg/次，1 次/日。性别、年龄及肝肾功能与来曲唑无临床相关关系，老年患者和肝肾功能受损的患者不必调整剂量。

3. 不良反应和注意

每日口服来曲唑 2.5mg，不良反应多为轻度或中度，以恶心、头痛、骨痛、潮热和体重增加为主要表现，其他少见的还有便秘、腹泻、瘙痒、皮疹、关节痛、胸痛、腹痛、疲倦、失眠、头晕、水肿、高血压、心律不齐、血栓形成、呼吸困难、阴道流血等。孕妇及哺乳期妇女用药尚不明确。

4. 规格

注射液：2.5mg。

（七）托瑞米芬

1. 适应证

乳腺癌。

2. 应用

口服，1 片/日。小儿 3~5mg/（kg·d）或 100mg/m^2，分次口服，服药 1~2 周，停药两周。对儿童及青少年长期大剂量用药可有潜在的致癌、致畸性，故临床上可使用其他药物如 VP-16 替代。老年患者用药可酌情减量。

3. 不良反应和注意

多为激素样反应。常见有面部潮红、多汗、恶心、白带增多、头晕、水肿、疼痛和呕吐。密切观察非代偿性心功能不全及严重心绞痛患者，有骨转移患者开始治疗时可能出现过渡性高钙血症。严重肝衰竭患者不宜长期服用。

4. 规格

片剂：40mg/片；60mg/片。

（八）依西美坦

1. 适应证

治疗绝经后妇女晚期乳腺癌。

2. 应用

25mg/次，1 次/日，饭后服用。

3. 不良反应和注意

恶心、口干、便秘、腹泻、头晕、呕吐、腹痛、食欲增加、体重增加等。还有高血压、抑郁、焦虑、呼吸困难、咳嗽。轻度肝肾功能不全者不需要调节给药剂量。

4. 规格

片剂：25mg/片。

第四节　癌痛的药物治疗

一、用药基本原则

癌痛不但影响患者的生理变化，还对其心理造成巨大伤害。要提高癌症患者的生活质量，减轻心理负担，延长生命，提高癌症患者的存活率，就必须有效地控制癌痛的发生，而积极进行治疗无疑是从根本上防治癌痛的重要手段，其基本的治疗原则应该是标本兼治，即治疗癌痛为治标，治疗癌肿为治本，治标为治本提供最佳条件，二者互补才能起到更好的治疗效果。在癌症治疗的各种手段中，药物治疗是最基本、最有效、最常用的方法。尤其早期轻度的癌痛患者应采用药物治疗。因药物治疗具有有效、作用迅速、风险小、费用合理等优点。为了提高镇痛效果，有效地控制疼痛，减少不良反应，必须遵循一定的用药原则。

（1）尽可能以简便的途径给药，首选口服及无创途径给药。口服给药，无创、方便、安全、经济。随着止痛药新剂型的不断出现，以及患者不同病情对给药途径的多样化需求，除口服途径给药外，选择其他无创性给药途径日趋广泛。如患者有吞咽困难、严重呕吐或胃肠梗阻时，可选用透皮贴剂、直肠栓剂等，必要时使用输液泵连续皮下输注。

（2）由于个体差异，任何药物都应从小剂量开始使用，在观察疗效与不良反应的基础上，逐渐增加剂量至理想缓解疼痛且无明显不良反应的剂量为止。药物的药理作用不同，加之患者年龄、肝肾功能、营养状态等因素，故应做到用药个体化。

（3）按时给药，维持一定的血药浓度。要在镇痛作用消失前 1 小时给予下一次剂量，按时给药，维持无痛状态。假如有些患者因突发剧痛，可按需给药。

（4）某类药物的镇痛作用效果不佳时，应更换效力更强的药物，即按 WHO 推荐的三级阶梯方法治疗。

（5）用药方案应尽量简单，减少药物的毒副作用，并有计划地加以预防。

（6）应用镇痛药物的同时，可配合镇痛辅助药，以提高镇痛效果。

二、治疗癌痛的药物

治疗癌痛的药物一般分为三大类：①非阿片类镇痛药（主要包括解热抗感染止痛药）；②阿片类镇痛药；③辅助性镇痛药。

（一）非阿片类药

非阿片类药包括：①对乙酰氨基酚；②非甾体抗感染药（NSAID）。

1. 对乙酰氨基酚

对乙酰氨基酚（扑热息痛）的作用机制尚未完全明确。它抑制大脑的环氧化酶（COX）。虽然有外周止痛作用，但对感染的关节无抗感染作用。对乙酰氨基酚也与中枢的 L-精氨酸氮氧化物、血清素和阿片类药相互作用。

对乙酰氨基酚与 NSAID 的区别如下：①不良反应较少；②不损伤胃肠黏膜，尽管会引起非特异性消化不良；③有消化性溃疡者也能良好地耐受；④不影响血浆尿酸浓度。

对乙酰氨基酚不影响血小板的功能。对阿司匹林过敏的患者有 2/3 可服用对乙酰氨基酚。NSAID 可与对乙酰氨基酚联合使用，而且有相加作用。对乙酰氨基酚的主要缺点是给药次数多，一般为每 6 小时一次。

2. 非甾体抗感染药（NSAID）

炎症可刺激外周神经末梢产生疼痛，也介导中枢敏感化从而加重疼痛。NSAID 对癌浸润软组织或骨转移癌引起炎症相关的疼痛特别有效；它也可缓解癌症相关的神经病理性疼痛。

布洛芬、双氯芬酸和萘普生等 NSAID 都是非特异性环氧化酶（包括环氧化酶-1 和环氧化酶-2）抑制剂，在疼痛医学领域中广泛使用，但其胃肠道不良反应较大，最近有被新上市的选择性环氧化酶-2 抑制剂所替代的趋势。NSAID 的中枢止痛作用目前尚未被完全证实。

NSAID 抑制环氧化酶（COX）。COX 是花生四烯酸链中的一种重要酶，它引起组织的炎性前列腺素（PG）的生成。虽然 PG 合成受到抑制可用于解释 NSAID 大部分治疗作用，但它不能说明 NSAID 的所有止痛作用。例如，对拔牙后疼痛，大多数弱 COX 抑制剂止痛效果明显优于阿司匹林，而大多数强 COX 抑制剂的止痛效果较差。

COX 有 COX-1 和 COX-2 两种亚型，COX-1 存在于所有的正常组织中（称作"原生质"），COX-2 在正常情况下在大多数组织中不能检出，当炎症出现时会大量生成。应用选择性 COX-2 抑制剂可以减轻胃肠道损害。COX-1 的抑制不能单独用于解释 NSAID 对胃肠道的不同影响，氧化磷酸化的解偶联可能是较为重要的。COX-2 正常存在于肾，选择性 COX-2 抑制剂（与非选择性 NSAID 一样）可引起肾功能障碍，应引起注意。

不同 NSAID 对血小板功能的影响不同。对化疗或由其他原因引起的血小板减少的患者，最好应用对血小板功能无影响的 NSAID。大多数的 NSAID 和扑热息痛可引起某些患者支气管痉挛。水杨酸胆碱、三柳胆镁、阿托品和尼美舒利无此不良反应。美洛昔康（首选COX-2 抑制剂）、塞来昔布和罗非昔布（COX-2 抑制剂）对血小板和支气管一般都较安全。

　　NSAID 选择取决于多种因素，如有效性、剂型、地方用药指南、价格、给药次数、个体毒性和反应。另外，临床上使用 NSAID 时应特别注意：①阿司匹林引起耳鸣和耳聋，特别是应用于低血浆蛋白的患者。②阿司匹林和水杨酸盐有降低血糖的作用，尤其是在阿司匹林的用量≥1200mg/24h 后；对糖尿病患者有必要减少胰岛素的剂量，或减少口服降糖药的用量。③阿司匹林可拮抗排尿酸的制剂。④所有的 NSAID 均可引起一定程度的水钠潴留，可致踝部水肿，有拮抗利尿剂的作用。⑤NSAID 引起肾衰竭（急性或慢性发作），特别是对任何原因引起的血容量减少患者，如利尿剂、发烧、脱水、呕吐、腹泻、出血及手术等。⑥NSAID 也可引起间质性肾炎（可能会引起肾病综合征或肾乳头坏死），这是偶发的和不可预测的。

　　（二）阿片类镇痛药

　　1. 弱阿片类药

　　几乎所有的弱阿片类药都可通过肌内注射产生与 10mg 吗啡相当或相近的镇痛效果，所以将阿片类药分为"弱"和"强"有一定程度的武断性。从药理学角度讲，使用弱阿片类药并不是绝对必要的，可用小剂量吗啡或别的强阿片类药替代。所以，从某种程度上讲，WHO 止痛阶梯中的第二阶梯药物在药理学上没有存在的必要性。然而，吗啡等强阿片类药的供应在许多国家都受到很大限制，而弱阿片类药却相对较易于获得，所以就全球临床应用而言，第二阶梯镇痛方案的药物仍有存在的现实意义。

　　弱阿片类药中常用的有可待因、双氢可待因和右旋丙氧酚，都不常作为胃肠外用药。可待因是吗啡的药物前体，它的作用强度大约是吗啡的 1/10，但大约 10% 的人群不能将可待因转换成吗啡。可待因的常用剂量是 30~60mg，每 4 小时一次。在一些西方国家，临床医生常用双氢可待因代替可待因。可待因和双氢可待因比右旋丙氧酚和曲马朵更易引起便秘。使用弱阿片类药时一般遵循以下的原则。

　　（1）弱阿片类药应该与一种非阿片类药物联合使用。

　　（2）如果按时使用弱阿片类药达不到充分的镇痛效果，一般不建议采用另一种弱阿片类药来替代，应直接使用吗啡等强阿片类药。

　　（3）如果一种弱阿片类药止痛效果欠佳时，有时加用适当的辅助药或联合应用适当的非药物治疗方法可能会收到较满意的治疗效果。

　　2. 曲马朵

　　曲马朵是合成的中枢性镇痛药，兼有阿片类药和非阿片类药的特性，曲马朵是弱阿片类药与强阿片类药之间的一个桥梁药物。曲马朵能刺激神经元释放 5-羟色胺，并抑制突触前去甲肾上腺素和 5-羟色胺的再摄取。在动物模型中，曲马朵不依赖对前列腺素的抑制而产生抗感染作用。纳洛酮仅能部分逆转曲马朵的止痛作用。曲马朵在肝转换为 0-去甲基曲马朵（M1），后者是个活性物质，作用比曲马朵强 2~4 倍。曲马朵的进一步生物转化产生无活性的代谢产物，从肾排出。有研究显示其代谢物司巴丁/异奎胍很少，这说明了它的作用很强。代谢缺陷者（7% 的高加索人）缺乏异物酶（CYP2D6）；曲马朵对这类人群很少甚至没有止痛作用。曲马朵比等效止痛剂量吗啡引起的便秘和呼吸抑制作用更少。该药对胆管和胰导管的压力无影响；其药物依赖性也明显减少。采用注射途径使用曲马朵时，其作用是吗啡的 1/10。曲马朵口服的生物利用率高，其作用为吗啡的 1/5，故可以认为它的作用强度是可待因的 2 倍。

有报道指出，快速静脉注射曲马朵后患者可出现癫痫发作。对癫痫患者和服用降低癫痫阈药物（如三环类抗抑郁药或 5-羟色胺再摄取抑制剂）的患者，使用曲马朵时要特别小心。对颅内压升高、严重肝肾功能损害者也要慎用。另外，卡马西平可降低曲马朵的作用。

3. 强阿片类药

吗啡仍然是强阿片类药的首要选择，其他强阿片类药主要是在没有吗啡或者患者不能忍受吗啡的不良反应时才应用。阿片类药的药物作用差别与各药的受体亲和力、脂溶性和血浆半衰期不同有关。强阿片类药的不良反应基本相同，只是程度上有差异。正如上面所提到的，随着癌痛治疗的个体化，应用强阿片类药一般不会引起疼痛患者的呼吸抑制。但是，由于强阿片类药有过度镇静作用，当其与有拟精神反应的药物同时使用时应谨慎，与一些药物合用时会发生严重的交叉作用。例如，西咪替丁抑制美沙酮的代谢，从而可能引起嗜睡甚至昏迷；利福平可加速美沙酮的代谢，偶尔还会促发阿片类药的撤药症状（利福平还可降低吗啡的止痛作用）。

从阿片类药起效的作用时间方面看，在各种药物间很难做出选择。大多数药物均在口服之后 20~30 分钟开始起效。如果需要药物快速起效，可以使用静脉注射途径给药。肌内注射后的吸收速度视肌肉的血供情况而异，女性臀部肌肉的药物吸收较男性为慢，三角肌的药物吸收较臀部肌肉的药物吸收快。但对于接受有规律按时给药的患者，"快速起效"的临床意义不大。

许多药物的作用时间较长意味着每日所需的剂量小。但是，由于出现了吗啡的缓释剂型，使得现在基本不需要使用其他阿片类药去取代吗啡来达到更长的作用时间。比吗啡作用时间长的强阿片类药有丁丙诺啡和美沙酮。

哌替啶的作用时间较短，故不推荐作为治疗疼痛的常规药物。临床上也不推荐使用喷他佐辛，它是口服阿片类药，常会引起拟精神反应（烦躁不安、人格解体、噩梦、幻觉）。当从别的强阿片类药转为口服吗啡时，初始剂量应视两种药物的相对效价比而定。

（1）吗啡：吗啡是阿片类药的一个主要的药理学活性成分，其作用受中枢神经系统（CNS）和外周特异性阿片受体所调节。它是一个重要的 μ 阿片受体激动剂，外周作用主要是针对平滑肌，但在有炎症存在的情况下，平时静止的外周受体也会被激活。肝是吗啡代谢的主要部位，其他器官也可进行吗啡代谢，包括中枢神经系统。除了有严重的肝功能衰竭外，葡糖醛酸化的功能极少受损。有轻、中度肝损害的患者对吗啡都能很好耐受。然而，如果肝功能损害严重致使凝血酶原时间受损，则吗啡的血浆半衰期可能会增加，这时就需要减少吗啡的剂量或减少给药次数，即改为每 6~8 小时一次。吗啡的主要代谢产物是吗啡-3-葡糖醛酸（M-3-G）和吗啡 6-葡糖醛酸（M-6-G）；M-6-G 可与阿片受体结合，而 M-3-G 则不能。实质上，M-6-G 是吗啡止痛作用的成分，它可引起恶心、呕吐、镇静和呼吸抑制。肾衰竭者的 M-6-G 血浆半衰期从 2.5 小时增加至 7.5 小时，如果不减少给药次数和（或）给药剂量，就容易引起蓄积毒性。如果按时给药，吗啡从口服到皮下注射的作用效价比为 1：3 至 1：2，从肌内注射到静脉注射的效价比相同。

（2）芬太尼：像吗啡一样，芬太尼是一种强 μ 阿片受体激动剂。该药广泛用于围术期经静脉途径镇痛。癌痛患者可使用芬太尼特有的透皮贴剂治疗。芬太尼在使用后 36~48 小时达到稳态的血浆浓度。达到最小有效血药浓度的时间为 3~23 小时。在撕除贴剂后，药物清除的半衰期约为 24 小时。在最初 24 小时内，止痛效果欠佳时可给予解救药。如果芬太尼的有效止痛作用不能持续 3 天，应该增加芬太尼的剂量。有部分患者采用每隔两天换一次贴剂的做法也可收到良好的镇痛效果。厂商推荐的芬太尼与吗啡效价比为 1∶150，但有的临床中心采用的是 1∶100。透皮芬太尼比吗啡更少引发便秘的不良反应，将镇痛药从吗啡转换为芬太尼时，导泻药物的剂量就应该减半，然后再按需调整。有的患者从口服吗啡转用芬太尼透皮贴剂时，尽管疼痛得到满意的控制，但仍然有可能出现撤药症状，如肠绞痛、腹泻、恶心、出汗及紧张等，此时可以酌情应用吗啡来减轻这些症状，吗啡应用到症状消除为止，一般需要几天时间。

芬太尼可持续应用至患者死亡，剂量可根据病情调整。如果患者使用芬太尼期间出现爆发痛，必要时可给予吗啡口服制剂或芬太尼含化剂等药物。

（3）哌替啶：哌替啶是一种合成的阿片类镇痛药，在全球范围内仍在广泛使用。但是，它对癌痛只属于第三类可供选择的止痛药，不应该鼓励应用。哌替啶除了表现出有抗毒蕈碱效应外，还有许多方面与吗啡不同。哌替啶口服效能仅为皮下注射或肌内注射的 1/3，用药后 1~2 小时即可达到峰值血浆浓度，其消化道吸收优于吗啡。

与吗啡相比较，哌替啶有以下的特性：作用时间较短，抗毒蕈碱样作用，不会缩小瞳孔，无止咳作用，较少引起便秘，较少引起平滑肌痉挛（如胆道、Oddi 括约肌），较多致呕吐作用，代谢为去甲哌替啶（可引起震颤、多灶性肌阵挛、激越性焦虑、惊厥）。与下列药物可发生交叉反应：①苯巴比妥：增加去甲哌替啶的生成；②氯丙嗪：增加去甲哌替啶的生成；③单胺氧化酶：可出现 5-羟色胺综合征。

哌替啶首先水解为哌替啶酸，然后部分再结合。也可通过 N-去甲基化作用后生成去甲哌替啶，而后水解为去甲哌替啶酸。去甲哌替啶是一种中枢神经兴奋剂，可引起激动、震颤、多发性肌阵挛和惊厥，多在给药剂量大及反复应用时出现。吸收入血的哌替啶约 1/3 在尿中以 N-去甲基衍生物形式从尿中排出，一般很少以原形排泄，但在尿偏酸时以原形排泄增多。哌替啶的效价约为吗啡的 1/8，尽管哌替啶的血浆半衰期为 3~4 小时，但它的作用时间通常还是比吗啡短，能有效止痛的持续时间一般为 2~4 小时。

哌替啶与单胺氧化酶抑制剂合用时会相互作用并产生一种致命的 5-羟色胺综合征，可能与颅内 5-羟色胺浓度增高有关。使用吗啡及其他强阿片类药时，不会观察到 5-羟色胺综合征的发生。

（4）纳洛酮：纳洛酮是一种纯的、强有力的阿片类拮抗剂。它对所有阿片类受体的亲和力都强，通过剂量相关方式进行置换，逆转阿片类药的作用。用较小剂量就可达到拮抗作用。口服给药的效力较小，仅为相同注射剂量的 1/5。纳洛酮在肝快速代谢，主要生成纳洛酮葡糖醛酸，由肾排泄。纳洛酮最重要的临床特性就是，对于阿片类药过量（包括可待因和右旋丙氧酚）或对常规阿片类药剂量反应过大所诱发的呼吸抑制（和其他阿片类药的不良反应）有逆转作用。纳洛酮还可纠正由喷他佐辛（镇痛新）和其他激动-拮抗剂所引起的阿片反应。对丁丙诺啡的拮抗不太完全，这是因为丁丙诺啡对受体的亲和力很高。纳洛酮对非阿片类药物（如巴比妥酸盐）所致的呼吸抑制没有拮抗作用。纳洛酮对慢性自发性便秘、脓毒性休克、吗啡引发的周围血管舒张、缺血性中枢神经系统缺陷和脑卒中后中枢性疼痛也有效。

纳洛酮不应用于对生命无威胁的嗜睡和（或）谵妄，因为它有完全逆转阿片类镇痛药作用的危险性，可激发严重的疼痛和诱导典型的撤药综合征。

（三）辅助性镇痛药

辅助性镇痛药物简称辅助药，是多种不同类药物的组合，它们缓解特殊病情的疼痛。这类药包括：①皮质激素，②抗抑郁药，③抗癫痫药，④N-甲基 D 天冬氨酸（NMDA）受体阻滞剂，⑤抗痉挛药，⑥肌肉松弛药。这些药物（主要是抗抑郁药、抗惊厥药和局麻药）多用于神经病理性疼痛的协同治疗。它们在癌痛治疗中应用一般遵循以下使用原则：抗抑郁药和抗惊厥药是治疗癌症相关神经病理性疼痛的一线协同镇痛药；这类药物对使用阿片类药仅能部分缓解或无效的疼痛有效；肿瘤患者应用辅助药治疗常依据个人经验或以非癌痛人群制定的指南进行；在应用之前，评估并明确疼痛的性质是取得良好治疗效果的前提；在用阿片类药时，辅助药对不同类型的神经病理性疼痛效果不同，也存在个体差异；一些非疼痛症状和伴随疾病会影响辅助药的选择，如镇静剂对癌痛患者的失眠有治疗作用；进行患者宣教时，应该强调治疗的过程需要不断摸索，以免患者失去信心；应用辅助药治疗宜从小剂量开始，然后渐渐加量，直到达到满意的镇痛效果，或出现无法控制的不良反应，或已达到其常规最大用量。

1. 皮质激素

皮质激素半衰期长，一天只用一次，但长期使用不良反应明显。这类药物一般用于神经或骨骼受侵犯引起的疼痛，对于下列相关性疼痛和肌无力也有效：

（1）神经根、神经干的压迫，使用地塞米松 4~8mg，每日一次。

（2）脊髓压迫，使用地塞米松 12~13mg，每日一次，有时可用更大的剂量。

全身应用皮质激素对慢性术后瘢痕疼痛、疱疹后神经痛等单纯性非癌性神经性疼痛效果不佳。但是，癌症相关的神经性疼痛如果伴有肢体虚弱无力，应用地塞米松 5~7 天会收到较好的效果。另外，临床上还有一种常见的用法，将它与局麻药混合用于神经阻滞来治疗神经性疼痛。

2. 抗抑郁药和抗癫痫药

NSAID 和强阿片类药并不是对所有类型的疼痛都有效，有些疼痛如神经病理性疼痛用抗抑郁药和抗癫痫药治疗效果较好。

抗抑郁药和抗癫痫药可以通过以下途径产生镇痛作用：①增强下行抑制通路；②下调损伤性外周神经的过度兴奋性；③抑制背角内的谷氨酸兴奋系统；④增强背角内的 GABA 抑制系统。

抗抑郁药的止痛作用还可能与阻滞突触前去甲肾上腺素和 5-羟色胺（5-HT）的重吸收有关。镇痛效果和抗抑郁无关，镇痛剂量常低于治疗抑郁所需的剂量，镇痛作用通常更早出现，常作为辅助镇痛药和阿片类药联合来治疗神经病理性疼痛。常用的是三环类抗抑郁药，如阿米替林、丙咪嗪、去甲替林和地昔帕明。一般从小剂量开始，如果能够耐受，每 3~5 天增加一次剂量（如去甲替林和地昔帕明初始剂量每晚 10~25mg 渐增加到每晚 50~150mg，注意观察抗胆碱不良反应如镇静、口干和尿潴留）。其他的抗抑郁药，如文拉法辛，初始剂量每天 50~75mg，可增加到每天 75~225mg；安非他酮，初始剂量每天 100~150mg，可增加到每天 140~450mg；度洛西汀，每天 60mg。

抗惊厥药常作为辅助镇痛药和阿片类药联合治疗神经病理性疼痛。常用的抗惊厥药有加巴喷丁，它的初始剂量每晚 100~300mg，可增加到每天 900~3600mg，每日分 2 次或 3 次口服，每 3 天剂量增加 50%~100%。老年人、体弱者和肾功能不全者剂量需缓慢调整。卡马西平也是常用的抗惊厥药，口服开始每日 2 次，以后可每日 3 次。每日 0.2~0.6g，分 2~3次服用，每日剂量 1.2g，服药 24~48 小时后即有镇痛效果。其不良反应是厌食、头晕、顽固性失眠、皮疹等，久服大剂量亦可引起肝、肾及造血系统损伤，剥脱性皮炎等，甚或死亡。另一种抗惊厥药是普瑞巴林，初始剂量 50mg，每日 3 次，可增加到 100mg，每日 3 次，老年人和肾功能不全者减量；普瑞巴林比加巴喷丁更容易在消化道吸收。拉莫三嗪：初始剂量每天 25~50mg，可增加到每天 200~400mg，分两次口服。

3. NMDA 受体阻滞剂

NMDA 受体阻滞剂是常用的辅助镇痛药，尤其在神经病理性疼痛对阿片类药、抗抑郁药和抗癫痫药等联合治疗效果欠佳时使用。这类药物包括美沙酮、氯胺酮和金刚烷胺。其中，氯胺酮在临床上比较常用。

氯胺酮是一种静脉麻醉药，血浆半衰期大约为 3 小时，亚麻醉剂量下能产生良好的镇痛作用。口服剂量的氯胺酮能产生较低的血浆氯胺酮浓度和较高的血浆去甲氯胺酮浓度；去甲氯胺酮的活性代谢产物，半衰期为 12 小时，能产生长效的镇痛作用。氯胺酮用作止痛剂时，可经静脉注射、皮下注射或口服给药。氯胺酮在临床上推荐的剂量差异很大，但氯胺酮常从低剂量口服或舌下含化开始，氯胺酮的口服剂量比皮下注射的剂量低得多。谵妄等精神病症状是氯胺酮常见的不良反应，必要时可用氟哌利多、安定和咪达唑仑联合治疗。氯胺酮与芬太尼、咪达唑仑联合静脉输注，可用于控制难治性疼痛和激越。

4. 解痉药

解痉药指的是抗毒蕈碱类药物，主要用于缓解内脏的紧张性疼痛和绞痛，对晚期癌症患者几乎不用"弱"的解痉药（双环维林和美贝弗林等）。在英国，丁溴酸与东莨菪碱被广泛用作解痉药。经皮下注射，如 20mg 立即给予和必要时给予，及 40~160mg/24h 持续皮下注射。在美国没有丁溴酸和东莨菪碱出售，可用格隆溴铵（胃长宁）替代，如 200~400μg/24h 持续皮下注射。

5. 肌肉松弛剂

肌肉松弛剂（如复方氯唑沙宗等）对疼痛性肌肉痉挛和阵挛性疼痛有效，而吗啡对缓解痉挛和扳机点疼痛效果欠佳。另外，在临床出现疼痛性肌肉痉挛和阵挛性疼痛，一般可以采用的治疗方法有：①物理治疗（局部热疗和按摩）；②安定和松弛治疗；③采用局部麻醉药和一种皮质激素（如 0.25% 丁哌卡因和泼尼松龙 80mg）进行扳机点注射。

（郝 菲）

第二篇 心血管疾病

第一章 心力衰竭

第一节 急性心力衰竭

急性心力衰竭（AHF）是临床医生面临的最常见的心脏急症之一。许多国家随着人口老龄化及急性心肌梗死患者存活率的升高，慢性心力衰竭患者的数量快速增长，同时也增加了心功能失代偿的患者的数量。AHF 中 60%～70% 是由冠心病所致，尤其是老年人。在年轻患者，AHF 的原因更多见于扩张型心肌病、心律失常、先天性或瓣膜性心脏病、心肌炎等。

一、急性心力衰竭的临床表现

AHF 是指由于心脏功能异常而出现的急性临床发作。无论既往有无心脏病病史，均可发生。心功能异常可以是收缩功能异常，亦可为舒张功能异常，还可以是心律失常或心脏前负荷和后负荷失调。它通常是致命的，需要紧急治疗。

急性心力衰竭可以在既往没有心功能异常者首次发病，也可以是慢性心力衰竭（CHF）的急性失代偿。

（一）基础心血管疾病的病史和表现

大多数患者有各种心脏病的病史，存在引起急性心力衰竭的各种病因。老年人中的主要病因为冠心病、高血压和老年性退行性心瓣膜病，而在年轻人中多由风湿性心瓣膜病、扩张型心肌病、急性重症心肌炎等所致。

（二）诱发因素

常见的诱因有：慢性心力衰竭药物治疗缺乏依从性；心脏容量超负荷；严重感染，尤其肺炎和败血症；严重颅脑损害或剧烈的精神心理紧张与波动；大手术后；肾功能减退；急性心律失常，如室性心动过速（室速）、心室颤动（室颤）、心房颤动（房颤）或心房扑动（房扑）伴快速心室率、室上性心动过速以及严重的心动过缓等；支气管哮喘发作；肺栓塞；高心排出量综合征，如甲状腺功能亢进危象、严重贫血等；应用负性肌力药物如维拉帕米、β 受体阻断药等；应用非甾体抗感染药；心肌缺血；老年急性舒张功能减退；吸毒；酗酒；嗜铬细胞瘤。这些诱因使心功能原来尚可代偿的患者骤发心力衰竭，或者使已有心力衰竭的患者病情加重。

（三）早期表现

原来心功能正常的患者出现急性失代偿的心力衰竭（首发或慢性心力衰竭急性失代偿）

伴有急性心力衰竭的症状和体征，出现原因不明的疲乏或运动耐力明显降低以及心率增加 15~20 次/分，可能是左心功能降低的最早期征兆。继续发展可出现劳力性呼吸困难、夜间阵发性呼吸困难、睡觉需用枕头抬高头部等，检查可发现左心室增大、闻及舒张早期或中期奔马律、肺动脉第二音亢进、两肺尤其肺底部有细湿性啰音，还可有干性啰音或哮鸣音，提示已有左心功能障碍。

（四）急性肺水肿

急性肺水肿起病急骤，病情可迅速发展至危重状态。突发的严重呼吸困难、端坐呼吸喘息不止、烦躁不安并有恐惧感，呼吸频率可达 30~50 次/分；频繁咳嗽并咯出大量粉红色泡沫样血痰；听诊心率快，心尖部常可闻及奔马律；双肺满布湿性啰音和哮鸣音。

（五）心源性休克

心源性休克主要表现为以下几方面。

（1）持续低血压，收缩压降至 90mmHg 以下，或原有高血压的患者收缩压降幅≥60mmHg，且持续 30min 以上。

（2）组织低灌注状态，可有：①皮肤湿冷、苍白和发绀，出现紫色条纹；②心动过速>110 次/分；③尿量显著减少（<20mL/h），甚至无尿；④意识障碍，常有烦躁不安、激动焦虑、恐惧和濒死感；收缩压低于 70mmHg，可出现抑制状态如神志恍惚、表情淡漠、反应迟钝，逐渐发展至意识模糊甚至昏迷。

（3）血流动力学障碍：肺毛细血管楔压（PCWP）≥18mmHg，心排血指数（CI）≤2.2L/（min·m^2）≤36.7mL/（s·m^2）。

（4）低氧血症和代谢性酸中毒。

二、急性心力衰竭严重程度

急性心力衰竭严重程度的主要分级有 Killip 法、Forrester 法和临床程度分级三种。Killip 法主要用于急性心肌梗死患者，分级依据临床表现和胸部 X 线的结果。

（一）急性心肌梗死的 Killip 法分级

Ⅰ级：无心力衰竭。

Ⅱ级：有心力衰竭，两肺中下部有湿啰音占肺野下 1/2，可闻及奔马律。胸部 X 线有肺淤血。

Ⅲ级：严重心力衰竭，有肺水肿，细湿啰音遍布两肺（超过肺野下 1/2）。

Ⅳ级：心源性休克、低血压（收缩压<90mmHg）、发绀、出汗、少尿。

（二）急性左心衰竭的 Forrester 法分级

Ⅰ级：PCWP≤18mmHg，CI>36.7mL/（s·m^2），无肺淤血。无组织灌注不良。

Ⅱ级：PCWP>18mmHg，CI>36.7mL/（s·m^2），有肺淤血。

Ⅲ级：PCWP<18mmHg，CI≤36.7mL/（s·m^2），无肺淤血，有组织灌注不良。

Ⅳ级：PCWP>18mmHg，CI≤36.7mL/（s·m^2），有肺淤血，有组织灌注不良。

（三）急性左心衰竭的临床程度分级

Ⅰ级皮肤干、暖，无肺部啰音。

Ⅱ级皮肤湿、暖，有肺部啰音。

Ⅲ级皮肤干、冷，无/有肺部啰音。

Ⅳ级皮肤湿、冷，有肺部啰音。

Forrester 分级依据临床表现和血流动力学指标，可用于急性心肌梗死后 AHF，最适用于首次发作的急性心力衰竭。临床程度的分类法适用于心肌病患者，它主要依据临床发现，最适用于慢性失代偿性心力衰竭。

三、急性心力衰竭的诊断

AHF 的诊断主要依据症状和临床表现，同时辅以相应的实验室检查，例如 ECG、胸部 X 线片、生化标志物、多普勒超声心动图等。

对急性心力衰竭患者，需要系统地评估外周循环、静脉充盈、肢端体温。

在心力衰竭失代偿时，右心室充盈压通常可通过中心静脉压评估。AHF 时中心静脉压升高应谨慎分析，因为在静脉顺应性下降合并右室顺应性下降时，即便右室充盈压很低也会出现中心静脉压的升高。

左室充盈压可通过肺部听诊评估，肺部存在湿啰音常提示左室充盈压升高。进一步的确诊、严重程度的分级及随后可出现的肺淤血、胸腔积液应进行胸部 X 线片检查。左室充盈压的临床评估常被迅速变化的临床征象所误导。应进行心脏的触诊和听诊，了解有无室性和房性奔马律（S3，S4）。

四、实验室检查及辅助检查

（一）心电图（ECG）

急性心力衰竭时 ECG 多有异常改变。ECG 可以辨别节律，可以帮助确定 AHF 的病因及了解心室的负荷情况。这在急性冠脉综合征中尤为重要。ECG 还可了解左右心室/心房的劳损情况、有无心包炎以及既往存在的病变如左右心室的肥大。心律失常时应分析 12 导联心电图，同时应进行连续的 ECG 监测。

（二）胸部 X 线片及影像学检查

对于所有 AHF 的患者，胸部 X 线片和其他影像学检查宜尽早完成，以便及时评估已经存在的肺部和心脏病变（心脏的大小及形状）及肺淤血的程度。它不但可以用于明确诊断，还可用于了解随后的治疗效果。胸部 X 线片还可用作左心衰竭的鉴别诊断，除外肺部炎症或感染性疾病。胸部 CT 或放射性核素扫描可用于判断肺部疾病和诊断大的肺栓塞。CT、经食管超声心动图可用于诊断主动脉夹层。

（三）实验室检查

AHF 时应进行一些实验室检查。动脉血气分析可以评估氧合情况（氧分压 PaO_2）、通气情况（二氧化碳分压 $PaCO_2$）、酸碱平衡（pH）和碱缺失，在所有严重 AHF 患者应进行此项检查。脉搏血氧测定及潮气末 CO_2 测定等无创性检测方法可以替代动脉血气分析，但不适用于低心排出量及血管收缩性休克状态。静脉血氧饱和度（如颈静脉内）的测定对于评价全身的氧供需平衡很有价值。

血浆脑钠尿肽（B 型钠尿肽，BNP）是在心室室壁张力增加和容量负荷过重时由心室释放的，现在已用于急诊室呼吸困难的患者作为排除或确立心力衰竭诊断的指标。BNP 对于排除心力衰竭有着很高的阴性预测价值。如果心力衰竭的诊断已经明确，升高的血浆 BNP 和 N 末端脑钠尿肽前体（NT-proBNP）可以预测预后。

（四）超声心动图

超声心动图对于评价基础心脏病变及与 AHF 相关的心脏结构和功能改变是极其重要的，同时对急性冠脉综合征也有重要的评估值。多普勒超声心动图应用于评估左右心室的局部或全心功能改变、瓣膜结构和功能、心包病变、急性心肌梗死的机械性并发症和比较少见的占位性病变。通过多普勒超声心动图测定主动脉或肺动脉的血流时速曲线可以估测心排出量。多普勒超声心动图还可估计肺动脉压力（三尖瓣反流射速），同时可监测左室前负荷。

（五）其他检查

在涉及与冠状动脉相关的病变，如不稳定型心绞痛或心肌梗死时，血管造影是非常重要的，现已明确血运重建能够改善预后。

五、急性心力衰竭患者的监护

急性心力衰竭患者应在进入急诊室后尽快地开始监护，同时给予相应的诊断性检查以明确基础病因。

（一）无创性监护

在所有的危重患者，必须监测的项目有血压、体温、心率、呼吸、心电图。有些实验室检查应重复做，例如电解质、肌酐、血糖及有关感染和代谢障碍的指标。必须纠正低钾或高钾血症。如果患者情况恶化，这些指标的监测频率也应增加。

1. 心电监测

在急性失代偿阶段 ECG 的监测是必需的（监测心律失常和 S-T 段变化），尤其是心肌缺血或心律失常是导致急性心力衰竭的主要原因时。

2. 血压监测

开始治疗时维持正常的血压很重要，其后也应定时测量（例如每 5min 测量一次），直到血管活性药、利尿药、正性肌力药剂量稳定时。在并无强烈的血管收缩和不伴有极快心率时，无创性自动袖带血压测量是可靠的。

3. 血氧饱和度监测

脉搏血氧计是测量动脉氧与血红蛋白结合饱和度即血氧饱和度（SaO_2）的无创性装置。通常从联合血氧计测得的 SaO_2 的误差在 2% 之内，除非患者处于心源性休克状态。

4. 心排出量和前负荷

心排出量和前负荷可应用多普勒超声的方法监测。

（二）有创性监测

1. 动脉置管

置入动脉导管的指征是因血流动力学不稳定需要连续监测动脉血压或需进行多次动脉血气分析。

2. 中心静脉置管

中心静脉置管联通了中心静脉循环，所以可用于输注液体和药物，也可监测中心静脉压（CVP）及静脉氧饱和度（SvO$_2$）（上腔静脉或右心房处），后者用以评估氧的运输情况。

在分析右房压力时应谨慎，避免过分注重右房压力，因为右房压力几乎与左房压力无关，因此也与 AHF 时的左室充盈压无关。CVP 也会受到重度三尖瓣关闭不全及呼气末正压通气（PEEP）的影响。

3. 肺动脉导管

肺动脉导管（PAC）是一种漂浮导管，用于测量上腔静脉（SVC）、右房、右室、肺动脉压力、肺毛细血管楔压以及心排出量。现代导管能够半连续性地测量心排出量以及混合静脉血氧饱和度、右室舒张末容积和射血分数。

虽然置入肺动脉导管用于急性左心衰竭的诊断通常不是必需的，但对于伴发有复杂心肺疾病的患者，它可以用来鉴别是心源性机制还是非心源性机制。对于二尖瓣狭窄、主动脉关闭不全、高气道压或左室僵硬（如左室肥厚、糖尿病、纤维化、使用正性肌力药、肥胖、缺血）的患者，肺毛细血管楔压并不能真实反映左室舒张末压。

建议 PAC 用于对传统治疗未产生预期疗效的血流动力学不稳定的患者，以及合并淤血和低灌注的患者。在这些情况下，置入肺动脉导管以保证左室最恰当的液体负荷量，并指导血管活性药物和正性肌力药的使用。

六、急性心力衰竭的治疗

（一）临床评估

对患者均应根据上述各种检查方法以及病情变化做出临床评估，包括：①基础心血管疾病；②急性心力衰竭发生的诱因；③病情的严重程度和分级，并估计预后；④治疗的效果。此种评估应多次和动态进行，以调整治疗方案。

（二）治疗目标

（1）控制基础病因和矫治引起心力衰竭的诱因：应用静脉和（或）口服降压药物以控制高血压；选择有效抗生素控制感染；积极治疗各种影响血流动力学的快速性或缓慢性心律失常；应用硝酸酯类药物改善心肌缺血。糖尿病伴血糖升高者应有效控制血糖水平，又要防止出现低血糖。对血红蛋白低于 60g/L 的严重贫血者，可输注浓缩红细胞悬液或全血。

（2）缓解各种严重症状：①低氧血症和呼吸困难：采用不同方式的吸氧，包括鼻导管吸氧、面罩吸氧以及无创或气管插管的呼吸机辅助通气治疗；②胸痛和焦虑：应用吗啡；③呼吸道痉挛：应用支气管解痉药物；④淤血症状：利尿药有助于减轻肺淤血和肺水肿，亦可缓解呼吸困难。

（3）稳定血流动力学状态，维持收缩压≥90mmHg，纠正和防止低血压可应用各种正性肌力药物。血压过高者的降压治疗可选择血管扩张药物。

（4）纠正水、电解质紊乱和维持酸碱平衡。

（5）保护重要脏器如肺、肾、肝和大脑，防止功能损害。

（6）降低死亡危险，改善近期和远期预后。

（三）急性左心衰竭的处理流程

1. 急性左心衰竭的一般处理

（1）体位：静息时明显呼吸困难者应半卧位或端坐位，双腿下垂以减少回心血量，降低心脏前负荷。

（2）四肢交换加压：四肢轮流绑扎止血带或血压计袖带，通常同一时间只绑扎三肢，每隔 15~20min 轮流放松一肢。血压计袖带的充气压力应较舒张压低 10mmHg，使动脉血流仍可顺利通过，而静脉血回流受阻。此法可降低前负荷，减轻肺淤血和肺水肿。

（3）吸氧：适用于低氧血症和呼吸困难明显（尤其指端血氧饱和度<90%）的患者。应尽早采用，使患者 SaO_2≥95%（伴 COPD 者 SaO_2>90%）。可采用不同的方式：①鼻导管吸氧：低氧流量（1~2L/min）开始，如仅为低氧血症，动脉血气分析未见 CO_2 潴留，可采用高流量给氧6~8L/min。酒精吸氧可使肺泡内的泡沫表面张力降低而破裂，改善肺泡的通气。方法是在氧气通过的湿化瓶中加 50%~70%酒精或有机硅消泡剂，用于肺水肿患者；②面罩吸氧：适用于伴呼吸性碱中毒患者。必要时还可采用无创性或气管插管呼吸机辅助通气治疗。

（4）做好救治的准备工作：至少开放 2 条静脉通道，并保持通畅。必要时可采用深静脉穿刺置管，以随时满足用药的需要。血管活性药物一般应用微量泵泵入，以维持稳定的速度和准确的剂量。固定和维护好漂浮导管、深静脉置管、心电监护的电极和导联线、鼻导管或面罩、导尿管以及指端无创血氧仪测定电极等。保持室内适宜的温度、湿度，灯光柔和，环境幽静。

（5）饮食：进易消化食物，避免一次大量进食，在总量控制下，可少量多餐（6~8 次/天）。应用襻利尿药情况下不要过分限制钠盐摄入量，以避免低钠血症，导致低血压。利尿药应用时间较长的患者要补充多种维生素和微量元素。

（6）出入量管理：肺淤血、体循环淤血及水肿明显者应严格限制饮水量和静脉输液速度，对无明显低血容量因素（大出血、严重脱水、大汗淋漓等）者的每天摄入液体量一般宜在 1500mL 以内，不要超过 2000mL，保持每天水出入量负平衡约 500mL/d，严重肺水肿者的水负平衡为 1000~2000mL/d，甚至可达 3000~5000mL/d，以减少水钠潴留和缓解症状。3~5d 后，如淤血、水肿明显消退，应减少水负平衡量，逐渐过渡到出入水量大体平衡。在水负平衡下应注意防止发生低血容量、低血钾和低血钠等。

2. 药物治疗

（1）AHF 时吗啡及其类似物的使用：吗啡一般用于严重 AHF 的早期阶段，特别是患者不安和呼吸困难时。吗啡能够使静脉扩张，也能使动脉轻度扩张，并降低心率。应密切观察疗效和呼吸抑制的不良反应。伴明显和持续低血压、休克、意识障碍、COPD 等患者禁忌使用。老年患者慎用或减量。亦可应用哌替啶 50~100mg 肌内注射。

（2）AHF 治疗中血管扩张药的使用：对大多数 AHF 患者，血管扩张药常作为一线药，它可以用来开放外周循环，降低前及（或）后负荷。

①硝酸酯类药物：急性心力衰竭时此类药在不减少每搏心排出量和不增加心肌氧耗情况下能减轻肺淤血，特别适用于急性冠状动脉综合征伴心力衰竭的患者。临床研究已证实，硝酸酯类静脉制剂与呋塞米合用治疗急性心力衰竭有效；应用大剂量硝酸酯类药物联合小剂量

呋塞米的疗效优于单纯大剂量的利尿药。静脉应用硝酸酯类药物应十分小心滴定剂量，经常测量血压，防止血压过度下降。硝酸甘油静脉滴注起始剂量 $5\sim10\mu g/min$，每 $5\sim10min$ 递增 $5\sim10\mu g/min$，最大剂量 $100\sim200\mu g/min$；亦可每 $10\sim15min$ 喷雾一次（$400\mu g$），或舌下含服 $0.3\sim0.6mg/$次。硝酸异山梨酯静脉滴注剂量 $5\sim10mg/h$，亦可舌下含服 $2.5mg/$次。

②硝普钠（SNP）：适用于严重心力衰竭。临床应用宜从小剂量 $10\mu g/min$ 开始，可酌情逐渐增加剂量至 $50\sim250\mu g/min$。由于其强效降压作用，应用过程中要密切监测血压，根据血压调整合适的维持剂量。长期使用时其代谢产物（硫代氰化物和氰化物）会产生毒性反应，特别是在严重肝肾衰竭的患者应避免使用。减量时，硝普钠应该缓慢减量，并加用口服血管扩张药，以避免反跳。AHF 时硝普钠的使用尚缺乏对照试验，而且在 AMI 时使用，病死率增高。在急性冠脉综合征所致的心力衰竭患者，因为 SNP 可引起冠脉窃血，故在此类患者中硝酸酯类的使用优于硝普钠。

③奈西立肽：这是一类新的血管扩张药肽类，近期被用以治疗 AHF。它是人脑钠尿肽（BNP）的重组体，是一种内源性激素物质。它能够扩张静脉、动脉、冠状动脉，由此降低前负荷和后负荷，在无直接正性肌力的情况下增加心排出量。慢性心力衰竭患者输注奈西立肽对血流动力学产生有益的作用，可以增加钠排泄，抑制肾素-血管紧张素-醛固酮和交感神经系统。它和静脉使用硝酸甘油相比，能更有效地促进血流动力学改善，并且不良反应更少。该药临床试验的结果尚不一致。近期的两项研究（VMAC 和 PROACTION）表明，该药的应用可以带来临床和血流动力学的改善，推荐应用于急性失代偿性心力衰竭。国内一项Ⅱ期临床研究提示，该药较硝酸甘油静脉制剂能够更显著降低 PCWP，缓解患者的呼吸困难。应用方法：先给予负荷剂量 $1.500\mu g/kg$，静脉缓慢推注，继以 $0.0075\sim0.0150\mu g/$（kg·min）静脉滴注；也可不用负荷剂量而直接静脉滴注。疗程一般 3d，不建议超过 7d。

④乌拉地尔：该药具有外周和中枢双重扩血管作用，可有效降低血管阻力，降低后负荷，增加心排出量，但不影响心率，从而减少心肌耗氧量。适用于高血压心脏病、缺血性心肌病（包括急性心肌梗死）和扩张型心肌病引起的急性左心衰竭；可用于 CO 降低、PCWP>18mmHg 的患者。通常静脉滴注 $100\sim400\mu g/min$，可逐渐增加剂量，并根据血压和临床状况予以调整。伴严重高血压者可缓慢静脉注射 $12.5\sim25.0mg$。

应用血管扩张药的注意事项：下列情况下禁用血管扩张药物：①收缩压<90mmHg，或持续低血压并伴症状尤其有肾功能不全的患者，以避免重要脏器灌注减少；②严重阻塞性心瓣膜疾病患者，例如主动脉瓣狭窄、二尖瓣狭窄患者，有可能出现显著的低血压，应慎用；③梗阻性肥厚型心肌病。

（3）急性心力衰竭时血管紧张素转化酶抑制剂（ACEI）的使用：ACEI 在急性心力衰竭中的应用仍存在诸多争议。急性心力衰竭的急性期、病情尚未稳定的患者不宜应用。急性心肌梗死后的急性心力衰竭可以试用，但须避免静脉应用，口服起始剂量宜小。在急性期病情稳定 48h 后逐渐加量，疗程至少 6 周，不能耐受 ACEI 者可以应用 ARB。

在心排出量处于边缘状况时，ACE 抑制剂应谨慎使用，因为它可以明显降低肾小球滤过率。当联合使用非甾体抗感染药，以及出现双侧肾动脉狭窄时，不能耐受 ACE 抑制剂的风险增加。

（4）利尿药

①适应证：AHF 和失代偿心力衰竭的急性发作，伴有液体潴留是应用利尿药的指征。

利尿药缓解症状的益处及其在临床上被广泛认可，无须再进行大规模的随机临床试验来评估。

②作用效应：静脉使用襻利尿药也有扩张血管效应，在使用早期（5~30min）它降低肺阻抗的同时也降低右房压和肺毛细血管楔压。如果快速静脉注射大剂量（>1mg/kg）时，就有反射性血管收缩的可能。它与慢性心力衰竭时使用利尿药不同，在严重失代偿性心力衰竭使用利尿药能使容量负荷恢复正常，可以在短期内减少神经内分泌系统的激活。特别是在急性冠脉综合征的患者，应使用低剂量的利尿药，最好已给予扩血管治疗。

③实际应用：静脉使用襻利尿药（呋塞米、托拉塞米），它有强效快速的利尿效果，在AHF患者优先考虑使用。在入院以前就可安全使用，应根据利尿效果和淤血症状的缓解情况来选择剂量。开始使用负荷剂量，然后继续静脉滴注呋塞米或托拉塞米，静脉滴注比一次性静脉注射更有效。噻嗪类和螺内酯可以联合襻利尿药使用，低剂量联合使用比高剂量使用一种药更有效，而且继发反应也更少。将襻利尿药和多巴酚丁胺、多巴胺或硝酸盐联合使用也是一种治疗方法，它比仅仅增加利尿药更有效，不良反应也更少。

④不良反应、药物的相互作用：虽然利尿药可安全地用于大多数患者，但它的不良反应也很常见，甚至可威胁生命。它们包括：神经内分泌系统的激活，特别是肾素-血管紧张素-醛固酮系统和交感神经系统的激活；低血钾、低血镁和低氯性碱中毒可能导致严重的心律失常；可以产生肾毒性以及加剧肾衰竭。过度利尿可过分降低静脉压、肺毛细血管楔压以及舒张期灌注，由此导致每搏输出量和心排出量下降，特别见于严重心力衰竭和以舒张功能不全为主的心力衰竭或缺血所致的右室功能障碍。

（5）β受体阻断药

①适应证和基本原理：目前尚无应用β受体阻断药治疗AHF，改善症状的研究。相反，在AHF时是禁止使用β受体阻断药的。急性心肌梗死后早期肺部啰音超过基底部的患者，以及低血压患者均被排除在应用β受体阻断药的临床试验之外。急性心肌梗死患者没有明显心力衰竭或低血压，使用β受体阻断药能限制心肌梗死范围，减少致命性心律失常，并缓解疼痛。

当患者出现缺血性胸痛对阿片制剂无效、反复发生缺血、高血压、心动过速或心律失常时，可考虑静脉使用β受体阻断药。在Gothenburg美托洛尔研究中，急性心肌梗死后早期静脉使用美托洛尔或安慰剂，接着口服治疗3个月。美托洛尔组发展为心力衰竭的患者明显减少。如果患者有肺底部啰音的肺淤血征象，联合使用呋塞米，美托洛尔治疗可产生更好的疗效，降低病死率和并发症。

②实际应用：当患者伴有明显急性心力衰竭，肺部啰音超过基底部时，应慎用β受体阻断药。对出现进行性心肌缺血和心动过速的患者，可以考虑静脉使用美托洛尔。

但是，对急性心肌梗死伴发急性心力衰竭患者，病情稳定后，应早期使用β受体阻断药。对于慢性心力衰竭患者，在急性发作稳定后（通常4d后），应早期使用β受体阻断药。

在大规模临床试验中，比索洛尔、卡维地洛或美托洛尔的初始剂量很小，然后逐渐缓慢增加到目标剂量。应个体化增加剂量。β受体阻断药可能过度降低血压，减慢心率。一般原则是，在服用β受体阻断药的患者由于心力衰竭加重而住院，除非必须用正性肌力药物维持，否则应继续服用β受体阻断药。但如果疑为β受体阻断药剂量过大（如有心动过缓和低血压）时，可减量继续用药。

（6）正性肌力药：此类药物适用于低心排出量综合征，如伴症状性低血压或 CO 降低伴有循环淤血的患者，可缓解组织低灌注所致的症状，保证重要脏器的血液供应。血压较低和对血管扩张药物及利尿药不耐受或反应不佳的患者尤其有效。使用正性肌力药有潜在的危害性，因为它能增加耗氧量、增加钙负荷，所以应谨慎使用。

对于失代偿的慢性心力衰竭患者，其症状、临床过程和预后很大程度上取决于血流动力学是否稳定。所以，改善血流动力学参数成为治疗的目的。在这种情况下，正性肌力药可能有效，甚至挽救生命。但它改善血流动力学参数的益处，部分被它增加心律失常的危险抵消了。而且在某些病例，由于过度增加能量消耗引起心肌缺血和心力衰竭的慢性进展。但正性肌力药的利弊比率，不同的药并不相同。对于那些兴奋 β1 受体的药物，可以增加心肌细胞胞内钙的浓度，可能有更高的危险性。有关正性肌力药用于急性心力衰竭治疗的对照试验研究较少，特别对预后的远期效应的评估更少。

①洋地黄类：此类药物能轻度增加 CO 和降低左心室充盈压；对急性左心衰竭患者的治疗有一定帮助。一般应用毛花苷 C 0.2~0.4mg 缓慢静脉注射，2~4h 后可以再用 0.2mg，伴快速心室率的房颤患者可酌情适当增加剂量。

②多巴胺：小剂量<2μg/（kg·min）的多巴胺仅作用于外周多巴胺受体，直接或间接降低外周阻力。在此剂量下，对于肾脏低灌注和肾衰竭的患者，它能增加肾血流量、肾小球滤过率、利尿和增加钠的排泄，并增强对利尿药的反应。大剂量>2μg/（kg·min）的多巴胺直接或间接刺激 β 受体，增加心肌的收缩力和心排出量。当剂量>5μg/（kg·min）时，作用于 α 受体，增加外周血管阻力。此时，虽然它对低血压患者很有效，但对 AHF 患者可能有害，因为它增加左室后负荷，增加肺动脉压和肺阻力。

多巴胺可以作为正性肌力药（>2μg/（kg·min））用于 AHF 伴有低血压的患者。当静脉滴注低剂量 2~3μg/（kg·min）时，可以使失代偿性心力衰竭伴有低血压和尿量减少的患者增加肾血流量，增加尿量。但如果无反应，则应停止使用。

③多巴酚丁胺：多巴酚丁胺的主要作用在于，通过刺激 β1 受体和 β2 受体产生剂量依赖性的正性变时、正性变力作用，并反射性地降低交感张力和血管阻力，其最终结果依个体而不同。小剂量时，多巴酚丁胺能产生轻度的血管扩张反应，通过降低后负荷而增加射血量。大剂量时，它可以引起血管收缩。心率通常呈剂量依赖性增加，但增加的程度弱于其他儿茶酚胺类药物。但在房颤的患者，心率可能增加到难以预料的水平，因为它可以加速房室传导。全身收缩压通常轻度增加，但也可能不变或降低。心力衰竭患者静脉滴注多巴酚丁胺后，观察到尿量增多，这可能是它提高心排出量而增加肾血流量的结果。

多巴酚丁胺用于外周低灌注（低血压，肾功能下降）伴或不伴有淤血或肺水肿、使用最佳剂量的利尿药和扩血管剂无效时。

多巴酚丁胺常用来增加心排出量。它的起始静脉滴注速度为 2~3μg/（kg·min），可以逐渐增加到 20μg/（kg·min）。无需负荷量。静脉滴注速度根据症状、尿量反应或血流动力学监测结果来调整。它的血流动力学作用和剂量成正比，在静脉滴注停止后，它的清除也很快。

在接受 β 受体阻断药治疗的患者，需要增加多巴酚丁胺的剂量，才能恢复它的正性肌力作用。

单从血流动力学看，多巴酚丁胺的正性肌力作用增加了磷酸二酯酶抑制剂（PDEI）作用。PDEI 和多巴酚丁胺的联合使用能产生比单一用药更强的正性肌力作用。

长时间地持续静脉滴注多巴酚丁胺（24~48h 或更长）会出现耐药，部分血流动力学效应消失。长时间应用应逐渐减量。

静脉滴注多巴酚丁胺常伴有心律失常发生率的增加，可来源于心室和心房。这种影响呈剂量依赖性，可能比使用 PDEI 时更明显。在使用利尿药时应及时补钾。心动过速时使用多巴酚丁胺要慎重，多巴酚丁胺静脉滴注可以促发冠心病患者的胸痛。

④磷酸二酯酶抑制剂：米力农和依诺昔酮是两种临床上使用的Ⅲ型磷酸二酯酶抑制剂（PDEI）。在 AHF 时，它们能产生明显的正性肌力、松弛性以及外周扩血管效应，由此增加心排出量和搏出量，同时伴随有肺动脉压、肺毛细血管楔压的下降，全身和肺血管阻力下降。它在血流动力学方面，介于纯粹的扩血管剂（如硝普钠）和正性肌力药（如多巴酚丁胺）之间。因为它们的作用部位远离 β 受体，所以在使用 β 受体阻断药的同时，PDEI 仍能够保留其效应。

Ⅲ型 PDEI 用于低灌注伴或不伴有淤血，使用最佳剂量的利尿药和扩血管剂无效时应用。

当患者在使用 β 受体阻断药时，和（或）对多巴酚丁胺没有足够的反应时，Ⅲ型 PDEIs 可能优于多巴酚丁胺。

由于其过度的外周扩血管效应可引起低血压，静脉推注较静脉滴注时更常见。有关 PDEI 治疗对 AHF 患者的远期疗效目前数据尚不充分，但人们已提高了对其安全性的重视，特别是在缺血性心脏病心力衰竭患者。

⑤左西孟旦：这是一种钙增敏剂，通过结合于心肌细胞上的肌钙蛋白 C 促进心肌收缩，还通过介导 ATP 敏感的钾通道而发挥血管舒张作用和轻度抑制磷酸二酯酶的效应。其正性肌力作用独立于 β 肾上腺素能刺激，可用于正接受 β 受体阻断药治疗的患者。左西孟旦的乙酰化代谢产物，仍然具有药理活性，半衰期约 80h，停药后作用可持续 48h。

临床研究表明，急性心力衰竭患者应用本药静脉滴注可明显增加 CO 和每搏输出量，降低 PCWP，全身血管阻力和肺血管阻力；冠心病患者不会增加病死率。用法：首剂 12~24μg/kg 静脉注射（大于 10min），继以 0.1μg/（kg·min）静脉滴注，可酌情减半或加倍。对于收缩压<100mmHg 的患者，不需要负荷剂量，可直接用维持剂量，以防止发生低血压。

在比较左西孟旦和多巴酚丁胺的随机对照试验中，已显示左西孟旦能改善呼吸困难和疲劳等症状，并产生很好的结果。不同于多巴酚丁胺的是，当联合使用 β 受体阻断药时，左西孟旦的血流动力学效应不会减弱，甚至会更强。在大剂量使用左西孟旦静脉滴注时，可能会出现心动过速、低血压，对收缩压低于 85mmHg 的患者不推荐使用。在与其他安慰剂或多巴酚丁胺比较的对照试验中显示，左西孟旦并没有增加恶性心律失常的发生率。

3. 非药物治疗

（1）IABP：临床研究表明，主动脉内球囊反搏（IABP）是一种有效改善心肌灌注同时又降低心肌耗氧量和增加 CO 的治疗手段。

IABP 的适应证：①急性心肌梗死或严重心肌缺血并发心源性休克，且不能由药物治疗纠正；②伴血流动力学障碍的严重冠心病（如急性心肌梗死伴机械并发症）；③心肌缺血伴顽固性肺水肿。

IABP 的禁忌证：①存在严重的外周血管疾病；②主动脉瘤；③主动脉瓣关闭不全；

④活动性出血或其他抗凝禁忌证；⑤严重血小板缺乏。

（2）机械通气。急性心力衰竭者行机械通气的指征：①出现心跳呼吸骤停而进行心肺复苏时；②合并Ⅰ型或Ⅱ型呼吸衰竭。机械通气的方式有下列两种。

A. 无创呼吸机辅助通气：这是一种无需气管插管经口/鼻面罩给患者供氧、由患者自主呼吸触发的机械通气治疗。分为持续气道正压通气（CPAP）和双相间歇气道正压通气（Bi-PAP）两种模式。

作用机制：通过气道正压通气可改善患者的通气状况，减轻肺水肿，纠正缺氧和 CO_2 潴留，从而缓解Ⅰ型或Ⅱ型呼吸衰竭。

适用对象：Ⅰ型或Ⅱ型呼吸衰竭患者经常规吸氧和药物治疗仍不能纠正时应及早应用。主要用于呼吸频率≤25次/分、能配合呼吸机通气的早期呼吸衰竭患者。在下列情况下应用受限：不能耐受和合作的患者、有严重认知障碍和焦虑的患者、呼吸急促（频率>25次/分）、呼吸微弱和呼吸道分泌物多的患者。

B. 气道插管和人工机械通气：应用指征为心肺复苏时、严重呼吸衰竭经常规治疗不能改善者，尤其是出现明显的呼吸性和代谢性酸中毒并影响到意识状态的患者。

（3）血液净化治疗

①机制：此法不仅可维持水、电解质和酸碱平衡，稳定内环境，还可清除尿毒症毒素（肌酐、尿素、尿酸等）、细胞因子、炎症介质以及心脏抑制因子等。治疗中的物质交换可通过血液滤过（超滤）、血液透析、连续血液净化和血液灌流等来完成。

②适应证：本法对急性心力衰竭有益，但并非常规应用的手段。出现下列情况之一时可以考虑采用：a. 高容量负荷如肺水肿或严重的外周组织水肿，且对襻利尿药和噻嗪类利尿药抵抗；b. 低钠血症（血钠<110mmol/L）且有相应的临床症状，如神志障碍、肌张力减退、腱反射减弱或消失、呕吐以及肺水肿等，在上述两种情况应用单纯血液滤过即可；c. 肾功能进行性减退，血肌酐>500μmol/L 或符合急性血液透析指征的其他情况。

③不良反应和处理：建立体外循环的血液净化均存在与体外循环相关的不良反应，如生物不相容、出血、凝血、血管通路相关并发症、感染、机器相关并发症等。应避免出现新的内环境紊乱，连续血液净化治疗时应注意热量及蛋白的丢失。

（4）心室机械辅助装置：急性心力衰竭经常规药物治疗无明显改善时，有条件的可应用此项技术。此类装置有体外膜式氧合（ECMO）、心室辅助泵（如可置入式电动左心辅助泵、全人工心脏）。根据急性心力衰竭的不同类型，可选择应用心室辅助装置，在积极救治基础心脏病的前提下，短期辅助心脏功能，可作为心脏移植或心肺移植的过渡。ECMO 可以部分或全部代替心肺功能。临床研究表明，短期循环呼吸支持（如应用 ECMO）可以明显改善预后。

第二节　高排出量性心力衰竭

高排出量性心力衰竭是一种较常见的临床综合征。正常心脏对运动的反应为增加排出量 4~6 倍而不表现肺静脉淤血症状，然而，受严重心肌、瓣膜和心包疾病影响的心脏，不能代偿心排出量增加的需要。在其他方面无症状的患者中，持续超过正常心排出量需要的情况可引起充血性心力衰竭的症状。有充血性心力衰竭症状，血流动力学检查时心排出量正常或升高的患者，可能出现高排出量性心力衰竭。引起高排出量性心力衰竭常见的原因有体循环动静脉瘘、贫血性心脏病、脚气性心脏病、甲状腺功能亢进性心脏病等。

一、临床表现

（一）症状

高排出量性心力衰竭常表现为乏力、水肿、活动时气短和心悸。因为这些症状在其他类型的心力衰竭中也很常见，单独出现上述症状不足以鉴别为何种心脏综合征。高排出量性心力衰竭的具有鉴别意义的是导致其发生的病因特征，如甲亢的症状和维生素 B1 缺乏导致的神经病变等。

（二）体征

高排出量的各种病因都有其独特的体检发现。但下列表现在所有高排出量性心力衰竭中均较常见。心率加快、脉压增大或正常；心脏体检时可以发现心尖的高动力冲动，短促、清脆的第一心音，主动脉瓣和肺动脉瓣区可闻及收缩中期血流杂音；在心尖和胸骨左下缘部可闻及舒张期杂音，提示通过房室瓣的血流增加；四肢温暖和潮红。

二、诊断

高排出量性心力衰竭的确诊需右心导管检查，可发现静息状态下右心压力正常或轻度升高，肺毛细血管楔压升高，高心排出量，低体循环阻力以及静息状态下心动过速等。

三、治疗

针对导致高排出量性心力衰竭的不同病因，治疗方法也不同。下面将引起高排出量性心力衰竭的常见原因分别介绍如下。

（一）体循环动静脉瘘

动静脉瘘是指动静脉之间出现不经过毛细血管网的异常通道，血液由高压力动脉流向低压力静脉，常伴有动脉瘤的形成，因此也有动静脉瘤之称。它是引起高排出量性心力衰竭的重要病因之一。

1. 病因与病理解剖

动静脉瘘是指无毛细血管床介于其间的动静脉间的连接。体循环动静脉瘘有先天性和后天性之分，先天性动静脉瘘是由于血管发育畸形，导致动静脉之间有异常交通；后天性动静脉瘘大多由外伤或有创性操作造成，比较常见，早期容易漏诊。梅毒性主动脉瘤破裂时，如穿破上腔静脉、肺动脉、右心房或右心室，其所产生的血流动力学改变与动静脉瘘相同。先天性动脉导管未闭实际上也是动静脉瘘的一种。病理解剖显示动静脉瘘近端的动脉发生扩张，动脉壁变薄，有时可形成动脉瘤。动静脉瘘的静脉也因压力的升高而发生扩张，静脉壁有增厚现象。

2. 病理生理

由于较大的动静脉间（体循环）有直接通道，所以部分动脉血流（20%~50%）就从动脉通过此短路直接进入静脉而不经过毛细血管，使周围血管阻力下降，静脉回流增加，心排出量增加，循环血容量多有增加，循环时间正常或缩短，继发心脏扩大，心力衰竭。病理生理改变明显与否取决于体循环动静脉瘘管口径的大小和瘘口离心脏的距离；瘘口愈大、离心脏愈近，则其病理生理改变愈为明显。心脏扩大和心力衰竭出现与否亦与上述两个因素有关，但可能也与动静脉瘘存在的时期有关。

3. 临床表现

在动静脉瘘处可闻及连续性、机器样杂音，在收缩期更为明显，多伴有震颤。动静脉瘘处可发生动脉瘤。

收缩压正常或略微升高，舒张压降低，脉压增宽。此外，水冲脉、毛细血管搏动等周围循环体征也多有出现，脉搏多明显增速。因此，临床上如发现明显的脉压增宽现象而无主动脉瓣关闭不全或其他病因可找，应仔细寻找体循环动静脉瘘的存在，特别在有创伤或外科手术的时候。如用手压瘘使瘘管关闭，则舒张压可立即升高 1.33~1.99kPa，脉搏立即缓慢，减慢 10~30 次/分，心排出量也立即降低（心动过缓反射）。这个反应只持续几分钟，血压升高是因为瘘管被阻塞，血液不能通过瘘管而必须通过微血管，因而周围阻力增加。脉搏频率降低是由于主动脉压的升高刺激了主动脉壁的神经（阿托品可使心动过缓反射消失）。

心脏增大是一种普遍性发现，增大的程度与动脉的大小、瘘孔的口径及瘘的存在时期有关。心脏增大主要是心脏扩张所致，心脏肥厚因素所占地位并不重要，因为瘘管结扎后，增大的心脏可在短期内有明显的缩小。心脏增大的原理是由于静脉回流量增加使心脏的舒张期容积增加，从而引起心脏扩张和肥厚。长期及较大的动静脉瘘患者，可以发生高排出量性心力衰竭。

瘘的近段静脉的压力多不升高，其血液的含氧量可较一般静脉为高。瘘的远段肢体往往有缺血表现，如局部溃疡，甚至局部组织坏死。但因侧支循环的形成与心排出量的增加，肢体的血液供给可以恢复正常，有时可较对侧肢体的血液供应为多，以致有瘘管的肢体的皮肤温度可比对侧为高。

先天性动静脉瘘，也称为蔓状血管瘤，可累及全身各个部位，以下肢最为常见，而且大都是多发性的。

4. 诊断

动静脉瘘的诊断除了上述典型的临床表现以外，主要依赖于各种影像学检查。它的影像学诊断手段主要包括：①胸部 X 线片：是最常用的初筛本病的检查方法；②超声心动图：其敏感性高于胸部 X 线片；③胸部 CT：它对小病灶的检出能力较强，增强 CT 是诊断本病最方便、有效的方法，有助于确诊；④磁共振血管造影；⑤选择性数字减影血管造影：它是诊断的"金标准"，但为有创性检查，并受一定的条件限制。以上这些诊断技术相结合，可以更为准确地判断病变的大小、部位、数量、形态，血管壁及管腔内血流的情况，以及血流动力学特点。

5. 治疗

介入放射学、栓塞技术及材料的发展，进一步提高了本病治疗的技术成功率和临床远期疗效。目前，治疗动静脉瘘的方法有：经导管动脉介入栓塞术、经皮穿刺瘤腔内药物硬化治疗、手术切除。其中，经导管动脉介入栓塞术是治疗该病的主要方法，常用的栓塞材料有固体和液体之分，如吸收性明胶海绵、聚乙烯醇泡沫微粒、微弹簧圈及球囊、氰基丙烯酸正丁酯、无水酒精、平阳霉素碘油乳剂等；对于局限型先天性动静脉瘘患者应首选手术切除，但手术时必须尽可能保持动脉的完整（静脉部分可以结扎）；而对于病变无法彻底清除或难以手术的患者，可首选经皮穿刺瘤腔内药物硬化治疗。另外，体循环动静脉瘘管易于发生细菌性动脉内膜炎，因此在必要时应采取预防细菌性动脉炎的措施。

（二）贫血性心脏病

贫血性心脏病是由于长期中度以上（血红蛋白低于 70g/L）贫血引起心脏扩大和（或）心力衰竭等一系列心血管系统的病变。

1. 病理生理

贫血患者会出现血液载氧量的减少，当血液的载氧量降低到一定的限度（血红蛋白低于 70g/L）并持续一定的时间，可以引起血液循环系统明显的改变。长期严重的慢性贫血可导致贫血性心脏病。严重贫血可以从下列三方面影响心脏：①可引起心排出量增加，外周血管阻力下降，即高排出量型血液循环，从而增加心脏负荷，导致心脏扩大和心肌肥厚，最终进展为充血性心力衰竭；②可诱发心绞痛或导致其他冠状动脉血液供应不足；③可因心肌长期缺血而引起心肌脂肪变性等改变，以致心肌异常松弛，心肌收缩力下降。

2. 临床表现

当血红蛋白为 65～75g/L 时，患者除了一般贫血的症状之外，常伴有循环系统的表现，可有气急、疲倦、心悸等症状，有时可出现心绞痛。体格检查可发现窦性心动过速，心尖冲动强烈，周围血管扩张，皮肤温暖，水冲脉，脉压增大以及周围血管征。心尖区可闻及收缩期吹风样杂音，是循环血量增加、心脏扩大导致二尖瓣相对性关闭不全所致；心尖区轻度低音调舒张中期杂音，是通过二尖瓣口血流的速度增加所致；或胸骨左缘有轻度高音调、吹风样舒张期杂音，是由于主动脉瓣环扩张所产生。当血红蛋白低于 30g/L 时，心脏明显增大，并可出现充血性心力衰竭，特别在心脏有额外负荷时，如体力劳动、发热、妊娠等，表现为体循环淤血的征象，包括颈静脉怒张、肝大（偶尔可达脐水平）和压痛、腹腔积液、肺底啰音等。

但必须指出，当贫血患者有充血性心力衰竭表现时，首先应考虑到其他器质性心脏病的合并存在，如风湿性心脏病、脚气性心脏病等，因单纯贫血所引起的充血性心力衰竭甚为少见。

3. 实验室检查

中度以上的慢性贫血患者 X 线检查大多有心脏轻至中度增大。当血红蛋白低于 30g/L 时，心脏可明显扩大，且可以出现肺淤血、肺水肿等征象。心电图可显示低电压、S-T 段压低、窦性心动过速、左心前区导联上 T 波平坦或倒置。血常规和外周血涂片检查可用于确定是否存在贫血以及贫血的程度。骨髓检查有助于明确病因。

以上所述的心血管方面改变均是可逆性现象，贫血纠正后，心脏改变可有不同程度的恢复。

4. 治疗

无心力衰竭的贫血性心脏病，心功能处于代偿期，主要是针对贫血进行病因治疗，根据情况补充铁剂、叶酸或维生素 B_{12} 等。

重度贫血性心脏病发生心力衰竭时，除了一般治疗心力衰竭的措施外，还要积极治疗贫血。输血是最主要的治疗手段，应少量多次输血或输入浓缩红细胞混悬液，同时配合使用利尿药，以减少血容量，预防肺水肿。由于属于高排出量型心力衰竭，因此治疗心力衰竭时以利尿和扩血管为主。应用洋地黄类和非洋地黄类正性肌力药物可促进或加重心力衰竭，所以只有当利尿药、血管扩张药以及输血治疗无效时才小剂量应用，一般使用快速起效制剂。

（三）脚气性心脏病

维生素 B1（硫胺）缺乏症也称脚气病，常累及神经系统和心血管系统。脚气性心脏病是由于严重的维生素 B1 缺乏持续 3 个月以上，出现以心血管系统病变为主，以及充血性心力衰竭的心脏病，又称湿型脚气病。

1. 病理解剖

病理改变可因脚气病的严重程度而有差异。可表现为心肌细胞水肿、变性、坏死；心肌间质水肿；心脏明显增大，尤以右心室的扩张肥大突出。

2. 病理生理

维生素 B1 是糖类代谢过程中所必需的酶系统的主要成分，是丙酮酸氧化所必需的酶。维生素 B1 缺乏时，糖类的氧化作用即在丙酮酸阶段停顿，血液内积聚过多的酸性物质，如丙酮酸和乳酸，发生代谢性酸中毒，影响心肌的能量代谢，造成心肌能量供应不足。

维生素 B1 的缺乏对机体产生以下两种影响：①血液中丙酮酸和乳酸浓度的增加使周围小动脉扩张，周围阻力降低，静脉回流量增多，因而心排出量及心脏工作量都有增加；②心脏的代谢功能衰竭，主要是由于心肌对乳酸盐、丙酮酸盐与氧的利用率降低。因此维生素 B1 的缺乏影响了心脏本身及周围循环。脚气性心脏病属于高动力循环性心脏病。

3. 临床表现

先驱症状有活动后心悸、气促，端坐呼吸，心前区疼痛，心动过速与水肿。病情较重时可突然发生急性心力衰竭，出现烦躁不安、恶心、呕吐、上腹闷胀、发绀、阵发性呼吸困难或急性肺水肿、胸腔积液、皮下水肿、颈静脉怒胀、肝脏肿胀、休克等。体检发现心脏向两侧增大、心前区可闻及收缩期吹风样杂音、第一心音减弱（第一心音减弱加上心动过速可引起胎样心音），右心室性舒张期奔马律及肺动脉瓣区第二心音亢进，脉压因舒张压降低而增大、大动脉上有枪击音、水冲脉与毛细血管搏动等体征。静脉压显著升高。

心电图检查除窦性心动过速外，常显示 T 波平坦或倒置、低电压、Q-T 间期延长等。心功能测定显示高排出量性心力衰竭。

4. 诊断

本病的主要诊断依据是：有 3 个月以上的维生素 B1 缺乏史，伴或不伴有周围神经炎征象；急骤出现的高排出量性心力衰竭；心脏增大，心律规则，无其他原因可查；维生素 B1 治疗后症状明显改善。

5. 治疗

主要是补充足量的维生素 B1，轻症者可口服（每次 5~10mg，每日 3 次）或肌内注射（每次 50~100mg，每日 1 次），重症者应给予缓慢静脉注射（50~100mg 加入 50% 葡萄糖中）。有心力衰竭的患者要积极治疗心力衰竭，同时还要纠正导致本病的饮食因素。

（四）甲状腺功能亢进性心脏病

甲状腺功能亢进（甲亢）性心脏病是指由于多种原因导致甲状腺激素分泌过多，引起以心血管系统为主要表现的临床综合征。甲亢大多发生于 20~40 岁的女性，男女之比约为1：5。甲亢性心脏病的患者则多在 40 岁以上，男女比例约为 1：2。

1. 发病机制

甲亢性心脏病的发病机制尚未完全明确。主要是由于甲状腺激素对心肌蛋白的合成、心肌代谢、心肌酶、心肌收缩性、血流动力学和心脏电生理等均有直接作用，以及交感神经系统兴奋性增加和迷走神经兴奋能力障碍，使得甲亢患者的心脏，特别是有基础心脏病的患者，不能承受甲亢时高动力状态的额外负担，也不能满足机体代谢增加的需要，最终导致了甲亢性心脏病的发生。

2. 病理解剖

甲亢患者的心脏一般没有明显的病理变化。有甲亢性心脏病者一般皆有心脏肥厚及扩张，在心力衰竭的病例中尤为显著。

3. 病理生理

甲状腺激素增加心肌细胞的蛋白合成，使心肌肥厚，但心肌含水量和胶原都没有增加。甲状腺激素对心肌收缩的作用是增加心肌收缩功能，同时也使心搏输出量增高，故心排出量可有明显的增加。一般认为，甲状腺激素使心肌收缩力增加的主要原因是钙离子-磷酸蛋白质复合物形成增多，使肌凝蛋白钙离子激活 ATP 酶活性增高，从而导致肌质网钙离子转运增加而引起的。同时，也与甲状腺激素能增加心肌细胞膜上的肾上腺素能 β 受体的数量有关。以上变化均使左、右心室做功增加，心肌氧耗量增多。较长时间的甲状腺激素分泌过多可导致心脏储备能力下降。

甲亢时，外周血管阻力下降。心排出量增加的原因至少部分与此有关。外周血管扩张是继发于甲亢所致的组织代谢率增高以及热量产生和代谢产物的增加。心排出量增加和外周血管阻力下降使患者的收缩压增大，舒张压下降，因而脉压增大。同时循环时间缩短，血容量增加。

甲状腺激素增加心率，造成心动过速。剂量-效应试验表明，过多的甲状腺激素并不能改变心血管系统组织对儿茶酚胺的敏感性。甲亢患者的心率增快可能是甲状腺激素的毒性作用和交感神经系统兴奋性增高共同作用的结果。为此，普萘洛尔等 β 受体阻断药可以降低甲亢患者的心率，但不能使之恢复正常。此外，有证据表明，甲亢患者的心动过速也与迷走神经兴奋性受损有关。

过多的甲状腺激素分泌所引起的上述变化使心脏功能下降。心脏每次收缩所消耗的能量较正常为多，而效率却极低，逐渐不胜负担，终于导致心力衰竭。甲亢患者出现心力衰竭时，心排出量下降，但其绝对值仍较正常为高，故属高排出量性心力衰竭。有时，病情很严重时，心排出量可降至正常范围之内或低于正常。

心房颤动的发生机制可能是甲状腺激素直接作用于心肌，使心房肌兴奋性增加，不应期缩短而造成。动物实验中，甲状腺激素可以增加心房率，舒张期去极化率并缩短窦房结细胞动作电位时间。

4. 临床表现

甲亢的心脏方面的症状有心悸，呼吸困难和心前区疼痛。心悸常伴有心动过速，有时在颈部也有冲击感。心悸的程度有轻有重，轻者可仅为患者自觉心脏在搏动，重者可为剧烈的心脏冲撞，一般是在情绪激动或进食后出现，但也有一些患者在静息状态下出现。据研究，和正常人相比，甲亢患者的氧耗量较大而肺活量较低，所以在轻度或中度活动后可出现呼吸困难，这与因心力衰竭而发生者不同。心前区疼痛常甚轻微，一般是一种沉重的痛感，但有时可出现典型的心绞痛，常是发作性心律失常所引起，也可以是甲亢增加了原来已有冠状动脉粥样硬化的心脏的负荷所致。这两种疼痛皆常在甲亢治愈后消失。以上几种症状中，以心悸为最多，呼吸困难次之，心前区疼痛远较少见。

心房颤动是甲亢的心血管方面的一个重要表现，为产生心力衰竭的重要因素。发作性房颤常提示甲亢的存在，尤以年轻的患者中更是如此。房颤在毒性结节性甲状腺肿中较为多见。它在 45 岁以下的患者中较少发生，30 岁以下中更少，在男性中比较多见。甲亢病程愈长，房颤的发病率愈高，而与甲亢的严重程度无一定的关系。如不治疗甲亢，对发作性及持久性房颤使用洋地黄或奎尼丁皆不利于控制心室率或消除房颤。满意地控制甲亢后，一般不会再发生阵发性房颤。其他不常见的心律失常有期前收缩、心房扑动、阵发性房性心动过速，甚或阵发性室性心动过速等。

甲亢的心脏体征有：心尖冲动强烈，故极易查得。有时搏动的震动极为强烈，扩散于胸壁，扪之有如收缩期震颤。单纯的甲亢心脏不增大，但心音响亮且具有冲击性。第一心音常明显亢进，易与二尖瓣狭窄的第一心音的特征相混淆。心底部的心音也增强。整个心前区常可闻及 Ⅱ～Ⅲ 级收缩期杂音，在肺动脉瓣区最为显著。收缩期血压升高，舒张压则略降低，以致脉压增大。少数患者的脉压极大，故可见明显的颈动脉搏动、水冲脉、枪击声、毛细血管搏动等周围血管征。心率通常每分钟 100～120 次，有时可达 120～140 次，但当达到 180～200 次时易发生甲状腺危象。心率在活动或情绪激动时显著加快，睡眠和休息时虽有所降低，但仍高于正常。在颈部肿大的甲状腺上，常可听到连续性的血管杂音，提示有动静脉沟通。

单纯的甲亢很少引起心力衰竭，尤以在 40 岁以下的患者中更为少见；伴有其他病因性心脏病者的心力衰竭发生率大为增加，可高达 25%。发生房颤后心力衰竭的发生率显著增加。甲亢治愈前，通常的心力衰竭的治疗常不见效。心力衰竭的发生率随着甲亢病程的加长而增高，而与后者的严重程度无明显相关。因甲亢时肺动脉及右心室压力均有增高，故甲亢患者的心力衰竭主要表现为右心衰竭。

除心血管方面外，甲亢的主要表现如典型的突眼、凝视姿态、皮肤湿热、甲状腺增大、肌肉震颤等，对诊断皆甚为重要，但在甲亢性心脏病中有时可不甚明显，甚至无甲状腺肿大或眼部体征。这种隐匿性甲亢如有心力衰竭，可因未能发现甲亢而仅对心力衰竭进行治疗，以致收效不大。

X 线检查常示心脏的大小正常，心脏搏动有力。本病导致血流加速致使肺动脉明显扩张。如有长期的房颤或心力衰竭，则可见心影增大。严重心力衰竭时，心影向两侧增大。

心电图常无特殊改变，可见窦性心动过速、心房颤动或其他较为少见的心律失常。有时可见 P 波振幅增加及高而圆的 T 波，这是交感神经张力增加的表现。有心脏病变时，可出现 S-T 段压低与 T 波平坦或倒置。

5. 诊断

甲亢性心脏病的诊断依据，除有甲亢的佐证外，同时有：①阵发性或持久性心房颤动、心房扑动、心脏增大或心力衰竭者；②排除其他原因的心脏病；③甲亢治愈后，心脏病表现随之消失。

不典型甲状腺功能亢进者，可能仅有心血管疾病方面的表现。因此，凡遇到以下情况应考虑甲亢的可能：①原因不明的阵发性或持久性心房颤动，心室率快而不易被洋地黄类药物控制；②非克山病流行区发生的原因不明的右心衰竭；或有循环时间不延长的心力衰竭，但患者没有贫血、发热或脚气病等，洋地黄疗效不佳；③无法解释的心动过速；④血压波动而脉压增大者；⑤患有器质性心脏病患者发生心力衰竭，常规治疗疗效不佳者，也应想到甲亢。

因心力衰竭本身有时可增加基础代谢率，甚至可高达 40% 以上，故要证实有无甲亢，除仔细搜寻临床表现外，尚需进行血清游离 T4 和 T_3、促甲状腺激素（TSH）等的测定。

6. 治疗

甲亢性心脏病的治疗基础是控制甲亢本身。不然，心脏病的一般处理对它难以获得满意的疗效。对甲亢合并心力衰竭者，应该是在用洋地黄和利尿药等处理心力衰竭的同时，使用抗甲状腺药物积极治疗甲亢。有心房颤动者，在甲亢未控制前，用电击复律和奎尼丁治疗甚难恢复窦性心律。如药物治疗甲亢已有 1 个月左右或甲状腺切除后已有 2 周，甲亢已满意控制而心房颤动未自动复律，则可试行电击复律或奎尼丁治疗来恢复窦性心律。甲状腺手术前患者有心脏病表现并不是手术禁忌证，对心房颤动也是如此。如有心力衰竭，它在被控制后经过 1 个月左右，即可进行手术。

对甲亢本身的治疗可分为一般支持疗法和减少甲状腺激素分泌治疗。前者包括精神因素的去除、对患者的关怀和安慰、足够的休息、适量的镇静剂、高热量饮食和足够维生素。后者包括抗甲状腺药物、甲状腺次全切除术和放射性碘治疗。

7. 病程及预后

甲亢性心脏病可治愈。即使已发生心力衰竭，在获得确实诊断后及时处理也能使患者恢复健康。如未能及时发现，因而治疗未能针对病因，则可使心力衰竭恶化。伴有其他病因心脏病的甲亢，及时治疗甲亢甚为重要，因如将后者治愈即可避免或延缓心力衰竭的发生，如已有心力衰竭，则也可使对心力衰竭的治疗收效。

第三节　收缩性心力衰竭

慢性收缩性心力衰竭，传统称之为充血性心力衰竭，是指心脏由于收缩和舒张功能严重低下或负荷过重，使泵血明显减少，不能满足全身代谢需要而产生的临床综合征，出现动脉系统供血不足和静脉系统淤血甚至水肿，伴有神经内分泌系统激活的表现。

心力衰竭根据其产生机制可分为收缩功能（心室泵血功能）衰竭和舒张功能（心室充盈功能）衰竭两大类；根据病变的解剖部位可分为左心衰竭、右心衰竭和全心衰竭；根据心排出量（CO）高低可分为低心排出量心力衰竭和高心排出量心力衰竭；根据发病情况可分为急性心力衰竭和慢性心力衰竭。

临床上为了评价心力衰竭的程度和疗效，将心功能分为四级，即纽约心脏病协会（NY-HA）心功能分级。

Ⅰ级：体力活动不受限制。日常活动不引起过度乏力、呼吸困难和心悸。

Ⅱ级：体力活动轻度受限。休息时无症状，日常活动即引起乏力、心悸、呼吸困难。

Ⅲ级：体力活动明显受限。休息时无症状，轻微日常活动即可引起上述症状。

Ⅳ级：体力活动完全受限。不能从事任何体力活动，休息时亦有症状，稍有体力活动即加重。

其中，心功能Ⅱ、Ⅲ、Ⅳ级临床上分别代表轻、中、重度心力衰竭，而心功能Ⅰ级可见于心脏疾病所致左心室收缩功能低下（LVEF≤40%）而临床无症状者，也可以是心功能完全正常的健康人。

一、左心衰竭

左心衰竭是指由于左心室心肌病变或负荷增加引起的心力衰竭。通常是由于大面积心肌急慢性损伤、缺血和（或）梗死产生心室重塑致左心室进行性扩张伴收缩功能进行性（或急性）降低所致，临床以动脉系统供血不足和肺淤血甚至肺水肿为主要表现。心功能代偿时，症状较轻，可慢性起病，急性失代偿时症状明显加重，通常起病急骤，在有（或无）慢性心力衰竭基础上突发急性左心衰竭肺水肿。

病理生理和血流动力学特点为每搏输出量（SV）和心排出量（CO）明显降低，肺毛细血管楔压（PCWP）或左心室舒张末压（LVEDP）异常升高（≥25mmHg），伴交感神经系统和肾素-血管紧张素-醛固酮系统（RAAS）为代表的神经内分泌系统的激活。高心排出量心力衰竭时SV、CO不降低。

（一）病因

（1）冠状动脉粥样硬化性心脏病（简称冠心病），大面积心肌缺血、梗死或顿抑，或反复多次小面积缺血、梗死或顿抑，或慢性心肌缺血冬眠时。

（2）高血压性心脏病。

（3）中、晚期心肌病。

（4）重症心肌炎。

（5）中、重度心脏瓣膜病，如主动脉瓣或（和）二尖瓣的狭窄或（和）关闭不全。

（6）中、大量心室或大动脉水平分流的先天性或后天性心脏病，如室间隔缺损、破裂、穿孔、主肺动脉间隔缺损、动脉导管未闭（PDA）和主动脉窦瘤破裂。

（7）高动力性心脏病，如甲亢、贫血、脚气病和动静脉瘘。

（8）急性肾小球肾炎和输液过量等。

（9）大量心包积液心脏压塞时（属"极度"的舒张性心力衰竭范畴）。

（10）严重肺动脉高压或合并急性肺栓塞，右室压迫左室致左室充盈受阻时（也属"极度"舒张性心力衰竭范畴）。

（二）临床表现

1. 症状

呼吸困难是左心衰竭的主要症状，是由于肺淤血或肺水肿所致。程度由轻至重表现为：轻度时活动中气短乏力，不能平卧或平卧后咳嗽，咳白色泡沫痰，坐起可减轻或缓解；重度时夜间阵发性呼吸困难、端坐呼吸、心源性哮喘和急性肺水肿。

急性肺水肿时多伴咳粉红色泡沫痰或咯血（二尖瓣狭窄时），易致低氧血症和 CO_2 潴留而并发呼衰，同时伴随心悸、头晕、嗜睡（CO_2 潴留时）或烦躁等体循环动脉供血不足的症状，严重时可发生休克、昏厥甚至猝死。

2. 体征

轻中度时，高枕卧位。出汗多、面色苍白、呼吸增快、血压升高、心率增快（≥100 次/分）、心脏扩大，第一心音减弱、心尖部可闻及 S3 奔马律，肺动脉瓣区第二心音亢进，若有瓣膜病变可闻及二尖瓣、主动脉瓣和三尖瓣区的收缩期或舒张期杂音。两肺底或满肺野可闻及细湿啰音或水泡音；吸气时明显，呼气时可伴哮鸣音（心源性哮喘时）。慢性左心衰竭患者可伴有单侧或双侧胸腔积液和双下肢水肿。脉细速，可有交替脉，严重缺氧时肢端可有发绀。严重急性失代偿左心衰竭时端坐呼吸、大汗淋漓、焦虑不安、呼吸急促（>30 次/分）；两肺满布粗湿啰音或水泡音（肺水肿时）伴口吐鼻喷粉红色泡沫痰，初起时常伴有哮鸣音，甚至有哮喘（心源性哮喘时）存在。

血压升高或降低甚至休克，此时病情非常危重，只有紧急抢救才有望成功。稍有耽搁，患者就可能随时死亡。

（三）实验室检查

1. 心电图（ECG）

窦性心动过速，可见二尖瓣型 P 波、V1 导联 P 波终末电势增大和左室肥大劳损等反映左心房、室肥厚、扩大以及与所患心脏病相应的变化；可有左、右束支阻滞和室内阻滞；急性、陈旧性梗死或心肌大面积严重缺血，以及多种室性或室上性心律失常等表现。少数情况下，上述 ECG 表现可不特异。

2. 胸部 X 线

心影增大，心胸比例增加，左心房、室或全心扩大，尤其是肺淤血、间质性肺水肿（KerleyB 线、叶间裂积液）和肺泡性肺水肿，是诊断左心衰竭的重要依据。慢性心力衰竭时可有上、下腔静脉影增宽，以及胸腔积液等表现。

3. 超声多普勒心动图

可见左心房、室扩大或全心扩大，或有左心室室壁瘤存在；左心室整体或节段性收缩运动严重低下，左室射血分数（LVEF）严重降低（≤40%）；左心室壁厚度可变薄或增厚，有病因诊断价值；重度心力衰竭时，反映 SV 的主动脉瓣区的血流频谱也降低；也可发现二尖瓣或主动脉瓣严重狭窄或反流，或在心室或大动脉水平的心内分流，或大量心包积液，或严重肺动脉高压巨大右室压迫左室等左心衰竭时的解剖和病理生理基础，对左心衰竭有重要的诊断和鉴别诊断价值。

4. 血气分析

早期可有低氧血症伴呼吸性碱中毒（过度通气），后期可伴呼吸性酸中毒（CO_2 潴留）。血常规、生化全套和心肌酶学可有明显异常，或正常范围。

（四）诊断和鉴别诊断

依据临床症状、体征、结合胸部 X 线有典型肺淤血和肺水肿的征象伴心影增大，以及超声心动图左室扩大（内径≥55mm）和 LVEF 降低（<40%）典型改变，诊断慢性左心衰竭和急性左心衰竭肺水肿并不难；难的是对慢性左心衰竭的病因诊断，特别是对"扩张型"心肌病的病因诊断，需确定原发性、缺血性、高血压性、酒精性、围生期、心动过速性、药物性、应激性、心肌致密化不全和右室致心律失常性心肌病等病因。

通过结合病史、ECG、超声心动图、核素心肌显像、心脏 CT 和磁共振成像（MRI）等影像检查综合分析和判断，多能够鉴别。心内膜心肌活检对此帮助不大。同时，也可确定或除外"肥厚型"和"限制型"心肌病的诊断。

心源性哮喘与肺源性哮喘的鉴别十分重要，不可回避。根据肺内"水"与"气"的差别，可在肺部叩诊、胸部 X 线和湿啰音"有或无"上充分显现，加上病史不同，可得以鉴别。

（五）治疗

急性左心衰竭通常起病急骤，病情危重而变化迅速，需给予紧急处理。治疗目标是迅速纠正低氧和异常血流动力学状态；消除肺淤血、肺水肿；增加 SV、CO，从而增加动脉系统供血。治疗原则为加压给纯氧、静脉给予吗啡、利尿、扩血管（包括连续舌下含服硝酸甘油 2~3 次）和强心药。

经过急救处理，多数患者病情能迅速有效控制，并在半小时左右渐渐平稳，呼吸困难减轻，增快的心率渐减慢，升高的血压缓缓降至正常范围，两肺湿啰音渐减少或消失，血气分析恢复正常范围，直到 30min 左右可排尿 500~1000mL。

病情平稳后，治疗诱因，防止反弹，继续维持上述治疗并调整口服药（参照慢性左心衰竭的治疗方案），继续心电、血压和血氧饱和度监测，必要时选用抗生素预防肺部感染。最终应治疗基础心脏病。

慢性左心衰竭的治疗参见全心衰竭治疗。

二、右心衰竭

右心衰竭是由于右心室病变或负荷增加引起的心力衰竭。以肺动脉血流减少和体循环淤血或水肿为表现。

大多数右心衰竭是由左侧心力衰竭发展而来，两者共同形成全心衰竭。其病理生理和血流动力学特点为右室心排出量降低，右室舒张末压或右房压异常升高。

（一）病因

（1）各种原因的左心衰竭。

（2）急、慢性肺动脉栓塞。

（3）慢性支气管炎、肺气肿并发慢性肺源性心脏病。

（4）原发性肺动脉高压。

（5）先天性心脏病包括肺动脉狭窄（PS）、法洛四联症、三尖瓣下移畸形、房室间隔缺损和艾森门格综合征。

（6）右心室扩张型、肥厚型和限制型或闭塞型心肌病。

（7）右心室心肌梗死。

（8）三尖瓣狭窄或关闭不全。

（9）大量心包积液。

（10）缩窄性心包炎。

（二）临床表现

1. 症状

主要是由于体循环和腹部脏器淤血引起的症状，如食欲缺乏、恶心、呕吐、腹胀、腹泻、右上腹痛等，伴有心悸、气短、乏力等心脏病和原发病的症状。

2. 体检

颈静脉充盈、怒张，肝大伴压痛、肝颈静脉反流征（+）、双下肢或腰骶部水肿、腹腔积液或胸腔积液，可有周围性发绀和黄疸。心率快，可闻及与原发病有关的心脏杂音，P2可亢进或降低（如肺动脉狭窄或法洛四联症），若不伴左心衰竭和慢性阻塞性肺疾病合并肺部感染时，通常两肺呼吸音清晰或无干、湿性啰音。

（三）实验室检查

1. ECG

显示 P 波高尖、心电轴右偏、aVR 导联 R 波为主，V1 导联 R/S>1，右束支阻滞等右心房、室肥厚扩大以及与所患心脏病相应的变化，可有多种形式的房、室性心律失常，传导阻滞和室内阻滞，可有 QRS 波群低电压。有肺气肿时可出现顺钟向转位。

2. 胸部 X 线检查

显示右心房、室扩大和肺动脉段凸（有肺动脉高压时）或凹（如肺动脉狭窄或法洛四联症）等与所患心脏病相关的形态变化；可见上、下腔静脉增宽和胸腔积液征；若无左心衰竭存在，则无肺淤血或肺水肿征象。

3. 超声多普勒心动图

可见右心房、室扩大或增厚，肺动脉增宽和高压，心内解剖异常，三尖瓣和肺动脉瓣狭窄或关闭不全以及心包积液等与所患心脏病有关的解剖和病理生理的变化。

4. 心导管检查

必要时做心导管检查，显示中心静脉压增高（>15cmH$_2$O）。

（四）诊断与鉴别诊断

依据体循环淤血的临床表现，结合胸部 X 线片肺血正常或减少伴右心房室影增大和超声心动图右心房室扩张或右室肥厚伴或不伴肺动脉压升高的典型征象，诊断不难。病因诊断的鉴别需要结合临床和多种影像学检查综合判断而定。

（五）治疗

（1）右心衰竭的治疗关键是原发病和基础心脏病的治疗。

（2）抗心力衰竭的治疗参见全心衰竭部分。

三、全心衰竭

全心衰竭是指左、右心衰竭同时存在的心力衰竭，传统被称为充血性心力衰竭。全心衰竭几乎都是由左心衰竭缓慢发展而来，即先有左心衰竭，然后出现右心衰竭；也不除外极少数情况下是由于左、右心室病变同时或先后导致左、右心衰竭并存之可能。一般来说，全心衰竭的病程多属慢性。其病理生理和血流动力学特点为左、右室心排出量均降低，体、肺循环均淤血或水肿伴神经内分泌系统激活。

（一）病因

（1）同左心衰竭（参见左心衰竭）。

（2）不除外极少数情况下有右心衰竭的病因（参见右心衰竭）并存。

（二）临床表现

1. 症状

先有左心衰竭的症状（见左心衰竭），随后逐渐出现右心衰竭的症状（见右心衰竭）；由于右心衰竭时，右心排出量下降能减轻肺淤血或肺水肿，故左心衰竭症状可随右心衰竭症状的出现而减轻。

2. 体检

既有左心衰竭的体征（见左心衰竭），又有右心衰竭的体征（见右心衰竭）。全心衰竭时，由于右心衰竭存在，左心衰竭的体征可因肺淤血或水肿的减轻而减轻。

（三）检查

1. ECG

显示左心房、室肥厚扩大为主或左右房室均肥厚扩大（见左、右心衰竭）和所患心脏病的相应变化，以及多种形式的房、室性心律失常，房室传导阻滞、束支阻滞和室内阻滞图形。可有 QRS 波群低电压。

2. 胸部 X 线检查

心影普大或以左心房、室增大为主，以及与所患心脏病相关的形态变化；可见肺淤血、肺水肿（左心衰竭），上、下腔静脉增宽和胸腔积液（右心衰竭）。

3. 超声多普勒心动图

可见左、右心房、室均增大或以左心房、室扩大为主，左室整体和节段收缩功能低下，LVEF 降低（<40%），并可显示与所患心肌、瓣膜和心包疾病相关的解剖和病理生理的特征性改变。

4. 心导管检查（必要时）

肺毛细血管楔压（左心衰竭时）和中心静脉压（右心衰竭）均增高，分别大于 18mmHg 和 $15cmH_2O$。

（四）诊断和鉴别诊断

同左、右心衰竭。

（五）治疗

和左心衰竭一样，全心衰竭治疗的基本目标是减轻或消除体、肺循环淤血或水肿，增加 SV 和 CO，改善心功能；最终目标不仅要改善症状，提高生活质量，而且要阻止心室重塑和心力衰竭进展，提高生存率。这不仅需要改善心力衰竭的血流动力学，而且也要阻断神经内分泌异常激活不良效应。治疗原则为利尿、扩血管、强心并使用神经内分泌阻滞药。治疗措施如下。

1. 诱因

去除心力衰竭诱因。

2. 休息

体力和精神休息。

3. 严格控制入量

严格控制静脉和口服液体入量，适当（无需严格）限制钠盐摄入（应用利尿药者可放宽限制），低钠患者还应给予适量咸菜或直接补充氯化钠治疗纠正。

4. 急性失代偿期

急性失代偿时，给予呼吸机加压吸纯氧和静脉缓慢推注吗啡 3mg（必要时可重复 1~2次）。

5. 利尿药

利尿药能减轻或消除体、肺循环淤血或水肿，同时可降低心脏前负荷，改善心功能。可选用噻嗪类如氢氯噻嗪 25~50mg，每天 1 次；襻利尿药，如呋塞米 20~40mg，每天 1 次；利尿效果不好者可选用布美他尼（丁尿胺）1~2mg，每天 1 次；或托拉塞米（伊迈格）20~40mg，每天 1 次；也可选择以上两种利尿药，每两天交替使用，待心力衰竭完全纠正后，可酌情减量并维持。利尿必须补钾，可给缓释钾 1.0g，每天 2~3 次，与传统保钾利尿药合用，如螺内酯 20~40mg，每天 1 次；或氨苯蝶啶 25~50mg，每天 1 次；也应注意低钠低氯血症的预防（不必过分严格限盐），利尿期间仍应严格控制入量直至心力衰竭得到纠正时。螺内酯 20~40mg，每天 1 次，作为醛固酮拮抗剂，除有上述保钾作用外，更有拮抗肾素-血管紧张素-醛固酮系统（RAAS）的心脏毒性和间质增生作用，能作为神经内分泌拮抗剂阻滞心室重塑，延缓心力衰竭进展。RALES 研究显示，螺内酯能使中重度心力衰竭患者的病死率在血管紧张素转化酶抑制剂（ACEI）和 β 受体阻断药基础上再降低 27%，因此，已成为心力衰竭治疗的必用药。需特别注意的是，螺内酯若与 ACEI 合用时，潴钾作用较强，为预防高钾血症发生，口服补钾量应酌减或减半，并监测血钾水平和肾功能。螺内酯特有的不良反应是男性乳房发育症，伴有疼痛感，停药后可消失。

6. 血管扩张药

首选血管紧张素转化酶抑制剂（ACEI），除扩血管作用外，还能拮抗心力衰竭时肾素-血管紧张素-醛固酮系统（RAS）激活的心脏毒性作用，延缓心室重塑和心力衰竭的进展，降低心力衰竭患者的病死率，是慢性心力衰竭患者的首选用药，可选用卡托普利、依那普利、贝那普利、赖那普利和雷米普利等，从小剂量开始渐加至目标剂量，如卡托普利 6.25~50mg，每天 3 次；依那普利 2.5~10mg，每天 2 次。

不良反应除降低血压外，还有剧烈咳嗽。若因咳嗽不能耐受时，可换用血管紧张素 Ⅱ 受体（AT-1）拮抗剂，如氯沙坦 12.5~50mg，每天 2 次，或缬沙坦 40~160mg，每天 1 次。若缺血性心力衰竭有心肌缺血发作时，可加用硝酸酯类，如亚硝酸异山梨酯 10~20mg，6h1 次，或单硝酸异山梨醇 10~20mg，每天 2~3 次。

历史上使用的小动脉扩张剂如肼屈嗪，α1 受体阻断药如哌唑嗪不再用于治疗心力衰竭。服药期间，应密切观察血压变化，并根据血压水平来调整用药剂量。

中、重度心力衰竭时可同时应用硝普钠或酚妥拉明或乌拉地尔静脉滴注，心力衰竭好转后停用并酌情增加口服血管扩张药的用量。

7. 正性肌力药

轻度心力衰竭患者，可给予地高辛 0.125~0.25mg，每天 1 次，口服维持，对中、重度心力衰竭患者，可短期加用正性肌力药物，如静脉内给去乙酰毛花苷注射液、多巴酚丁胺、多巴胺和磷酸二酯酶抑制剂，如氨力农或米力农等。

8. β 受体阻断药

β 受体阻断药能拮抗和阻断心力衰竭时的交感神经系统异常激活的心脏毒性作用，从而延缓心室重塑和心力衰竭的进展。大规模临床试验显示，β 受体阻断药能使心力衰竭患者的病死率降低 35%~65%，故也是治疗心力衰竭之必选，只是应在心力衰竭血流动力学异常得到纠正并稳定后使用，应从小剂量开始，渐渐（每周或每 2 周加量 1 次）加量至所能耐受的最大剂量，即目标剂量。可选用卡维地洛 3.125~25mg，每天 2 次，或美托洛尔 6.25~50mg，每天 2 次，或比索洛尔 1.25~10mg，每天 1 次。不良反应有低血压、窦性心动过缓、房室传导阻滞和心功能恶化，故用药期间应密切观察血压、心率、节律和病情变化。

9. 支气管解痉药

对伴有支气管痉挛或喘鸣的患者，应用酚间羟异丙肾上腺素（酚丙喘啶）2.5~7.5mg 或氨茶碱 0.1g，每天 3 次。

10. 按难治性心力衰竭处理

经过上述治疗一段时间（1~2 周）后，临床效果不明显甚至出现恶化者，应按难治性心力衰竭处理。

（苏梦琦）

第二章　心律失常

第一节　窦性心律失常

一、窦性心律失常的定义、临床类型

（1）窦性心律是指冲动起源于窦房结的心律。

（2）正常窦性心律基本规则，其频率随年龄增长而减慢，正常成年人为每分钟 60~100 次，婴儿 30~150 次/min，2~4 岁儿童 110~120 次/min，4~8 岁为 90~110 次/min，而老年人为 55~75 次/min。心电图表现为：①P 波为窦性，其向量在正常范围内，形态固定不变；②P 波频率 60~100 次/min（成人）；③P–R 间期 0.12~0.20s；（4）P–P 间隔最大差别<0.12s（同一导联）。

（3）由窦房结冲动形成过快，过慢或不规则或窦房结冲动传导障碍所致心律失常称为窦性心律失常，临床上常见有窦性心动过速，窦性心动过缓，窦性心律不齐，窦房结暂停，窦房传导阻滞。

二、窦性心动过速

1. 定义、病因

由窦房结所控制的心律，其频率超过 100 次/min 时称为窦性心动过速，临床上极为常见。窦性心动过速可为某些疾病的临床表现，亦见于运动、恐惧、情绪激动等交感神经兴奋的生理状况。

引起非生理性窦性心动过速的原因：①发热疾病；②心功能不全；③甲状腺功能亢进；④心肌炎；⑤血容量不足；⑥电解质紊乱，如低血钾；⑦低氧血症；⑧药物作用，肾上腺能药如肾上腺素，多巴胺、异丙肾上腺素，节后抗胆碱药如阿托品，扩血管药如硝酸甘油、异山梨酯（消心痛）、硝苯地平（心痛定）等；⑨心脏神经官能症。

2. 窦性心动过速的临床表现与心电图特点

（1）临床表现：主要为心悸，程度多与心率有关，一般为渐发渐止，持续时间与原发病病程有关，如发热患者热退后心悸消失，心力衰竭，甲状腺功能亢进未纠正时心悸不会消失。

（2）心电图特点：在每个 QRS 波前有一个窦性 P 波，P–R 间期正常，P 波频率在 100~150 次/min，偶尔可更快，可能有 ST 段上斜形下降及 T 波低平。

3. 窦性心动过速的诊断和鉴别诊断

（1）诊断：窦性心动过速诊断不难，只要心电图上为窦性心律，心率在 100~150 次/min 即可明确诊断。

（2）鉴别诊断：主要需与房性心动过速相鉴别。房性心动过速多为折返性，有突发突止的特点，而窦性心动过速多为自律性升高机制所致，没有突发突止的特点。房性心动过速时一般 P 波形态与窦性 P 波不一样，说明其发生部位多在右心房上部，心内电生理检查可以确定其最早激动点。发生于右心房上部的房性心动过速与窦性心动过速难以鉴别。

4. 窦性心动过速的治疗

生理性窦性心动过速不需要治疗。非生理性窦性心动过速的治疗主要针对原发病，本身不需特殊处理，少数病例可短期服用镇静剂，可在治疗原发病的基础上用 β 受体阻滞剂降低心率，减轻症状，如阿替洛尔，每日 2 次，每次 6.25~25mg 或美托洛尔每日 2 次，每次 12.5~50mg，具体剂量根据患者心率对药物的反应而定，以将心率控制在患者无症状为度，通常 60~80 次/min 为宜。对心功能不全的患者要特别小心，剂量不宜过大，且应在使用强心药的基础上使用。在一般感染、急性心肌梗死等病例，持久的窦性心动过速超过 130 次/min 者，常提示预后不良。

三、窦性心动过缓

1. 定义、发生原因

（1）窦性心律，其心室率低于每分钟 60 次者称为窦性心动过缓。

（2）引起窦性心动过缓的原因如下：

①暂时或轻度的窦性心动过缓在正常人中可见，运动员、老年人、睡眠中、压迫眼球或颈动脉窦时均可出现。

②在病理状态下，窦性心动过缓可由迷走神经张力过度或窦房结本身的缺血、炎症及纤维化、退化性等病变所引起，常见于颅内压增高时，黏液性水肿、血钾过高、黄疸、流行性感冒和某些发热性疾病的恢复期。

③应用 β 受体阻滞剂、胺碘酮、洋地黄等药物时。

④甲状腺功能减退，营养障碍、脑垂体功能减退和低温时。

2. 窦性心动过缓的临床表现和心电图特点、治疗方法

（1）临床表现：一般无临床症状，只有在心动过缓显著或伴有器质性心脏病者，可有头昏、乏力，甚至晕厥。心率多在 45~60 次/min，偶有低于 40 次/min 者。

（2）心电图表现：P 波为窦性 P 波，P-R 间期可在 0.12~0.22 秒，P-P 间隔大于 1.0s，TP 段延长，常伴有窦性心律失常。

（3）治疗：针对病因治疗，本身一般无须处理，必要时可用阿托品 0.3~0.6mg，每日 3~4 次，异丙肾上腺素 5~10mg，每日 3~4 次舌下含化，亦可静脉点滴维持，提高心室率，改善症状。

四、窦性心律失常

1. 定义、病因

自窦性结发出的激动不均匀，使 R-R 之间的差大于 0.12s，称为窦性心律失常，心率的加快与减慢交替出现，其发生原理是由于迷走神经张力的变动而影响窦房结产生冲动的频率，大多数的窦性心律失常与呼吸周期有关，吸气时心率加快而呼气时减慢。

窦性心律失常常发生于正常人，在儿童期尤为常见，而老年人也不少见，有时可与冠心病、心肌病有关，洋地黄作用亦能引起这种心律失常。

2. 窦性心律失常的临床表现及心电图特点及治疗方法

（1）临床表现：一般无症状，常伴有正常或较慢的心率，运动阿托品或其他因素使心动加速时，心律失常多能消失。

（2）心电图特点：P波为窦性P波，P-P间距逐渐改变，相差>0.12s，P波形态与P-R间期可有轻度变异。

（3）治疗：一般无须处理，有明显心动过缓者可用阿托品治疗。

五、窦房结暂停

1. 定义及其原因

（1）窦房结在一段时间内停止发放冲动，以致不能激动心房或整个心脏时，称为窦房结暂停或窦性停搏。

（2）引起窦房结暂停的原因有：①迷走神经张力过高；②药物影响：洋地黄、奎尼丁、乙酰胆碱等，或血钾过高时；③风湿性心肌炎，缺血性心脏病、心肌病；④窦房结功能衰竭。

2. 窦房结暂停的临床表现、心电图特点与治疗方法

（1）临床表现：偶然发生窦房结暂停可无症状，静止时间较长可引起昏厥，心源性昏厥发作，类似心源性脑缺氧综合征（阿—斯综合征）发作。

（2）心电图特点：比正常P-P间隔明显延长的时间内不见P波，或P波与QRS波均不出现，形成心房或全心停顿现象，但窦房结活动暂停时，常引起交界性或室性逸搏。

（3）治疗：针对病因治疗，如纠正高血钾，停用有关药物，有头晕或晕厥发作者可试用阿托品，异丙肾上腺素治疗，如疗效不满意者应考虑安装按需型人工心脏起搏器。

六、窦房传导阻滞

1. 分度与心电图特点

激动自窦房结传至心房过程中时限延长或完全被阻断标为窦房传导阻滞，共分Ⅲ度。

一度窦房传导阻滞：仅窦房传导时间延迟，无法从心电图上做诊断。

二度窦房传导阻滞：又分两型，文氏型P-P间期逐渐缩短，直至出现一个P波脱落，含受阻P波的P-P间期小于任何两个短P-P间期之后，莫氏型，基本均齐的P-P中，突然出现一个长间歇，此间歇等于两个P-P间隔之和或整数倍。

三度窦房传导阻滞：R-P与P-P无关，心电图上仅能看到P-P极缓慢，均齐，或有交界性逸搏，与窦性停搏极难鉴别。

2. 窦房传导阻滞的病因和临床表现、诊断及治疗方法

（1）病因

①冠状动脉硬化引起的慢性供血不足或急性心肌梗死。

②风湿性或其他原因的炎症及其后遗症。

③洋地黄、奎尼丁等药物的毒性反应。

④原发性心肌病。

⑤迷走神经张力过高。

（2）临床表现：由于窦房传导阻滞有一、二、三度之分，其引起的心室停顿时间一般不长，多无症状。心动显著过缓可引起乏力、头昏、胸闷等，停顿间歇过长可诱发眩晕以至心源性昏厥，体检时可发现心率、脉率缓慢而不整齐，可有较长间歇。

（3）临床诊断窦房传导阻滞依靠心电图方可确诊。

（4）治疗：针对病因治疗，轻者无须处理。心动过缓严重者，可用阿托品，异丙肾上腺素等治疗顽固而持久并有晕厥或心源性昏厥发作者，应安置人工心脏起搏器。

3. 窦房阻滞与窦性停搏的发生机制

（1）窦房传导阻滞时，窦房结仍正常地发放流动，但激动在传导到心房的过程中受阻，不能使心房除极，或使心房除极延迟，属于传导障碍。

（2）窦性停搏则是由于某种原因使窦房结暂时处于抑制状态，而不能发放激动的现象，即窦性激动形成障碍，心房无除极。

4. 二度窦房阻滞的心电图鉴别诊断

心电图上，二度Ⅰ型窦房阻滞为 P-P 间期逐渐缩短，随之出现漏掉、脱漏的 P-P 间期小于任何两个短 P-P 间期之和；Ⅱ型为出现长间歇，P-QRS 波均缺如，长间歇的间期通常为窦性 P-P 间期的 2 倍或整倍数。而窦性停搏的长间歇与原有 P-P 间期不成倍数关系，且易出现逸搏，窦性心律失常的特点为 P-P 间期的改变，是逐渐加速逐渐减慢。房性期前收缩未下传的长间歇小于两个窦性 P-P 间期之和，常可见异位 P 波或前一激动的 T 波形态异常（切迹、折返、变高、变尖等）。

七、病态窦房结综合征

1. 定义

病态窦房结综合征（简称病窦综合征，SSS）是窦房结及其周围组织病变，造成其起搏和（或）冲动传出障碍，引起一系列心律失常和临床表现，亦称为"窦房结功能低下"。

2. 病窦综合征的病因和发病机制

（1）病因：窦房结功能低下可由累及窦房结解剖和（或）其毗邻心房组织的疾患直接损坏所致；也可由迷走神经张力增加，甲状腺功能减退等神经体液调节异常，电解质紊乱，药物等因素所引起，后者多为可逆性。

病窦可与冠心病、心肌病、风湿性心脏病、高血压病等常见器质性心脏病并存，但不一定有因果关系。任何累及心房、窦房结及窦房结动脉的心脏或全身疾病都可能引起病窦。约有半数以上的患者病因不清，无器质性心脏病证据，部分为家族性。

（2）发病机制不详，常见的病理特征为窦房结细胞成分减少，窦房结及其与心房的连接组织纤维化，可伴有窦房结动脉的结内部分闭塞。

3. 病态窦房结综合征的临床表现

患者多数起病隐匿，进展缓慢，有时被偶然发现，多见于老年人，可有重要脏器脑、心、肾不同程度供血不足的表现：

（1）脑部供血不足可表现为头昏、眩晕、头痛、记忆力减退、反应迟钝，易激动。轻度失眠、耳鸣等；较重者可出现短暂的偏瘫、失语、短暂视力障碍；严重者因心率过慢或心脏停搏而出现晕厥、抽搐等阿斯综合征表现。

（2）心肌供血不足表现：可表现为心悸、气短、胸闷，甚至心绞痛，严重者可心肌梗死，个别病例可因突然引起心衰、心源性休克、严重心律失常及心脏停搏而死亡。

（3）肾脏供血不足：可出现多尿、夜尿、蛋白尿、管型尿，严重者晚期可出现尿毒症。

患者的心律失常多表现为心动过缓，也可表现为快—慢综合征、窦性静止，亦可同时并发房室传导阻滞。

4. 病态窦房结综合征的心电图特征

（1）严重而恒定的窦性心动过缓，心率慢于 50 次/min。

（2）窦性停搏和（或）窦房阻滞。

（3）房室交界区逸搏和（或）传导功能障碍，表现延迟出现的房室交界性逸搏及过缓的房室交界区逸搏心律、逸搏夺获双联律，其中逸搏与其前一个心搏距离常>1.5s，交界处逸搏心律多在 35~40 次/min。

（4）快—慢综合征：即以窦性心动过缓为基础，伴有阵发性房性心动过速，或心房扑动，或心房颤动，少数患者可出现室性心动过速，甚至心室颤动。

（5）部分病例可兼有不同程度的房室传导阻滞及束支传导阻滞。

（6）心房颤动未经治疗而心室率仅每分钟 60 次左右或心房扑动时心房率在每分钟 200 次以下者，应考虑病窦综合征的可能。

（7）心动过速终止后常有长间歇。

5. 病态窦房结综合征的诊断标准

病窦患者的症状缺乏特异性，诊断主要依据心电图表现，凡具有下述一条或一条以上者即可诊断为病窦：

（1）持续而严重的（<50 次/min）窦性心动过缓。

（2）非药物引起的窦房传导阻滞。

（3）窦性停搏伴或不伴有交界区逸搏或心律。

（4）心房纤颤伴缓慢心室率。

（5）心房纤颤复律时不能恢复窦性心律。

（6）缓慢的窦性心律伴有阵发性心房纤颤、心房扑动、室上性心动过速或室性心动过速，即所谓慢—快综合征。

单纯的窦性心动过缓如程度不重，诊断困难时应做窦房结功能检查，窦房结功能异常者可以确定诊断，正常时不能排除诊断。

病态窦房结综合征诊断一般不难，所需注意的是要同时确定其是否由可复性因素所致，如电解质紊乱、迷走神经张力增加、药物等，因这些因素所引起的窦房结功能低下经相应处理多数可以恢复正常。

6. 病态窦房结综合征的辅助检查

常用辅助检查：运动试验、阿托品试验、异丙肾上腺素试验、固有心率测定、24 小时动态心电图检查、窦房结恢复时间、窦房结传导时间。

7. 运动试验诊断病窦综合征的价值

嘱患者半分钟内下蹲 15 次，或 2~3 倍二阶梯运动试验后出现下列情况者为阳性：

（1）心率增加<30 次/min。

（2）出现二度房室传导阻滞，结性逸搏。

此试验常用于初步筛选法。

8. 动态心电图对病态窦房结综合征的诊断价值

对于 24h 动态心电图的检查结果，若具备下列一项或一项以上者，即可考虑诊断病态窦房结综合征。

（1）24h 总心率<88770 次，醒时最高心率<90 次，醒时最低心率<57 次，睡时最高心率<61 次，睡时最低心率<41 次，24h 平均心率<62 次，上述 6 条中任何 4 条即为阳性。

（2）长间歇>2s。

（3）二度或三度窦房传导阻滞。

（4）持续性异位心律。

以上诊断要排除药物对心率的影响，自主神经对心率的影响，特别是迷走神经张力增高及代谢功能紊乱。

9. 阿托品试验及判断方法

（1）方法：首先描记心电图作为对照，然后静注阿托品 1.5~2mg，注射后即刻 1、2、3、5、10、15、20min 分别描记一次 Ⅱ 导联心电图。

（2）结果判断：窦性心率增快<90 次/min 和（或）出现窦房阻滞，交界性心律，室上性心动过速属于阳性，提示病窦存在。

注射后窦性心率增快>90 次/min 或原来的窦房阻滞，窦性静止消失，则可能为迷走神经功能亢进所致，可除外病窦综合征。

10. 检测窦房结功能的方法

窦房结是心脏最高起搏点，位于左心房的上腔静脉入口处界嵴的上端，其由大量的胶原纤维和弹性纤维构成支架，支架中含有起搏细胞，移行细胞和蒲肯野细胞。起搏细胞产生固有冲动，决定了窦性心律的频率。过渡细胞是起搏细胞与心房肌细胞之间具有慢速电传导能力的细胞，窦房结属于神经-肌性结构，有丰富的自主神经支配，尤其是迷走神经对窦房结功能影响较大。因此，正常的窦房结功能取决于固有冲动的形成及传入心房能力的高低，同时自主神经调节障碍也可以影响窦房结功能。以往对窦房结功能评价缺少客观标准。电生理技术的发展，尤其是程序电刺激的引入，为窦房结功能测定建立了客观、重复性好、敏感性较高的检测手段。无创的食管调搏电生理与有创的心内电生理测定窦房结功能相关性较好，故食管调搏可替代心内电生理检查法。目前常用的检测指标有：①窦房结恢复时间（SNRT）；②窦房结传导时间（SACT）；③窦房结固有心率（IHR）。分别反映窦房结起搏功能、传导功能及自主神经对窦房功能的影响。

11. 窦房结恢复时间测定及其临床意义

（1）机制：用刺激仪发放较高频率的刺激，夺获心房并经心房逆传至窦房结，使其自律性完全受到抑制，刺激脉冲突然停止后，窦房结需经过一段"觉醒"时间后才能恢复其自律性。

（2）方法：采用分级递增法刺激，以快于患者自身心率 20 次/min 的频率开始起搏心房，每次递增 10~20 次/min，刺激频率 60~150 次/min，每级持续 30~60s，各级刺激间隔 5min。需记录：①每级刺激前基础自身心率（SCL）10 个左右心搏；②每级刺激结束前 5s 至刺激终止后窦性心律恢复到刺激前水平或至少 10 个心动周期。

（3）测量及正常值：测量最后一个刺激波至第 1 个恢复的窦性 P 波开始之间的时间间期，各级刺激所测量的 SNRT 不同，数值以最长的 SP 间期为准。正常成人 SNRT<1200ms；若>1600ms 为异常；>2000ms 具有诊断意义。

（4）临床意义：SNRT 的测定是评定窦房结功能的最有价值的一项检查，其敏感性为 80%~90%，特异性为 85%~95%，且重复性较好。临床上有一部分明确窦房结功能不良，严重窦性心动过缓伴晕厥者，SNRT 检查正常，说明存在有假阴性。故一般认为，SNRT 正常者不能除外病窦，而 SNRT 明显异常者则有肯定的临床诊断价值。临床表现不支持病窦，但 SNRT 超出正常范围者，一般认为与迷走神经张力过高有关，应进行药物阻断神经后，再行 SNRT 检查。

12. 窦房结传导时间测定和其临床意义

（1）窦房结传导时间（SACT）目前常用 Narwla 法：取比自身心率快 10 次/min 的频率 S1S1 连续起搏心房 8 次，使之夺获心房而不引起窦房结的抑制，但起搏脉冲将控制和重建窦房结的节律，测出最后一个起搏房性 P 波 A_2 到其后的窦性 P 波 A3 的周期（A_2A3）。A_2A3 间距移回复周期，等于心房冲动传到窦房结以及窦房结的冲动传到心房的时间和窦房结固有周期之和。前二者的平均值称为窦房传导时间，即 SACT=（A_2A3—A1A1）/2，实验测定的正常窦房传导时间为 82±19.2ms，最高限度为 120ms，>150ms 提示窦房传导障碍。

（2）SACT 测定影响因素很多，其对病窦诊断价值不如 SNRT。SACT 与 SNRT 二者无明显的相关性，因二者反映的是窦房结的不同功能，两者结合判断则有助于提高诊断的敏感性和特异性。

13. 窦房结固有心率（IHR）测定及其临床意义

（1）原理：窦房结同时受交感神经及迷走神经影响，当迷走神经张力明显增加时，可导致临床的病窦综合征。测定 IHR 即用药物阻断，排除自主神经影响后的窦房结内在固有节律。另外可通过其了解自主神经对心率支配的方式和程度。

（2）方法：用普萘洛尔 0.1mg/kg，每分钟 1mg 的速度静注，以阻断交感神经，10min 后再静注阿托品（0.04mg/kg），在 2min 内注射完以阻断迷走神经，测定推药后 3~20min 中最快心率，即为 IHR。

（3）正常值≥80 次/min 或大于预测 IHR

预测公式：IHR=118.1－（0.57×年龄）

可用 IHR 和 RHR（安静时心率）的关系来判断自主神经对窦房结的变时作用，一个人安静时心率取决于这二者之间的相互作用的结果。反映自主神经张力对心率支配的方向和程度其公式计算为：

$$自主神经张力（\%）+［RHR/IHR－1］×100\%$$

负性结果提示迷走神经占优势，正性结果提示交感神经起主导作用，正常人其结果多为负值。

（4）临床意义：IHR 对鉴别诊断结内或结外性病变意义重大，这直接关系到采取什么样的治疗方案。如结内病变则一般药物治疗无效，需安置永久性起搏器，如属结外病变，由迷走神经张力增高所致者可首选拮抗药物治疗。

14. 病态窦房结综合征的治疗

病态窦房结综合征，临床主要表现为缓慢性窦性心律失常和窦房传导阻滞。临床常见的病因依次为冠心病、心肌炎、心肌病、外伤或手术损伤窦房结、特发性窦房结功能低下等。临床症状的轻重除了与心脏基础状态有关外，主要受心率以及低位起搏点（如心房、房室交界区）的代偿情况（逸搏）影响。

SSS 的治疗包括药物治疗和人工心脏起搏治疗两大类。

（1）药物治疗：对于逸搏功能良好、心室率>50 次/min，且症状不明显的患者，只需限制体力活动而不必急着用药，但要求病人定期随访。对于心室率<45 次/min，或有器官供血不足表现的患者可首先给予提高心率的药物治疗，如可试用一般剂量的阿托品、麻黄碱、沙丁胺醇、山莨菪碱等；并发高血压者可试用硝苯地平；冠心病者可试用异山梨酯或硝苯地平反射性加快窦性心率。较重情况可用异丙肾上腺素静点，但应注意增加窦性心率反而会出现窦性心动过速。由于 SSS 患者窦房结有器质性损害，对于拟交感药物或副交感阻滞药物敏感性很低，因此上述用药的效果不理想。另外，还应注意尽量避免应用抑制窦房结功能的药物。

（2）安装人工心脏起搏器：由自身器质性损害所致的病窦药物治疗一般无效，起搏器常常是唯一有效的治疗方法。

病窦患者有以下情况之一者为起搏器明确适应证：①已发生晕厥；②有明显头晕、气短、乏力等症状；③心率持续<50 次/min 的窦性心动过缓；④慢—快综合征，快速心律失常发作频繁需要治疗。

心率>50 次/min，症状不明显，仅窦房结功能检查结果异常者可暂不装起搏器，根据病情进展再酌情决定。

患者有与心动过缓明确相关的症状，但不明显，起搏器治疗有助于提高其工作能力及改善其生活质量。

药物不能解除的持续性迷走神经张力增高所致的病窦也需起搏器治疗。

（3）药物配合起搏器治疗：人工心脏起搏器提高患者的最低心率，假如仍发生房性快速心律失常，则可无顾虑地使用抗心律失常药物治疗。奎尼丁、普鲁卡因胺、普萘洛尔等，都可按需要应用。对有心力衰竭者也可应用洋地黄、利尿药治疗。无论是否安装起搏器，病因治疗都是同等重要的，所以 SSS 安装起搏器后仍应注意病因治疗。

第二节　期前收缩

一、期前收缩的定义

期前收缩又称过早搏动或早搏，一般指起源于异位起搏点，与当时的基本心律中其他搏动相比，在时间上发生过早的心脏搏动，是过早异位搏动的简称。少数情况下，也有起自窦房结的搏动在发生时间上明显提前，也可称为窦性期前收缩。按起源部位，期前收缩可分为房性、交界性（或结性）和室性期前收缩，其中室性期前收缩最常见。期前收缩发生后常可干扰下一次本当出现的基本心脏搏动，而出现一个相对延长的间歇，称为代偿间歇，有时期前收缩可不阻碍下次基本心律的出现，而介于两次基本心搏之间，称插入性期前收缩或间位期前收缩。如期前收缩有规律地占每 2 次心搏中的 1 次，称为二联律，如每一个基本心搏后连续出现两次或每 2 次基本心搏后出现 1 次期前收缩，并连续至少 3 个周期，则称期前收缩三联律。期前收缩与期前基本心搏之间的间期称为联律间期或配对间期。

二、期前收缩的发生机制

期前收缩的确切发生机制尚不清楚，目前有三种学说为大家所接受。

（1）激动折返（reentry）：正常人某一区域的心肌不应期是相同或基本相同的，当激动传来时心肌纤维几乎同时除极和复极。当这个区域的心肌纤维受到缺血、缺氧、损伤或电解质紊乱等影响时，其不应期可发生一定的差异，此时若有激动下传，尚处于不应期的纤维不能应激，激动只能绕过这部分心肌，而已经脱离不应期的心肌纤维传向别处，待一短期后，这部分心肌才脱离不应期，原来的激动返回到该部分时便可引起激动，从而成为一个异位起搏点，形成期前收缩。近年研究表明，相邻心肌纤维间不应期差异形成的微折返，可能是产生期前收缩的主要机制。临床上期前收缩的形成常与其前一次心搏有关，且单源性期前收缩配对间期固定的事实也支持激动折返的学说。

（2）异位兴奋灶：窦房结以外的心脏传导组织虽不发出激动，但在病理改变或神经内分泌紊乱的作用下，自律性增强，因而可以发出提前的激动，产生期前收缩。临床所见的连续发生的期前收缩（连发）尤其伴有部分性房室传导阻滞时，都支持异位兴奋灶学说。

（3）并行心律：也称平行收缩或平行节奏点，是指在主导心律（一般为窦性心律）之外，同时存在一个或两个甚至更多个异位起搏点，该异位起搏点凭借其周围存在着"保护性"传导阻滞维持独立，以不受主导心律影响的固有频率激动心房和（或）心室。异位节奏点可以位于心脏的任何部位，但位于心室者较多见，交界区次之，位于心房者罕见。

三、并行心律的特征

（1）两种心律各有其固定的节律，异位节奏点发出的两个 QRS 之间的距离可以求出一个最大公约数，这个公约数便是异位心律的自身周期，是恒定的，一般不小于 0.15s。

（2）两种心律各有其固定的 QRS 形态。

（3）两种心律的激动相遇时呈现融合波。

（4）频发的异位期前收缩配对间期不固定，相差>0.06s。

（5）保护性阻滞在窦房结心律与异位心律并存时，可以见到窦房结"心室夺获"现象，这时窦性激动仍然不能侵入异位起搏点，这种现象证明在异位节奏点的周围有"保护性阻滞"。

（6）窦性节律中也可以出现异位心律干扰窦房结的现象，形成"反相耦联"，于是并行心律与窦房结之间呈现固定的二联律关系。

四、房性、室性融合波及心室夺获的定义

心脏存在两个节律点（一为窦性，一为异位，或两个均为异位）时，如果它们先后或同时发动激动信号，两者在心房或心室内相遇，共同激动心脏（分别控制心房或心室一部分），所形成的一个折中波形，称为融合波。按融合波发生的部位，融合波分为房性与室性两种。

（1）房性融合波：可发生于窦性激动与房性、窦性与交界性或窦性与室性异位激动之间，其融合波（P'波）的形态分别介于两个起源 P 波之间，且融合波 P'波与其前后窦性 P 波间距与窦性 P-P 间距几乎相等。

（2）室性融合波：是由室上性节律（窦性、房性、交界性）传入心室，与心室异位冲动相遇而引起，其心电图特征为：①融合波 QRS 介于室上性与室性之间；②期前收缩所致的融合波与其前或后正常 QRS 波的间隔基本等于一个正常心动周期；③如融合波是由窦性下传与室早形成，P-R 间期较短（<0.12 秒）。

（3）心室夺获：在一系列脱节现象之后，若某个窦性激动重新通过刚刚脱离有效不应期的房室交界处，并下传激动了的心室产生 QRS 波群，夺回了对心室的控制权称心室夺获。

五、根据心电图分析期前收缩应注意的问题

（1）注意同一导联期前收缩的形态和配对间期：如果期前收缩的形态相同，配对间期相等，则期前收缩为单源；如果期前收缩形态不同，配对间期一致，则期前收缩为同源，称为多形性期前收缩。如果期前收缩形态不同，配对间期也不等，则期前收缩为多源性，如果期前收缩形态不同，配对间期不一致，且期前收缩周期之间有最大公约数时，则期前收缩为并行心律。

（2）注意期前收缩的代偿期：若代偿间期不完全，期前收缩多为过早或房室交界性期前收缩，若代偿间期完全，期前收缩多为室性期前收缩，若无代偿间期，期前收缩为插入性；若代偿间期过度，则见于房室连接性期前收缩。

（3）注意期前收缩的频率：若期前收缩每分钟不超过 2 次为偶发，>5 次为频发。若每个窦性搏动出现一个期前收缩，则为二联律；每两个窦性激动后出现一个期前收缩，则为三联律；连续两个期前收缩则为成对期前收缩，连续 3 个以上的期前收缩，则称为短阵心动过速。

（4）注意期前收缩后窦性搏动的 ST 及 T 波改变：期前收缩后的第 1~2 个窦性搏动 ST 段压低或 T 波低平或倒置，则此期前收缩多为病理性的，可能是因为期前收缩时心排血量减低，心肌供血不足所致。

（5）注意室性期前收缩的 QRS 波的形态、时间：若 QRS 波宽大、畸形、时间>0.16s，常提示有器质性心脏病的可能，若 QRS 波不宽大，时间<0.13s，多提示为功能性。

六、房性期前收缩的原因、临床表现及治疗方法

（1）原因：动态心电图检查中，房性期前收缩非常常见，可见于心脏正常的年轻人，老年人更加常见。可因吸烟、饮酒、咖啡因、浓茶及某些药物诱发或加重。房性期前收缩也常见于慢性肺疾病及肺源性心脏病、风湿性心脏瓣膜病、冠心病、高血压性心脏病、心肌

病、心包炎及各种原因引起的心力衰竭后，也可见于甲亢等内分泌疾病等。

（2）临床表现：房性期前收缩患者多无症状，某些患者可有心悸不适，房性期前收缩可触发阵发性心动过速而引起心悸。单个房性期前收缩未下传可引起明显心跳停顿感及心悸感，房性期前收缩二联律未下传可表现为心动过缓。听诊时可闻及提前出现的期前收缩，常有第 1 心音增强，也可闻及其后的代偿间歇，房性期前收缩未下传时可闻及突然的心脏停搏。

（3）治疗：房性期前收缩发生于正常人或症状不明显可不予治疗。去除诱因，如戒烟戒酒、不饮浓茶或咖啡有一定效果。如房性期前收缩症状明显或发生于器质性心脏病患者，特别频发房性期前收缩，可给予 β 阻滞药、钙阻滞药如维拉帕米。如频发房性期前收缩诱发房性心动过速、房颤可予奎尼丁或胺碘酮治疗。

七、房性期前收缩的心电图表现

（1）心电图典型改变

①提前出现的异位 P′波，与窦性 P 波不同。

②如 P′波下传，QRS 波呈室上性，也可因 P′波未下传而使其后无 QRS 波。

③期前收缩后代偿间歇一般不完全。

④P′—R≥0.12 秒。

（2）房性期前收缩可发生以下不典型表现

①多源房性期前收缩：P′波形态多样。

②房性期前收缩未下传：即有房性 P′波，其后无 QRS 波群，这种情况非常常见，易误诊或漏诊。房性期前收缩二联律如未下传易误诊为窦性心动过缓。

③房性期前收缩发生较早时发生传导延缓，心电图示 P′—R 延长，延长程度与其联律间期有关，联律间期越短，P′—R 越长。

④房性期前收缩伴室内差异性传导：房性期前收缩向下传导，如遇到一侧束支仍处于不应期，则可沿另一束支下传而呈室内差异传导，QRS 波宽大畸形，多为右束支阻滞图形，易误诊为室性期前收缩，但其前有 P′波，代偿间歇多不完全，结合有房性期前收缩的平时心电图可以鉴别。

八、结性期前收缩的心电图特点

结性期前收缩起自于房室结上、下部交界处，常能顺传导到心室及逆传到心房。结性期前收缩临床少见，其临床表现与治疗与房性期前收缩相似。心电图特点如下：

（1）提前出现的逆行 P′波，可出现于 QRS 波之间，P′—R<0.12 秒，也可出现于 QRS之后，R-P′<0.20s，有时埋没于 QRS 之中不宜看到。

（2）QRS 波一般呈室上性，也可发生室内差异性传导而呈宽大畸形。

（3）多有不完全代偿间期。

隐匿性交界性期前收缩表现复杂，可表现为不能下传心室或不能上传心房，也可能隐匿于房室结内。交界性期前收缩有易于发生差异传导的倾向，应注意与室性期前收缩鉴别，必要时通过食管导联显示逆向 P′波。

九、室性期前收缩的病因与临床表现

室性期前收缩是希氏束分支以下的起搏点发出提早冲动所引起的心脏搏动，室性期前收缩是最常见的心律失常之一，24h 动态心电图监测中发现 30%～50%的正常青年人有室性期前收缩，随年龄增长有增多趋势，老年人室性期前收缩的发生率、频率及复杂程度均有增加。

（1）病因

①生理性：患者无器质性心脏病，在焦虑、激动、运动后或刺激迷走神经出现室性期前收缩，这些室性期前收缩预后良好，不引起猝死，也不增加病死率，但可引起临床症状。

②药物及电解质紊乱引起：洋地黄中毒，奎尼丁、胺磺酮等用药过程中，低钾、低镁时易发生室性期前收缩，儿茶酚胺类药物，某些抗心律失常药物诱发室性期前收缩，过量使用吗啡、烟酒等刺激性物质可致室早。

③病理性：见于心肌梗死、心肌缺血、某些心肌炎、心肌病、二尖瓣脱垂等心瓣膜病、风心病、高血压病，各种原因的充血性心力衰竭，心脏手术的机械刺激学，这种类型的室性期前收缩是预后不良的独立危险因素之一，可增加患者的猝死率。

（2）临床表现：大多数情况下，室性期前收缩可不产生明显症状。常见症状可发生心前区不适、心悸，在室性期前收缩频发、患者比较敏感或医师引起患者注意后更常感到，心悸常为心脏部位间断的突然震动，常由期前收缩本身或期前收缩后较长的代偿间歇引起第 1 次自身搏动增强所致，有时可感觉到代偿间歇，心跳似乎暂停一下。安静状态下较易出现症状，心脏听诊可发现心律失常，突然提前出现的心搏第 1 心音明显加强，也可减弱，第 2 心音常较弱，两个心室收缩不同步常表现第 1 心音与第 2 心音分裂，期前收缩后可闻及代偿间歇，期前收缩时脉搏减弱，可有脉搏短绌。

十、室性期前收缩的心电图特点

（1）典型心电图表现
①提前出现的宽大畸形的 QRS 波群，其时限≥0.12s。
②QRS 波群前后无相关的 P 波。
③ST-T 呈继发性改变，即 T 波与 QRS 波群主波方向相反。
④其后代偿间歇是完全的。

（2）当室性期前收缩起源位置较高或者束支分叉以上时，QRS 波可不明显增宽，室性期前收缩如逆向传导至心房也可产生不完全代偿间歇。特殊表现如下：
①间歇性室性期前收缩：基本心率较慢时，室性期前收缩夹在两个连续窦性搏动之间，不影响后来的窦性冲动。
②室性期前收缩二联律：每个窦性搏动后出现一次期前收缩，连续 3 次以上称为二联律。
③室性期前收缩三联律：每两个窦性搏动后出现一次期前收缩，或每个窦性搏动后连续出现两次期前收缩，则为三联律。
④多形性室性期前收缩：同导联上出现两种或两种以上形态的期前收缩，而联律间期固定者称多形性室性期前收缩。

⑤多源室性期前收缩：在同一导联有两种或两种以上类型室性期前收缩，且联律间期不同。

⑥成对室性期前收缩及短阵室性心动过速：每连续两个室性期前收缩称为成对的室性期前收缩，而连续 3 个以上的室性期前收缩形成短阵室性心动过速。

⑦心室回头心搏：室性期前收缩的冲动逆传到心房，在室性期前收缩 QRS 波群之后出现一个逆行 P′波，此 P′波又再次传入心室产生 QRS 波，形成 QRS-P′-QRS 的组合，称为心室回头心搏。

⑧室性期前收缩并行心律：室性期前收缩联律间期不同，但相邻两个室性期前收缩之间有倍数关系。

⑨R-on-T 室性期前收缩：室性期前收缩发生在前一次心搏的 T 波上，称为 R-on-T 型室性期前收缩。此期前收缩落在心室易损期，容易诱发室性心动过速或心室颤动。

⑩R-on-P 室性期前收缩：发生在舒张晚期重叠在 P 波上室性期前收缩，称 R-on-P 型室性期前收缩。近年报道此期前收缩易导致室性心动过速或心室颤动。

十一、心电图分析确定室性期前收缩部位的方法及临床意义

（1）分析方法：

①室性期前收缩在 V1 导联呈左束支阻滞图形，则室性期前收缩的起源在右心室。

②室性期前收缩在 V1 导联呈右束支阻滞图形，则室性期前收缩的起源在左心室。

③若室性期前收缩电轴右偏>+100°或呈左后半阻滞图形，则室性期前收缩的起源在左室前壁。

④若室性期前收缩电轴左偏>—30°呈左前半阻滞图形，则室性期前收缩的起源在左室后壁。

⑤若室性期前收缩在 V1 导联呈右束支阻滞图形，V2~V6 室性期前收缩 QRS 均向下，则室性期前收缩起源在心尖部。

⑥若室性期前收缩在 V1 导联呈右束支阻滞图形，在 V2~V6 导联上室性期前收缩 QRS 均向上，则室性期前收缩起源在心底部。

左室前壁、后壁、心尖部、心底部室性期前收缩均可归为左室室性期前收缩。

（2）临床意义

①对确定有无器质性心脏病有参考意义：有资料报道，无器质性心脏病的右室室性期前收缩占 80%左右，未见到双室性室性期前收缩，有器质性心脏病者，左室室性期前收缩占 50%~75%，双室性室性期前收缩占 4%，由此可见，右室室性期前收缩多为功能性的。

②左室或右室疾病与室性期前收缩定位关系：左室疾患，左室室性期前收缩占 58.7%，右室室性期前收缩占 32%；右室疾患，右室室性期前收缩占 75%，左室室性期前收缩占 20%，提示从室性期前收缩的定位可以反映受累的心室部位。

十二、"病理性"室性期前收缩的特点

所谓"病理性"室性期前收缩即伴发于器质性心脏病或有潜在危险的室性期前收缩，虽然"病理性"与"非病理性"室性期前收缩在形态学上无明确界限，但下列特征常提示为"病理性"室性期前收缩：

（1）"矮胖形"室性期前收缩：即 QRS 波群振幅小于 1mV 但时间超过 0.12s 的室性期前收缩。

（2）宽大畸形明显的室性期前收缩：指时限超过 0.16s 或 QRS 波呈 QR 或 QRS 型的室性期前收缩。

（3）有明显切迹或挫折的室性期前收缩：即室性期前收缩的 QRS 波群主波有明显切迹（尤其切迹宽度≥0.04s 者）和（或）升降支有挫折者。

（4）Lown 分级三级或三级以上的室性期前收缩。

（5）R-on-P 型（晚发性）室性期前收缩：即期前收缩的 QRS 波落于下一窦性心搏的 P 波上的室性期前收缩。

（6）期前收缩后主导心律有 P 波、ST 段或 T 波改变的室性期前收缩。

（7）ST 段呈水平形、T 波与 QRS 主波方向一致的室性期前收缩，或 T 波呈两肢对称性倒置（冠状 T 波），波谷呈箭头样的室性期前收缩。

（8）室性并行心律。

（9）室性期前收缩与室上性期前收缩同时存在者。

（10）期前收缩同时并发有心房或心室肥大者。

（11）其他：如左室起源的室性期前收缩、运动后增多的室性期前收缩、儿童及老年人的室性期前收缩等多有器质性心脏病基础。

十三、室性期前收缩的治疗

室性期前收缩治疗的目的有三：①防止猝死；②减轻或消除症状；③防止复发。治疗室性期前收缩前需充分评价室性期前收缩的危险性，是否存在器质性心脏病等，以估计室性期前收缩对患者预后的影响。

治疗方法有药物治疗、电生理治疗、介入性治疗（如射频消融）和手术治疗，现讨论如何进行药物治疗。

（1）"良性"室性期前收缩：所谓"良性"室性期前收缩是指单源、偶发且无器质性心脏病的室性期前收缩。实际上这是临床最常见的室性期前收缩类型。这些患者猝死的危险性极低，与无室性期前收缩患者几乎无任何差别。该类病人的治疗可根据实际情况灵活掌握：①对无症状者可不进行治疗，但须定期复查；②症状明显或精神紧张者首先应给予适量镇静剂（如地西泮 2.5mg，每日 2~3 次）或 β—受体阻滞剂（如普萘洛尔 10mg，每日 3 次），后者对心率偏快者更为适宜。经过上述处理仍不能控制者可适当选用效果确实且不良反应较少的抗心律失常药物（如美西律 0.1~0.2g，每日 3~4 次）治疗。治疗的目的在改善症状，不宜过分强调消灭期前收缩，应用中应严密监测药物的不良反应及可能发生的致心律失常作用。这里需要注意的是：①一些有器质性心脏病基础的患者，尽管出现少数甚至仅 1~2 次/min 的室性期前收缩，也应及时控制，如急性心肌梗死时。②一些虽无器质性心脏病基础，但有诱发心电不稳定的因素存在的室性期前收缩患者，在积极消除诱因的同时，也应对室性期前收缩进行处理，否则容易演变为复杂的心律失常，此种情况最多见于药物中毒（如洋地黄、抗心律失常药等）和电解质紊乱时（如高血钾）。

（2）"病理性"室性期前收缩：是指具有器质性心脏病基础或有潜在猝死危险的室性期前收缩。这类患者临床需要抗心律失常药物治疗。但在使用抗心律失常药物以前，首先要对基础心脏病进行治疗，并尽量找出诱发室性期前收缩的因素加以去除，这一点非常重要，有时基础心脏病经过适当治疗后室性期前收缩可以消失或频度明显降低，部分患者可以完全不再需要使用抗心律失常药物治疗。选择抗心律失常药物时应从其有效性、安全性、作用时间和不良反应几方面考虑，选择一种或几种抗心律失常药物进行治疗。

目前主张室性期前收缩治疗首选 β 受体阻滞剂（Ⅱ类抗心律失常药物）和延长动作电位药（Ⅲ类抗心律失常药物），不宜使用Ⅰ类抗心律失常药物，因为有资料显示这类药物可能增加患者的总死亡率，尤其对长期治疗更应如此。

（3）"恶性"室性期前收缩：即容易诱发室性心动过速或室颤的室性期前收缩，如频发多源性室性期前收缩、RonT 型室性期前收缩、R-on-P 型室性期前收缩、成对室性期前收缩、伴 QT 间期延长的室性期前收缩、急性心肌梗死时的室性期前收缩等。临床遇到这些患者应首先静脉用抗心律失常药物（如利多卡因、普鲁卡因胺、胺碘酮、美西律、普罗帕酮等）控制室性期前收缩，然后选择一种或两种有效制剂口服维持治疗。同时注意病因、诱因的处理。

第三节　心动过速

一、心动过速的类型

心动过速是指快速的心搏连续 3 次或更多次出现，其频率超过 100 次/min。按起搏点不同可分为窦性、房性、房室交界性、室性心动过速。按频率不同可分为阵发性与非阵发性心动过速，临床上把这两种分类方法综合起来，分以下几种。

（1）窦性心动过速：即窦性心律、速率超过 100 次/min，多在 200 次以下，常继发于运动、情绪激动、发热、甲亢等。

（2）阵发性室上性心动过速：包括阵发性房性与阵发性房室交界性心动过速，临床上这两种情况不易判断，故常在一起讨论，其特征是突然发作和突然终止，多见于无器质性心脏病的年轻人。

（3）非阵发性室上性心动过速：可见于正常人，亦可见于病理状态下，常见原因有洋地黄中毒、低血钾、各类心脏病。

（4）阵发性室性心动过速：多见于严重的器质性心脏病，可引起血流动力学障碍，导致室颤、心搏骤停、威胁生命。

（5）非阵发性室性心动过速：多见于心肌梗死、急性心肌炎、洋地黄中毒等病理状态，一般不引起血流动力学改变，主要针对原发病治疗。

二、阵发性和非阵发性心动过速的鉴别

阵发性心动过速（PT）是指突然发生、快速而规则的异位心律，短者持续数秒，长的可持续数天。其临床特征是：①起止突然；②频率一般在 150~250 次/min；③节律规整；④刺激迷走神经有时可终止发作（室上性的折返性心动过速）。

非阵发性心动过速（NPT），又称加速性逸搏心律或加速性自主节律，是由于异位起搏点兴奋性升高，发出冲动增快，超过其本身固有频率（逸搏心率）而引起。非阵发性心动

过速时异位起搏点无"传入阻滞"，缺少外周保护，所以当窦性心律心率增快、超过 NPT 频率时，后者便被前者所代替。NPT 中以交界区性和室性较常见且重要，房性比较少见。

三、室上性心动过速

1. 阵发性室上性心动过速的定义及发病机制

（1）阵发性室上性心动过速是指起搏点在窦房结以外，房室交界区以上（包括房室交界区），发出的频率超过正常范围的异位心律。一般认为，房性和房室交界性心动过速在发生时，由于心搏过于频速，P 波往往埋伏于前一个 T 波或 QRS 波群中，很不容易辨认，此时很难判断异位起搏点究竟是起源于心房还是起源于房室交界区，所以通常把这两种情况称为阵发性室上性心动过速。其发作突然，心室率规则，频率 150~250 次/min。

（2）阵发性室上性心动过速发生机制有折返、自律性升高及触发活动三种，其中折返最常见。

①折返：可发生于房室结、窦房结、心房以及房室之间。其发生的条件是：有首尾相连的二条传导途径；冲动在一条传导途径发生单向传导阻滞，在另一条传导途径缓慢传导。

a. 房室折返：发生基础是患者有房室旁路。房室旁路有前传功能则表现为预激综合征，没有前传功能则为隐匿性旁路。折返环路由房室结、希氏束、心室、房室旁路及心房组成。折返的发生通常是因冲动在心房、房室结、希氏束或心室传导延缓所致。折返冲动经房室结、希氏束前传，经旁路逆传形成所谓顺传型房室折返性心动过速，经旁路前传时则为逆传型房室折返性心动过速，前者多见。

b. 房室结折返：发生基础是房室结双径路。一般地说快径传导速度不快，不应期长，慢径传导速度慢，不应期短。当适时的房性期前收缩到达房室结，如果恰遇快径不应期，冲动沿慢径前传，快径逆传形成房室结折返性心动过速，如这是常见情况，少数患者的慢径不应期长或只表现为逆传双径路则可形成快慢型房室结折返性心动过速。

c. 窦房结折返及心房内折返相对少见，发生在右心房上部的折返与窦房结折返很难鉴别。

②自律性升高：在心房、房室交界区或心室有异位节奏点存在。慢性房性心动过速，加速性交界区心律多由此机制所致。

③触发活动：心肌后除极化引起心动过速，因后除极化由除极所触发，故称此机制为触发活动。目前认为某些多灶性房性心动过速是触发活动所致。

2. 阵发性室上性心动过速的分类

（1）房室折返性心动过速（AVRT）：常有房室间旁路（尤其 Kent 束）存在，在心电图可有预激综合征，但也有一部分为隐匿性旁路，心电图正常。根据房室结在折返途径中传导的方向，又把 AVRT 分为两型：

①正向 AVRT（又称顺传型）：即激动由房室结下传心室，由旁路折返回心房，这是最常见的 PSVT 类型。其 QRS 波形正常，若呈束支阻滞图形，则或是原有的，或为室内差传。

②逆向 AVRT（又称逆传型）：即激动由旁路下传心室，由房室交界区逆传心房，这是一种潜在危险性的心律失常。其 QRS 波群呈预激波形，宽大畸形。有诱发室颤的可能。

（2）房室结折返性心动过速（AVNRT）：此类患者的房室结功能性分离为两条电生理性

能不同的途径——慢径（传导速度较慢但不应期短）和快径（传导速度较快但不应期长）。根据传导不同又把 AVNRT 分为慢径下传、快径逆传和快径下传、慢发逆传两型。

（3）窦房折返性心动过速（SART）：激动在窦房结与周围心房组织间折返，几乎都伴有窦房结病变。SART 多为非持续性而能自行终止，发作时心率在 120~180 次/min，由于心房激动顺序和时间与窦性心律时相同，故心电图 P 波形态和 P-R 间期也与窦律时一样。

（4）房性心动过速（PAT）：有折返性和自律性两种机制，P 波异形，临床上较少见。

3. 阵发性室上性心动过速的病因及临床表现

（1）病因

①可见于无心脏疾患的年轻健康人，常因情绪激动，操劳过度，猛然用力，烟酒过量，感染，跑步，妊娠，消化道疾病等诱发。

②老年患者多为器质性心脏病患者，如风心病、高血压病、肺心病、冠心病、心肌病及甲状腺功能亢进症等。

③预激综合征常可导致快速性室上性心律失常发作。

④病态窦房结综合征常并发快速性室上性心律失常。

⑤药物毒性反应，如洋地黄中毒的特征性表现即为房性心动过速伴房室传导阻滞。

⑥其他如电解质紊乱、麻醉、心导管检查术、心脏手术等亦可引发室上性心动过速。

（2）临床表现

①症状：主要为阵发性心悸，突发突止，心动过速持续时间长时可有头晕、胸闷、气短等症状。

②体征：脉搏、心率快，多在 140~200 次/min，但亦可慢至 90 次/min，高达 260 次/min。心律一般整齐，有的患者可出现低血压。

4. 阵发性房性心动过速的心电图特点

阵发性房性心动过速（PAT）是指起源于心房的快速而匀齐的异位心律，可由心房内折返、心房异位节律点的自律性增高或触发活动引起。

（1）共同的心电图特征是：①房性 P′波位于室上型 QRS 波之前，P′—R 间期≥0.12s；②P′频率为 150~250 次/min；③P′节律规整；④起止突然；⑤刺激迷走神经可能中止心动过速发作，或出现房室传导阻滞；⑥心房率大于 200 次/min 时常出现干扰性房室传导阻滞，或出现室内差异传导。

（2）折返型 PAT 的心电图特点为：①突发突止，发作时心率迅即达到高峰，中止时心率马上转为正常；②节律相当规则；③刺激迷走神经可能中止发作或出现房室传导阻滞。

（3）自律型 PAT 的心电图特点为：①发作虽也突然，但开始时心率有一渐增过程（温醒现象）；②心率达高峰时多较规则，也可稍有不齐；③刺激迷走神经不能中止发作，但可诱发房室阻滞而减慢心室率。

5. 多源性房性心动过速的定义与心电图特点

（1）定义：多源性房性心动过速是一种不同于房扑、房颤、房性阵发性心动过速的独特心律失常，其发生机制多认为与心房壁损伤及张力增大有关，该心律失常发作时间长短不一，但多数在 2 周内转为窦性心律，或变为房扑、房颤，且有反复发作的特点，临床多见于 50 岁以上患者，慢性肺心病、冠心病、糖尿病、洋地黄中毒等。它的治疗主要是针对病因治疗。

（2）心电图特点

①P 波清楚可见，但形态不同，在同一导联上至少有三种不同波形，但没有一种波形被认为是主要的。

②P-P 间期、R-R 间期及 P-R 间期完全不等，心室率多在 100 次/min 以上，可达 150 次/min，有时也可少于 100 次/min。

③心房激动一般都能传到心室，偶有 P 波未下传者。

④QRS 波形多在正常范围，偶有束支阻滞波形。

6. 非阵发性房性心动过速的特点

非阵发性房性心动过速是由于心房内起搏点的自律性增高，且其频率略快于窦房结，故心房的异位节律便控制心房或心室激动，从而形成加速的心房自主心律。其心电图表现为：频率在 70~130 次/min，P 波形态与窦性 P 波不同，P′—R 间期>0.12s，常与窦性心律同时存在。当心房异位节律慢于窦性节律时，心搏由窦房结控制，此时心电图示正常窦性 P 波；如果房性异位节律快于窦性节律时，则心搏由房性异位起搏点控制。非阵发性房性心动过速临床上少见，机制不明，可见于感染性疾病、心肌炎等。由于它不影响心脏血流动力学，除治疗原发病外，无须特殊处理。

7. 非阵发性交界性心动过速的特点

当房室交界处起搏点的自律性增高，其频率略高于窦房结而控制心室激动时，即形成非阵发性房室交界性心动过速。其频率较阵发性心动过速为慢，常为 70~130 次/min。它的发作可以缓慢，也可以突然而呈阵发性，故此处的非阵发性并不是指其发作形成。临床常见于洋地黄中毒、急性下壁、心肌梗死、心肌炎、创伤、感染等，由于它并不影响患者心脏血流动力学，也不会引起更严重的心律失常，因此心律失常本身无须特殊处理，主要是治疗原发病。它的心电图特点是 QRS 波群规则，形态与窦性相同。其前后可有或无逆行 P′波，常伴有房室分离和心室夺获，若并发前向或逆向传导阻滞，则 P′—R 或 R—P′延长，P 与 QRS 比例改变，心律不规则而较慢。

8. 根据心电图分析阵发性室上性心动过速的起源

阵发性房性心动过速（PAT）和阵发性交界性心动过速（PJT）以及窦房结折返性心动过速（SNRT）在心电图上有时难以区分，故常统称为阵发性室上速（PSVT）。心电图的下列特点对判断 PSVT 起源有一定意义。

（1）P 波与 QRS 波位置：PAT 伴 1：1 房室传导时，P′波位于 QRS 波前，且 P′—R 间期≤R-P，间期；旁路折返性心动过速时 P′波常位于 QRS 波后，且 R—P′<P′—R 间期；房室结折返性心动过速时，多数 P′波重叠于 QRS 波内，少数位于 QRS 波终末部，常误认为终末 S 波，或位于 QRS 波起始部位而误认为 q 波。

（2）P，波形态与极性：SNRT 时，P′波与窦性 P 波相似；左侧旁路折返性心动过速时 Ⅰ导 P′波（P′Ⅰ）倒置，P′V，直立高尖，P′Ⅱ、Ⅲ、aVF 直立，如旁路附于后壁则 P′Ⅱ、ⅢavF 倒置；右侧旁路折返性心动过速时，P′V1 倒置或双峰。

（3）PSVT 伴房室传导阻滞：可排除旁路的折返性心动过速。刺激迷走神经后 PSVT 伴房室传导阻滞加重，则为 PAT 或 SNRT，并可排除旁路的折返性心动过速及大部分房室折返性心动过速。

（4）PSVT 伴功能性束支阻滞：可排除 PAT。PSVT 伴左束支阻滞型室内有差异传导，有利于旁路折返性心动过速的诊断。

以上鉴别分析并非适用于所有 PSVT，若难以确诊者，特别是药物治疗无效时，应行电生理学检查。

9. 室上性心动过速的心内电生理检查特点与方法

（1）窦房结折返性心动过速

①心动过速可被程序刺激诱发和终止。

②心房心内膜标测证明激动在窦房结和高位右心房附近折返，并可排除房内和房室间折返性心动过速。

（2）房性折返性心动过速

①用程序刺激可诱发和终止，说明是折返性机制。

②心房快速起搏或程序刺激时 A—H 曲线是正常的，提示无房室结双径路，心房和心室起搏时，A—H 或 V-H 改变可除外房室折返性心动过速。

③通过心房内标测确定异位折返激动位于心房内的某个部位，而不是窦房结。

（3）自律性房性心动过速

①程序刺激不能诱发和终止心动过速中超速抑制。

②心房内标测异位激动点位于心房的某个部位。

③ATP 不能终止心动过速。

（4）房室结折返性心动过速：

①室上性心动过速可被程序刺激诱发和终止。

②有房室结双径路的依据，即随 S1S2 间期缩短时，A_2H_2 间期曲线中断，跳跃值>50ms。

③阵发性室上速或心室起搏时逆向传导的心房波最早发生在右房隔侧，说明逆行 P 波是经房室结逆传上去的。

（5）房室折返性心动过速

①心动过速可被程序刺激诱发和终止。

②心房程序刺激时，随着 S1S2 缩短，A_2—V2 间期固定。

③心室 PES 刺激时，随 S1S2 缩短，V-A′间期固定。

④心动过速时，逆行 A 波最早出现在旁道定位处（如冠状窦导管），而不是希氏束导管，希氏束导管上的 V-A，间期常≥110ms。

⑤心动过速时，于希氏束不应期给心室期前收缩刺激，可引起心房提前激动，即矛盾夺获现象。

10. 食管心房调搏对阵发性室上速诊断的意义

（1）可提示室上性心动过速的折返机制

①经食管心房起搏能诱发和终止的心动过速，通常为折返型室上性心动过速。

②房室传导保持 1：1 关系，常为房室折返。

③心动过速起始 P-R 间期延长者，通常为折返型。

④心动过速起始和终止前 R-P 间期不变，为折返特征。

（2）可提示阵发性室上速折返类型

①慢快型房室结折返性心动过速（AVNRT），即房室前向传导靠慢径路，室房传导快径路者占90%。

②快慢型 AVNRT 为快径路前向传导，慢径路逆向传导的折返形式占10%。

③房室折返型性心动过速（AVRT）为旁道参与折返，占 PSVT 的5%。

④正传型 AVRT：旁道为逆传途径，房室结希氏束为前传途径，为显性和隐匿性预激综合征的主要折返形式，占 AVRT 的90%。

⑤逆传型 AVRT：旁道为前传途径，AVIV-HS 为逆传径路，反为显性预激的折返形式，不多见，占 AVRT 的10%。

⑥窦房折返性心动过速（阵发性窦性心动过速）：窦房结区域也是折返好发的部位，占 PSVT 的6%。

⑦房室折返性心动过速（阵发性房性心动过速 PAT），房性快速心律失常较复杂，不仅房内折返可引起房速，心房自律性增高，心房的触发活性均可引起，且房内折返不仅表现为房速，也可表现为房扑。故房速的诊断、鉴别诊断都有一定的局限性，其发生率占 PSVT 的4%。

（3）可诱发和终止阵发性室上速：经食管心房调搏终止 SVT 主要用于：①SVT 急诊治疗能及时终止其发作；②药物难治性 SVT 或药物治疗产生严重不良反应的 SVT；③慢快综合征中终止 SVT，因为 SVT 终止后常伴长时间心脏停搏，TEAP 可代替起搏治疗，等待重建自身心律；④电生理检查中终止 SVT，不影响电生理参数。

四、室性心动过速

1. 阵发性室上性心动过速的治疗

（1）刺激迷走神经：通过刺激迷走神经，延长房室交界区不应期，打断激动折返途径或通过降低异位起搏点兴奋性起效。临床常用方法有：

①捏鼻呼气法（Valsalva 动作）：即让患者深吸气后闭口（或声门），手捏鼻，然后用力呼气。

②按压眼球法：患者闭眼并向下看，医生右手扪脉，左手拇指及示指按压一侧眼球，直至患者有酸疼感。注意不可用力过大，常先压右眼，无效时再压左眼，不可同时按压双眼，青光眼或眼底出血者不用此法。

③按摩颈动脉窦法：患者仰卧，医生用左手拇指在环状软骨右侧扪及颈动脉搏动后压向颈椎方向，并做上下按摩动作。注意同时观察心电图或听诊心率变化，一侧无效再按另一侧。按压时注意不要中断动脉血流，每次按压不超过30s，切不可两侧同时按压。老年人、脑动脉硬化者不宜用此法。

④刺激咽部法：用压舌板或筷刺激咽部，引起恶心，可反复应用。

⑤冷水浸面法：闭气后将面部浸入4℃左右冷水中有时也可奏效。

（2）药物治疗方法：首先应针对基础心脏病并纠正重要诱发因素如低血钾、缺氧、感染等。然后根据不同发作类型选用适当药物。

①AVNRT 及正向 AVRT：多数发作短暂，能自行或经用上述刺激迷走神经法终止；发作持久而症状明显者可用药物治疗；极少数需要电转复。药物治疗中终止发作可选用维拉帕

米（异搏定）、普罗帕酮（心律平）、三磷腺苷（ATP）、毛花苷 C 或 β 受体阻滞剂静脉注射。心功能差者首选毛花苷 C。预防复发可选用维拉帕米、普罗帕酮、β 受体阻滞剂、莫雷西嗪或小剂量胺碘酮口服。

②逆向 AVRT：终止发作可选用普罗帕酮注射或丙吡胺、奎尼丁、莫雷西嗪或胺碘酮口服。此型采用电复律疗效好。

③PAT：转复时可选用Ⅰa 类（奎尼丁、丙吡胺、普鲁卡因胺）、Ic（普罗帕酮）抗心律失常药。为控制过快的心室率可选用维拉帕米、β 受体阻滞剂、地高辛或胺碘酮。PAT 并发房室传导阻滞常由洋地黄中毒引起，此时应停用洋地黄类，并补钾。

（3）非药物治疗

①同步直流电转复或食管心房调搏（TEAP）：对于发作时间长、血流动力学不稳定或药物治疗无效者可用同步直流电转复（50~100Ws）或 TEAP 终止发作。

②消融治疗：包括直流电消融与射频消融两种，后者的安全性和有效性均高于前者，因此目前导管消融的首选方法是射频消融。其临床适应证为：a. 预激综合征并发房颤，有猝死危险；b. PSVT 发作频繁，药物治疗无效；c. 不能耐受药物毒副作用的 PSVT 患者；e. 不愿长期口服药物治疗者。

③抗心动过速起搏器治疗：适于药物难以终止但可被心房快速刺激有效终止，且无快速旁路前传的 PSVT 患者。

（4）手术治疗：可有效切割旁路和改良房室传导。

2. 室性心动过速的分类

室性心动过速简称室速（VT），是指起源于希氏束分叉以下的心动过速，指自发的连续 3 个以上的室性期前收缩，频率在 100 次/min 以上，也可为心脏程序刺激诱发的至少连续 6 次室性期前激动。室性心动过速的分类方法多种，目前尚无一致意见，多采用 Wellens 分类法：

（1）根据室性期前收缩发生时心电图 QRS 波形态分类

①单形性室性期前收缩：指发作时 QRS 图形一致。

②多形性室性期前收缩：发作时 qRS 形态在同一导联可呈两种或两种以上图形。

（2）根据室性期前收缩持续时间及血流动力学改变分为：

①非持续性室性期前收缩（nonsustained VT，NSVT）：每次发作在 30s 内自行终止。

②持续性室性期前收缩（sustained VT，SVT）：每次发作的持续时间达 30s 以上，或虽未达 30s 但已出现严重血流动力学障碍，甚至意识丧失者，一般需立即电转复。

（3）目前多采用上述两种分类组合成为四种室性期前收缩：即单形持续性室性期前收缩、单形非持续性室性期前收缩、多形持续性室性期前收缩、多形非持续室性期前收缩。

（4）根据室性心动过速后果分类

①恶性心律失常：呈反复发作持续性室性期前收缩，可造成明显血流动力学紊乱伴猝死。

②潜在致命性心律失常：呈非持续性，但发作频繁，24h 内可发作短于 15s 的室性心动过速或室性期前收缩 3000 次，不常导致血流动力学紊乱，但常发生猝死。

③良性室性心律失常：室性期前收缩形态为单型性，24h 动态心电图无复杂性室性期前收缩，24h 少于 100 次或每小时少于 5 次，多为功能性，很少发生猝死。

（5）根据心脏电生理特点分为：扭转性室性期前收缩、双向性室性期前收缩、分支型室性期前收缩。

3. 引起室性心动过速的病因及发病机制

（1）病因

①各种器质性心脏病均可引起室性期前收缩，最常见的是冠心病心肌梗死，其次为风心病、急性心肌炎及心肌病等。

②电解质紊乱如严重低钾、低镁。

③药物作用如洋地黄中毒以及Ⅰ类及Ⅲ类抗心律失常药物的不良反应，甚至可发生尖端扭转性室性心动过速。

④心肌缺血及机械刺激。

⑤少数没有器质性心脏病者也可发生室性期前收缩，称为特发性室性期前收缩，预后常良好。

（2）室性期前收缩的发病机制。主要有三方面：

①折返激动：见于大部分陈旧心肌梗死，部分急性心肌梗死，致心律失常性右室发育不良患者的室性期前收缩，及某些特发性室性期前收缩。

②触发活动：与此机制有关的室性期前收缩见于洋地黄中毒所致的室性期前收缩，心肌缺血再灌注后诱发的室性期前收缩及某些特发室性期前收缩。

③自律性增高：为部分室性期前收缩发生的机制，这类室性期前收缩不能为程序期前刺激或快速刺激诱发或终止。

4. 室性心动过速的临床表现

室性心动过速临床表现取决于以下因素：①是否有器质性心脏病；②室性心动过速的类型；③室性心动过速发作时的频率；④室性心动过速持续的时间，其中前三条是起主要作用的。一般来说有器质性心脏病，且心脏本身状况越差，室性心动过速的频率越快，特别是超过 200 次/min 时，临床表现严重，可能引起晕厥，甚至室颤猝死。

阵发性室性心动过速常呈突然发生、突然终止的特点，可因情绪激动、突然用力、劳累或饱餐诱发，也可无任何原因突然发作，发作前后可有室性期前收缩。持续时间及发作间隔可有很大差异。发作时常见症状为心悸，伴心跳快、心搏强的感觉，心前区不适、胸闷、胸痛及乏力。严重时可伴有血压下降、休克、心力衰竭、昏厥。频率极快的室性心动过速可发生 Adams-Stokes 综合征。特发性室性心动过速症状相对较轻。

心脏体征心室率常快而规则，也可不规则，由于房室分离使第 1 心音响度改变，可有舒张期奔马律，血压因左室充盈程度不同而有波动。房室收缩不同步，如右心房收缩时，三尖瓣呈关闭状态可在颈静脉产生巨大 A 波。

5. 室性心动过速的心电图特点

典型改变为连续 3 个或 3 个以上的室性期前收缩，QRS 宽大畸形，时限≥0.12s，室律可大致规则，也可轻度或明显失常。阵发性室性心动过速频率在 150~200 次/min 之间，非阵发性室性心动过速频率常在 70~130 次/min。P 波常埋于 QRS 波内。诊断室性心动过速的心电图特征改变为：

（1）房室分离：即室性心动过速时可见频率较慢，与 QRS 波明显无关的 P 波。

（2）心室夺获：室性心动过速频率较慢时可有个别窦性激动或其他室上性激动下传心室，产生略微提前的形态正常的心室激动。

（3）室性融合波：如室上性下传激动与室性激动同时或分别激动心室可产生形态介于室上性与室性之间的心室激动。

6. 室性心动过速心电生理检查的意义

可明确室性心动过速及室性心动过速产生的机制，进行抗心律失常药物筛选，评价室性心动过速危险性，指导室性心动过速的消融治疗及其他治疗。采用电程序刺激或递增刺激可诱发的室性心动过速多系折返机制及某些触发活动所致，诱发出的单形性持续性室性心动过速有重要临床意义，室性心动过速的诱发率在不同类型心脏病及诱发的方法不同而有所不同。大多数室性心动过速可被程序刺激所终止。

心电生理检查是确诊室性心动过速最可靠的方法，诱发的室性心动过速如与自发性室性心动过速相同，有重要临床意义，可用于评价预后及评价抗心律失常治疗效果。

7. 室性心动过速的诊断与鉴别诊断

（1）室性心动过速的诊断：主要依据心电图检查，结合其临床表现，如心动过速时出现房室分离，特别是心室夺获或室性融合波则提示为室性心动过速。对常规心电图不能确诊者需行动态心电图，甚至心内电生理检查。根据室性心动过速时 QRS 波形态常可判断其大致来源，如呈 RBBB 型者一般来自左室，呈 LBBB 型者则来自右室。

此外，以下各条也是心电图诊断室性心动过速的比较可靠的条件：①电轴极度左偏，达 - 90° ~ - 180°；②左束支阻滞并发电轴右偏；③胸前导联都呈 R 形，或都呈 QS 型；④窦性心律时呈束支阻滞图形，心动过速时与窦性心律的 QRS 波图形不一致；⑤呈 RS 图形的胸前导联中，最长的 RS 间期（从 R 波起点至 S 波谷的时距）大于 0.10s。

（2）鉴别诊断

①室上性心动过速（房速或交界区性心动过速）：因以下原因易与室性心动过速混淆：伴室内差异传导时 QRS 可宽大畸形；患者原来存在束支传导阻滞，发生室上速时 QRS 波形宽大畸形，但与原有束支阻滞图形相同；室性心动过速如起源位置高，甚至在束支分叉以上时，QRS 可不增宽；部分室性心动过速可经房室结而逆传入心房，甚至可 1：1 逆传而在 QRS 波后形成逆行 P′波。下列各点有助于鉴别：

a. 室性心动过速时约 25% 可显示房室分离，5% 的室性心动过速可出现心室夺获或室性融合波，这是诊断室性心动过速最强有力的根据，但因发生率不高，未出现时不能否定室性心动过速，此外房室分离也可见于房室结内折返性心动过速。

b. 兴奋迷走神经：室上性心动过速可被兴奋迷走神经方法（如颈动脉窦按摩、压迫眼球、Valsalva 动作等）所终止，大多数室性心动过速不能终止，仅少数与触发活动有关的室性心动过速可被 Valsalva 动作终止。如刺激迷走神经后室房传导比例发生变化，而心动过速周长不变，则提示为室性心动过速，室上性心动过速或房扑时如房室传导比例变化，则可影响心室率。

c. 与以往心电图相比，如室性心动过速 QRS 波与室性期前收缩图形相同提示室性心动过速可能性大。如既往存在束支阻滞，心动过速时与平时束支阻滞图形相同则室上性心动过速可能性大，如不同则室性心动过速可能性大。

d. QRS 波宽度：如>160ms，多提示室性心动过速，但作为区别室性心动过速及室上性心动过速伴差异性传导尚不十分可靠，而且需除外抗心律失常药物的作用。

e. QRS 波形态：室上性心动过速伴室内差异性传导在 V1 导易呈三相波，但缺乏特异性。V1~V6 导正向同向的 QRS 波，提示室性心动过速可能，电轴极度左偏（-90~±180°）或 LBBB 图形伴电轴右偏多见于室性心动过速时。

总的来讲，以上大多数指标都不是特异的，如仍不能做出鉴别时则应行心内电生理检查明确诊断。

②预激综合征并正向逆传型房室折返性心动过速，或房扑、房颤经旁道下传心室时，QRS 波可宽大畸形，类似室性心动过速，但平时心电图见典型预激图形，Kent 束参与的 AVRT，不可能发生房室分离，如有更加提前的房性期前收缩或室性期前收缩可使其终止。Mahaim 纤维参与的室上性心动过速有 50%可发生房室分离，心内电生理检查可明确旁道的存在及其部位。

8. 室性心动过速的治疗

室性心动过速的治疗包括两个目标，即清除室性心动过速和预防复发。无器质心脏病患者的非持续性室性心动过速，发作不频繁，症状不严重不必常规使用抗心律失常药物治疗，治疗原则同室性期前收缩。对器质性心脏病患者并发的室性心动过速应在积极治疗原发心脏病的基础上，评价抗心律失常治疗的疗效及安全性，可能出现的致心律失常作用等基础上权衡利弊使用抗心律失常药物。对严重的持续性室性心动过速及猝死高危险者应积极治疗，在系列药物筛选基础上选用抗心律失常药物，介入治疗，置入 ICD，甚至外科治疗。

（1）药物治疗：常是室性心动过速的基本治疗措施，在室性心动过速发作期一般静脉给药，口服治疗一般用于预防复发，常用药物有：①利多卡因，对急性心肌梗死并发室性心动过速疗效良好；②普鲁卡因胺静脉给药也有良好疗效；③胺碘酮静脉给药效果良好；④维拉帕米仅用于某些特发性室性心动过速，这种室性心动过速对 I 类抗心律失常药反应不佳，维拉帕米疗效极好，且可口服用于预防复发，但不用于其他类型室性心动过速；⑤口服药物常用有胺碘酮、美西律和奎尼丁；⑥β阻滞剂适合于心肌梗死后的室性心律失常的治疗及预防猝死，对某些非持续性室性心动过速及儿茶酚胺刺激有关的室性心律失常亦有效；⑦Ⅲ类 Sotalol I c 类药物如普罗帕酮、氟卡尼、莫雷西嗪等可用于恶性室性心律失常的治疗。

（2）导管消融术：消融治疗对无器质性心脏病的室性心动过速，如左室或右室流出道特发性室性心动过速有效，且已有许多成功经验。

（3）ICD 治疗：ICD 即埋藏式转复除颤器，可采用抗心动过速起搏（antitachycardiapac-ing，ATP）或电除颤终止室性心动过速及心室颤动，对持续性室性心动过速，特别猝死高危险者的室性心律失常有良好疗效，改善患者预后。

（4）外科治疗：切除室壁瘤或室性心动过速起源部位心内膜，有效率可达 67%。

9. 特发性室性心动过速的定义、分类及治疗方法

特发性室性心动过速，即为临床无明确的器质性心脏病证据患者的室性心动过速，多为非持续性，也可表现为持续性。

（1）分类

①根据室性心动过速起源部位：a. 起自左室心尖下部或前方或基底部称为特发性左室

室性心动过速；b. 起自右室流出道间隔侧者称为右室室性心动过速；c. 左束支分支参与的室性心动过速称为分支型室性心动过速，其心电图呈 RBBB 图形伴电轴左偏。

②根据室性心动过速反应类型：a. 对钙拮抗药维拉帕米反应良好者称为维拉帕米反应敏感型室性心动过速；b. 由肾上腺素能或儿茶酚胺刺激诱发者称儿茶酚胺敏感型室性心动过速。这类室性心动过速的发生机制尚不明确。分支型室性心动过速时维拉帕米反应良好，认为可能与触发活动或折返有关。持续性特发性室性心动过速发作时心率多在 115～200 次/min，可持续数小时或达数天，对血流动力学及心功能影响常较小，预后相对良好，但少数频率快且持续较久的室性心动过速可引起血流动力异常。

（2）治疗：分支型室性心动过速治疗首选维拉帕米，其次为普罗帕酮。大多数特发性室性心动过速利多卡因疗效不佳。ⅠA 类普鲁卡因胺，Ⅲ类胺碘酮对部分特发性室性心动过速有效。对儿茶酚胺敏感型室性心动过速先用 β 阻滞剂或腺苷类药物。对药物治疗无效或伴血流动力学障碍者应予同步直流电复律。目前临床.对特发性室性心动过速进行射频消融治疗，疗效显著。

10. 尖端扭转性室性心动过速

（1）尖端扭转型室性心动过速（Tdp）是一种不同于一般室性心动过速及心室颤动的特殊类型室性心律失常，最早（1966 年）由法国学者 Desser-tenne 描述，1976 年国内学者根据法文 "Torsades de pointer" 的原意，命名为 "尖端扭转性室性心动过速"，简称 Tdp。

（2）Tdp 临床上表现为短暂发作性心悸、头晕，发作时间较长时可有暂时昏厥和抽搐，也可转为心室颤动而死亡，其病理生理基础是心室肌弥漫性传导功能障碍和复极不均匀，因而激动易于形成微折返而产生扭转型室性心动过速。发作时心室率在 160～280 次/min，常在 220 次/min 左右。心电图呈现一系列宽大畸形的心室波群，波幅并不固定，经常变化，更重要的特点是这一连串的宽大 QRS 波经 5～10 次心搏后，突然改变方向，以基线为轴扭转 180°，经 3～5s 可再次回到原方向，如此反复 2～3 次后可自行终止发作。

（3）引起 Tdp 的病因较多，常见有：①低钾、低镁；②心率减慢，见于高度房室传导阻滞，窦房阻滞或窦性心动过缓等；③药物中毒，多见于一些可导致 QT 间期延长的药物中毒时，如奎尼丁、胺碘酮等；④变异型心绞痛；⑤QT 间期延长综合征。

（4）Tdp 的心电图诊断标准为：

①QRS 宽大畸形且呈多形性，振幅与形状呈连续性和进行性改变，QRS 波峰每隔 5～20 个心搏转向对侧，像是 QRS 波群绕等电位线扭转。

②节律一般不甚规则，心率 160～280 次/min，常为 220 次/min 左右。

③窦性心律时常有 QT 间期延长表现，但不一定伴有 QT 间期延长。

（5）Tdp 的治疗：应首先停用可诱发 Tdp 的药物；纠正电解质紊乱（补钾、补镁等）；对长间歇依赖型 Tdp 可采用起搏法或静点异丙基肾上腺素以缩短长 QT 间期。严重的 Tdp、频率快、伴血流动力学异常或昏厥应首选电除颤转复；静点硫酸镁有一定疗效；避免使用 Ia 类、Ⅲ类抗心律失常药物及吩噻嗪类药物，必要时可用利多卡因，对与儿茶酚胺刺激有关者可用 β 阻滞剂；对原因不明、发作频繁、有猝死高危险者应选用永久起搏器保持恒定心室率；采用交感神经切除术，必要时需置入 ICD 治疗。

五、心房颤动和心房扑动

1. 心房颤动和心房扑动的定义及病因和发病机制

（1）心房颤动简称房颤，即心房失去了整体收缩的能力，仅有纤维颤动，频率达 350~600 次/min，是最常见的心律失常类型，心房扑动简称房扑，则常是房颤与房速之中间型，房颤更常见，是房扑的 10~20 倍。两者可互相转化。根据发作时间均有阵发性与持久性之分，阵发性房颤反复发作，最后可呈持久型。两者均有使心房快速激动而失去正常收缩能力，且丧失房室收缩顺序，从而使回心血量下降，心排血量下降。

（2）病因，房颤及房扑多发生于器质性心脏病患者，国内最常见原因为风心病，尤其二尖瓣狭窄，其他常见病因有冠心病、高血压性心脏病、慢性肺疾病及肺心病，老年退行性心脏病，慢性缩窄性心包炎、心肌疾病、先天性心脏病、预激综合征，尤其当心脏病并发心力衰竭时。其他尚见于甲亢、中毒等心外疾病。也可见于药物中毒，如洋地黄、胸腔手术及心房机械性刺激时。房颤也常见于无器质性心脏病患者，称为特发性房颤。房扑罕见于无器质心脏病患者。

（3）发病机制：目前一般认为房扑及大部分房颤的发生机制是心房内形成折返激动。房颤时由于在心房内存在许多大小不等、速度不同的折返环，使心房产生极不规则且频率极快的颤动。

2. 房颤和房扑的临床表现

（1）症状：症状取决于心室率的快慢，二者持续的时间长短及基础心脏病的情况。常见症状为心悸，阵发型发作或初发时更明显，心率常较快，可有胸闷、气短及焦虑。房颤时由于心排血量下降，在心室率过快时，易于发生心功能不全，严重二尖瓣狭窄时可诱发急性肺水肿，偶可发生昏厥。当预激综合征并发房扑或房颤时，心房激动可沿旁道下传引起极快心室率，从而发生急性心衰、休克、室颤，甚至猝死。房颤时心房丧失有效收缩，在心房内易于形成血栓，血栓脱落引起动脉系统栓塞，脑栓塞可导致患者死亡。

（2）体征：房扑时最常见是快而规则的心室率，在 150 次/min 左右，提示为 2∶1 房扑，如为 3∶1 或 4∶1 房扑，心室率可慢而规则。如房室传导比例不恒定，则可出现心律不规整。心房颤动时，心室率极度不齐，心音强弱不等，心率快时常有脉短绌，是由于少部分心搏过分提前，以致回心血量及心搏量极少或甚至无血流排出，所以可听到心音却触不到脉搏。

3. 房颤和房扑可能引起的危害

（1）心房内血栓形成：持久的房扑和房颤，心房肌纤维处于一种不规则的乱颤状态，而失去心房一致性的收缩和舒张，心房内血液容易淤滞而形成血栓，最容易形成血栓的部位在心耳部。有资料统计，持续房颤超过 3 个月者，心房血栓的形成率约30%，房颤超过半年者血栓的发生率几乎达 70%。

（2）栓塞：这是心房内血栓形成的后果，也是房颤和房扑时最严重的并发症之一。心房内形成的血栓常受血液的冲击而部分脱落，或在转复后心房收缩时脱落，脱落的血栓循血流造成某处血管的阻塞而引起组织器官的栓塞。来自右房的血栓常造成肺栓塞，而左房的栓子常栓塞到脑、肾、脾、小肠、下肢血管，引起相应部位的梗死，尤以脑梗死最常见。

（3）诱发心衰：由于心房失去规律而有效地收缩，可减少心室充盈量的 15%~20%，继而导致心脏排血的减少，这种影响在正常人还不明显，但对处于功能代偿的心脏来说，有可能诱发心力衰竭。尤其对舒张功能不全患者影响更大，因为舒张功能下降（心室肌顺应性下降）时，心室主动舒张功能减退，心室充盈主要靠心房收缩和延长充盈时间来代偿，房颤、房扑时影响最大的正是这两方面。因此，舒张功能不全者发生房颤、房扑更容易诱发心衰，必须马上处理。

（4）周围器官供血不足：房颤、房扑时心脏排血减少，对老年人，尤其有动脉硬化者可以出现周围器官供血不足的表现，主要表现在脑（头晕、疲乏、无精神、嗜睡，甚至意识障碍）、心（胸闷、气短，甚至诱发心绞痛）和肾（尿量减少）等重要脏器。

鉴于上述危害，必须重视房颤、房扑的治疗。

4. 房颤的心电图特点

（1）P 波消失，代之以大小不等，形态不规则的颤动波（f 波），f 波频率多在 350~600 次/min，在 Ⅱ 导联和 V1 导联较清楚。

（2）R-R 间期绝对不齐，QRS 波群呈室上性，时限<0.12s，并发室内差异传导时，QRS 波可宽大畸形，QRS 波形态可以不一致。

5. 房颤时 f 波大小的临床意义

（1）估计左房大小：粗颤（f 波振幅≥1mm）多见于左房扩大，且 f 波振幅常与左房内径呈正相关（r=0.73）。

（2）提示基础病因：粗颤多见于风湿性心脏瓣膜病；细颤（f 波振幅<1mm）多见于非风湿性心脏病，如冠心病、心肌病、肺心病及不明原因的房颤（特发性房颤）等，但甲亢性心脏病和高血压性心脏病发生房颤时也以粗颤为多见。

（3）提示房颤类型：粗颤多见于慢性房颤（持续时间≥2 周），细颤多见于阵发性房颤（持续时间<2 周）。

（4）预测疗效：左房内径≤40mm 者房颤罕见（3%），左房内径~40mm 者发生房颤常见（34.44%~54%），且左房内径越大，房颤发生率越高，两者相关系数 r=0.88。由于 f 波振幅与左房内径有一定关系，故 f 波振幅也可用于临床估价治疗反应。

6. 房颤并发室内差异传导，室性期前收缩、房室传导阻滞、预激综合征时的心电图特点

（1）房颤并发室内差异传导：

①宽大畸形的 QRS 波在 V1 呈典型右束支阻滞图形（rsR′，R′>r）。

②在 V6 呈 qRs 形。

③在 V1 或其他导联，宽大畸形的 QRS 波初始向量与其他室上型 QRS 初始向量一致。

④有"长—短周期"顺序（Ashman 现象）。

（2）房颤并发室性期前收缩

①多呈左束支阻滞图形，且在 V1 导联从 r 波起点至 s 波顶端时间>0.06s 或 r 时限>0.03s。

②或呈不典型右束支阻滞图形，即 V1 导联 R 波呈单相型，且 V6 导联呈 QS、QR 或 rS 型。如 V1 的 R 波有切迹或双峰，则前峰高于后峰。

③QRS 时限>0.14s。

④有"一短一长"周期顺序。

⑤宽大畸形的 QRS 后的"代偿间歇"，长于其前 10 个正常传导心动周期长度的平均值。

（3）房颤并发房室传导阻滞

①平均心室率<50 次/min。

②有交界区逸搏或室性逸搏，共 3 次以上。如符合上两条件之一，应疑及房颤并发二度房室传导阻滞。若房颤时心室率慢而规则（<45 次/min）则可认为并发三度房室传导阻滞。应注意的是心电图诊断房颤并发二度房室传导阻滞并不可靠，传统认为 R-R 长间隔>1.5s 提示二度房室传导阻滞的诊断指标已被否认，实际上，房颤时房室交界区的生理性干扰或隐匿传导可致长达 2s 以上的长 R-R 间隔（这与交界区器质性病变所致的传导阻滞有本质上的区别，而仅靠体表心电图无法区别这两种情况）。另外，根据平均心率和逸搏心律诊断房颤伴二度房室传导阻滞也不可靠，许多阵发性房颤患者发作时心室率可慢至 50 次/min 左右，但经药物或自行转复后并不出现房室传导阻滞现象，电生理测定房室结功能也正常，说明同样是生理性干扰或隐匿传导的结果。

（4）房颤并发预激

①心室率常>100 次/min。

②R-R 间隔绝对不等，最长的常大于最短的 2 倍。

③最短的 R-R 间隔可<0.18s（预示发生室颤、电—机械分离和猝死的危险性明显增加）。

④QRS 波时而宽大畸形（预激），时而正常，转变间无特殊规律。可有"手风琴现象"（QRS 波群逐渐加宽，到一定程度后又逐渐变窄，心室率相对慢时 QRS 相对正常，心率越快 QRS 畸形越明显）。

⑤常有心动过速反复发作史。

7. 房颤的分型

房颤尚无统一的分型。

（1）根据心室率快慢：分为快速型（心室率>100 次/min），中速型（心室率 60～100 次/min）和慢速型（心室率<60 次/min）。

（2）根据发作时间长短：分为阵发性和持续性、阵发性一般为发作性颤动，可持续几小时到几天，少则几秒钟到几分钟，但最长不超过 1 周，可自行转复，或在药物作用下转变，若持续 3 周以上不能自行转复，用药物或电复律也不能转复或当时转复为窦性心律，但 3 个月以内又转为房颤者为持续性。

（3）根据起病缓急分为：急性和慢性房颤，急性者多指突然发生的房颤，而且不能证明是阵发性或是持续性，慢性房颤一般是指持续性房颤。

（4）根据房颤波大小分为：粗波型房颤和细波型房颤。

8. 房颤的诊断

房颤常继发于二尖瓣狭窄，冠心病、心肌病及甲状腺功能亢进症等疾病，也可见于病窦综合征、洋地黄中毒、预激综合征、先天性心脏病、缩窄性心包炎和胸腔手术时，部分心房纤颤可无明显器质性心脏病，在感染、中毒、疲劳等时可发作，多属良性。

（1）听诊特点：除了原发病的表现外，房颤时听诊最主要的特点是"三不等"：即心律快慢不等，心音强弱不等，心率和脉率不等（脉搏短绌）。房颤时的心律绝对不规则，心室率也常常较快。心音强弱不等也与心律绝对不整所致的心室充盈度不一致有关。

（2）心电图特点：P 波消失，代之以大小、节律极不规则的颤动波（f 波），f 波的频率一般为 350~600 次/min。心室率极为不规则，QRS 波群一般呈室上性，但 QRS 形态可以不一致，有时也可因差异传导而呈宽大畸形状。

9. 房扑的心电图特征

心房扑动（房扑）大多发生在器质性心脏病基础上，很少见于健康人。多呈阵发性发作，每次历时数分钟至数日即止，如果超过两周仍未转复者可称为持续性房扑。房扑在临床上最常见于风心病二尖瓣狭窄以及缺血性心肌病，其次可见于病态窦房结综合征、肺心病、心肌病、缩窄性心包炎、急性风湿热、甲状腺功能亢进症、洋地黄中毒、急性心肌梗死等。

（1）心电图一般特征

①P 波消失，代之以频率为 250~350 次/min，间隔均匀，形状相同的锯齿状波（F 波），F 波之间无等电位线。

②QRS 波群为室上性

③房扑的房室传导比例一般为 2：1，如果出现 4：1 以上的传导比例，应疑及房室交界区有阻滞（也可能为分层阻滞）；相反，如果为 1：1 传导，则有房扑伴预激（旁路前传）的可能。

（2）根据 Ⅱ 、Ⅲ 、aVF 导联 F 波方向分型

①Ⅰ型房扑，心房电活动为典型锯齿波，频率 240~340 次/min，Ⅱ 、Ⅲ 、aVF 呈典型负向波，易被超速起搏所终止，心内电生理标测见由低位右房到高位右房的电活动。

②Ⅱ型房扑，F 波常不如Ⅰ型典型，频率快达 340~430 次/mim，Ⅱ 、Ⅲ 、aVF 导见直立的 F 波，不能被超速起搏所终止。

（3）诊断注意事项：

①F 波形态不一致：a. 最常见的原因是 T 波与 F 波叠加所致。两者方向一致可使 F 波增大；方向相反，还可因互相抵消，产生假等电位线（无 F 波）的现象，此时尤其应注意和阵发性房性心动过速鉴别。b. 其次可见于不纯房扑，即 F 波形态和间隔略有差异，频率常较房扑更快，属于房扑、房颤间的过渡型。

②QRS 波宽大畸形：常见原因是：a. 并发束支传导阻滞；b. 伴有室内差异性传导；c. 并发预激综合征（房道顺传）。

③心室率不规则：房扑时若房室传导比例固定，则心室率规则，否则心室率则不规则。

10. 房扑与房颤的治疗

房扑、房颤的治疗方法有四方面即经药物治疗、电治疗、介入治疗和外科治疗。

（1）药物治疗

①减慢心室率：当房颤并发快速室率时，症状重，且有发生心功能不全，急性肺水肿及血压下降的危险，冠心病者使心肌耗氧量显著增加可诱发心绞痛及心肌梗死，二尖瓣狭窄者可诱发急性肺水肿，预激综合征者房扑、房颤可引起极快心室率，甚至诱发室颤。因此降低心室率常是紧急及基本处理，临床一般用洋地黄、β 阻滞药或维拉帕米通过减慢房室结传导而减慢室率，紧急时一般静脉给予毛花苷 C（西地兰）、维拉帕米。口服给药可用于心室率的长期控制，常用有地高辛，对心功能相对良好者可并发用美托洛尔、阿替洛尔（氨酰心安）或维拉帕米。对预激综合征并发房扑或房颤禁用洋地黄及维拉帕米，因其可能加速旁

道下传而使心室率更快，此时应选用可减慢旁道传导的药物，如胺碘酮或普罗帕酮等。

②转复房颤或房扑：药物转复房颤常用有奎尼丁及胺碘酮。由于房颤可使心排血量减少，对于已有心功能不全者可能使心衰加重，且易于发生栓塞并发症，目前对无器质心脏病患者及风湿性心瓣膜病并发的房扑、房颤转复有一定意义，可维持一定时间的窦性心律，对无禁忌证者，主张转复。转复前应估计其成功率，维持窦律的可能性及可能的药物不良反应。下列情况不适于转复：a. 病窦综合征患者并发的房扑、房颤，若为持续性房扑、房颤则转复前需充分估计其窦房结功能。b. 心房内有血栓，转复后血栓脱落可致栓塞。c. 房颤并发房室传导阻滞。d. 已证实转复后不能维持较长期窦律者。e. 心房显著扩大，严重心功能不全时需衡量转复的利弊及维持窦律的可能性。转复后需长期药物维持以防止复发。

③预防复发：房扑、房颤的复发与其病因和心脏状态有关，因此预防复发应首先重视病因和诱因的处理，应用抗心律失常药物预防复发，临床常用奎尼丁或其缓释剂塞利科，近年来用胺碘酮和 β 阻滞剂，胺碘酮初始剂量为 0.2g，每日 3 次，1 周后减为每日 2 次，服药 7~10d 再减为每日 1 次或隔日 1 次，并根据个体情况，探索最佳维持量长期应用应监测心电图 QT 间期变化。

（2）电治疗：同步直流电复律已广泛用于房扑、房颤的，转复，其成功率高、安全性大、不良反应少，且所需时间短，便于监护，应作为转复的首选方法。对房扑、房颤室率极快而发生严重血流动力学异常，甚至休克。急性心力衰竭，特别当预激综合征并发房扑、房颤室率极快时，即立即行同步直流电复律，其他适应证同药物转复。电转复前后需用胺碘酮或奎尼丁进行药物准备或维持窦律。

（3）介入治疗：采用导管消融术对治疗房扑、房颤、临床效果很好。

（4）手术治疗：采用迷宫手术治疗房颤有一定价值，适合于外科换瓣或其他心脏手术时同时进行。

六、心室颤动和心室扑动

1. 心室颤动和心室扑动的定义

心室颤动简称室颤，心室扑动简称室扑，是最严重的心律失常，发生时心室肌呈快而微弱的收缩或不协调的快速乱颤，心室丧失有效的整体收缩，其血流动力学改变等于心脏停搏，为心脏停搏的最常见表现形式，迅速而正确的处理在临床中非常重要。

2. 心室颤动和心室扑动的病因和发病机制

（1）室颤和室扑常为各种心脏病与其他疾病临终前的一种心律改变，常见病因有：

①冠心病：严重心肌缺血、特别是急性心肌梗死时。

②完全房室传导阻滞，严重的缓慢心律失常或室性快速心律失常。预激并房颤室率极快时。

③其他器质性心脏病，如心肌病、瓣膜病等。

④严重电解质紊乱及酸中毒；如低钾等。

⑤洋地黄中毒或儿茶酚胺类药物过量。

⑥心脏手术，特别是低温麻醉时。

⑦其他：触电、溺水等。

（2）室扑、室颤易发生在严重心功能不全、心肌缺血、心肌肥厚及交感神经兴奋等条件下，值得注意的是，在心脏病不严重，甚至原无明显心脏病或相应症状者，首发症状即为室扑、室颤，临床上无循环衰竭基础的室扑、室颤，如急性心肌梗死早期无心衰存在时发作的室颤经积极处理其预后较好。室扑、室颤持久存在则可导致死亡。也可短时间内反复发作。一般认为其发生机制可能是心肌缺血等情况下致心肌细胞复极速度及不应期长短不一，易于形成多个折返有关。

3. 室扑与室颤的临床表现

（1）症状及体征：发作时血循环及重要器官灌注停止，表现为：①突然意识丧失，发生于室扑、室颤数秒后，呼吸继续或在几次短促或痉挛性呼吸动作后停止、瞳孔散大，面色苍白或发绀，继之全身抽搐形成心源性脑缺氧综合征（Adams-Stokes syndrome）。②心音及大动脉搏动消失，血压测不到。短暂室颤可于几秒或几十秒后发作停止，恢复正常，但可反复发作。

（2）心电图表现：心电图上 QRS 波群与 T 波不能分辨，而呈连接的电活动。室扑时心室波较大而规则，频率多在每分钟 200~300 次。室颤则心室波波形与频率极不规则，每分钟 150~300 次。可分为粗颤及细颤。晚期室颤常细、慢，或波幅极宽。

4. 室扑与室颤的鉴别诊断及治疗

（1）诊断：临床上对突然意识丧失伴有大动脉搏动消失者应立即考虑发生了室扑与室颤，心音消失及血压测不到不是可靠的依据，反复听诊浪费抢救时间，心电图是诊断的可靠依据。

（2）鉴别诊断：须与脑血管病及癫痫发作等可有意识丧失的疾病相鉴别，后者有大动脉搏动及心音存在，心电图可明确排除心脏停搏。

（3）治疗：室扑、室颤直接导致死亡，一旦诊断，抢救应争分夺秒，迅速处理。早期处理是复苏成功的关键。主要措施有：

①心脏复苏：立即进行心前区叩击，如无效，立即于非同步直流电除颤，能量 200J，如不成功，可反复多次除颤，最大能量可达 360J。其他措施，如开放气道（A）、人工呼吸（B）、心外按摩辅助循环（C）等心肺复苏措施。

②巩固和稳定复苏后心律、避免复发：去除室扑、室颤发生原因，积极治疗心律失常，特别是使用抗心律失常药物控制室性心律失常，去除诱因等，对无法去除诱因，复发及猝死危险性高者应采用埋藏式转复除颤器（ICD）进行治疗。

第四节　心律失常的治疗和预防

一、治疗

1. 心律失常的治疗方法

心律失常治疗分为两大类：一类是药物治疗；另一类是非药物治疗，包括电治疗、介入治疗和手术治疗。

2. 抗心律失常治疗的目的

（1）减轻或消除症状：心律失常时，多数患者因心脏节律及血流动力学改变而出现心悸、胸闷、无力、心搏脱漏感等，甚则影响睡眠、工作及日常活动，如果及时治疗，症状减轻或消失，便提高了患者生活的质量。

（2）维持正常或接近正常的血液循环状态：某些严重的心律失常，如极快速型或极过缓型心律失常，常会诱发心力衰竭，甚至休克，若根据病情，采用相应的治疗方法，如电除颤、射频消融、药物或安装起搏器等纠正心律失常，从而维持正常或接近于正常的血液循环状态。

（3）预防猝死：据统计，心源性猝死病例中，有80%～90%的患者死于快速型室性心律失常并发室颤。其余10%～20%是缓慢型心律失常和电机械分离（心电图显示电活动，但听不到心音，多为心脏破裂造成的）。故抗心律失常治疗对预防猝死是非常必要的。

3. 抗心律失常药物的应用原则

（1）首先遵循以下主要原则

①明确心律失常的机制及严重程度。

②明确可能存在的基础心脏病的诊断及严重程度。

③去除心律失常的诱因及可逆性病因。

④明确抗心律失常治疗的原理和目标。

⑤选择抗心律失常治疗的方案。

（2）次要原则

①先单独用药，后联合用药。

②以最小剂量或最少不良反应取得满意的临床效果。

③先考虑降低危险性，再考虑缓解症状。

④当仅以缓解症状为主要目的时应充分考虑到药物的不良反应和致心律失常作用。

⑤开始用药、增加剂量或联合用药时应进行心电监测。

4. 抗心律失常药物的分类

抗心律失常药通过改变心肌细胞的电生理特性，使心律失常发作减少或消失。通常治疗快速性心律失常的药物分为以下四类：

Ⅰ类：阻滞快速钠通道，发生膜稳定作用，可分三组：Ⅰa类对0相去极化速率及复极过程抑制均强，降低Vmax，延长动作电位时程，延长复极，常用有奎尼丁、普鲁卡因胺、丙吡胺等；Ⅰb类对。相去极化复极过程抑制均弱，不降低Vmax，缩短动作电位时程，常用有利多卡因、美西律、妥卡尼等；Ⅰc类抑制。相去极化，降低Vmax，减慢传导，常用有普罗帕酮、莫雷西嗪、氟卡尼等。

Ⅱ类：β肾上腺素能受体阻滞剂，常用有美托洛尔、阿替洛尔、普萘洛尔、艾司洛尔等。

Ⅲ类：阻断钾通道，延长动作电位时程，延长复极，有胺碘酮、溴苄胺等。

Ⅳ类：阻断慢性钙通道，常用主要有维拉帕米等。

最近，有人将洋地黄和抗胆碱解药物归为第Ⅴ类抗心律失常药物，前者主要用于快速室上性心律失常的治疗，后者则能有效提高过缓性心律失常患者的心室率。

5. 应用抗心律失常药物的注意事项

（1）尽量避免同类药物（或作用相似药物）的联用，因为这样往往并不比单一使用更加有效。

（2）不良反应相同的药物联用要慎重，如胺碘酮与奎尼丁联用可使 QT 间期显著延长，容易引起尖端扭转型室性心动过速（Tdp）发作；普萘洛尔与维拉帕米合用容易导致传导阻滞或心力衰竭。

（3）联合用药时注意单药剂量：联合用药可以增大药物疗效，但也增加药物毒性，宜适当减少每一种药物剂量。

（4）注意药物的相互作用：如胺碘酮可以使洋地黄、奎尼丁、普鲁卡因胺的血药浓度增加 30% ~ 50%。

（5）抗心律失常药物的应用注意结合患者具体情况，如有传导阻滞者尽量避免或减量应用 Ⅱ、Ⅲ、Ⅳ 类药物；心功能不全者慎用 Ⅱ、Ⅳ 类药物；低血钾者慎用洋地黄类药物；老年人宜适当减量用药；Q-T 间期延长者不用Ⅲ类药物等。

（6）注意抗心律失常药物的致心律失常作用。

尽管抗心律失常药的联合应用会给临床带来一些麻烦，但如果应用合理，仍是提高疗效、减少不良反应的有效方法。只是应该注意联用时是否同时也增加了药物的不良反应。

6. 抗心律失常药物致心律失常的作用

抗心律失常药物使原有心律失常恶化或引起以前没有的新的心律失常现象，称为抗心律失常药物的致心律失常作用（proarrhythmia），其中部分显然与抗心律失常药物本身的作用特点有关，称为原发性致心律失常作用，如 β—受体阻滞剂减慢心率，胺碘酮延长 QT 间期等；而另一些则与血药浓度过高、药物相互作用、电解质紊乱或心肌缺血等有关，称为继发性致心律失常作用。

临床常将抗心律失常药物的致心律失常作用分为两大类：

（1）原有的心律失常加重。包括以下几个方面：

①心律失常的持续时间和（或）频度增加：用药后室上性心动过速发作频率明显增加或持续时间明显延长，或非持续性室性心动过速变为持续性室性心动过速。

②期前收缩的数量增加：有以下几种形式：a. 期前收缩数增至用药前的 4 倍；b. 成对的室性期前收缩增至用药前的 10 倍。

③电生理检查时用药后诱发心动过速所需的期前刺激个数较用药前少。

④快速心律失常的频率增加：如奎尼丁、丙吡胺使心房纤颤或心房扑动的心室率加快，维拉帕米使预激综合征患者旁道前传的心房纤颤的心室率增加。

（2）发生新的心律失常

①室上性心动过速：如洋地黄过量可引起房性心动过速，常伴有 2：1 房室传导阻滞，也可引起非阵发性房室交界区性心动过速。Ⅰ 类抗心律失常药有时也会引起室上性心动过速。

②室性心动过速：Ⅰ、Ⅲ类药治疗期前收缩时可能会引起室性心动过速，而患者治疗前没有室性心动过速病史。如奎尼丁、胺碘酮、索他洛尔等药可致尖端扭转性室性心动过速。

③心动过缓：Ⅱ、Ⅳ类抗心律失常药易致心动过缓。

7. 抗心律失常药物致心律失常的诊断标准

（1）新发生的下列情况：①室性期前收缩>5 次/h；②非持续性室性心动过速；③持续性室性心动过速；④尖端扭转型室性心动过速；⑤心室扑动、心室颤动；⑥室上性期前收缩或室上性快速心律；⑦缓慢性心律失常累及窦房结、房室结及希浦系统。

（2）室性心律失常改变：①室性期前收缩频率增加 4 倍或以上；②非持续性室性心动过速发作次数增加 10 倍以上。

（3）用药中发生的室性心动过速或室颤、室扑更难转复或终止发作者，考虑药物的致心律失常作用。

（4）发生心脏猝死或不能解释的晕厥，考虑药物的致心律失常作用。

8. 抗心律失常的非药物治疗

抗心律失常的非药物治疗包括三方面：电治疗、介入性导管消融治疗及手术治疗，电治疗即电击复律及人工心脏起搏器的应用。介入治疗即将射频电流传入心脏组织，在局部产生阻抗热效应，使局部组织细胞内外水分蒸发，产生干燥性坏死，从而达到治疗心律失常的目的，手术治疗即用外科法达到治疗心律失常的目的。

9. 人工心脏起搏器

当心脏的起搏功能发生异常时，出现某些严重的心律失常，如严重的窦性心动过速，二度房室传导阻滞，心搏骤停，药物难以治疗的室上性心动过速等，可使用人工心脏起搏器，它可以按照一定形式的电流刺激心肌，受刺激的心肌、受刺激的心脏得以按照一定的频率实现有效的搏动，从而达到治疗目的。

心脏起搏器分为临时与永久二类，临时起搏器用于急性可复性心动过缓及心动过速，永久起搏器用于慢性不可复性心动过缓与心动过速。

起搏器亦称起搏器系统，由脉冲发生器与电极导线两部分组成。

脉冲发生器：由电池及线路两部分组成。

电池：目前主要用锂碘电池，其功能是供给起搏器系统工作所用电能。

线路：包括起搏线路及感知线路两部分。起搏线路的作用是发放脉冲，感知线路的作用是感知心电活动，使起搏器按需工作。

电极导线：将脉冲发生器的脉冲传送到心脏。

临时起搏器与永久起搏器的基本结构与功能是一样的，所不同的是永久起搏器的脉冲发生器及导线电极均置于体内，而临时起搏器的脉冲发生器置于体外，起搏结束后导线电极也拔出体外。

10. 各型起搏器的工作特点

（1）VOO 即固定频率型心室起搏：起搏器按规定的频率发放脉冲，刺激心室起搏，对心脏自身的激动没有感知功能，亦无反应。

（2）AAI、AAT 即心房同步型：能提供房室顺序并按需要起搏，即把电极置于心房，刺激心房起搏，又感知心房激动。AAI 为抑制型，AAT 为触发型。

（3）R 波抑制型（VVI）：VVI 起搏器按规定的频率或周期发放起搏脉冲，从而带动心脏按一定频率搏动。如果心室有自身搏动（QRS 波）发生，起搏器能感知之，自身搏动的 QRS 波抑制起搏器，使下一次脉冲不按原来周期发放，而是从自身心搏的 QRS 波开始重新安排发放脉冲的周长，如果在规定的时间内（相当于起搏器规定频率的周长），无自身心搏发生，则起搏器发放脉冲刺激心室，如果在规定时间内又发生了自身心搏，则起搏器再度重新调整起搏周期，以此机制避免起搏器与自身心搏的节律竞争。本型为应用最广的心室起搏方式，习惯上称为心室按需型起搏器，它可以满足绝大多数房室传导阻滞及病态窦房结综合征患者的治疗。但从血流动力学角度来看，它属于非生理性起搏方式。

（4）R波触发型（VVT）：和 VVI 一样，VVT 也为心室感知心室起搏型起搏器，两者不同的是当 VVT 起搏器感知自身心搏（QRS 波）后，不是抑制下一次脉冲的发放，而是立即触发起搏器发放一次脉冲，但这次脉冲（同步脉冲）由于落入自身心搏的 R 波顶峰（心室绝对不应期），而不引起心室反应。

（5）P波同步型（VAT 和 VDD）：VAT 为最早应用的一种双腔生理性起搏器。心房心室各置一电极，前者只有感知而无起搏功能，后者只有起搏而无感知功能。心房电极感知 P 波后，经过预先设计的房室延迟时间（0.12~0.20s），触发脉冲在向心室发放脉冲，为了防止室上性心动过速或窦性心动过速导致的室起搏频率过快，常设计有 500ms 的反拗期（不应期）。VAT 可达到由窦房结控制心室率的目的，同时保持了正常的房室收缩顺序，符合生理要求。当发生窦性心动过缓或未感知 P 波时，VAT 也可转为固定频率起搏心室。VAT 的缺点是无心室感知功能，因此可产生心室竞争，VAT 仅适用于窦房结功能正常的完全性房室阻滞者，而不适用于病态窦房结综合征、房扑、房颤及有逆行室房传导者。为了克服 VAT 起搏器无心室感知功能的缺点而设计了 VDD 型起搏器，实际上 VDD 相当于 VAT+VVI，即心房同步心室抑制型起搏器，这样也就避免了心室竞争心律的发生。另外，为了避免室上性心动过速而触发室性过速，在 VDD 起搏器内除心房反拗期外尚有一最高频率限制。

（6）房室顺序型（DVI）：DVI 是生理性双腔起搏器的一种，该起搏器首先向心房发放脉冲，经过一段时间延迟后再起搏心室，因此保持房室顺序。但由于 DVI 没有心房感知功能，因此可以产生心房竞争现象。DVI 适用于窦性心动过缓、窦房阻滞并发房室传导阻滞者。房扑、房颤及频发室上速者不适用 DVI。

（7）全能型（DDD）：DDD 是目前最完善的生理起搏器，它具有 VDD、DVI、VAT 及 VVI 的功能，可根据自身心律的变化自动转换工作方式：①自身心房率（P 波）>程控低限频率，P-R 间期<A-V 间隔时，房室起搏都抑制；②自身心房率>程控低限频率，P-R 间期>A-V 间隔时，行心房同步、心室起搏（VAT、VDD）；③自身心房率<程控低限频率，P-R<A-V 间隔时，心房起搏，心室抑制；④自身心房率<程控低限频率，P-R>A-V 间隔时，房室顺序起搏（DVI）。完全性房室传导阻滞时应用 DDD 型起搏器是最理想的起搏方式；病态窦房结综合征时应用 DDD 只能保持房室顺序起搏（DVI）；房扑、房颤或频发室上速都是 DDD 起搏的禁忌证；逆行 A-V 传导时也以不用 DDD 起搏为宜，因可引起环行运动（折返性心动过速）。

11. 安装人工心脏起搏器的适应证

（1）急性心肌梗死时窦性心动过缓，二至三度房室传导阻滞。

（2）药物所致心动过缓。

（3）电解质紊乱引起的心动过缓。

（4）有心动过缓倾向的患者做心血管造影或外科手术时备用起搏。

（5）心外科术后。

（6）因严重心动过缓出现晕厥、头晕、气短等症状，需永久起搏治疗而暂不具备条件者。

（7）更换起搏器时有起搏依赖者。

（8）室上性或室性心动过速用其他方法不能终止，需抗心动过速起搏终止者。

12. 安装永久人工心脏起搏器的适应证与非适应证

（1）绝对适应证：永久起搏器适用于慢性持续性或复发性心动过缓，常见于以下情况：

①三度或二度房室传导阻滞伴晕厥或头晕、气短、乏力等症状；

②严重的窦性心动过缓（通常在50次/min以下），窦性停搏，窦房阻滞伴晕厥或头晕、气短、乏力等症状。

③慢快综合征之快速心律失常发作频繁，症状明显，需长期药物控制，而用药后加重心动过缓引起严重症状者。

④交替性左右束支阻滞或3分支阻滞伴晕厥，有证据（心电图、动态心电图）表明晕厥与心动过缓（多为房室传导阻滞）有关。

（2）相对适应证

①三度房室传导阻滞心室率低于50次/min而无症状。

②窦性心动过缓心率持续低于50次/min或有窦性停搏3s以上而无明显症状；

③心房纤颤心室率正常，白天有3s以上R-R间期而无明显症状。

④交替性左右束支阻滞或持续3分支阻滞心室率低于50次/min。

（3）新适应证：近年来，起搏器适应证有较大扩展，在以往非起搏适应证的一些疾病中取得一定疗效，但仍在观察研究阶段，此处列出供参考：有症状的P-R间期特别长的一度房室传导阻滞；梗阻型及非梗阻型肥厚型心肌病；扩张型心肌病；体位性低血；严重的神经心源性晕厥。

（4）非适应证

①心动过缓系电解质紊乱，急性心肌缺血或药物过量所致，经处理可恢复者。

②房性期前收缩未下传引起心室率缓慢而窦房结与房室结功能正常者。

13. 置入型自动复律除颤器及其适应证

置入型自动复律除颤器（AICD）是通过手术方法，将除颤器置入体内，用以转复快速性室性心律失常，防止患者猝死的技术。自1980年应用此技术至今，大大降低了恶性心律失常所致猝死的发生率。

AICD结构类似于普通起搏器，由脉冲发生器和电极导管组成，当电极导管感知心律失常后，脉冲发生器的电容便很快充电，当充电达到一定电压（如720V）时便自动发放电击信号，使心律失常转复。新型AICD已兼有起搏功能。适应证包括：

（1）既往曾有心搏骤停或持续性室性心动过速需要心肺复苏或体外除颤治疗，无药物中毒，电解质紊乱或心肌梗死并存。

（2）对原来使用的抗心律失常药物不能耐受或无效，但有猝死危险的室性快速心律失常者。

其中最重要的适应证是心性猝死而复苏存活者。

14. 安装起搏器后心脏听诊音的变化

安装起搏器者，因受起搏器和疾病原因的影响，可出现心音改变。

第 1 心音改变：房室传导功能正常者，安放按需型心室起搏器后，如自身心率超过起搏心率，则第 1 心音强度不变，否则可出现第 1 心音强弱不等。三度房室传导阻滞者，安放固有频率的心室起搏器后，因心房、心室收缩不同步，所以可出现第一心音强弱不等。

第 2 心音变化：因起搏导管一般均放在右心室，故多有第 2 心音逆分裂。

①起搏音：安装心脏起搏器者，常于心尖部内侧和胸骨左缘第 4~5 肋间听到高音调，带有爆裂样性质的收缩期前附加音，它不是起搏故障。

②收缩期杂音：部分患者安装起搏器后，可能因为导管经过三尖瓣口导致三尖瓣关闭不全，故于胸骨左缘第 4~5 肋间和心尖部出现收缩期杂音。

个别病人因心肌穿孔，可出现心包摩擦音，此时常伴有起搏失效，需重新安装。

15. 安装人工心脏起搏器后常见并发症

（1）心律失常：心律失常是人工心脏起搏极为常见的并发症之一，既可发生于安置起搏器过程中，也可发生于安置起搏器后，前者主要与电极进入心腔的机械刺激有关，后者则与电极移位、导管张力过大、心肌损伤、心内膜感染、起搏器特性或故障等因素有关。常见的有如下几种：

①室性快速性心律失常：如室性期前收缩、室性心动过速、室颤等。

②竞争心律：指心室自身节律与起搏器相互竞争，多发生于间歇发作的完全性房室传导阻滞而使用固定频率起搏者。同步起搏器因不良或感知消失也可引起竞争心律。

③干扰：当患者起搏器受外界电磁场干扰时，心房或心室触发型起搏器可误被外界信号触发而加速心脏频率，引起心动过速，故应避免接触电剃刀、电视机、大功率电机、雷达、高压电场等。新型抑制型起搏器无此并发症。

（2）心脏穿孔：心脏穿孔是人工心脏起搏的严重并发症之一，多发生于术后 4~5d，并与电极过小（2mm）、过硬、操作鲁莽、电极导线张力过高紧顶心肌等有关。穿孔容易发生于老年妇女（老年妇女穿孔综合征）。心脏穿孔时，除起搏失效外，膈神经、肋间肌及腹肌受刺激可引起呃逆、肌肉抽搐等，局部可出现心包摩擦音。心包出血少见。穿孔时心电图表现为：①无 QRS 起搏图形；②起搏图形改变：左束支阻滞变为右束支阻滞，电轴左偏变为右偏。心脏穿孔多无严重后果，在 X 线与心电图监护下，可轻轻撤出电极，重新定位或更换电极。

（3）电极移位：发生率为 2%~8%，多发生于术后 1 周内，尤其 24h 内。可能与：①右室腔过大；②电极张力过大而扭曲；③电极未与肌小梁嵌紧；④突然牵拉活动或体位变动；⑤更换起搏器不慎等有关。移位后主要表现为起搏失效，应争取早期复位。

（4）阈值增高：新安置电极阈值应<3mA（1.5V），1~2 周后可升高 2~3 倍或更高，此后逐渐下降 1 个月后稳定（约为初阈值的 2 倍），此即生理性阈值升高。若在此期后阈值仍很高，则属异常阈值升高，主要与心肌炎症水肿、电极周围纤维或电极轻微移位有关，早期可口服泼尼松治疗，后期应调整或更换电极。

（5）膈肌收缩：多与电极张力、电极靠近膈面、心脏穿孔或局部炎症刺激膈神经有关。

（6）感染：为起搏器置入的严重并发症，一般囊袋局部红、肿、热、痛，严重时可有败血症，需取出起搏器系统，全身使用抗生素，局部清创。

（7）脉冲发生器故障：脉冲发生器外壳密封不严，液体渗漏或元件质量问题可使脉冲发生器线路损坏，电源提前耗竭，出现脉冲发放不规则，感知功能障碍。确认为脉冲发生器故障者应予以更换。

（8）起搏器综合征：主要见于 VVI 起搏者，在起搏器置入后，患者出现心悸、气短、眩晕、头颈部跳动发胀、胸痛、面红、冷汗等症状，称"起搏器综合征"。发生起搏器综合征应将 VVI 起搏方式更改为 AAI 或 DDD 等生理起搏方式。

16. 心脏电复律和电除颤的定义、原理与分类

（1）定义：在快速性心律失常发作时，将一定强度的电流作用于心脏，使全部或绝大多数心肌纤维在瞬间同时去极化，造成心脏短暂停搏，然后窦房结或其他自律性较高的起搏点重新发放激动，恢复心脏节律的方法叫心脏电复律，其中对心室颤动者因采用非同步电击的方法消除其颤动，恢复窦律，故特称之为电除颤。电复律或电除颤是一种安全、有效、快速控制快速性心律失常的措施，自 60 年代应用于临床以来，挽救了许多患者的生命。

（2）原理：通过心电图上的 R 波触发放电和随机的非同类放电将一定强度的电流经放置在病人胸壁或直接放置心脏的电极板，使 75% 以上或全部心肌纤维瞬间除极，从而迅速终止异位心律，恢复窦性心律。

目前在临床应用的电复律或电除颤种类很多，主要包括下列几类：

（3）分类

①交流和直流电除颤：20 世纪 60 年代早期常用交流电除颤，但由于其放电时间长，心肌损伤重且容易引起其他严重心律失常，故目前在临床已停止使用。直流电除颤放电时间短，心肌损伤轻且可同步放电，目前已在临床广泛应用。

②体外与体内电复律与电除颤：体内电复律和电除颤是指将电极板直接置于心脏表面的复律或除颤方法，一般用于心脏手术或急症开胸手术者。胸内电除颤时采用两个瓢型电极板，一个置于右室面，另一个置于心尖部，电击能量一般为 20～30Ws，很少超过 70Ws。

③同步电复律与非同步电除颤：同步电复律是指利用心电图 R 波触发放电的复律方法，目的是使电击时电流落在心室肌的绝对不应期，以避开心室易损期。同步电复律主要用于消除心室颤动以外的快速心律失常。非同步电除颤即在心动周期的任何时相放电，无须避开心室易损期。临床上主要用于心室颤动的转复，有时快速室性心动过速或预激综合征并发快速心房颤动均有宽大 QRS 波群，一时难以区分是否心室颤动时，也可用低电能非同步电除颤，以免延误病情。

④经食管低能电复律：经食管低能电复律即利用经食管心房调搏（TEAP）技术，终止室上性心动过速、心房扑动或心房颤动等室上性快速心律失常发作的方法，它是一种无创、安全、简便易行的电复律方法。

⑤经导管心内电复律：经导管心内电复律是指能通过经静脉插入心腔内的电极导管释放低能量电流，转复快速性心律失常的方法。复律用的导管常用四极导管，可兼作起搏、程序刺激、电复律和电除颤之用。经导管心内电复律所需电能通常较小，除转复慢性房颤外，一般需 2.5～40Ws 即可，且可反复施行，另外还有一个优点即在复律或除颤过程中一旦发生严重心动过缓或心脏停搏，也可以马上通过该导管进行临时起搏。

⑥置入式自动复律除颤器（AICD）：AICD 是一种既能感知和识别心动过速，又能复律

和除颤的自动性可植入性抗心动过速起搏器。临床主要用于由于恶性室性心律失常而致死的心搏骤停事件中生还者或反复发生快速室性心律失常者。

17. 电复律和电除颤的适应证及其能量选择

（1）心室颤动和心室扑动：使用直流电非同步电击除颤。首次能量 200～300J（焦耳），无效可增至 300～400J。

（2）血流动力学不稳定或药物治疗无效的快速心律失常

①室性心动过速：血流动力学不稳定或药物治疗无效者如同时伴有急性心肌梗死、急性肺水肿、休克、阿—斯综合征等，应及早进行同步直流电复律。首次能量 100J。如电击未能终止室性心动过速，可逐渐增加能量至 400J。已恶化为室颤者，能量选择同室颤非同步电击除颤。

②室上性心动过速：同步直流电复律能量；可用 50～100J，无效者可渐增至 200J。

③心房扑动：同步直流电复律能量为 50～100J，如不恢复窦性心律而转变为房颤，能量同房颤电复律。

④心房颤动。

（3）房颤药物未能转复时，可用电转复。

①风湿病心房颤动发生时间在半年内，无风湿活动及感染者，且左房内径<45mm。

②甲状腺功能亢进症引起的房颤，甲亢症状已控制，但心房颤动仍存在者。

③心脏瓣膜病术后或缩窄性心包炎心包剥离术后 4～6 周，二尖瓣球囊扩张术后 2 周仍有房颤者。

④若有栓塞史者应在抗凝治疗 2 周后进行复律。

⑤预激综合征并快速房颤首选电转复。

⑥原因不明的房颤（非特异性或单纯性房颤）。

能量选择同步直流电复律能量为 150～300J。少数患者需 300J。

（4）洋地黄治疗期间的心脏电复律：无洋地黄中毒临床证据时，仅需在心脏电复律当日停用洋地黄；如怀疑或确诊洋地黄中毒，最好在停用洋地黄数日后进行电复律。如果病情危急，不能延迟电复律，可先静脉注射利多卡因 50～100mg 后行电复律，但应从低电能开始逐步达到有效能量。

18. 电复律和电除颤的方法

（1）进行心脏电复律和除颤时，应具备完整的心肺脑复苏设施。给患者开放静脉便于给药。无意识障碍者复律前可缓慢静脉注射地西泮 10～30mg，或给予静脉麻醉剂，使患者安静和丧失记忆。

（2）电极板匀涂导电糊，将两个电极板分别放在心尖部和胸骨右缘第 2～3 肋间，或分别放在心尖部和左肩胛后，两个电极板间距至少 10cm，与皮肤紧密接触。放电前应检查所有工作人员是否已避免和患者身体接触。

（3）根据适应证选择同步或非同步功能键，认可电复律能量。选择同步电复律时，应仔细观察位于 R 波上同步电信号，此外还应排除各种干扰信号，以免误触发。复律成功后注意观察血压、心率、心律及呼吸，直至患者清醒。清醒后注意有无栓塞现象。

上述过程主要是针对择期转复者而言，而对紧急复律或除颤者，时间就是生命，应迅速打开除颤器电源，并进行充电和电击。

19. 电复律与电除颤的禁忌证

（1）房颤持续 2~3 年以上，其复律成功率低，如转复则所需能量高，并发症也较多。

（2）房颤伴高度或完全性房室传导阻滞，或频发室性期前收缩者。

（3）近 3 个月有栓塞史。

（4）洋地黄中毒和（或）低钾血症引起的心律失常（室颤除外）。

（5）病态窦房结综合征。

（6）严重二尖瓣狭窄伴巨大左房。

（7）孤立性房颤伴缓慢心室率。

（8）心衰未纠正或有风湿活动。

（9）年龄>60 岁而心率不快的房颤。

（10）严重电解质紊乱和酸碱失衡，且尚未纠正者。

20. 电复律与电除颤的并发症及其处理

电复律与电除颤如操作不当或病例选择不合适，可发生一些并发症，常见的有下列几种：

（1）心律失常：心律失常是电复律和电除颤最常见的并发症，多与电能选择不当或转复前应用洋地黄等药物有关。

①缓慢性心律失常：最常见的是窦性心动过缓、窦性停搏和房室传导阻滞。多与直流电刺激副交感神经、转复前应用抗心律失常药、潜在的窦房结功能障碍或房室传导障碍等有关。急症处理可静注阿托品或肾上腺素，个别需要起搏治疗。因此，对疑有窦房结或房室结功能障碍者，电转复前宜放置食管或静脉电极，一旦发生严重过缓性心律失常，则可迅速起搏心脏。

②过速性心律失常：包括各种期前收缩、心动过速或扑动、颤动等。发生原因可能与电能选择不当或应用洋地黄有关。处理可根据心律失常性质和对血流动力学影响程度分别采取药物治疗或再次同步电复律或非同步电除颤治疗。

（2）急性肺水肿：发生机制尚不明确，可能与下列因素有关：①电击造成的心肌损害；②潜在心功能不全；③个别与肺栓塞有关。发生肺水肿者应立即给予相应处理。

（3）低血压：多见于高电能电击后。因多为暂时性低血压状态，如全身状况良好，可不必急于处理，严重低血压者可适当静点升压药物，如多巴胺、多巴酚丁胺等。

（4）栓塞：重在预防，一旦发生应积极采取溶栓、抗凝等措施。

（5）心肌梗死：发生率很低，主要与心肌电烧伤有关，个别与栓子栓塞冠状动脉有关。

（6）其他：如皮肤烧伤等，通常与连续电复律或高电能有关，尤其当电极板与皮肤接触不良时更易发生。一旦发生可按烧伤涂油膏处理。麻醉意外更为少见。

21. 射频消融术的特点及适应证

（1）特点：射频是诸多电流形成中的一种高频交流电能，其频率为 150kHz~1.5MHz，依照输出方式、波型、输出功率的不同，所产生的物理效应有三种，即电切割、电灼及电脱水凝固作用。利用射频电流的此三种物理效应治疗心律失常，即为射频消融术，其中电脱水、凝固作用最适合于导管消融治疗心律失常，可避免火花放电及高电压所致的气压对心脏组织的损伤，脱水作用的条件是电极与组织需非常紧密地接触，电流便可直接抵达湿润而电阻低的心肌组织，通过交流电的热效应使局部组织细胞的团体或分趋于收缩，以至凝固坏死，而不累及周围正常组织，分界良好，消融术所用射频多为 350～750kHz 的正弦波，其射频电能较低，不会导致气压低，此外高频范围的射频，可不刺激神经肌肉纤维，故避免了肌肉震颤及强直，另外电消融术中不需要全身麻醉。

（2）适应证

①房室折返性和房室结折返性心动过速：RFCA 是治疗这两种心律失常的首选手段，疗效好且安全，且主要用于以下情况：

a. WPW 综合征并发心房颤动者，如出现旁道前传心室率极快，有猝死危险时，必须行 RFCA 术。

b. 发作频繁，症状明显，药物治疗无疗效或不能耐受药物副作用者。

c. 不愿长期用药控制发作者。

②特发性室性心动过速。

③房性心动过速。

④ I 型心房扑动。

22. 心律失常外科手术治疗指征

目前，临床上可以采用外科手术治疗的心律失常主要有折返引起的室上性心动过速，心房纤颤及室性心动过速，在室上性心动过速中主要是预激综合征采用外科治疗，因为预激综合征患者存在异常的传导纤维，如肯特束，它起源于心房，经房室环进入心室壁。一般情况下，心房的冲动通过正常的传导途径到达心室。若传导系统的兴奋性发生改变，则心房的冲动沿肯特束下传到心室或由心室的兴奋冲动沿肯特束逆传到心房，和房室结之间形成一个折返环，从而引起室上性心动过速，因此通过外科手术方式，阻断旁道即可达到治疗目的。

23. 预激综合征的手术适应证

（1）年轻患者症状明显者。

（2）长期服药出现并发症者。

（3）发作室上性心动过速时，有晕厥症状者。

（4）并发心房颤动或心房扑动，易诱发室颤者。

（5）同时并发其他心脏疾患需施行心内直视手术者。

（6）内科消融治疗失败者。

24. 心房纤颤和室性心动过速的手术治疗适应证

心房纤颤进行外科治疗，仅限于并发风湿性心脏瓣膜病及少数先天性心脏病患者，且心功能较好者。

室性心动过速进行外科治疗，目前多数选择有室壁瘤并发心律失常而心功能较好的患者，若原因不明的室性心律失常，不并发其他需要手术的患者选择手术要慎重。否则失败机会多，远期复发率高。

二、心律失常的预防

1. 心律失常发生的预防

（1）定期检查身体，对一些可能引起心律失常的疾病及早治疗。如果患者有心悸、胸闷等不适，应及早就医、及早治疗。

（2）适量运动，有助于预防心律失常的发生。

（3）控制体重，不超过标准体重的5%。

（4）避免受凉，预防感冒，保持室内清洁，空气清新。

（5）多食新鲜瓜果蔬菜，避免暴饮暴食。

（6）戒烟、避免酗酒。

（7）保持心情愉快，避免不良情绪。

（8）一旦发现心律失常，应在医生指导下用药、生活。

2. 心律失常患者注意事项

（1）若心律失常较轻，不伴有器质性心脏病而为功能性的，如偶发房性期前收缩、室性期前收缩，可与正常人一样生活工作。

（2）若心律失常较重，并发有器质性心脏病，应根据心脏病的类型制定生活计划，按时起居，保持良好情绪。

（3）有严重心律失常的患者应多休息，掌握好工作和学习的时间，且不能从事驾驶工作。

（4）心律失常患者不应进行剧烈活动。

（5）有心动过速的患者，应节制性生活。

（6）注意饮食规律，多食新鲜瓜果蔬菜，保持大便通畅。

（7）应戒烟、不酗酒，洗澡水不宜过热、时间过长。

（8）定期复查心电图及相关化验。

（张　刚）

第三章 心脏瓣膜病

第一节 二尖瓣疾病

一、二尖瓣狭窄

（一）概述

二尖瓣狭窄（MS）是指由于风湿性、先天畸形以及瓣膜结构老化等原因导致二尖瓣病变，二尖瓣开放受限，舒张期由左心房流入左心室的血流受限，左心房压增高，并依次引起肺静脉和肺毛细血管压升高，出现肺淤血的症状与体征。同时，随着左心房压力升高，左心房扩大，常易发生心房颤动。

绝大多数 MS 是风湿性心脏病（简称风心病）所致，极少数为先天性狭窄或老年性二尖瓣环或环下钙化。该病女性患者数量占 2/3。约 25% 的风湿性心脏病患者患单纯性 MS，46% 为 MS 合并关闭不全。病理改变为瓣膜交界处和基底部炎症水肿和无菌性赘生物形成，由于纤维化和（或）钙质沉着、瓣叶广泛增厚粘连、腱索融合缩短、瓣叶僵硬，导致瓣口变形和狭窄，狭窄显著时成为一个裂隙样的孔。

按瓣口面积对 MS 的严重程度分级：正常瓣口面积为 $4 \sim 6cm^2$；轻度狭窄瓣口面积为 $1.5 \sim 2.5cm^2$；中度狭窄为 $1.0 \sim 1.5cm^2$；重度狭窄 $<1.0cm^2$。

按病变分型分为：①隔膜型，病变主要集中于二尖瓣叶交界处，而瓣叶本身病变较轻，弹性尚可；②漏斗型，瓣叶本身明显增厚、纤维化及钙化，伴瓣膜下腱索和乳头肌广泛粘连、缩短，整个瓣膜僵硬呈漏斗状狭窄，活动明显受限，常伴有不同程度的关闭不全。

（二）临床诊断

1. 临床症状

（1）呼吸困难：常为最早出现的症状，为肺淤血所致。早期为劳力性呼吸困难，随着病情进展，可出现静息性呼吸困难、阵发性夜间呼吸困难，严重时端坐呼吸，极重时可出现急性肺水肿，咳粉红色泡沫痰。

（2）咯血：多见于病程早期，呈发作性，常于劳累后发作，与肺静脉压异常升高致使支气管静脉曲张破裂有关。咳粉红色泡沫痰为急性肺水肿的特征表现，由于肺毛细血管破裂所致。

（3）咳嗽：多为干咳，常见于劳累后或夜间平卧时，可能与支气管黏膜淤血、左心房扩大压迫左主支气管有关。伴呼吸道感染时可伴咳痰。

（4）胸痛：部分患者有胸痛表现，可能与右心室壁张力增高，同时心排出量降低致心肌缺血有关。

（5）其他：左房扩大和左肺动脉扩张可压迫左喉返神经，引起声音嘶哑；左房显著扩大还可压迫食管引起吞咽困难。

2. 主要体征

（1）心脏体征：①心尖区的舒张期低调、递增型的隆隆样杂音为二尖瓣狭窄最具特征性的体征，左侧卧位时明显，可伴有舒张期震颤；②心尖区第一心音亢进，呈拍击样；③部分患者胸骨左缘第3~4肋间或心尖区内侧可闻及二尖瓣开瓣音（OS），该音性质高调、短促而响亮，呼气时明显，紧跟第二心音后，OS 是 MS 所特有的体征，开瓣音的存在提示瓣膜仍有一定的弹性，对决定手术治疗方法有一定的意义；④肺动脉瓣区第二心音（P2）亢进和分裂；严重高压时，在胸骨左缘第2~4肋间可闻及 Graham-Steell 杂音，该音为肺动脉及瓣环扩张，造成相对性肺动脉瓣关闭不全所致的舒张期杂音，性质为高调、吹风样、递减型，出现于舒张早中期，沿胸骨左缘向三尖瓣区传导，吸气时增强；狭窄严重的患者，由于肺动脉高压，右心室扩大，引起三尖瓣瓣环的扩大，导致相对性三尖瓣关闭不全，在三尖瓣区出现全收缩期吹风样杂音，吸气时明显。

（2）其他体征："二尖瓣面容"，即两颧呈紫红色，口唇轻度发绀，常见于严重狭窄的患者。中度以上狭窄患者心脏浊音界在胸骨左缘第3肋间向左扩大，提示肺动脉和右心室增大。颈静脉搏动明显，提示有严重肺动脉高压。

3. 辅助检查

（1）X 线检查：典型 MS，表现为左心房扩大、右心室扩大、肺动脉主干突出、主动脉弓缩小，后前位心影呈梨形，称为"二尖瓣型心"。左心房明显扩大时心脏右缘在右心房上形成双房影。肺淤血时，肺血管影增多、增粗，中下肺可见 KerleyB 线。

（2）心电图：轻度二尖瓣狭窄者心电图可正常。特征性的改变为 P 波增宽且呈双峰形即"二尖瓣型 P 波"。合并肺动脉高压时，显示右心室增大，电轴右偏，晚期常有心房颤动。

（3）超声心动图：是确诊 MS 的首选无创检查。二维超声心动图可见二尖瓣前后叶反射增强、变厚，活动幅度减小，瓣尖处前后叶距离明显缩短，开口面积减小。M 型超声可见舒张期充盈速率下降，正常的双峰消失，E 峰后曲线下降缓慢，二尖瓣前叶、后叶于舒张期呈从属于前叶的同向运动，即所谓城垛样改变。左心房扩大，右心室肥大及右心室流出道变宽。多普勒超声显示缓慢而渐减的血流通过二尖瓣。

（4）心导管检查：绝大部分 MS 患者经超声心动图已明确诊断。心导管检查的适应证：①无创检查结果未得出结论或无创检查结果与临床检查对评估二尖瓣狭窄程度有分歧时；②多普勒平均压力阶差和瓣膜面积测定结果不一致时。

4. 常见并发症

（1）心律失常：以房性心律失常最多见，可出现房性心动过速、心房扑动、阵发性心房颤动直至持续性心房颤动。快速心房颤动时，心尖区舒张期隆隆样杂音可减轻或消失，心率减慢时又明显或重现。

（2）充血性心力衰竭和急性肺水肿：50%~75%的患者发生充血性心力衰竭，急性肺水肿是重度 MS 的急重并发症，为本病的主要死亡原因，多发生于剧烈体力活动、情绪激动、感染、突发心动过速或快速心房颤动。

（3）栓塞：80% MS 患者伴有心房颤动，易产生栓子，栓子多来自左心耳，并发症以脑栓塞最常见，亦可发生于四肢、肠、肾和脾等处。右心房来源的栓子可造成肺栓塞。

（4）肺部感染：患者常有肺静脉压增高及肺淤血，易并发肺部感染。后者使病情加重或诱发心力衰竭。

5. 鉴别诊断

（1）急性风湿性心脏病：杂音出现在舒张早期且柔和，为心室扩大，二尖瓣相对狭窄所致，风湿活动控制后可消失。

（2）"功能性"二尖瓣狭窄：见于各种原因所致的左心室扩大，如大量左向右分流的动脉导管和室间隔缺损、主动脉瓣关闭不全等。此时二尖瓣瓣口流量增大，或二尖瓣在心室舒张期受主动脉反流血流的冲击所致，杂音历时较短，无开瓣音，杂音性质较柔和，吸入亚硝酸异戊酯减轻，应用升压药后加强。

（3）左房黏液瘤：症状和体征与二尖瓣狭窄相似，但呈间歇性，随体位而变化，一般无开瓣音而可有肿瘤扑落音，心房颤动少见而易有反复的周围动脉栓塞现象。超声心动图在心脏收缩期和舒张期，二尖瓣后面均可见一团云雾状回声波。心导管检查显示左心房压力明显升高，造影示左心房内充盈缺损。

（4）三尖瓣狭窄：胸骨左下缘闻及低调的隆样舒张期杂音，吸气时回心血量增加可使杂音增强，呼气时减弱，窦性节律时颈静脉 α 波增大；而二尖瓣狭窄舒张期杂音位于心尖区，吸气时无变化或减弱。超声心动图可明确诊断。

（5）原发性肺动脉高压：多见于女性患者，无心尖区舒张期杂音和开瓣音，左心房不扩大，肺动脉楔嵌压和左心房压力正常。

二、二尖瓣关闭不全

（一）概述

二尖瓣关闭不全（MI）是由于二尖瓣的瓣叶、瓣环、腱索和（或）乳头肌发生结构异常或功能失调，导致瓣膜无法正常关闭，在左心室收缩时，血流由左心室反流入左心房，导致左心房收缩期负荷和左心室舒张期负荷加重。临床上出现肺淤血和体循环灌注低下等表现。

MI 病因包括二尖瓣瓣环病变、瓣叶病变、腱索病变及乳头肌病变。产生慢性 MI 的原因：二尖瓣脱垂（二尖瓣黏液瘤样变性）、风湿性心脏病、冠心病（乳头肌缺血导致乳头肌功能不全）、左心室显著扩大造成相对性 MI（扩张型心肌病、高血压性心脏病、主动脉瓣关闭不全等）、老年退行性病变等。产生急性 MI 原因：瓣叶穿孔（感染性心内膜炎）；腱索断裂（心脏创伤、感染性心内膜炎等）；乳头肌断裂（心肌梗死、创伤）等。

（二）临床诊断

1. 症状

严重 MI 常见症状：劳力性呼吸困难、端坐呼吸，疲乏、活动耐力显著下降。晚期可发生全心衰竭，出现肝脏淤血、肿大、触痛，踝部水肿，胸腔积液或腹水。轻度 MI 者可无明显症状或仅轻度不适感。急性者可很快发生急性左心衰竭或肺水肿；慢性 MI 病程较长，一旦发生心力衰竭，则进展迅速。

2. 主要体征

（1）心脏听诊：MI 特征为心尖区可闻全收缩期吹风样杂音，响度在 3/6 级以上，吸气时减弱。前叶损害为主时，杂音向左腋下或左肩胛下传导；后叶损害为主者，杂音向心底部传导，可伴有收缩期震颤。心尖区第一心音减弱或被杂音掩盖，第二心音分裂，严重者可出现低调的第三心音。由于舒张期大量血流通过二尖瓣瓣口，导致相对性二尖瓣狭窄，故心尖区可闻及低调、短促的舒张中期杂音。闻及 P2 亢进的提示肺动脉高压。在二尖瓣腱索断裂导致 MI 时，可闻及海鸥鸣样杂音。

（2）其他体征：心界向左下扩大，心尖区可触及局限性收缩期抬举样搏动，动脉血压正常而脉搏较细小。肺动脉高压和右心衰时，可见颈静脉怒张，肝大，下肢水肿。

3. 辅助检查

（1）X 线检查：可出现左心房和左心室明显增大；肺动脉高压或右心衰时，右心室增大；可见肺静脉充血、肺间质水肿和 KerleyB 线、二尖瓣瓣叶和瓣环钙化。左心室造影可对二尖瓣反流进行定量。

（2）心电图：可出现左心室肥大和劳损；肺动脉高压时可出现左、右心室肥大表现。慢性二尖瓣关闭不全伴左心房增大者多有心房颤动。

（3）超声心动图：二维超声心动图可见二尖瓣前后叶反射增强、变厚，瓣口在收缩期关闭对合不佳；腱索断裂时，二尖瓣可呈连枷样改变，在左心室长轴面上可见瓣叶在收缩期呈鹅颈样钩向左心房，舒张期呈挥鞭样漂向左心室。

出现下列情形必须进行超声心动图检查：①怀疑二尖瓣反流的患者，评估左心室大小和功能、右心室和左心房面积、肺动脉压和二尖瓣反流的严重程度；②为了解二尖瓣反流的具体状况；③没有症状的中、重度二尖瓣反流患者，有指征每半年或每年做 1 次超声心动图检查，监测左心室功能（射血分数和舒张末期内径）的情况；④二尖瓣反流患者症状或体征改变时，评估二尖瓣瓣环情况和左心室功能；⑤二尖瓣置换术后或二尖瓣修复术后，评估左心室大小和功能、二尖瓣血流动力学。而经食管超声心动图检查还能更准确地为评估瓣膜修复术可行性和指导修复术，建立一个评估严重二尖瓣狭窄的解剖基础，并对经胸超声心动图检查不能明确二尖瓣反流严重程度、二尖瓣反流的基本情况和（或）左心室功能状态诊断性信息的患者提供更多诊断信息。

（4）心导管检查：右心导管检查右心室、肺动脉及肺毛细血管压力增高，肺循环阻力增大，左心导管检查左心房压力增高，压力曲线 V 波显著，而心排血量减低。心导管检查的适应证是：①无创检查不能确定二尖瓣反流严重程度、左心室功能或判断是否需要外科治疗时，应行左心室造影和血流动力学测定；②无创评估显示肺动脉高压与严重二尖瓣反流都不成比例时，应行血流动力学检查；③对于判定严重二尖瓣反流程度，临床表现与无创结果不符时，应行左心室造影和血流动力学测定；④冠状动脉疾病高危患者，施行二尖瓣修复术或二尖瓣置换术前，应行冠状动脉造影术。

4. 鉴别诊断

（1）功能性心尖区收缩期杂音：杂音响度在 1/6~2/6 级、短促、性质柔和、不掩盖第一心音、杂音局限、无心房和心室扩大、亦可见于发热、贫血、甲状腺功能亢进症等高动力循环状态，原因消除后杂音即消失。

（2）室间隔缺损：在胸骨左缘第 3~4 肋间闻及粗糙的全收缩期杂音，常伴有收缩期震颤，杂音向心尖区和胸骨处传导，心尖冲动呈抬举样。超声心动图显示室间隔连续中断，并可证实心室水平左向右分流存在。

（3）三尖瓣关闭不全：在胸骨左下缘闻及局限性吹风样全收缩期杂音，吸气时回心血量增加可使杂音增强，呼气时减弱。颈静脉 V 波增大，可触及肝脏搏动和肿大，肺动脉高压时，P2 亢进。心电图和 X 线检查可见右心室肥大，超声心动图可明确诊断。

第二节　主动脉瓣疾病

一、主动脉瓣狭窄

（一）概述

主动脉瓣狭窄（AS）是主动脉瓣膜损害引起的血流机械性梗阻导致的一系列血流动力学的障碍。常见病因有后天获得性（老年退行性病变、风湿性心脏病等）和先天性主动脉瓣结构异常（单叶式、二叶式畸形等）。

正常主动脉瓣口面积 ≥3.0cm^2。当瓣口面积减小至 1.5~2.0cm^2 时为轻度狭窄；1.0~1.5cm^2 时为中度狭窄；≤1.0cm^2 时为重度狭窄。

西方流行病学调查表明 75 岁以上的老年人退行性主动脉瓣狭窄的发生率在 5% 左右，主动脉瓣狭窄的患者可经过长时间隐匿的无症状期，一旦出现心绞痛或晕厥、心力衰竭等症状时，生存率会急剧下降（平均<5 年），应积极治疗。

（二）临床诊断

1. 临床症状

AS 临床三联症表现为劳累性呼吸困难、心绞痛和晕厥。

早期出现乏力、头晕等，晚期可出现劳力性呼吸困难、端坐呼吸、阵发性夜间呼吸困难甚至急性肺水肿表现；约 60% 有症状的患者可出现心绞痛，是由于心肌肥厚心肌耗氧量增加或继发冠状动脉过度受压所致的供氧量减少所致；约 1/4 有症状患者发生晕厥，是由于体循环动脉压下降，脑循环灌注压降低导致急性脑缺血。

2. 主要体征

胸骨右缘第 2 肋间可闻低调、粗糙、响亮的喷射性收缩期杂音，呈递增递减型，常可触及收缩期震颤。吸入亚硝酸异戊酯后杂音可增强。杂音向颈动脉及锁骨下动脉传导，有时向胸骨下端或心尖区传导。合并心力衰竭时，通过瓣口的血流速度减慢，杂音可变轻。可有收缩早期喷射音（主动脉瓣开瓣音），瓣膜钙化僵硬后此音消失。瓣膜活动受限或钙化明显时，主动脉瓣第二心音减弱或消失，亦可出现第二心音逆分裂。常可在心尖区闻及第四心音，提示左心室肥厚和舒张期末压力升高。左心室扩大和衰竭时可出现第三心音（舒张期奔马律）。

触诊脉搏较弱，心底部、锁骨上凹和颈动脉可触及收缩期震颤，严重狭窄时脉压明显减小。心脏浊音界可正常，心力衰竭时向左扩大。心尖区可触及收缩期抬举样搏动，左侧卧位时可呈双重搏动。

3. 辅助检查

（1）X 线检查：主动脉结减小，心腰凹陷，心影呈主动脉型，左心室扩大表现。

（2）心电图：左心室肥厚与劳损。Ⅱ、avL、V4~6 导联 ST-T 改变，瓣膜钙化严重时，可见左前分支阻滞和其他心律失常。

（3）超声心动图：能诊断和评估主动脉瓣狭窄的严重程度、左心室室壁厚度、大小和功能，可明确诊断。M 型超声显示主动脉瓣变厚，活动幅度减小，瓣口开放幅度变小，瓣叶反射光点增强提示瓣膜钙化。主动脉根部扩张，左心室后壁和室间隔对称性肥厚；二维超声可见主动脉瓣于收缩期呈向心性穹形运动；多普勒超声在主动脉远端可记录到高速的收缩期湍流及跨瓣压差。

（4）心导管检查：可直接测定左心房、左心室和主动脉的压力，可了解先天性主动脉瓣狭窄无症状患者的左心室流出道梗阻程度，可同时行冠状动脉造影判断是否合并冠状动脉病变。

4. 鉴别诊断

（1）肥厚梗阻型心肌病：在胸骨左缘第 4 肋间可闻及收缩期杂音，超声心动图可明确诊断。

（2）主动脉扩张：各种原因如高血压、梅毒所致的主动脉扩张，可在胸骨右缘第 2 肋间闻及短促收缩期杂音，A$_2$ 正常或亢进，超声检查可明确诊断。

（3）肺动脉瓣狭窄：于胸骨左缘第 2 肋间闻及粗糙响亮的收缩期杂音，常伴收缩期喀喇音，P$_2$ 减弱并分裂，A$_2$ 正常，右室肥厚，肺动脉干呈狭窄后扩张。

5. 并发症

可出现心力衰竭、心律失常、心脏性猝死、感染性心内膜炎、栓塞等。

二、主动脉瓣关闭不全

（一）概述

主动脉瓣关闭不全（AI）可因主动脉瓣和瓣环受损或主动脉根部扩大，导致主动脉瓣闭合不严，血流从主动脉反流入左心室，多见于男性。慢性发病者由风湿热造成的瓣叶损害者最多见，常合并二尖瓣病变、主动脉瓣二叶畸形、梅毒性主动脉炎等。大多数 AI 为慢性病程，可在较长时间内无症状。急性 AI 多见于感染性心内膜炎，因感染损坏瓣叶导致主动脉瓣急性反流。其他原因还有创伤、主动脉夹层，常见于马方综合征、特发性升主动脉扩张、高血压和妊娠等。急性 AI 时因大量血流反流至左心室造成左室舒张期末压力迅速上升引起急性左心衰竭、急性肺水肿，危及生命，需紧急处理。

（二）临床诊断

1. 症状

AI 患者从无症状到出现明显症状间隔可长达 10~15 年；一旦发生心力衰竭，则进展迅速。主要症状为心悸、呼吸困难、胸痛、晕厥，还有疲乏，活动耐力显著下降。过度出汗，尤其是在出现夜间阵发性呼吸困难或夜间心绞痛发作时；晚期右心衰竭时可出现肝脏淤血、肿大、踝部水肿，胸腔积液或腹水；急性 AI 可很快发生急性左心衰竭或肺水肿。

2. 体征

(1) 听诊：主动脉瓣区有舒张期杂音，为一高调递减型哈气样杂音，坐位前倾呼气末时明显。一般 AI 越严重，杂音时间越长、越响。轻度关闭不全者，此杂音柔和、低调，仅出现于舒张早期，只在患者取坐位前倾、呼气末才能听到；较重关闭不全时，可为粗糙的全舒张期杂音；在重度或急性 AI 时杂音持续时间反而缩短。风湿性患者主动脉扩张较轻，杂音在胸骨左缘第 3 肋间最响，可沿胸骨缘下传至心尖区；马方综合征或梅毒性心脏病所致者，由于升主动脉或主动脉瓣瓣环可有高度扩张，故杂音在胸骨右缘第 2 肋间最响。

明显主动脉瓣反流时，在心底部主动脉瓣区常可闻及收缩中期喷射样、较柔和、短促的高调杂音，向颈部及胸骨上凹传导，为极大的每搏输出量通过病变的主动脉瓣膜所致，并非由器质性主动脉瓣狭窄所致。心尖区常可闻及 AustinFlint 杂音，为一柔和、低调的隆样舒张中期或收缩前期杂音，因主动脉瓣大量反流，冲击二尖瓣前叶，使其震动和移位，引起相对性二尖瓣狭窄，同时主动脉瓣反流血与左心房回流血发生冲击、混合，产生涡流所致。此杂音在用力握拳时增强，吸入亚硝酸异戊酯时减弱。

(2) 周围血管体征：AI 患者收缩压可正常或稍高，舒张压明显降低，脉压增大，可出现明显的周围血管体征：水冲脉、毛细血管搏动征、股动脉枪击音、股动脉收缩期和舒张期双重杂音以及头部随心搏频率的上下摆动。

(3) 其他：心尖冲动向左下移位，范围较广，且可见有力的抬举性搏动；心界向左下扩大，主动脉瓣可触及收缩期震颤，并向颈部传导，胸骨左下缘可触到舒张期震颤。颈动脉搏动明显增强，并呈双重搏动。当出现肺动脉高压和右心衰时，可有颈静脉怒张，肝脏大，下肢水肿。

3. 辅助检查

(1) X 线检查：左心室明显增大，升主动脉和主动脉结扩张，心影呈靴型。透视下主动脉搏动明显增强，与左心室搏动配合呈"摇椅样"摆动。可见主动脉瓣瓣叶和升主动脉的钙化。

(2) 心电图：严重者可有左心室肥大和劳损，电轴左偏等。

(3) 超声心动图：①M 型显示主动脉瓣开放及关闭速度增加，主动脉瓣舒张期双波相距>1mm，舒张期二尖瓣前叶有细颤波。左室及左房增大，左室心肌肥厚。②二维超声，显示主动脉瓣增粗，回声增强，瓣叶在舒张期对合不全，心室舒张时，主动脉血回流致使二尖瓣前叶中央部分开放受限而呈平坦波形，重者中央部分凹陷呈"微笑征"。③脉冲多普勒超声示主动脉瓣下方舒张期涡流，主脉根部活动度增大。

(4) 心导管及心血管造影检查：在主动脉瓣置换术前应做心导管及冠状动脉造影检查。主动脉根部造影可估计主动脉瓣关闭不全的程度。

4. 鉴别诊断

(1) 肺动脉瓣关闭不全：杂音常局限于胸骨左缘第 2、3 肋间，深吸气时杂音增强，使右心室的舒张期负荷加重。主动脉瓣关闭不全的杂音沿胸骨左缘向下传或传向心尖，深呼气时杂音增强，使左心室的舒张期负荷加重。

(2) 胸骨旁舒张期杂音：应与动脉导管未闭、Valsalva 窦瘤破裂、室间隔缺损伴主动脉瓣关闭不全、冠状动脉瘘、肺动-静脉瘘、主动脉-肺动脉瘘、主动脉左室通道及主动脉干永存相鉴别。

第三节　三尖瓣和肺动脉瓣疾病

右心瓣膜获得性疾病比左心瓣膜疾病少得多，可能是因为右心所承受的压力和血流动力学负荷相对较低。右心瓣膜功能不全常见于当形态正常的瓣膜承受异常的血流动力学负荷时，比如肺动脉高压。三尖瓣和肺动脉瓣畸形也是许多先天性综合征的部分表现。

一、三尖瓣狭窄

（一）病因、发病机制与鉴别诊断

三尖瓣狭窄并不常见，大多是由于风湿性心脏病引起。单纯的风湿性三尖瓣狭窄并不常见，一般常合并二尖瓣病变，且很多三尖瓣狭窄患者主动脉瓣叶受累，合并的二尖瓣狭窄引起大部分的症状和体征。类癌心脏病也能引起三尖瓣狭窄，其症状和体征与肿瘤（黏液瘤或转移瘤）或阻碍右心室流出道的赘生物（尤其是与起搏器电极有关的赘生物）相似。

（二）临床表现

三尖瓣狭窄的症状主要是由于增加全身静脉压所产生的。慢性三尖瓣狭窄或反流可能引起外周水肿、腹腔积液、肝大和右上腹不适。心排血量降低可能引起显著的疲劳感。尽管合并二尖瓣狭窄，但在严重三尖瓣狭窄时，患者无或轻度出现二尖瓣病变的特征性症状（即咯血、端坐呼吸、夜间阵发性呼吸困难），因为三尖瓣狭窄可阻止血流进入狭窄的二尖瓣后面的肺循环。明显的二尖瓣狭窄患者若无肺淤血症状常提示伴有三尖瓣狭窄的可能。三尖瓣狭窄的杂音是胸骨左缘下部的一种低调的舒张期杂音，然而这种杂音常常被二尖瓣狭窄的杂音掩盖或很难区别。开瓣音偶能闻及，但是很难与并存的二尖瓣狭窄区别。当存在时，常常在二尖瓣开瓣音后且更靠内侧。

1. 诊断

有用的诊断方法包括胸片、心电图和心脏超声。胸片见右心房明显扩大（即右心缘突出）。心电图可见Ⅱ导联P波高尖，提示右心房增大。由于右心房压力升高，常存在房颤。非房颤的瓣膜性心脏病患者心电图如表现为右心房增大，应怀疑三尖瓣狭窄。心脏超声上典型的表现是增厚的三尖瓣瓣叶、瓣叶活动性下降、腱索受累以及如果瓣叶尚柔软可看到瓣叶舒张期的圆顶样改变（尤其三尖瓣前叶）。类癌心脏病为一种特殊形态的增厚的三尖瓣瓣叶，其开放的位置是固定和狭窄的。多普勒能通过改良伯努利方程来估计舒张期压力阶差。多普勒超声心动图在量化三尖瓣狭窄的程度和评估合并三尖瓣关闭不全方面，与心导管检查相关性良好，故在很大程度上已经取代了心导管检查。临床症状明显的三尖瓣狭窄，其瓣口面积常≤1.5cm²。

2. 治疗和预后

严重三尖瓣狭窄的根本治疗措施为外科治疗，但限制钠盐摄入及应用利尿剂和硝酸酯类制剂可缓解因水钠潴留引发的症状。难治性病例传统上需要开胸行瓣叶修复或置换，如果伴随二尖瓣疾病，则根据二尖瓣病变决定手术时机。阻碍流出道的肿瘤或黏液瘤也需要外科方法解决。已经发表的研究认为，在有经验的中心进行经皮操作是有效和安全的，但目前经皮

治疗一般不首先考虑。

二、三尖瓣反流

(一) 病因和发病机制

三尖瓣反流可能是一种原发性瓣膜疾病或由于肺动脉高压引起的继发性瓣环扩张。继发性三尖瓣反流见于任何与升高肺动脉压力有关的情况，这是三尖瓣反流的主要原因。一般来说，收缩期右心室收缩压超过 55mmHg 即可导致功能性三尖瓣关闭不全。最常见的继发性原因是左心衰竭、二尖瓣反流、二尖瓣狭窄、原发性肺部疾病和原发性肺动脉高压。原发性三尖瓣反流的少见原因包括风湿性心脏病、黏液瘤、感染性或消耗性心内膜炎、类癌性心脏病、心内膜心肌活检或起搏器或电除颤仪电极的医源性损伤和外伤。

(二) 临床表现

无肺动脉高压时，三尖瓣反流一般无明显症状，但当肺动脉高压和三尖瓣反流同时存在时，心排血量下降，右心衰竭症状明显（腹腔积液、肝大、水肿等）。许多三尖瓣反流患者同时有二尖瓣病变，三尖瓣反流进展时，二尖瓣所致的肺淤血症状可减轻，但代之以乏力和其他低心排血量的表现。可能合并心内膜炎或类癌综合征，并有特征性的全身症状。

颈静脉压力常升高，由于血液反流至右心房而产生的一个突出的 cv 波。典型的杂音是位于胸骨左缘或剑突下的全收缩期杂音。杂音的强度通常很低，甚至在严重反流病例中不能闻及。吸气时杂音增强（由于增加静脉回流），这有助于区别三尖瓣与二尖瓣反流。当右心室明显扩大时，右心第三心音可能存在，这也在吸气时增强。

(三) 诊断

胸片常提示右心扩大；心电图一般为非特异性，常见完全或不完全性右束支传导阻滞、V1 导联有 Q 波和房颤；多普勒心脏超声有助于评估三尖瓣反流；二维心脏超声能评估瓣膜结构和右心房、右心室的大小；脉搏波或彩色多普勒提示反流束的存在、方向和大小；连续多普勒和改良伯努利方程能估测右心室和肺动脉收缩压；三尖瓣反流患者的右心室和右心房的收缩期压力阶差加上估测的右心房压力（颈静脉压）可以估计右心室收缩期压力；如果不存在肺动脉狭窄的话，这个压力等于肺动脉收缩压；这个计算方法的重要性在于能估测肺动脉高压的严重性，而不单单是三尖瓣反流本身的反流量大小。

(四) 治疗和预后

三尖瓣反流治疗的关键是治疗引起肺动脉高压的情况。利尿剂对难治性体液潴留有用，药物治疗效果不佳的患者偶尔可行三尖瓣瓣环成形术，一般在左心瓣膜疾病手术时同时对严重三尖瓣反流的患者施行三尖瓣瓣环成形术。如果左心疾病是二尖瓣脱垂，哪怕是轻度三尖瓣反流都需要修复，因为相关的黏液瘤常导致进行性反流。少见的情况下需要行三尖瓣置换，由于三尖瓣相对较易引起血栓形成，选择生物瓣较为有利。

三、肺动脉狭窄

（一）病因和发病机制

右心室流出道梗阻可以是瓣下的、瓣膜的或瓣上的，瓣下和瓣上因素引起右心室流出道梗阻常与其他先天性疾病有关。单纯肺动脉瓣狭窄常作为一个孤立的先天性缺陷。此外，可能是努南综合征的一种心脏畸形。肺动脉瓣狭窄罕见于风湿性心脏病、心内膜炎或类癌综合征。

（二）临床表现

肺动脉瓣狭窄患者通常无症状。患者可以活到 40 岁或 60 岁，可能有明显肺动脉瓣压力阶差，但是没有症状或没有右心衰竭的证据。如进展至右心衰竭，可能存在腹部肿胀、外周水肿、腹部不适和疲劳，患者很少有胸痛或劳力性晕厥。胸骨左缘出现一个中度收缩期递增递减型杂音，常合并存在喷射性喀喇音，一般在吸气时减轻。P_2 柔和、延迟，产生 S_2 宽分裂，但是适当的生理改变也能使其变窄（不像房间隔缺损的 S_2 固定宽分裂），偶尔能在胸骨左缘闻及右心第四心音。可能存在右心室抬举性搏动。

（三）诊断

胸片见肺动脉瓣狭窄后扩张，外周肺血管影减少。常见右心肥厚和扩大。轻度到中度狭窄患者的心电图可以正常，但是在严重病例常存在电轴右偏、右心扩大和右心室肥厚。有时存在完全或不完全性右束支传导阻滞，但是努南综合征患者存在特征性的左束支传导阻滞。

多普勒心脏超声有助于诊断和评价治疗。胸骨旁短轴和肋下切面是形态学评估的最佳位置，通常能显示增厚但是柔软的运动受限和圆顶状的瓣叶。少部分瓣膜严重发育不良、明显增厚，这些患者不适合经皮瓣膜成形术。右心室可以正常，尤其在儿童期，但是长期狭窄和进一步加重常常引起右心室肥厚和扩张，常有室间隔矛盾运动。连续多普勒可评估肺动脉瓣跨瓣压力阶差，当多普勒检查结果不佳或急诊球囊扩张瓣膜成形术前（和术后）可施行心导管检查。

（四）治疗和预后

中度肺动脉瓣狭窄的成人患者不需要介入治疗，更多的严重病例可行球囊扩张瓣膜成形术，这很有效。美国心脏病学会和美国心脏协会 2006 年的指南推荐，有症状的收缩期压力阶差>30mmHg 和无症状的收缩期压力阶差>40mmHg 的年轻成人行经皮瓣膜成形术。

四、肺动脉瓣反流

（一）病因和发病机制

很多健康个体中存在少量肺动脉瓣反流。中度或严重的反流常继发于严重肺动脉高压（无论是原发性或继发性的）和肺动脉扩张；罕见的，还能继发于心内膜炎、类癌综合征、风湿性心脏病、外伤、马方综合征或先天性瓣膜畸形。

（二）临床表现

肺动脉瓣反流表现出的症状常是原发疾病的进展。没有严重原发病的患者常没有症状。当然，严重肺动脉瓣反流的患者最终都有右心衰竭的典型症状和体征。典型体征是胸骨左缘

3~4 肋间的递减型舒张期杂音，吸气时增强。如果存在明显的肺动脉高压，第二心音常有宽分裂；如果没有肺动脉高压，杂音是低调的。当肺动脉收缩压超过约 55mmHg 时，肺动脉瓣环扩张导致一高速反流，P2 明显，P2 后立即出现高调、吹风样、递减型的杂音，称为 GrahamSteell 杂音，在胸骨左缘第 2~4 肋间最清晰。偶尔当通过瓣膜的血流增加时可出现递增递减型收缩期杂音，或由于同时存在三尖瓣反流而出现一个全收缩期杂音。可以出现颈静脉怒张和右心衰竭的体征。

（三）诊断

胸片和心电图常常为原发病的表现和右心室肥厚、扩大的表现，多普勒心脏超声能定量测定肺动脉瓣反流和右心室的大小和收缩性。

（四）治疗和预后

通常针对原发病治疗。很少见的情况下严重反流和进行性右心衰竭需要瓣膜手术治疗。偶尔，当其他在右心室流出道的手术（如法洛四联症）影响肺动脉瓣时，需要行瓣膜外科手术。

（李晓丽）

第四章　心肌疾病

第一节　原发性心肌病

一、扩张型心肌病

【概述】

扩张型心肌病（DCM）是以心室腔扩大，收缩功能下降，左心室壁厚度正常为特征；通常用二维超声心动图进行诊断的一种心肌病。DCM 导致心力衰竭进行性加重，左心室收缩功能下降，室上性和室性心律失常，传导系统异常，血栓栓塞，猝死和心力衰竭相关的死亡。DCM 发病率为 5~8/（10 万人·年），大部分为不可逆的心肌病变。它是发生心力衰竭的第 3 位原因，心脏移植的最主要原因。DCM 发病年龄范围大，可以发生于年幼的儿童，最常见于 30~40 岁。通常在症状严重和活动受限时才发现患病。用超声心动图进行家族筛查时，可以发现没有症状或症状轻的患者。

【临床表现】

（1）最突出的症状是左心室衰竭的症状，因心排出量减少而引起的疲劳和软弱颇为常见，患者常不能耐受运动，右心衰竭是晚期的体征，预示预后特别差。

（2）体检常见不同程度的心脏扩大和充血性心力衰竭的表现。

（3）左心房室来源的血栓造成的体循环血栓栓塞以及静脉系统的血栓造成的肺栓塞为 DCM 常见的晚期并发症。

【诊断要点】

（1）起病多缓慢，以充血性心力衰竭为主要表现。

（2）心界扩大，奔马律，可出现各种心律失常。

（3）X 线检查示心影扩大。

（4）心电图示心脏肥大，心肌损害，心律失常。

（5）超声心动图示心室内径扩大，室壁运动减弱，左心室射血分数降至 50% 以下。

（6）排除其他心脏病。

【治疗方案及原则】

治疗目标：阻止基础病因介导的心肌损害，有效的控制心力衰竭和心律失常，预防猝死和栓塞，提高 DCM 患者的生活质量和生存率。

1. 病因治疗

对于不明原因的 DCM 要积极寻找病因，排除任何引起心肌疾病的可能病因并给予积极的治疗，如控制感染、严格限酒或戒酒、改变不良的生活方式等。

2. 药物治疗

治疗心力衰竭、预防栓塞、改善心肌代谢。

3. 非药物治疗

少数 DCM 患者心率过于缓慢，有必要置入永久性起搏器。少数患者有严重的心律失常，危及生命，药物治疗不能控制，LVEF<30%，伴轻至中度心力衰竭症状、预期临床状态预后良好的患者建议置入心脏电复律除颤器（ICD），预防猝死的发生。

4. 外科治疗

左心室辅助装置治疗可提供血流动力学支持，建议：①等待心脏移植；②不适于心脏移植的患者或估计药物治疗 1 年死亡率>50% 的患者，给予永久性或"终生"左心室辅助装置治疗。对于常规内科或介入等方法治疗无效的难治性心力衰竭，心脏移植是目前唯一已确立的外科治疗方法。

二、肥厚型心肌病

【概述】

肥厚型心肌病是一种以心肌进行性肥厚、心室腔进行性缩小为特征，以左心室血液充盈受阻，舒张期顺应性下降为基本特点的心肌病。根据有无左心室流出道梗阻可将其分为梗阻型和非梗阻型两型。本病曾被称为非对称性室间隔肥厚、肥厚梗阻型心肌病、特发性主动脉瓣下狭窄等，但由于心肌肥厚可为向心性肥厚，多数情况下并无流出道梗阻，故上述提法现已基本上被肥厚型心肌病取代。本病常为青年猝死的原因，后期可出现心力衰竭。本病常有明显家族史，目前被认为是常染色体显性遗传疾病，肌节收缩蛋白基因突变是主要的致病因素。还有研究认为儿茶酚胺代谢异常、细胞内钙调节异常、高血压、高强度运动等均可作为本病发病的促进因子。肥厚型心肌病的主要病理改变在心肌，尤其是左心室形态学的改变。其特征为不均等的心室间隔增厚，亦有心肌均匀肥厚（或）心尖部肥厚的类型。本病的组织学特征为心肌细胞肥大，形态特异，排列紊乱，尤以左心室间隔部改变明显。

【临床表现】

起病多缓慢，约 1/3 有家族史，男性明显多于女性，症状大多出现于 30~40 岁以前，多数患者无症状或仅有轻微症状，随年龄增加症状日趋明显。某些患者首发临床症状可以猝死。

1. 主要症状

（1）呼吸困难：90% 有症状的患者出现呼吸困难。多在劳累后出现，严重者呈端坐呼吸或夜间阵发性呼吸困难。

（2）心前区疼痛：大约 3/4 的患者出现心前区疼痛。常于劳累后出现，类似心绞痛，可典型或不典型，含化硝酸甘油后症状加重。

（3）头晕和昏厥：多在活动时发生，是由于心率加快，使原已舒张期充盈欠佳的左心室舒张期进一步缩短，加重充盈不足，心排血量减低，致血压下降所致。

（4）乏力、心悸：患者感觉心跳剧烈，可能由于心功能减退或心律失常所致。

（5）心力衰竭及猝死：多见于晚期患者，由于心肌顺应性减低，心室舒张末期压力显著增高，继而心房压增高，常合并心房颤动。晚期患者广泛心肌纤维化，心室收缩功能也减弱，易发生心力衰竭及猝死。

2. 体征

在无压力阶差的无症状患者，或心肌轻度肥厚，或心尖肥厚者可无异常体征。临床常见的异常体征包括：

（1）心浊音界向左扩大：心尖冲动向左下移位，有抬举性冲动。或有心尖双搏动。

（2）胸骨左缘下段心尖内侧可闻及收缩中期或晚期喷射性杂音，向心尖而不向心底传导，可伴有收缩期震颤，见于有心室流出道梗阻的患者。

（3）第二音可呈反常分裂，是由于左心室射血受阻，主动脉瓣延迟关闭所致，第三心音常见于伴有二尖瓣关闭不全的患者。

【诊断要点】

（1）有左心室流出道梗阻的患者具有特征性临床表现，诊断并不困难。

（2）超声心动图检查及心脏磁共振显像是极为重要的无创性诊断方法，无论梗阻与非梗阻患者均有帮助，室间隔厚度≥18mm，并有二尖瓣收缩期前移，足以区分梗阻与非梗阻型病例。

（3）心室造影对诊断也有一定价值。

（4）临床上在胸骨左缘下段有收缩期杂音是考虑本病的第一线索，用生理动作或药物作用影响血流动力学而观察杂音改变有助于诊断。

【治疗方案及原则】

本病的治疗应以缓解症状，预防并发症和减少死亡危险为主要目标。

1. 一般治疗

应避免劳累、激动、突然用力，避免使用增强心肌收缩力和减轻心脏负荷的药物，以免使心室流出道梗阻加重。

2. β受体阻滞剂

使心肌收缩力减弱，减轻流出道梗阻，减少心肌氧耗，增加舒张期心室扩张，且能减慢心率，增加心搏出量。

3. 钙离子通道阻滞剂

对于β受体阻滞剂治疗无效的患者，钙离子通道阻滞剂对改善症状常常有效，既可减轻左室流出道压差，又能改善舒张期充盈及局部心肌血流。

4. 抗心律失常药

主要用于控制室性心律失常与心房颤动。

5. 双腔起搏器（DDD）

置入双腔 DDD 起搏器可能有助于治疗某些有流出道压力阶差和严重症状的患者，尤其是老年人。

6. 埋藏式心律转复除颤器（ICD）置入

对高危患者，尤其是有持续性、单形性 VT 的大多数患者，或有猝死危险者应置入 ICD。

7. 酒精室间隔化学消融术

对于静息状态或运动中有压力阶差的患者，该项治疗有效。

8. 外科手术治疗

其目的是减轻流出道压力阶差。当静息状态时，压力阶差>50mmHg，对药物治疗反应欠佳，且有明显症状者最适宜此项治疗。

三、限制型心肌病

【概述】

限制型心肌病以一侧或双侧心室充盈受限和舒张期容量降低为特征，收缩功能和室壁厚度正常或接近正常，可见间质纤维化。其病因为特发性、心肌淀粉样变性、心内膜病变伴或不伴嗜酸性粒细胞增多症。限制型心肌病比较少见，男女之比为 3∶1，大多数年龄在 15～50 岁。

【临床表现】

（1）起病比较缓慢。早期可有发热，逐渐出现乏力、头晕、气急。

（2）病变以左心室为主者有右心衰竭和肺动脉高压的表现如气急、咳嗽、咯血、肺基底部啰音，肺动脉瓣区第二音亢进等。

（3）病变以右心室为主者有左心室回血受阻的表现如颈静脉怒张、肝大、下肢水肿、腹水等。

（4）心脏搏动常减弱，浊音界轻度增大，心音轻，心率快，可有舒张期奔马律及心律失常，心包积液也可存在，内脏栓塞不少见。

【诊断要点】

（1）上述临床表现。

（2）心电图左心房或左心室肥大，心肌损害，异常 Q 波及束支传导阻滞等变化。

（3）X 线检查心影扩大或正常大小，心搏减弱，选择性左心室造影见心室腔缩小，心内膜可有线状钙化现象。

（4）超声心动图：心室壁增厚，心腔内径缩小，心内膜回声增强，心房扩大。

（5）心内膜心肌活检有助于确定限制型心肌病属原发性或继发性。

（6）需排除缩窄性心包炎。

【治疗方案及原则】

1. 一般治疗

休息，心衰时低盐饮食。

2. 改善心功能

应用利尿剂期间必须注意电解质平衡。

3. 防治心律失常

洋地黄类药物用于有心衰或房颤伴快速心室率患者，剂量宜较小，并注意毒性反应。对合并完全性房室传导阻滞药物治疗效果差者可安装永久性人工心脏起搏器。

4. 有栓塞者

做溶栓、抗凝治疗。

5. 外科治疗

包括切除附壁血栓和纤维化的心内膜、置换二尖瓣和三尖瓣。

四、致心律失常型右心室心肌病

【概述】

致心律失常型右心室心肌病（ARVC）旧称致心律失常右心室发育不良（ARVD）。其特征为右心室心肌被进行性纤维脂肪组织所置换，起初为区域性，逐渐呈全心弥漫性受累。有时左心室亦可受累，而间隔相对很少受累。常为家族性发病，系常染色体显性遗传。临床常表现为心律失常、右心室扩大和猝死。

【临床表现】

1. 隐匿型

有少数患者可无症状，只因常规胸部 X 线检查发现右心室增大而引起注意。

2. 室性心律失常

是 ARVC 最常见的表现。以反复发生持续或非持续性 VT 为特征，可从室性期前收缩到 VT 甚至心室颤动，VT 为左束支阻滞型。

3. 心脏性猝死

部分患者以猝死为首发症状，多为≤35 岁的青年人，常发生在体力活动时。

4. 右心衰竭

表现为不明原因的充血性心力衰竭。患者年龄多在 40 岁以上。伴严重左心受累者可发生全心衰竭，病变呈弥漫性酷似扩张型心肌病，两者鉴别困难。

【诊断要点】

欧洲心脏协会（1994 年）制定了 ARVC 的诊断标准，有两项主要标准，或一项主要标准加两项次要标准，或四项次要标准时可诊断本病，建议参考和采用这一诊断标准。具体诊断标准如下：

1. 家族史

①主要标准：外科或尸检证实为家族性疾病；②次要标准：家族史有早年猝死者（<35 岁），临床疑似 ARVC 导致；存在家族史（临床诊断由目前诊断标准确定）。

2. 心电图除极/传导异常

①主要标准：右胸导联（$V_{1~3}$）的 QRS 波群终末部分出现 Epsilon 波，或 QRS 波群；局部性增宽（>110ms）；②次要标准：平均信号心电图提示晚电位阳性。

3. 心电图复极异常

（次要标准）右胸导联（V_2，V_3）T 波倒置（年龄 12 岁以上，且无右束支传导阻滞）。

4. 心律失常

（次要标准）VT 伴持续或非持续左束支阻滞形态，可为体表心电图、动态心电图或运动试验记录；频发室性期前收缩，动态心电图>1000 个/24h。

5. 普遍性及（或）局限性功能障碍与结构改变

①主要标准：右心室严重扩张，右心室射血分数降低，无或仅有轻度左心室异常；右心室局限性室壁瘤（运动丧失或运动障碍呈舒张期膨出）；右心室严重节段性扩张；②次要标准：右心室轻度普遍性扩张及（或）射血分数降低，左心室正常；右心室轻度节段性扩张；右心室节段性活动减弱。

6. 心室壁组织学特征

（主要标准）心内膜活检显示心肌被纤维脂肪组织取代；证据由心脏二维超声、心脏造影、磁共振或心肌核素扫描获得。

【治疗方案及原则】

1. 内科治疗

通常采用内科对症治疗，对于心律失常者可使用各种抗心律失常药。

2. 导管消融

射频消融可以用于治疗 ARVC-VT，但成功率多数不到 50%，往往易复发或形成新的 VT，因此不作为首选治疗措施。

3. ICD 治疗

可以增加生存率，是目前唯一明确有效预防心源性猝死的治疗措施。临床研究证实 ICD 治疗可以改善预后，降低死亡率。建议在高危患者，特别是存在 VT 或晕厥证据患者中安装 ICD，推荐等级拟为Ⅱa 类，其他高危患者拟为Ⅱb 类。ARVC 患者的 ICD 在参数设置中应注意区分室上性心动过速及接近正常窦性心率的 VT。

4. 手术治疗

治疗无效的终末期患者建议外科心脏移植治疗。

五、未分类心肌病

【概述】

未分类心肌病是指不适合归类于上述类型的心肌病（如单行纤维增生症、非致密性心肌病、心室扩张减轻而收缩功能减弱、线粒体受累）。某些疾病可出现几种类型心肌病的特征（如淀粉样变性、原发性高血压）。已认识到心律失常和传导系统疾病可能是心肌疾病的原因，但现在尚未将其列为心肌病范畴。

第二节　特异性心肌病

特异性心肌病是指伴有特异性心脏病或特异性系统性疾病的心肌疾病。多数特异性心肌病有心室扩张和因心肌病变所产生的各种心律失常或传导障碍，其临床表现类似扩张型心肌病。本节主要介绍酒精性心肌病、围生期心肌病、药物中毒性心肌病及克山病。

一、酒精性心肌病

【概述】

长期且每日大量饮酒，出现乙醇依赖者，可呈现类似扩张型心肌病的表现，称为酒精性心肌病，该病多见于成年男性。如果一位 70kg 重的成年人，每日饮白酒 120mL，饮用 10 年，即可以发生心肌病。酒精性心肌病的预后主要取决于心脏病变的程度、心功能损害的严重性以及患者能否完全戒酒等。在发病后仍继续饮酒者，4 年后的死亡率高达 57%；戒酒者在 4 年之后的病死率为 6%；有报道完全戒酒者 10 年后的存活率为 100%。

【临床表现】

1. 胸痛、心悸，甚者晕厥

主要与心律失常有关，其中窦性心动过速、心房颤动较常见。

2. 劳力性或夜间阵发性呼吸困难

心力衰竭时肺淤血所致。

3. 疲倦、乏力

由心功能不全、心排出量减少引起。

4. 右心衰竭症状

当心力衰竭持续较长时间，或反复发生心功能不全，可出现右心衰竭症状，如腹胀、胃胀痛、腹泻、少尿、水肿等。

5. 肺动脉及体循环动脉栓塞症状

较常见，有时可能为本病最早的临床表现。体循环动脉栓塞可以来源于左心室及左心房的附壁血栓。静脉系统可发生血栓性静脉炎。

【诊断要点】

（1）长期且每日大量饮酒史。

（2）有或无上述症状。

（3）X 线示心影扩大，心胸比>55%。

（4）心电图左心室肥大多见，可伴各型心律失常。

（5）超声心动图或左心室造影示心室腔扩大，射血分数降低。

【治疗方案及原则】

1. 戒烟酒

戒烟酒。

2. 内科治疗

心功能不全时，应采取降低心脏负荷（如卧床休息、低盐饮食、应用血管扩张剂与利尿剂等）及加强心肌收缩力的措施（如应用多巴胺、多巴酚丁胺、洋地黄制剂与磷酸二酯酶抑制剂等），对快速性及缓慢性心律失常做相应的处理。

二、围生期心肌病

【概述】

围生期心肌病（PPCM）是指在妊娠末期 3 个月以及分娩后 6 个月内首次出现的一组与妊娠分娩有关的心肌疾病。围生期心肌病的病因目前尚未明确。

【临床表现】

1. 劳力性呼吸困难、夜间阵发性呼吸困难

为心力衰竭的临床表现。

2. 胸痛

心前区疼痛有时与心绞痛相类似。

3. 心悸

多为心律失常，以房性与室性期前收缩及室上性心动过速最多见。在快速性心律失常中，阵发性或持续性心房颤动较常见，VT 少见。

4. 咳嗽、咯血

约见于 25% 的病例，主要由于肺梗死所致。

5. 动脉栓塞症状

见于 25%～40% 的病例，可以发生肺动脉及其他动脉栓塞，如脑、肾及下肢等动脉栓塞。

【诊断要点】

（1）妊娠末期 3 个月以及分娩后 6 个月。
（2）有或无上述症状。
（3）心电图异常，心脏轻度扩大。
（4）超声心动图发现轻度左心功能受损。

【治疗要点及原则】

（1）安静、增加营养、服用维生素类药物。
（2）针对心力衰竭，可使用洋地黄、利尿药和血管扩张剂等。
（3）心律失常的治疗。偶发房性与室性期前收缩可不予处理；多发、多源室性期前收缩可能为 VT 的先兆，应及时处理；对于一些快速性心律失常，如心房扑动或颤动、房性或室上性心动过速等，应及时控制。
（4）对栓塞病例应使用抗凝剂。
（5）采取避孕或绝育措施预防复发。

三、药物性心肌病

【概述】

药物性心肌病（DICM）是指接受某些药物治疗的患者由于药物对心肌的毒性作用，引起心肌损害，产生心肌肥厚和心脏扩大的心肌病变。能引起心肌损害的药物包括：①抗生素类，如四环素、青霉素、博来霉素，磺胺和蒽环类等；②抗癌药物如多柔比星和柔红霉素等；③抗精神病药物如奋乃静、氯丙嗪、三氟拉嗪和氟哌啶醇等；④三环类抗抑郁类药如氯米帕明、曲米帕明和多塞平等；⑤血管活性药物如肾上腺素、异丙肾上腺素和 5-羟色胺等；⑥心血管药物中的奎尼丁、洋地黄和利血平等；⑦砷、锑、乙醇、一氧化碳、蛇毒和汞等毒性物质；⑧避孕药、甲基多巴和对乙酰氨基酚等。导致药物性心脏病的易患因素主要有：原发基础心脏病有无及心脏的功能状态，以及是否合并有肝、肾等重要脏器的功能损害；心脏功能愈差，发生药物性心脏病的机会愈大，病变也愈严重；其次，患者的体质虚弱，免疫功能低下易于患病。年龄过大、过小或特异体质也是高危因素之一；此外，多种药物联合应用，化疗药物联合应用，化疗并用放射治疗，尤其是胸部放射，药物的过量或长期应用均可使心脏受损的机会增加，具有上述情况者，一旦发生药物性心脏病，其病情多较严重，预后也不好。

【临床表现】

药物心肌病临床表现主要有各种心律失常、室内传导阻滞、ST-T 改变、急慢性心功能不全等，类似扩张型心肌病或非梗阻性心肌病的症状。

【诊断要点】

（1）用药前无明确心脏病史和临床证据，用药后出现新的心律失常、心脏扩大和心力衰竭等征象。

（2）药物治疗过程中或治疗后短期内出现有意义的心律失常或其他心电图异常，并有心脏扩大和充血性心力衰竭，可排除扩张型心肌病、非梗阻性肥厚型心肌病等其他心脏病者，临床上可拟诊相应性药物性心肌病。

（3）对于仅有提示心肌损害的心电图或心律改变且心脏症状较轻者，可拟诊药物性心肌改变。

（4）心内膜心肌活检有助于确定诊断。

【治疗方案及原则】

已确诊为药物性心肌病时必须：

（1）立即停用相应药物，包括可疑致心肌损害的药物。

（2）治疗心律失常和心功能不全，必要时进行心电与血流动力学监护。因药物治疗过程中所致的心律失常，不宜用奎尼丁、普鲁卡因胺治疗，可使用多巴胺或苯妥英钠；三环类抗抑郁药物所致心律失常使用利多卡因治疗，或输入碳酸氢钠碱化血液以加强药物与血浆蛋白结合，减少组织利用；锂盐所致窦房阻滞时禁用洋地黄，因后者将加重阻滞并引起心动过速；有充血性心力衰竭者可用强心利尿剂和血管扩张剂治疗；对过敏性心肌炎可采用糖皮质激素治疗。

（3）使用辅酶 Q_{10}、肌苷、三磷腺苷、维生素 B_1、维生素 B_6 和二磷酸果糖等药物，以改善心肌能量代谢。

四、克山病（地方性心肌病）

【概述】

克山病（KD）是在我国发现的一种原因未明的以心肌病变为主的疾病，亦称地方性心肌病（ECD）。克山病的病因尚未清楚。

【临床表现】

主要为急性和慢性心功能不全，心脏扩大，心律失常以及脑、肺和肾等脏器的栓塞。临床上共分为 4 个类型，各型间可相互转变。

1. 急型

表现为急性心力衰竭、心源性休克和严重心律失常。严重者可在数小时或数天内死亡。

2. 亚急型

发病不如急型急骤，多为幼童，2~5 岁占 85%。主要表现为呼吸困难和水肿，介于急型与慢型之间，亦可出现心源性休克或急性心力衰竭，脑、肺、肾等重要脏器的栓塞并不少见。

3. 慢型（痨型）

起病缓慢，住院患者多已有明显症状，可由急型、亚急型或潜在型转化而来。临床表现主要为慢性充血性心力衰竭，常伴有各种心律失常。出现心悸、气短，劳累后加重，并可有尿少、水肿和腹水。晚期可有右心衰竭的体征如颈静脉怒张、肝大和下肢水肿等。严重者可有胸、腹腔积液，心源性肝硬化等表现。肺栓塞的发生率高（5%～20%）。

4. 潜在型

心脏处于代偿状态，相当于心功能 I 级。呈隐匿性发展，发病时间不明确，可发生于健康人，亦可为其他型好转而来。前者常无症状，由其他型转变而来者可有心悸、气短、头昏、乏力等症状。心电图可有 ST-T 变化，完全右束支阻滞、QT 间期延长和期前收缩。

【诊断要点】

具有克山病发病特点，并具备以下任何一条或其中一项表现又能排除其他疾病：

（1）心脏扩大。

（2）急性或慢性心功能不全。

（3）心律失常：①多发室性期前收缩（每分钟 6 次以上，运动后增加）；②心房颤动；③阵发性室性或室上性心动过速。

（4）奔马律。

（5）脑或其他部位栓塞。

（6）心电图改变：①房室传导阻滞；②束支传导阻滞（不完全右束支传导阻滞除外）；③ST-T 改变；④QT 间期明显延长；⑤多发或多源性室性期前收缩；⑥阵发性室性或室上性心动过速；⑦心房颤动或心房扑动；⑧P 波异常（左、右心房增大或两心房负荷增大）。

（7）X 线所见：心脏扩大。

（8）超声心动图的改变：①左心房、左心室内径扩大；②射血分数（EF）降到40%以下；③室壁活动呈节段性障碍；④二尖瓣血流频谱 A 峰大于 E 峰。

（9）实验室检查：①心肌酶谱的改变；②谷丙转氨酶（ALT）、天门冬氨酸转氨酶（AST）升高，并 AST/ALT＞1；③乳酸脱氢酶（LDH）及其同工酶 LDH1 升高，LDH1＞LDH_2；④肌酸激酶（CK）及其同工酶 CK-MB 升高。

【治疗方案及原则】

本病应采用综合治疗。治疗原则：早期诊断，及时治疗、抢救心源性休克，控制心衰，纠正心律失常，改善心肌能量代谢及全身营养等。

1. 急型克山病

尽可能做到早发现、早诊断、早治疗。可给予大剂量维生素 C 静脉注射，选用改善心肌代谢药如辅酶 A、细胞色素 C、肌苷、辅酶 Q10、三磷腺苷、环磷腺苷（cAMP）、曲美他嗪均可选用；采用亚冬眠疗法；给予血管活性药物应用；治疗心力衰竭；抗心律失常；抢救心源性休克。

2. 慢型克山病

慢型者以加强生活管理和长期抗心衰和控制心律失常治疗为主。减轻体力负荷，限制钠盐摄入，防止感染、过劳等诱因，积极改善心肌能量代谢。近晚期的慢性克山患者，肝肾功能正常者，心脏移植是挽救其生命和恢复其健康的最好治疗方法。

3. 亚急型克山病

治疗急慢性心力衰竭。

4. 潜在型克山病

不需特殊治疗，预防感染、避免过劳、注意营养，定期随访观察。

第三节 心肌炎

【概述】

心肌炎指心肌本身的炎症病变，有局灶性或弥漫性，也可分为急性、亚急性或慢性，总的分为感染性和非感染性两大类。感染性可由细菌、病毒、螺旋体、立克次体、真菌、原虫、蠕虫等所引起；非感染性包括过敏、变态反应（如风湿热等）、化学、物理或药物（如多柔比星等）。

【临床表现】

1. 症状

病毒性心肌炎患者临床表现常取决于病变的广泛程度，轻重变异很大，可完全没有症状，也可以猝死。约半数于发病前 1~3 周有病毒感染前驱症状，如发热，全身倦怠感，即所谓"感冒"样症状或恶心、呕吐等消化道症状。然后出现心悸、胸痛、呼吸困难、水肿，甚至阿-斯综合征。

2. 体检

体检可见与发热程度不平行的心动过速，各种心律失常，可听到第三心音或杂音，或有颈静脉怒张、肺部啰音、肝大等心力衰竭体征，重症可出现心源性休克。

3. X 线

胸部 X 线检查可见心影扩大或正常。

4. 心电图

常见 ST-T 改变和各型心律失常，特别是室性心律失常和房室传导阻滞等。如合并有心包炎可有 ST 段上升，严重心肌损害时可出现病理性 Q 波，需与心肌梗死鉴别。

5. 超声心动图

可正常，左心室舒张功能减退，节段性或弥漫性室壁运动减弱，左心室增大或附壁血栓等。

6. 血清肌钙蛋白（T 或 I）

心肌肌酸激酶（CK-MB）增高，血沉加快，C 反应蛋白增加等有助于诊断。

【诊断要点】

发病后 3 周内，相隔两周的两次血清 CVB 中和抗体滴度呈四倍或以上增高，或一次高达 1：640，特异型 CVBIgM1：320 以上（按不同实验室标准），外周血白细胞肠道病毒核酸阳性等，均是一些可能但不是肯定的病因诊断指标。反复进行心内膜心肌活检有助于本病的诊断、病情和预后判断。但病毒感染心肌的确诊有赖于心内膜、心肌或心包组织内病毒、病毒抗原、病毒基因片段或病毒蛋白的检出，但一般不作常规检查。

1999 年全国心肌炎心肌病专题研讨会提出的成人急性心肌炎诊断参考标准如下：

1. 病史与体征

在上呼吸道感染、腹泻等病毒感染后 3 周内出现心脏表现，如出现不能用一般原因解释的感染后严重乏力、胸闷头晕（心排血量降低）、心尖第一心音明显减弱、舒张期奔马律、心包摩擦音、心脏扩大、充血性心力衰竭或阿-斯综合征等。

2. 上述感染后 3 周内出现下列心律失常或心电图改变者

（1）窦性心动过速、房室传导阻滞、窦房阻滞或束支阻滞。

（2）多源、成对室性期前收缩，自主性房性或交界性心动过速，阵发或非阵发性 VT，心房或心室扑动或颤动。

（3）两个以上导联 ST 段呈水平型或下斜型下移>0.05mV 或 ST 段异常抬高或出现异常 Q 波。

3. 心肌损伤的参考指标

病程中血清心肌肌钙蛋白 I 或肌钙蛋白 T（强调定量测定）、CK-MB 明显增高，超声心动图示心腔扩大或室壁活动异常和（或）核素心功能检查证实左心室收缩或舒张功能减弱。

4. 病原学依据

（1）在急性期从心内膜、心肌、心包或心包穿刺液中检测出病毒、病毒基因片段或病毒蛋白抗原。

（2）病毒抗体：第二份血清中同型病毒抗体（如柯萨奇 B 组病毒中和抗体或流行性感冒病毒血凝抑制抗体等）滴度较第 1 份血清升高 4 倍（2 份血清应相隔 2 周以上）或一次抗体效价>640 者为阳性，>320 者为可疑（如以 1：32 为基础者则宜以>256 为阳性，>128 为可疑阳性，根据不同实验室标准作决定）。

（3）病毒特异性 IgM 以>1：320 者为阳性（按各实验室诊断标准，需在严格质控条件下）。如同时有血中肠道病毒核酸阳性者更支持有近期病毒感染。

注：同时具有上述 1、2 [（1）（2）（3）中任何一项]、3 中任何两项。在排除其他原因心肌疾病后临床上可诊断急性病毒性心肌炎。如具有 4 中的第（1）项者可从病原学上确诊急性病毒性心肌炎；如仅具有 4 中第（2）、（3）项者，在病原学上只能拟诊为急性病毒性心肌炎。

如患者有阿-斯综合征发作、充血性心力衰竭伴或不伴心肌梗死样心电图改变、心源性休克、急性肾衰竭、持续性 VT 伴低血压发作或心肌心包炎等在内的一项或多项表现，可诊断为重症病毒性心肌炎，如仅在病毒感染后 3 周内出现少数期前收缩或轻度 T 波改变，不宜轻易诊断为急性病毒性心肌炎。

对难以明确诊断者，可进行长期随访，有条件时可做心内膜心肌活检进行病毒基因检测及病理学检查。

在考虑病毒性心肌炎诊断时，应除外 β 受体功能亢进、甲状腺功能亢进症、二尖瓣脱垂综合征及影响心肌的其他疾患如风湿性心肌炎、中毒性心肌炎、冠心病、结缔组织病、代谢性疾病以及克山病（克山病地区）等。

【治疗方案及原则】

（1）病毒性心肌炎患者应卧床休息，进富含维生素及蛋白质的食物。

（2）心力衰竭时使用利尿剂、血管扩张剂、血管紧张素转换酶（ACE）抑制剂等；期前收缩频发或有快速心律失常者，采用抗心律失常药物；高度房室传导阻滞、快速室性心律失常或窦房结功能损害而出现晕厥或明显低血压时可考虑使用临时性心脏起搏器。

（3）目前不主张早期使用糖皮质激素，但对有房室传导阻滞、难治性心力衰竭、重症患者或考虑有自身免疫的情况下则可慎用。

（4）近年来采用黄芪、牛磺酸、辅酶 Q10 等中西医结合治疗病毒性心肌炎有抗病毒、调节免疫和改善心脏功能等作用，具有一定疗效。

（5）干扰素也具有抗病毒、调节免疫等作用，但价格昂贵，非常规用药。大多数患者经过适当治疗后能痊愈，但有心律失常尤其是各型期前收缩常持续较长时间，并易在感冒、劳累后期前收缩增多，也可以在 1 年后房室传导阻滞及各型期前收缩持续存在，如无不适不必用抗心律失常药物干预。

（曾淑敏）

第三篇　肺　癌

第一章　肺癌的筛查

第一节　常用的筛查方法及评价

一、胸部 X 线片

由于肺是含气的器官，可在胸部 X 线平片上产生良好的自然对比。中心型肺癌早期 X 线胸片可无异常征象。当肿瘤阻塞支气管，排痰不畅，远端肺组织发生感染时，受累的肺段或肺叶出现肺炎征象。若支气管管腔被肿瘤完全阻塞，可产生相应的肺叶不张或一侧全肺不张。当肿瘤发展到一定大小，可出现肺门阴影，由于肿块阴影常被纵隔组织影遮盖，常需做胸部 X 线断层摄影才能显示清楚，而且 X 线摄片可发现直径仅 1~2cm 的周围型肺癌。

X 线表现为肺野内孤立性圆形或椭圆形块影，轮廓不规则，可呈现小的分叶或切迹，边缘模糊毛糙，常显示细短的毛刺影。中心型肺癌长大阻塞支气管管腔后，可出现节段性肺炎或肺不张。肿瘤中心部分坏死液化，可示厚壁偏心性空洞内壁凹凸不平，很少有明显的液平面。

虽然胸部 X 线检查在肺癌筛查中存在一些不足，但作为一种简单、价廉的影像学检查方法，X 线检查仍具有较高的实际应用价值。其优点是能观察胸部各种结构的全貌（包括心脏、肺、胸膜、纵隔、横膈和肺门），经济方便，因此胸部 X 线片已成为肺癌筛查的重要方法。

1. 常规胸部 X 线检查

常规胸部 X 线检查（chest X-Ray，CXR）与传统痰细胞学检查一样曾经是肺癌筛查的首选检查手段，其对周围型肺癌和中央型肺癌的敏感性分别为 33.3% 和 20.2%；特异性分别为 99.2%、99.2%。但由于肺组织与肋骨、纵隔、横膈等组织重叠，使得 CXR 只对直径>10mm 的结节有较好的检出率，对早期诊断的价值有一定的局限性，且对改善远期生存率的意义不大，在发达国家已有被低剂量 CT 检查取代的趋势。

2. 胸部数字化摄片检查

胸部数字化摄片（digital radiography，DR）其图像质量比传统 CXR 更优越，具有成像速度快、分辨率高、操作流程简化及曝光宽容度大等优点，已被广泛应用于临床。

二、胸部 CT

CT 可显示薄层横断面结构图像，避免病变与正常组织互相重叠，密度分辨率很高，可发现一般 X 线检查隐蔽区（如肺尖、膈上、脊椎旁、心后、纵隔等处）的早期肺癌，尤其对中央型肺癌的诊断有重要价值。CT 可显示位于纵隔内的肿瘤阴影、支气管受侵的范围、肿瘤的淋巴结转移及对肺血管和纵隔内器官组织侵犯的程度，并可作为制订中心型肺癌治疗方案的重要依据。

CT 分辨率高，可清楚显示肺野中直径<1cm 的肿块阴影，因此可以发现一般胸部 X 线平片容易漏诊的较早期周围型肺癌。同时，也可帮助了解肺门及纵隔淋巴结转移情况，是否侵犯胸膜、胸壁及其他脏器，以及有无胸膜腔积液和肿瘤内部的空洞情况等。

目前多数研究支持 CT 检查在肺癌早期诊断的作用是肯定的。CT 显示的<10 mm 的肺结节中，约有 50%在胸部 X 线检查时不能显示，且最新的临床试验结果显示，与 CXR 相比，CT 可提早 1 年诊断肺癌，每次 CT 检查可多获得 0.019 年的生存时间，总体上降低 15%的死亡率，而年度 CT 筛查可降低 23%的肺癌死亡率。因此，肺癌筛查中 CT 可以发现早期肺癌，从而降低肺癌死亡率。

1. 螺旋 CT

螺旋 CT（spiral CT，SCT）的出现在影像学上把肺癌早期诊断向前推进了一步。它采用螺旋扫描，扫描速度快，整个扫描过程仅需 15~30s，一次屏气即可以完成，消除了呼吸运动伪影，减少心脏搏动对邻近组织结构的影响，可以任意层厚重建，尤其是对直径<15mm 小结节的检出率较 CXR 明显提高，而辐射量仅相当于一张平片所接受的剂量。Swensen 等研究发现 SCT 比痰检在早期肺癌的诊断中起的作用更大，SCT 发现 NSCLC 的平均大小为 17 mm，且 62%是 I 期肺癌。Kaneko 等研究发现对吸烟指数≥400 的高危人群进行了每年 2 次的 SCT 可使 I 期肺癌的发现率达到 93%。因此，SCT 筛查用于肺癌早期诊断有重要的意义。

应用薄层扫描技术及三维重建，可更好显示气管、主支气管、叶支气管甚至段支气管，对早期诊断中央型肺癌具有一定价值。薄层高分辨率 CT 检查对肿瘤的边缘、内部结构可提供更多的信息，这无疑增加了病灶定性诊断的准确性和可靠性。总之，螺旋 CT 对肺内孤立结节、小病变的筛出率及定性诊断能力明显优于胸部平片。

2. 低剂量螺旋 CT

低剂量螺旋 CT（low does spiral CT，LDSCT）是目前最有希望成为筛查早期肺癌的新技术，也是近几年国内外研究的热点。其放射剂量仅是常规 CT 的 1/6，可以检出直径 2mm 的肺部结节，并可以利用计算机技术进行三维重建随访患者病情的发展，既降低了受检者在放射线下暴露时间和水平，又获得了足够的胸部图像。因此，该技术应用于肺癌高危人群筛查，能使筛查能力有很大提高。

作为影像学手段，LDSCT 在筛查的同时不仅可以对病变位置做出准确定位，而且有很高的敏感性和特异性。虽然 LDSCT 筛查早期肺癌存在争议，但大多数学者认为，大规模随机对照试验的经验积累和筛查方案的设计，以及在人群选择上的更加科学和规范，LDSCT 已显示出良好的临床应用前景。

3. PET-CT

正电子发射型计算机断层（positron emission computed tomography，PET）有助于对胸部X线片或CT检查所发现的病变进行定性诊断，并评估肺癌治疗的疗效。PET-CT是将PET和CT两种先进的影像技术有机结合在一起的新型影像检查技术，其融合了PET能反映肿瘤代谢能力和CT的高分辨率两方面的优点，使其优势互补。一次PET-CT检查即可完成全身扫描，集合了断层图像和全身显像的特点，可获得冠状面、矢状面、横断面三个方向的全身断层融合图，两者的结合可获得"1+1>2"的效应。Goerres等对75例平均肿瘤大小为10~30mm的非小细胞肺癌患者进行PET-CT检查，其诊断准确性也明显高于单纯的CT或PET。Lardinois等报道了409例非小细胞肺癌患者病灶，用整合型PET-CT诊断的准确率为88%，而CT、PET及PET-CT联合诊断的准确率分别为58%、40%及65%，同时还发现PET-CT对胸壁和纵隔受侵犯情况检测也优于其他三种方法。阮征等对61例肺部肿块患者进行18F-FDG-SPECT/CT检查，首先对病灶、淋巴结或其他感兴趣的部位进行了精确定位，然后进行FDG代谢的测定，并与胸部CT进行比较。18F-FDG-SPECT/CT检查肺癌的准确率为84%，敏感性为82%，特异性为87%；胸部CT对肺癌诊断的准确率为72%，敏感性为74%，特异性为70%。研究显示，PET-CT可以明显降低肺癌检查的假阳性和假阴性，使肺内小结节的诊断更为准确。

三、磁共振

磁共振（MRI）由于其独特的成像特点，除反映病变形态学特征外，还可在一定程度上反映受检组织的病理生理学特征。T1WI可较好地显示解剖关系，而T2则可更好地区分病变的病理情况。如癌灶信号高欠均匀，T2呈小结节状高信号者，提示病理改变为结节状癌灶被增生粗大的纤维组织包绕；癌灶信号不均匀，T2可见散在高信号点状灶者，提示病理改变为肿瘤内的坏死。MRI用于肺部疾病检查时无须对比剂即可获得良好的血管成像，具有较好的软组织分辨率，能够多方位无衰减地观察肿块的形态和毗邻关系。MRI亦能了解肺门肿块、肺尖肿瘤侵犯，纵隔心包、大血管受累情况。但由于MRI扫描时间长，肺部氢质子含量少，信号较差，以及易受呼吸、心搏等运动和胸部大血管血流的影响，MRI肺部扫描伪影多，分辨率较低，不能显示肺部的细微解剖结构或早期肺癌病灶的内部结构、癌周情况及局部浸润程度、肋骨破坏与否、有无钙化等，因此MRI不适用于肺癌的筛查。

四、痰细胞学检查

肺癌表面脱落的癌细胞可随痰液咳出。痰细胞学检查找到癌细胞则可以明确诊断，多数病例还可判别肺癌的病理类型。痰细胞学检查的准确率为80%以上。起源于较大支气管的中心型肺癌，特别是伴有血痰的病例，痰中找到癌细胞的机会更多。临床上对肺癌可能性较大者，应连续数日重复送痰液进行检查。

1. 常规痰脱落细胞学检查

痰脱落细胞学检查对肺癌的阳性检出率约为50%，对起源于大气管的中心型肺癌，如鳞癌和小细胞癌的阳性检出率较高，因为肿瘤向管腔内生长，表层癌细胞易脱落因而痰检阳性率高；周围型肺腺癌的阳性率较低，痰脱落细胞学检查筛查早期肺癌的敏感性仅为20%~

30%。有关于痰可靠性的结果不一，在 13%~82% 之间。

2. 痰液基细胞学检查

常规痰脱落细胞学检查阳性率不高的一个重要因素是制片误差。目前有 ThinPrep 检测系统和 AutoCyte Prep 检测系统，两者基本原理类似。Rana 等报道对 207 份肺癌痰标本进行细胞学检测，结果 ThinPrep 的阳性检出率与传统细胞学涂片接近，但 ThinPrep 对 2 例经常规痰脱落细胞学检查阴性者，确诊为肺癌。在取材细胞分离、涂片的厚薄、背景及细胞结构观察上都较传统细胞学涂片法有很大改进。

五、纤维支气管镜、荧光纤维支气管镜及电磁导航支气管镜检查

纤维支气管镜（纤支镜）检查主要用于早期中心型肺癌的筛查和早诊。纤维支气管镜检查可以获得细胞学、组织学检查标本。对于周围型肺癌，可通过支气管肺泡灌洗或跨支气管壁针吸活检获得细胞学或组织学标本。对于中心型肺癌，纤维支气管镜检查的阳性率可达 95%，周围型肺癌阳性率可达 50% 左右。20 世纪 80 年代，荧光纤维支气管镜的诞生是高分辨率照相机、计算机和支气管镜等多项技术交叉结合的产物。目前世界上临床应用最普遍的是荧光纤维支气管镜（lung imaging fluorescence endoscope，LIFE）。LIFE 系统的工作原理是用波长为 400~440nm 的蓝色光照射支气管树，支气管镜连接高分辨率照相机，将观察部位的荧光图像通过数据转换器输入计算机，最后将观察部位的图像反映至荧光屏幕上。Lam 等用 LIFE 及白光纤维支气管镜检查 233 例肺癌或有肺癌危险因素者。共取活检 717 处，病理结果显示 338 处为正常组织或炎症，203 处为上皮化生或轻度不典型增生，78 处为中重度不典型增生，35 处为原位癌，63 处为浸润癌。诊断中重度不典型增生、原位癌、浸润癌的敏感性及正常组织的特异性，白光纤维支气管镜分别为 38.5%、40%、98.4% 和 91.1%，而 LIFE 则分别为 73.1%、91.4%、100% 和 86.7%。可见 LIFE 对癌前病变和原位癌的敏感性有明显提高。电磁导航支气管镜（ENB）是以电磁定位技术为基础，结合计算机虚拟支气管镜与高分辨率螺旋 CT，经支气管镜诊断的新技术，可精准地到达常规支气管镜无法到达的肺外周病变部位或进行纵隔淋巴结定位，获取病变组织进行病理检查，并可应用于肺部小结节的术中定位。在肺结节的诊治中发挥着重要的作用。

六、肺癌筛查的分子病理学技术

1. 端粒酶

端粒酶在恶性肿瘤中的检出率高达 84%~95%，是目前公认的最广泛的肿瘤标志物。李勃等在研究中发现，肺癌患者诱导痰和自然痰中端粒酶阳性率分别为 77.5% 和 52.5%，而肺良性病变中只有 12%；对肺癌诊断敏感性、特异性、准确率分别为 77.5%、88.0% 和 81.5%。因此，检测端粒酶活性对肺癌筛查和早期诊断有重要的临床价值。

端粒酶反转录酶（human telomerase revere transcriptase，HTERT）是端粒酶活性调节的主要部分，它在正常组织的增生和肿瘤的产生中起着至关重要的作用。Kolquist 等发现 HTERT 的表达始于肿瘤发生的早期，在癌变过程中表达逐渐增加。Chen 等在对肺癌组织和非肺癌组织的端粒酶和 HTERT 测定中发现，前者的二项阳性率为 79% 和 91.2%，而后者只有 0 和 10.3%。

2. P53 抑癌基因

P53 抑癌基因在众多肿瘤中突变率高，已成为常用的肿瘤分子标志物之一，已有大量研究报道 P53 基因突变在肺癌癌组织中十分常见。Gessner 等研究发现 100%的 NSCLC 患者中检测到 P53 基因突变，而正常志愿者中无一人检测到。

有研究通过检测肺癌患者痰液标本中 P53 基因突变情况，得出以下结论：以 P53 基因发生突变诊断肺癌的敏感度为 45.2%，特异度为 96.8%；良性肺病患者痰液标本中未发现突变。因此，P53 基因突变的检测可以作为一种理想的早期检测肺癌的指标。

3. 血清肿瘤标志物

肿瘤标志物是细胞癌变时发生、发展、浸润及转移过程中分泌的一些活性物质，存在于癌组织及宿主体液内，在肺癌早期诊断方面有重要意义。单一的肿瘤标志物因灵敏度低难以作为筛查工具使用，但联合肿瘤标志物的筛查可以大大增加早期肺癌的检出率。

癌胚抗原（CEA）、神经元特异性烯醇化酶（NSE）和细胞角蛋白 19 片段（$CYFRA_21-1$）是目前最有价值的肺癌标志物。魏文启等为表明单项检测具有一定的局限性，以肺癌组与良性肺病组和正常对照组做对比，肺癌患者血清 CEA、NSE 及 $CYFRA_21-1$ 的含量有明显增高（$P<0.01$），3 项指标联合检测的阳性率为 92.9%，明显高于 CEA 的 53.1%、NSE 的 40.8%、$CYFRA_21-1$ 的 63.3%及 NSE、$CYFRA_21-1$ 联合检测的 83.7%。血清 CEA、NSE 及 $CYFRA_21-1$ 联合检测可显著提高肺癌诊断的阳性率，对肺癌的早期诊断具有极其重要的临床意义。

4. P16 基因

P16 基因是迄今为止人类发现的第一个最直接的抑制肿瘤发生的基因，与许多肿瘤的发生、发展密切相关。由于其分子量小，易于操作，是采用基因工程技术诊断的理想基因。Marx 的研究认为，P16 基因在肺癌发生发展中的作用可能比任何其他基因都重要。

Belinsky 对肺癌中 P16 基因甲基化的改变做了较为系统的研究，在肺癌患者的痰中检出 43%（3/7）的样品存在 P16 基因甲基化改变，而在没有肺癌的吸烟者痰中只检出 19.2%（5/26）的样品存在 P16 基因甲基化改变。腺癌样本中，94%发生了 P16 基因甲基化改变，而且在重度增生阶段常检测到 P16 基因的甲基化，说明它是癌症发生过程中的早期改变。鳞癌样本中，基底细胞增生、鳞状化生和原位癌中 P16 基因甲基化的检出率分别是 17%、24%和 50%。因此，P16 基因甲基化在肺癌发展中是一个早期事件，有可能成为肺癌早期检测和评价预防措施效果的新标志物。

第二节　筛查及早期诊断方案

一、筛查方案

1. 筛查对象

①年龄 40 岁以上的人群；②每天吸烟 20 支以上，吸烟史 20 年以上者；③有毒、有害职业接触史 10 年以上者；④有癌症家族史者；⑤有慢性呼吸系统疾病者及痰中带血者。

2. 筛查最佳起始和终止年龄

尽管原发性肺癌可发生在 20 岁左右，甚至 15 岁以下的人群，但最常见于 40 岁以上的人群。现有的研究表明，从支气管上皮增生至发展为肺癌，约需要 10 年时间。对于吸烟和环境致癌物暴露者，35~40 岁是癌前病变的高峰期。因此，在我国经济发达的大中城市，对于一般人群的筛查起始年龄可定在 40~45 岁；对于肺癌职业性和非职业性高发人群，筛查起始年龄可定在 35~40 岁。对于经济欠发达地区，对于一般人群的筛查起始年龄可定在 45 岁；而对于肺癌高危人群和高发区人群的筛查起始年龄则应定在 40 岁。肺癌随年龄增长，其发病率和死亡率均逐渐升高，而 75 岁之后则明显下降，故可把大于 75 岁作为筛查的终止年龄。

3. 筛查间隔

①对所有筛查对象都应定期筛查，尤其是高危人群。②胸部 X 线片和痰细胞学均正常者，每年筛查 1 次。③胸部 X 线片正常、痰细胞学检查有重度上皮增生和肺癌易感基因检测可疑异常者，每 6 个月筛查 1 次。④胸部 X 线片正常，痰细胞学检查可疑、肺癌易感基因检测异常者，应行胸部 CT 和（或）纤维支气管镜检查，如纤维支气管镜和胸部 CT 均正常者，应每 2~3 个月筛查 1 次。⑤痰细胞学检查和肺癌易感基因检测阳性，胸部 CT 和纤维支气管镜检查正常者，应每 1~2 个月筛查 1 次，直到确诊或排除肺癌。⑥痰细胞学、肺癌易感基因检测正常，胸部 CT 异常，而纤维支气管镜检查阴性者，应每月筛查 1 次，直到排除或确诊肺癌。

4. 随访对象

①细胞学检查或组织学检查为重度支气管上皮增生者；②肺癌易感基因异常者；③有肺癌家族史，同时伴支气管上皮中度增生和肺癌易感基因异常者。

肺癌的治疗效果与预后取决于肺癌能否早期诊断。要做到早期诊断肺癌取决于两方面的重要因素：①患者对肺癌防治知识的了解，一旦出现任何可能与肺癌有关的症状应及时就诊；②医务人员对肺癌早期征象的警惕性，应避免漏诊、误诊。尤其在肺癌与某些肺部疾病共存或其影像学表现与某些疾病相类似时，应及时进行鉴别，以利于早期诊断。

二、肺癌分类

肺癌按解剖学部位、组织病理学可分为不同类型。

1. 按解剖学部位分类

（1）中央型肺癌：指发生于肺叶或肺段以上的支气管，主要为鳞状细胞癌、小细胞癌和大细胞癌，其可导致多种气道阻塞性改变，如：①阻塞性肺气肿，为支气管活瓣性阻塞的结果；②阻塞性肺炎，是因支气管狭窄而继发的肺感染；③阻塞性支气管扩张，为肿瘤远端支气管内黏液潴留及内径增宽；④阻塞性肺不张，为支气管阻塞后肺内气体吸收所致。

（2）周围型肺癌：指发生于肺段以下的支气管，见于各种组织学类型的肺癌。

（3）弥漫型肺癌：癌组织沿肺泡管、肺泡弥漫性生长，主要为细支气管肺泡癌及腺癌。大体病理形态可为多发结节、斑片，或为一叶、数叶及两肺多发的肺实变。

2. 按组织病理学分类

（1）非小细胞肺癌（non-small cell lung cancer，NSCLC）

①鳞状细胞癌：包括乳头状型、透明细胞型、小细胞型和基底细胞样型。典型的鳞癌细胞大，呈多角形，胞质丰富，有角化倾向，核畸形，染色深，细胞间桥多见，常呈鳞状上皮样排列（彩图 3-3A）。电镜检查癌细胞间有大量桥粒和张力纤维束相连接。以中央型肺癌多见，并有向管腔内生长的倾向，早期常引起支气管狭窄导致肺不张或阻塞性肺炎。癌组织易变性、坏死，形成空洞或癌性肺脓肿。鳞癌最易发生于主支气管腔，发展成息肉或无蒂肿块，阻塞管腔引起阻塞性肺炎。有时也可发展成周围型，倾向于形成中央性坏死和空洞。

②腺癌：包括腺泡状腺癌、乳头状腺癌、细支气管-肺泡细胞癌、实体癌黏液形成。典型的腺癌呈腺管或乳头状结构，细胞大小比较一致，圆形或椭圆形，胞质丰富，常含有黏液，核大，染色深，常有核仁，核膜比较清楚（彩图 3-3B）。腺癌倾向于管外生长，但也可循泡壁蔓延，常在肺边缘部形成直径 2~4cm 的肿块。腺癌早期即可侵犯血管、淋巴管，常在原发瘤引起症状前即已转移。

③大细胞癌：包括大细胞神经内分泌癌、复合性大细胞神经内分泌癌、基底细胞样癌、淋巴上皮瘤样癌、透明细胞癌、伴横纹肌样表型的大细胞癌。可发生在肺门附近或肺边缘的支气管。细胞较大，但大小不一，常呈多角形或不规则形，呈实性巢状排列，常见大片出血性坏死；癌细胞核大，核仁明显，核分裂象常见，胞质丰富，可分巨细胞型和透明细胞型，透明细胞型易被误诊为转移性肾腺癌（彩图 3-3C）。其诊断准确率与送检标本是否得当及病理学检查是否全面有关，电镜研究常会提供帮助。大细胞癌的转移较小细胞未分化癌晚，手术切除机会较大。

④其他：腺鳞癌、类癌、肉瘤样癌、唾液腺型癌（腺样囊性癌、黏液表皮样癌）等。

（2）小细胞肺癌（small cell lung cancer，SCLC）：包括燕麦细胞型、中间细胞型、复合燕麦细胞型。癌细胞多为类圆形或菱形，胞质少，类似淋巴细胞。燕麦细胞型和中间型可能起源于神经外胚层的 Kulchitsky 细胞或嗜银细胞。胞质内含有神经内分泌颗粒，具有内分泌和化学受体功能，能分泌 5-羟色胺、儿茶酚胺、组胺、激肽等肽类物质，可引起类癌综合征。在其发生、发展的早期多已转移至肺门和纵隔淋巴结，并由于其易侵犯血管，在诊断时大多已有肺外转移。

三、影像学检查进行早期筛查与诊断

1. 中央型肺癌

其 X 线、CT 及 MRI 可见以下表现。

（1）早期中央型肺癌：X 线胸片常无异常表现，胸部 CT 能够显示支气管管腔或管壁的异常。

（2）阻塞性改变：不具有特征性。X 线胸片及胸部 CT 能够显示阻塞性肺气肿、阻塞性肺炎、阻塞性肺膨胀不全或不张等，而胸部 MRI 显示不佳。

（3）肺门肿块：肿瘤向管壁外生长，与转移的肺门淋巴结均可在肺门区形成肿块。X 线、胸部 CT 及 MRI 均能够显示。X 线胸片上，右肺门肿块与右上叶不张相连构成反 "S" 征，见于右上叶支气管肺癌。

（4）支气管管腔内肿块、管壁增厚、壁外肿块、管腔狭窄或闭塞：胸部 CT 显示清晰，而 X 线胸片、胸部 MRI 显示不佳。

（5）纵隔淋巴结转移与纵隔结构浸润：纵隔淋巴结>15mm 常提示转移。纵隔结构浸润的胸部 CT 显示为肿瘤与纵隔间脂肪间隙消失、肿瘤与纵隔结构分界不清，胸部 MRI 显示为纵隔结构周围薄层高信号带消失。腔静脉瘤栓的胸部 MRI 显示为结节状中等信号。

2. 周围型肺癌

周围型肺癌多表现为肺内结节或肿块，部分结节呈磨玻璃样不透光区，少数表现为浸润阴影或条索状阴影。常合并肺门、纵隔淋巴结肿大。肺小结节、肿块可部分具有以下征象，但这些征象不一定是肺癌特有的。

（1）形态：类圆形或不规则形。

（2）边缘：细小深分叶、浓密的细短毛刺常可见。

（3）月晕征：结节周围环以磨玻璃样影。病理为出血性肺梗死、肿瘤细胞浸润。

（4）支气管充气征。

（5）癌性空洞：可见壁结节。

（6）钙化：1%~14%的肺结节出现。

（7）血管集束征。

（8）病灶的胸壁侧小片状浸润。

（9）胸膜凹陷征：腺癌和细支气管肺泡癌多见。

（10）CT 及 MRI 增强后，肺结节呈轻、中度均匀或不均匀强化（增强后密度比平扫时增加 15~20HU），部分结节呈内缘不规则的环状强化。

（鲁小敏）

第二章　肺癌标志物的检测

肿瘤标志物是可以在血清、血浆、其他体液、组织提取物或石蜡固定的组织中检测到的自然生长的分子，有的只存在于胚胎，有的只在肿瘤患者体内出现，还有一些在正常人和肿瘤患者体内均存在但肿瘤患者体内含量明显增高。肿瘤标志物存在于细胞质和细胞核中，与细胞表面膜相连，在血液中进行循环，可以通过化学、免疫学及基因组学等方法检测其存在或测定其含量，用于确定肿瘤存在、评价患者预后及监测治疗效果。

第一节　常用免疫学检查方法

一、免疫组织化学检查方法

免疫组织化学简称免疫组化，是应用免疫学基本原理中的抗原抗体特异性反应，对组织或细胞内的抗原或抗体物质进行定性和定位的一种组织学技术。

免疫组化中抗体的标记方法很多，主要有荧光物质、放射性核素、胶体金属、酶类等标记法。免疫荧光法必须有荧光显微镜，且存在荧光强度随时间延长而逐渐消退、阳性部位定位不准确等缺点，使其应用受到一定限制。

放射性核素（如 32P、35S、14C、3H 等）均可作为抗体的标记物，但由于其操作需要有一定的技术设备，且存在放射性污染、操作复杂等缺点，故已逐渐被酶标记法取代。

胶体金属标记法主要采用胶体金标记，胶体金是分散相粒子的金溶胶，常用直径为 5～15nm 的胶体金粒子。金溶胶颗粒表面带有较多电荷，能与蛋白质分子吸附结合，利用此作用使抗体吸附于金溶胶粒子表面，即金标记抗体，可识别组织或细胞中相应的抗原。也可用金催化还原银离子的原理，结合摄影技术以银来增强金标记抗体的可见性，即免疫金银法（IGSS）。由于在电镜下金溶胶能呈现高电子密度，对比度强，故可用免疫电镜进行细胞超微结构的抗原定位、定性及定量研究。

酶标记的抗体与相应抗原特异结合后，加入酶的底物，在酶的催化下引起底物水解、氧化或还原反应而显色。常用的酶有辣根过氧化物酶（horseradish peroxidase，HRP）、碱性磷酸酶（alkaline phosphatase，AP）、葡萄糖氧化酶（glucose oxidase，GO）等。HRP 具有制备方法简便、价格低廉、易于与其他蛋白质偶联、呈色反应好等优点，是应用最广泛的酶，其显色剂为二氨基联苯胺四盐酸盐（DAB），反应后可在细胞内形成稳定的褐色沉淀；AP 的显色剂为坚固蓝（BB）或坚固红（TR），与萘酚（AS-MX 或 AS-TR）磷酸钠盐反应后分别产生蓝色或红色产物。为消除内源性 HRP 或 AP，在加抗体前需要分别用 0.3% 过氧化氢溶液或左旋咪唑封闭。葡萄糖氧化酶及 α_2-半乳糖苷酶也是近年来常用的酶类，由于人体组织不含这两种酶，因此不存在内源性酶活性干扰的问题，不需封闭。

免疫酶标法的基本方法有直接法、间接法、间桥法、PAP 法、A 蛋白-PAP 法及 ABC 法。

二、血清免疫学检查方法

血清免疫学检查方法是肿瘤标志物检测一类最常用方法的总称，这类方法灵敏度高、特异性强、稳定性好，大部分属于第三代超微量检查方法，常用的检查方法包括放射免疫技术（包括 RIA 及 IRMA）、化学发光免疫分析技术（包括 CLIA 及 ECLIA）、时间分辨荧光免疫分析技术（TrFIA）、酶免疫分析技术（EIA）、荧光偏振免疫分析技术（FPIA）、二维电泳技术和免疫芯片技术等。

1. 放射免疫技术

放射免疫技术是利用放射性核素的可探测性、高灵敏性、高准确性与抗原抗体反应的高特异性相结合而建立的一类免疫测定技术。该技术是测量微量及超微量生物活性物质常用的一种技术手段，具有灵敏度高（可达 $10-15 \sim 10-9g/L$ 水平）、特异性强、重复性好、操作简便、易于标准化等特点，已被广泛应用于生物医学研究和临床诊断领域中各种微量蛋白质、激素、小分子药物和肿瘤标志物的定量分析。

按照放射免疫技术的原理与方法，主要分为两种技术类型，即放射免疫分析（radio immunoassay，RIA）和免疫放射分析（immunoradiometric assay，IRMA）。

放射免疫分析（RIA）是放射免疫技术中最早创立的，也是最经典的一种模式，它以放射性核素标记的抗原（Ag*）与反应体系中待测样品内的未标记抗原（Ag）竞争结合有限数量的特异性抗体（Ab），根据剂量-反应曲线，可以计算出待测抗原的含量。

免疫放射分析（IRMA）是在 RIA 的基础上发展起来的一种超微量分析技术，与 RIA 不同的是，它以过量的标记抗体（Ab*）与待测抗原进行非竞争性结合反应，其灵敏度、重复性和可测范围均优于 RIA，操作程序也更简便。

目前临床应用的绝大多数肿瘤标志物属于大分子蛋白质，适用于标记抗体的非竞争性结合分析，因此在肿瘤标志物检测方面，IRMA 技术被广泛采用。

2. 化学发光免疫分析技术

化学发光免疫分析技术是利用在化学反应中释放大量自由能产生激发态中间体，激发态不稳定，当中间体回到稳定的基态时会发射出光子（hγ），利用发光信号测量仪器对发出光子的量进行定量测定，即可测定出待测物质的含量。化学发光免疫分析技术的灵敏度与放射免疫技术基本上处于相同水平，它克服了放射免疫技术试剂有效期短、存在放射性污染等缺点，同时实现了全自动化，为临床上大批量样品的常规检测提供了便利条件。根据反应原理的不同，化学发光免疫分析技术主要有两种类型，即化学发光免疫分析（chemiluminescence immunoassay，CLIA）和电化学发光免疫分析（electrochemiluminescence immunoassay，ECLIA）。

CLIA 的原理是将发光物质（或触发产生发光的物质）直接标记在抗原或抗体上，或经过酶促放大发光底物的发光反应，先进行抗原抗体的免疫反应，再启动化学发光反应，通过定量测定光子的量多少，可以计算出待测抗体或抗原的含量。

ECLIA 是一种在电极表面由电化学引发的特异性化学发光反应，包括了电化学和化学发光两个过程。ECLIA 与 CLIA 的差异主要在于 ECLIA 是由电启动发光反应，而 CLIA 则是通过化合物混合启动发光反应。ECLIA 的基本原理是三联吡啶钌［Ru（bpy）3］2+和三丙胺

（TPA）在电场作用下通过氧化还原反应产生化学发光，TPA 起传递电子体的作用。其优点是发光时间长、强度高、可循环利用，使发光更易测定，灵敏度高（可达 pg/mL 水平），反应时间短，试剂稳定性好。

3. 时间分辨荧光免疫分析技术

时间分辨荧光免疫分析（time-resolved fluorescence immunoassay，TrFIA）又称解离-增强镧系荧光免疫分析（dissociation-enhancement lanthanide fluoroimmunoassay，DELFIA），是对以往荧光免疫测定中不易克服的本底荧光干扰加以改进而建立起来的一种超微量检测技术。其基本原理是以镧系元素螯合物进行荧光标记，利用这类荧光物质有长荧光寿命的特点，延长荧光测量时间，待寿命较短的本底荧光完全衰退后再进行测定，则所测得的荧光信号完全为长寿命镧系螯合物的荧光，从而可以有效地消除非特异性本底荧光的干扰。该技术具有超灵敏、动态范围宽、稳定性好、易于自动化、不损害样品、可同时测定两种或两种以上抗原等特点。

4. 酶免疫分析技术

酶免疫分析（enzyme immunoassay，EIA）是用酶标记抗原或抗体来进行免疫反应的一类超微量分析技术，其原理与放射免疫技术相似。待反应结束后，加入底物显色，根据显色的程度不同可以计算出待测抗体或抗原的含量。EIA 中目前应用最多的是酶联免疫吸附分析（enzyme linked immunosorbent assay，ELISA）。

ELISA 法既可标记抗体又可标记抗原，可以定量测定抗体的效价或可溶性抗原的含量。ELISA 的基础是抗原或抗体的固相化及抗原或抗体的酶标记。ELISA 法灵敏度高、特异性强、试剂有效期长，可广泛用于肿瘤标志物的临床检测，其主要方法有以下几种。

（1）间接法：是检测抗体最常用的方法。其原理是将已知可溶性抗原吸附于固相载体（聚苯乙烯板或管、琼脂糖小珠），洗涤后加入待检血清，若其中含有特异性抗体，则与固相抗原结合；洗涤，加入酶标记抗抗体，与附着在固相上的免疫复合物结合，洗涤，最后加入底物显色，测定显色程度以计算待测抗体量。本法只要更换不同的固相抗原，就可以用一种酶标记抗体检测各种与抗原相应的抗体。

（2）双抗体夹心法：是检测抗原最常用的方法。其原理是将已知特异性抗体吸附于固相载体，洗涤后加入待检标本，使待测抗原与固相抗体结合，洗涤，加入酶标记第二抗体，洗涤，加入底物显色，通过检测显色的程度计算出待测抗原的含量。根据同样原理，用大分子抗原分别制备固相抗原及酶标记抗原，可以用双抗原夹心法测定标本中的抗体。

（3）竞争法：是检测小分子抗原常用的方法，此法也可用于测定抗体。以测定抗原为例，其原理是将已知抗体吸附于固相载体上，加入酶标记抗原和待检抗原，竞争结合固相抗体，洗涤，加入底物显色，通过与只加入酶标记抗原未参与竞争的显色程度相比较，即可计算出待测抗原含量。

5. 荧光偏振免疫分析技术

荧光偏振的原理是荧光物质经单一平面的偏振光（波长 485nm）照射后，可吸收光能跃入激发态，回到基态时释放能量并发射出单一平面的偏振荧光（波长 525nm），偏振荧光的强度与荧光物质受激发时分子转动的速度成反比。荧光标记的小分子抗原在溶液中旋转速度快，其荧光偏振光强度小，当荧光标记的小分子抗原与其相应抗体结合成免疫复合物后，形成的大分子在溶液中旋转速度变慢，荧光偏振光强度增大。荧光偏振免疫分析（fluorescence polarization immunoassay，FPIA）就是依据荧光标记抗原与其抗原抗体复合物之间荧光偏振程度的差异，用竞争法测定出溶液中小分子抗原的含量。

6. 二维电泳技术

第一维电泳是等电聚焦，在细管（直径 1~3mm）中加入含两性电解质、8mol/L 的脲及非离子型去污剂聚丙烯酰胺凝胶进行等电聚焦电泳，蛋白质根据其等电点的不同在细管中移动不同的距离，从而达到分离的目的。然后将凝胶从管中取出，用 SDS 缓冲液处理 30min 后，将凝胶条放在 SDS-聚丙烯酰胺凝胶电泳浓缩胶上，加入丙烯酰胺溶液或融化的琼脂糖溶液使其固定并与浓缩胶连接。在第二维电泳过程中，结合了 SDS 的蛋白质从等电聚焦凝胶中进入 SDS-聚丙烯酰胺凝胶，在浓缩胶中被浓缩，在分离胶中依据其相对分子质量的不同而被分离并分布在二维图谱上。

二维电泳可分离等电点相差不足 0.01 个 pH 单位的蛋白质，分离度极高，在分离蛋白混合样品、比较差异方面具有不可替代的作用，但其一次所能处理的样品量较小，只适用于分离微量的高纯度产物。对细胞提取液进行二维电泳，可分辨出 1 000~2 000 个蛋白质，有的甚至高达数千乃至上万，具有很高的分辨率。因此，通过二维电泳技术，可分离出正常组织细胞与肿瘤细胞之间具有差异的蛋白质组分，这在肿瘤研究的多个领域中发挥了重要作用。

7. 免疫芯片技术

免疫芯片（immunochip）又称抗体芯片（antibody-chip），是最重要的蛋白质芯片，是将抗原抗体反应的特异性与电子芯片的高密度聚成原理相结合而建立的一种生物芯片检测技术。其原理是将几个、几十个，甚至几万个抗原或抗体高密度排列在一个芯片上，与待检样品进行反应，可一次性获得芯片中所有已知抗原或抗体的检测结果，其优点是信息量大、速度快、操作简便、成本较低、用途广泛、自动化程度高等。

免疫芯片除可在基因组计划和生物医学领域对重要的蛋白质进行功能鉴定及诊断疾病外，还可在高通量药物筛选、环境及农业检测、食品卫生、生物武器等方面发挥重要作用。

第二节　肺部肿瘤的主要标志物

一、肿瘤相关抗原及分化抗原

1. 癌胚抗原（carcinoembryonic antigen，CEA）

CEA 是 1965 年由加拿大学者 Gold 和 Freedman 从结肠腺癌和胎儿肠中提取的一种胚胎抗原，是一种糖蛋白，由胎儿体内能分泌多糖-蛋白质复合物的腺管上皮细胞合成，等电点 4.8，沉降系数 7~8S，电泳位于 β-球蛋白区。胎儿胃肠管及某些组织细胞具有合成 CEA 能力，存在于细胞表面。通常在妊娠 6 个月内 CEA 含量升高，出生后血清中含量已很低了。偶见于正常成人细胞及良性上皮性肿瘤组织，健康成人血清中 CEA 浓度小于 2.5ng/mL。CEA 基因位于第 19 对染色体，其基因产物的部分结构与免疫球蛋白十分类似，因此属于免疫球蛋白超家族的一员，该家族至少含有 10 个基因，36 种糖蛋白，其代表即为 CEA 及非特异性交叉免疫蛋白（NCA）。

正常细胞分泌的 CEA 进入胃肠道，因而正常成人血清中 CEA 含量极低，而失去极性的癌细胞分泌的 CEA 则进入血液和淋巴液，导致部分癌症患者血清 CEA 水平升高。CEA 是最具特异性的癌胚蛋白之一，也是最早用于 NSCLC 的肿瘤标志物之一，目前认为 CEA 的增高与肺癌的病理分型有关，对肺腺癌的阳性预测率为 58%，在 SCLC 中有 10%~30% 的患者 CEA 阳性。在癌性胸腔积液中测定 CEA 几乎无假阳性。50%~80% 的结肠癌、卵巢癌（尤其是黏液性腺癌）患者血中 CEA 水平升高，手术切除 2 周后血中 CEA 开始减少，1 个月左右恢复至正常水平。癌复发的患者，血中 CEA 水平会再次升高。体内有肿瘤残余时，CEA 可维持在较高水平。所以，消化道癌及妇科癌症患者定期复查血 CEA 水平，对观察疗效、监视复发、估计预后具有重要临床意义。

约有 2/3 的 NSCLC 患者和 1/3 的 SCLC 患者血清中 CEA 含量升高，且与临床分期有关，越接近晚期阳性率越高。其他肿瘤，如胰腺癌、乳腺癌晚期、甲状腺癌、胃癌和其他一些腺上皮来源的恶性肿瘤，均可出现不同程度的 CEA 水平升高，乳腺癌患者的 CEA 水平与肿瘤分期、有无转移相关，还可用于化疗及复发的监测。此外，一些良性疾病，如肺脓肿、肝硬化、肝炎、直肠息肉、溃疡性结肠炎、胆囊炎、胰腺炎、肝外胆管阻塞和重度吸烟者等亦呈现 CEA 水平升高。

2. 糖类抗原 19-9（carbohydrate antigen 19-9，CA19-9）

1979 年，Koprowski 利用人大肠癌细胞株 SW1116 免疫 BALB/C 纯种小鼠获得了单克隆抗体 1116NS19-9，与此抗体相应的抗原称为 CA19-9。CA19-9 相对分子质量为 20 万~100 万，在血液中以唾液酸黏液形式存在，抗原决定簇为唾液酸化 II 型乳酸岩戊糖，其结构与 lea 血型抗原相似。

现已证实 CA19-9 是一种非特异的肿瘤抗原，除胰腺癌外，大肠癌、乳腺癌、肺癌、子宫癌、前列腺癌、胆囊癌等其他恶性肿瘤患者血清 CA19-9 亦可明显升高。有研究报道，肺腺癌细胞可直接产生 CA19-9，其敏感性达 31%~60%，特异性达 60%~92%。CA19-9 在有肺内转移的患者中升高幅度最大，敏感性为 50%。一般 CA19-9 的升高可作为肿瘤复发转移的亚临床诊断或重要的辅助诊断指标。

3. 糖类抗原 242（carbohydrate antigen 242，$CA_2 42$）

$CA_2 42$ 是从人结肠直肠细胞系 Colo-205 单克隆抗体发现并识别，不同于 CA19-9、CA50、CA125 等肿瘤相关抗原的一种鞘糖脂抗原，以唾液酸糖蛋白和唾液酸脂质为主要成分，能识别 CA50 和 CA19-9 的抗原决定簇。

$CA_2 42$ 存在于正常胰腺、结肠黏膜，但含量很低，在胰腺癌、直肠癌、肺癌和胃癌等患者中 $CA_2 42$ 浓度升高。Pujol 等对 NSCLC 患者血清 $CA_2 42$ 水平的研究发现，$CA_2 42$ 的敏感性为 28.5%，特异性为 95.6%，腺癌及大细胞癌患者血清 $CA_2 42$ 水平明显高于鳞癌，且其浓度与疾病状态有关，发生远处转移者其 $CA_2 42$ 水平高于未转移者，与随 TNM 分期的 I~IV 期 $CA_2 42$ 浓度逐渐增高。该研究还发现，$CA_2 42$ 可用于疗效观察，未接受化疗、对化疗无反应或病情未控制者的 $CA_2 42$ 水平明显高于对化疗有反应者。

由于 $CA_2 42$ 敏感性较低，对 NSCLC 的诊断意义不大，但其浓度水平与 NSCLC 的分期密切相关，且能预测化疗反应，但还应该注意一些良性疾病，如胰腺炎、肝硬化、肝炎及腹水等，也可出现 $CA_2 42$ 的轻微升高。

4. 细胞角蛋白 21-1 片段（$CYFRA_2 1-1$）

细胞角蛋白是细胞体的中间丝，根据其相对分子质量和双向二维电泳中等电点的不同，可将细胞角蛋白分为 20 种不同类型，其中 $CYFRA_2 1-1$ 存在于肺癌、食管癌等上皮性起源的肿瘤细胞胞质中，当肿瘤细胞溶解或坏死后，$CYFRA_2 1-1$ 可释放至血清中，从而可作为肺癌的一种肿瘤标志物。Niklinski 等研究发现，$CYFRA_2 1-1$ 对鳞癌的敏感性（76.5%）比腺癌（47.8%）和 SCLC（42.1%）高（$P<0.01$ 和 $P<0.05$），对鳞癌Ⅰ～Ⅳ期的敏感性分别为 60.0%、88.8%、80.0% 和 100%。而且，$CYFRA_2 1-1$ 对鳞癌的敏感性要显著高于 SCC（47.1%，$P<0.05$），因此 $CYFRA_2 1-1$ 对鳞癌的诊断价值要高于 SCC，提示 $CYFRA_2 1-1$ 有可能成为肺鳞癌的首选肿瘤标志物。该研究还显示，$CYFRA_2 1-1$ 在血清中的水平与淋巴结转移的数目成正相关，且随病情进展而升高，在Ⅰ、Ⅱ期肺癌患者中 $CYFRA_2 1-1$ 的水平增高提示有微小转移灶的存在。

$CYFRA_2 1-1$ 还是手术后肺癌患者判断预后的一项独立因素。术后 2 周，肿瘤切除彻底的患者其血清 $CYFRA_2 1-1$ 的水平可降至正常，而 $CYFRA_2 1-1$ 水平下降幅度较低者提示预后较差；$CYFRA_2 1-1$ 水平不降反而升高者，其无病生存期短于 $CYFRA_2 1-1$ 水平正常者。因此，术后定期复查 $CYFRA_2 1-1$ 有助于较早地发现肺癌的复发、转移。

$CYFRA_2 1-1$ 的器官特异性不强，在多个系统、多种器官的疾病中均有不同程度的升高，如脑梗死、肾功能不全、冠心病等，而且 $CYFRA_2 1-1$ 在胸腔积液、腹水中的浓度水平要明显高于血清。因此，在临床应用中，对 $CYFRA_2 1-1$ 的价值要客观分析，采用多项标志物联合检测，以提高对肺癌诊断的敏感性和特异性。

5. 鳞状细胞癌相关抗原（squamous cell carcinoma antigen，SCC-Ag）

SCC-Ag 是肿瘤抗原 TA4 的一个组分，最早由 Kato 和 Torigoe 从宫颈鳞癌中分离得到，最初用作宫颈癌的肿瘤标志物，后来发现 SCC-Ag 也存在于肺、咽、食管、口腔等多个部位的肿瘤组织中，尤其是鳞状细胞癌。肺鳞癌患者的 SCC-Ag 阳性率为 40%～60%，而其他类型的肺癌中 SCC-Ag 的阳性率极低，因此，SCC-Ag 是肺鳞癌比较特异的肿瘤标志物。

SCC-Ag 有助于肺癌的诊断和分型，尽管其敏感性为 30%～50%，低于 CEA，但其特异性高于 CEA。有研究表明，SCC-Ag 的水平升高与肿瘤的 TNM 分期无明确关系，但可提示预后不良。SCC-Ag 可用于临床疗效的观察，在肺鳞癌患者手术前后动态观察中发现，行根治手术的患者 SCC-Ag 在术后 72h 内转阴，而行姑息切除或探查术的患者 SCC-Ag 则仍高于正常，且 SCC-Ag 血清水平的高低不受吸烟的影响。此外，SCC-Ag 在观察肿瘤的复发及转移中亦有一定意义，当出现复发及转移时，SCC-Ag 血清水平的升高要早于临床。

6. 糖类抗原 125（carbohydrate antigen 125，CA125）

CA125 最初是用卵巢癌细胞作为免疫原而制备的单抗 OC125 的相应抗原，故命名为 CA125，后来发现其在肺癌中亦有较高的阳性率。据报道，CA125 对肺癌的敏感性为 30%～61%，特异性为 34%～67%。CA125 可用作肺癌患者的独立预后指标，且不受肿瘤大小、TNM 分期、组织类型及患者年龄的影响。研究表明，肺癌根治术前 CA125 高于正常的患者，其术后 30 个月的生存率明显低于 CA125 正常者（30%～68%）；CA125 升高的 NSCLC 患者其 36 个月生存率明显低于 CA125 水平正常者（20%～67%，$P<0.01$），与其是否手术无明

显关系，且其 36 个月无病生存率也相应低于 CA125 水平正常者（13%~64%）。

由于 CA125 最初是从卵巢癌中发现的，故其在妇科肿瘤中有较多应用。随着临床认识的逐步深入，发现 CA125 在妇科良性疾病如盆腔炎、子宫内膜异位症、子宫肌瘤、子宫腺肌病、卵巢囊肿等中均有一定程度的升高，其中子宫腺肌病患者 CA125 的阳性率可达 80%。此外，CA125 在其他系统的良性疾病中或特殊生理时期也有一定的阳性率，最常见的是肝硬化、心功能减退及妊娠 3 个月内。因此，在解释 CA125 的结果时，应该综合分析。

7. 糖类抗原 15-3（carbohydrate antigen 15-3，CA15-3）

CA15-3 是一种由腺体分泌的黏蛋白，于 1984 年由 Hilkens 等自人乳脂肪球膜上糖蛋白 MAM-6 制备出的小鼠单抗 115-DB 及 Kufu 等自肝转移乳腺癌细胞膜制备出的单抗 DF-3 所识别的一种糖类抗原，可以存在于多种腺癌组织内，如乳腺癌、卵巢癌、胰腺癌等，故临床上常用于乳腺癌及卵巢癌的检测，近年来对 CA15-3 在肺癌诊断中的作用已有了一定的认识，发现 CA15-3 对肺癌的诊断、疗效监测及预后判断等有较高的临床价值。研究显示，肺癌患者的 CA15-3 水平升高，以肺腺癌升高最明显，SCLC 次之；当 CA15-3 特异性为 92% 时，其对肺癌诊断的敏感性为 58.8%，其中肺腺癌敏感性为 74.0%，SCLC 为 46.4%；研究还发现，CA15-3 的血清水平具有随肺癌 TNM 分期而增高的趋势。

8. 组织多肽抗原（tissue polypeptide antigen，TPA）

TPA 是瑞典学者 Bjorklund 于 1957 年发现的一种多肽类肿瘤标志物，无器官特异性，可被细胞角蛋白 8、18 和 19 的抗体所识别，分子量为 20~45kD。TPA 与某些细胞分裂素、细胞骨架蛋白有广泛的同源性，当细胞分裂时，其浓度增高。TPA 在上皮性肿瘤中表达增加，由增殖细胞产生和释放，因此，TPA 的水平直接反映了细胞增殖、分化率和肿瘤的浸润程度。国内外研究表明，肺癌患者血清及胸腔积液中的 TPA 水平升高，对肺癌具有辅助诊断价值。与肺良性病变相比，肺癌患者的 TPA 水平均增高，尤以肺鳞癌升高最明显。Paone 等研究发现 TPA 对 NSCLC 与 SCLC 的分类准确率达 92%，未经治疗的肺癌患者血清中 TPA 浓度与原发肿瘤、局部区域型淋巴结转移具有一定的相关性。一般认为，肿瘤越大 TPA 水平越高，治疗后 TPA 水平的变化与病情相一致。

需要注意的是，血清 TPA 水平的升高也可见于一些非肿瘤性疾病，如肺气肿、支气管炎、肝良性疾病、消化性溃疡、胰腺炎、胃炎、前列腺炎、前列腺增生及妊娠等。

9. 铁蛋白（serum ferritin，SF）

SF 是 1884 年由 Schmiedeburg 发现的水溶性铁储存蛋白，1937 年由 Laufberger 定名为铁蛋白，1965 年 Richter 等从恶性肿瘤细胞株中分离出铁蛋白。SF 是由脱铁蛋白组成的具有大分子结构的糖蛋白，由 24 个亚单位聚合而成，每个分子可储存 4 500 个铁原子，在体内铁的储存和代谢方面具有重要作用。由于 SF 在人体组织内分布广泛，多种恶性肿瘤及急性感染、活动性结核等情况下血清 SF 水平均可升高，一般认为 SF 不是一种特异性的肿瘤标志物，在肺部疾病的鉴别诊断中意义不大，也无助于肺癌的早期诊断，但其在肺癌的病情监测、肿瘤的消长及转移方面具有一定的临床价值。通过观察发现，约有 34% 的肺癌患者 SF 增高，在各病理类型间 SF 水平无明显差别，但其浓度可随肺癌病期的进展而增高。对肺癌患者 SF 的动态观察发现，在肺癌病情较轻及稳定期，SF 水平较低，而在肺癌进展或病情加重时 SF 则明显升高。

二、酶类

1. 神经元特异性烯醇化酶（neuron specific enolase，NSE）

NSE 是一个具有高度特异性和高灵敏性的肿瘤标志物，可用于 SCLC 的辅助诊断。NSE 是一种普遍存在于哺乳动物组织中的糖酵解酶，由 α、β、γ 三种亚基构成，存在于神经内分泌细胞和神经源性肿瘤中，如 APUD（amine precursor uptake decarboxylase）细胞系。SCLC 是一种神经内分泌起源肿瘤，可表现出神经内分泌 APUD 细胞系的某些特征，患 SCLC 的患者大多数血清 NSE 水平明显升高，因此，NSE 是 SCLC 最有价值的血清肿瘤标志物之一，敏感性可达 40%～70%，特异性可达 65%～80%，在局限期有 40%～70% 的 SCLC 患者 NSE 增高，在广泛期则有 83%～98% 的 SCLC 患者 NSE 增高。研究表明，早期 SCLC 患者血清 NSE 活性升高率明显低于晚期 SCLC 患者，说明 NSE 并不能作为 SCLC 的早期诊断指标，但血清 NSE 的活性改变与 SCLC 的临床过程有很好的相关性，可作为疗效观察、判断预后、监测病情的指标。有报道称，NSE 水平与 SCLC 转移程度相关，但与转移的部位无关，NSE 水平与其对治疗的反应性有较好的相关性。

NSE 是鉴别 SCLC 与 NSCLC 比较有用的肿瘤标志物，如以 20ng/mL 作为限值，SCLC 的阳性率为 91.8%，而 NSCLC 的阳性率仅为 12.4%。NSE 还可作为 SCLC 与其他肺部良性疾病的鉴别指标，肺部良性疾病的阳性率仅为 3.3%，血清平均水平为（7.9±6.5）ng/mL。

NSE 提示肿瘤复发通常要比临床发现早 4～12 周，Johnson 等发现 SCLC 复发时 NSE 会再次升高，而此时影像学检查尚不能发现肿瘤复发的 SCLC 患者。当再次进行化疗时，NSE 水平则第二次降低。

研究表明，NSE 是判断 SCLC 生存率的最佳指标，单独一项 NSE 的水平变化即可判定患者的预后，随后的一些研究也进一步证实了上述观点。因此，目前已公认 NSE 可作为 SCLC 的一种高特异性、高灵敏性的肿瘤标志物。

由于 NSE 在人脑组织中含量最高，因此，对于缺血性脑血管病及脑外伤等可引起脑部缺血缺氧的疾病，均可导致神经元的坏死，致使神经元胞质中的 NSE 进入脑脊液，通过血-脑屏障使血液中的 NSE 水平增高。此外，NSE 存在于正常红细胞中，因此溶血也会导致 NSE 的检测结果偏高。

2. 胸苷激酶（thymidine kinase，TK）

TK 可催化脱氧胸苷（dT）转变为 dTMP，是嘧啶（pyridine）代谢中的关键酶之一，又称补救酶，有 4 种同工酶，以 TK1 和 TK2 较为重要，TK1（细胞质 TK）和 TK2（线粒体 TK）是具有不同遗传起源的同工酶，受 2 个不同的基因编码，其细胞定位、组织分布、动力学及底物特异性均不同。TK1 在胎儿期合成，可控制人体细胞内 DNA 合成前期至 DNA 合成期的增殖，主要存在于迅速增殖的细胞中，其活性水平与增殖速度呈正相关，静息组织或血清中其活性几乎检测不到。TK2 在增殖细胞中也存在，但活性较低。因此，TK1 被认为是一种肿瘤标志酶，在 SCLC 中 TK 的水平与肿瘤的 TNM 分期和分级呈正相关，但与病理分级关系更密切，提示 TK 水平较低的患者其预后较好。资料显示，TK 分析有助于 SCLC 的诊断，CEA 次之，TK 可作为 SCLC 患者判断预后和随访的指标之一。

其他 TK 活性增高的情况，主要见于单纯疱疹、带状疱疹、巨细胞病毒感染及维生素

B_{12} 缺乏症等。

三、激素类

1. 胃泌素释放肽前体（progastrin-releasing peptide，ProGRP）

神经内分泌组织的异常分化可使 ProGRP 水平增高，ProGRP 与肺癌的病理类型呈良好的相关性，对 SCLC 具有较高的敏感性。ProGRP 是 SCLC 的自主生长因子，大多数 SCLC 均可产生 ProGRP。Yonemori 等报道，ProGRP 可预测接受预防性脑照射的局限性 SCLC 患者的脑转移，通过观察发现放疗前 ProGRP 水平升高是影响脑转移及生存的因素。ProGRP 可用于 SCLC 患者的鉴别诊断、疗效观察及复发监测。需要注意的是，部分慢性肾衰竭患者血清 ProGRP 也可升高，故临床上在检测 ProGRP 的同时应检查患者的肾功能。

2. 促肾上腺皮质激素（adrenocorticotropic hormone，ACTH）

ACTH 是腺垂体分泌的激素之一，其分子结构为由 39 个氨基酸组成的直链多肽，相对分子量约为 4 500，半衰期 7~12min，生物活性主要在 N-末端的 26 个氨基酸，C-末端的 13 个氨基酸对其生物活性无影响，但可起到分子结构稳定作用。ACTH 的分泌不仅受下丘脑的促肾上腺皮质激素释放激素（CRH）的影响，而且各种应激反应皆可刺激 ACTH 的分泌。此外，糖皮质激素对 ACTH 的分泌呈负反馈性抑制。ACTH 是肾上腺皮质生长和分泌的主要调节因素，其分泌呈现昼夜节律变化，一般上午 6-8 时达高峰，下午 6-11 时最低。ACTH 作为肿瘤标志物，主要应用于 SCLC 的辅助诊断，患者血清 ACTH>200ng/L 时提示有 ACTH 异位分泌现象，其中约 50% 为 SCLC 所致，其他则为胸腺瘤、胰岛细胞瘤、甲状腺髓样癌等。

3. 降钙素（calcitonin，CT）

CT 是一种具有降低血钙作用的激素，由甲状腺 C 细胞产生，它是由 32 个氨基酸组成的多肽，相对分子量 3 500，它具有调节血钙平衡作用，与骨代谢密切相关。血中钙、磷、镁升高可刺激 C 细胞分泌 CT，促胃液素、胰高糖素、肠促胰酶素也可促进其分泌。CT 的主要生理作用是抑制破骨细胞活性，减少溶骨作用，从而降低血钙、磷的浓度，影响骨质代谢。CT 作为一种肿瘤标志物，对甲状腺髓样癌具有特异性诊断价值，甲状腺髓样癌患者血清 CT 水平可达 2 000~5 000ng/L，其他部位肿瘤（如乳腺癌、肺癌、胃肠道癌、胰腺癌、嗜铬细胞瘤等）患者的血清 CT 水平也均有升高。肺癌时 CT 可达 1 342ng/L，局限性 SCLC 时 CT 平均水平近 200ng/L，病变浸润广泛时可达 1 346ng/L，CT 水平持续剧烈升高表明有癌症转移，肺癌转移时，CT 水平增高可比其他诊断提前 4~5 个月给予提示。

（鲁小敏）

第三章　肺癌的分子诊断标志物

第一节　肺癌上皮性免疫标志物

一、细胞角蛋白

1. 细胞角蛋白（cytokeratin，CK）的结构

CK 是上皮组织的特异性标志物，目前商品化的细胞角蛋白有 20 余种，不同分子量的 CK 代表不同类型的上皮标志。CK 分为两大类型：Ⅰ 型相对分子量小（分子量 40～56.5kD），具有酸性等电点；Ⅱ 型相对分子量高（分子量 53～67kD），具有碱性或中性等电点。CK 由头部区、尾部区及中间的杆状区三部分构成。由约 310 个氨基酸组成的杆状区为 CK 分子的中心，呈高度保守的螺旋结构域，它包含 1A、1B、2A、2B 四个大的 α_2 螺旋区，其间被非螺旋结构所分隔。杆状区的两侧为分子量大小不同的氨基末端的头部区和羧基末端的尾部区，呈非螺旋结构。两条 CK 分子装配成卷曲的异二聚体再以反向平行的方式结合。

2. CK 的作用

CK 在细胞转化过程中一般保持其亚微结构和免疫学特性，检测 CK 类型可判断肿瘤组织学来源，对于肿瘤的诊断和鉴别诊断有十分重要的意义。

3. CK 的表达

角蛋白丝分子量为 40～70kD，是组成 Ⅰ 型和 Ⅱ 型中间丝的主要成分。理论上讲，大多数单层上皮表达相对分子量低的 CK，而相对分子量高的 CK 多表达在复层上皮；角化上皮多表达相对分子量高的 CK；尿路上皮和呼吸道上皮既表达相对分子量低的 CK，也表达相对分子量高的 CK。广谱角蛋白抗体通常用于上皮组织的鉴别诊断，通常是一系列单克隆抗体的组合，包括 AE_1、AE3、CAM5.2 和 35βH11。这一组广谱上皮标记物在大多数上皮组织内及其肿瘤组织细胞内呈阳性表达。单克隆抗体 AE_1 角蛋白能识别 CK15、CK16 和 CK19；单克隆抗体 AE3 识别 CK1、CK2、CK3、CK4、CK5、CK6 和 CK8；CAM5.2 抗体可识别 CK8 和 CK18，其在神经内分泌肿瘤中的阳性率高于 AE_1/AE3。CK34β$E_1$2 抗体能识别 CK1、CK5、CK10 和 CK14，表达于肌上皮细胞，基底细胞和复合型上皮组织内。CK5/6 与人类 CK5 和 CK6 反应，而不识别 CK1、CK7、CK8、CK10、CK13、CK14、CK18 或 CK19。

4. CK 与肺癌

国内一项研究显示 102 例肺恶性肿瘤中广谱 CK 100% 表达于各种原发于肺的上皮性肿瘤中，鳞状细胞癌及腺癌呈强阳性表达，小细胞癌表达弱，肉瘤不表达。肺腺癌可表达 CK7、CAM5.2、CK8、CK18 和 CK19 等，鳞状细胞癌可表达 CK5/6、CK14、CK7、CK8、CK10、CK13、CK18 和 CK19 等；小细胞肺癌可表达 CK18，有时可有 CK8 和 CK19 表达。CK 在肺癌细胞中表达的这种异质性，也解释了其在各种类型肺癌中特异性和敏感性的差异。然而在

实际应用中，尤其是肺的低分化鳞状细胞癌和腺癌中，各种上皮性 CK 标志物常常都有不同程度的表达，单靠 CK 类标志物难以区别，常需结合其他标记物，如鳞状细胞癌常用组合 CK5/6、P63 等，腺癌常用组合 CK7、TTF-1 等。

CK7 是一种低分子量 CK，分子量为 54kD，主要表达于呼吸道肺泡上皮。其表达局限于腺癌的亚型和起源于非角化黏膜的鳞状细胞癌。几乎 100% 的肺腺癌均表达 CK7，极高的敏感度使 CK7 成为肺腺癌诊断和鉴别诊断最常用的抗体之一，特别是在鉴别肺原发性腺癌和转移性结直肠腺癌时，CK7 常作为首选的抗体组合成员。但 CK7 的特异性较低，30% ~ 60% 的肺鳞癌表达 CK7。在非肺源性腺癌中，CK7 表达广泛见于乳腺、胃、卵巢、胰腺、子宫、尿路上皮等多种器官和部位发生的腺癌，因此，在肺腺癌鉴别诊断时，需与其他特异度较高的抗体（TTF-1、Napsin A）联合应用。

CK5/6 属于高分子量 CK，正常情况下在鳞状上皮、少数移行上皮、乳腺肌上皮细胞或前列腺基底细胞等处阳性表达；在肿瘤中，通常表达于鳞状细胞癌。在非小细胞肺癌中，常与 P63 联合应用于鳞状细胞癌的诊断和鉴别诊断。

CK34βE₁2 表达于几乎 100% 的肺鳞癌，但高达 89% 的肺腺癌同样表达 CK34βE₁2，与 p63、p40 比较，CK34βE₁2 特异性低且敏感性并无优势，因此不作为一线抗体使用。

DSG3（抗桥粒芯蛋白 3，Desmoglein）新近被广泛应用于肺腺癌和鳞癌的鉴别诊断，85% ~ 90% 的肺鳞癌表达 DSG3，其几乎不表达于肺腺癌（<2%）。DSG3 和 Napsin A 鸡尾酒抗体能区别 85% 以上的肺腺癌和鳞癌。

CK19 在正常上皮细胞、上皮性肿瘤细胞中的表达最为特异。CK19 的表达虽然在肺癌组织中与良性病变组织中无差异性，但更多研究体现在肿瘤微转移或循环肿瘤细胞检测方面。目前多通过检测外周血中 CK19 mRNA 的表达来反映上皮源性恶性肿瘤患者外周血中存在的微转移，有助于早期发现 NSCLC 患者的微转移，并对患者临床分期、预后和治疗进行判断，且这些并不受非小细胞肺癌病理类型的影响。

二、上皮膜抗原

1. 上皮膜抗原（epithelial membrane antigen，EMA）的结构

EMA 是一组分子量为 500kD 的糖蛋白，是上皮细胞分泌的一种乳脂小球膜糖蛋白，其基本糖成分是半乳糖、N-乙酰基葡萄糖和 N-乙酰基半乳糖。

2. EMA 的表达

EMA 表达于细胞膜和（或）胞质中，在组织中的分布与 CK 极为相似，但在内脏腺上皮中的表达优于 CK。EMA 广泛存在于胰腺、胃、小肠、唾液腺、胆道、子宫内膜、输卵管、泌尿道、呼吸道和汗腺等正常组织的上皮细胞中，也存在于间皮细胞、浆细胞、组织细胞中，但是在肝细胞、神经外胚层和间质起源组织、性腺、造血和淋巴组织表达较少。EMA 常作为上皮源性的标志物用于肿瘤起源的鉴别诊断，与间叶组织标记物合用鉴别癌与肉瘤等，EMA 表达于相应组织来源的恶性肿瘤和 T 细胞淋巴瘤中，尤其是分化较差的癌 EMA 有时可呈阳性表达。进一步的研究证实，EMA 的表达对于肿瘤的起源、分期、分级及预后都有着较强的指示作用。

3. EMA 与肺癌

与 CK 的表达相似，EMA 在肺癌中均为阳性表达，同时在肺小细胞癌中 EMA 的表达率为 100%、在大细胞神经内分泌癌中 EMA 也几乎均有表达。在实际应用中，常用于肺癌与肉瘤样癌或其他肉瘤的鉴别诊断中。

三、癌胚抗原

1. 癌胚抗原（carcinoembryonic antigen，CEA）的结构

CEA 属于免疫球蛋白超基因家族，因其在胚胎时可正常分泌，故得名。CEA 基因定位于人类 19 号染色体长臂（19q13.1~19q13.2），cDNA 全长为 3.1kb。其编码的肽链含有 600 个氨基酸，分子量约为 180kD。

2. CEA 的表达

在正常组织，如结肠、胃、小肠和胆囊中均可检测到 CEA 的表达，免疫组织化学显示其阳性部位在表面上皮的刷状缘，呈线状分布。此外，在内外分泌腺细胞和导管上皮细胞中也可见其表达。研究表明，在某些非肿瘤性疾病，如慢性溃疡性结肠炎、克罗恩病、肝衰竭及大量吸烟、酒精中毒性疾病中也可检测到血清 CEA 异常升高。

3. CEA 与肺癌

CEA 最初在胃肠道肿瘤患者血清中发现其表达异常，目前在大多数内胚层来源的上皮恶性肿瘤，80% 以上的非小细胞性肺癌可检测到 CEA 的异常表达，其阳性部位大多数为胞质，少数为胞膜，且其表达强度与分化程度和组织学类型无关。Krypuy 等对 CEA 的研究发现高水平的 CEA 表达可能与脑转移相关并且提示差的预后。CEA 血清水平在肺癌患者常有明显升高，目前临床上主要将其作为肺癌的诊断、治疗和预后的监测指标。

第二节　肺癌神经内分泌免疫标志物

一、突触素

1. 突触素（synaptophysin，Syn）的结构

Syn 是突触小泡膜上的一种含糖的膜结构蛋白，是目前发现的最特异的神经内分泌细胞的标志物之一。人类和哺乳动物的 Syn 基因位于 X 染色体 Xp11.2，p11.23，并在生物的进化过程中具有高度保守性，Syn 基因包括 7 个外显子，约 20kb，编码的 Syn 蛋白由 307 个氨基酸组成，Syn 的分子质量为 38kD，包括 4 个跨膜区，其氨基和羧基都暴露在胞质内。

2. Syn 的作用

①参与突触囊泡的导入、转运和神经递质的释放；②参与突触囊泡再循环；③参与突触发生。

3. Syn 的表达

Syn 是突触囊泡膜上的特异性蛋白质，含量占突触囊泡膜蛋白含量的 6%~8%，可作为突触前终末的特异性标志物，用来检测突触的密度和分布。在神经系统中所有的神经末梢

Syn 均呈点状分布，但在白质及胶质细胞中没有表达。同时，在肾上腺嗜铬细胞、视网膜、腺垂体、颈动脉体、皮肤、甲状腺、肺、胰腺、胃肠道潘氏细胞和胃肠黏膜等的神经内分泌细胞中也发现有 Syn 存在。

4. Syn 与肺癌

在肺的神经内分泌癌中，Syn 被认为是目前最特异的神经内分泌标志物，文献报道 Syn 在肺神经内分泌癌中的表达率在 80%~100%，其敏感性高于 CgA 和 NSE，国内一项对 125 例小细胞肺癌（small cell lung cancer，SCLC）患者的研究数据显示 Syn 与 CgA 的阳性表达率分别为 82.4%（103/125）和 56.8%（71/125）。

肺的非小细胞肺癌（non-small cell lung cancer，NSCLC）中有部分伴有神经内分泌分化的肿瘤 Syn 呈阳性表达，戴赟等的研究显示 NSCLC 中 Syn 的表达率为 17.9%，且在腺鳞癌混合性肿瘤中的表达较多。关于神经内分泌分化对患者预后的影响存在争议，Pelosi 等对 220 例 I 期的 NSCLC 研究发现，神经内分泌分化超过肿瘤细胞 5% 的患者预后较差。Syn 表达的 NSCLC 患者生存期较短，可作为患者的独立风险因素。因此，病理诊断中对 NSCLC 患者神经内分泌标志物的免疫检测对于预后评价有一定临床意义。

二、神经细胞黏附分子 CD56

1. CD56 的结构

CD56 是神经细胞黏附分子（neural cell adhesion molecule，NCAM）的一种，属于免疫球蛋白超家族成员，是一组密切相关的唾液酸糖蛋白，分子量为 220kD。

2. CD56 的作用

CD56 是神经细胞黏附分子的一个异构体，可以结合神经细胞黏附分子，后者大多数表达于神经外胚层分化细胞系肿瘤和组织中，也表达一些中胚层分化肿瘤中和横纹肌肉瘤中，在 NK 细胞介导的细胞毒作用中起黏附作用。CD56 的这种黏附作用也是同型的，只有当靶细胞表达 CD56 时才起作用。研究发现 CD56 阳性的实体肿瘤往往表现出更具侵袭性的生长方式，且患者的预后较差。在肿瘤附近会出现噬血细胞综合征，即组织细胞吞噬红细胞的现象，这可能是因为细胞毒和淋巴细胞释放的介质介导引起的，这种毒性作用可能破坏了细胞间的黏附作用，从而导致肿瘤细胞侵袭性生长。神经黏附因子异构体中有一种含有高浓度多聚唾液酸的亚型，形成的糖类物质屏障可减少与介质接触，从而降低细胞的黏附能力，参与对肿瘤细胞侵袭性的调节。CD56 的 N 末端含有丰富的唾液酸，有可能与这种亚型的神经黏附因子共同参与肿瘤细胞的侵袭性行为。

3. CD56 的表达

CD56 表达于中枢和外周神经细胞及纤维膜表面，在神经系统的生长发育中发挥重要作用。后来发现，CD56 与自然杀伤细胞及 T 细胞的表面抗原（Leu-19）相同，并且在骨髓瘤和 NK/T 细胞淋巴瘤呈阳性表达，而在中性粒细胞中不表达，因而临床病理逐渐将它作为诊断和鉴别诊断骨髓瘤和 NK/T 细胞淋巴瘤的标志物。

4. CD56 与肺癌

近年来研究发现，CD56 与多种肿瘤的进展和转移关系密切，特别是在神经内分泌肿瘤中呈高表达，越来越受到人们重视。CD56 与一些神经内分泌肿瘤关系密切，可作为一个很好的肿瘤标志物来协助诊断。目前国内临床病理已将 CD56 列为非激素类神经内分泌源性的标记物，并取得了不错的效果。Yun 等研究显示 CD56 在肺小细胞癌中的阳性率（86.3%，69/80）明显高于 Syn（78.8%，63/80）、CgA（73.8%，59/80）、EMA（66.3%，53/80）、CK（61.3%，49/80）和 NSE（56.3%，45/80）（$H = 38.871$，$P < 0.001$），可作为小细胞癌的病理诊断及其鉴别诊断的标志物。但在发生淋巴结转移的小细胞癌中，肺小细胞癌 CD56 阳性率（90.5%，38/42）类似于食管小细胞癌（81.0%，17/21）和结直肠小细胞癌（82.4%，14/17）（$H = 1.651$，$P = 0.438$），无显著统计学差异。Farinola 等的研究显示 CD56 在 NSCLC 及淋巴结转移癌中的阳性率均为 100%。Yamamoto 等发现在食管小细胞癌中的阳性率也为 100%。近年来，应用 CD56 检测其他少见器官发生的小细胞癌也呈阳性，如胃、肝外胆管及卵巢等。因此，CD56 可能不具有器官特异性，不是肺小细胞癌特异性表达的，在诊断小细胞癌时，通常选择与其他免疫组化项目联合使用，同时，要注意与淋巴瘤和骨髓瘤的鉴别诊断。

三、嗜铬蛋白 A

1. 嗜铬蛋白 A（chromogranin A，CgA）的结构

CgA 是嗜铬蛋白家族的主要成员，是一种存在于嗜铬细胞颗粒中的酸性可溶性蛋白，由 439 个氨基酸组成，分子量为 68kD。人类 CgA 分子至少包含以下结构/功能区域：①一个疏水的 N 末端信号肽；②一个由 10 对氨基酸残基组成的蛋白质加工区域；③两个朝向 N 末端的半胱氨酸残基形成的分子内的二硫化物环；④一个内部的和胰岛素释放抑制肽-胰抑素相同的氨基酸序列；⑤一个与钙黏蛋白（如肠道的钙黏蛋白）同源的区域；⑥存在一个可能为细胞膜组成部分的精氨酸-甘氨酸-天冬氨酸复合物。

2. CgA 的作用

①在高尔基网膜上选择性调节靶肽激素和神经递质的聚集；②促进高尔基网的通透性，并参与 Ca^{2+} 及儿茶酚胺的代谢；③CgA 参与形成分泌颗粒内基质构架，组织和加工分泌颗粒，其水解片段对多种内分泌激素（如胰岛素、甲状旁腺素、儿茶酚胺）的释放有抑制作用，也可能是一些生物活性肽（如胰酶）的前体；④促进肿瘤生长等作用。

3. CgA 的表达

CgA 最初是从牛肾上腺髓质嗜铬颗粒中提取，用免疫组化和放射免疫方法测定发现，CgA 广泛分布于神经内分泌组织，细胞中含 CgA 最丰富的就是肾上腺髓质。研究表明，在正常人体中 CgA 基因启动子的主要结构决定了其在神经内分泌细胞的表达情况。CgA 在正常神经内分泌组织中的免疫反应依次为肾上腺髓质>垂体前、中、后叶>胰腺>肠道>甲状腺>下丘脑。CgA 的广泛分布使其成为诊断神经内分泌肿瘤的有价值的指标，并能帮助判断神经内分泌肿瘤的种类。

4. CgA 与肺癌

Kasprzak A. 等将 99 例典型的和 11 例不典型肺支气管类癌用 CgA 抗体进行标记，结果 CgA 在所有 110 例中均呈阳性表达。为评价神经内分泌标志与非小细胞肺癌的关系，Pelosi G. 等分别将 260 例和 237 例非小细胞肺癌标本用 CgA 进行免疫组化染色，结果发现与 Syn

不同，CgA 的表达与肿瘤的临床分期、部位、症状、存活率及化疗反应无关。

四、神经元特异性烯醇化酶

1. 神经元特异性烯醇化酶（neuron specific enolase，NSE）的结构

NSE 是烯醇化酶的一种同工酶，烯醇化酶根据 α、β、γ 三个亚基的不同，可分为 αα、ββ、γγ、αβ 和 αγ 五种二聚体同工酶，NSE 由 γγ 亚单位组成，在正常人脑组织中含量最高，故命名为神经元特异性烯醇化酶。NSE 的核苷酸序列长度为 2 423bp，分子量为 78kD，是一种酸性蛋白酶，生物半衰期大于 20h。

2. NSE 的作用

（1）神经保护作用：NSE 在糖酵解过程中催化 2-磷酸甘油转变为磷酸烯醇式丙酮酸，在低氧和一定氧浓度范围内对神经元有保护作用，如在神经系统病变的情况下，胞外 NSE 的适量增加（一般 NSE 浓度低于 100ng/mL 时），有利于受损神经元细胞的存活，从而起到保护神经元的作用。

（2）营养神经作用：体外培养表明，NSE 还可促进多种神经细胞如脑胶质细胞、髓索神经元细胞、脑皮质神经元细胞的存活。因此，NSE 极有可能作为一个广谱的营养因子作用于神经系统。目前对 NSE 起营养神经作用的机制尚不完全清楚，推测神经元表面可能存在类似于 NSE 受体或载体的一种分子。

（3）细胞骨架形成和构建：NSE 还参与细胞骨架的形成和构建，在细胞生长、增殖和存活中起重要作用。

（4）NSE 参与糖酵解：肿瘤组织糖酵解作用加强，细胞增殖周期加快，细胞内的 NSE 释放进入血液增多，导致此酶在血清内含量增高，当血清 NSE（s-NSE）>15μg/L 可认为是病理性表现。

3. NSE 的表达

NSE 是一种广泛分布于神经元和神经内分泌细胞中的烯醇化酶同工酶，在正常人脑组织中含量最高，起源于神经内分泌细胞的肿瘤组织也有异常表达，常见于神经母细胞瘤、小细胞肺癌、胰腺癌、前列腺癌及嗜铬细胞瘤等。NSE 在一些非神经和神经内分泌组织中也有阳性表达，如肌上皮细胞、平滑肌细胞、肾小管上皮、部分腺癌、纤维腺瘤、甲状腺乳头状癌和部分淋巴瘤等，其诊断的特异性也因此而降低。

4. NSE 与肺癌

肺小细胞癌（SCLC）属未分化、恶性程度高、转移快、易复发的特殊类型的癌，占肺癌的 25%~30%。自从 1987 年 Carney 首次报道 SCLC 的大多数患者显示血清 NSE 活性明显增高后，许多学者相继证实了 NSE 是用于 SCLC 诊断的一种理想的标志物，具有较高的特异性和敏感性。Fizazi 等动态观察了 135 例 SCLC 患者的血清 NSE 水平，发现治疗后患者 NSE 水平均出现一过性升高，症状缓解患者的血清 NSE 会很快降至正常水平；一旦肿瘤出现复发或转移，患者的血清 NSE 水平会再次升高，因此，测量血清的 NSE 值对 SCLC 患者病情监测和预后的判断更有意义。而在肺癌组织中，SCLC 有过量的 NSE 的表达，Poola 等用蛋白质印迹法测定了 SCLC 和 NSCLC 细胞中 NSE 的表达，发现两种细胞均表达大量的 NSE，说明 NSE 的表达增加可用于肺癌的诊断。

五、嗜铬蛋白 B

1. 嗜铬蛋白 B（chromogranin B，CgB）的结构和功能

CgB 属嗜铬蛋白家族，CgB 的结构、作用及在体内的分布与 CgA 大致相似。

2. CgB 的表达

由于它在神经内分泌组织中的广泛分布，现在对其研究越来越多。CgB 的广泛分布使其成为诊断神经内分泌肿瘤很有价值的工具。

3. CgB 与肺癌

在肺的神经内分泌肿瘤中，CgB 的阳性表达率为 96.3%，在大多数不典型类癌中呈阳性表达，说明 CgB 可作为检测神经内分泌标志的重要抗体。

第三节　脱落细胞学检查

一、概述

脱落细胞学是采集人体各个部位，特别是管腔器官表面的脱落细胞，经过制片、染色后用显微镜观察细胞的形态，从而提出诊断意见的一门学科，因此，也称诊断细胞学或临床细胞学。它是在组织胚胎学及病理学基础上发展而来的新兴临床检验学科。

脱落细胞学可用于诊断肿瘤、炎症及其他各种疾病，由于早期技术有限，应用率很低。随着纤维内镜及超声定位穿刺技术的应用，近十几年来，脱落细胞学发展迅速，被广泛应用于肿瘤及其他疾病的诊断和鉴别诊断。脱落细胞学检查主要包括以下 3 个方面内容：①各种管腔、器官表面（黏膜表面）的脱落细胞；②细针吸取细胞；③体腔积液脱落细胞。

正常细胞转变为肿瘤细胞后就会具有异常的形态、代谢和功能，并在不同程度上失去了分化成熟的能力。肿瘤细胞生长旺盛，并具有相对的自主性，消除致病因素后，仍可继续生长。肿瘤的脱落细胞学诊断主要根据细胞的异型性做出判断。但是任何一种异型性的表现都不能作为绝对指征，应以涂片背景或背景细胞做对照比较，并密切结合临床及其他检查结果来综合判断。

1. 良性肿瘤的细胞学改变

良性肿瘤细胞胞质较丰富，核浆比值近于正常，细胞核大小形状一致，包涵体及变形颗粒少见，核染色质细致，淡染，分布均匀，核仁小或无，核分裂象少见。细胞大小及排列有一定规律。

2. 恶性肿瘤的细胞学改变

（1）整个细胞的改变：肿瘤细胞的大小、形态、核浆比等都有不同程度的改变。

①细胞体积增大：恶性肿瘤细胞体积增大，有的形成瘤巨细胞。但有些瘤细胞体积可以近似于正常细胞或更小，如肺小细胞未分化癌。

②细胞的多形性：由于恶性肿瘤细胞分化障碍和繁殖过盛，可导致细胞形态上的变异。恶性肿瘤细胞的形态除圆形、椭圆形外，还多见异常形态，如鳞癌细胞呈蝌蚪状、蛇形等。

③核浆比改变：肿瘤细胞功能上的改变表现为活力减退和繁殖增强。前者表现于胞质，后者表现于胞核。因此，造成核增大远远超过胞质的增加，使核浆比失常。

④裸核：由于恶性肿瘤细胞高度繁殖，很容易发生退化变性，细胞膜溶解消失而形成裸核。特别是在分化差的鳞癌细胞和腺癌细胞中常见。

（2）细胞核的改变：肿瘤细胞的恶性特征集中表现在核形态和结构的变化上。因此，对肿瘤细胞核的观察是判断肿瘤细胞性质的关键，具体表现在以下几个方面。

①核增大：恶性肿瘤细胞由于细胞核内蛋白合成增多，所以核可增大至1~4倍不等。应注意的是，当炎性增生时，细胞核也可见明显增大；同时，还会伴有核染色质增多。此时，需综合分析才能做出正确的判断。另外，退变细胞的核也会增大，但此时往往伴有核染色质结构模糊、着色浅淡、核内空泡等退化变性表现，因此不难与恶性肿瘤细胞鉴别。某些肿瘤，如小细胞未分化癌细胞、淋巴瘤细胞等的瘤细胞核可以增大不明显，甚至比正常细胞核还小。但其具有其他恶性特征，如核染色质浓密、结构异常，核浆比明显失调等，这些都有助于诊断。

②核染色质增加，并且分布不匀：由于恶性肿瘤细胞核DNA的含量增加，核染色质增多，使细胞核深染而粗糙，构成粗颗粒状、粗网状、斑块状、条纹状，并且排列紊乱，分布极不均匀。但需注意细胞退化变性而致核固缩及染色过度，亦可引起核深染。

③核膜增厚：增多的核染色质在核膜处聚集更明显，造成核边清楚及核膜增厚，在癌细胞中此特点尤其明显。

④核仁增大，数目增多：癌细胞常见核仁增大并畸形，核仁数目增多。如果核仁的直径超过5μm，其数目超过3~4个，就要考虑是癌细胞。但是，核仁增大也可见于炎性增生，而有些癌细胞核仁并不增大。

⑤核畸形：核形变长，并出现折叠、扭曲、分叶、核边深陷呈切迹状、锯齿形等畸形改变都是恶性征象。有时还可见到多核和巨核。

⑥核大小不一：由于恶性肿瘤细胞繁殖功能紊乱，细胞核增大程度很不一致，因而形成了显著的核大小不一，尤其是癌细胞。但某些肉瘤细胞核的大小变异可以不明显。

⑦核分裂活跃及出现异常丝状分裂：核分裂的速度反映细胞的增殖状态，生长活跃的恶性肿瘤细胞分裂旺盛，核分裂象增多，而且丝状分裂表现出染色体数量增多、分配不均和出现不对称、环状、多极丝状分裂等异常现象。

（3）细胞质的改变：恶性肿瘤细胞的特征在一定程度上也反映在细胞质的变化上，尤其是在进一步推断肿瘤细胞的组织来源和类型时，仔细观察胞质的状态是一个重要方面。

①受染性：经瑞特染色后，角化的鳞癌细胞胞质呈红色（嗜酸性），而腺癌细胞胞质多呈蓝色（嗜碱性）有助于两者的鉴别。

②包含物：细胞内的色素颗粒结合核的改变对于诊断黑色素瘤有特殊意义。

③空泡：细胞内的黏液或类脂质等被染色液中的有机物质甲醇溶解后可形成大空泡，甚至把细胞核挤在一边，形成"印戒细胞"，常见于腺癌。细胞退化时形成的空泡则表现为多且圆。当然，吞噬细胞也常有空泡，特别是当吞噬了脂肪颗粒时，此时应结合其他改变综合分析。

（4）细胞间相互关系的变化：细胞与细胞之间关系的改变在恶性肿瘤中的表现如下。

①排列紊乱：由于癌细胞失去细胞黏附力，癌细胞彼此之间的结合力仅为正常细胞的

1/10，加之增生快速，造成彼此堆叠，失去排列，而一般良性细胞的排列则较整齐。

②细胞核及细胞大小不匀：在一群细胞之中，核及细胞的大小不匀，是恶性细胞的重要特征，尤以细胞核的大小不匀更具有诊断价值。而散在细胞的大小不一却不十分重要。但是在非恶性情况下，如皮下组织慢性炎症及结节性筋膜炎时，成纤维细胞的大小亦可相差几倍。

③细胞间境界不清：即在一团细胞内，细胞相互之间界限不清，常表示细胞分化程度较低，多见于未分化或分化差的鳞癌和腺癌。但在非恶性情况下，细胞边界也可以因退化变得模糊，最后消失，需加以鉴别。

④细胞与细胞群聚与密集：这是恶性瘤细胞的重要特征。但应注意在制片过程中，亦可人为地造成细胞堆积。

⑤细胞封入：即一个细胞被封在另一个细胞内，称为封入细胞，在癌细胞中偶可见到。

（5）细胞的特殊排列形式：观察细胞的排列形式，对判断肿瘤类型有一定的辅助意义。

①排列：癌细胞向心排列成环，中央呈圆形或不规则形，如同腺腔样，是腺癌的排列特点。甲状腺癌腺腔内还可见粉红色均匀物质（胶质）。

②癌珠：在分化好的鳞癌，有时可以见到由高度角化的梭形癌细胞层层环绕，构成形似洋葱皮样的癌珠。

③菊形团状排列：肿瘤细胞多层环状排列，形如菊花团样，可见于视网膜母细胞瘤。如瘤细胞团中央有猩红色放射状物质（神经纤维）则为神经母细胞瘤的特征。

④栅栏状排列：肿瘤细胞排列整齐成行，形如栅栏状，可见于基底细胞癌、成釉细胞瘤。单行者常见于平滑肌瘤，双行者见于神经鞘瘤。

⑤旋涡状排列：梭形肿瘤细胞群呈弧形旋涡，可见于神经纤维瘤及神经鞘瘤。

⑥放射状排列：梭形肿瘤细胞自中心向外呈放射状排列，如隆凸性皮肤纤维肉瘤。

⑦镶嵌状排列：肿瘤细胞排列很紧，核与核紧密相接，呈镶嵌样结构，可见于分化差的腺癌。

⑧桑葚样排列：肿瘤细胞密集成团，中央部分的细胞分界不清，细胞核相互重叠，外层细胞呈小丘状向外突出，使细胞排列呈桑葚样。常见于分化差的腺癌和间皮肉瘤。

二、恶性肿瘤常见的细胞学分型

恶性肿瘤从组织学上分为上皮性癌、非上皮性肉瘤及血液系统恶性肿瘤。

（一）上皮性癌

癌是来源于上皮组织的恶性肿瘤，也是最常见的恶性肿瘤，组织病理学上可分为鳞癌、腺癌和未分化癌等。在细胞学上，各型癌细胞有时不易准确区分，但仔细观察各自仍有一定的特征。有时根据瘤细胞分化程度不同，可将其大致分为分化好的和分化差的两种癌细胞。

1. 鳞状细胞癌

（1）分化好的鳞癌：常单个散在，数个成团时细胞扁平，边界较清楚，互相嵌合。鳞癌分化还表现在似正常的表层细胞形态，即胞质丰富（核浆比不太大），细胞较扁，呈角形、方形、梭形、纤维形，核粗糙而深染，核染色质高度浓集成不规则块状，而且异型性表现较突出，如核畸形等。分化型鳞癌主要有3种细胞。

①蝌蚪形癌细胞：胞体一般较大，一端细长，膨大部含一个或多个具有上述恶性特征的核，胞质常有角化。细胞很长时称为蛇形细胞。

②纤维形癌细胞：胞体细长的纤维，核多细长、居中、浓染，核边缘达两侧胞膜。

③癌珠：即癌性角化珠，偶见，其中心有一个圆形细胞，周围有长梭形细胞层层包裹，呈洋葱皮样。由于核存在异型性，可与正常鳞状上皮珠区别。

（2）分化差的鳞癌：分化差的鳞癌涂片中仅见相当于中层或底层的癌细胞，表层癌细胞难以找到。一般而言，中层癌细胞多为中等大小的圆形细胞，亦可呈星形或多边形，核圆形，染色质粗糙。基底层癌细胞体积较小，圆形或梭形，大小形状不一，常成团脱落。

2. 腺癌

（1）分化好的腺癌：胞质较丰富，含有黏液，嗜碱性，因黏液不着色，呈透明空泡样，可见一个或多个大空泡，核被挤压至细胞一侧，称为"印戒细胞"，核圆形或不规则圆形，染色质略多，核边增厚，核膜显著，核仁清晰，着色淡。癌细胞较大，一般为圆形或卵圆形，涂片中多散在分布，也可成行、成团排列或成腺腔样。

（2）分化差的腺癌：癌细胞胞质少，嗜碱性，少数细胞内可见较小的黏液空泡，核较小，畸形较明显，核染色质明显增多，粗颗粒状分布不均，核边增厚，有时可见较大核仁。癌细胞较小，成团脱落时融合成片，界限不清，外周细胞的胞质随细胞核隆起使细胞团呈"桑葚样"改变。

3. 未分化癌

（1）大细胞型未分化癌：胞质量中等，嗜碱性，核大，大小不等，畸形明显，染色质增多，粗颗粒状，染色很深。涂片中细胞较大，单个散在分布或集合成团，呈不规则的圆形、卵圆形或长形。

（2）小细胞型未分化癌：胞质极少，呈裸核样，胞质弱嗜碱性，核畸形明显，核很小，大小不一，为不规则形、瓜子形、卵圆形等。涂片中癌细胞极小，恶性程度很高，呈不规则小圆形或椭圆形，核浆比很大。

（二）非上皮性肉瘤

肉瘤与癌在组织来源、细胞核结构、存在方式等方面均有差异。

（三）血液系统恶性肿瘤

血液系统恶性肿瘤即俗称的白血病，其诊断需要观察骨髓穿刺涂片、外周血液涂片的血细胞形态改变，以及其他各种辅助检查。

三、细胞学诊断

1. 涂片显微镜检的原则

①严格核对脱落细胞涂片的编号，防止混淆；②认真阅读送检单上所填写的全部资料，包括患者年龄、性别、症状、体征、治疗情况、各种化验结果及影像学检查结果等；③镜检时先用低倍镜观察，发现可疑细胞时再换用高倍镜或油镜观察，要按顺序镜检全片以免重复或漏诊；④对细胞形态要详细地描述，能确定诊断的要做出诊断；对可疑的标本，要进行会诊；对难以定性的标本，可提供参考意见或重复涂片检查；有的背景成分也应写进报告单

中，有时有助于诊断。

2. 细胞学诊断注意事项

①了解取材部位，肿块大小、形状、硬度、活动度、表皮颜色改变及疼痛等情况；②要结合临床资料综合分析；③一切病变都是由量变到质变的过程，故应用动态的观念来看待细胞学形态变化；④熟练掌握脱落细胞的制片技术；尽可能了解、掌握本专业新技术及新方法的发展与运用。

3. 细胞学诊断的优点

①技术简单，容易掌握，操作方便，并适合人群普查；②脱落细胞学可来源于多个位点，能够代表更大范围的细胞学形态特点，对肿瘤的早期诊断有重要意义；③患者痛苦少，容易接受，故可反复多次取材提高阳性率；④实验操作简便，短时间内即可得出报告；⑤脱落细胞学有较高的肿瘤检出率，可达 80%以上；对于某些肿瘤或无法做活检时，脱落细胞学诊断更显出其优点，对于某些特殊疾病，若发现特殊性细胞即可确诊。

4. 细胞学诊断的局限性

①脱落细胞学由于取材量小，以单个细胞或少数细胞为观察对象，缺乏组织学整体结构，因此阳性率和准确性不如病理组织学高，有时需反复取材；②由于某些原因标本取材欠佳或细胞学形态识别水平欠佳等原因，可导致一定的误诊；脱落细胞学约有 10%的假阳性，有时易将具一定异形的良性细胞误诊为恶性细胞而造成假阳性，这种情况在阳性标本的诊断中占 1%~3%；③脱落细胞学诊断有时难以确定细胞的来源及肿瘤发生部位，有时不易对癌细胞做出明确的组织分型，需结合其他检查结果考虑。

四、涂片制作

（一）涂片的制备原则

1. 在标本制片之前，要把材料准备好，如载玻片、推片、盖玻片、滴管等。各种用品均要求清洁、干燥，载玻片要求表面光滑，无油渍、无划痕及破损等。新玻片在使用前，应在清洁液（浓硫酸 250mL，重铬酸钾 100g，加入蒸馏水 750mL，混合后即成）中浸泡，自来水冲洗，再置于 75%乙醇中浸泡，最后用自来水冲洗干净后，干燥备用。旧玻片再次使用时，要经过清洁液长时间浸泡（24h 以上）或肥皂水煮沸 20~30min，用温水洗净后，干燥备用。

2. 标本采集后，应尽快做出处理，以最快的速度制片，否则标本凝固或 pH 改变，引起细胞形态变化或自溶、腐败等，会影响诊断结果。

3. 制片时操作应轻巧，以免损伤细胞。涂片的厚薄应适宜，太厚则细胞过多、重叠，不易染色且细胞形态不易辨别；太薄则细胞稀少，影响阳性的检出率。一张好的涂片应是分布均匀、厚薄适宜，涂片呈舌状，分为头、体、尾三部分，镜下各个视野中均有细胞成分，红细胞无明显重叠现象。

4. 若液体标本内缺乏蛋白质时，在制片过程中，可先在玻片上涂上黏附剂（如甘油血清、甘油蛋白、血清等）或直接在液体标本中加入黏附剂，以防标本在固定及染色过程中脱落。

5. 应采取标本的各部分制片，特别是对于组织钳取物及较大组织的印片，并尽可能选

取具有代表性的部位制片，以减少漏诊，提高阳性检出率。

6. 标本一般应制片 4 张以上，并逐张固定、染色及镜检，以防遗漏。

7. 涂片应统一进行编号、登记，以免混淆。

（二）涂片的制备方法

1. 推片法

适用于体液和针吸标本制片。取标本一滴置于载玻片的右侧端或黏附于推片上，将载玻片与推片在标本处呈 30°接触，并使标本在玻片与推片间分布均匀，将推片按原角度在载玻片上匀速向左侧端移动，直到标本完全均匀分布于载玻片上为止。另外，也可用穿刺针头、滴管等直接推制涂片，即先将标本滴于载玻片一端，将针头或滴管前端部分平放于标本之后，向载玻片另一端匀速移针头或滴管，直到标本推完为止。

2. 涂抹法

适用于液体标本的制片。

（1）往复涂抹法：从玻片一端开始，与玻片平行涂抹，先由左向右，然后稍向下，再平行由右向左涂抹。涂抹的标本膜要比盖玻片稍窄些。

（2）转圈涂抹法：由玻片中心开始，以顺时针或逆时针方向由内向外转圈涂抹标本。涂片要均匀、厚薄适宜，不要重复和反向涂抹。

3. 压片法

适用于较黏稠的液体或块状标本的制片，如痰液、活体组织块等。将标本夹于横竖交叉的两张玻片之间，然后将上下玻片边压边拉，直至适宜的厚度为止。

4. 喷射法

适用于各种针刺吸取的液体标本，如由阴道后穹抽吸或肿块针吸所得的标本。在距玻片 2~3cm 处高度，将吸管或针管内的标本由左至右反复喷射在载玻片上。

5. 印片法

适用于皮肤表面的结节性皮疹、溃疡及活体组织。将采集的活组织块，用刀切开，将玻片平放于新切面上适当用力按压即可。

6. 玻片离心法及沉淀室法

适用于脑脊液、部分浆膜腔积液、尿液等标本的涂片。利用仪器（如粟氏 FMU-5 型玻片离心沉淀仪、袖珍式细胞沉淀仪）直接把细胞收集于玻片上。

（三）涂片制备后的固定

固定是要保持细胞的形态，以防细胞的溶解和腐败，并且固定标本细胞内的溶酶体被破坏、蛋白质被凝固，使得细胞易于着色，便于显微镜下的辨别。

1. 常用的固定液

常用的固定液有 95%的乙醇固定液、乙醚乙醇固定液及氯仿乙醇固定液。

（1）95%乙醇固定液：此液渗透作用稍差，适用于大规模普查。

配方：无水乙醇　95mL

蒸馏水 5mL

（2）乙醚乙醇固定液：此液渗透作用强，效果好，适用于巴氏染色及 HE 染色。

配方：95%乙醇　49.5mL

乙　醚 49.5mL

冰醋酸 1.0mL

（3）氯仿乙醇固定液：此液渗透作用强，效果好，适用于巴氏染色及 HE 染色。

配方：无水乙醇　60mL

氯　仿 30mL

冰醋酸 10mL

2. 固定的方法及时间

（1）干燥固定法：此法适用于瑞特染色、姬姆萨染色及瑞特-姬姆萨复合染色。干燥固定法是涂片后任其自然干燥，再进行染色。

（2）湿片固定法：此法适用于巴氏染色及 HE 染色。湿片固定法是在涂片尚未干燥前，或涂片边缘开始干燥时，滴加固定液于其上，待其自然挥发、干燥，常用于阴道涂片、痰液涂片及食管拉网涂片的脱落细胞学检查。

（3）固定的时间：一般需要固定 15~30min，根据涂片的厚薄、取材部位及标本含量的多少，适当缩短或延长时间。

（鲁小敏）

第四章　肺癌的化学治疗

第一节　化疗的基本知识

目前肿瘤化疗的疗效可分为以下 4 个层次：①单纯化疗能达到治愈的肿瘤，如睾丸癌、淋巴瘤、某些儿童肿瘤和急性白血病等；②术前辅助治疗、术后辅助治疗（包括放疗、化疗、靶向治疗和内分泌治疗等）能提高治愈率的肿瘤，如乳腺癌、大肠癌及卵巢癌等；③化疗疗效显著，能明显延长生存期、少数能达到治愈（治愈率 30% 以下）的肿瘤，如胃癌及肺癌等；④化疗只有姑息性疗效的肿瘤，如肾癌等。

现在化疗不再仅仅是肿瘤综合治疗中的一种姑息疗法或辅助疗法，而已经成为一种根治性的方法，是临床上不可缺少的重要治疗手段之一。不可否认，化疗仍有其局限性，抗肿瘤药物的不良反应限制了药物应用的剂量，或会使治疗被迫中断；其次，肿瘤细胞对化疗药物的抗药性也可造成肿瘤治疗的失败。

一、肿瘤细胞增殖动力学

近年来对于肿瘤细胞增殖动力学和各类药物作用靶点和机制的研究，为选择安全有效的治疗方案提供了可靠的理论基础。

1. 肿瘤细胞群

从病理学的角度，肿瘤的主要组成细胞为肿瘤细胞，而肿瘤细胞群包括增殖细胞群和非增殖细胞群。增殖细胞群中部分处于细胞增殖周期中，这部分细胞所占的比例称为生长比率，是肿瘤生长速度的决定因素之一，其余细胞处于静止期（G0）。生长缓慢的实体瘤，多数细胞长时间停留在 G0 期，这些细胞有增殖能力但暂不进行分裂，对各类药物都不敏感，当某些因素使增殖细胞大量死亡或受某些因素刺激时，G0 期细胞即进入增殖周期而成为肿瘤复发的根源，这也是目前肿瘤化疗的难题之一。非增殖细胞群包括无增殖力或已分化到终末期的细胞，数量很少，目前相关研究较少；另外一部分非增殖肿瘤细胞是因某些原因如缺血缺氧等造成的已经死亡或将要死亡的细胞。

2. 细胞增殖周期

增长迅速的肿瘤如急性白血病等，生长比率较大，对化疗药物最敏感，增长缓慢的肿瘤如多数实体瘤等，生长比率较小，化疗疗效较差；增长较快的正常组织，如骨髓、发囊和胃肠道上皮细胞等，也易受到某些化疗药物的损伤，产生药物不良反应，从而限制了这些药物的使用。肿瘤细胞与正常细胞一样，分为 4 个时相，具体如下。

（1）合成前期（G1）：细胞进行 RNA 及蛋白质合成并准备 DNA 合成，此期时间变异最大，决定着细胞增殖的速率。

（2）DNA 合成期（S）：正常细胞和肿瘤细胞的 S 期长短不同，一般持续 10～30h，处于此期的细胞对干扰核酸合成的药物较敏感。

（3）合成后期（G2）：细胞继续进行 RNA 及蛋白质合成并准备进入有丝分裂期，一般持续 1~12h。

（4）有丝分裂期（M）：持续 1h，处于此期的细胞对作用于微管蛋白的药物较敏感。经此期后每个细胞分裂成 2 个子细胞，新生成的细胞，一部分直接进入增殖周期，另一部分暂时静止或休止，不继续分裂，即成为 G0 期细胞，少部分分化为终末期细胞。近年来研究发现，有的细胞分裂后死亡，称为细胞裂亡，细胞裂亡现象在肿瘤生长发育中的作用是目前研究的热点之一。

二、抗肿瘤药物的分类

抗肿瘤药物数量和种类繁多，而且化学结构相差很大，作用机制各不相同，我们根据以下两方面进行介绍。

1. 根据对细胞增殖周期的影响分类

（1）细胞周期非特异性药物（cell cycle non-specific agents，CCNSA）：是指对 G0 期及细胞周期中 4 个时相的细胞均有作用的药物，如铂类、烷化剂类、抗生素类等。其量效曲线呈指数性，杀伤能力随剂量而提高，在浓度（concentration，C）和时间（time，T）的关系中 C 是主要的，从发挥化疗药物的最大效用这一角度，CCNSA 到达峰浓度所需的时间越短，CCNSA 能达到的峰浓度就越高，疗效越好，即推注的疗效好于滴注，更好于其他非血管途径用药。某些情况下，若有支持手段帮助患者克服化疗药物的剂量限制性毒性，可通过增加 CCNSA 的剂量来达到更高的峰浓度，追求更好的疗效，如造血干细胞移植治疗白血病时，作为移植前的预处理措施，环磷酰胺（Cyclophosphamide，Cytoxan，CTX）可使用远超于标准化疗的大剂量。

（2）细胞周期特异性药物（cell cycle specific agents，CCSA）：此类药物选择性作用于细胞增殖周期中的某一个时相，对迅速增殖细胞的杀伤率比缓慢增殖细胞高。如氟尿嘧啶（Fluorouracil，5-FU）、吉西他滨（Gemcitabine，GEM）、羟基脲作用于 S 期，长春碱类和紫杉类作用于 M 期。这类药物的量效曲线也随剂量增大而提高，但达到一定剂量时即向水平方向转折，成为一个坪，即使再增加剂量，也不再有更多的细胞被杀死，一般这类药物的作用弱而慢，需要一定时间才能发挥作用，在浓度（C）和时间（T）的关系中 T 是主要的，从发挥化疗药物的最大效用这一角度，CCSA 应以缓慢滴注、肌内注射或口服为宜，从而尽可能维持长时间的有效浓度。

2. 根据其来源和作用机制分类

（1）烷化剂类：此类药物通过氮芥基团作用于 DNA、RNA、酶和蛋白质，导致细胞死亡。如氮芥、卡莫司汀（卡氮芥）、CTX、异环磷酰胺（Ifosfamide，IFO）、白消安（马利兰）、洛莫司汀（环己亚硝脲）等。

（2）抗代谢类：此类药物主要是抑制细胞代谢过程中的生物酶或以伪底物的形式对核酸代谢物与酶的结合反应有相互竞争作用，可影响与阻断核酸的合成，包括 5-FU、甲氨蝶呤（Methotrexate，MTX）、阿糖胞苷、GEM、替加氟（呋喃氟尿嘧啶）等。

（3）抗生素类：来源于抗生素，选择性作用于 DNA 模板，抑制 DNA 依赖的 RNA 聚合酶从而阻止 RNA 合成，包括蒽环类的多柔比星（阿霉素，Adriamycin，ADM）和表柔比星（表阿霉素，Epirubicin，EPI，E-ADM）、放线菌素 D（更生霉素）、丝裂霉素（Mitomycin，MMC）、博来霉素、平阳霉素、普卡霉素（光辉霉素）等。

　　（4）植物类：是从植物中提取的一大类药物，目前发现的主要是作用于有丝分裂的药物，如长春碱类的长春新碱（Vincristine，VCR）、长春碱（Vinsblastine，VLB）、长春地辛（长春花碱酰胺，Vindesine sulfate，VDS）、长春瑞滨（去甲长春碱，Vinorelbine，NVB）及鬼臼毒素类的依托泊苷（足叶乙甙，Etoposide，VP-16）、替尼泊苷可阻止微管蛋白聚合和诱导微管解聚，紫杉类的紫杉醇（Paclitaxel，Taxol）和多西紫杉醇（多西他赛，Docetaxel，Taxotere，TXT）可阻止微管蛋白解聚，微管蛋白的异常聚合和解聚都可干扰细胞内纺锤体的形成，使细胞分裂停止于有丝分裂期；另一部分药物与 DNA 有关，如喜树碱类的羟喜树碱、伊立替康（Irinotecan，CPT-11）、拓扑替康（Topotecan，TPT）及鬼臼毒素类作用于拓扑异构酶导致 DNA 链断裂或通过改变 DNA 的构型而影响基因转录过程，使肿瘤细胞不能继续增殖而死亡。

　　（5）其他：如激素类对激素依赖性肿瘤，通过拮抗激素的作用、阻断激素合成或以伪底物的形式竞争与激素受体的结合，能改变机体内环境，进而影响肿瘤生长；铂类作用于 DNA 结构，有类似烷化剂双功能基团的作用，可以与 DNA 的碱基结合，使 DNA 分子链内和链间交互键联，不能复制，包括顺铂（Cisplatin，DDP 或 cDDP）、卡铂（Carboplatin，CBP）和草酸铂（Oxaliplatin，L-OHP）等。

　　3. 联合化疗方案的组合原则

　　联合化疗是指作用于细胞增殖不同环节的药物联合使用，一般而言，联合化疗优于单一用药，可以提高疗效，延缓抗药性的发生，而毒性增加不多，或联合使用能保持疗效，降低毒性。联合化疗方案的组合常参照以下原则。

　　（1）一般都包括两类以上、作用机制不同的药物，而且常常 CCNSA 类和 CCSA 类配合使用或作用于细胞增殖周期不同时相的 CCSA 类配合使用。

　　（2）选药时尽可能使药物的毒性不相重复，使每一种药物都可采用最适当的剂量，在提高疗效的前提下毒性又无明显增加。

　　（3）药物数量一般以 2~3 种最好，更多药物联合并不一定能提高疗效，或者疗效增加不明显，而毒性增加很多。

　　（4）联合使用增效剂或减毒剂：一方面是解救治疗，如 MTX 可减少 5，10-甲烯四氢叶酸合成，先给予 MTX 后再给予叶酸补充可以减少 MTX 的毒性；另一方面有些药物可通过各种机制加强化疗药物的疗效，如甲酰四氢叶酸可增加 5-FU 与胸苷酸合成酶的结合，形成稳定的三聚体，通过抑制核苷酸的合成进而影响 DNA 合成及细胞增殖，在 5-FU 前使用甲酰四氢叶酸可增强 5-FU 的疗效。

　　4. 化疗药物的使用方法和顺序安排

　　为达到既能充分发挥联合化疗方案中各个药物的最大疗效，又不增加或降低毒性的目的，使用化疗药物时要注意以下几点。

　　（1）根据化疗药物对细胞增殖周期的影响，单从发挥化疗药物的最大效用这一角度，CCNSA 到达峰浓度所需的时间越短，CCNSA 能达到的峰浓度就越高，疗效越好，即推注的效果好于滴注，更好于其他非血管途径用药，因此临床上使用 CTX、蒽环类药物时通常采用静脉推注或快速静脉滴注给药；CCSA 的疗效与有效药物浓度持续的时间有关，应缓慢滴注、肌内注射或口服为宜，如 5-FU 长时间滴注较静推或短时滴注给药疗效好，紫杉类最初推荐每 3 周用药 1 次，但在临床实践和临床试验中，发现每周给药 1 次的疗效和耐受性可能优于 3 周 1 次的方案；VP-16、5-FU 和拓扑异构酶抑制药等药物的口服制剂可根据药物的半衰期安排用药频率，已显示较静脉短时用药临床疗效提高。

（2）联合化疗用药的顺序和间隔是当前研究的课题之一。增长缓慢的实体瘤 G0 期细胞较多，一般先采用 CCNSA 类杀灭增殖期及部分 G0 期细胞，使瘤体缩小而驱动 G0 期细胞进入增殖周期，继而用 CCSA 类杀伤之。相反，生长比率高的肿瘤如急性白血病等，则先用 CCSA 类，以后再用 CCNSA 类杀伤剩余细胞；按化疗药对细胞增殖周期时相的影响，先用 MTX 以减少 5，10-甲烯四氢叶酸合成，6h 内再进行 5-FU 滴注阻断脱氧胸苷酸合成，此种用药方法疗效最好而且毒性降低；CBP 和 GEM 联合化疗时以 CBP 给药 4h 后再给予 GEM 的疗效较好。

（3）有些用药顺序是在临床实践中根据患者的耐受和疗效逐渐调整到目前的常规方法，如紫杉类与蒽环类联合时，宜蒽环类在前、紫杉类在后可使心脏毒性降低，紫杉类与 cDDP 联合时，宜紫杉类在前、cDDP 在后可使肾毒性降低；培美曲塞和 cDDP 的联合，宜在培美曲塞给药 0.5h 后再给予 cDDP 为好；cDDP 和 GEM 联合用药，如将 GEM 在第 1、第 8 天给药，将 cDDP 放在第 8 天给药，不良反应会有所减轻；表皮生长因子单克隆抗体西妥西单抗（爱必妥，C225）使用之后 1h 再给予化疗为宜。

三、化疗的分类

从临床实践的不同角度，化疗可进行以下分类。

1. 根据化疗与手术的关系分类

（1）术后辅助化疗：术后辅助化疗是肿瘤根治性化疗策略的一部分，其目的是消灭残存的微小转移灶，减少复发的概率，消灭手术过程中可能造成的局部重症，提高外科治疗的治愈率。在化疗中应同时注意机体各器官功能的恢复，安排好攻补之间的关系。

（2）术前化疗：亦称新辅助化疗或诱导化疗，目的是降低肿瘤负荷，降低肿瘤分期，及早消灭微小转移灶，消灭可能的远处转移。通过新辅助化疗可提高手术切除的可能性和完全切除率，若能达到病理分期降低，还可增加患者的治愈概率或延长生存期，另外新辅助化疗还可为术后治疗提供最可靠的个体化的体内药敏试验结果。有些情况下新辅助化疗可与新辅助放疗同步。

（3）肿瘤综合治疗中不包括手术治疗的化疗：有些肿瘤单独使用根治性化疗即可治愈，不需手术；有些肿瘤诊断时已达晚期或复发转移，失去手术机会，以姑息性化疗为主要治疗手段；某些肿瘤，即便是早期，也一般不采用手术治疗，如 SCLC，以肿瘤内科治疗为主要手段，包括根治性治疗和姑息性治疗两种可能。

2. 根据化疗的目的分类

（1）姑息性化疗：顾名思义，姑息性化疗是指通过化疗暂时缓解患者的症状和控制病情的发展，以姑息化疗为目的的治疗方案不应给病人带来很大风险和痛苦，必须衡量治疗可能导致的利弊得失。复发及发生远处转移肿瘤的化疗大多属于此。

（2）根治性化疗：根治性化疗应尽可能地消灭肿瘤细胞，并采用必要的巩固和强化治疗，以期达到治愈，为此根治性化疗要保证足够的强度。如白血病、恶性淋巴瘤、绒毛膜细胞癌等单用肿瘤内科治疗包括根治性化疗即可治愈，术后辅助化疗在乳腺癌、骨肉瘤、睾丸肿瘤等的根治性治疗中不可缺少。

随着肿瘤治疗手段的进步及新的治疗手段的出现，更多的肿瘤化疗正从姑息性治疗向根治性治疗过渡，在制订化疗计划和方案前一定要明确肿瘤治疗的目的是姑息还是根治，以尽可能避免患者遭受不必要的痛苦，或者错失治愈机会。

3. 根据化疗的途径分类

（1）静脉化疗：是最常用的化疗途径，对肺部肿瘤来说，采用静脉给药，药物首先经右心进入肺，肺组织受药量最大。

（2）动脉介入化疗：理论上通过动脉给药可选择性把药物直接导入瘤组织内，其抗肿瘤效应可高于同剂量的静脉给药，到达全身其他部位的药物很少，可减少全身毒副作用，但动脉穿刺置管的风险性也相对增大，而且要求肿瘤的供血动脉相对单一才能达到把药物直接导入瘤组织内的目的。动脉介入化疗已证实可提高肝癌、肾癌的疗效，可通过肝、肾动脉注射到肝和肾肿瘤，而到达身体其余部位的药物很少。5-FU衍生物氟尿嘧啶脱氧核苷酸属于原型药物，从药理学角度适用于肝动脉滴注。

（3）口服化疗：生物利用度受药物吸收的难易程度及肝首关效应影响较大，疗效的个体差异较大。CCSA类的疗效与药物的峰浓度无关，而更和药物的有效浓度持续的时间有关，VP-16、5-FU和拓扑异构酶抑制药的口服剂型，可根据药物半衰期安排服药时间，维持长时间的有效浓度，已显示可提高临床疗效。

（4）腔内化疗：如胸膜播散、心包播散和腹腔转移患者除全身治疗外，可同时腔内给药，膀胱癌病人也可直接膀胱注射；腔内化疗要使用原型药物局部有效的药物，有些药物需代谢后发挥抗肿瘤作用，不适合局部灌注。

（5）病灶局部外涂化疗：影响药物在局部分布的有效浓度的因素很多，将药物直接在肿瘤部位使用是解决方式之一，如皮肤癌给予1%~5% 5-FU或0.1%~0.2%平阳霉素软膏外涂是行之有效的治疗方法。

四、化疗患者的身体条件要求

患者的身体条件要达到一定的要求才可从化疗中受益并耐受化疗，要求如下。

1. 化疗只能使行为状态好的患者受益，ECOG行为状态评分为PS 0~1的患者是标准化疗的适宜人群，老年或ECOG行为状态评分为PS 2的患者可根据具体情况行单药化疗或含铂的两药方案化疗，ECOG行为状态评分为PS≥3的患者不能从化疗中受益，不建议进行。这里要区别对待的是这一种情况，若是恶性肿瘤本身造成的暂时的行为状态评分下降，有效的化疗使病灶控制后行为状态评分可明显改善，此时的PS评分高就不是化疗的禁忌证，如对于SCLC的化疗，ECOG行为状态评分可放宽到PS 3。

2. 化疗前血常规、肝肾功能指标一般应在正常范围以内，但若因肿瘤病变直接引起的功能异常则可以化疗，在治疗初期应合理减少化疗药用量。

3. 无明确的细菌、病毒感染和其他病原学感染。

4. 伴随心脏疾病的患者应避免使用有心脏毒性的药物，使用蒽环类药物的患者中有 1% 会出现延迟性、进行性心肌病变，表现为顽固性充血性心力衰竭，与累积剂量密切相关，应用此类药物前应进行心电图和超声心动图的检查，必要时应在心电监护下使用，可体内蓄积的药物重复使用前要注意计算累积剂量是否已达到限制性累积剂量：ADM400mg/m^2，EPI 500mg/m^2，同时接受同步纵隔放疗时对心脏的损伤更大，需要特别注意的是少部分患者第 1 次使用蒽环类药物就可能对心脏造成损伤，应高度重视；蒽环类和紫杉类药物都会影响心肌传导系统，应用前应进行心电图检查，有严重心律失常基础疾病的患者应避免使用。

5. 过敏体质患者应避免使用有较高过敏风险的药物，如紫杉类药物。

6. 重要脏器的功能状态应可耐受化疗。

五、肺癌化疗的禁忌证

一般认为患者有以下情况应谨慎使用或不用化疗：①ECOG 行为状态评分为 PS≥3 的患者不能从化疗中受益，不建议进行；但要注意区分是否是局部病灶造成的暂时的行为状态评分下降，此时进行有效的化疗可控制病灶使行为状态评分明显改善，若是长期的肿瘤负荷过大导致患者已出现恶病质表现，此时化疗反不能使患者受益。②精神异常患者在化疗过程中不能配合化疗药物正确使用，或不能遵守化疗中的注意事项难以保证安全，应避免使用化疗。③肝肾功能异常且主要原因是非肿瘤性原因导致，如实验室指标超过正常值的 2 倍，或有严重并发症者不宜立即化疗。④白细胞<3.0×10^9/L，中性粒细胞<1.5×10^9/L，血小板< 6×1010/L，红细胞<2×1012/L、血红蛋白<8.0g/dl 的肺癌患者原则上不宜化疗。

六、肺癌化疗前的注意事项

为保证化疗顺利进行，化疗前要注意：①治疗前所有患者必须有明确的组织病理学或针吸细胞学诊断，脱落细胞学检查仅作为参考诊断条件，不可作为确诊依据，不可做"诊断性治疗"或安慰剂治疗。②患者符合化疗的适应证，排除禁忌证。③许多化疗药物是按患者的体表面积计算给药剂量的，每次化疗前应核实身高、体重，并注意药物累积剂量勿超标。④患者或家属要签署化疗知情同意书，家属代签时应有患者的授权委托书。⑤化疗药物对血管内皮损伤极大，为避免长期输液对外周血管的破坏，也避免药物渗漏对局部组织的破坏，化疗患者尽量留置中心静脉导管，经外周静脉穿刺置入的中心静脉导管（peripherally inserted central catheter，PICC）或经锁骨下静脉置入的中心静脉导管置入后患者的舒适度较好，容易护理，为优先选择置管部位，必要时经颈内静脉置入中心静脉导管也可接受，不到万不得已不选择经股静脉置管；尽量避免经小血管和下肢血管化疗。⑥向家属和病人交代所用化疗药物的特殊注意事项，使患者和家属有充分的心理和物质上的准备，如围化疗期的饮食要求，假发的准备，紫杉类药物的预处理措施，奥沙利铂使用时避免接触冷风冷物及冷食水以免神经毒性加重等。⑦注意患者伴随疾病的处理，对化疗药物可能出现的不良反应有高度的警惕性并有处理措施。

七、化疗药物不良反应

通过对症支持治疗和辅助用药，把化疗过程中不良反应控制在 0~2 度，患者在化疗期间就能保持较好的舒适度，对化疗的依从性较好，不良反应达 3 度时要高度重视，不良反应达 4 度时，对患者生命有明显威胁，应当终止本次化疗，下次治疗时改用其他方案。

1. 局部反应

一些刺激性较强的化疗药物在静脉注射时可引起严重的局部反应。

（1）静脉炎：表现为所用静脉部位疼痛、发红，有时可见静脉栓塞和沿静脉的皮肤色素沉着等。

（2）局部组织坏死：当刺激性强的发疱性药物，如蒽环类、长春碱类抗肿瘤药等，漏入皮下时可造成局部组织化学性炎症，出现红肿疼痛甚至组织坏死和溃疡，经久不愈。

2. 骨髓抑制

大多数化疗药物均有不同程度的骨髓抑制，常为抗肿瘤药物的剂量限制性毒性。骨髓抑制在早期可表现为白细胞尤其是粒细胞减少，严重时血小板、红细胞、血红蛋白均可降低，不同的药物及其不同剂型对骨髓抑制作用的强弱、快慢和长短不同，不同患者耐受化疗的程度不一，所以反应程度也不同，患者可因骨髓抑制出现疲乏无力、抵抗力下降、易感染、发热、出血等相应的临床表现。

3. 胃肠毒性

大多数化疗药物可损伤增殖旺盛的胃肠道黏膜细胞，引起胃肠道反应，表现为口干、食欲缺乏、恶心、呕吐，有时可出现口腔黏膜炎或溃疡，腹泻、胃肠道出血及腹痛也可见到，化疗药的神经毒性可导致便秘、麻痹性肠梗阻，抑制胃肠蠕动的止吐药物如 5-羟色胺 3（5-hydroxytryptamine 3，5-HT$_3$）受体拮抗药阻断迷走神经激活从而阻断呕吐反射，胃肠蠕动受抑制，也可导致便秘、麻痹性肠梗阻。CPT-11 对乙酰胆碱酯酶的抑制作用可引起急性腹泻，在用药 24h 内发生，给予阿托品治疗后症状可消失。CPT-11 的代谢产物 7-乙基-10-羟喜树碱（SN-38）在肠道内的蓄积可导致局部细胞毒性反应，杯状细胞分泌大量增多，出现延迟性腹泻。尿苷二磷酸葡糖醛酸转移酶（UGT）可灭活 SN-38，存在 UGT 基因多态性时该酶活性明显低于野生型，可导致严重腹泻。

4. 免疫抑制

机体免疫系统在消灭体内残存肿瘤细胞上起着很重要的作用，化疗药物一般多是免疫抑制药，对机体的免疫功能有不同程度的抑制作用，当免疫功能低下时，肿瘤不易被控制，反而加快复发或转移进程。免疫功能低下，患者也易出现感染或原有感染重新活动或加重。

5. 肾毒性

部分化疗药物可引起肾损伤，主要表现为肾小管上皮细胞急性坏死、变性、间质水肿、肾小管扩张，严重时出现肾衰竭。患者可出现腰痛、血尿、水肿、小便化验异常等。

6. 肝损伤

化疗药物引起的肝反应可以是急性而短暂的肝损害，包括坏死、炎症，也可以由于长期用药引起肝慢性损伤，如纤维化、脂肪性变、肉芽肿形成、嗜酸性粒细胞浸润等。临床可表现为肝功能检查异常、肝区疼痛、肝大、黄疸等。

7. 心脏毒性

临床可表现为心律失常、心力衰竭、心肌综合征（患者表现为无力、活动性呼吸困难，发作性夜间呼吸困难，心力衰竭时可有脉快、呼吸快、肝大、心脏扩大、肺水肿、水肿和胸腔积液等），心电图出现异常。多见于蒽环类和紫杉类化疗药。

8. 肺毒性

少数化疗药物如平阳霉素可引起肺毒性，表现为肺间质性炎症和肺纤维化。临床可表现为发热、干咳、气急，多急性起病，伴有粒细胞增多。

9. 神经毒性

部分化疗药物可引起周围神经炎，表现为指（趾）麻木、腱反射消失、肢体麻木、刺痛，有时还可发生便秘或麻痹性肠梗阻；有些药物可产生中枢神经毒性，主要表现为步态失调、共济失调、嗜睡、精神异常等。多见于长春碱类和草酸铂。

10. 脱发及其他

有些化疗药物可引起不同程度的脱发，一般只脱头发，有时其他毛发（如眉毛）也可受影响，这是化疗药物损伤毛囊的结果，脱发的程度通常与药物的浓度和剂量有关，停药后可再生。化疗药还可引起听力减退、皮疹、面部或皮肤潮红、指甲变形、骨质疏松、膀胱及尿道刺激征、不育症、闭经、性功能障碍、男性乳腺增大等不良反应。

八、化疗的疗效评价

（一）近期疗效

1. 病灶的分类

（1）可测量的病灶：指临床或影像学至少可测一个径的病灶，其疗效评价标准在下文介绍，包括以下几点。

①临床检查可测量的病灶：如皮肤结节、表浅淋巴结。

②影像学检查可测量的病灶：若为肺内病灶，X线胸片至少≥2cm×1cm，CT检查至少≥1cm×1cm；若为肝内病灶，CT或B超至少≥1cm×1cm。

（2）可评价不可测量病灶：细小病灶无法测量直径者，如肺内粟粒状或点片状病灶，评价疗效时可估计肿瘤总量，评价标准参照可测量病灶。

（3）溶骨性或成骨性病灶：也属于可评价不可测量病灶，评价疗效时可估计肿瘤总量，评价标准参照可测量病灶。因骨病灶改变缓慢，故至少在治疗开始后8周以上方可评价为宜。

2. 目标病灶和非目标病灶

一般情况下，所有可测量病灶都为目标病灶（靶病灶），但有脑转移存在的情况下，因存在血-脑屏障，大多数化疗药可能对此无效，则脑病灶属于非目标病灶。非目标病灶的存在/消失应进行评价和记录，如脑转移的出现，不论其他部位病灶如何变化，也应认为系肿瘤进展，但医生可以根据靶病灶的变化决定是否继续原方案治疗。

3. 近期疗效标准

可采用双径测量或单径测量（response evaluation criteria in solid tumors，RECIST）标准，疗效维持时间需不少于4周。

客观缓解率（objective response rate，ORR）= CR+PR

疾病控制率（disease control rate，DCR）= CR+PR+SD

（1）完全缓解（complete response，CR）：可见的病变完全消失，超过 4 周。

（2）部分缓解（partial response，PR）

双径测量：①单个病变，肿瘤面积（指肿块两个最大垂径的乘积）缩小≥50%；②多个病变，多个肿块两个最大垂径的乘积之和缩小≥50%。

RECIST：单个病变的最大径或多个病变的最大径之和减少≥30%。

（3）稳定（steady disease，SD）：病灶无变化，或缩小未达 PR 或增大未到 PD。

（4）进展（progress disease，PD）：出现新病灶，或单个病变的最大径或多个病变的最大径之和增加≥20%。

RECIST 标准的改良：2008 年美国肝脏病研究会发表肝癌临床试验研究终点指南，建议在临床试验中以"存活肿瘤"对靶病灶进行疗效评价，即改良 RECIST 标准，其中的"存活肿瘤"即动态 CT 或 MRI 动脉期显示造影剂摄取的病变范围或区域。这是因为传统 RECIST 标准的设立初衷是对细胞毒性药物的疗效（肿瘤缩小）进行评价，因而主要基于测量靶病灶最大直径的总和，并没有考虑肿瘤内在的变化。目前在肿瘤临床治疗中应用越来越多的分子靶向治疗药物或介入治疗，主要作用是引起肿瘤坏死，并非肿瘤缩小，用传统标准评价往往低估，如肿瘤内出现空腔或坏死，但肿瘤总体积不变，或假阳性进展，治疗后肿瘤坏死或液化后肿瘤体积反而增大。肺癌的治疗也有同样问题存在，故有必要适时采用改良 RECIST 标准。

（二）远期疗效

1. 缓解期（response duration）

自出现达 PR 疗效之日起至肿瘤复发不足 PD 标准时的日期为止，一般以月计算，亦有按周或日计算的。

2. 中位缓解期

将各个缓解病例的缓解时间列出，由小至大排列，取其中间的数值即为中位缓解期。

3. 总生存（overall survival，OS）

患者从化疗开始之日起至死亡或末次随诊时间之日止的时间称为 OS 期，从化疗开始之日起至死亡或末次随诊时间之日止时生存患者占总数的比率为 OS 率。

4. 中位生存时间（median survival time，MST）

计算方法与中位缓解期的计算相同。

5. 无病生存期（disease free survival，DFS）

CR 病人从评价为 CR 开始之日起至肿瘤开始复发或死亡之日止的时间。

6. 疾病进展时间（time to progression，TTP）

指从随机分组开始到肿瘤进展的时间。只算到进展为止，死亡的病人不包括。

7. 无进展生存期（progression free survival，PFS）

指从随机分组开始到肿瘤进展或死亡时间，与 TTP 相比，PFS 与 OS 有更好的相关性。

第二节　非小细胞肺癌的化疗

据统计，目前非小细胞肺癌（non-small cell lung cancer，NSCLC）的治疗现状是，初诊时可手术早期肺癌患者只有 25%~30%，早期患者的 5 年生存率为 41%~90%（其中 Ⅱ 期患者的 5 年生存率为 53%~60%，ⅢA 期患者的 5 年生存率为 36%），因此尽管外科手术仍然是治愈肺癌的主要手段，但非常遗憾的是，术后复发率和死亡率非常高，ⅠB~ⅢA 期患者的术后复发及死亡可达 32%~64%。初诊时大部分（70%~75%）的非小细胞肺癌是不可手术的晚期患者，生存状况差，总生存期只有 7~11 个月。

一、NSCLC 的辅助化疗

1. 辅助化疗的适应证

根据现有的临床研究提供的循证医学证据，辅助化疗的周期数以 3~4 个为宜。目前在临床实践中采用的 NSCLC 的辅助化疗适应证为：①完全切除的 ⅠA 期患者不适宜行术后辅助化疗；②完全切除的 ⅠB 期患者，包括有高危因素的肺癌，由于缺乏高级别证据的支持，一般不建议辅助化疗（2A 类证据）；③完全性切除的 ⅡB 期患者推荐术后辅助化疗；④Ⅲ 期中 T_3N1、部分 T4N0-1 非肺上沟瘤（如肿瘤直接侵犯胸壁、主支气管或纵隔）伴或不伴有单站纵隔淋巴结转移的病变患者，首选手术治疗，术后行辅助化疗；⑤行新辅助治疗的患者于根治术后需要继续完成辅助化疗；⑥ⅠA 期、Ⅱ 期、ⅡB 期（T_3N0）患者有手术指征而因其他医学原因不能行根治手术的，在根治性放疗或立体定向体部放射治疗（stereotactic ablative radiotherapy，SABR）基础上给予含铂双药方案化疗（2A 类证据，如无淋巴结转移 2B 类证据）。

2. 辅助化疗的方案

NSCLC 辅助化疗的方案来自 NCCN 指南 2012 年第 3 版。本章内容中 "q28d" 为 "每 28 天为 1 个周期"，"q21d" 为 "每 21 天为 1 个周期"。

（1）标准方案为：cDDP $50mg/m^2$，第 1、第 8 天+NVB $25mg/m^2$，第 1、8、15、22 天，q28d×4 周期；cDDP $100mg/m^2$，第 1 天+NVB $30mg/m^2$，第 1、8、15、22 天，q28d×4 周期；cDDP $75~80mg/m^2$，第 1 天+NVB $25~30mg/m^2$，第 1、8 天，q21d×4 周期；cDDP $100mg/m^2$，第 1 天+VP-16 $100mg/m^2$ 第 1~3 天，q28d×4 周期；cDDP $80mg/m^2$，第 1、22、43、64 天+VLB $4mg/m^2$，第 1、8、15、22 天，在 43d 后每 2 周 1 次，q21d×4 周期。

（2）其他可选择的方案为：cDDP $75mg/m^2$，第 1 天+GEM $1250mg/m^2$，第 1、8 天，q21d×4 周期；cDDP $75mg/m^2$+TXT $75mg/m^2$，q21d×4 周期；培美曲塞 $500mg/m^2$+cDDP $75mg/m^2$，q21d×4 周期（用于腺癌、大细胞癌和组织学类型不明确型不伴特殊组织类型者）。

（3）不能耐受 cDDP 者：紫杉醇 $200mg/m^2$+CBP AUC 6，q21d×4 周期。

3. 辅助化疗的应用

关于术后辅助化疗，从 20 世纪 90 年代开始已进行了大量的研究工作。1999 年日本西部肺癌手术研究会报道了一项随机研究，完全切除术后的 Ⅰ 和 Ⅱ 期 NSCLC 患者术后辅以

PVM（cDDP+VCR+MMC）方案化疗 2 周期，然后口服优福啶（UFT）1 年，与单纯手术组比较，5 年生存率在实验组为 76.38%，对照组 71.7%，无显著性差异，但进一步分层后，pT1N0M0 的患者术后 5 年生存率在实验组为 90.7%，对照组 75.3%，一贯认为是非辅助化疗对象的 pT1N0M0 患者反而显示出辅助化疗价值。

其后类似的阴性结果是 2002 年意大利发表的Ⅲ期临床研究 ALPI 结果。1209 例Ⅰ期（42%）、Ⅱ期（31%）、Ⅲ期患者随机分为术后 3 个周期的 MVP 化疗组和单纯手术组，术后放疗按各中心的规定执行，中位随访时间 63 个月，两组在死亡率、中位生存期和无进展生存期上均无显著性差异，分析原因，可能是化疗组的依从性较差（327 例/474 例，即 69% 完成化疗）对结果造成了一定困扰，三药联合方案引起的毒性反应较大可能是依从性较差的原因。

4. 辅助化疗存在的问题

辅助化疗不可回避的问题是血液学毒性，几项著名的研究结果中，血液学毒性最低的 17.5%，最高的达 85%，但大多在不良反应程度上可以接受，少部分导致化疗终止。术后辅助化疗尚存在以下几方面的问题：总生存率增加幅度无法令人满意，获益人群比例太低，有 80%~90% 的患者接受了无效"冤枉"的化疗，到目前为止还没有明确的分子标志物指导化疗的选择（目前化疗药耐药分子标志物的最高证据级别仅为Ⅱ级）；在化疗过程中，前 6 个月的非肺癌相关的死亡率明显增加（1.4%）。

二、NSCLC 的新辅助化疗

1. 新辅助化疗的指征

目前在临床实践中采用的 NSCLC 新辅助化疗的指征为对于Ⅲ期中 N2 期肺癌患者，对其直接手术切除是有争议的，影像学检查发现单组纵隔淋巴结肿大或两组纵隔淋巴结肿大但没有融合估计能完全切除的病例，推荐行术前纵隔镜检查，若为阳性行新辅助化疗，条件具备后行手术治疗。对于Ⅲ期中 T4N0~1 的患者要区别对待。

（1）相同肺叶内的卫星结节：在新的分期中，此类肺癌为 T_3 期，首选治疗为手术切除，也可选择术前辅助化疗，术后辅助化疗。

（2）其他可切除之 T4N0~1 期非小细胞肺癌：可酌情首选新辅助化疗，也可选择手术切除。如为完全性切除，考虑术后辅助化疗。

（3）肺上沟瘤的治疗：部分可手术患者，建议先行同步放化疗，然后再手术+辅助化疗。

（4）胸壁，近端气道或纵隔侵犯（T_3 浸润周围结构 N0~1，T4 侵犯周围器官组织 N0~1）：可给予新辅助放化疗或新辅助化疗后再酌情考虑手术切除。

2. 新辅助化疗的优点

（1）通过减少局部肿瘤负荷，达到肿瘤 T 和 N 的分期降低，增加手术的可切除性和手术切除率。

（2）早期治疗全身已存在的微转移灶，避免在原发灶切除后由于体内肿瘤总量减少而引起肿瘤加速生长。

（3）通过完整的血管输入药物，抑制、杀死存在于血管、淋巴管的微转移灶，推迟复发和转移时间。

（4）体内评价化疗的有效性，指导术后正确治疗。

（5）可缩小放射治疗野。

（6）使手术时肿瘤细胞活力降低，不易播散入血，防止手术中的肿瘤播散。

3. 新辅助化疗的缺点

化疗后胸膜和血管外膜明显增厚、水肿、正常组织间隙消失，血管外膜无法打开，淋巴结和支气管外膜及周围组织粘连紧密，术中因大量小血管渗血，而使手术难度可能增加。为了尽可能减少新辅助化疗对手术的可能影响，从目前看，新辅助化疗不要超过 2~3 个周期，化疗药物结束后休息 2 周为最佳手术时间。

4. 新辅助化疗的疗效

到目前为止，新辅助化疗的报道多是一些 II 期研究的结果。多中心、前瞻性的随机 III 期临床研究 EORTC 08941 本来被寄予厚望，该研究目的是比较对含铂类方案诱导化疗有客观反应的 III A（N2）患者其后接受手术或放疗的生存情况，遗憾的是 EORTC 08941 研究最终因未达到统计学要求未得到结论，仅有其中的几个研究中心报道了其 II 期研究结果。

5. 新辅助化疗后手术治疗的风险

单纯就新辅助化疗与手术风险的关系上，一般认为新辅助化疗可不同程度增加手术风险，尤其是肺切除术。

总之，新辅助化疗目前尚缺乏大型 III 期研究的支持，仅有的几个 III 期研究也受到批评，大多是因为术前准确分期很困难，导致入组患者实际分期差别很大，另外入组患者的数量也较少。目前还没有新辅助化疗后再手术与直接手术后再化疗头对头比较的随机、多中心 III 期研究，因而新辅助化疗的优势仍存在争议，但一般认为在有经验的中心，有选择的局部晚期患者在新辅助治疗后行肺叶切除甚或是一侧肺切除是可行的，并发症值得重视但可以接受。

三、晚期非小细胞肺癌的化疗

对于晚期 NSCLC，在一线治疗上有几个选择。

1. 单独含铂方案的化疗

目前一般来说，第三代新药含铂化疗方案的 ORR 为 25%~35%，TTP 4~6 个月，MST 一般为 8~10 个月，1 年生存率 30%~40%，2 年生存率 10%~15%，但要注意 PS 3~4 的患者并不能从化疗中获益。疗效达到 SD 的患者用 4 个周期，有客观疗效反应的患者可用至 6 个周期，随后可选择观察或维持治疗。

2. 靶向治疗

表皮生长因子受体（epidermal growth factor receptor，EGFR）突变阳性的患者可选择 EGFR 酪氨酸激酶抑制药（EGFR tyrosine kinase inhibitor，EGFR-TKI）；存在棘皮动物微管蛋白样 4-间变性淋巴瘤激酶（echinoderm microtubule associated protein like 4-anaplastic lymphoma kinase，EmL4-ALK）融合突变的患者一线治疗可选择 ALK 选择性抑制药克唑替尼（Crizotinib）。

3. 化疗和单克隆抗体的联合

如贝伐单抗和化疗的联合，西妥昔单抗和 NP（NVB+cDDP）方案的联合等，此种联合中，化疗一般用至 4~6 周期，而单克隆抗体可继续维持至疾病进展。

4. 同步放化疗

局部晚期肿瘤中，同步放化疗的疗效优于单独化疗或序贯化疗、放疗。

在晚期 NSCLC 的化疗中，第 3 代新药含铂化疗方案的疗效基本相似，一般使用两药方案，增加药物虽然可以增加反应性，但不能带来 OS 获益。对于非鳞癌，培美曲塞+cDDP 优于 GEM+cDDP，但鳞癌则疗效相反。特殊情况下，如老年人或 PS 2 的患者可使用单药化疗，也可使用不含铂的第 3 代新药联合方案。

第三节 小细胞肺癌的化疗

与 NSCLC 相比，SCLC 细胞的倍增时间明显短，生长比率明显高，更早发生全身广泛转移，虽对化疗和放疗均有高度的反应性，但易获得性耐药。SCLC 的治疗原则是以化疗为主，辅以手术和（或）放疗。SCLC 的全身化疗肯定能延长生存，改善症状，对初治的大多数患者可以缩小病灶，但单纯化疗很少能达到治愈，由于耐药问题通常缓解期不到 1 年，因而综合治疗是达到根治的关键。

SCLC 分期是由退伍军人医院肺癌研究组（the veteran administration lung group，VALG）制订的，把 SCLC 简单地分为局限期（limited stage disease，LD）和广泛期（extensive stage disease，ED）。LD 期为病变局限于一侧胸腔伴有区域淋巴结转移，后者包括肺门、同侧和对侧纵隔、同侧和对侧锁骨上淋巴结，但不能有明显上腔静脉压迫、声带麻痹和胸腔积液，即所有病灶能安全地被一个放射野囊括。ED 指超出此范围的病变。

LD 期 SCLC 的治疗原则是首选化疗或放化疗同步治疗，酌情加用颅脑预防性放疗（prophylactic cranial irradiation，PCI），酌情在化疗和放疗后手术切除受侵的肺叶以除去耐药的残存癌细胞，也可切除混合性肿瘤中其他类型的癌细胞。经有创检查明确为 T1N0M0 的 SCLC 患者也可进行手术治疗，术后辅以化疗。

ED 期 SCLC 的治疗原则是采用以化疗为基础的治疗，根据病情酌情加局部放疗，如骨、颅内、脊柱等处病变首选放疗以尽快解除压迫或症状。

复发 SCLC 的治疗原则是给予姑息性放疗或化疗以解除症状，如有可能尽可能参加临床试验，以便争取机会试用新药。

一、小细胞肺癌的一线化疗

近年来用于 NSCLC 的第 3 代新药含铂方案进入 SCLC 的治疗，但因未显示出明显的生存优势，仍未能取代 EP 方案的地位，多数第 3 代新药含铂方案用于二线化疗，仅 CPT-11 方案已进入 ED 期 SCLC 的一线治疗。目前 ⅠA 期以后的 LD-SCLC 的一线标准治疗是 4~6 周期 EP 方案化疗，并尽可能在第一或第二周期时配合胸部同步放疗，或在化疗结束后有良好反应的患者可进行胸部放疗，RR 可达到 70%~90%，PFS 为 14~20 个月，2 年 OS 率为 40%。对 ED-SCLC，可给予 4~6 周期 EP 方案或 CPT-11 方案化疗，若远处转移灶达到 CR、胸腔病灶缩小很明显也可进行胸腔放疗，单纯化疗的 RR 可达到 60% ~ 70%，PFS 为 9 ~ 11 个月，2 年 OS 率仅为 5%。

二、小细胞肺癌的二线化疗

在现行的放化疗模式下，90% ~ 95% 的 SCLC 患者一线治疗后可达到延长生存的目的，但大多数患者在或长或短的化疗暂停期后会复发，需要进行二线化疗，此时区分出患者对诱导化疗究竟是敏感还是耐药，对二线化疗方案的选择很重要，3 个月内复发的一般认为是耐药，要另外选择无交叉耐药的药物。SCLC 二线治疗虽较多，但有临床收益的结果少见，至今，所有化疗方案中并未发现反应率和生存受益有明显差异。其中最常见的是喜树碱类化疗药，该方案反应率和生存受益较安慰剂好，但与 CAV 方案相比毒性要强，CAV 或 CPT-11 化疗都优于最佳支持治疗。TPT 除了静脉使用外，口服用药也是一种选择。

（鲁小敏）

第四篇 其他内科疾病

第一章 肝脏疾病

第一节 乙型病毒性肝炎

一、乙肝病毒现症感染的概念

乙肝病毒（HBV）现症感染通常是指目前体内存在着乙肝病毒感染的状态，感染人群多数伴有程度不同的肝脏炎症。HBV现症感染包括：HBsAg携带者，慢性乙肝（轻度、中度、重度）患者，重型乙肝患者，部分肝硬化和肝癌患者，处于发病状态的急性乙肝和隐匿性慢性乙肝患者等。

HBV现症感染者其血清和肝组织中病毒标志物检测可有以下几种表现形式：HBsAg、HBeAg、抗HBc同时阳性；HBsAg、HBeAb、抗HBc同时阳性；乙肝病毒脱氧核糖核酸（HBV DNA）阳性；乙肝病毒核心抗体免疫球蛋白M（抗HBcIgM）阳性；肝组织活检发现肝内乙肝病毒核心抗原（HBcAg）或HBsAg或HBV DNA阳性。值得关注的是，慢性乙肝（CHB）患者不同的个体和在疾病的不同时期，可能会出现血清HBV标志物的多种组合模式，其临床意义也异同。临床医师对于患者的检测结果要慎重判读，综合分析，切忌孤立和片面地对待。

HBV现症感染血清病毒标志物的特殊组合形（模）式主要表现为以下几种类型：①HBsAg与HBsAb同时阳性。这种"双阳性"的模式在临床上并非少见，主要原因是HBVS基因变异，尤其是α决定簇变异，导致HBsAg不能与HBsAb结合，此现象在C基因型HBV感染者中更为多见。此外，在急性HBV感染者或CHB患者免疫清除的早期，体内HBsAb产生的量尚不足以中和HBsAg时，也可以表现为短暂的双阳性，临床需要通过较长时间的动态监测后才能鉴别。②HBeAg和HBeAb同时阳性。临床上这种"双阳性"的模式相对少见，对于这种模式产生的原因目前在学术上仍存有争议，但大多数人认为与检测试剂的灵敏度有关。也有少数人认为，HBeAg和HBeAb双阳性可能与HBV前C区变异后突变株与野生株共存，且突变株复制能力更强有关。③单项HBeAb或抗HBc阳性。此种现象临床最为常见，HBeAb和抗HBc均属非保护性抗体，尤其是抗HBc几乎在100%的CHB患者和90%的HBV隐匿性感染者中呈阳性表现。即使HBV感染完全恢复，HBsAg、HBV DNA消失，抗HBc仍可存在10~20年，甚至终生。临床上对于HBeAb、抗HBc任一的单独出现，首先都应改用更敏感的试剂复检，以确定或排除由于敏感度不高所造成假阳性的结果（假阳性的出现可能与血清中存在交叉反应性抗体或干扰物质）有关。其次，采用敏感的基因检测技术，测定血清甚至肝组织中的 HBV DNA，以排除隐匿性慢性乙肝。长期以来，临床对于抗 HBc 的检测普遍使用定性的方法，随着检测技术及方法的发展和改进，目前抗 HBc 定量检测技术已获得上市批准，商品化的试剂对 HBV 感染的诊疗将起到积极的作用。

二、HBV 现症感染伴血清氨基转移酶升高的主要肝脏疾病及其临床特点

HBV 感染呈世界性流行的态势，据估计，目前我国一般人群 HBsAg 流行率为 5%~6%。由于 HBV 感染具有隐匿性和疾病谱的多样化，以及与其他肝炎病毒重叠感染、在 HBV 感染基础上相关合并症较多等特点，使得年轻的临床医师在初次接诊时，面对既往无明确慢性 HBV 感染史、无相关慢性肝病体征、无影像学提示肝脾声像图异常的 HBV 现症感染伴血清氨基转移酶升高的患者时，可能会感到不知所措。现就此类患者的主要肝脏疾病及其特点进行分析，旨在讨论诊断和鉴别诊断的证据和要点。

1. 慢性 HBV 感染急性发作

在首次发现 HBV 现症感染伴血清氨基转移酶升高的患者中，包括未知的慢性乙肝（CHB）急性复发和未知的慢性 HBV 携带者由免疫耐受向免疫清除过程中的首次发病。慢性 HBV 感染急性发作的模式呈多样性，归纳起来可有下列几种临床类型：①突发型，长期病毒携带者在免疫耐受的基础上突然发作，少数可发展为肝衰竭；②隐匿型，既往从未发病，首次显性发病后，逐渐出现肝功能失代偿症状，或首发症状即为失代偿的表现，如腹水、消化道出血、肝性脑病、合并肝癌等；③诱因型，隐匿性的代偿性肝硬化，在一定诱因下发生急性失代偿的表现。确立 HBV 现症感染者 CHB 的临床诊断参照相关指南。CHB 的急性发作主要与急性乙肝进行鉴别诊断。

2. 急性乙肝

临床上急性乙肝与 CHB 急性发作相似而难以区别，但两者临床结局不同、治疗措施不尽一致，所以必须认真进行鉴别诊断。急性乙肝具有以下不同于 CHB 的临床特点：①有较典型的初发症状，如发热、疲乏无力、消化道症状明显；②以黄疸型多见，有热退黄疸现之特点；③丙氨酸氨基转移酶（ALT）多为一过性升高，其值多>1000U/L，恢复较快；④血清抗 HBcIgM 早期呈高滴度（酶联免疫方法即 ELISA 法>1∶1000）阳性；⑤绝大多数患者 6 个月内可出现 HBV 抗原（HBsAg、HBeAg）的血清学转换；⑥HBV DNA 多呈低水平阳性，且清除早，阴转快。

3. CHB 合并脂肪性肝病

当前，脂肪性肝病已居我国慢性肝病的首位，且常与慢性 HBV 感染并存。酒精性脂肪性肝病（AFLD）和非酒精性脂肪性肝病（NAFLD）两者的病理基础虽都是肝细胞的脂肪变性，但与慢性 HBV 感染之间的关系却不一样。对于 AFLD 来说，HBV 感染与乙醇对肝脏的损伤起着协同致病的作用，在 HBV 感染的基础上饮酒或在酒精性肝病的基础上并发 HBV 感染均可加重肝损害，加速肝脏疾病的发展，所以，戒酒是 AFLD 的主要治疗手段。AFLD 的诊断参见相关指南，对于同时合并有 HBV 现症感染者，可诊断为酒精性肝病合并 HBV 感染。而对于慢性 HBV 感染合并 NAFLD 来说，当出现血清氨基转移酶升高时，则很难澄清升高的氨基转移酶是由于 HBV 复制的免疫性炎症所致，还是脂肪性肝炎（NASH）所致。大量的研究表明：CHB 患者并存的肝脂肪变性与 NAFLD 患者肝脂肪变发生的危险因素相同，

皆为代谢应激性脂肪肝，即肝脂肪变与 CHB 并存是一种巧合，并非因果关系，并存的肝脂肪性变对 CHB 可能无不良影响。临床上低水平（<104 U/mL）HBV DNA 载量，且存在代谢危险因素者，血清氨基转移酶的升高更可能是由于 NAFLD 所致，必要时可行肝组织活检协助诊断（详见具体章节）。

4. 与其他肝炎病毒、非嗜肝病毒重叠或混合感染

在目前病毒性肝炎的五型病毒中，以 HBV 和 HAV、HDV、HEV 重叠或混合感染的模式最为常见。在 HBV 与非嗜肝病毒的重叠感染中，又以巨细胞病毒为最常见。对于 HBV 现症感染肝功能异常的患者，应常规做嗜肝病毒（必要时做非嗜肝病毒）标志物的检测，而对于重度 CHB 患者还应排除巨细胞病毒感染的可能。值得关注的是，近年来巨细胞病毒在 5 岁以下（特别是婴幼儿）儿童中感染率升高，从理论上讲，儿童期的慢性 HBV 感染由于免疫耐受的因素在青春期前少有发病，故临床上对 5 岁以下 HBV 感染 ALT 升高的患儿，更应排除巨细胞病毒的重叠感染。

5. 药物性肝损伤

因药物性肝损伤中相当一部分患者临床无明显症状，或临床表现和实验室检查缺乏特异性，加之我国人群中 HBsAg 携带率很高，这类患者一旦出现肝功能异常常被误诊为 CHB。临床上对于 HBV 现症感染肝功能异常的初诊患者，应仔细地询问有无伤肝药物的应用史，并通过相关文献检索这些药物有无肝毒性，从而做出正确的诊断（详见具体章节）。

此外，部分 HBV 感染患者往往伴有自身免疫现象，表现为血清中可检测出多种低滴度的自身抗体，临床易误诊为自身免疫性肝病。但自身免疫性肝病除具有女性多见的特点外，一些自身免疫性肝病具有特征性的自身抗体谱（如原发性胆汁性胆管炎血清抗线粒体抗体阳性等）；HBV 感染合并自身免疫性肝炎时自身抗体的滴度水平明显高于单纯自身免疫性肝炎；HBV 感染者自身抗体的出现总体上以抗核抗体为主等，这些都是鉴别诊断的依据。

三、HBV 现症感染伴血清氨基转移酶异常患者的诊断分析及处理策略

由于 HBV 感染具有隐匿性、肝功能代偿性、症状和肝损害程度不一致性、临床表现和疾病谱多样化等特点，使得首次检查发现 HBV 现症感染伴血清氨基转移酶异常的患者，除了部分临床有慢性肝病的证据易于诊断外，大多数不能明确 HBV 感染的具体时间，是慢性乙肝急性发作，还是急性乙肝；有无重叠其他肝炎病毒感染；有无在 HBV 感染基础上的相关合并症；有无抗病毒治疗的适应证等。临床医师在接诊这类患者时应谨慎行事，在诊断和处理上应把握以下几点：

1. 确定慢性 HBV 感染是引起血清氨基转移酶升高的主要原因

在我国，HBV 感染以母婴传播和婴幼儿期感染为主要来源，由此产生的免疫耐受，决定了在 HBV 现症感染的活动性肝炎中仍以 CHB 为主要疾病谱，因为感染 HBV 的年龄是影响慢性化的最主要因素。

2. 跟踪观察实验结果的动态变化

对于 HBV 现症感染的活动性肝病患者来说，初诊时对 HBV 血清标志物的动态观察很重要，它既可以帮助临床医师澄清感染是急性还是慢性，也可预测急性 HBV 感染是否可以向慢性化移行，这对于 HBV 感染疾病谱中相关疾病的诊断和鉴别诊断有着重要的价值。

3. 积极寻找诊断慢性肝病的依据

虽然我国的 HBV 感染多数呈亚临床性，但是在慢性持续感染的过程中，部分患者在体征、生化、影像等方面可有阳性发现，这些对于鉴别 HBV 的急慢性感染及其程度很有价值。如乙肝的家族史、母婴传播、阳性体征（如腹水、脾大、蜘蛛痣等）；肝储备功能状态（白蛋白、凝血酶原时间、总胆汁酸、胆碱酯酶值的变化）；白细胞（WBC）和血小板（PLT）的数量；肝脾的影像结果及患者的全身情况等。笔者认为，对于 HBV 现症感染者来说，只要具备肝储备功能下降，肝脾影像学异常及相关的阳性体征，又能排除相关的嗜肝病毒感染及脂肪性肝病，无论肝功能正常与否，都应视为慢性 HBV 感染和进展性肝病。

4. 合理的处置必须建立在正确分析的基础上

临床上对于 HBV 感染的处理是由 HBV 感染的不同疾病谱和有无相关合并症决定的。首先，要对患者的综合临床资料进行初步评估，大致确立 HBV 感染属急性感染还是慢性感染，并排除其他肝炎病毒的重叠感染及合并的相关性肝病（5 岁以下儿童还要排除合并巨细胞病毒感染），然后再拟订出相应的治疗方案。抗病毒疗法是当前治疗 CHB 的关键性措施，但抗病毒治疗又有着较严格的适应证。因此，对于首次查出 HBV 现症感染的活动性肝炎患者来说，如无确凿的证据表明是慢性 HBV 感染的话，首先予以抗炎、保肝和对症处理，只要病情允许，就不要急于抗病毒治疗，待澄清 HBV 感染诊断后，再对符合抗病毒治疗适应证的患者实施抗病毒治疗。

四、免疫耐受期的慢性 HBV 携带者首次出现血清氨基转移酶升高时的合理处置

我国《慢性乙肝防治指南》（以下简称指南）将 HBV 感染的自然史划分为 4 个时期，即免疫耐受期、免疫清除期、低（非）复制期和再活动期，分期基本反映了 HBV 复制与宿主免疫应答之间的相互作用和动态过程。免疫耐受期肝脏生化指标特点是 ALT 正常。临床上部分免疫耐受期的患者随着年龄的增长和机体免疫功能的逐渐完善，HBV 免疫耐受的程度逐渐减轻、ALT 呈现上升的趋势，这也表明免疫耐受期逐渐向免疫清除期的过渡。通常认为，HBV 感染后的免疫耐受期是疾病发展的早期阶段，而免疫清除期出现 ALT 的升高被看成 HBV 携带和 CHB 界定标准，即 ALT 的升高是免疫清除的结果，是 CHB 临床诊断的开始。然而，临床实践中我们发现，部分慢性 HBV 携带者在 ALT 升高后的一段较长的时间内 HBeAg 仍呈阳性、HBV DNA 滴度仍呈高水平增高、ALT 持续不正常，但少见肝炎活动重症化或进展至肝衰竭的表现。这一临床现象初步揭示了免疫耐受期的慢性 HBV 携带者首次出现 ALT 的升高，并不完全意味着向免疫清除期的过渡，而是在慢性 HBV 携带的基础上叠加或合并了其他肝损伤的因素。因此，对于此类患者的临床处置应立足于以下几个方面：

1. 免疫清除期的基本特点和鉴别诊断

并非所有 HBV 感染者都会经过以上 4 个时期的免疫过程，各期的进展程序也不是连续不变的。青少年和成年时期感染的 HBV 多无免疫耐受期而直接进入免疫清除期。通常来说，免疫清除期发生的年龄阶段易发生的相关疾病和具有交织关系的疾病很多，如非酒精性脂肪性肝炎、酒精性肝病、自身免疫性肝炎、药物性肝损伤、肝炎病毒和非嗜肝病毒的重叠或混合感染、甲状腺疾病等。以上疾病都可引起氨基转移酶的升高，而这些疾病的发生与慢性 HBV 感染有的是因果关系，有的则是一种巧合，需要认真地进行诊断和鉴别诊断（详见前

述）。

2. 谨慎采用抗病毒疗法

抗病毒疗法是目前临床治疗 CHB 的关键性措施，但抗病毒治疗有着较严格的适应证，对于免疫耐受期的慢性 HBV 携带者首次出现血清 ALT 升高时，在没有澄清有无相关的合并和重叠感染的疾病前，不要急于抗病毒治疗，即使是有临床依据证明肝酶的升高是由于免疫激活引起的，且符合抗病毒治疗的适应证。只要病情允许，也不要急于抗病毒治疗，先予抗炎保肝和对症处理，因为部分年轻的 HBeAg 阳性患者可能会发生自发性 HBeAg 的血清学转换。可以考虑观察 3~6 个月，如未发生自发性 HBeAg 的血清学转换，且 ALT 持续升高，可考虑抗病毒治疗。

3. 正确把握 CHB 与脂肪性肝病合并存在的处置问题

当前，NAFLD 已居我国慢性肝病的首位，且常与慢性 HBV 感染并存。当其进展至脂肪性肝炎（NASH）出现血清氨基转移酶升高时，则难以澄清升高的氨基转移酶是由于 HBV 复制的免疫性炎症所致还是 NASH 所致。此时应参照患者 HBV DNA 升高的水平，是否存在代谢危险因素等来澄清诊断，必要时可行肝组织活检协助诊断。对于病毒复制指标阳性的 CHB 合并酒精性肝病的患者来说，戒酒和抗病毒都是重要的病因治疗，但是鉴于酒精对抗病毒药物疗效的影响，若病情许可，可在戒酒一段时间后再行抗病毒治疗。

五、HBV 携带者临床诊断和处置的应对策略

指南将 HBV 携带者分为慢性 HBV 携带者和非活动性 HBsAg 携带者两种类型。两类携带者共同的特点就是血清 ALT 持续正常，根本区别在于：前者血清 HBV DNA 呈高滴度阳性，后者用 PCR 法检测 HBV DNA 低于检测下限或<200U/mL；前者 HBeAg 阳性，后者 HBeAg 阴性。目前临床医师对于 HBV 携带者的准确诊断和合理处置方面的困惑主要表现在以下两个方面：一是对于病毒携带形式下的亚临床型肝炎（这里主要指 HBV 携带者客观存在的肝纤维化表现）的发现和诊断。大量医学研究结果证实了在 HBV 的两种携带者中半数以上存在显性或不显性肝脏的炎症，其主要病理形式是肝纤维化，而目前临床对于这种 ALT 正常的肝脏炎症和肝纤维化的发现和评估主要依靠肝活组织的检查。这种检查因其有创性、费用高、不易重复等缺点使临床应用受到限制。二是关于 HBV 携带者的抗病毒治疗问题。血清 ALT 升高是肝细胞存在组织坏死和炎症活动的标志，随着医学科技的发展及检测技术的进步，对慢性 HBV 感染的认识日益加深，现已发现在 HBsAg 携带者这一庞大的人群中，包括了肝组织正常的真正的健康携带者、亚临床型肝炎、慢性乙肝（CHB）甚至肝硬化的不同疾病谱。这些人群中，血清 HBV DNA 的载量有高有低，甚至检测不到，且血清 HBV 标志物模式呈多样化表现。ALT 是评价肝病炎症活动的重要指标，对确定慢性 HBV 感染相关疾病的抗病毒治疗具有重要的意义。现阶段，各国指南都将 ALT 升高作为筛选抗病毒治疗的主要条件，对于 ALT 升高的 CHB 患者，无论 HBeAg 阳性还是阴性，处理意见基本一致。而对于 HBV DNA 阳性、ALT 持续正常的慢性 HBV 携带者则不主张抗病毒治疗，除非患者有明显的肝纤维化。其理由是免疫耐受期的 HBV 携带者疾病进展风险小，治疗反应差。笔者认为，仅以 ALT 水平的高低评判 HBV 携带者是否存在肝脏的炎症活动和决定是否需要抗病毒治疗的观点具有一定的局限性。综合国内外的众多资料，ALT 正常的慢性 HBV 携带

者中，血清 HBV DNA 载量高，近 1/4 患者肝脏有中度甚至重度慢性炎症和纤维化；而非活动复制期的患者其纤维化程度要重于免疫耐受期的慢性 HBV 携带者，这些患者都是临床实际需要抗病毒治疗的对象。但迄今为止，临床对于 HBV 高复制状态而 ALT 水平正常的慢性 HBV 携带者的抗病毒治疗问题仍在争议中。尽管我国指南已对 ALT 持续低水平慢性 HBV 感染的抗病毒治疗提出了指导意见，但传统的"HBV 携带者不需要抗病毒治疗"的观念还在不同程度地影响着临床医师的诊断思维。

当前针对 HBV 携带者的诊疗工作中存在的困惑，临床医师应采取以下应对策略：①积极开展肝纤维化的无创性诊断。尽管肝组织活检是诊断纤维化、肝硬化的"金标准"，但由于如前所述一些因素的存在限制了其临床使用。近年来，随着诊断技术的发展，一些无创性的诊断方法已应用于临床，并得到了业内人士的逐渐认可，其中最具代表性的诊断手段是瞬时弹性检查（TE）。TE 作为一种较为成熟的无创检查技术，其优势为操作简便，可重复性好，能够比较准确地识别轻度肝纤维化和进展性肝纤维化或早期肝硬化。研究表明，HBV 携带者的肝纤维化弹性中位数多低于 5kPa，最高上限也可达到 7.9kPa；氨基转移酶及胆红素均正常者其硬度测定值≥9.4kPa 可诊断为显著纤维化；21.3kPa 可诊断为肝硬化。当然，TE 的检测结果也受一些因素的影响，如肥胖、肋间隙的间距及操作者的经验等。TE 与肝纤维化血清学指标联合检测可以提高诊断的准确率。②病毒学指标。HBV DNA 在慢性 HBV 感染的诊断、抗病毒治疗适应证的选择及其疗效的评估方面有着重要的意义，但不同的检测方法和试剂，其灵敏度和检测的结果不尽相同。目前国产试剂的检测下限常为 200~1000U/mL，而进口试剂的 PCR 法可检测到 30~50U/mL。因此，对于非活动性 HBsAg 携带者最好是选择用国际公认的高灵敏方法来测定血液内是否有低水平的 HBV 复制。③积极寻找慢性肝病的证据。HBV 携带者多数缺乏慢性肝病的临床体征，因此，此类患者若是在体征、生化、影像等方面有阳性发现，对于澄清 HBV 感染的相关疾病谱和肝病的严重程度很有帮助。阳性体征包括：腹水、腹壁静脉曲张、脾大、蜘蛛痣等；生化指标主要是看肝脏储备功能情况（如白蛋白、凝血酶原时间、胆碱酯酶等值的变化）；影像学检查主要是肝脾声像图及门静脉直径等，WBC 和 PLT 亦是重要的参数。对于临床拟诊为 HBV 携带者来说，只要具备以上 1~2 项慢性肝病的证据，都应视为慢性 HBV 感染所致的进展性肝病，而不能视为健康携带者。这些阳性结果的发现也为"HBV 携带者"的抗病毒治疗提供了重要的证据。④重视活血化瘀类药物在 HBV 携带者中的应用。临床上，多数 HBV 携带者都存在着不同程度的肝纤维化。笔者认为，对 HBV 感染时间长且通过一些无创检查提示有肝纤维化者，无论是否有病毒的复制都要进行抗纤维化治疗。在这方面应当充分发挥中药抗纤维化的长处，具体的相关文献报道很多。笔者曾对百余例经 B 超、肝纤维化血清学指标、TE（部分患者）联合检查存在肝纤维化表现的患者应用中成药大黄　虫丸或扶正化瘀胶囊进行为期 10~12 个月的抗纤维化治疗，结果治疗组较对照组异常指标均有明显的改善，同时乏力、肝区隐痛不适等表现也见明显减轻。15 例治疗前有低水平黄疸（TBiL<34.2μmol/L）者，11 例恢复到正常水平，这反映了肝纤维化是可以逆转的。因此，在抗肝纤维化治疗的问题上我们应秉承的理念是：谁能阻止肝纤维化的进展，谁就能治好更多的肝病。⑤加强对 HBV 携带者的随访管理。目前临床对于两类 HBV 携带者一般都不推荐抗病毒治疗，但必须区别对待。对于年龄超过 30 岁，有肝细胞癌（HCC）家族史的高病毒载量的慢性 HBV 携带者，且在体征、生化、影像学等方面查有慢性肝病依据的，还是需要考虑抗病毒治疗。非活动性 HBV 携带者

有发展成 HBeAg 阴性慢性乙肝的可能，并有发生 HCC 的风险，应予以重视。总之，对于暂未接受抗病毒治疗的 HBV 携带者，应按照指南的要求每 3~6 个月进行一次相关的综合检查，必要时行肝组织活检，一旦具备抗病毒治疗的指征，应及时启动抗病毒治疗。

六、乙肝病毒标志物认识、争议与不足

自 HBsAg 发现后的 50 多年间，人们对于 HBV 感染的研究和认识在不断地深入，同时对 HBV 感染的检测技术和检测手段也在不断发展和提升。HBV DNA 从最初的对 HBV 感染的诊断，到对疾病状况及长期预后的判断，近些年来，其定量分析又在抗病毒治疗适应证的选择、疗效的评估、治疗方案的改变等方面起着关键的作用。血清 HBsAg 的检测是 50 年前发现 HBV 的关键，至今仍是诊断 HBV 现症感染最基本的标志物。总之，HBV 血清免疫学标志物和 PCR 生物技术是目前检测 HBV 标志物的重要手段。传统检测技术的发展和新的检测技术的发现和应用，要求临床医师只有通过不断地更新专业知识，加强对相关检测技术的学习，才能更好地进行临床实践，更精确地判读乙肝病毒标志物的临床意义，从而更好地服务广大乙肝患者。

1. 对一些传统 HBV 标志物的新认识

（1）HBsAg　时至今日，HBsAg 仍是临床诊断 HBV 现症感染的最基本的血清标志物。目前认为 HBsAg 的清除最接近 CHB 治愈，反映感染的免疫控制，如发生在肝硬化之前，则预后更好。HBsAg 定量技术的发展，使人们对乙肝的自然史及抗病毒治疗应答有了更进一步的认识。目前认为，HBsAg 水平可作为制定 CHB 治疗策略的一个重要参数，在核苷（酸）类似物治疗 CHB 的末期，HBsAg 水平是停药后复发的预测因素。目前，对于 HBsAg 的临床意义讨论非常多，争鸣的焦点是 HBsAg 能否作为 CHB 抗病毒的一个很好的替代指标。多年抗病毒治疗的实践证明：HBsAg 转阴率有限，大多数患者不可能转阴并产生抗体。

（2）HBeAg　通常将 HBeAg 作为 HBV 复制、传染性、预后及对治疗应答评价的重要血清标志物。HBeAg 的血清学转换，提示机体对 HBV 的细胞免疫功能有所增强，若是在抗病毒治疗中出现的血清学转换，则意味着抗病毒的疗效达到满意的终点。因此说，HBeAg 定量检测具有重要的临床预测价值和良好的应用前景。其不足之处在于：一是仅适用于 HBeAg 阳性 CHB 患者的检测，而不适用于对 HBeAg 阴性患者。在我国，HBeAg 阴性的 CHB 患者达 30%~40%；二是 HBeAg 定量检测试剂的标准化还有待进一步提高。

（3）HBV DNA　HBV DNA 定量检测的意义在于：①正确判断慢性 HBV 感染者传染性的强弱。HBV DNA 水平的高低与其传染性的强弱呈正相关，而单纯 HBsAg 阳性、HBV DNA 阴性，基本表明病毒无复制、传染性很弱。②准确判断乙肝病毒转阴的结果。既往认为，HBV 五项血清检测指标（俗称"二对半"）中"大三阳"转为"小三阳"是病情好转、传染性减弱的标志，目前看来并非如此。只有 HBV DNA 低于检测下限（或检测不到）、肝功能正常，才能认为是 CHB 的好转。③评价 HBV 携带者的状况。非活动性 HBsAg 携带者，其 HBV DNA 常低于检测下限或 <200U/mL，预后良好，一般不需要药物治疗；处于免疫耐受期的慢性 HBV 携带者表现为 HBsAg、HBeAg 和 HBV DNA 同时阳性，且 HBV DNA 通常为高水平，半数患者迟早要发生肝炎的活动。④评价抗病毒药物的疗效，决定治疗方案的改变。

（4）cccDNA　cccDNA 作为 HBV 转录模板，长期稳定地存在于肝细胞核中，对 HBV 感

染的持续存在起着关键性作用。cccDNA 是隐匿性慢性乙肝的分子基础。高选择性实时 PCR 技术能较准确判定血清或肝内 HBV DNA 水平，包括能特异性检测并定量肝组织中的 cccD-NA 水平。

（5）抗 HBc　抗 HBc 是公认的 HBV 既往感染传统且最敏感的血清学指标。长期以来，临床对抗 HBc 的检测普遍使用定性检测法，随着检测技术及方法学的改进，抗 HBc 定量检测已趋于成熟并获得上市批准，有望在临床推广使用。抗 HBc 定量检测的临床意义在于对慢性 HBV 感染史的评估、预测 CHB 抗病毒的疗效，尤其是对 ALT 正常患者抗病毒治疗指征的选择等方面。

以上检测技术的发展，使得 HBV 标志物的临床意义不断被发现，提高了人们对于慢性 HBV 感染自然史的了解、精准诊断及抗病毒治疗应答等方面的认识，也使这些传统和"古老"的 HBV 标志物焕发出新的生机。

2. 新型的 HBV 标志物

近期，新型 HBV 标志物血清 HBV RNA 备受关注。有研究发现，接受抗病毒治疗的 CHB 患者血清 HBV RNA 水平与其病毒学应答和预后有关，因而从理论上讲血清中 HBV RNA 病毒样颗粒的存在和水平能够反映 cccDNA 的状态。这一结果提示血清 HBV RNA 有可能是探索 CHB 治愈的生物学标志物，但其是否优于 HBsAg 的检测，是否可作为抗病毒治疗临床治愈以及安全停药的指标，目前证据还不足，仍需大样本的临床研究去进一步证实。HBV 核心抗原定量也在研究中。

七、乙肝病毒标志物需关注的几个问题

1. 关注 HBV 血清免疫标志物的某些特殊组合

由于受 HBV 变异和一些未知原因的影响，在 CHB 患者的不同个体和疾病的不同时期，可能会出现 HBV 血清免疫标志物的多种组合模式，临床需区别对待，慎重判读。常见的特殊组合模式有以下几种表现：①HBsAg 和 HBsAb 同时阳性；②HBeAg 和 HBeAb 同时阳性；③单项 HBeAb 或抗 HBc 阳性。第三种表现临床较为常见，在处理上首先应换用更敏感的检测试剂复检，尤其要排除由于先期检测试剂敏感度不高所造成 HBsAg 假阴性的结果，其次是采用敏感的基因诊断技术，测定患者血清甚至肝组织中的 HBV DNA 水平，以获得 HBV 复制的直接证据。

2. 正确分析不同检测技术和不同检测试剂的检测结果

临床检测工作中，不同的检测技术和检测试剂可能会产生不同的检测结果，这种检测误差的现象是合乎情理的。如酶联免疫吸附技术（ELISA 法）仍是目前检测血清免疫标志物的主要技术，具有简便、敏感和稳定的特点。但近年来临床开展的化学发光免疫技术，尤其是电化学发光免疫技术，较 ELISA 法敏感性更高。又如目前临床对于 HBV DNA 的定量检测，不同的检测方法和试剂，其灵敏度和检测的范围不尽相同。现阶段，国产试剂的检测下限常为 200～1000U/mL，而进口试剂的 PCR 法可检测到 30～50U/mL，这对于低 HBV 复制患者，尤其是隐匿性乙肝的诊断是很重要的，也是失代偿期乙肝肝硬化患者抗病毒治疗的依据。但是，鉴于我国大多数乙肝患者经济有限，故临床一般没有必要普及推广高灵敏度、高成本的进口试剂（如雅培试剂）。因为目前尚无彻底清除 HBV DNA 的药物，就大多数 CHB

患者来说，在抗病毒治疗动态监测的过程中，只要患者血清 HBV DNA 持续 $<1.0 \times 10^3$ U/mL，结合生化、影像学和/或组织学等指标，就足以对抗病毒的疗效进行恰当的评估。只有在特殊情况下，才考虑使用高灵敏度的 HBV DNA 检测试剂。

八、乙肝表面抗原定量与抗 HBV 治疗的关系

既往认为，HBsAg（+）是 HBV 现症感染的标志。近年来，众多的研究结果表明，HBsAg 不但可用于 HBV 感染的诊断，其基线水平及其动态变化也对 HBsAg 清除有较好的预测作用。同时，其定量水平和血清转换可作为 CHB 抗病毒治疗理想的终点（目标）。在 CHB 抗病毒治疗过程中，同时监测 HBV DNA 及 HBsAg 水平有助于最佳治疗方案的制定，在当前的临床实践中已将 HBsAg 的定量检测纳入抗 HBV 治疗的血清检测体系中。然而，由于 HBsAg 的水平受到诸多因素的影响，且其与 HBV DNA 水平变化的相关性目前认识尚不一致，因此，有必要对 HBsAg 的特性与 HBV DNA 水平的相关性及它们与抗病毒治疗应答情况进行复习。

1. HBsAg 的特性及其与 HBV DNA 水平的相关性

HBsAg 是 HBV 的外膜蛋白，是 HBV 现症感染的标志。人体在感染 HBV 后外周血出现 HBsAg，含量为 $5 \sim 600 \mu g/mL$，最高可达数千。在 HBeAg（+）的 CHB 患者中，HBsAg 与血清中 HBV DNA、肝内 cccDNA 以及总的 HBV DNA 呈高度正相关；在 HBeAg（-）的 CHB 者中，HBsAg 与血清中的 HBV DNA、肝内 cccDNA 及总的 HBV DNA 相关性较差。

2. HBsAg 定量检测临床应用中应注意的问题

（1）在 HBV 感染的不同阶段 HBsAg 定量表达不同有研究证明，HBsAg 定量的平均水平在慢性 HBV 感染自然史的 4 个阶段明显不同。从免疫耐受期到病毒低复制期呈现出逐渐下降的趋势，在免疫清除期，血清 HBsAg 与 HBV DNA 水平具有较强的相关性。因此，应用 HBsAg 定量预测抗 HBV 效果时应注意到不同感染阶段的影响。

（2）HBV 基因型对 HBsAg 表达水平的影响我国指南将 HBV 分为 9 个基因型，我国以 B 型和 C 型为主。HBV 基因型和 α-干扰素（IFN-α）的治疗应答有关，不同基因型的生物学特征存在一定的差异，尤其是对 HBeAg 阴性 CHB 患者 IFN 治疗前后血清 HBsAg 的变化具有明显的影响，可反映 IFN 的免疫调节作用，并被用来预测 IFN 治疗的疗效。

（3）S 基因突变致 HBsAg 定量下降或转阴在机体天然免疫或干扰素治疗的压力下，HBV 的 S 区易发生突变。突变可导致 HBsAg 抗原性和免疫源性发生变化，影响 HBsAg 和 HBsAb 之间的相互作用，从而检测不出 HBsAg。另外，前基因变异可使 HBsAg 阴转或定量下降，此时需要同时检测 HBV DNA 及 HBeAg。

此外，HBsAg 定量的检测还可能受到试剂质量和操作程序标准化的影响。

3. HBsAg 定量检测在预测抗 HBV 治疗效果中的应用及评价

血清 HBV DNA 水平是病毒复制最直接最可靠的指标，临床上绝大多数 CHB 患者在接受核苷（酸）类药物（NAs）治疗后，血清 HBV DNA 水平很快降至很低水平，甚至难以检测到，使得临床医师难以确定何时停用 NAs。血清 HBsAg 水平是病毒复制表达和宿主免疫相互作用平衡的结果，其效价的明显下降或者转阴的患者，同时也能反映其肝组织中 cccDNA 水平。CHB 患者在接受有效的抗病毒治疗后，当血清中 HBsAg 迅速下降或转阴时，肝组

织中 cccDNA 水平也会明显下降，甚至检测不到。有研究发现，在 HBeAg 阳性的 CHB 患者中，HBsAg 与血清中的 HBV DNA 水平、肝内 cccDNA 以及总的 DNA 水平呈高度正相关；而在 HBsAg 阴性的 CHB 患者中，HBV DNA 并无明确相关性。因此临床常将 HBeAg 血清学转换作为 HBeAg 阳性 CHB 抗病毒治疗满意的终点（目标）；将 HBeAg 阳性与阴性患者抗病毒治疗后持久的 HBsAg 消失，伴或不伴 HBsAg 血清学转换作为治疗的终点。目前临床已将 HBsAg 水平作为制定 CHB 抗病毒治疗策略的一个重要参数。但是由于 HBsAg 的总体阴转率较低（在使用 NAs 治疗 CHB 的临床研究中，其阴转率最高不超过 20%），使得实现理想的治疗终点，达到 CHB 临床治愈的目标变得困难。近期，北京佑安医院报道，采用聚乙二醇化干扰素 α-2a（PegINFα-2a）联合阿德福韦（ADV）治疗 HBsAg 低水平（<1000U/mL）的非活动性 HBsAg 携带者获得了较好的疗效，96 周的疗程可使约 45% 的患者获得 HBsAg 的血清学清除，值得借鉴。

总之，在抗 HBV 治疗的过程中（尤其是接受 NAs 抗 HBV 治疗），HBsAg 滴度的下降或阴转表明患者免疫功能的增强，治疗末 HBsAg 的阴转不但预示着治疗效果好，同时还可以预测患者的持久应答以及长期随访时 HBsAg 的清除率。HBsAg 的消失和 HBsAb 的出现是最接近 CHB 的临床治愈，而仅有 HBsAg 阴转或很低水平而无 HBsAb 的出现，则仅为 CHB 的功能性治愈。鉴于肝细胞内 cccDNA 难以清除，故即使是 NAs 抗病毒治疗达到停药标准后的 CHB 患者，仍需要继续巩固治疗较长的一段时间后才可停药。

九、乙肝 HBeAg 与 HBV DNA 定量的相关性及其临床意义

HBeAg 和 HBV DNA 是反映 HBV 感染最直接、特异性强和灵敏度高的指标，其水平的高低是 HBV 复制程度和传染性强弱的指标，也是临床指导 CHB 的诊断、抗病毒治疗及预测疗效和监测乙肝复发的重要依据。随着分子生物学等先进技术的发展，对于 HBeAg 与 HBV DNA 的血清标志物已由过去的定性检测发展到目前的定量检测，同时对两者定量关系的研究也越来越明了，现就 HBeAg 与 HBV DNA 定量的关系和临床意义进行探讨。

1. HBV DNA 与 HBeAg 定量之间的相关性

（1）从 HBV DNA 与 HBeAg 的形成过程来看两者的相关性 HBeAg 伴随着 HBV DNA 复制而产生，也是 HBV 基因表达的产物，故 HBeAg 是 HBV DNA 复制的标志之一。

（2）HBV DNA 与 HBeAg 在功能上的相关性 HBV DNA 包含 HBV 的全部基因，不仅含有编码各种 HBV 病毒的结构基因，还含有与各种细胞转录因子结合的调控元件如启动子、增强子等，也具有激合 DNA 聚合酶的作用，可见 HBV DNA 对于 HBeAg 的合成起着决定性的作用。HBeAg 的合成对 HBV DNA 的复制也同样具有重要的调节作用。HBeAg 可促进 HBV 感染的持续，出现高 HBV DNA 水平的病毒血症。然而，当前 C 区超表达时又能明显抑制病毒复制。HBV 前 C/BCP 区基因突变可导致 HBeAg 的合成减少或停止，血清 HBeAg 水平下降或消失，形成 HBeAg 阴性的前 C 区变异株。总之，HBV DNA 与 HBeAg 在功能上相互促进又相互制约，以此来影响和维系它们之间的关系。

（3）血清中的 HBV

DNA 主要是由肝细胞中的 HBV 复制产生的子代病毒释放入血形成的，而 HBeAg 也是由肝细胞中的乙肝病毒基因表达分泌入血产生的。实验证明，血清 HBeAg 与 HBV DNA 定量值之间存在良好的相关性，两者呈正相关和线性关系。

（4）HBeAg 与 HBV DNA 的组织相关性

HBV 感染宿主肝细胞后，HBV 的基因进入肝细胞先产生 HBV cccDNA，然后再以 cccD-NA 为模板转录装载成 HBVγCDNA 释放入血，这两种形式的病毒 DNA 在肝组织内都存在，统称为肝组织 HBV DNA（tDNA）。HBeAg 与血清及肝组织中 HBV cccDNA 定量、肝组织中 HBV DNA 定量之间也呈正相关。

2. HBeAg 和 HBV DNA 定量关系的临床意义

（1）不完全的正相关性

尽管 HBeAg 与 HBV DNA 有很好的相关性，但不一定是完全的正相关。CHB 患者出现 HBeAg 血清学转换一般认为属病情稳定，但部分患者虽然 HBeAg 出现血清学转换，体内病毒却仍然存在，甚至出现高水平阳性，这种现象通常认为是由于前 C 区及 C 区启动子变异所致。HBV 基因组变异除了影响血清学指标的检测外，还可能导致疫苗接种的失败、肝炎重症化和肝癌的发生。故 HBeAg（-）或极低水平并不完全代表病毒复制停止或无传染性，不能一概认为是疾病趋向稳定和恢复的表现。

（2）免疫清除或干扰素治疗后 HBeAg 的血清转换更具临床意义

在自然免疫清除或在干扰素治疗后所出现的 HBeAg 血清学转换、HBV DNA 水平下降及肝功能的改善，往往标志着乙肝病毒复制的持续抑制。因为干扰素在抗病毒的同时还具有较强的免疫调控作用，这是核苷（酸）类似物所不及的。

（3）HBeAg 与 HBV DNA 定量检测存在着不一致性

在血清 HBeAg 阳性患者中，仍有 30%～40% 的患者 HBV DNA 低于检测线下限，即 HBeAg 与 HBV DNA 定量检测结果不一致。分析其原因可能有：①抗 HBV 药物的作用。目前临床所用的高效的核苷（酸）类似物（NAs）对 HBV 有很好的抑制作用，其机制是通过抑制 HBV 多聚酶，导致 DNA 的合成中止。然而，这些药物并不能进入肝细胞核，使得病毒在细胞核内的转录不受影响，因而不影响 pgRNA 及 mRNA 的产生，也不影响 mRNA 对蛋白的转译，因此可出现 HBeAg 与 HBV DNA 分离的现象。②病毒 DNA 与宿主肝细胞基因整合，整合后既可分泌 HBsAg，也可分泌 HBeAg，但不能产生 HBV DNA。③在免疫清除的早期，病毒大量快速地清除，血清 HBV DNA 呈现低拷贝量甚至在检测线下限，但 HBeAg 仍可大量存在。④在免疫清除的后期阶段，由于机体免疫激活，HBV DNA 被清除而检测不到，但 HBeAg 由于体内半衰期较长清除较慢，故能检出低水平阳性。⑤抗 HBV 治疗过程中，HBV DNA 水平降低或低于检测值下限仅提示抗病毒药物治疗有效，但并不能完全反映机体对 HBV 免疫状态的恢复，特别是对使用 NAs 的患者，更多的可能是由于病毒复制被暂时抑制，停药后部分患者往往容易出现病毒学和生化学的反弹。而对于 HBeAg 阳性的患者来说，抗病毒治疗后只出现血清 HBeAg 的转阴仅说明病毒复制被抑制，只有出现 HBeAg 的血清转换才能表明免疫功能的改善。

十、HBV DNA 定量检测与 HBV 血清免疫学检测之间关系

HBV DNA 的定量检测与 HBV 血清免疫学检测都是 HBV 感染重要的病原学诊断手段，目前被广泛使用。两者均有其临床应用优势，联合检测对于 HBV 感染的诊断和治疗起着协同与互补的作用，现结合相关文献精神，对两者之间的关系进行简要的阐述。

1. HBV DNA 定量检测

HBV DNA 即乙肝病毒的基因，是 HBV 感染最直接、特异性强和灵敏度高的指标。HBV DNA 检测是当前临床诊断 HBV 感染的必备检测项目之一，尤其是其定量检测不仅是反映 HBV 有无复制的"金指标"，同时也是判断 HBV 现症感染者是否需要抗病毒治疗及对抗病毒疗效评价的重要指标，亦与病情的预后和传染状况的评估有关。HBV DNA 定量检测与传统的血清免疫学指标相比，其优势是灵敏度高，甚至能发现血清免疫标志物全部阴性的隐匿性的 CHB（其免疫组化技术可检测患者肝组织中的 HBV DNA），进口试剂的 PCR 法可检测到 30~50U/mL 的 HBV DNA，为失代偿期乙肝肝硬化的抗病毒治疗提供了可靠的实验依据。

2. HBV 血清免疫学指标检测

HBV 血清免疫学指标能反映体内抗原抗体的携带模式及在一定条件下患者机体的免疫状况，是 HBV 感染的间接证据，HBV 感染后血清免疫学标志物的检测是非常有必要的，可提供基因诊断方法无法得到的信息，具体表现在以下几个方面。

（1）临床意义广泛

血清免疫学诊断不仅能通过 HBsAg 和 HBeAg 来反映患者体内是否有 HBV 感染的存在，还能反映机体对 HBV 的免疫应答状态，有助于临床分析 HBV 感染状态和其活动性情况。最具临床意义的是免疫清除期和/或抗 HBV 治疗者出现 HBeAg 的血清学转换，常提示机体对 HBV 的细胞免疫功能有所改善。如仅单独出现 HBeAg 的消失或不伴有 HBeAb 的出现，则表示病毒的复制被抑制而不是免疫功能的改善。在 HBV 感染的自然病程中或抗病毒治疗后出现 HBsAg 的血清学转换，则意味着机体对 HBV 免疫功能的显著增强或 CHB 的临床治愈，是核苷（酸）类似物抗 HBV 的停药指征。

（2）HBV 的血清免疫学诊断可为基因诊断提供补充信息和线索

如 HBV DNA 阳性而 HBeAg 阴性者，预示着患者的 HBV DNA 可能存在着前 C 区或基本核心启动子区的基因变异。

（3）血清免疫标志物可作为干扰素抗 HBV 疗效评估的补充手段

在干扰素治疗 CHB 的过程中，出现 HBsAg 定量的快速下降常是 HBeAg 阳性 CHB 患者 HBeAg 血清转换的预测因子。

（4）血清 HBsAg 和 HBeAg 检测对原发性肝癌有一定的预测作用

HBeAg 阳性高载量 HBV DNA 与 HCC 的高发病率相关，HBsAg 的高滴度亦是如此。

十一、乙肝患者抗病毒治疗的总体目标

1. 普通人群的治疗目标

（1）短期目标

包括：①最大限度抑制 HBV 复制；②减轻肝脏炎症和纤维化。

（2）长期目标

包括：①延缓或减少失代偿期肝病的发生；②延缓或减少相关并发症的发生；③延缓或降低肝细胞癌的风险；④延长生存时间和改善生活质量；⑤临床治愈。HBsAg 清除可实现 CHB 完全缓解与长期预后的改善。

2. 特需人群的治疗目标（特需目标）

（1）阻断母婴传播。

（2）预防肝移植后 HBV 的再感染。

（3）化疗、免疫抑制、肝外器官移植相关的 HBV 再激活。

（4）预防急性乙肝转变为急性/亚急性肝衰竭或慢性乙肝。

（5）缓解 HBV 相关肝外表现。

十二、目前抗 HBV 治疗临床转归的具体评估指标

1. 直接指标

能直观反映若干与抗病毒治疗相关的各种临床转归的指标称直接指标，常需在漫长的随访中才能获得。主要内容包括：①肝组织炎症和纤维化的进展或改善程度；②非肝硬化进展为肝硬化的比例，代偿期肝硬化进展为失代偿肝硬化的比例，或反之；③HCC 发生率和复发率；④患者的病死率、生存率和生存时间；⑤生活质量如何；⑥母婴传播阻断率；⑦免疫抑制及化疗患者再激活的阻断率；⑧肝移植后 HBV 再感染的阻断率；⑨通过抗病毒治疗而避免了肝移植的概率；⑩并发症的发生发展；⑪ HBV 相关肝外表现的改善情况。

2. 替代指标

由于获取直接指标的时间较长，故在日常的监测过程中常借助于替代指标来进行评估，即以病毒学、血清学和生物化学（肝功能情况）的指标来评估抗病毒治疗的应答情况。值得一提的是，替代指标的改善并不能完全反映和预测临床转归的改善，因为部分患者在替代指标持续改善后仍有肝病进展。目前临床常用的替代指标包括：①病毒相关指标。如血清HBsAg/HBsAb、HBeAg/HBeAb 及 HBV DNA 水平，必要时可监测 HBV DNA 变异。②生物化学指标。以血清 ALT 水平为代表，但需排除其他因素的影响。病情较重者应评估血清总胆红素、白蛋白、凝血酶原活动度及国际标准化比值等。③反映肝纤维化的无创性指标。如瞬时弹性成像测定值、天冬氨酸转移酶与血小板比值指数及 FIB-4 指数，以及可反映肝脏成纤维活跃度的透明质酸、Ⅲ 型前胶原、Ⅳ 型胶原和层黏蛋白（通常称为肝纤四项）等。④影像学检查。普遍应用的是肝脾及门静脉的影像检查，有阳性发现者再视情况采取 CT、MRI 检查协助诊断。⑤甲胎蛋白（需排除 CHB、活动性肝硬化时的伴随升高）、异常凝血酶原及多种微小分子等反映肝细胞再生及 HCC 的指标。⑥其他。Child-pugh、终末期肝病模型评分、SOFA 等评估重症肝病严重程度、疗效及预后的评分等。

随着现代检测技术的发展进步，未来将会有多种新的 HBV 标志物用于临床，以弥补目前血清 HBV DNA 和常规 HBsAg 定量监测不够精确的不足。

十三、慢性乙肝抗病毒治疗适应证选择的几个要点问题

CHB 抗病毒治疗的历史已有数十年，特别是近年来，随着多种核苷（酸）类似物的上市使用，使得 CHB 的抗病毒治疗取得了长足的进步。如何正确选择抗病毒治疗的适应证，让每位符合抗病毒治疗条件的 CHB 患者都能得到及时有效的治疗，对于临床医师来说，除了参照我国指南的指导意见来选择患者外，还要注意对患者的临床资料进行综合评估，以掌握患者的最佳临床证据，从而做出合理的决策。

1. 了解慢性 HBV 感染的自然史，并大致明确其临床阶段

了解 HBV 感染的自然史，对于把握抗病毒治疗的适应证和治疗的时机具有重要的临床意义，感染者大致可经过免疫耐受、免疫清除、非活动或低（非）复制期和再活动 4 个阶段。然而，CHB 的临床表现为动态过程，其自然史的几个阶段不一定是连续地出现，对此，不能机械和抽象地认识其过程，应该做到具体情况具体分析。如免疫清除期的患者在出现 HBeAg/抗 HBe 的血清转换后，仍有 10%～30% 的患者维持在免疫清除期，表现为 ALT 的持续升高和 HBV DNA 低水平复制；非活动性的患者中仍有部分可经历一次或多次 HBeAb 阳性的肝炎再活动；即使是轻度或无肝损害的 HBV 携带者，在进行抗肿瘤化疗或行免疫抑制剂治疗后也可以诱发 HBV 的再激活，甚至发生肝衰竭。

2. 重视患者临床症状、体征及肝功能状况的评估

临床上 CHB 患者症状、体征、生化指标、病毒载量、肝脏影像学改变常不尽一致，如影像诊断为肝硬化者不一定都有肝功能的异常；慢性 HBV 携带者中部分可有程度不同的肝组织的炎症和纤维化表现，对此类患者肝功能状况的评估，不能仅凭 ALT、血清总胆红素升高的水平来决定肝损害的程度，而应重视以症状、体征（如腹水、脾大）、肝储备功能（如白蛋白、凝血酶原活动度、胆碱酯酶等）、影像资料及患者的全身情况来进行综合评估。对于慢性 HBV 感染者来说，只要具备肝储备功能的下降、肝脏影像学和组织学的异常及相关慢性肝病的阳性体征，尽管氨基转移酶正常，也应视为进展性肝病。认识此点，对确定抗病毒治疗的适应证尤为重要。我国指南明确指出：当 CHB 患者存在肝硬化客观体征时，无论 ALT 和 HBeAg 情况如何，均建议抗病毒治疗。

3. 正确认识抗病毒治疗前患者血清 ALT 水平

血清 ALT 水平是目前临床确定 CHB 患者是否需要抗病毒治疗的重要指标之一，也是国际性指南的共识。现阶段，我国指南对 ALT 水平的要求是持续升高>ULN，并对血清 HBV DNA 阳性，ALT 正常者的抗病毒治疗提出了指导意见。临床医师原则上应参照指南的精神，决定此类患者是否需要抗病毒治疗。值得一提的是，应区别对待以下两类患者肝酶升高的问题：一是肝硬化患者，由于有效肝组织数量的减少，ALT 合成能力下降，故不能仅以 ALT 水平的高低来决定是否需要抗病毒治疗，如能参考 AST 的水平可能更具临床意义；二是对于抗病毒治疗前已经使用抗炎、降酶类药物治疗的肝酶正常者，只要病毒复制指征依旧存在并达到相应的标准，就要列入抗病毒治疗的队列，并及时启动抗病毒治疗。不需要停用降酶药物，待肝酶再度升高后再行抗病毒治疗，因为机体一旦发生了清除 HBV 的免疫激活和应答，想依靠没有抗病毒作用的保肝降酶药物来逆转这个过程是不太可能的。

十四、影响核苷（酸）类似物治疗慢性乙肝生物化学应答不佳的可能原因分析

慢性乙肝（CHB）抗病毒治疗的目标是持续抑制病毒复制，缓解肝细胞的炎症坏死，阻止肝脏病变的进展，从而获得长期目标，即防止肝硬化、肝衰竭和癌变。数十年来，干扰素（IFN）和核苷（酸）类似物（NAs）这两大类抗病毒药物对于 CHB 的治疗取得了显而易见的疗效，尤其是 NAs 上市使用后的 20 多年，推动了 CHB 抗病毒治疗的进程。目前，临床对于抗病毒的疗效情况常以患者生物化学、病毒学、血清学的应答指标来评价。由于受病毒、宿主和抗病毒药物等多种因素的影响，使得在接受抗病毒治疗 CHB 患者间的应答效果

不尽一致，同时抗病毒药物的一些缺点和不足也在逐步显现。以 NAs 为例，除了耐药变异外，近年来我们发现部分经治的 CHB 患者经过 2 年以上的抗病毒治疗，虽然获得完全病毒学的应答，但生物化学应答（以下简称生化应答）不佳。具体表现为血清 HBV DNA 载量降至检测下限（200U/mL），而 ALT 或 AST 仍呈长期"沉默性"的低水平（基线上一倍左右）升高，若不采取干预措施始终不能恢复正常，即使是在初治时接受或后改用高效、生化应答效果佳的恩替卡韦和替诺福韦的患者，也同样存在着此现象。目前，这种临床现象已引起了业内人士的关注，在近年来国内外相关医学期刊和指南中也有所提及，但少有系统的阐述和分析。笔者现结合临床实践浅谈对此问题的一些认识。

1. 影响生化应答不佳的可能因素

（1）CHB 合并 NAFLD　CHB 和 NAFLD 是我国目前慢性肝病病因的主体，两者并存现象临床常见。刘淑娥等人报道了 40 例规范 NAs 抗病毒治疗 2 年以上，病毒学获完全应答、生化应答不佳的 CHB 患者肝组织病理检查结果：40 例患者中有不同程度肝细胞脂肪变性者 27 例，且组织脂肪变性和炎症与肝纤维化严重程度有关。CHB 患者由于片面地强调休息、增加营养，加之缺乏锻炼，故自身亦容易发生肝脂肪变。更重要的是一些 CHB 患者在接受抗病毒治疗前亦有胰岛素抵抗和代谢综合征的存在，当这种不显性的 NAFLD 进展至非酒精性脂肪性肝炎（NASH）时，即可出现血清氨基转移酶升高。大量的研究资料表明，CHB 患者并存的肝脂肪变与 NAFLD 患者肝脂肪变的危险因素相同，皆为代谢应激性脂肪肝，即肝脂肪变与 CHB 共存是一种巧合，并非因果关系。临床上对于抗病毒治疗仅获得病毒学应答而生化应答不佳，且存在着代谢危险因素的 CHB 患者，血清氨基转移酶的升高更可能是由于 NASH 所致。

（2）在抗病毒治疗期间继续饮酒

在慢性 HBV 感染基础上饮酒可加重肝损害，而 CHB 患者在口服 NAs 抗病毒期间继续饮酒，除了会加重肝损害外，还可导致药物疗效下降和敏感度降低，甚至可诱发耐药变异的提前发生。笔者观察到：临床上一些既往嗜酒的 CHB 患者，在口服 NAs 抗病毒治疗期间继续饮酒的现象确实存在，应引起重视。

（3）劳累

长期的工作劳累和生活压力过大是引起 CHB 患者血清氨基转移酶升高的因素，应尽量避免。

（4）其他药物引起的肝损伤

有些 CHB 患者在接受 NAs 抗病毒治疗的同时，未经医师同意服用某些中（草）药、多种保肝药和保健品，从而增加了肝损害发生的概率。

（5）HBeAg 高滴度阳性

有研究证明，HBeAg 是免疫耐受原，可以诱发机体对 HBV 的免疫耐受。对于 CHB 患者来说，HBeAg 持续高滴度的阳性，可能是机体对 HBV 的免疫耐受未能彻底打破。在慢性 HBV 感染的免疫清除期和/或抗病毒治疗的患者，如能出现 HBeAg 的血清学转换，则提示机体对 HBV 的细胞免疫功能有所增强；如仅单独出现 HBeAg 的消失而不伴有 HBeAb 的出现，则仅能反映病毒被抑制而不是免疫功能的增强。临床实践中我们发现抗病毒治疗仅获得病毒学应答，而血清氨基转移酶未正常的现象，多见于 HBeAg 持续高滴度阳性和未能达到 HBeAg 血清学转换的 CHB 患者。此发现符合上述研究结果，亦符合 NAs 类药物在促进

HBeAg 阴转和 HBeAg 血清转换方面作用有限的传统观点。

（6）患者体内可能有残留病毒

少数 CHB 患者虽经抗病毒治疗但在其血清或肝组织内可能存有残留的病毒，从而导致肝组织持续的炎症活动。

2. 生化应答不佳可影响 CHB 患者的预后和临床结局

血清氨基转移酶既是评估肝组织炎症和坏死的可靠指标，又是抗病毒治疗应答的重要预测因素。CHB 患者抗病毒治疗后血清氨基转移酶正常则标志着抑制病毒后肝内炎症坏死的缓解，反之，则提示抗病毒治疗未能使肝脏的炎症活动完全控制，肝脏的病理变化仍在进行，且增加了发生肝硬化、肝衰竭、肝癌的概率，最终会导致不良的结局。

3. 以多策并取的手段处置生化应答不佳的患者

（1）采用高敏的试剂检测患者体内是否存在残留的病毒

目前我国广泛应用的 HBV DNA 定量检测国产试剂的检测下限多为<103 U/mL 或 200U/mL，而国际公认的罗氏试剂 HBV DNA 的定量检测下限为 20U/mL。因此，建议对于经普通试剂检测血清 HBV DNA 定量为检测下限而血清氨基转移酶仍长期升高的 CHB 患者，采用高敏的进口试剂进行复测，以确定有无残留病毒的存在，特别是对使用低效 NAs 抗病毒治疗的 CHB 患者更具临床价值。

（2）消除宿主因素的影响

如对于 CHB 合并脂肪性肝病的患者采取合理膳食、适度运动、控制体重、严格戒酒、改善代谢紊乱，慎重使用抗病毒以外的药物等措施。

（3）尝试更换 NAs 的品种

在目前临床使用抗 HBV 的 NAs 中，替诺福韦（TDF）具有强力、稳定、快速地抑制 HBV 的作用，被列为目前抗 HBV 一线用药。对于使用其他几种 NAs 生化应答不佳的 CHB 患者，也可以考虑改用 TDF 治疗。但因 TDF 在我国上市不久，对其生化应答方面的作用尚无明确的认识，尽管笔者有这样的临床实践，但由于病例数少，观察时间短，故目前还难以总结其确切的疗效。此外，据临床观察，NAs 治疗 CHB 生化应答不佳多见于 HBeAg 高滴度阳性或未达到 HBeAg 血清学转换者，笔者思考对此类患者能否改用干扰素（INF）或 INF 与 NAs 联合治疗的方案。因为从理论上讲，INF（尤其是 PegINF）较 NAs 有着较高的 HBeAg 阴转和 HBeAg/HBeAb 血清转换率，同时 INF 的免疫调节作用亦有助于 ALT 的复常。

（4）抗炎护肝治疗

血清氨基转移酶升高是肝脏炎症和炎症进展的重要标志，而抗炎保肝治疗几乎是所有炎症性肝病的共同治疗手段。临床上对于长期规范化抗病毒治疗生化应答不佳者，应在抗病毒和寻找其他致病因素的基础上加用抗炎保肝药物治疗。值得一提的是，在目前众多的抗炎保肝药物中，应选择作用机制明确、循证医学证据充分的制剂。多年的临床实践证明，新一代的甘草酸制剂（如异甘草酸镁、复方甘草酸苷）具有良好的抗炎降酶作用，在业内人士中基本达成了共识。对此，笔者应用体会较为深刻。

十五、停用核苷（酸）类抗 HBV 药物后肝炎复发的临床特点分析

核苷（酸）类（NAs）抗 HBV 药物是当前我国治疗慢性乙肝（CHB）药物的主体，临床应用普遍。NAs 长期稳定的抗 HBV 治疗可持续抑制 HBV 复制，控制病情进展，改善患者生活质量和延长生存时间。由于 NAs 具有停药复发的特点，所以即使是正规停药的患者，也有少数在停药后一段时间内（多数在半年内）出现肝炎复发。而更多的是临床上常由于患者对疾病认识的不足、经济压力、医患沟通不到位等因素采取的自行停药。自行停药或停药后未规范监测诱发了肝炎的复发，部分患者可进展至慢加急性肝衰竭（ACLF）。胡高飞等人报道了 865 例 CHB 患者停用 NAs 抗 HBV 后诱发 ACLF 中，真正达到停药标准后正规停药而发生 ACLF 者仅 1 例，其他均见于未达到停药标准而自行停药或在随访过程中出现 HBV DNA 阴转、肝功能正常而自行停药的 CHB 患者，即肝炎复发是由于不规则停药而诱发的。分析停药后肝炎复发的可能原因如下：①病毒复制模板 cccDNA 存在。cccDNA 存在于肝细胞核内，且半衰期很长，NAs 治疗后虽有利于 cccDNA 池的相对稳定，但清除 cccDNA 却非常缓慢，更难使其耗竭，停药后残留的病毒仍可死灰复燃，导致肝炎复发。②NAs 不具备免疫效应。NAs 不能诱导对病毒复制的免疫效应，而体内 HBV 的清除主要取决于 HBV 特异性（CD8+）T 淋巴细胞的数量及功能状态，长期有效的抗病毒治疗虽能恢复其功能，但不足以清除 HBV 并建立持久的 T 淋巴细胞免疫反应，即不能清除 ccc DNA。③病毒反弹。停服 NAs 后，反弹的 HBV 迅速增殖，大量效应 T 淋巴细胞强烈的免疫反应对感染的肝细胞产生强烈的免疫损伤，导致肝细胞坏死，造成严重肝炎，甚至诱发肝衰竭。

现有临床资料初步提示了停用 NAs 后肝炎复发的临床特点和过程：①肝炎活动前期。半数以上的 CHB 患者在不正规 NAs 抗病毒治疗后半年至一年内出现病毒学突破（或病毒水平升高），但此时仍能保持肝炎的非活动状态，在经过长短不一的"沉默期"后，绝大多数患者终将发生肝炎复发。②肝炎活动。首先表现为病毒学复发（HBV DNA>2000U/mL），继而出现 ALT 升高，可伴有黄疸，即临床复发。此时再用同一 NAs 治疗仍可有效。③急性加剧。少数患者停药后一旦病毒达峰值时病情急性加剧，肝组织炎症坏死更加活跃和广泛，明显超过基础病变。临床可呈现典型的急性肝炎活动的表现，ALT 升高可>10ULN 或>3×基线水平，可出现黄疸并逐渐加深，精神和消化道症状日益加重。此时若能及时启动再次抗病毒治疗措施，并积极地护肝和对症治疗，多数患者病情可得到控制。④慢加急性肝衰竭。重度 CHB、活动性肝硬化，尤其是有肝硬化失代偿史的肝硬化患者，因肝脏储备功能的下降，一旦病变急性加剧，可能会发生 ACLF。⑤不同种类的 NAs 停药后肝炎复发的发生率不同。任何一种 NAs 停药后均可导致肝炎复发，但其不同种类的药物在肝炎复发的发生率上存在着差异。在现有的 5 种 NAs 药物中，以阿德福韦酯停药后肝炎的复发率最高，可达 30% 以上。此药虽治疗效应缓慢，但停药后肝炎活动急性加剧却非常迅速，老年人或严重肝病患者可能会发生灾难性后果，应引起临床医师的警惕。

预防 NAs 抗 HBV 治疗停药后肝炎复发的根本措施就是要坚持长期治疗，规范治疗，在专科医师的指导下按停药标准正规停药。停药后应按照指南的要求由专科医师随访监测乙肝病毒学、肝功能等变化，且至少要持续一年。抗病毒治疗开始前加强对患者依从性教育，告诫其不得擅自停药是避免或减少停药后诱发肝炎复发的重要举措。

十六、核苷（酸）类似物抗 HBV：长期治疗与患者依从性的提高

核苷（酸）类似物（NAs）因其高效、毒性及不良反应小、口服方便、价格较低、新品不断上市等优点，目前在临床抗 HBV 领域有着广泛的应用。然而，NAs 在其有效抗病毒

的同时，临床上也存在着不少的实际问题，除了耐药变异外，还存在着疗程长，治疗终点难以确定等使医师和患者困惑的问题。迄今为止，全球各大乙肝防治指南和共识都未能明确NAs 治疗慢性乙肝（CHB）的具体停药时间和标准。长期抗病毒治疗，由于受多种因素的影响，不但会导致患者依从性的降低，亦可带来临床医师对此类患者在管理上的松懈，造成治疗应答不佳和肝炎复发，甚至更为严重的结果。一项队列研究结果表明，高达 40% 病毒学突破可能与耐药无关，而是由于患者的依从性差所致。现结合临床就 NAs 长期抗 HBV 治疗中，因患者依从性差所造成不良结果的原因和如何提高依从性的问题进行分析。

1. 不规范使用 NAs 导致乙肝复发的相关因素

（1）宿主因素

虽然 NAs 能较快地抑制病毒的复制，但对减少肝细胞核内的 cccDNA 却非常缓慢，即使血清内病毒已不能检出，但实际很低水平的病毒复制仍未停止。与干扰素抗 HBV 相比较，NAs 对人体免疫影响甚微，停药后因缺少免疫控制，HBV 可以再次复制，即便是按照现有的停药标准停药的患者，停药后部分仍会复发。如因不恰当的停药，在停药后不久，残存的病毒以 cccDNA 为模板继续大量复制，机体强烈的免疫清除，导致部分患者短期内肝组织广泛的损伤，从而表现为肝炎短期内复发，严重者可导致肝功能失代偿、肝衰竭，甚至死亡。

（2）患者因素

一些患者由于对 CHB 的危害性和长期抗病毒治疗的必要性缺乏认识，加之受经济条件影响等因素，导致了对抗病毒治疗依从性的降低，主要表现在以下几个方面：①服药不规则。常有漏服现象或并存有其他并发症（如消化道出血）或合并症时较长时间的中断服药，有些患者在服药期间不听医师劝阻继续酗酒，导致了病毒耐药变异的提前出现。②不恰当的停药。当经 NAs 治疗病情得到控制后易使患者误认为肝炎"治愈"，不经过医师允许自行停药，导致停药后短期内（一般为半年内）肝炎复发。③不重视治疗期间相关指标的检查，使得病毒耐药变异及药物的不良反应未能被及时发现，以致临床被动采取"亡羊补牢"的方法来进行挽救。④没有经专科医院或专科医师诊治。有些患者听说某药能治疗乙肝就自行购买服用，甚至图便宜网上购药，药品的质量得不到保证。

（3）医源性因素

①使用 NAs 治疗前医师对患者的宣传解释工作不到位；②长期专注于治疗本身而忽略对患者的全程管理；③没有给患者建立健全完整的医疗档案或者迁就患者使相关的检查不到位，以致对抗病毒治疗的综合情况缺少全面仔细的了解等。以上因素的存在影响了对耐药监测和治疗应答情况的评估。

2. 为提高患者依从性医师需做的工作

（1）加强自身学习

临床医师（特别是专科医师）要加强学习，了解本国及相关国际指南和共识的最新内容，百家争鸣、取其之长，并立足于我国指南的推荐意见来指导我国 CHB 患者的抗病毒治疗工作。重点是要提高对 NAs 耐药机制、预防、管理和耐药后的处置等方面的认识，全程、规范地做好抗病毒治疗工作。

（2）宣教工作要到位

抗病毒治疗前要和患者进行充分沟通，以通俗易懂的语言向患者介绍抗病毒治疗的重要性，并要讲清楚现有的抗病毒药物仅能抑制病毒复制而不能杀灭病毒，过早停药易造成 HBV 复制"抬头"；不规范服药易使病毒产生耐药，必须做到长疗程用药；治疗过程中不能随意改变药品的种类、减少药物的剂量，更不能自行停药，直至达到理想或满意的治疗终点。同时还要将长期服用 NAs 可能会出现病毒的耐药变异、药物的不良反应，向患者交代清楚，以增强其服从全程管理的自觉性。

（3）建立抗病毒治疗的专项病历档案

由于 NAs 抗 HBV 疗程具有长期性的特点，因此，必须给患者建立健全的抗病毒治疗档案，并认真记录抗病毒治疗情况及每次检查结果、病毒耐药变异及更换抗病毒药物情况等内容，做到打开病历，一目了然。

（4）定期复查

按照我国指南要求对患者定期进行相关指标检（复）查，及时发现和处置病毒的耐药变异和药物的不良反应，认真做好抗病毒治疗过程中和疗程结束后患者的随访工作。

十七、核苷（酸）类药物治疗慢性乙肝过程中肾脏安全性的管理与防范

当前，核苷（酸）类药物（NAs）在慢性乙肝（CHB）抗病毒治疗领域应用广泛，但 NAs 在长期使用过程中少数患者出现肾功能异常，给临床工作带来了一些新的挑战，也引起了临床医师对肾脏安全性的重视。现根据我们长期的临床实践并结合相关指南及参考资料，对 NAs 治疗 CHB 过程中肾脏安全性的管理与防范问题作一阐述。

1. NAs 导致肾损伤可能的机制

抗 HBV 药物引起肾损伤的机制尚不明确，可能与线粒体毒性细胞凋亡和肾小管转运蛋白改变导致肾小管上皮损伤有关。目前在我国上市的 5 种 NAs：拉米夫定（LAM）、替比夫定（Ld T）、阿德福韦（ADV）、恩替卡韦（ETV）和富马酸替诺福韦酯（TDF），均为自然核苷或核苷酸的化学修饰类似物，通过抑制 HBV 聚活酶活性和/或 DNA 链终止作用达到抑制病毒复制的目的。部分有低水平抗人线粒体 DNA 聚合酶 γ 活性作用，可导致线粒体数量和功能降低，同时引起肾小管上皮细胞凋亡。

NAs 均通过肾脏排泄，核苷类药物和核苷酸类药物分子结构与相对分子质量大小不同，因此肾脏对两种药物的清除率也不一样。与核苷类药物相比，肾损伤在核苷酸类药物（ADV、TDF）治疗的患者中更为常见，其中 ADV 肾损伤作用较 TDF 强。

2. NAs 治疗对肾脏的影响

总体而言，NAs 治疗 CHB 的安全性良好，据目前多方面的研究结果来看，核苷酸类药物发生肾损伤的概率高于核苷类药物，且肾损伤一般多发生在治疗开始后的 5～12 个月。早期常以肾小管损伤为主，可表现为尿液酸化，尿钾、尿磷升高，血糖正常性葡萄糖尿；后期发生肾小球损伤，可出现肾小球滤过率（eGFR）下降。临床上肾损伤不良反应主要表现为血清肌酐水平升高，eGFR 下降，肾衰竭以及肾近曲小管重吸收障碍，骨软化（表现为骨痛，可造成骨折），范科尼综合征，极少数患者表现为肾病综合征等。如能尽早发现并及时停药，肾损伤通常是可逆的。

3. CHB 患者肾损伤的管理

（1）治疗前肾功能的评估

　　慢性 HBV 感染人群中肾损伤并不罕见（如乙肝病毒相关性肾炎），且部分肾损伤在抗病毒治疗前就已经存在。CHB 患者在接受 NAs 治疗前应评估肾小球和肾小管功能，以便制定合理安全的治疗方案，尤其是对肾脏损伤的高危人群更应注意肾功能的评估。主要的高危人群包括：失代偿期肝硬化、肌酐清除率<60mL/min、难治性高血压、蛋白尿、糖尿病、肾小球肾炎（包括乙肝病毒相关性肾炎）、高龄、代谢综合征、应用或联合应用肾毒性药物（抗生素、非甾体抗炎药、造影剂）及化疗药物等。

　　肾小管功能的评估：NAs 导致的肾损伤临床表现隐匿，极易漏诊。当常规肾功能和尿常规正常时，肾小管功能指标可能就已经出现改变。因此治疗过程中应注意对肾小管损伤早期指标的监测。简易而有价值的早期肾小管损伤指标包括：尿 pH（如连续 3 次 pH>6，说明肾小管酸化功能出现异常）、尿糖、尿蛋白电泳、尿电解质、尿 α1 微球蛋白、尿 β_2 微球蛋白、光抑素 C 和尿视黄醇结合蛋白等。

　　肾小球功能评估：肾小球功能筛查包括 eGFR、尿蛋白/肌酐比值、24 小时尿蛋白定量等。eGFR 是指单位时间内（通常为 1 分钟）两肾生成滤液的量。作为评估肾功能的敏感和实用指标，eGFR 可发现早期、轻度的肾功能受损。eGFR 正常参考值>90mL/min，但可受年龄、性别、体表面积和生理状态及检测方法影响而有所不同。值得关注的是，目前国际肾脏病指南认为单纯血清肌酐水平不能准确评估肾功能，应以更精确的公式来计算 eGFR。

　　（2）治疗中肾功能的监测

　　在 CHB 患者接受 NAs 抗病毒之后的一年内，临床医师应该至少每 3 个月对患者肾功能进行复查和随访，此后至少每半年复查一次。既往接受过 NAs 治疗的患者和具有肾脏损伤的高危因素的患者要加强监测，如肌酐清除率<60mL/min 或血清磷酸盐水平<2mg/dl，则应增加监测频率。

　　4. 肾损伤患者抗病毒药物的选择和剂量调整

　　肾损伤患者在选择抗病毒药物时需考虑的因素包括：患者的年龄、基线病毒载量的水平、肾脏疾病的类型、病毒耐药风险、联合应用的免疫抑制治疗和药物的肾脏安全性。我国指南 2015 年版、2019 年版均指出：对于已经存在肾脏疾病及其高危风险的 CHB 患者，应避免使用 ADV 和 TDF，建议使用 ETV 或 TAF。对于存在肾脏损伤风险的 CHB 患者，推荐使用 ETV 或 Ld T 治疗。在 NAs 治疗 CHB 的过程中，应根据基线和后续肾功能评估情况来调整用药。若出现肾小球或肾小管指标异常，应综合考虑患者现状，决定是否调整用药。2016 年我国《伴有肾脏损伤及其高危风险的 CHB 抗病毒治疗专家共识》指出：可根据 eGFR 调整 NAs 的剂量：当 eGFR 为 30~49mL/min 时，应将剂量减半或隔天服药；当 eGFR 为 10~29mL/min 时，隔 2 天服药。又有学者认为，当肌酐清除率<50mL/min 的患者应调整剂量。接受 ADV 或 TDF 长期治疗的患者，如果出现血清肌酐、血磷或尿液检查异常，应通过检查尿液和血清肌酐、血磷水平计算肾小管磷重吸收率，并参考尿蛋白和尿氨基酸/β₂ 微球蛋白的检查结果来确诊。一旦确认肾小管损伤，应立即换用其他对肾小管损伤风险小的药物。EASL 发布的新指南将富马酸丙酚替诺福韦（TAF）纳入 CHB 一线治疗的行列，并已经在我国上市。TAF 和 TDF 疗效相当，但比 TDF 具有更好的安全性，可改善肾功能和骨骼的安全参数，它的上市使用将给既往有 NAs 耐药且合并有慢性肾脏疾病的 CHB 患者带来福音。

5. 定期进行肾功能及相关指标的复查工作

目前临床所用治疗 CHB 的几种 NAs 在其安全性方面各有优缺点，就肾脏的安全性来说，临床工作中应根据患者的肾功能和其他综合情况选择最恰当的药物。在使用 NAs 治疗的过程中要采取简易而有价值的检测方法来定期筛查监测患者的肾功能指标，一旦患者发生 NAs 相关的肾损伤时应依据相关指南的要求进行规范处置，必要时可邀请肾病专科医师参与治疗和管理。

十八、核苷（酸）类似物治疗慢性乙肝终点的现状及分析

CHB 关键性的治疗措施是抗病毒，NAs 是目前临床应用最广泛的抗 HBV 药物，20 多年的临床实践证明，此类药物可长期抑制 HBV 的复制，延缓和阻止 CHB 的进展，减少和防止肝脏失代偿、肝硬化、肝癌及其并发症的发生，降低重症肝炎（肝衰竭）的发生率，提高患者的生存率和生活质量，同时也能有效阻断 HBV 感染通过母婴传播的发生率。然而，NAs 在其有效抗病毒的同时，临床也存在着诸如耐药变异、不良反应、疗程长、治疗终点难以确定等实际问题。随着 NAs 新品的不断上市，临床在处置耐药变异和药物的不良反应方面已不再是主要问题，而当前困惑肝病科医师的最大问题是 NAs 抗病毒治疗的终点，即停药指标的确定，这也是患者备受关注的问题。现阶段，临床对于 NAs 治疗 CHB 的疗程问题仍然处于一种"上车有起点，停车无终点"的状况。国际性指南对于抗病毒药物的停药标准也尚未完全达成共识，停药标准的依据主要来自现有临床试验结果，由于缺乏高质量循证医学证据，因此停药标准在制定时饱受争议。NAs 与干扰素（IFN）治疗的终点不同，IFN 尤其是聚乙二醇干扰素（PegIFNa）疗程固定，除严重不良反应以及疗效不佳外，停药时间根据疗程长短而定；而 NAs 则以是否达到应答指标决定停药时间。目前学术界对于 CHB 抗病毒的应答指标普遍采用替代指标，包括生物化学、病毒学、血清学（HBeAg 血清学转阴/转换以及 HBsAg 血清学转阴/转换）等指标来评价。现今，达到应答指标后还需巩固治疗的观点在国际指南中已达成共识（治疗终点并不等于停药指标，达到了治疗终点的患者还需要继续维持一段时间的治疗）。但在推荐巩固治疗的时间上各大国际指南则从 1~3 年不尽相同，唯对 HBeAg 阴性患者的停药意见基本相似，通常认为只有实现 HBsAg 清除才能安全停药（HBsAg 水平在一定程度上可以反映 cccDNA 的转录复制，通常被认为是 cccDNA 的一个替代标志物）。而在 HBeAg 阳性 CHB 患者的停药意见及巩固治疗时间方面各指南意见有所不同。尽管如此，目前各国指南的停药标准还很难在临床实践中得以应用，其原因是推荐意见缺少高质量的循证医学证据，并且临床实践中发现即使按照目前的停药标准停药后，由于现有的治疗方法难以清除肝细胞内的共价闭合环状 DNA（cccDNA）患者仍存在较高复发的可能性。我国指南 2015 年版将 CHB 抗病毒治疗的终点分为理想的终点、满意的终点和基本的终点三类。理想终点的标准是：HBeAg（+）与 HBeAg（-）患者，停药后获得持久的 HBsAg 消失，可伴或不伴 HBsAg 的血清学转换。即实现 HBsAg 清除同时无肝组织病变，最终达到 CHB 的临床治愈。然而，当前现有的治疗策略，仅有极少数患者能达到这一治疗终点。2019 年修改版指南再次将临床治愈确认为治疗目标，HBsAg 清除可实现 CHB 的完全缓解与长期预后的改善，但因患者肝细胞核内 cccDNA 未被清除，因此仍存在 HBV 再激活和发生 HCC 的风险。

综上所述，尽管核苷（酸）类药物服用方便且抗病毒治疗效果好，但由于 HBV 的特性

（复制性、变异性、整合性、基因异源性等）决定了 CHB 患者需要长期治疗。当前，对于乙肝肝硬化患者来说，国际各大相关指南及我国指南均建议长期乃至终身治疗，不建议停药。但是对于无肝硬化的 CHB 患者虽提倡长期抗病毒治疗，但毕竟抗病毒治疗还是有"有限疗程"的，即治疗是有终点的，问题在于目前尚无确定停药标准的高循证医学依据的意见。这是当前临床工作中面临的亟待解决的问题，要解决这个问题，必须扎扎实实地开展大型的长期的临床研究，以高级别循证医学的依据确定停药的标准。笔者认为，CHB 是具有有效病因治疗的疾病，是有望实现"有限疗程"的。但鉴于目前 NAs 治疗 CHB 终点的现状，对于绝大多数 CHB 患者来说，要降低停药后复发的概率，达到临床治愈的目的，必须坚持长期的抗病毒治疗，以持续地抑制 HBV 的复制乃至清除之，但也要避免为勉强追求达到某一治疗目的而过于延长疗程的做法。2019 年版指南已就 NAs 抗病毒治疗的疗程及终点提出了初步意见。

十九、核苷（酸）类似物治疗慢性乙肝停药后复发的原因及治疗策略

当前，临床治疗慢性乙肝（CHB）抗病毒药物主要是干扰素（IFN）和核苷（酸）类似物（NAs）两大类。近年来，随着人们对 IFN 临床使用的淡化，尤其是 PegIFN 在一些国际性指南用药目录中的"退出"，使得 NAs 成为当前抗 HBV 的最热门用药，使目前用 NAs 治疗的患者人群庞大。然而，由于 HBV 本身的特点，机体对 HBV 的免疫耐受，或免疫功能低下，不能自发地清除病毒等原因，以及因为 NAs 不能彻底地清除肝组织内 HBV 复制的 cccDNA，使治疗过程中病毒的耐药和停药后复发，给临床医师带来了新的困惑。以下就 NAs 停药后肝炎复发的原因和 NAs 再治疗的一些策略问题进行探讨。

1. 停药后肝炎复发的原因

（1）规范治疗达到停药标准后肝炎复发的原因

①达到治疗终点后未巩固治疗或巩固治疗的时间过短，总疗程不足。目前几乎所有国际性指南和共识的意见都是主张在应用 NAs 达到治疗终点后必须继续巩固一段时间，但具体巩固治疗时间各国指南不一。我国指南建议 HBeAg 阳性的 CHB 患者 NAs 的总疗程至少 4 年，在达到 HBV 低于检测线下限、ALT 复常、HBeAg 血清学转换后，再巩固治疗至少 3 年，仍保持不变者，可考虑停药。对于达到 HBsAg 消失且 HBV DNA 检测不到的 HBeAg 阴性的 CHB 患者可考虑停药随访。②停药标准的确定。目前国际指南对于 NAs 治疗 CHB 的停药标准尚未达成共识，现行停药标准的依据主要来自当前临床试验的结果，由于缺乏高质量的循证医学证据，因此停药标准的制定饱受争议，尤其是认为 NAs 达到治疗终点并不等同于停药指标，各大国际指南均将达到理想终点或满意终点作为停药的前提。同时，即使是已达到治疗终点的患者还需要继续维持较长一段时间的治疗。③其他因素。如疾病的严重程度、治疗时的年龄、是否合并脂肪肝和胰岛素抵抗等。

（2）未达到停药标准肝炎复发的原因分析

临床上未达到停药标准即停药的情况复杂，但多数为患者对治疗依从性差而自行停药。具体表现如前所述，多数患者是在经过了一段较长时间的有效治疗但没有达到停药标准而自行停药的。

总之，导致 NAs 停药后 CHB 复发的原因复杂，涉及病毒、宿主及药物的各个环节，但归根到底，还是由于现有的治疗方法难以清除肝细胞内的共价闭合环状 DNA（cccDNA），

残留病毒的再复制是导致肝炎复发的基础。

2. 停药后肝炎复发 NAs 的再治疗

（1）复发后再治疗的时机

NAs 规范治疗患者多在停药后 3~6 个月出现 CHB 的复发。表现为病毒学的再次升高，伴或不伴有 HBeAg 的逆转，随后出现生物化学反弹。不同于 IFN 治疗，CHB 再复发的治疗一般是在 ALT 升高后再开始，而 NAs 经治的 CHB 患者一旦出现病毒学复发（间隔一个月 2 次检测 HBV DNA 均>2000U/mL），应在 ALT 升高前抢先启动抗病毒的再治疗。否则，对于基础肝病重、年龄大和肝硬化的患者有出现肝功能急性失代偿的可能，因为 NAs 没有免疫调控作用。

（2）复发再治疗的策略

对于 NAs 经治 CHB 复发再治疗的方案应以我国相关指南为基础，并参照国际指南或共识进行。首先应对患者既往的治疗效果进行评估后再区别对待，应掌握以下几点：①既往治疗为完全应答达到停药标准后复发者，再次治疗时可以继续应用原有的药物治疗，但应评估疗效，强化优化治疗策略，如既往使用的是低耐药基因的 NAs，应改用强效、高耐药基因屏障的药物，应避免低耐药基因药物的联合使用。值得一提的是，对病毒载量较高的 LAM 经治患者，即使无 LAM 耐药史，换用 ETV 治疗后也有较高的耐药率，且应答率较低，应加强耐药监测。②既往治疗过程中仅部分应答，未达到停药标准而停药后复发的患者再次治疗时，因难以确认在初次治疗中有无耐药，故首先应做与药物相关的病毒基因耐药检测。如果检测到相关的耐药变异，应改为无交叉耐药的药物或 NAs 联合治疗，原则上应按照我国 2019 年指南的推荐方案实施再治疗。③对于既往有 NAs 耐药史或病毒学突破的经治患者，即使再治疗时未检测到耐药变异，一般也应按耐药进行处理。④一线 NAs 的联合使用对于多数患者来说并无实际意义，仅对多药耐药或多药治疗应答不佳者可考虑 ETV 联合 TDF 或 TAF 治疗。⑤对 NAs 多药耐药或多药联合治疗应答不佳的患者，可考虑 PegIFNα 的治疗，但不推荐 NAs 联合或序贯 PegIFNα 的治疗方案。

二十、预防核苷（酸）类似物治疗慢性乙肝耐药

NAs 治疗 CHB 已有二十余年的历史，此类药物在有效抗病毒的同时也存在着许多不足之处，其中耐药是一个最重要的问题。耐药的发生不仅使已取得的治疗效果丧失，还可导致疾病的进一步发展，并可增加发生肝功能失代偿和肝衰竭的风险，增加后续抗病毒治疗的难度，同时也增加了治疗成本。对于耐药的管理重在预防，完善预防和管理工作是提高疗效、缩短疗程、改善预后和减少医疗成本的重要措施。临床医师应着重从以下几个方面做好耐药的预防和管理工作。

1. 了解患者 NAs 治疗史

自第一个抗 HBV 的 NAs 拉米夫定 1998 年在我国上市，至富马酸丙酚替诺福韦（TAF）2018 年被批准用于 CHB 的治疗，目前我国已有 5 种（或 6 种）NAs 用于 CHB 的抗病毒治疗。临床上有些 CHB 患者可能先后用过多种 NAs，故在应用 NAs 治疗前应仔细了解患者既往 NAs 的治疗史，如 NAs 种类、疗程和耐药情况等，这对选择何种 NAs 药物治疗十分重要。

2. 具体药物的选择

对既往未接受过 NAs 治疗的患者，初治时应选择强效、高耐药基因屏障的抗病毒药物单药治疗。全球相关共识或指南均推荐恩替卡韦（ETV）、替诺福韦（TDF）或（TAF）作为初始 CHB 患者的首选用药。其临床意义在于强效、高耐药基因屏障的药物不仅能降低耐药的发生率，减少耐药的并发症，同时无须在治疗前进行基因型耐药检测，减少治疗监测的次数，并降低挽救治疗的需求和节省相关成本。近年来，在政府的关心和学术团体的呼吁下，NAs 类药物的价格在不断下调，使得广大 CHB 患者使用强效、高耐药基因屏障的抗病毒药物成为可能。

3. 对患者进行疾病认识和抗病毒治疗依从性宣教

尽管病毒学突破是耐药的重要表现，但并非所有病毒学突破均由耐药导致。临床上高达 40% 的病毒学突破可能与耐药无关，而是由于患者的依从性差所致，其中对疾病的认识不足是导致依从性不佳的重要原因。由于 NAs 治疗 CHB 的长期性，坚持服药和遵照医疗方案对维持病毒的持久抑制非常重要。因此，在采用 NAs 治疗前和治疗过程中要不断地对患者进行疾病认识和依从性教育，同时对临床医师应进行关于病毒耐药机制、预防、管理和救治方面的继续教育。

4. 避免低耐药基因屏障的单药序贯治疗

低耐药基因屏障药物的序贯治疗，可增加发生多重耐药和交叉耐药的风险，目前欧美肝病学会的 CHB 诊治指南也不推荐中、低效 NAs 的初始联合治疗，即联合治疗不作为一线治疗方案。

5. 掌握抗病毒治疗的适应证

除了按照我国指南的要求筛选和确定抗病毒治疗的对象外，对有下列几种情形者要避免或慎重使用 NAs 进行抗病毒治疗：①肝脏炎症病变轻微。肝脏炎症活动较轻（如 ALT 正常、高病毒载量、HBeAg 阳性的免疫耐受）的患者，难以取得持续应答应当避免使用 NAs 治疗。②ALT 低水平增高。ALT 升高值持续处于 1~2ULN 之间，且无明确证据可以表明肝脏确有炎症或纤维化的患者，应慎重选择抗病毒治疗。③HBeAg 阳性患者首次出现 ALT 升高。HBeAg 阳性患者首次出现 ALT 水平升高后，可以考虑先观察 3~6 个月，如未发生自发性 HBeAg 血清学转换，且 ALT 持续升高，再考虑抗病毒治疗。④CHB 合并非酒精性脂肪性肝炎（NASH）。CHB 合并 NASH 的患者，只有在澄清 ALT 的升高是由于 HBV 复制所致时才能实施抗病毒治疗。

6. 加强对患者的随访和管理

NAs 抗病毒治疗具有疗程长的特点，因此，治疗过程中要加强对患者的随访和管理，并按照指南的要求，定期进行病毒学、生化学、血清免疫学等指标的检测，一旦出现原发性无应答、部分应答或耐药突变，要及时调整治疗方案。

7. 重视治疗过程中的早期评估，取得应答后继续巩固治疗

临床上，对于 NAs 治疗应答的早期评估非常重要。可参照 Keeffee 路线图进行管理，即在治疗 12 周和 24 周时进行病毒学评估，以排除有无原发性耐药和应答不佳或部分病毒学应答，及时调整用药或其他治疗方案。而对于抗病毒治疗取得应答后的继续巩固治疗是目前国

际性指南的共识，至于巩固治疗的时间，目前国际上还缺乏统一认识，在无高循证医学为证据的停药标准发布前，仍需按我国指南推荐方案执行。当前的停药标准应立足于 HBsAg 阴转，力求达到 CHB 临床治愈的目标。总之，除非失代偿期肝硬化，其他患者的疗程还是有限期的，并非终身治疗。

8. 掌握耐药的早期临床表现，及时实施挽救治疗

病毒学突破是耐药最早的临床表现，发生病毒学突破后，90%以上的患者可出现生物化学突破，如不及时挽救治疗，可发生病毒学和肝炎发作，甚至可能出现肝功能失代偿和肝衰竭。但在病毒学突破前可以检测到基因型耐药和表型耐药，此时若能及时实施挽救治疗，对 CHB 尤其是肝硬化患者来说具有重要的临床意义。

二十一、慢性乙肝综合治疗

尽管抗病毒疗法是目前临床治疗慢性乙肝（CHB）的关键性措施，但是由于 CHB 的发病机制复杂，肝细胞内既存在着病毒的复制，又有肝组织的炎症反应与肝纤维化改变，更有免疫功能的异常，仅靠抗病毒治疗不能解决 CHB 的所有问题。所以说，对 CHB 的有效治疗，应采取抗病毒、抗炎保肝、抗纤维化、免疫调节和对症治疗的综合措施，其中尤以前三种方法（即"三抗"治疗）更为重要。问题在于综合治疗措施的具体应用和疗程的确定，综合治疗的疗程是仅限于 CHB 治疗的某个时期、某个阶段，还是融贯于 CHB 长期的治疗过程之中。笔者的做法是在 CHB 的初始治疗时，依患者的具体病况采取抗病毒、抗纤维化和抗炎保肝三法并驾齐驱，有效后呈阶梯式停药。具体运用方法是：抗病毒治疗开始时，在选择任一种类（NAs 或干扰素）抗病毒药物的基础上，对血清氨基酸转移酶升高和有肝纤维化依据的患者同时使用 1~2 种抗炎保肝类药物（视病情采取静脉和口服给药）和最多一种抗纤维化的中成药。待 HBV DNA 载量下降、肝脏炎症减轻、肝功能状况改善后，依次停用抗炎保肝和抗肝纤维化药物，然后仅以抗病毒药物（NAs）长期维持治疗，同时个性化地联合使用免疫调节和改善肝病证候类的中西药物。这样既可达到综合治疗的目的，又降低了经济成本，同时也避免了过度治疗，符合当前精准治疗的要求。值得关注的两点：一是抗炎保肝类药物不一定要用至肝酶完全正常，以免影响对抗病毒药物生化应答的评估，但是对于使用 NAs 抗病毒治疗生化应答不佳（ALT 长期持续低水平升高）的患者则需要持续应用（旷日持久的肝酶升高会导致肝脏病理损伤的持续和进展）；二是尽管某种 NAs 具有抗肝纤维化的作用，但多数研究认为，NAs 的抗肝纤维化作用需在服药数年后才能彰显，不利于肝纤维化的早期和同步改善。目前临床所用的抗纤维化药物仍以中药和中成药为主，此类药物的药性偏于苦寒，长期使用可伤及脾胃，故疗程不宜超过一年（指中成药），必要时可采取间歇使用的方法。

二十二、隐匿性慢性乙肝病毒感染的概念、临床意义及其诊断

经典的 HBV 现症感染通常都具有血清免疫标志物 HBsAg（+）。HBsAg（-）的个体，应用 PCR 技术检测血清和/或肝组织中 HBV DNA（+），称之为隐匿性 HBV 感染（并有临床表现者称为隐匿性慢性乙肝）。这种感染状态可以发生于 HBsAb、HBeAb 和/或抗 HBc（+）的患者，也可见于 HBV 血清标志物均为阴性的个体。隐匿性乙肝病毒感染的发生机制主要是宿主对病毒复制和 HBsAg 表达的强烈抑制，其临床意义在于：①导致 6%~12%

正常人群乙肝疫苗接种无应答；②是 HBV 母婴传播的重要传播源；③是隐源性肝病的主要病因。在不明原因的肝炎患者中，大多数为隐匿性 HBV 感染所致；④是肝细胞癌发生的高危因素；⑤影响丙型病毒性肝炎的自然病程，增加疾病的严重程度，易发展为肝纤维化，对干扰素治疗反应差；⑥使器官移植失败。隐匿性 HBV 感染者在行异体移植后，可引起 HBV 现行感染。

隐匿性乙肝病毒感染是慢性 HBV 感染的特殊形式，由于 HBsAg 的缺失不能以常规的方法诊断，主要依靠 PCR 法诊断。因隐匿性乙肝病毒感染者血清中 HBV DNA 水平较低，通常为（1×10^2）～（1×10^3）U/mL，所以确定诊断必须依靠高度敏感的 PCR 法。再则，隐匿性乙肝病毒感染者肝组织中 HBV DNA 的阳性率常高于血清（其比例约为 2.5∶1），临床上对于血清中检测不到 HBV DNA 者，需要做肝活体组织穿刺检查，以进一步确认肝细胞内有无 HBV DNA 的存在。另外，还需要鉴别有无免疫应答，有免疫应答者才会有相应抗体与组织免疫学反应的血清学证据；无免疫应答者仅能依靠 HBV DNA 检测或病毒抗原的免疫组化方法的确认。

二十三、慢性乙肝患者 HBV DNA 自发性下降临床意义的初步认识

HBV DNA 水平自发性下降的定义是指在未使用抗病毒和免疫调节药物的前提下，CHB 或 LC、HBV 相关肝衰竭患者在 12 周内 HBV DNA 水平自发性下降至原来水平的 1% 或 1% 以下（降幅≥21g/mL）。CHB 患者肝脏炎症的活动度、进展、预后及传染性均与 HBV DNA 复制及水平有密切关系。临床上，病毒载量的下降会延缓病情的进展，不但影响到医师对患者病情的正确判断，还会影响到对 CHB 患者抗病毒治疗适应证的选择和对抗病毒药物的疗效评估。现结合临床病例就 CHB 患者 HBV DNA 自发性下降的临床意义进行探讨。

1. CHB 活动期 HBV DNA 的自发性下降

正处于肝炎活动期的 CHB 患者，HBV DNA 水平自发性的下降是一种常见现象，可能与此类患者正处于 HBV 感染自然病程中的免疫清除期有关。我国大多数 HBV 感染源自母婴传播和幼龄期，多数可发展为免疫耐受的慢性 HBV 感染。随着年龄的增长和机体免疫功能的变化，部分患者免疫耐受被打破，机体对 HBV 产生免疫清除，进展至免疫清除期（这种免疫清除发生的年龄为 40 岁上下的青壮年）。免疫清除阶段常伴随明显的肝炎活动，经过免疫清除 HBV 复制被抑制，HBeAg 转阴，亦有部分患者出现 HBeAg 的血清转换。HBV DNA 低水平或检测不到，然后进入到 HBV 感染的低（非）复制期。除非某些因素导致 HBV 再激活，否则，肝炎活动机会明显减少。对于活动性肝硬化患者来说，肝脏虽有炎症活动，但 HBV DNA 载量多数处于中低复制水平。

2. HBV 相关肝衰竭时 HBV DNA 自发性下降

HBV 相关肝衰竭（主要指慢性或慢加急性肝衰竭）的发生是在 HBV 复制（HBV 抗原合成及在肝细胞膜上的表达）和宿主免疫压力相互作用的过程中，免疫功能发生过强的应答所造成的。一般说来，CHB 患者病情越重、免疫应答越强，肝细胞的坏死就越严重。肝细胞在受到破坏的同时，HBV 亦同时被清除，从而导致血循环中的 HBV DNA 水平的下降。

3. 肝炎病毒重叠感染时 HBV DNA 自发性下降

HBV 重叠 HAV、HEV 感染临床常见。HAV 与 HBV 重叠感染时，HAV 对 HBV 具有抑

制作用早已被认知，随着青少年甲型肝炎疫苗的普遍接种，目前临床甲型病毒性肝炎已少见，与 HBV 重叠感染主要是 HEV，并以中老年患者为多见。回顾分析本科近些年来收治的十多例 HBV 重叠 HEV 感染者，几乎所有患者 HBV DNA 载量均呈中低水平 [（1×10^4）~（1×10^5）U/mL] 升高，呈现出一种重叠感染者 HBV DNA 水平低于单纯 HBV 感染的现象，这种现象的发生可能与 HEV 对 HBV 的抑制作用有关，国内骆抗先教授在其专著《乙肝基础与临床》第 4 版中已有阐述。在 HBV 感染的各种疾病谱（HBV 携带、CHB 或肝硬化）中，重叠 HEV 感染均可加重肝损伤，表现为肝炎的重度发作，多数出现黄疸，部分患者可进展至慢加急性肝衰竭。在一些静止期的乙肝肝硬化可出现肝炎的再活动，亦可造成代偿期的肝硬化提前进入失代偿期。HAV、HEV 对 HBV 干扰和抑制作用的真正机制目前尚不十分清楚，病毒间是竞争性抑制还是通过其他途径抑制 HBV DNA 的复制，是暂时的还是长时间的抑制，还有待于临床对大样本病例做较长时间的随访观察和研究。

总之，根据 HBV DNA 自发性下降的特点，临床上在 HBV 感染的各个时期和 HBV 感染相关疾病的各个阶段，对 HBV DNA 水平的监测都具有重要的临床意义。

第二节　脂肪性肝病

一、非酒精性脂肪性肝病的定义

1. 非酒精性脂肪性肝病（NAFLD）

NAFLD 是一种与胰岛素抵抗（IR）和遗传易感密切相关的代谢应激性肝损伤。其临床特点是肝脏病理学改变和影像学改变与酒精性肝病相似，但无过量饮酒等导致肝脂肪变的其他原因，患者通常存在营养过剩、肥胖和代谢综合征的相关表现。NAFLD 疾病谱包括非酒精性肝脂肪变、非酒精性脂肪性肝炎（NASH）、肝硬化和肝细胞癌（HCC）。

2. 非酒精性

NAFLD 中"非酒精性"是指无过量饮酒史（男性饮酒折合乙醇量<30g/d，女性<20g/d），未应用过胺碘酮、甲氨蝶呤、他莫昔芬、糖皮质激素等药物，并排除基因 3 型 HCV 感染、肝豆状核变性、自身免疫性肝炎、全胃肠外营养、乏 β 脂蛋白血症、先天性脂质萎缩症、乳糜泻等可以导致脂肪肝的特定疾病。

3. 非酒精性肝脂肪变

非酒精性肝脂肪变又称单纯性脂肪肝，是 NAFLD 的早期表现，可以伴有轻度非特异性炎症。

4. 非酒精性脂肪性肝炎（NASH）

NASH 是 NAFLD 的严重类型，5%以上的肝细胞脂肪变合并小叶内炎症和肝细胞气球样变性。不合并肝纤维化或仅有轻度肝纤维化（F0~1）为早期 NASH，合并显著纤维化或间隔纤维化（F2~3）为纤维化性 NASH，合并肝硬化（F4）为 NASH 肝硬化。

5. 非酒精性脂肪性肝病相关肝硬化（NAFLD 相关肝硬化）

NAFLD 相关肝硬化是指原有肥胖症、代谢综合征、2 型糖尿病和/或 NAFLD 的隐源性肝硬化。

6. 代谢综合征（Mets）

Mets 是指心血管危险因素的聚集体，表现为存在 3 项及以上代谢危险因素（腹型肥胖、高血压、高甘油三酯血症、低高密度脂蛋白胆固醇血症、高血糖）。具体诊断标准如下。①腹型肥胖（即中心型肥胖）：男性腰围≥90cm，女性腰围≥85cm。②高血糖：空腹血糖≥6.1mmol/L 或糖负荷后 2 小时血糖≥7.8mmol/L 和/或已确诊为糖尿病并治疗者。③高血压：血压≥130/85mmHg 和/或已确认为高血压并治疗者。④空腹 TG≥1.7mmol/L。⑤空腹 HDL-C<1.04mmol/L。以上具备 3 项或更多项即可诊断。

NAFLD 这一命名临床已经沿用了 40 多年，随着科学研究的不断深入，近来，相关国际专家组织提出了 NAFLD 的新定义（代谢相关性脂肪性肝病 MAFLD），但目前尚未得到国际分类系统和疾病相关组代码的认可。更名将会给肝病及其相关学科的临床医师带来新的思考，并可能对新定义在短期内感到困惑。

二、非酒精性脂肪性肝病药物治疗的新理念

1. 针对 Mets 的药物治疗

Mets 是一组复杂的代谢紊乱症候群，糖脂代谢紊乱不但会导致脂肪肝，更重要的是导致糖尿病和心血管疾病的危险因素，其共同的病理基础目前认为是肥胖尤其是中心性肥胖所造成的胰岛素抵抗和高胰岛素血症。因此说，今日重视对 Mets 防治的目的不仅限于脂肪肝本身，更重要的是对已存在肝外并发症的治疗或未发生的预防，防治一种代谢紊乱，也有利于其他代谢紊乱的防治。传统观念认为减肥是防治 NAFLD 特别是 NAFL 的重要措施。事实上，改变生活方式很难，在难以有效减肥的前提下，常需使用相关药物来防治代谢和心血管并发症。尽管针对 Mets 治疗的相关药物，如降血脂药、降血糖药、降压药并不能够降低肝脏脂肪的含量，但可显著减少心血管事件及其死亡率，还有可能减慢 NAFLD 患者纤维化的进展，逆转实验性脂肪性肝炎和肝纤维化。指南针对 Mets 的药物治疗指出：对于 3~6 个月生活方式干预未能有效控制代谢危险因素的 NAFLD 患者，建议应用一种或多种药物治疗肥胖症、高血压、T_2DM、血脂紊乱、痛风等疾病。具体药物及其应用指征如下：①BMI≥30kg/m^2 的成人和 BMI≥27kg/m^2 伴有高血压、T_2DM、血脂紊乱等合并症的成人可以考虑使用奥利司他等药物减肥，但需警惕减肥药物的不良反应。②血管紧张素 Ⅱ 受体拮抗药可以安全用于 NAFLD 和 NASH 患者高血压的治疗。③ω-3 多不饱和脂肪酸可用于 NAFLD 患者高 TG 血症的治疗，但对血清 TG>5.6mmol/L 患者的降脂效果不肯定，此时常需贝特类药物降低血脂和预防急性胰腺炎。④最受关注的是他汀类药物。此类药物过去在 NAFLD 患者中的使用备受争议（主要是肝功能的损害），目前已基本达成共识。我国指南指出：除非患者有肝衰竭或肝硬化失代偿，他汀类药物可安全用于 NAFLD 和 NASH 患者降低血清 LDL-C 水平和防治心血管事件。他汀类药物使用过程中出现的无症状性、孤立性血清 ALP 增高，即使不减量或停药亦可恢复正常。因此，临床医师无需因过分关注他汀类药物的肝毒性问题而限制其使用。⑤二甲双胍对 NASH 虽无治疗作用，但可以改善 IR、降低血糖和用于减肥，适用于 NAFLD 患者和 T_2DM 的预防治疗。⑥人胰高糖素样肽-1（GLP-1）类似物利拉鲁肽不仅具有多种降血糖机制，而且能够减肥和改善 IR，适用于肥胖的 T_2DM 的治疗。此外，吡格

列酮尽管可以改善脂肪性肝炎和降低氨基转移酶，但长期的应用疗效和安全性令人担忧，美国 FDA 对此药已有黑框警告，我国指南仅限用于合并 T_2DM 的 NASH 患者的治疗。

2. 针对肝损伤的药物治疗

一般说来，对于单纯性脂肪肝从肝脏本身来说，并不需要药物干预，但有糖尿病、心血管疾病存在或具有存在的风险时，就一定要采取药物治疗。我国指南指出：鉴于改变生活方式和应用针对 Mets 的药物甚至减肥手术难以使 NASH 特别是肝纤维化逆转，为此有必要应用保肝药物保护肝细胞、抗氧化、抗炎，甚至改善肝纤维化。在具体用药方面，来自美国的临床试验结果显示，维生素 E（α-生育酚，800U）口服 2 年可以使无糖尿病的 NASH 成人血清氨基转移酶恢复正常并显著改善肝脂肪变和炎症损伤。然而，我国药典并无大剂量使用维生素 E 治疗的适应证，并且长期大量使用维生素 E 的安全性令人担忧。同样来自美国的临床试验结果显示，奥贝胆酸可以显著减轻 NASH 患者肝纤维化的程度，但是该药对脂类代谢有不良影响，可导致皮肤瘙痒，并且其在 NASH 治疗中的作用并未被日本的临床试验所证实。目前在我国广泛应用的保肝药物很多，代表性的药物有水飞蓟素（宾）、双环醇、多烯磷脂酰胆碱、甘草酸制剂、还原型谷胱甘肽、S-腺苷甲硫氨酸、熊去氧胆酸等。这些药物针对肝损伤治疗的安全性良好，其中部分药物在药物性肝损伤、胆汁淤积性肝病患者的治疗中已取得确切的疗效（但以上药物对于 NASH 的疗效目前还缺乏共识）。在综合治疗的基础上保肝药物作为辅助治疗可用于以下类型的 NASH 患者：①肝活组织检查确认的 NASH。②临床特征、实验室及影像学检查提示存在 NASH 或进展性肝纤维化。如合并 Mets 和 T_2DM、血清氨基转移酶和/或 CK-18 持续升高、肝瞬时弹性检查 LSM 值显著增高。③应用相关药物治疗 Mets 和 T_2DM 过程中出现血清氨基转移酶升高。④合并药物性肝损伤、自身免疫性肝炎、慢性病毒性肝炎等其他肝病。目前尚无明确保肝药物使用的最佳疗程，指南建议选择一种保肝药物连续使用一年以上，如果用药 6 个月血清氨基转氨酶仍无明显下降则可改用其他保肝药物。有资料表明：在我国有关二甲双胍联合双环醇或维生素 E 治疗合并糖调节受损和肝酶升高 NAFLD 的临床试验结果满意。

三、脂肪性肝病影像学诊断的价值与不足

1. B 超显像诊断

B 型超声检查是目前广泛用于脂肪肝的影像学诊断，它能够反映肝脏脂肪浸润分布的类型，大概判断弥漫性脂肪变的程度，提示是否有显性肝硬化的存在。具备以下 3 项腹部超声表现的两项者为弥漫性脂肪肝：①肝脏近场回声弥漫性增强（"明亮肝"），回声强于肾脏；②肝脏远场回声逐渐衰减；③肝区管道显示不清。超声显像的不足之处是：不能区分单纯性脂肪肝与脂肪性肝炎，也不能鉴别慢性脂肪性肝病与早期肝硬化，难以检出少于 30% 的肝细胞癌，且在检查过程中易受设备及检查水平的影响。

2. CT 诊断

脂肪性肝病的 CT 表现是：弥漫性肝密度降低，肝脏与脾脏的 CT 值之比 $\leqslant 1$。其中，$0.7 >$ 肝脾 CT 比值 $\leqslant 1.0$ 者为轻度；> 0.5 肝脾 CT 比值 $\leqslant 0.7$ 为中度；肝脾 CT 比值 $\leqslant 0.5$ 者为重度。CT 诊断脂肪肝的不足之处是：虽然 CT 可以对肝脏进行整体评估，用于鉴别肝癌和局部脂肪沉积，但其密度值的测定不够精确，不能区分单纯性酒精性脂肪肝和酒精性肝炎

（NASH），很难评估肝纤维化，且存在着辐射，故不作为脂肪肝诊断的首选，主要用于弥漫性脂肪肝伴有正常局部肝岛以及局灶性脂肪肝与肝占位性病变的鉴别诊断。需要引起重视的是，脂肪肝是隐源性肝硬化的病因之一，但当脂肪肝发展至肝硬化后可因肝脂肪变得减轻，影像学检查找不到脂肪变的依据。

3. MRI 诊断

MRI 波谱分析（MRS）能够检出 5% 以上的肝脂肪变，准确性高且无创，缺点是费用昂贵。值得关注的是：酒精性肝硬化和病毒性肝炎肝硬化常存在着影像学差异。单纯乙肝肝硬化的影像特点为：肝脏体积缩小、表面不平、内部回声粗糙不均匀，可见数个圆形或类圆形大小不等的结节弥漫性地分布于整个肝脏，腹水和脾大、肝脾 CT 比值往往 ≥ 1，晚期肝硬化患者可因低蛋白血症而出现双下肢水肿。单纯酒精性肝硬化（ALC）时，肝脏体积非但不缩小反而增大，表面光滑且有饱满感，内部回声细腻或有不规则回声，尾状叶增大，有时也可见各叶增大，肝脾 CT 比值往往 ≤ 1。由于方叶的过度增大压迫乳糜池可出现乳糜性或胆固醇性腹水，在极少数情况下，也可因为尾状叶的增大压迫下腔静脉引起假性布-加综合征，从而引发顽固性腹水和下肢水肿。部分 HCV 感染者因其本身可能存在着肝脂肪变的过程，出现 ALC 的肝脏影像改变。当酒精性肝硬化与病毒性肝炎肝硬化合并存在时，两者的影像学征象可能同时出现或仅出现以某种肝硬化为主的影像学改变。

四、酒精性肝病临床诊治

1. 酒精性肝损伤具有阈值效应

流行病学调查证明：乙醇所造成的肝损伤具有阈值效应，即达到一定饮酒量或饮酒年限，就会大大增加肝损伤的风险。然而，饮酒量与肝损伤的量效关系存在着个体差异，具体表现在不同乙醇对肝脏的损伤。女性对乙醇介导的肝毒性比男性更敏感，另外，不同种族、遗传等方面也具有差异性。

2. 肝炎病毒与肝损伤的关系密切

肝炎病毒感染与乙醇对肝脏损伤起着协同作用，在肝炎病毒感染基础上饮酒或在酒精性肝病基础上并发 HBV 或 HCV 感染，都可以加速肝脏疾病的发生和发展，甚至会影响抗病毒治疗药物的效果（详见后述），戒酒又是其病因治疗的主要手段。

3. 重症酒精性肝炎糖皮质激素治疗的现状

重症酒精性肝炎（SAH）是指酒精性肝炎患者出现肝衰竭的表现，如黄疸、凝血功能障碍、肝性脑病、急性肾衰竭、上消化道出血等。常伴有内毒素血症，最重要的指标是凝血酶原时间（PT）的延长。临床上当酒精性肝炎（AH）患者 PT 超过正常值上限 3 秒或测定值在 20 秒以上时，就要警惕 SAH 的发生。糖皮质激素在 SAH 中的使用一直是多年来研究的热点问题，最新的研究结果认为，激素可改善 SAH 患者 28 天的生存率，但对 90 天至半年生存率的改善效果不明显。因此，使用糖皮质激素治疗 SAH 时首先要评价患者病情的程度，把握应用指征，并采取个体化和优化的治疗方法。一般来说，如 MDF 评分 ≤ 32，经过常规治疗多数患者可恢复，不推荐使用；如 MDF 评分为 $32 \sim 50$，患者有中度死亡风险，此时使用糖皮质激素获益可能较大；当 MDF 评分 ≥ 50 时，患者多器官功能衰竭综合征更明显，此时已处于高死亡的风险，糖皮质激素使用意义不大，勉强使用反而会增加感染的发生概率或加重感染的程度。

目前临床有多种方法用于评价酒精性肝病（ALD）的严重程度及近期存活率，主要包括 Child-pugh 分级、PT-胆红素判别函数（Maddrey 判别函数 MDF）、终末期肝病模型（MELD）积分、Glasgow 酒精性肝病评分（GAHS）、ABIC 评分、Lille 评分、瞬时弹性成像等。其中 Maddrey 判别函数的计算公式为：4.6×PT（秒）差值+TBiL（mg/dl），得分>32 分表示有很高的 30 天死亡率。MELD 积分>18 分、Glasgow 酒精性肝炎>8 分、ABIC 评分>9 分提示预后不良。重症酒精性肝炎糖皮质激素治疗 7 天时可使用 Lille 评分评估，评分>0.45 分提示糖皮质激素治疗无效。

4. 瞬时弹性成像被推荐为无创肝纤维化评估的首选检测

瞬时弹性成像（TE）作为一种较为成熟的无创检查在酒精性肝病的诊断和预后评估方面有着较高的应用价值。TE 能通过一次检测同时得到肝硬度和肝脂肪变的 2 个指标，可检测出仅有 5% 的肝脂肪性变，特异性高、稳定性好，且不受慢性肝病病因的影响。将 TE 与血清肝纤维化标志物、AST/ALT 比值联合检测，可作为无创肝纤维化的初步评估，定期 TE 监测有利于酒精性肝病患者预后评估。我国《酒精性肝病防治指南》（2018 更新版）推荐 TE 或 Fibro Test 作为无创肝纤维化评估的首选检测。

5. 重视酒精戒断综合征的防治

戒酒是酒精性肝病病因治疗的关键性措施。临床上我们观察到，由乙醇所致血清氨基转移酶和 γ-谷氨酰转肽酶增高现象通常在戒酒后 3~4 周内显著下降并最终复常。单纯酒精性脂肪肝患者戒酒半年后大多数都能治愈，酒精性肝炎患者戒酒治愈率亦可达 70% 以上。可见，戒酒可以改善预后及肝损伤患者的组织学，降低门静脉压力，延缓肝纤维化进展，提高不同阶段酒精性肝病患者的生存率。但是对于乙醇依赖者来说，要关注戒酒过程中戒断综合征的防治，在肝功能允许的条件下，可以采取逐渐减少饮酒量（控制摄入乙醇量<20g/d），对于不能通过减少乙醇摄入量和其他方法控制戒断症状的患者，可选择适当的药物干预。

五、病毒性肝炎合并酒精性肝病临床特点

酒精性肝病与慢性乙肝（CHB）或慢性丙型肝炎（CHC）的合并存在，乙醇和病毒对肝脏起着叠加的致病作用，在 CHB、CHC 基础上饮酒或酒精性肝病合并 HBV、HCV 感染都可以加速肝脏疾病的进展，并以酒精性肝硬化（ALC）合并 HBV、HCV 感染的概率更高。乙醇和肝炎病毒两者叠加，会加速对肝细胞的损伤，这样也有着不同的临床特点。

1. 临床表现与体征

肝硬化的病因不同其临床表现也存在着差异，肝炎后肝硬化患者以门静脉高压（腹水、脾亢、消化道出血）较明显，而 ALC 患者则多表现为明显肝功能减退的症状，常伴有程度不同的胆汁淤积，当两种因素合并存在时不仅肝功能损害加重，肝功能失代偿的发生率也明显提高。雌激素代谢紊乱的表现在男性 ALC 中尤为明显，其中手臂及虎口处的蜘蛛痣更具特征性。

2. 组织学表现

单纯酒精性肝病病理学改变主要是大泡性或大泡性为主伴小泡性的混合性肝细胞脂肪变性，依据病变肝组织是否伴有炎症反应和纤维化，可分为单纯性脂肪肝、酒精性肝炎、肝纤维化和肝硬化。酒精性肝病合并 HBV 感染表现为在含有 Mallory 小体的肝细胞中同时发现 HBV 颗粒，HBsAg 和 HBc Ag 免疫组化阳性。最具特征的病理改变是汇管区淋巴细胞浸润和小胆管损伤，纤维化以周围为主，铁的过度沉积往往是酒精性肝病（ALD）的特征表现。

3. 血液生化的改变

酒精性肝病时可见血清 AST、ALT、GGT、TBiL、平均红细胞体积（MCV）和缺糖转铁蛋白（CDT）等指标升高，其中 AST/ALT>2、GGT 升高、MCV 升高为其特征。禁酒后这些指标可明显下降，除 GGT 外其他指标通常在 3~4 周均可恢复正常。此外，ALC 患者低蛋白血症、高胆红素血症等明显高于肝炎后肝硬化，但后者的脾亢更加明显。重症酒精性肝炎时 PT 时间可明显延长，ALC 合并肝炎病毒感染者血清 AST/ALT>2 者较单纯 ALC 更高，提示乙醇与肝炎病毒同时存在可加重肝损伤。

4. 嗜酒对病毒性肝炎预后的影响

饮酒是 HBV 和 HCV 感染患者死亡的独立因素，大量酒精蓄积和长期慢性 HBV、HCV 感染可能是 ALC 患者进展为肝癌的高危因素，饮酒诱发的代谢综合征可加剧 HCV 患者组织学恶变。值得一提的是，在评估 CHB、CHC 患者酒精性肝损害时，不要完全拘泥于每天饮酒量必须达标才具有肝毒性的思维，酒精性肝病可以在比诊断标准更低的饮酒量时发生，尤其是女性和铁负荷过重者。

5. 嗜酒对抗病毒治疗应答的影响

嗜酒是影响 CHB、CHC 合并脂肪肝抗病毒治疗的一个重要因素，尽管既往对基因 3 型的 CHC 使用干扰素的疗效存在争议，但是我国《丙型肝炎防治指南》已将干扰素列为未戒酒 CHC 患者治疗的绝对禁忌证。许多文献和指南都要求对酗酒者在病情许可时，戒酒后 3~6 个月甚至更长时间后再行抗病毒治疗。临床实践中我们还发现，核苷类似物（NAs）无论是对 NAFLD 和 ALD 合并 CHB 的抗病毒治疗应答都有影响。笔者现治的 3 例男性 CHB 伴嗜酒的患者，在使用 NAs 治疗 7~8 年期间内均出现多重性耐药，其原因就是在抗病毒期间继续饮酒（饮酒的频率少者每周 3 次，多者几乎每天都饮酒，折合乙醇量>40g/d），结果治疗应答率较不饮酒的同类患者明显减低。3 例 CHB 患者在抗病毒后的 7~8 年间分别使用过拉米夫定、阿德福韦酯和恩替卡韦，但病毒学应答（血清 HBV DNA 低于检测下限）仅在初始治疗和更换抗病毒药物后短期内出现（其间患者曾遵医嘱不饮酒，但坚持一段时间后又开始饮酒），1~2 年内 3 例均出现病毒学突破（HBV DNA>1.0×104 U/mL）。其中一例接受阿德福韦酯和恩替卡韦联合治疗的患者，因治疗期间继续饮酒，病毒学应答时间仅维持一年。3 例患者在排除 NAFLD 等因素的情况下均出现 ALT 的轻度升高〔（1~2）×ULN〕，HBV 耐药基因测序检查：3 例患者对拉米夫定、阿德福韦酯均出现耐药，2 例对恩替卡韦敏感度下降。对 3 例多重耐药患者，2 例予以恩替卡韦联合替诺福韦治疗，1 例继续阿德福韦酯联合恩替卡韦治疗（考虑到恩替卡韦疗程仅一年即出现敏感度下降可能与饮酒有关）。联合用药治疗前严肃告诫患者：如果在新一轮抗病毒药物治疗期间仍继续饮酒的话，将会带来无药可治的严重后果。此话对患者起到了一定的震慑作用，目前 2 例完全戒酒患者 HBV DNA 低于检测下限已一年（2.0×102 U/mL），1 例未完全戒酒患者 HBV DNA 在（1×103）~（3×103）U/mL 之间波动。以上病例基本能说明嗜酒对 NAs 抗病毒治疗应答的影响。直接抗病毒药物（NAAs）的问世给 CHC 患者带来了福音，但目前已有 NAFLD 可影响 NAAs 应答的报道，推测嗜酒的 CHC 同样也会降低对 NAAs 的治疗应答。

尽管嗜酒对 CHB、CHC 影响的机制目前尚不十分清楚，但嗜酒与肝炎病毒对肝脏有叠加的影响是无疑的。因此，对于慢性肝病的患者来说，戒酒是保护肝脏的重要举措，在延缓疾病的发展与演变、提高抗病毒疗效方面都有着重要的意义，临床医师与患者之间要进行充分的沟通。

六、嗜酒的肝硬化患者戒酒后出现急性神经精神症状的诊断分析

尽管临床医师常告诫肝硬化患者必须严格戒酒，但仍有部分患者不听劝告仍继续饮酒。当此类患者某日"立志"戒酒或因其他原因中断饮酒时，若在停止饮酒后短期内出现严重的神经精神症状（意识障碍、谵妄）时，由于肝硬化与乙醇两种因素的叠加，相似的临床表现常难以区分患者是属于戒酒综合征（AWS）还是肝性脑病（HE）。临床上由于 AWS 和 HE 处置的方法不一，疾病的预后也不尽一致，所以做好鉴别诊断工作很有必要。现结合笔者的诊治经验浅谈两者鉴别诊断的要点。

1. 嗜酒者肝硬化的常见类型

（1）单纯酒精性肝硬化

指在长期饮酒基础上发生的肝硬化。

（2）酒精+病毒性

即酒精性肝硬化和 HBV、HCV 相关肝硬化的合并存在。

（3）酒精+其他病因的肝硬化

如 NAFLD 肝硬化、自身免疫性肝硬化、遗传代谢性肝硬化及隐源性肝硬化等。

2. 诱发因素

AWS 是指长期大量饮酒或有躯体依赖的酗酒者因突然停止饮酒（戒酒）后短期内出现神经精神改变的临床综合征，即突然中止饮酒是 AWS 发生的诱因。其产生的机制主要为长期大量饮酒后，中枢神经系统对乙醇产生依赖性，在戒酒的过程中，中枢神经系统失去对乙醇的抵制作用，产生大脑皮质和/或 β 肾上腺素能神经过度兴奋。HE 则是由严重肝病引起的、以代谢紊乱为基础的中枢神经功能失调综合征，其主要临床表现是意识障碍、行为异常和昏迷。血氨升高是 HE 的主要发病机制，感染、消化道出血、大量排放腹水和电解质紊乱是其主要诱因。

3. 临床特点

（1）临床表现

AWS 多见于三期的严重患者，酒精戒断症状一般于中止饮酒后 8~96 小时出现，程度轻重不一。重者常表现为震颤、感知紊乱、定向力丧失、谵妄，甚至出现抽搐或癫痫痉挛发作，以及发热、皮肤潮红、心率增快、出汗等自主神经紧张的症状明显，上述症状可贯穿于整个病程之中，少见抑制期。HE 患者多有明确且严重的肝硬化病史（少数隐源型肝硬化除外），HE 的发生和加重与诱发因素及肝功能损伤的程度密切相关，其神经精神症状虽然和 AWS 有些相同，但仍有较大的区别。HE 患者可有嗜睡的表现，但更多数患者是先兴奋（躁动）后抑制，进入深昏迷期时，各种反射消失，肌张力降低，有肝臭味，可引出扑翼样震颤，脑电图可出现三相波。除非合并感染少见 AWS 时自主神经紧张的表现。通常将 HE 的

临床过程分为 4 期（度），若不及时治疗，患者昏迷的程度则愈来愈深。

（2）震颤的表现方式

酒精性震颤是 AWS 常见和主要的临床表现，而扑翼样震颤也是 HE 的典型表现，但两者震颤的表现方式不完全相同，前者是双上肢、头部和全身的抖动，可伴有眼球和伸舌震颤；后者是平举双上肢时特异的掌指关节的扑翼样颤动，无眼球和伸舌震颤。

（3）意识障碍出现前患者的肝功能状况

无论是何种类型嗜酒的肝硬化，AWS 的发生均多见于肝硬化的代偿期或曾经失代偿（如腹水）后又转为代偿期的患者。此阶段患者肝功能储备多数尚可，Child-pugh 评分多为 A、B 级，少有进行性肝衰竭的表现，是患者最难控制饮酒的阶段，也是发生 AWS 概率最高的时期。典型的 HE 若发生在急性或亚急性肝衰竭的患者，脑病出现前常有肝功能进行性恶化的表现，主要表现为短期内黄疸急剧升高、凝血功能障碍及全身衰竭，此类患者既往常无明确的基础肝病史。慢性肝衰竭并发 HE 常由相关诱发因素引起，此类患者因肝硬化失代偿表现的持续存在，患者常主动完全戒酒，故发生 AWS 少见。

（4）实验室检查

①血氨测定。单纯 AWS 患者血氨一般多为正常，急性 HE 血氨可以正常，慢性 HE 尤其是门体分流性脑病患者多有血氨的升高。②血常规的改变。平均红细胞体积（MCV）升高是单纯酒精性肝病的特点，其他病因的肝硬化 MCV 常正常；典型的 HE 若由感染诱发，常有外周血白细胞和中性粒细胞升高，降钙素原等血清标志物可明显升高。③电解质。AWS 是一个急性发病过程，由于发病前患者肝功能基本稳定，一般少有电解质紊乱的表现；而慢性肝衰竭并发的 HE 则可伴有血清钾和钠的异常。

以上临床特点的差异和比较，是鉴别嗜酒的肝硬化患者 AWS 和 HE 的基础。在此基础上结合患者既往肝病史、饮酒史、中断饮酒至出现神经精神异常的时间、诱发因素等综合临床资料分析，一般可以做出初步诊断。对于出现频繁抽搐或癫痫痉挛样发作的患者，需要警惕酒精性肝硬化伴癫痫持续状态的可能，有此临床病例报告。AWS 和 HE 的治疗方法不一，临床上对于确定存在精神异常或意识障碍的嗜酒的肝硬化患者，初诊时若不能确定具体病因时，我们的做法是在积极寻找诱因的同时先预抗 HE 治疗（HE 的持续加重可引起多种并发症，直接危及患者的预后和生命）。如果抗 HE 治疗无效，患者 AWS 的临床表现又较为突出时，可予以 AWS 治疗。

七、酒精性肝病合并慢性病毒性肝炎的分类诊断及其临床意义

目前临床对于酒精性肝病合并慢性病毒性肝炎乃是一个较为广义的疾病诊断，其基本概念：一是指 HBV、HCV 现症感染标志物阳性的习惯性或大量饮酒者发生的肝损害；二是指在酒精性肝病的患者中发现 HBV、HCV 的现症感染者（学术界对其他肝炎病毒与乙醇的关系少有研究）。其实，就慢性 HBV、HCV 和酒精性肝病之间的关系来说，合并存在者并非都是病毒复制活跃的慢性乙肝（CHB）和慢性丙型肝炎（CHC），还有很大一部分属于非病毒复制或低复制的 HBV、HCV 感染者合并的酒精性肝病，笼统的诊断会带来不恰当的治疗。笔者认为，应对慢性 HBV、HCV 感染合并的酒精性肝病实行分类诊断，即将两种合并存在的肝病分类诊断为：非复制的慢性 HBV、HCV 感染合并酒精性肝病；低复制的慢性 HBV、HCV 感染合并酒精性肝病；CHB、CHC 合并酒精性肝病。分类诊断的目的旨在给予患者恰

当的治疗。现结合相关指南及文献的精神浅谈笔者对分类诊断的一些初步认识。

1. 分类诊断

（1）非复制的慢性 HBV、HCV 感染合并酒精性肝病

此类患者符合酒精性肝病的临床诊断标准，血清标志物的特点是仅有病毒现症感染标志物阳性而病毒复制指标为阴性或低于检测下限。具体表现形式为：HBsAg、抗 HBc、HBeAb 或抗 HCV 阳性；HBeAg、HBV DNA、HCV RNA 阴性（或低于检测线下限）；肝功能 γ-谷氨酰转肽酶（GGT）明显升高（可达 1000U/L 以上）为突出表现（排除肝内外胆管阻塞），AST 和 ALT 仅轻中度升高（80~200U/L），少有超过 200U/L 者，AST/ALT>2；戒酒 3~4 周后肝酶明显下降或基本正常（GGT 恢复常滞后）。肝组织学改变主要表现为酒精性肝病的征象，病毒性肝炎的征象轻微或缺如。从临床角度来讲，此类患者属于单纯性的酒精性肝病，肝酶的升高主要是由乙醇引起，并非病毒复制所致的免疫性炎症。

（2）低载量病毒复制的慢性 HBV、HCV 感染合并酒精性肝病

此类患者符合酒精性肝病的临床诊断标准，血清病毒标志物的特点是：HBV、HCV 现症感染指标和病毒复制指标均阳性，但后者载量水平较低。具体表现形式为：HBsAg、HBeAg、抗 HBc 同时阳性（俗称"大三阳"），抗 HCV 阳性，HBV DNA、HCV RNA 呈低载量阳性。肝功能表现为 ALT、AST 和 GGT 同步升高，ALT/AST 比值在 1 左右。此类患者由于病毒载量较低，常会带来分类诊断上的困难，如<104 U/mL HBV 载量则很难澄清氨基转移酶的升高是由于 HBV 复制引起，还是由于酒精性肝病所致。戒酒后肝功能的动态变化是临床诊断的重要依据，必要时可行肝组织活检协助诊断。

（3）CHB、CHC 合并酒精性肝病

此类患者在符合酒精性肝病临床诊断标准的同时，多数具有较长时间的慢性 HBV 感染史，部分有 HBV 感染的家庭史，一些患者在酒精性肝病发生前（或未知合并酒精性肝病）常有慢性肝炎的活动。血清 HBV、HCV 现症感染指标阳性，HBV DNA、HCV RNA 载量呈中、高水平的增高；肝功能表现为 ALT、AST 和 GGT 都增高，AST/ALT 比值在 1 左右，部分患者伴有黄疸。患者临床症状轻重不一，少数可进展为重症酒精性肝炎，表现为黄疸加深、凝血功能障碍、肝性脑病、急性肾衰竭及上消化道出血，一般患者在戒酒 3~4 周后 ALT、AST、GGT 可下降，但难以恢复正常。肝组织病理学可呈酒精性、病毒性肝损害征象合并存在，乙醇和病毒两个致病因素的叠加，去除任何一个因素均不能使肝功能恢复正常。

2. 分类诊断的临床意义

（1）决定是否需要抗病毒治疗

抗病毒疗法是目前治疗 CHB、CHC 的关键措施，对于酒精性肝病合并 CHB、CHC 的患者，只要具有抗病毒治疗的适应证，就要及时地进行抗病毒治疗。而对于 HBV、HCV 现症感染合并酒精性肝病的患者来说，仅有血清病毒标志物现症感染指标检测的阳性而病毒复制指标检测阴性，通常是不需要抗病毒治疗的。此类患者通常属于单纯性酒精性肝病，戒酒后肝酶亦可复常，必要时可适当服一些保肝药物。对于慢性 HBV 感染者来说，低载量的 HBV NDA 阳性，只有在澄清肝酶升高的病因后方可考虑抗病毒治疗。

（2）重症酒精性肝病患者糖皮质激素治疗的选择

临床对于重症酒精性肝病一般是需要糖皮质激素干预治疗的，但是对于同时合并 CHB、

CHC 的重症酒精性肝病来说，使用糖皮质激素治疗则要格外地慎重（原则上不使用糖皮质激素治疗），因糖皮质激素可诱导或加剧病毒复制导致肝炎活动加剧，如必须使用应在抗病毒治疗的基础上进行。

（3）抗炎保肝类药物的合理使用

抗炎保肝药物具有不同程度的抗氧化、抗炎、保护肝细胞膜及细胞器的作用，临床应用可改善肝脏的生化指标，在单纯性酒精性脂肪肝的患者中可适当使用。而对于病毒复制活跃的 CHB、CHC 合并酒精性脂肪肝患者来说，戒酒固然是必要的，但单靠戒酒并不能改善或逆转肝功能状况。因此，在戒酒和抗病毒治疗的同时辅以抗炎保肝治疗是很有必要的，甘草酸类抗炎保肝药物可能更适用于此类患者。

肝炎病毒感染与乙醇对肝损伤起着协同作用，在肝炎病毒感染基础上饮酒或在酒精性肝病的基础上合并 HBV、HCV 感染都可以加速肝脏疾病的发生和进展，患者更易发展为失代偿期肝硬化和肝癌。因此，对于存在着 HBV、HCV 感染的饮酒者，无论是否存在着酒精性肝病或酒精性肝病的程度如何都应严格戒酒。

第三节　肝纤维化与肝硬化

一、肝纤维化发展至肝硬化的过程

（1）肝纤维化始于肝细胞的炎症损伤，激活肝星状细胞而产生细胞外基质（ECM），由于 ECM 合成增加而降解减少以致过度沉积的一种弥漫性的病理生理过程。慢性乙肝（CHB）肝纤维化的病理特点是早期汇管区纤维化和血窦的"毛细血管化"。

（2）由肝纤维化向肝硬化发展的必要条件是病毒持续感染、炎症坏死、病变反复活动使肝纤维化不断进展，由桥接纤维化形成肝细胞再生结节，肝腺泡结构破坏，发生肝内循环紊乱。CHB 时肝组织可有不同类型的坏死，但只有桥接状坏死才具有发生活动性肝硬化的高危性。只有抑制病毒复制才能控制肝纤维化的进展。

（3）再生是肝细胞炎症坏死后的代偿性增生，只有再生肝细胞形成结节，才可能发生肝硬化。结节性再生需要肝纤维化的重塑。

（4）病毒感染清除后，肝纤维化是可逆的，甚至已有再生结节和纤维隔的早期肝硬化也可能逆转，肝组织病变逐渐修复，炎症活动静息时的小结节性肝硬化，大多只遗留静息的病变，但如已发展为成熟的肝硬化后只能部分逆转。乙肝肝硬化病变静止、活动或进展，首先取决于 HBV 感染的持续和炎症活动。

（5）病毒复制停止前和抗病毒治疗前肝脏的病理状态是影响疾病最后转归结局的关键。如果肝硬化的组织结构已重度错乱，就可能进入病变自身的加重循环，即使复制的病毒已完全清除，肝硬化仍可缓慢且呈无症状表现进展，肝细胞坏死病变反复加重，可能以肝衰竭而告终。因此，对于有抗病毒治疗适应证的 CHB 来说，要尽早启动抗病毒治疗，力争在肝脏病理变化不严重前抑制 HBV 复制，控制肝脏炎症活动，减轻或避免肝脏病理损伤的进展。

重视肝纤维化的早期诊断和治疗，防止肝纤维化的持续进展是避免或减少肝硬化发生的关键性举措。肝纤维化具有可逆性，谁能逆转肝纤维化，谁就能治好更多的慢性肝病。当前，在肝病的临床实践中，一是要重视肝纤维化的无创性诊断技术在慢性肝病中的应用，以早期确立有无肝纤维化的存在；二是对 CHB 及其相关慢性肝病的患者实施积极的抗病毒治疗，并辅以抗炎和抗纤维化治疗。

二、肝纤维化无创性诊断技术

肝纤维化是各种病因持续或反复导致肝组织慢性损伤修复反应的重要病理过程，在我国肝纤维化的病因以慢性病毒性肝炎和酒精性肝病为主。准确评估慢性肝病患者肝纤维化程度，不仅有助于判断其肝脏疾病的严重程度和临床预后，早期的干预治疗还可以控制肝纤维化、早期肝硬化的进展并使其逆转。CHB 所致的肝纤维化，病毒复制的持续存在是导致肝纤维化发生和进展的根本原因，抗病毒治疗对肝纤维化的治疗和预后的改善起着重要的作用。反之，肝纤维化则有进展成为肝硬化而出现肝衰竭、肝癌的可能。肝脏活组织检查一直被作为诊断肝硬化的"金标准"，但因其有创性、组织标本的局限性、重复性差及穿刺并发症等多种因素的影响限制了临床使用。近年来，国内外学者都致力于寻找无创性诊断方法来评估肝纤维化的状况，目前临床对于肝纤维化的无创诊断方法大致分为两大类，即血清学检测和影像学检查，尚有 AST 和血小板比率指数（APRI）、肝纤维化 4 因子指数（FIB-4）等指标。

1. 血清学检测

诊断肝纤维化的血清学指标种类繁多，诊断效能不尽相同。一是直接反映细胞外基质代谢的标志物（血清纤维化指标），如透明质酸、层粘连蛋白、前胶原肽、胶原及基质金属蛋白酶抑制剂 α 等；二是与间接反映纤维化程度相关的肝脏功能的血清（生化）指标，如 AST/ALT 值、凝血酶原时间、白蛋白、胆红素、GGT、血小板计数、α_2-巨球蛋白等。血清（生化）指标只是反映肝纤维化病变背景，与肝内基质并无化学成分的联系，且无关的干扰因素较多。多种标志物联合检测能提高无创检查的准确率，如在无活动性基质沉积或降解时，即使肝纤维病变较为广泛，可无血清纤维化标志物异常，但在静止期的肝硬化肝脏合成功能与肝纤维化呈负相关，血清（生化）指标也会有所反映。然而，血清纤维化标志与生化指标仅能区别 S0-S2 纤维化或肝硬化，而不能明确分期，故对观察治疗过程或病变动态发展的帮助有限，也不能判断肝脏组织结构的紊乱，对此，还只能由肝组织学检查阐明。

2. 影像学检查

影像学检查包括传统的超声检查、电子计算机 X 射线断层扫描技术、MRI 成像等。值得重视的是，近年来，瞬时弹性成像技术（TE）作为肝纤维化无创性诊断的重要手段已广泛应用于临床。TE 的原理是通过测定超声波在肝组织中的传播速度来推算其硬度，从而判断肝纤维化的程度。其优点是操作简便，可重复性好，能够较准确地识别轻度肝纤维化和进展性肝纤维化或早期肝硬化。TE 诊断技术目前已被国内外主要乙型和丙型肝炎临床指南推荐用于判断其肝纤维化程度。TE 诊断的不足之处在于不能确定肝纤维化的分期（有研究报道对 CHC 肝纤维化的分期诊断较为可靠）；测定成功值受肥胖、肋间隙大小及操作者的经验等因素影响；测定值受肝脏炎症坏死、胆汁淤积及脂肪变、腹水等多种因素的影响。

现阶段临床所开展的肝纤维化无创诊断方法因简便易行、易于重复操作而被临床广泛使用，但这些评估方法对于轻度或中度肝纤维化分期的诊断效果往往不如对严重肝纤维化及肝硬化的诊断。因此，目前无创诊断技术尚不能完全替代肝组织学检查，但可以弥补肝活组织的有创性、取样误差等方面的局限性，提高已经显著肝纤维化的诊断准确率。当无创检查结果和临床明显不一时，可考虑肝活组织检查以明确诊断。值得一提的是，在无创性诊断评估的同时，还要发挥传统诊断手段的作用，即对患者的综合临床资料进行分析，如了解患者详细的病史及治疗经过、相关肝病的家族史、既往病症的程度、并存的疾病及有无酗酒等，这些临床资料有助于对肝纤维化发展情况的判断。此外，慢性肝病的体征、影像学检查结果（如脾脏大小、门静脉宽度、肝区光点增粗情况等），对评估肝纤维化的客观存在都是有价值的参考信息。

三、肝硬化临床诊治

肝硬化是我国最严重的公共卫生问题之一，且病因复杂多样，随着临床对肝硬化研究的不断深入，要求专科医师对此类疾病的诊治既要传承经典，又要有创新的思维和方式。其实创新的诊疗就蕴含在平凡细致的工作中，需要的是我们不断地总结和提高。

1. 早期诊断必须立足于肝纤维化阶段

肝纤维化是肝细胞损伤后的一种修复机制，肝纤维化持续进展的结果是肝硬化。在肝纤维化的晚期阶段，肝脏纤维组织弥漫性增生且伴有纤维结节形成，正常肝组织结构被破坏而变得紊乱无序，假小叶广泛形成即成肝硬化。从某种意义上来说，晚期肝纤维化与早期肝硬化之间无明显界限，但是由于肝活体组织检查的局限性使得临床不能普遍开展，故目前临床诊断肝硬化主要依靠肝功能减退和门静脉高压的两大方面表现为依据，这使早期肝硬化的发现和诊断较为困难，确立诊断时患者多处于肝硬化的失代偿期，因此，临床对于肝硬化的早期诊断必须从发生肝硬化的源头肝纤维化阶段抓起。当前要重视肝纤维化无创性诊断技术的临床应用，尤其是弹性成像技术（肝弹性瞬时测定），它常能早期确定慢性肝病患者有无肝纤维化的存在，而对于早期肝硬化的诊断意义更大，当肝脏的硬度达到一定的测定值时可诊断为肝硬化。

2. 改善肝硬化患者的预后必须从肝功能代偿期抓起

最新的肝硬化分类法根据肝硬化患者疾病的进展、判断死亡的风险将其分为 5 期，其中 1~2 期为代偿期肝硬化，3~5 期为失代偿期肝硬化。若能在肝硬化代偿期采取一系列的预防和控制措施，常可减少甚至避免部分患者进展至失代偿期，从而提高肝硬化患者的生活质量和预期生存率。如前所述，关键问题是对于早期肝硬化的发现和诊断较为困难，这是因为此类患者在临床及实验室检查方面常无阳性发现，更无严重并发症的发生。临床上对于有显性慢性肝病史的患者应力求从多方面查找早期肝硬化的证据，以争取更多的慢性肝病患者在肝硬化的早期或肝功能失代偿期前被发现和诊断。

3. 降低抗病毒治疗的门槛条件

对乙肝肝硬化患者进行抗病毒治疗，延缓其进展是实用而有效的措施。现阶段临床对于乙肝肝硬化患者抗病毒治疗的门槛条件已降低，具体表现在以下两个方面：一是 HBeAg 和 HBsAg 的表现状态。我国指南（2015 版、2019 年更新版）分别指出：慢性乙肝患者只要存在肝硬化的客观依据和检测到 HBV DNA，无论 HBeAg 和 ALT 情况如何，均建议抗病毒治疗；失代偿期乙肝肝硬化只要 HBsAg 阳性即可抗病毒治疗。二是失代偿期乙肝肝硬化抗病毒治疗 HBV DNA 的阈值。多国指南均指出：对于失代偿期乙肝肝硬化患者，无论 HBV

DNA 阈值的高低或是否检测到，都要进行抗病毒治疗。值得关注的是，目前国内试剂 HBV DNA 定量检测值的下限多为 200~1000U/mL，这种检测结果常会使部分 HBV DNA 低阈值的失代偿期肝硬化患者失去最后抗病毒治疗的机会。正确的做法是：对于普通试剂检测 HBV DNA 为检测下限的失代偿期肝硬化患者，应使用高敏的进口试剂复检，以确认有无 HBV DNA 低水平的复制，从而确定是否需要抗病毒治疗。笔者曾对 20 多例 HBV DNA 为 30~60U/mL、ALT 正常的失代偿期肝硬化患者使用核苷（酸）类药物（NAs）抗病毒治疗，结果肝功能（包括肝功能储备指标）及失代偿表现均得到了明显的改善。

4. 重视肝硬化患者多种病因的叠加

多数肝硬化患者只有一种病因，但有些患者可能是多种病因的叠加。如乙肝、丙肝肝硬化与酒精性肝病并存；与非酒精性脂肪性肝病并存；与自身免疫性肝病并存等。以乙肝肝硬化与酒精性肝病并存（叠加）为例，HBV 感染与酒精对肝脏损害起着协同作用，在 HBV 感染基础上饮酒或在酒精性肝病基础上并发 HBV 感染均可加重肝损害，加速肝脏疾病的发生与发展。同时酗酒可影响 NAs 抗病毒的疗效，加速 HBV 耐药变异的过程。戒酒不仅是单纯酒精性肝硬化患者的病因治疗方法（若能在肝功能失代偿发生前戒酒常可使肝硬化逆转），更是乙肝肝硬化合并酒精性肝硬化患者病因治疗的手段之一，日常生活中肝硬化患者继续嗜酒者并非少见，应予以劝告。

5. 关注某些肝硬化的自然病史

肝硬化的病因复杂，种类多样，关注某些肝硬化的自然史，有利于治疗方案的选择和对疾病进展及其预后的评估。HBV 感染自然史的 4 个时期已为业内人士所熟知，需要认识的是 4 个时期中血清 HBeAg 的表现状态、HBV DNA 的阈值、ALT 的水平都不尽一致，在失代偿期肝硬化的病程中表现得有所不同。在漫长的 HBV 感染的过程中免疫耐受可逐渐消失呈现 HBeAg（-）的肝硬化；长期反复的免疫清除导致许多肝细胞功能丧失，病毒复制空间减少使得 HBV DNA 阈值降低，ALT 水平亦降低。了解这些血清病毒标志物及生化参数的变化，可提高对肝硬化患者抗病毒治疗适应证的认识。原发性胆汁性胆管炎（PBC）的自然史大致也分为 4 个阶段，各阶段疾病进展程度比较明显，其中第四阶段为肝功能失代偿期，患者可出现消化道出血、腹水、肝性脑病等临床表现，并以黄疸升高为特点。当黄疸升至 34.2μmol/L 时，平均生存时间为 4 年；达到 102.6μmol/L 时，意味着进入肝硬化的终末期，平均生存时间为 2 年。但是熊去氧胆酸（UDCA）可显著改变 PBC 的自然病史，对 UDCA 生化应答较好的患者其生存期与年龄、性别相匹配的健康人相似。同时 UDCA 可明显降低 PBC 的病死率和对肝移植的要求。掌握 PBC 的自然史及临床分期，可提高临床医师对此类患者疾病进展、预后及预期生命的评估能力，亦为增强患者对 UDCA 长期（终身）治疗依从性教育提供了依据。

6. 重视抗病毒治疗过程中抗炎降酶类药物的使用

临床实践中我们发现，在使用 NAs 抗 HBV 治疗的过程中，有部分活动性肝硬化患者尽管 HBV DNA 低于检测下限，但 ALT 仍持续低水平（正常基线上限 1 倍左右）的升高，即使是初治时使用低效的拉米夫定或阿德福韦的患者，在改换恩替卡韦和替诺福韦治疗后 ALT 仍未能复常。此类现象已引起了业内人士的关注，但其原因目前在学术上还没有明确的说法。对此类患者应选择作用机制明确、循证医学依据充分的抗炎保肝药物，在目前临床使用若干种类的抗炎保肝药物中以新一代甘草酸制剂抗炎作用最明显,有水钠潴留表现的患者可使用水飞蓟类药物。否则,即使病毒被抑制,但肝组织的炎症反应仍在持续,难以阻止肝硬化的进展过程,肝癌的发生率也随之增高。

7. 关注高动力循环在肝硬化疾病进展中的作用

肝硬化门静脉高压发生机制较为复杂,但由内脏血管张力异常引起的高动力循环状态起着重要的作用。主要表现为全身动脉血压及外周血管阻力降低、心率加快、心排血量增加。关于高动力循环的形成机制,近年来的普遍观点认为是门静脉高压形成机制中"前向学说"和"后向血流学说"的结合,即门静脉高压是高动力循环的基础,高动力循环又可反过来维持和加重门静脉高压。所有失代偿期肝硬化患者均可出现高动力循环,其导致的全身血流动力学改变,对肝、肾、心、肺等重要器官均有严重影响,是导致腹水形成、食管胃底静脉曲张出血、肝肾综合征、肝肺综合征等肝硬化并发症产生的基础。纠正高动力循环状态对肝硬化相关并发症的治疗和预后的改善具有重要的临床意义,降低门静脉压力是改善高动力循环的重要措施。

8. 以个性化、多重选择的方法对待门静脉高压食管胃底静脉曲张的预防性治疗

目前临床防治肝硬化门静脉高压食管胃底静脉曲张破裂出血的手段很多,常使得临床医师在选择具体方案时感到有些困惑,不知道哪种方法为其最佳方案。其实,手术与非手术治疗各有千秋,各种防治方法都有其利弊,临床应根据患者静脉曲张的具体情况和肝功能状况个性化、多重性地进行选择,不应拘泥于某种方法。

9. 正确了解和面对即将到来的门静脉高压的无创年代

至今,对于肝硬化门静脉高压在我国临床实践中常因出现严重并发症时才得以确诊,无创诊断和动态监测是目前临床工作的迫切需求。常规的实验室检查和影像学手段对临床显著性门静脉高压有一定的诊断价值,但敏感性差。近年来很多国际最新指南推荐了许多新型的门静脉高压的无创技术,可以实现从疾病诊断和风险分层到疗效监测和预后预测的转变。如美国肝病学会、Baveno 和英国消化病学会最新版指南推荐的 Fibroscam 检测、巴塞罗那肝脏血流动力学实验团队提出的 LS 结合血小板计数和脾长径构建的 LsPs 模型,等等。这些新型无创检测技术与肝静脉压力梯度(HVPG:国际指南推荐的门静脉高压有创诊断的金标准)均有良好的相关性。我们应当把握机遇,了解学习和跟进这些新兴的无创技术,在有条件的医院可以利用我国肝硬化资源的优势进行选择性地应用。

四、肝硬化临床分期的意义

明确肝硬化分期对判断其预后至关重要。通常按照疾病的进展情况和有无重要并发症将肝硬化分为代偿期和失代偿期,这种分期方法过于简易和笼统,并未能充分考虑到在疾病进展的不同阶段,影响预后的危险因素并不相同。而目前临床广泛应用的 Child-pugh 分级标准多用于对肝硬化患者预后的评估,终末期肝病模型(MELD)常用于评价肝移植前的病死率、预测患者移植术后的病死率,指导肝源分配,但两者都不能很好地用于肝硬化的明确分期。

为了更准确地预测肝硬化患者疾病的进展、判断其死亡风险,以肝硬化并发症为基础的肝硬化分期"五分法"近年来被提出。新的分期法通过评估食管静脉曲张、腹水、消化道

出血及感染情况对肝硬化年病死率的影响，将肝硬化分为 5 期，1 期：无静脉曲张，无腹水；2 期：有静脉曲张，无出血及腹水；3 期：有腹水，无出血，伴或不伴静脉曲张；4 期：有出血，伴或不伴腹水；5 期：脓毒血症（合并肾衰竭亦被认为是与合并脓毒血症相似的肝硬化的重要预后因素）。其中，1、2 期为代偿期肝硬化，3~5 期为失代偿期肝硬化。1、2、3、4、5 期的年病死率分别为<1%、3%~4%、20%、50%和>60%。肝硬化患者预后和死亡风险与并发症的出现密切相关。

值得一提的是，随着抗病毒药物治疗的进步，我们发现临床上有许多 HBV 相关失代偿期肝硬化患者可以逆转为代偿期肝硬化，表现为全身情况较前明显好转，肝功能改善，如白蛋白水平较前升高，PT 缩短，不再出现腹水、肝性脑病等并发症。同时，脾脏回缩，肝脏影像学改善，不需要肝移植也可以长期存活。这种现象被称为肝硬化再代偿期，进一步揭示了肝硬化具有可逆性。

五、代偿期肝硬化早期诊断

临床上，通常根据肝硬化的疾病进展和程度将其分为代偿期和失代偿期两个阶段。失代偿期肝硬化患者因常有肝衰竭及门静脉高压的典型症状、体征及有关实验室检查异常，同时伴有严重的并发症，很容易做出正确的诊断。而对于代偿期肝硬化患者的早期诊断则较为困难，这是因为此类患者在临床及实验室检查方面常难发现明显的肝硬化迹象，更无严重并发症的出现。而其具有的是：病因的多样性、症状和肝损害程度的不一致性、体征和影像诊断的不一致性、肝脏的病理表现与肝功能及相关生化指标的不一致性等。以上这些临床特点证明了代偿期肝硬化在其发生、疾病进展程度上存在着很大的隐匿性，从而易造成诊断上的困惑，以致部分肝硬化在失代偿期前难以识别，少数患者常以失代偿期的严重并发症为肝硬化的首发临床表现。然而，代偿期肝硬化是肝硬化病程的早、中期阶段，若能早发现并采取积极的防治措施，对于其进展为失代偿期肝硬化有着重要的临床意义，尤其是对于代偿期的乙肝肝硬化患者来说，早期进行抗病毒治疗常是获得较好预后的最后机会。肝硬化是基于慢性肝病基础上的进展性肝病，尽管其病因复杂，但当前我国肝硬化的病因仍以 HBV 感染为主体，慢性乙肝（CHB）是进展至肝硬化的重要原因。比较 CHB 和代偿期肝硬化两种相关疾病的特点，除了临床症状无明显差异外，患者在体征、生化、影像学检查及肝脏的病理改变等方面还是有较大差异的。临床应从以下几个方面着手做好代偿期肝硬化的早期诊断工作。

1. 常规血液学检查

（1）相关血清酶谱

一些血清酶谱的特征可能反映肝硬化的存在和程度，为其诊断提供线索。这些实验参数包括：①ALT/AST 比例倒置，即 AST>ALT；②γ-谷氨酰转肽酶（GGT）升高>ALT、AST，出现 GGT 与 ALT 分离现象，GGT 在炎症缓解期的长期升高则更具临床意义（合并脂肪肝者除外）；③胆碱酯酶活力<4500U/L。

（2）血清总胆汁酸

代偿期肝硬化患者在血清总胆红素正常的情况下，出现血清总胆汁酸的升高，常是炎症反应的结果。

（3）非结合型血清胆红素异常

非结合型血清胆红素的长期升高反映了肝细胞分解功能的下降（其中包括无黄疸患者

尿胆原的增加滴度高于 1∶20）。

（4）白蛋白

代偿期肝硬化患者人血白蛋白水平轻度减少，常有球蛋白的升高，出现白/球蛋白比例持平或轻度倒置。

（5）肝纤维化血清学指标

代偿期肝硬化患者血清肝纤维化指标常有不同程度的升高，尤其是透明质酸酶的升高更具临床意义，可较准确地反映肝内已生成的纤维量和肝细胞受损情况。

（6）血小板

近年来，血小板参数的变化在肝硬化诊断中的作用越来越引起业内人士的重视，即使是代偿期肝硬化也可出现血小板的减少，特异性很强，是临床诊断肝硬化的主要线索。

2. 瞬时弹性成像诊断技术（TE）

TE 是一种较成熟的肝纤维化的无创检查，虽不能精确肝纤维化的分期，但对早期肝硬化的诊断意义较大，肝硬化的弹性值与肝组织学的符合率较高，其诊断肝硬化的界值为 21.3kPa，排除肝硬化的界值为 8.2kPa。

3. 内镜检查

因受门静脉高压的影响，代偿期肝硬化亦可存在着食管胃底静脉曲张。胃镜检查可发现早期静脉曲张的情况，并可根据静脉曲张的程度决定是否采取预防出血的措施。

4. B 型超声检查

B 型超声检查（B 超）对轻度肝硬化仅能提供一些非特异性的线索，如能结合患者的病史、年龄、血小板、白蛋白和胆红素等临床参数则诊断意义更大。

5. 肝活组织检查

在临床尚无门静脉高压表现前，肝脏活组织检查是确定轻度代偿期肝硬化的最佳选择，特异性很强，并可显著提高由其检查确定为肝硬化患者的 5 年生存率，但因属有创性检查，患者难以普遍接受。

6. 对临床资料进行综合分析和判断

（1）注意寻找肝硬化的依据

大多数肝硬化患者病因明确，在其病因长期持续的过程中，部分患者在体征、生化、病毒标志物、血清标志物、影像学检查（包括 TE 检测）等方面可出现阳性表现。对于 CHB 患者还应询问乙肝家族史，是否系母婴传播。

（2）详细了解既往的治疗情况和病情演变情况

要注意了解患者既往的治疗情况，对抗病毒治疗的依从性如何，疾病过程中肝功能波动情况，尤其是否有肝炎的重症发作史等都是代偿期肝硬化诊断的重要线索。

（3）肝炎标志物的精确检测

临床上不少乙肝肝硬化患者，由于 HBV 感染历史久远，以致 HBV 血清标志物消失或呈低滴度状态而不能被普通试剂所检出，易被误诊为"隐源性"肝硬化。而改用高敏的试剂或其他方法检测常可发现 HBV 或其病毒抗原，这对于肝硬化的病因诊断和抗病毒治疗极具临床意义。

　　临床重视代偿期肝硬化的早期诊断，其目的在于早期采取干预措施（如抗病毒、严格戒酒和防治并发症）以减少或避免失代偿的发生率。因为对于无并发症和炎症进展的代偿期肝硬化患者来说，如能避免诱发因素（感染、酗酒、意外变故），并能定期复查和接受健康教育，绝大多数可以长期生存。

六、失代偿期肝硬化特征性的临床表现

　　肝硬化发展到一定的程度，超出了肝脏功能的代偿能力，称为失代偿期肝硬化。肝硬化的病因复杂，就 HBV 及其相关肝炎病毒感染的慢性肝病来说，肝功能失代偿是长期病毒复制和炎症活动的结果，是活动性肝硬化的晚期表现。由于肝功能的进展性损害，失代偿期肝硬化常有非特异性的但比代偿期肝硬化患者严重得多的症状和体征，主要表现为肝功能减退和门静脉高压两大症候群。特征性的临床表现为腹水、黄疸、脑病、凝血障碍和低蛋白血症，其中以腹水为最常见，患者常以腹水和肝功能失代偿为首发症状。现将失代偿肝硬化特征性的临床表现归纳如下：

　　1. 全身性表现

　　患者皮肤可有色素沉着和蜘蛛痣，面色灰暗，精神不振，自觉软弱无力，轻微活动后疲乏加重且渐明显。可有低热，多为间隙出现。发热不仅可能是肝功能失代偿的表现，也可能是由于感染所致，需谨慎对待，及时并经常做血常规及相关血清炎性标志物检测，避免盲目使用抗菌药物。

　　2. 消化道表现

　　由于胃肠道瘀血，消化吸收功能障碍或肠道菌群失调等原因致胃肠道积气，患者常感食欲减退、腹胀、便溏，部分患者可有慢性胰腺炎样症状，从而使肝胆、胰症状不易分清。

　　3. 门静脉高压的表现

　　部分失代偿期肝硬化患者因门静脉高压发生食管胃底静脉曲张破裂出血，表现为呕血或便血（黑便），急性活动性消化道大出血常可导致肝功能发生急性失代偿。

　　4. 出血及贫血的表现

　　患者常有鼻出血和齿龈出血，皮肤瘀斑和胃肠黏膜糜烂出血，多与凝血酶原水平减低和血小板减少有关，有些患者常因血细胞的减少而误诊为血液病。

　　5. 黄疸和肝衰竭的表现

　　黄疸的出现常表示肝炎的活动，在排除肝内外病因所致胆汁淤积的前提下，黄疸的严重程度常与肝脏炎症坏死程度相一致。在肝储备功能显著减低，而肝脏的炎症坏死并不严重时，可不出现或仅为轻度黄疸；只有在严重肝细胞炎症坏死时，才出现深度黄疸。若同时伴有凝血酶原时间（PT）延长，则意味着肝衰竭的发生。另外，在失代偿期肝硬化并发肝癌的患者，可因肿瘤对胆管的压迫和浸润而出现黄疸，但此类患者若无肝衰竭发生，PT 常无明显延长。

　　6. 腹水的表现

　　腹水常是肝硬化失代偿的明显特征，临床上多数肝硬化患者以腹水为肝功能失代偿的首发症状。大量腹水可使腹壁静脉显露，可见脐疝形成，并因横膈抬高使呼吸和运动受限，腹

水压迫下腔静脉可引起肾脏瘀血和下肢水肿，部分患者因大量腹水使腹压增高，腹水通过膈肌变薄的孔道和胸膜淋巴管漏入胸腔产生胸腔积液。然而，通过积极有效的治疗，部分失代偿早期肝硬化仍可逆转为代偿期，腹水可随之消失。

7. 营养不良的表现

患者可出现体重减轻（可被水肿所掩盖），病程较长的患者出现四肢肌肉消瘦而腹围增大，基础热量消耗随病变进展而增加，而营养摄入却减少，从而消耗皮下脂肪储备，肌肉蛋白合成减少和蛋白转换率降低，使肌肉日渐消瘦。

七、失代偿期乙肝肝硬化血清病毒标志物的特点

1. HBeAg 的表现状态

失代偿期乙肝肝硬化以 HBeAg（−）为多见，近期的研究结果表明：HBeAg 是免疫耐受原。慢性 HBV 感染绝大多数发生在婴幼儿期，经历了免疫耐受与免疫清除两个重要时期，由于病变在漫长感染岁月中的积累及免疫耐受性的逐渐消失，在血清 HBeAg 发生转换后病变仍会持续进展，甚至可能超过 HBeAg（+）时期，抗 HBc（+）患者中发生失代偿肝硬化和肝癌的比例亦很高，HBeAg（−）患者甚至比 HBeAg（+）患者的病情更为严重。

2. 血清 HBV DNA 水平

失代偿期乙肝肝硬化 HBV DNA 平均水平都较低，在 HBeAg（−）患者中血清 HBV DNA>105 U/mL 仅占 1/4 左右，20%的患者少于 102 U/mL，甚至在伴有炎症活动肝硬化失代偿期的患者中，以普通的试剂不能检测到 HBV DNA，仅在使用高敏的进口试剂中才能检测到极低水平的 HBV DNA。其原因是，活动性肝硬化曾经历了漫长的病毒清除期，反复持久的病毒清除，使许多肝细胞丧失，病毒复制空间缩小，从而导致整体病毒水平的下降。然而，失代偿期乙肝肝硬化患者血清 HBV DNA 水平并不能完全反映肝组织炎症的程度，即使 ALT 正常，病毒水平很低，但仍可有较活跃的肝细胞汇管区周围的炎症。在终末期肝硬化患者，血清氨基转移酶轻度升高，HBeAg（−），血清 HBV 低水平甚至不能检出，但肝组织的炎症程度却很高，且与肝功能失代偿的程度有关。

了解失代偿期乙肝肝硬化血清标志物的特点，可增强临床医师精准做好此类患者相关实验检查的意识，提高对抗病毒治疗（降低抗病毒治疗门槛）的认识。

八、预防和控制肝硬化患者肝功能失代偿临床应采取的措施

肝硬化的病因复杂多样，临床常依据患者肝功能减退的情况，是否有肝衰竭和门静脉高压的表现将其分为代偿期和失代偿期两个阶段。在肝硬化的初期（代偿早期），病情进展缓慢、病情隐匿，代偿期的过程可达数年甚至十年以上。在此阶段，若能采取积极的预防和控制措施常能延缓甚至避免肝功能的失代偿。具体预防控制措施主要包括以下几个方面：

1. 及时进行病因和相关性治疗

病因和相关性治疗可以从源头上控制肝硬化患者病情进一步恶化，阻止肝硬化向失代偿方向发展。如慢性乙肝、丙型肝炎肝硬化的抗病毒治疗；原发性胆汁性胆管炎（PBC）特异性治疗药物（熊去氧胆酸）的长期应用；酒精性肝硬化的戒酒及在戒酒同时积极改善肝功能治疗等。长期用药需提高患者对治疗的依从性，避免过早停药或不正规停药诱发肝衰竭而

导致急性失代偿的发生。

2. 预防其他病原体与肝硬化合并感染

感染是肝硬化常见的重要并发症，也是导致急慢性肝衰竭的重要因素之一。即使是病情相对稳定的肝硬化，一旦合并感染，患者的病情常可迅速进展，甚至可诱发多器官衰竭。如肝硬化合并肝炎病毒感染，尤其是乙肝肝硬化合并戊型肝炎病毒感染，常可使患者肝功能损害程度加重，并可诱发肝衰竭，使病死率明显升高。同样，肝硬化患者合并其他病原体所致的疾病，如流行性感冒、肺炎、真菌性疾病等也可促使原发病加重。因此，肝硬化患者有必要通过接种相关疫苗来预防某些病原体感染所致疾病而诱发肝功能急性失代偿的发生。同时要注意纠正肠道微生态的失衡。

3. 谨慎用药、防止过度用药加重肝损伤

肝硬化患者容易发生药物性肝损伤，其原因主要是由于细胞色素 P450 酶系的功能下降，使药物的灭活功能受到影响，致使血中药物的浓度升高。肝硬化患者在伴发其他疾病时，常需要使用相关药物，应注意某些药物的毒性可能会加重肝损害。更为重要的是，目前强调对肝硬化患者实施综合治疗，以乙肝肝硬化为例，综合治疗的内容包括抗病毒、抗炎保肝、抗肝纤维化、调节免疫功能及对症治疗等方面，多种治疗药物的叠加，常可加重肝脏的负担，甚至加重肝损伤。因此，应谨慎选择用药，尽量减少用药品种，同时不要忽视中草药的肝毒性。

4. 避免门静脉高压的持续存在

肝硬化患者往往伴有门静脉压力的升高，因门静脉高压导致的食管胃底静脉曲张出血（EVB）是肝硬化危害程度最大的具有致死性的并发症，也是肝硬化患者肝功能急性失代偿的重要诱因。要减少或尽量避免 EVB 的发生，就要尽早发现食管胃底静脉曲张（GOV）的存在。我国《肝硬化门静脉高压食管胃底静脉曲张出血防治指南（2015 年版）》指出：初次确诊肝硬化的患者均应常规行胃镜检查，以筛查其是否存在 GOV 及其严重程度，并定期进行胃镜的监测。同时要采取有效措施尽量避免门静脉高压的持续存在，肝硬化患者首次门静脉高压 EVB 的病死率高达 20%，因此，临床要重视 GOV 的一级预防工作。指南推荐非选择性 β 受体阻滞药（NSBBs）用于 GOV 的一级预防，对 NSBBs 有禁忌证、不耐受或依从性差者可选用内镜下曲张静脉套扎术行一级预防。

5. 修正患者生活上的不良行为

肝硬化患者必须严格禁酒，继续酗酒不仅会使肝硬化病情恶化，肝功能水平严重下降，而且会导致门静脉压力升高，增加消化道出血的危险。同时酗酒还会影响核苷（酸）类药物抗 HBV 的临床效果，诱发耐药变异的提早出现，甚至导致多重耐药的发生。肝硬化患者应注意营养平衡，适当进行体育锻炼，减轻体重，因为肥胖亦是加重门静脉高压的一个重要因素。此外，还要注意适当保暖和饮食卫生，防止因着凉和饮食不当引发相关感染性疾病。

九、肝硬化高动力循环与门静脉高压之间的关系

门静脉高压症一组由门静脉压力持久增高引起的症候群，是肝硬化的主要表现之一。在肝硬化的进展过程中，因多种解剖及病理生理因素导致门静脉阻力升高、血流量增加，因而形成了门静脉高压。虽然门静脉高压发生机制复杂，但由内脏血管肌张力异常引起的高动力

循环状态起着重要的作用。

　　肝硬化门静脉高压不仅存在着肝脏及门静脉系统的血流动力学紊乱，全身血流动力学的变化亦非常明显，主要表现为外周动脉扩张引起的高动力循环状态，即体循环阻力及血压升高、心排血量增加甚至下降，这种血流动力学紊乱不仅对门静脉高压的维持起着重要的作用，而且也是水钠潴留、腹水、肝肾综合征、肝肺综合征、肝性脑病、食管胃底静脉曲张破裂出血等并发症的重要原因。高动力循环状态可促进门静脉高压的发生与发展，肝硬化高动力循环产生机制与扩血管物质（如一氧化氮、前列腺素）增加引发血管舒张、外周血管对缩血管物质敏感性降低、肝功能减退及门体分流、K^+通道的开放等因素有关。临床上几乎所有失代偿期肝硬化患者都会出现高动力循环。

　　高动力循环状态是肝硬化门静脉高压的重要病理生理基础，了解两者之间的关系，在认识高动力循环对肝硬化脏器的影响，改善高动力循环对肝硬化相关并发症的治疗，指导处置高动力循环状态时的合理用药等方面奠定了理论基础。

十、高动力循环对肝硬化患者主要器官/脏器的影响

　　尽管肝硬化相关脏器并发症的发病机制是多方面的，但诸如肝脏、肾脏和心肺等重要脏器并发症的产生与高动力循环所致的全身血流的改变是密不可分的。因为上述并发症的发生主要与门静脉高压有关，而高动力循环又是肝硬化门静脉高压形成的重要病理生理基础。高动力循环对主要脏器的影响大致如下：

　　1. 肝脏

　　①腹水的形成。由于高动力循环加重了内脏血管的扩张，大量的血液滞留在血管内，导致有效血容量不足，从而激活交感神经、肾素－血管紧张素－醛固酮系统等，导致肾小球滤过率下降及水钠重吸收增加，引起水钠潴留，并与门静脉高压、低蛋白血症一起为腹水的产生创造了条件。②食管胃底静脉曲张出血和门静脉高压性胃病。高动力循环加重门静脉高压，从而增加了肝静脉压力梯度，使曲张静脉的管壁张力也增加，导致了静脉曲张破裂出血。门静脉高压性胃病亦与门静脉高压引起的胃瘀血及高动力循环引起的充血有关。

　　2. 肾脏

　　高动力循环加重了内脏血管的扩张，大量血液淤积在内脏血管床，使有效循环血量减少，导致机体内环境的紊乱。加上交感－肾上腺髓质系统、肾素－血管紧张素系统的激活，肝功能障碍使得一些血管收缩物质（内皮素、白三烯等）生成增多或清除减少，使肾血管收缩，肾小球滤过率降低，促进了肝肾综合征的发生和发展。

　　3. 心脏

　　高动力循环状态下，心脏长期保持高输出状态，因负荷过重发生心肌收缩功能减退，心脏对外界刺激反应减弱及电生理异常（如 QT 间期延长），久之形成肝硬化性心肌病。

　　4. 肺

　　主要表现为肝肺综合征和门静脉性肺动脉高压。前者的特点为广泛的肺血管扩张，肺气体交换功能障碍，导致严重的低氧血症而不存在原发性心脏疾病，后者则是由肺部血管收缩及血管重塑导致的血管阻力增加引起。

　　此外，高动力循环亦与肝性脑病的发生有关。氨中毒仍是目前肝性脑病发生的主要原

因，在高动力循环状态下，全身血流动力学的改变导致各种毒素累积，可进一步加重肝性脑病，在 C 型肝性脑病的患者中表现尤为突出。

十一、改善高动力循环在治疗肝硬化相关并发症中的临床应用

门静脉高压是肝硬化高动力循环的基础，而高动力循环又会促使加重肝硬化门静脉高压所引起的各种并发症。因此，改善高动力循环对于降低门静脉压力、预防和治疗肝硬化相关并发症具有重要的临床意义。目前临床上一些能改善高动力循环的药物在肝硬化相关并发症的预防和治疗中得到了广泛的应用，具体介绍如下：

1. 食管胃底静脉曲张首次出血与再出血的预防

目前我国和国际相关指南一致推荐非选择 β 受体阻滞药作为肝硬化门静脉高压食管胃底静脉曲张出血的一级和二级预防用药。

2. 肝硬化急性食管胃底静脉曲张出血的治疗

血管活性药物主要包括血管升压素及其类似物、生长抑素及其类似物，是目前临床治疗肝硬化急性食管胃底静脉曲张破裂出血应用最广泛的药物，并被多个国际性指南推荐为一线用药。

3. 肝硬化腹水的治疗

利尿药仍是目前临床治疗腹水的主要药物，其常规制剂（呋塞米、螺内酯等）是通过改善水钠潴留而起到利尿作用的。近年来的研究发现，特利加压素联合白蛋白能预防和改善大量腹水后的循环障碍；米多君能显著降低心排血量，增加全身血管阻力，可用于顽固性和复发性腹水的治疗；全新的血管升压素受体拮抗剂托伐普坦是一种新型的排水利尿药，在改善微循环方面有很大优势，排水后能使血浆渗透压升高，同时血管内的静水压降低，两者协同作用可使血管外溶液向血管内移动，这样既有利于消除器官充血，又维持血管内容量和血流，能够有效地纠正低钠血症，改善肝硬化患者相关水肿问题。

4. 肝肾综合征的治疗

在大剂量输注白蛋白的基础上，使用特利加压素、去甲肾上腺素或米多君，可抑制内脏动脉及血管舒张、提高有效血容量、改善高动力循环、增加血流量、有效逆转 1 型肝肾综合征。

总之，应用有效的药物来改善高动力循环状态，对于肝硬化相关并发症的治疗有着重要的临床意义。

十二、肝硬化合并门静脉血栓的诊断思维和鉴别诊断的相关疾病

肝硬化并发门静脉血栓（PVT）的临床表现有急性型和慢性型之分。急性型临床多见，患者常因发生消化道出血或急性腹痛而发现 PVT；慢性型临床相对少见，起病隐匿，常缺乏明显的临床表现。现就肝硬化并发 PVT 的诊断和鉴别诊断问题进行探讨。

1. 肝硬化并发急性门静脉血栓形成

（1）诊断思维

在临床诊治肝硬化，尤其是伴有门静脉高压的失代偿期肝硬化的过程中，对于急性起

病，不明原因的腹痛、腹胀、血样便、无明确原因的上消化道出血或脾大、不明原因的麻痹性肠梗阻，同时合并有血液高凝状态（主要指标是 D-二聚体水平升高），特别是对于门静脉高压行脾切除断流术后的患者，应警惕并发急性 PVT 的可能。必须及时地进行相关影像学检查，确诊困难者可行磁共振血管成像、门静脉造影检查。对于有高热、寒战的门静脉血栓形成患者，无论是否存在腹腔感染灶，均应注意化脓性门静脉炎的可能，及时地进行血培养检查。

（2）需要鉴别诊断的疾病

①急性肠梗阻。急性肠梗阻主要表现为腹部膨胀、腹部疼痛剧烈并呈阵发性加剧，体格检查可见肠型或逆蠕动波、肠鸣音亢进呈气过水声或金属音调，麻痹性肠梗阻时则肠鸣音减弱或消失。腹部 X 线透视或腹部平片检查可见肠腔内有多个阶梯状液平，少数患者既往有腹部手术史。此外，还要注意与肝硬化时的假性肠梗阻鉴别。②慢性胆囊炎、胆石症急性发作。肝硬化患者胆囊炎、胆石症的发生率较普通人群明显升高，平时症状不明显，当合并感染时可出现明显的腹部症状。这类疾病疼痛的部位多位于右上腹部，可放射至右侧背部和肩胛区，疼痛常在进食油腻食物后加重，部分患者表现为 ALT 和 γ-谷氨酰转肽酶的明显升高，可伴有黄疸异常且在腹痛后出现。一旦感染控制，肝功能很快复常，临床通常称之为"肝病性胆囊病变"或"胆源性肝损害"。B 超和 CT 检查可发现胆囊炎、胆石症或两者合并存在，而胰腺的形态正常，胰管无扩张表现，少数患者可有慢性胆囊炎、胆石症与慢性胰腺炎并存的现象。此外，急性 PVT 因起病急骤，腹痛剧烈伴腹水，还需与其他急腹症如胃肠穿孔、急性胰腺炎、宫外孕等区别。这类急腹症多有固定的疼痛部位和压痛点及反跳痛，而门静脉血栓形成腹部体征较轻，无固定压痛点。以急性腹痛、腹泻、血便为首发症状的患者还需要与急性细菌性肠道感染鉴别，影像学检查是确立 PVT 诊断的重要依据。

2. 肝硬化并发慢性门静脉血栓形成

（1）诊断思维

慢性 PVT 形成在肝病科临床中相对少见，患者一般起病隐匿，病程往往超过 60 天。多数患者常无明确的临床表现，通常是在肝硬化病程中行 B 超或 CT 检查时被发现或是在发生消化道出血后被查出，可能与部分血栓堵塞门静脉并有机化或建立较丰富的侧支循环有关。有症状的患者主要以门静脉高压为主要表现：如食管胃底静脉曲张、脾大伴脾功能亢进，可出现上消化道出血、大量腹水及顽固性腹水。临床对于影像学检查发现有门静脉栓塞而缺乏急性血栓形成依据的肝硬化患者，在排除癌栓的基础上要考虑到慢性 PVT 形成的可能。

（2）需要鉴别诊断的疾病

慢性 PVT 的鉴别诊断应在排除癌栓的前提下（详见相关章节），再考虑与下列相关疾病进行鉴别诊断：①慢性胰腺炎、胰腺癌。胰腺癌的早期常无特异性表现，患者所表现的上腹饱胀、隐痛不适、腹泻与消瘦等症状并非其特有。慢性胰腺炎患者同样可有上述症状，少数可出现黄疸和包块而酷似胰腺癌，故两者鉴别诊断比较困难。临床上慢性胰腺炎一般病史较长，且有反复发作史，腹泻和消瘦症状仅在经历较长病程后才显现。而胰腺癌病程较短，无反复发作史，消瘦出现较早。胰腺炎时腹部 X 线平片常出现胰腺钙化点。B 超、CT 检查或胰腺肿块组织细胞学检查可确立诊断。值得一提的是，肝硬化合并慢性胰腺炎临床并非少见，但是由于其症状不典型，常被肝硬化自身症状所掩盖，故不少患者在生前常不能被诊断。慢性 PVT 形成与上述相关疾病的鉴别诊断主要借助于门静脉高压的临床表现和影像学检查结果。②原发性细菌性腹膜炎。原发性细菌性腹膜炎（SBP）多发生于失代偿期肝硬化患者，典型的 SBP 常有腹痛、腹胀、腹部压痛的临床表现而易于诊断，而非典型的 SBP 腹部症状虽存在但较轻微，易与慢性 PVT 诊断相混淆。但 SBP 患者常伴有不同程度的腹水、全身症状较重而腹部症状相对较轻，白细胞和中性多核细胞升高，血清炎症标志物（降钙素原等）升高，腹水中炎性细胞水平升高等，影像诊断除外癌栓的条件下，常无门静脉系统血栓的出现。

肝硬化并发 PVT 时，无论是急性还是慢性，与其需要鉴别诊断疾病的区别都是相对的。如腹水是肝硬化并发 SBP 诊断的基本条件，但是在急性 PVT 中，如果血栓部位在门静脉主干或肝内分支，也可出现大量腹水或顽固性腹水。因此，对于肝硬化并发 PVT 的诊断必须建立在对临床资料综合分析的基础上，而不能以孤立的态度处置。

十三、肝硬化门静脉血栓不同部位的临床表现

门静脉血栓（PVT）系指门静脉主干及其左右分支、脾静脉、肠系膜上静脉及肠系膜下静脉的血栓形成。肝硬化并发 PVT 时，血栓的部位不同，患者的临床表现既相同，又有差异，现分别叙述如下：

1. 肠系膜静脉血栓形成

腹痛是肠系膜血栓形成最早出现的症状，腹痛多为局限性，少数为全腹弥漫性，腹痛呈间歇性绞痛但不剧烈，可持续较长时间。半数患者可出现恶心、呕吐的症状，少数患者可有腹泻或便血。如突然发生完全性梗阻，可出现脐周阵发性剧烈疼痛，多伴有明显恶心、呕吐，有排便排气，此时身体可无阳性体征。如病情进一步发展可出现肠坏死的表现，持续腹痛、腹胀、便血、呕血、休克及腹膜刺激征等，腹穿可出现腹水。

2. 脾静脉血栓形成

脾静脉血栓形成主要表现为脾脏迅速增大，脾区疼痛或伴有发热。

3. 门静脉血栓形成

门静脉血栓形成的临床表现变化较大，当血栓缓慢形成，局限于肝外门静脉，且有机化或侧支循环丰富，则无或仅有轻微的缺乏特异性的临床表现，常常被原发病掩盖。急性或亚急性发病时，表现为中重度腹痛或突发剧烈疼痛、脾大、顽固性腹水，严重者可以出现肠坏死、消化道出血及肝性脑病等。

十四、肝硬化合并门静脉血栓药物抗凝治疗的特殊性及其策略

门静脉血栓（PVT）的治疗方法很多，对于无肝硬化 PVT 的治疗常采用药物（抗凝、祛聚）、介入、手术等方法。具体方案的选择应依据 PVT 发病的缓急、病程和严重程度而定。而对于肝硬化合并 PVT 的患者通常多见于肝脏损伤较重的失代偿期阶段，患者往往存在着凝血功能障碍及食管胃底静脉曲张，PVT 可能与消化道出血同时存在，行抗凝、介入及溶栓治疗有发生消化道出血的危险，同时某些 PVT 的患者血栓有不治再通的现象。由于这些特殊性的存在，使得业内人士对肝硬化合并 PVT 的治疗一直存有分歧，目前尚无关于肝硬化合并 PVT 治疗的指南。对 PVT 抗凝治疗基本共识的适应证是：①急性门静脉血栓形成；②血栓持续进展；③血栓累及肠系膜上静脉；④等待肝移植；⑤有高凝血的基础疾病。

药物是肝硬化并发 PVT 抗凝治疗的主要手段，既往因考虑到肝硬化患者的出血倾向而对药物治疗偏于保守，致使部分患者错失治疗时机。近年来有研究发现，肝硬化 PVT 抗凝血出血率并不高于未抗凝组，相反在未治疗 PVT 的患者中出血率反而更高，重要的是要把握药物治疗的策略，掌握药物治疗的时期，依据 PVT 的急慢性分型来采取个体化的治疗措施。目前的主流观点认为：①对于急性门静脉血栓形成的患者应当接受至少为期 3 个月的抗凝治疗。首次应用低分子量肝素，以求尽快产生抗凝作用；对于不计划进行介入治疗者，病情稳定后尽快改用口服抗凝药物治疗；对于急性门静脉血栓形成患者伴有长期存在的血栓形成危险因素且无法纠正者，应当长期进行抗凝治疗；在无禁忌证的情况下，对急性门静脉血栓形成且血栓范围累及肠系膜静脉远端者，也应进行长期抗凝治疗；对于有感染证据的患者，应当尽早开始使用抗生素。②肝硬化合并脾功能亢进的患者若要行脾栓塞或脾切除术时，考虑到术后 PVT 的发生率较高，目前有学者推荐在术后行常规抗凝祛聚治疗，具体方法是在术后复查血常规和凝血功能，当 PLT 达 $300×10^9$/L，活化部分凝血时间达 2 倍正常值上限时可启动抗凝聚治疗。③慢性门静脉血栓形成（又称门脉海绵状血管瘤）抗凝治疗的受益和风险并存、药物疗法要采取相对保守的方法，治疗的重点应该是那些存在且难以纠正的血栓形成倾向的慢性门静脉血栓形成的患者，或者是因血栓的存在而诱发门静脉高压重要并发症（如消化道出血、顽固性腹水）的患者。消化道大出血是肝硬化最凶险的致命性并发症，食管静脉曲张和凝血功能障碍是引发消化道出血的主要病因，抗 PVT 的抗凝治疗亦可导致消化道出血。临床上对所有慢性门静脉血栓形成的患者要进行静脉曲张的筛查，以确定有无食管胃底静脉曲张的存在，同时注意凝血功能的监测。如发现食管胃底静脉曲张，应根据相关指南的要求进行一级或二级预防（非选择性 β 受体阻滞药或内镜治疗），有凝血功能障碍者应予以积极地纠正，只有在采取了各种预防出血的措施后才能开始抗凝治疗。

目前临床常用治疗 PVT 的药物有抗凝药（低分子肝素、华法林）、祛聚药（阿司匹林、噻氯匹定、双嘧达莫）。低分子肝素（LMWH）是通过抑制凝血因子 Xa、IIa 活性起到抗凝作用，它在肝脏中代谢，半衰期短，较普通肝素治疗 PVT 安全有效。推荐抗凝治疗剂量应从小剂量开始，如 LMWH 4000U，1~2/d，皮下注射。华法林维生素 K 拮抗药，通过减少维生素及依赖因子 II、VII、IX、X 合成发挥抗凝作用，口服使用方便。推荐剂量从 2.5~3.0mg 开始，通过检测凝血功能调整剂量，使用国际标准化比例维持 2~3 之间。阿司匹林、噻氯匹定、双嘧达莫通过抑制血小板聚集治疗 PVT。值得一提的是，阿司匹林虽是抗血小板聚集的代表性药物，但该药除可引起胃肠道黏膜糜烂、溃疡导致消化道出血而不适宜肝硬化患者治疗外（肝硬化患者 80% 存在着门静脉高压性胃病，20%~30% 患者存在着肝源性溃疡），还可抑制前列腺素 E_2（PGE_2）的合成，使失代偿期肝硬化（特别是肝硬化腹水）患者肾血流灌注不足而诱发肝肾综合征。临床上阿司匹林用于代偿期肝硬化 PVT 的治疗应慎用，最好不用；而对于失代偿期（尤其是伴有腹水）的肝硬化或已存在肾功能损害的患者则应禁用。此点，虽文献报道较少，但笔者有实践体会，应引起临床医师的重视（详见后述）。

十五、肝硬化门静脉高压患者脾切除断流术后门静脉血栓的防治

肝硬化患者常因防治门静脉高压的相关并发症而行脾切除手术，但脾切除术后极易导致门静脉血栓（PVT）的形成，发生率达 50%。究其原因可能是多方面的，术后血小板数量

的急剧增多导致血液的高凝状态；残留的脾静脉盲端血流瘀滞与内膜受损；血流动力学因素（手术前后门静脉流速慢）可能是最主要的影响因素。PVT 若不能及时控制，从肝硬化本身来讲，部分患者可能会因门静脉压力再次升高而诱发食管胃底静脉曲张出血、腹水等并发症，还会影响肝功能，甚至导致肝衰竭，而对于老年、长期卧床、有高度凝血基础病的高危人群，会造成全身性的不良后果。相反，过度的抗凝治疗又可能导致出血，抗凝药物使用不当可诱发急性肾功能损害。因此，必须认真对待此类患者的血栓防治工作。

肝硬化脾切除（通常为脾切除+断流术）术后 PVT 多发生在一个月内，PVT 导致的发热、腹痛等症状在术后常缺失或无特异性，多数患者是在术后复查 B 超或 CT 时发现 PVT。血栓的部位多在门静脉，少数为肠系膜上静脉，以附壁血栓为主。虽然目前对脾切除术后抗凝、抗聚治疗以预防 PVT 的做法已得到共识，但在实际临床工作中仍需谨慎行事，其原因在于：①虽然脾切除断流术后 PVT 的发生率会有所增加，但多为附壁血栓，除老年和卧床患者外，一般无严重后果；②抗凝过度会导致术后出血（表现为腹腔引流管出血、血尿及女性阴道流血），尤其是抗凝药物的联合应用会增加出血的风险，应尽量避免。抗凝期间要经常复查血小板和凝血功能，避免非甾体抗炎药尤其是阿司匹林的使用，因此药可抑制前列腺素 E_2 的合成使肾血管痉挛而诱发肾损伤（详见相关章节）。

目前，临床对于脾切除术后 PVT 的防治尚无统一方案，通常的做法是在术后即开始应用低分子肝素（LMWH）皮下注射（0.3mL/12h），疗程 5 天。待患者进食后停用 LMWH，改用华法林口服抗凝（抗凝目标：PTA%50%～70%，国际标准化比值：1.25～2.0），定期复查血常规和凝血功能，当 PLT 超过正常值上限时单用（或）联合使用抗血小板药物（如噻氯匹定、双嘧达莫），至血小板回落至正常值后停用。笔者的体会是：大多数行脾切除的肝硬化患者术前 $PLT<50\times10^9/L$，术后应密切关注 PLT 的上升情况，特别是对老年、长期卧床、有高度凝血基础疾病的患者应尽早启动抗凝、抗聚集药物治疗，对于凝血功能明显异常但又属于非高 PVT 形成的高危人群，采用单药双嘧达莫或噻氯匹定是比较安全有效的防治手段。

十六、肝硬化脾大、脾功能亢进临床处置的现状

脾功能亢进（简称脾亢）是肝硬化门静脉高压导致的常见且严重的并发症之一。迄今为止，临床对于肝硬化脾大、脾亢的治疗尚缺乏统一的认识，尽管肝移植是其根治性手段，但由于肝源、资金不足等原因，仅有极少数肝硬化患者有机会行肝移植术，而绝大多数患者处于一种观望和被动处置的状态。传统的脾切除术在业内一直是备受争议，主张切脾术的学者认为，慢性肝病患者脾脏的肿大是属于病理性的，有促进肝硬化的作用，行脾切除术可改善其免疫功能、纠正脾亢、增加循环的造血干细胞白细胞、降低门静脉血流量和门静脉压力；巨脾在腹腔内的压迫作用可并发脾栓塞，引起持续性疼痛，影响患者的生活质量，在腹部受到钝性伤时易破裂出血；对于经非手术治疗未能控制食管胃底静脉曲张出血（EVB）的患者，断流术+脾切除术常能达到较好的止血效果；脾切除术后由于血细胞和血小板的回升、贫血得到纠正、皮肤黏膜出血减轻及抗感染能力增强，从而提高了肝硬化患者的生活质量。不主张脾切除学者的观点认为，并非所有门静脉高压患者均需行脾切除术，脾亢是实验室检查异常，并不需要特殊处理，甚至可以忽略；巨脾切除还有不少弊端，术后门静脉系统的血栓发生率高，严重者可导致肠梗死，门静脉血栓也不利于肝移植；脾切除可影响患儿发

育，8 岁以下的患儿尤其应避免脾切除；巨脾切除术操作有时相当困难，一旦损伤血管可能会发生难以控制的大出血或伤及邻近器官；巨脾与周围脏器和腹膜之间形成广泛的侧支循环，脾切除破坏了这些侧支循环，在一定程度上可增加门静脉压力。

近年来，随着血管介入技术的发展，一些患者可采用部分脾动脉栓塞（PSE）的办法来解决脾亢。与传统脾切除技术相比，PSE 的优点表现在：既能控制脾亢，又能保留脾脏的部分功能；术后血小板数量缓慢回升，避免血液的黏滞度过高，从而防止术后血栓性疾病的发生；能较好地保留脾脏的免疫功能；操作简便、创伤小、并发症少、愈合快。PSE 的缺点是：脾脏栓塞后的持续性梗死导致的发热、疼痛、呕吐等梗死综合征的出现，严重的梗死综合征可加剧肝功能的损伤，甚至出现肝衰竭；疗效不确切，术后脾亢易复发，部分脾梗死者有发生脾脓肿的危险。

综上所述，临床应遵循个体化的原则处理脾亢，对脾切除的适应证应从严掌握，只有当巨脾和并发重度脾亢时才考虑到脾切除术。下列指征可供参考：脾大Ⅲ级以及Ⅲ级以上者，即脾大超过脐平线或横径超过脐中线；重度脾功能亢进：WBC$<3.0×10^9$/L、血小板$<30×10^9$/L；Ⅱ级脾大需合并上消化道出血史或明显脾亢。脾切除后需密切观察患者的血常规变化，尤其是血小板的急剧增高，防止血栓形成（老年和卧床者更要警惕），必要时可采取抗凝措施。此外，肝移植术是终末期肝病治疗的方向，而接受肝移植的患者是需要很好的腹腔条件的，脾切除术后的腹腔粘连和可能出现的门静脉血栓不利于肝移植，故对有条件做肝移植和准备做肝移植的患者更应谨慎对待脾切除术。

十七、肝硬化患者人血白蛋白使用的新观点、新认识

在肝硬化严重并发症的预防和治疗中，人血白蛋白（HA）应用普遍，但因 HA 价格昂贵，市场供应紧缺，应用指征常被忽略等原因，使其使用受到限制。如何合理使用 HA，2016 年意大利肝病学会（AISF）和意大利输血和免疫血液病学会（SIMTI）组织专家，总结回顾了相关的文献，制定了肝硬化患者使用 HA 的推荐文件，并在业内达成共识。该文件以全新的观点，高等级的证据提出了 HA 在肝硬化患者中的临床应用范围，现结合我们长期的临床实践，就肝硬化患者如何合理使用 HA 的问题进行讨论。

1. 对 HA 生理特征的再认识

HA 构成了人体 70%~80%的血浆胶体渗透压，是调节体液分布的主要因素。除此以外，HA 还有与体液分布无关的其他生理特性，其中与胶体渗透压无关的生理特性尤为重要。如清除、中和活性氧和活性氮；装载和运输多种内源性疏水分子（如胆固醇、脂肪酸、胆红素和甲状腺素）与外源性疏水分子（如多种抗生素）；维持微循环功能的完整性（如稳定内皮细胞和抗血小板聚集）；调节免疫和炎症反应（如结合内毒素、前列腺素和促炎性细胞因子）。

2. 肝硬化使用 HA 的理论依据

HA 数量的改变即低蛋白血症是肝硬化的典型表现之一，可作为独立的预后因素。除HA 的数量改变外，肝硬化晚期的促炎症和促氧化状态也可导致 HA 结构和功能的改变。

晚期肝硬化有 2 个主要特征表现：循环功能障碍和慢性炎症。这些改变相互关联，共同导致肝硬化终末期患者多器官功能障碍和衰竭。循环功能障碍包括心血管系统和心脏改变，

主要的血流动力学改变是有效循环血量的减少，这主要是由于内脏血管在多种活性物质作用下的舒张，使外围血管阻力减低。循环血量不足可直接诱发肾灌注和其他组织器官灌注不足，导致多器官缺血性损害和多脏器衰竭的发生。在这种病理生理情况下，临床治疗的首要目标是维持有效的血容量。另一方面，失代偿期肝硬化患者，由于肠道内菌群数量和种类发生改变，损伤了黏膜屏障，导致肠黏膜通透性增加，肠道免疫功能降低，并由此移位至循环系统，导致患者存在全身慢性轻度炎症。在炎症进展过程中（尤其是在发生全身炎症反应综合征时），细菌毒性物质被释放，导致内脏血管舒张，心肌收缩力减低，加剧了循环功能障碍，形成恶性循环，也可直接通过微血管凝集和细胞损害直接造成器官功能障碍。

HA 具有胶体和非胶体的作用，对恶性循环中的不同阶段（如循环衰竭、炎症反应、氧化应激）均可产生有益的影响。

3. HA 在肝硬化患者中的应用及证据支持

AISF-SIMTI 根据目前国际指南的主流意见，依照证据支持情况将 HA 在肝硬化患者中的应用分为有证据支持的应用指征、无证据支持的应用指征和待证实的使用指征三类。

（1）有证据的应用指征

是指 HA 主要用于以有效循环血量严重不足为主要特点的肝硬化并发症的预防和治疗。①预防大量抽放腹水诱发的循环功能障碍（PPCD）。腹腔穿刺术仍是目前临床治疗大量腹水和顽固性腹水的首选方案。抽放大量腹水后，腹腔内压力降低，静脉回心血流量增加，右心房压力降低，心排血量和每搏输出量增加，由于外围血管阻力过度降低，进一步导致有效循环血量和动脉血压降低。此时，使用 HA 扩容是预防 PPCD 的最佳疗法（不宜用其他扩容剂替代）。具体应用方法为：每抽放 1L 腹水使用 8g HA。②预防自发性细菌性腹膜炎（SBP）诱发的肾衰竭。SBP 后肾衰竭发生的主要原因是急性循环功能衰竭造成的肾损伤以及细胞器官的低灌注，与患者的病死率呈正相关（发生肾损伤者病死率为 42%，未发生肾损伤病死率仅为 7%）。HA 可降低肝硬化伴 SBP 患者肾衰竭的发生率，改善预后，应与抗生素联合使用，且 HA 的剂量宜大。③联合血管收缩剂诊治肝肾综合征（HRS）。目前临床诊断 HRS 为排除性诊断，HA 可用于扩容以鉴别诊断 HRS；HA 联合特利加压素（血管收缩剂）为目前治疗 1 型 HRS 最有效的方法，可以进一步改善有效血容量。

（2）无证据支持的应用指征

主要是指对 HA 治疗有临床疗效但缺少高级别证据肝硬化的其他并发症。①肝硬化腹水的长期治疗。动脉血管床舒张导致有效循环血容量不足，诱发水钠潴留和腹水。同时，有效血容量不足通过代偿性激活神经-体液调节系统和减少肾脏灌注，促进血管收缩和肾脏水钠潴留，故维持中心血容量是治疗腹水的一个方向。临床上，对于肝硬化中、重度以上的腹水，对利尿药无应答或应答不佳的腹水，伴有周围组织水肿的腹水使用利尿药联合 HA 治疗，不但能够显著降低腹穿的次数，减少感染的机会，也能降低顽固性腹水、SBP、肾损伤、肝性脑病的发生率。但长期使用 HA 治疗肝硬化腹水因其成本高，且缺乏明确的证据支持，临床的有效性仍存有争议，未被国际指南推荐使用。②治疗低钠血症。低钠血症与排泄水的功能受损和抗利尿激素（ADH）分泌过多相关。有效循环血量的不足，刺激水钠重吸收，不成比例的水重吸收导致血清钠浓度相对降低，形成低钠血症。HA 的非胶体特性可抑制 ADH 分泌过多而有效改善血清钠浓度。依据其病理生理机制，临床对常规治疗无应答的低钠血症可用 HA 联合治疗，但缺乏大样本的随机对照试验。

（3）待证实的使用指征

①预防非 SBP 细菌感染后的肾衰竭。SISF-SIMTI 认为，目前肝硬化并非 SBP 细菌感染的预防，并非 HA 联合抗生素的使用指征。②治疗感染性休克。一些学者认为，感染性休克患者可以从 HA 的治疗中受益，其原因一是大量输注氯化钠溶液或乳酸钠林格液容易导致腹水或水肿；二是低相对分子质量羟乙基淀粉液可导致肝、肾损伤；三是 HA 的一些非胶体特性可抑制感染性休克的发生。但是液体使用的过程中要遵守先晶后胶的次序原则。③治疗肝性脑病（HE）。目前已知 HE 的主要发生机制可能是血氨和毒素在脑内的过量蓄积，加上炎性介质激活等因素共同导致星形胶质细胞水肿和神经传导系统紊乱，与 HA 的关联性不大，SISF-SIMTI 暂不建议使用 HA 治疗 HE。笔者认为，除非 HE 患者合并有脑水肿、重度低钠血症、严重低蛋白血症时需要使用 HA，否则不应将 HA 作为治疗 HE 的常规手段使用。

低蛋白血症是肝硬化独立的预后因素、HA 具有胶体和非胶体的性质、晚期肝硬化的循环功能障碍和慢性炎症，因多种传统和现代理论结合手段的应用，提高了临床医师对于肝硬化患者如何合理使用 HA 的认识。值得一提的是，晚期肝硬化患者普遍存在着门静脉高压的现象，输注过多的 HA 可增加血容量，易诱发食管胃底静脉曲张破裂出血。因此，临床在使用 HA 时要采取积极的措施预防门静脉高压，如对 HA 采取稀释后再静脉输注的方法等，以减少出血的概率。

十八、肝硬化脾功能亢进患者血细胞减少药物治疗

肝硬化脾功能亢进（简称脾亢）的患者常伴有血细胞的减少，根据脾亢的程度不同，可累及一系，也可累及二系或三系，表现为全血细胞的减少。并可因红细胞、白细胞和血小板的减少而产生不同程度的贫血、感染和出血等临床表现，其中以血小板减少而出现牙龈出血、鼻出血、皮肤出血点或皮下瘀斑为临床多见。肝炎后肝硬化伴随的脾大、脾亢多为继发性的，少数患者可随着原发病的有效治疗（抗病毒、抗肝纤维化），肝功能的改善使脾脏有所缩小，脾亢得以减轻，血细胞随之升高。但是绝大部分患者需通过对患脾的切除，去除病理性脾大的一系列临床症状，同时消除功能亢进的脾脏对血细胞的破坏作用后血细胞才能得以回升。除此以外，没有什么好的方法来促进血细胞的上升，依靠药物来升高血细胞的作用也是有限的，即使是药物治疗有效的患者，血细胞往往在短暂的回升后又很快降至原水平。因此，笔者不主张对肝硬化脾亢血细胞减少的患者刻意地长期使用多种升血细胞类的中西药物，只有当患者出现中性粒细胞严重缺乏（低于 $0.5×10^9$/L）时，为预防严重感染的发生，才考虑短期使用粒细胞集落刺激因子，或患者有严重贫血并出现明显贫血症状时短期使用促红细胞生长素。国外亦有类似报道。

肝硬化患者自身常需服用多种药物，如果再长期服用作用有限的升血细胞类药物，势必会增加胃肠道的负担，甚至一些升血细胞的中西药物可能存在着肝毒性。长期的临床实践中我们注意到：多数脾亢血细胞减少的肝硬化患者，其相应的临床表现（严重感染和出血）并不严重，血细胞的减少与肝硬化的最终结局不完全呈正相关。因此，对待此类患者通常可采取姑息治疗的态度处置。当患者脾大、脾亢达到脾切除的条件时行脾切除术，可使血细胞低下的问题基本得以解决。新近有初步的研究表明，对于那些无法得到有效治疗的慢性肝病患者，未来可以利用血小板输注和促血小板生成素受体激动药等升血小板治疗，为其开辟一系列新的治疗途径。

十九、肝硬化患者肌肉痉挛的原因分析及处置

肝硬化患者常发生非自主性的骨骼肌痉挛，多于休息及夜间时发生。肌肉痉挛多为非对称性的，主要影响腓肠肌及足部小肌肉群，有时也可累及手部肌肉，表现为发作性痉挛性疼痛，时间短暂，可迅速自发性消失，在失代偿期肝硬化患者中多见。这种症状发生的确切原因目前尚不清楚，通常认为与不恰当地使用利尿药、电解质紊乱所导致的低钙、低磷、低镁血症有关。然而，临床实践中我们发现，相当一部分肝硬化肌肉痉挛的患者在痉挛发作时血电解质正常，也没有使用利尿药，故分析其肌肉痉挛的原因除以上所及外，可能还有其他因素的存在。现就这些可能存在的原因及肌肉痉挛的临床处置方法进行分析讨论。

1. 肌肉痉挛发生的其他原因分析

（1）氨基酸和蛋白代谢障碍

肝硬化尤其是失代偿期肝硬化患者本身的营养状况较差，通常都伴有白蛋白的减少和支链氨基酸的失衡，这种氨基酸和蛋白代谢调节的变化可能会导致肌肉痉挛。有研究表明，对此类患者补充牛磺酸和支链氨基酸后肌肉痉挛好转。

（2）神经功能的异常

肝硬化患者常有运动神经兴奋性的升高，可能与氧化应激有关。

（3）药物因素

除了噻嗪类利尿药可以引起肌痛和肌肉痉挛外，临床上相当一部分乙肝肝硬化患者在长期接受核苷（酸）类药物（NAs）抗病毒治疗，而 NAs 类药物中有一些药物可导致横纹肌溶解，出现肌痛或肌肉痉挛的症状，尤以替比夫定（LdT）发生率为高（多在用药一年后发生）。

（4）高动力循环引起外周血管扩张

近期有研究证实，肝硬化患者所发生的肌肉痉挛与外周血管扩张有关。发生者的 MAP 显著下降，血浆肾素活性升高，输入白蛋白增加血流量可使肌肉痉挛次数减少，这与之前有学者提出的肝硬化患者血浆容量的变化与肌肉痉挛发生有关的论点是一致的。总之，肝硬化患者肌肉痉挛的发生原因可能存在着多种因素的重叠，并非由单一因素所致。

2. 肌肉痉挛的合理处置

（1）查明原因

对于肝硬化伴经常发作性肌肉痉挛的患者，应尽量查明引起肌肉痉挛的原因，以采取对症处置的措施。

（2）营养支持

重视肝硬化患者的营养支持，合理补充能量及氨基酸，纠正低蛋白血症，目前主张晚睡前适量加餐。

（3）合理使用利尿药

避免过度利尿，及时纠正电解质紊乱，尤其是低血钙。若疑是噻嗪类利尿药物引起的肌肉痉挛要及时更换其他种类的利尿药，大量放腹水和使用高效能利尿药后要注意白蛋白的补充，以维持有效的血容量。

（4）改换抗病毒药物

接受 Ld T 抗病毒治疗的乙肝肝硬化患者，若疗程超过 52 周，出现经常发作的肌痛、肌痉挛、临床又能排除其他原因所致的肌肉痉挛时，要考虑到 Ld T 引起的横纹肌溶解的可能，应及时做血清肌酸激酶和乳酸脱氢酶检测，必要时改换其他核苷（酸）类抗病毒药物。

（5）其他

有报道，穴位药物注射可调节肝硬化患者过度兴奋的神经功能状态，迅速缓解肌肉痉挛的症状，常采用利多卡因等药物注射足三里穴位。中成药济生肾气丸也有缓解肌肉痉挛的作用。

第四节　肝硬化门静脉高压

一、非选择性 β 受体阻滞药防治肝硬化门静脉高压

1. 肝静脉压力梯度是判断 NSBBs 降低门静脉压力疗效的主要指标

肝静脉压力梯度（HVPG）被认为是临床评估门静脉压力的金标准和 NSBBs 降低门静脉压力疗效判定的主要指标。HVPG 5～10mmHg 是发生静脉曲张的预测因子，被定义为"亚临床门静脉高压"。该期使用 NSBBs 治疗应答差，因而我国的 EVB 防治指南不推荐使用。HVPG 10～12mmHg 被认为是"显性临床门静脉高压"，是肝硬化发生失代偿的重要预测因子。Baveno Ⅵ会议指出：长期应用 NSBBs 治疗后，若 HVPG 值较基线下降 10% 及以上，或降至 12mmHg 以下表明一级预防有效，不仅静脉曲张再出血率减少，且发生腹水、肝性脑病、肝肾综合征的风险均会降低，否则为无应答。尽管现阶段国内多数医院还未开展 HVPG 测定，但此检测手段是未来重要的发展方向。

2. 新型 NSBBs 的作用特点

临床用于治疗门静脉高压的 NSBBs 类药物主要包括普萘洛尔、纳多洛尔、卡维地洛。普萘洛尔是第一代首个用于降低门静脉压研究的 NSBBs，卡维地洛属第三代 NSBBs，与普萘洛尔相比较，不仅具有强效的非选择性 β 受体阻滞作用（是普萘洛尔的 2～4 倍），还可以拮抗 α1 肾上腺素能受体，促进 NO 释放。因此，卡维地洛不仅能通过减少门静脉血流量来降低门静脉压力，还可以改善肝脏微循环，减少侧支循环阻力，从而降低肝内血管的阻力，且较传统的 NSBBs 更能降低 HVPG。此外，该药降低血压。心率作用较为缓和、安全，有望成为预防肝硬化门静脉高压 EVB 的一线新药物。但该药在国内应用经验较少，长期效果及其安全性仍需进一步研究。

3. NSBBs 作用的新发现

近年来的研究发现，NSBBs 可以通过增加肠动力和减少菌群移位而降低重症肝病患者的炎症反应，具有一定的预防感染的作用。具体表现在普萘洛尔可减轻肝硬化合并腹水患者体内的炎症，其机制不仅是肠道菌群移位，还可改善肠道内皮细胞的功能。其中卡维地洛还具有预防肝癌发生的作用。

4. 明确 NSBBs 应用的"窗口期"

尽管 NSBBs 是肝硬化门静脉高压 EVB 一级和二级预防的一线用药，但临床真正对此类药物有较好的治疗应答反应者仅占 30%～40%，且在肝硬化合并顽固性腹水、原发性细菌性

腹膜炎以及肾功能损伤的应用中仍有很大争议。国外临床证据显示，长期应用 NSBBs 可增加 Child-pugh C 级患者急性肾损伤的风险，使其病死率增加。在肝硬化患者 HVPG < 10mmHg（无或轻度静脉曲张）时 NSBBs 治疗差。我国《肝硬化门静脉高压食管胃底静脉曲张出血防治指南（2015 年更新版）》明确指出：肝硬化无/或轻度静脉曲张，或合并顽固性腹水者，无论是一级或二级预防均不推荐 NSBBs。

5. 在 EVB 的二级预防中要做好两类降低门静脉压力药物的转型过渡工作

以生长抑素及其类似物和以普萘洛尔为代表的 NSBBs 两类降低门静脉压力的药物，至今仍是防治肝硬化门静脉高压 EVB 的一线用药。问题在于生长抑素及其类似物主要用于控制急性活动性出血，疗程一般在 5 天左右；而普萘洛尔主要用于预防再次 EVB（二级预防），其用药时间一般是在出血后 5 天内。然而，停用生长抑素制剂后，在普萘洛尔的效应尚未发生之前这段"过渡期"，容易发生因门静脉压力的反弹而引发的早期再出血（指出血控制后 72 小时至 6 周内的活动性出血）。因此，为了减少早期再出血的发生，需做好生长抑素和 NSBBs 这两类降低门静脉压力药物从治疗到预防这一转型过渡期的工作，即力求在停用生长抑素之前使普萘洛尔的效应得以发挥。这是肝病科医师需要探索的治疗法则，此问题笔者在相关章节中已有浅述，但仅为参考意见。

6. 重视门静脉高压的个体化治疗，不要拘泥于某一种方法不变

尽管 NSBBs 用于防治肝硬化门静脉高压 EVB 的历史悠久，且公认有效，尤其是在肝功能状况良好，无腹水的肝硬化患者中疗效较好，但总体而言作用有限，临床仅 1/3 的患者能产生治疗应答。下列因素可能限制了其使用：①晚期肝硬化患者应答不佳；②有诱发肝性脑病、感染、肾功能损害之嫌；③药物的剂量与疗效并非完全是量效关系，使得达到治疗应答的剂量难于掌握；④疗效的判断仅以基础心率下降为标准有其局限性，而 HVPG 的测定目前在国内开展困难；⑤NSBBs 类药物存在着心源性和非心源性的不良反应。在实际临床工作中，还是要以 BavenoⅥ共识和我国相关指南的要求，在对门静脉高压危险因素进行分层评估后，再决定个体化的治疗方案。当前，防治门静脉高压 EVB 的方法很多，尤其是内镜治疗的进步推动了门静脉高压防治工作的进展，故不要拘泥于某一种防治方法不变，做到个性化的选择。

二、非选择性 β 受体阻滞药在肝硬化门静脉高压防治中的具体应用

1. 预防初次食管胃底静脉曲张出血（一级预防）

食管胃底静脉曲张出血（EVB）一级预防的目的是防止曲张静脉形成和进展，预防中、重度曲张静脉破裂出血，防止并发症的发生，提高生存率。具体预防措施如下：①不主张无静脉曲张的肝硬化患者使用 NSBBs 用于 EVB 的一级预防。因为 NSBBs 是通过降低心排血量和收缩内脏血管而降低门静脉压力的，缺乏高动力循环的无静脉曲张的肝硬化患者会影响 NSBBs 降低门静脉压力的作用。②轻度食管静脉曲张 Child-pugh B、C 级或 RC（红色特征）阳性者，推荐使用 NSBBs 预防首次 EVB，但在出血风险不大时，不推荐使用 NSBBs。③对于出血风险较大的（Child-pugh B、C 级或 RC 阳性）中度、重度食管静脉曲张者，推荐使用 NSBBs 或内镜下套扎术（EVL）预防首次 EVB；出血风险不大者，首选 NSBBs；对 NS-BBs 有禁忌证、不能耐受或依从性差者可选用 EVL，但不推荐 EVL 联合 NSBBs 用于一级预

防。④推荐 NSBBs 用于胃静脉曲张出血的一级预防。

2. 预防再次食管胃底静脉曲张出血（二级预防）

首次 EVB 停止后的患者再次出血和死亡的风险很大，对于未进行二级预防治疗的患者 1~2 年内再出血率高达 60%，病死率达 30% 以上。二级预防的目的是根除食管静脉曲张，减少再出血率及病死率，二级预防的对象与时间是既往曾有过 EVB 史或急性 EVB 出血后 5 天。二级预防措施包括药物治疗、内镜治疗、外科或放射介入治疗，其中 NSBBs 联合内镜治疗是二级预防首选的标准方案。具体措施如下：①未接受一级预防的患者。既往未接受过一级预防的患者二级预防可选择 NSBBs 或内镜单独治疗或两者联合治疗。②一级预防应答差或不耐受者。对于已接受 NSBBs 一级预防应答差或不能耐受者，可改为内镜治疗，如果内镜或外科手术治疗不可及，可以联合应用单硝酸异山梨酯。值得一提的是，对于肝硬化合并顽固性腹水者，无论是一级预防或二级预防均应禁用 NSBBs。

3. 孤立胃静脉曲张

预防和治疗肝硬化孤立胃静脉曲张出血的方法包括内镜治疗、NSBBs、TIPS 及外科手术，应根据胃底静脉曲张的类型选择防治手段。Leg 型胃静脉曲张的一级预防方法同食管静脉曲张，可选择 NSBBs，对于 Le 型胃静脉曲张内镜下组织胶注射比 NSBBs 更有效。

4. 治疗门静脉高压性胃病出血和预防再出血

内镜证实，70%~80% 肝硬化患者并发门静脉高压性胃病（PHG），当此类患者发生急、慢性出血时，给予普萘洛尔可控制出血。因为普萘洛尔是通过降低门静脉压力及胃黏膜血流而起作用的，同时该药也能预防 PHG 的再出血。当然，NSBBs 治疗 PHG 所致的消化道出血必须基于血管活性药物同时使用的基础上。

三、肝硬化患者非选择性 β 受体阻滞药使用的禁忌证及注意事项

非选择性 β 受体阻滞药（NSBBs）是当前肝硬化门静脉高压食管胃底静脉曲张出血（EVB）一级和二级预防的一线用药。除了代表性的药物普萘洛尔外，近年来又有纳多洛尔、卡维地洛等被推荐使用。NABBs 类药物虽然不良反应较小，临床使用相对安全，但所不同的是，在使用禁忌证方面除了具有被大家所熟知的普通（常规）禁忌证外，笔者认为，NSBBs 在肝硬化患者中的使用还存在着一些特有的、包括某些尚未被临床医师充分认识的禁忌证（近年来，有文献提出 NSBBs 应用的"窗口期"问题）。现以普萘洛尔为例对 NSBBs 临床使用的禁忌证和注意事项进行大致的归纳。

1. NSBBs 临床使用普通（常规）的禁忌证和慎用对象

（1）禁忌证

对普萘洛尔过敏者、支气管哮喘、严重心动过缓、Ⅱ~Ⅲ度房室阻滞、重度心力衰竭、急性心肌梗死、不稳定型糖尿病、休克患者及重度变应性鼻炎患者。

（2）慎用对象

慢性阻塞性肺疾病、严重肝肾功能损害、雷诺综合征或其他周围血管疾病、孕妇及哺乳期妇女。肝硬化患者常合并其他内科疾病，了解 NSBBs 类药物普通（常规）的禁忌证和慎用对象很有必要。

2. NSBBs 在肝硬化患者临床使用中特有的禁忌证

（1）难治性（顽固性）腹水

肝硬化难治性腹水临床表现为低体循环血压，肾灌注减少伴肾小球滤过率降低，并逐渐进展成为 2 型肝肾综合征。目前 Baveno Ⅵ 指南推荐，对于肝硬化合并难治性腹水患者，经 NSBBs 治疗后收缩压<90mmHg，血钠<120mmol/L 或肌酐较基础水平上升 0.3mg/dl 时，应立即停用。我国《肝硬化门静脉高压食管胃底静脉曲张出血防治指南（2015 年更新版）》明确指出：肝硬化合并顽固性腹水者，无论一级或二级预防均应禁用 NSBBs。同样，对使用 NSBBs 前已存在肾功能损害的肝硬化腹水者也应禁用 NSBBs。

（2）中度以上黄疸的肝硬化患者

普萘洛尔会影响肝脏的血流灌注，不利于微循环的改善，影响黄疸的消退。

（3）肝衰竭或有肝衰竭趋势

普萘洛尔本身具有的乏力、嗜睡、精神抑郁的不良反应易与肝衰竭时的类似症状相混淆，尤其是会影响对肝性脑病发生和发展的临床观察。有文献报道，普萘洛尔可引起血氨的升高。

（4）晚期肝硬化

晚期肝硬化时，NO 释放增多，扩血管作用增强，同时机体对肾上腺素能反应减低，此时使用普萘洛尔，非但起不到重要作用，还可减少肝脏血流量，容易诱发肝性脑病。

3. NSBBs 在肝硬化患者使用中的注意事项

（1）急性活动性出血时不用

因普萘洛尔可掩盖失血所致的虚弱、出汗、心动过速等表现，故在急性活动性出血期一般不用（除非急诊胃镜检查能证明消化道出血是由于肝硬化胃黏膜病变所致），常需待出血停止，血流动力学正常后给药。具体用药时间应根据出血量而定，一般是在出血后 5 天开始使用。

（2）使用剂量应因人而异

NSBBs 降低门静脉压力并非完全呈量效关系，服药过程中要注意观察患者对药物的反应性。NSBBs 口服给药受脂溶性和通过肝脏时的首过效应的影响，其生物利用度差异较大，达到有效治疗量存在较大的个体差异，故临床用药剂量须坚持个体化的原则。治疗应从小剂量开始逐渐增加剂量（普萘洛尔常规剂量在 80mg/d 为宜）。因肝静脉压力梯度（HVPG）检查受限，目前判断 NSBBs 是否能有效降低门静脉压力的常用方法仍以基础心率较治疗前减低 25%（不低于 55 次/min）为标准，此法虽简便易行，但有其局限性。在用药过程中要指导患者做好心率监测工作，及时调整用药剂量，对治疗前基础心率在 65 次/min 以下的患者应选择其他预防措施。

（3）避免骤然停药

长期服用 NSBBs 者切勿突然中断治疗，以免发生 β 受体阻滞药撤除综合征或复发性 EVB 出血。无禁忌证情况下不能停药，若遇特殊情况务必逐渐减量至停药。

（4）注意药物的不良反应

NSBBs 可引起心源性和非心源性不良反应，主要表现为心率减慢、血压下降、气急、精神症状（如抑郁、失眠、反应迟钝等）、支气管痉挛、阳痿、雷诺综合征等。新近报道，普萘洛尔和纳洛多尔可损伤胰岛素的敏感性（卡维地洛无此不良反应）。这些不良反应的存在，使得 NSBBs 在肝硬化患者的临床使用中受到了不同程度的限制。

四、重视肝硬化门静脉高压患者的术前评估，提高术后生存率

门静脉高压的外科治疗曾引领现代外科的发展，近十多年来，尽管非手术治疗方式（药物、内镜、TIPS）的进步使得传统手术的比例减少，但外科治疗在控制肝硬化食管胃底静脉曲张破裂出血（EVB），纠正脾功能亢进方面仍起着积极的作用；对 Child-pugh A 级伴 EVB 患者进行分流术也是国内外学者们都认可的有效手段。因此说，非手术疗法与外科手术的合作，个体化地选择治疗方案，是我国门静脉高压治疗的方向。肝硬化门静脉高压患者术后生存率不仅与外科的术式及手术技巧有关，更重要的是取决于患者术前肝储备功能及全身情况，对于 HBV、HCV 相关性肝硬化来说，与病毒复制水平亦有相关性。笔者曾于 2005 年报道了 70 例肝硬化门静脉高压患者术前评估与术后 5 年生存率情况（70 例术者中脾切除加贲门周围血管离断术 54 例，分流术 12 例，单纯脾切除 4 例）。又经过十余年的跟踪随访，在对现存活患者的综合临床资料进行分析后认识到：肝储备功能与术后生存率的关系密切；活动性肝硬化和静止性肝硬化术后并发症有明显的差异；病毒复制指标与术后肝炎活动具有相关性；急诊手术与择期手术的死亡率具有差异性。对于肝硬化门静脉高压相关手术治疗的患者来说，术前肝储备功能、病毒复制情况及全身情况的评估，是提高术后生存率的关键。

传统的 Child-pugh 分级虽然能基本反映肝硬化时肝损害的程度，但尚不能完全反映肝脏的储备功能。Child-pugh 分级（尤其是 A、B 级）中的有关指标常可随原发病的治疗得到改善，且有较大的个体间的差异。因此，临床上应寻求更多血清生化指标与其他相关指标与 Child-pugh 分级联合评估肝硬化患者的肝储备功能。如血清总胆汁酸（TBA）、前白蛋白（PA）及相关的排泄试验（近年来，有学者提出估算肝脏重量法评估肝功能）。TBA 的合成及代谢与肝脏关系密切，是反映肝脏实质损害的一项既敏感又特异的肝功能指标，其升高幅度与肝实质损害密切相关；PA 在反映肝脏合成蛋白功能损害方面比白蛋白更敏感，因此能更好地反映肝功能减退的程度。将 TBA、PA 的检测水平与 Child-pugh 分级结合起来评估肝功能，前者能够弥补后者的不足，从而能够更加全面地反映肝硬化患者术前肝脏储备功能及机体的状况对门静脉高压相关手术的适应能力。此外，吲哚菁绿排泄试验可反映肝硬化时总肝血流量下降的程度。对 HBV 相关肝硬化的病毒指标检测评估也很重要，据我们观察，术前 HBV 复制指标阳性者术后肝炎活动要高于病毒复制指标阴性者，当前对于 HBV 相关肝硬化患者应使用高敏的试剂检测血液中 HBV DNA 的最低载量，以确定有无 HBV DNA 的低水平复制。对那些病毒复制指标阳性的肝硬化患者，无论有无肝炎活动都应进行积极的抗病毒治疗，最好是待病毒复制静止，肝功能稳定后再行手术，以减少术后肝炎复发的机会。

在全面评估肝储备功能和病毒复制状态的同时，还要注意对肝硬化患者全身状况（尤其是营养状况）的评估，以更好地选择手术治疗的对象和手术的时机。另外，急症手术有一定的风险，应慎重对待。

五、肝硬化门静脉高压自发性脾肾分流的临床意义

肝硬化失代偿期具有特征性的表现是门静脉高压。门静脉高压时可产生多种多样的离肝性的侧支循环，脾肾静脉分流是其中最常见的通道之一，它对门静脉高压的发生和发展、诊

断、治疗和预后具有重大的影响。随着影像设备的发展和诊断技术的提高，可发现更多的肝硬化门静脉高压患者存在着自发性的门体分流（SSRS），数据统计其发生率为13%~20%。SSRS主要发生在腹膜后，也有少部分参与胃内静脉曲张的形成。肝硬化SSRS的患者与无自发性分流的患者可以说是利弊共存，其临床意义在于：①SSRS形成后可显著减少门静脉压力，缓解门静脉高压症状，减少食管胃底静脉曲张破裂出血和腹水形成。②由于大量SSRS的离肝血流未流经肝脏，毒素未经解毒直接进入体循环，会导致或加重肝性脑病（HE）的发生。当然，HE的发生与患者肝硬化的程度及肝功能状况有一定的关系（Child A级的肝硬化患者发生SSRS后少有肝性脑病的发生）。③肝脏是营养物质代谢的重要器官，食物消化后由肠道吸收的营养物质经门静脉进行代谢利用，SSRS使来自肠道的门静脉系统属支血流难以进入肝脏，显著加重失代偿期肝硬化患者的糖、脂肪、蛋白质合成和代谢障碍，造成或加重营养不良。④从理论上讲，肝硬化患者SSRS有利于门静脉压力的下降，脾大及脾亢也应得到缓解。然而，现代研究发现，SSRS后有相当一部分患者脾亢并未得到缓解，甚至部分肝硬化患者在SSRS后发生脾亢，主要表现为脾脏未见缩小，白细胞、血小板数量依旧很低。究其原因，可能是由于肝脏侧支循环的开放，使得肠道的一些抗原物质不经过肝脏，避开了肝脏库普弗细胞的监视和杀灭而直接进入体循环，刺激脾脏的单核吞噬细胞，从而继续破坏血细胞。

六、肝移植时代门静脉高压处置的新思维

无论是手术和非手术治疗都不能从根本上解决肝硬化门静脉高压的问题，而肝移植能从门静脉高压的病理基础上根除病因，疗效确切，能够提高患者的生活质量和预期生存率。肝移植技术在我国近几十年来发展较快，且移植技术也日趋成熟，作为各类终末期肝病的常规治疗手段目前已被广泛接受。从理论上讲，对于终末期肝病患者如条件许可应做肝移植手术，这不但可以从根本上解决食管胃底静脉曲张出血问题，同时还可以解决门静脉高压的其他重要并发症（如肝性胸腔积液、肝肾综合征等）问题。然而，肝移植手术目前在我国存在着医疗成本高、只能在有资质的医院开展，受供体制约开展数量有限等问题。特别是肝源的缺乏，使有限的肝源仅能用于各类肝衰竭的患者，而对于门静脉高压EVB的患者来说，仍以非手术和手术方式为主要防治手段。门静脉高压患者肝功能损害的进展是呈慢性渐进性的，对于静脉曲张出血的患者来说，每次出血其病死率可增加10%。因此，对采用各种非手术和手术治疗都不能控制出血和控制效果不好的患者，只要具备移植条件，且肝源许可，就要尽早选择肝移植手术。随着未来器官资源的相对丰富，临床对于肝硬化门静脉高压患者肝移植的时机观念必须改变，即移植时间可适当提前，不要等到致死性出血或因出血诱发肝衰竭后才考虑到肝移植术，亡羊补牢为时已晚。总之，肝移植术是终末期肝病治疗的方向，未来会有更多的患者需要接受肝移植手术。但是，肝移植患者常需要很好的腹腔条件，移植时腹腔粘连、门静脉血栓及支架或植入物，对肝移植手术会造成很大的难度，这就要求临床医师对于日后可能行肝移植或有肝移植打算的肝硬化门静脉高压患者，当前如需要实施传统外科手术（包括TIPS）时，适应证要从严把握，手术操作要留有余地，以减少对未来可能的肝移植造成影响。

七、提高对非肝硬化性门静脉高压诊断的认识

肝硬化是门静脉高压最常见的病因，但临床上仍约有 20% 的门静脉高压继发于非肝硬化因素。这一类病变起源于肝内外血管，是属于一组异源性的肝脏血管疾病，最终导致门静脉高压综合征。临床常见的是特发性门静脉高压（IPH）、肝外门静脉血管阻塞（EHPVO）以及布-加综合征。其他少见的有先天性肝纤维化和结节再生性增生等。现代研究认为，以上疾病可以理解为同种疾病的不同命名，这类由多种非肝硬化原因所致的门静脉高压统称为非肝硬化性门静脉高压（NCPH）。NCPH 的特点是：门静脉高压的相关表现突出，但肝功能储备相对较好，与肝硬化相比，NCPH 的预后良好。临床主要表现为反复的静脉曲张出血、脾大伴或不伴脾亢、腹水，但黄疸、肝性脑病、肝肾或肝肺综合征等并发症较少见。普通超声检查通常无肝脏形态学的异常，肝功能正常或基本正常。

NCPH 的临床诊断较为困难，主要是排除性诊断。随着影像学技术的发展进步与肝脏病理学的开展，使得临床对于此类疾病的诊断较前相对容易。对于多数临床医师来说，肝硬化门静脉高压的诊断和治疗并不困难，但是对于 NCPH 的诊断可能感到有些陌生或困惑，容易误诊为隐源性肝硬化。因此，深入理解、正确认识各种 NCPH 的临床表现及影像学和病理学的特点，对临床任何具有病因不明门静脉高压表现，而肝功能正常或仅轻度损害者均应考虑到 NCPH 存在的可能，并通过相应的影像学和病理学检查进行全面仔细的鉴别诊断。

掌握各类 NCPH 的临床特点对鉴别诊断可提供帮助，如急性门静脉血栓形成（PVT）的特点包括发热、寒战、腹痛或腰部疼痛，腹胀、恶心、呕吐等肠梗阻表现，脾大、腹膜刺激征及消化道出血等，严重者可发生肠坏死。慢性 PVT 患者多表现为门静脉高压的症状，如反复的食管胃底静脉曲张出血、脾大伴或不伴脾亢等。若同时伴有门脉性胆道损害，患者可出现黄疸、胆绞痛、胆管炎及胆囊炎及胰腺炎等。肝窦阻塞综合征（SOS）主要表现为右上腹痛、肝脏增大、黄疸、体重增加伴或不伴腹腔积液，影像学检查无肝静脉或下腔静脉阻塞的证据。多发生于干细胞移植、大剂量放化疗及服用土三七、千里光等含有双烷生物碱的中草药者。NCPH 的类型不同，治疗措施亦不同，故临床需要尽早明确诊断，特别是对急性 PVT 的早期诊断涉及早期的抗凝治疗，至关重要。

第五节　肝硬化并发感染

一、肝硬化、肝衰竭并发感染的临床诊疗实践

1. 评估患者是否存在着感染的危险因素，建立早期识别感染的预警机制

感染是肝硬化最常见的并发症，尤其是在病程较长的肝硬化失代偿期和肝衰竭的患者中发生率较高，因为此类患者存在着重度机体免疫功能低下，是发生感染的高危人群。肝硬化、肝衰竭时，肝脏微循环障碍、全身炎症反应、免疫功能缺失和肠道微生态紊乱致细菌易位，食管胃底静脉曲张破裂出血、长期腹水及腹水蛋白水平低下、长期静脉导管留置及介入性治疗等都是导致感染发生的危险因素。然而，临床实践中并非所有肝硬化、肝衰竭合并感染时的症状和体征典型，隐性感染或感染非典型表现等增加了合并感染早期诊断的难度。目前临床对于肝衰竭合并感染的研究数据尚不充分，国内外亦无临床诊疗的具体指导意见。因

此，在肝硬化和肝衰竭的诊疗过程中，临床医师应注意患者是否存在上述感染的危险因素，全面了解病史并进行仔细的体格检查，积极主动地寻找感染的证据。

首先，要建立早期识别感染的预警机制。临床上当病情稳定（或相对稳定）的肝硬化患者无明显诱因出现疾病进展或发生相关并发症，常是感染发生的重要指征。如不明原因的发热、无明显诱因的肝性脑病（HE）、肝肾功能短期内迅速恶化、出现全身炎症反应综合征的表现等，应高度疑似合并感染。其次，临床应启动下列诊断程序：①区分是细菌感染还是病毒感染（如病毒感染合并细菌感染）；②寻找和发现重要的临床症状和体征（如发热、咳嗽、口唇疱疹、黄疸、腹痛、腹泻、腹膜刺激征等）；③评估感染的程度（意识障碍、昏迷、休克、多器官功能衰竭、体温的变化等）；④结合相关的实验室及影像学检查，特别是病原学检测并结合现代分子学技术，力争做到早诊断、早治疗，以改善患者的预后。

2. 掌握隐性感染和非典型感染相关疾病的临床特点

自发性细菌性腹膜炎（SBP）、呼吸道感染和胆道系统感染是肝硬化失代偿期和肝衰竭患者常见感染的类型。呼吸道感染临床表现相对典型且易于发现，而 SBP 和胆道系统感染的部分患者早期感染的临床表现可呈非典型性，重要的是两者是引起败血症和感染性休克的主要病因，因此早期诊断更为重要。早期诊断的要点是细致地观察和主动寻找感染的一些特点和迹象，如 SBP 的发生与腹水的存在及 HE、HRS 之间关系密切，也可以说成是因果关系，肝硬化腹水患者对利尿药的反应性降低，并出现尿量减少，常提示有 SBP 的发生；而在 SBP 基础上出现少尿与意识障碍时则要考虑到 HRS 和 HE 的可能；肝衰竭患者在恢复的过程中腹水减退缓慢或反复出现腹水，黄疸反复升高常提示腹腔感染的存在；肝硬化失代偿和肝衰竭并发胆道系统感染时，多数患者缓慢起病，腹痛症状和局部体征常不典型，体温升高不明显，血常规可以升高，也可以正常，常缺乏细菌感染的证据，部分患者常以轻重不等的腹部胀痛不适及恶心、食欲缺乏等消化道症状为主诉，易被误诊为胃病或肝硬化，但 B 超检查可见胆囊声像图的改变，黄疸加深且不易消退，血清胆红素升高且以直接胆红素为明显，血清炎症标志物（如降钙素原）水平升高。另外，肝硬化菌血症阶段的患者虽缺乏特异性的临床表现，且感染灶不明确，但可变迁为败血症，甚至可成为无腹水肝衰竭患者并发 SBP 的原因，血清胆红素在短期内可迅速升高是其特点。掌握上述相关疾病和并发症的临床特点和迹象，对于肝硬化失代偿期和肝衰竭合并感染的早期诊断有着重要的临床意义。

3. 对感染部位的初步判断

在未获取病原体结果之前，首先根据肝硬化时各类感染的特点和初步辅助检查的结果，对其感染部位进行初步的定位判断。肝硬化患者常见感染的部位包括腹腔、肺部、胆道、尿道、软组织及皮肤等。一般说来，各类感染都具有其相应的症状和体征，且病原体也不尽相同，应尽快确定感染的部位，并对其危险因素进行分析。值得一提的是，女性肝硬化、肝衰竭者常是尿路感染的易感者，特别是在并发 HE 时更易发生。肝衰竭并发尿路感染时，患者尿道刺激症状常不明显，更有无症状菌尿症的发生。因此，临床遇有感染灶不明确的肝硬化及肝衰竭的患者，需要反复进行尿液的常规和培养检查。

4. 警惕败血症的发生和菌血症的存在

肝硬化失代偿期和肝衰竭的患者，病程中如突然出现寒战、高热的临床表现，首先要考虑到败血症的可能。此时要积极地寻找感染灶，最常见的感染部位是腹腔、腹部和胆道系统，若同时合并有肝癌还要考虑到肿瘤液化坏死后的继发感染。肝硬化失代偿期患者菌血症的发生率较高，菌血症患者虽然临床症状和体征可能缺失，但常可有血常规的变化（外周血白细胞和中性粒细胞升高），应积极寻找病因，若实在找不出原发感染病灶的话，可先实施经验性抗感染治疗（抗生素的选择主要是针对革兰氏阴性杆菌，兼顾革兰氏阳性细菌）。

5. 重视免疫调节剂的应用

肝硬化失代偿期和慢性肝衰竭的患者存在着严重的免疫功能低下的表现，即使是在没有继发感染的情况下，也可使用免疫调节剂（胸腺素类药物）以提高机体抗感染的能力。一旦感染发生，除了要积极抗感染治疗外，全身支持疗法（能量、白蛋白、水电解质平衡）及增强免疫功能治疗显得更为重要。

6. 无腹水的早期肝衰竭患者也可并发 SBP

传统观点认为，SBP 通常是在腹水的基础上发生。临床实践证明，无腹水的病毒性肝炎肝衰竭早期的患者也可并发 SBP。临床医师要改变"SBP 只有在严重肝病腹水基础上产生"的传统观点，警惕无腹水肝衰竭患者早期 SBP 的存在。

7. 重视重症感染患者弥散性血管内凝血的防治

严重感染是导致肝硬化、肝衰竭发生弥散性血管内凝血（DIC）的主要原因。DIC 在慢性肝衰竭患者中发生率较高，主要与细菌感染有关，应提高警惕，并从以下几个方面进行防治：①加强对患者凝血常规及相关 DIC 指标的跟踪监测，及时发现 DIC 的早期阶段。②观察重症感染患者的出血现象，早期主要是观察患者皮肤、黏膜有无瘀点、瘀斑，注射部位有无渗血及瘀斑发生。特别是要注意观察患者身体压床（贴近床面）部位有无瘀点、瘀斑，有无全身大片状的瘀斑融合，女性患者还要观察有无非月经期的阴道流血现象。③对于严重感染的肝病患者可常规使用具有抗凝、扩血管、降低血液黏滞度的药物，如低分子右旋糖酐、丹参注射液、山莨菪碱等。此类药物具有抗凝、改善微循环和预防 DIC 的作用。④一旦明确 DIC 的诊断，要立即使用肝素进行治疗，不可延误 DIC 的最佳救治时间。

8. 警惕感染性休克和失血性休克的同时存在

重度感染是失代偿期肝硬化发生感染性休克的主要原因。需要重视的是：一些终末期肝病和肝衰竭患者存在着隐性感染（如 SBP），在休克典型的临床症状尚未出现前，主要表现为低血压，此时若再并发消化道出血（指未见明显呕血和便血的内出血），可使患者迅速陷入休克状态，造成了一种休克掩盖了另一种休克的现象。此刻，澄清休克的类型对于休克的救治有着重要的临床意义。如果是感染性休克的话，仅靠扩容治疗是难以逆转的，必须扩容与有效的抗感染治疗同步进行方能使休克复苏。休克发生前患者的原发病情况，对于澄清休克的类型具有重要的临床意义，如果是在长期腹水或 SBP 基础上发生的休克，首先要考虑到感染性休克的可能；如果在休克发生前患者即存在着门静脉高压、严重的凝血功能障碍，且既往曾有过消化道出血史则要考虑到出血性休克的可能。此时，除了要关注休克的临床表现和生命指征外，还要注意观察患者腹部的消长情况，据我们临床观察，少数门静脉高压和凝血功能障碍的消化道出血患者，初始出血时可无呕血、便血的表现，或仅呕吐少量咖啡样液体，但当其出血量达到一定的程度时，腹部可明显膨隆、腹围增大，叩诊呈浊音，但常无明显腹膜炎的症状和体征。血常规的变化情况对于鉴别两类休克有重要意义，如果患者出现白细胞总数及中性粒细胞升高，要考虑到感染性休克的可能；若红细胞、血红蛋白和血细胞比容降低则要考虑为出血性休克；鉴别诊断有困难时可借助于血清降钙素原的检测。当患者出现红细胞、血红蛋白和血细胞比容均降低，同时炎症指标又明显升高时，要考虑到两种休克同时存在的可能，当然这种现象临床相对少见。

9. 重视血清炎症标志物的检测

肝硬化失代偿期和肝衰竭患者由于受机体免疫功能的下降、脾功能亢进等因素的影响，一些患者即使是发生了严重的细菌感染，外周白细胞也可不升高，甚至还下降，给临床诊断带来困难。近年来开展的新型血清炎症标志物降钙素原（PCT）的检测，对于肝硬化、肝衰竭并发细菌感染，尤其是脓毒症的诊断有着重要的价值，其水平值与感染的程度及治疗的效果呈正相关。PCT 除了用于肝硬化、肝衰竭并发细菌感染的常规检测外，还适用于一些特殊人群细菌感染的诊断，PCT 与传统的 C 反应蛋白（CRP）的联合检测对肝硬化、肝衰竭并发细菌感染的诊断则更具临床意义。但 PCT 和 CRP 的检测不能确定感染细菌的种类，亦不能反映细菌对抗菌药物的敏感度及耐药情况。因此，必须重视其他病原微生物的检查，应力争做到能获取各种临床标本（如血、胸腔积液腹水、痰液、尿液、骨髓分泌物及组织标本等）进行病原微生物的涂片、培养、细胞学、G/GM 试验、Gene、SPOT、PCR、免疫学等方面的检测，以提高诊断的准确率，指导临床治疗工作。

二、肝硬化并发感染的定位诊断与经验性抗感染治疗的原则

临床确定肝硬化并发细菌感染主要依据病原学诊断，准确可靠的病原学检测及药敏试验结果是指导目标性抗菌治疗的前提。但等待结果需时较长，且部分患者虽经多种检查但始终未能明确病原体，故在未获取病原体结果之前，首先，要根据肝硬化时常见细菌感染的临床特征和初步辅助检查的结果，对感染的部位进行基本定位。其次，大致评估引起感染的病原体，这也是经验性使用抗感染药物的前提。现将肝硬化并发细菌感染时感染部位的临床表现和特征、大致病原体的估计、初步辅助检查的内容、经验性抗感染治疗的原则等问题进行简要的归纳，供临床医师经验性抗感染治疗时参考。

1. 肝硬化并发肺部感染

临床上肝硬化并发肺部感染以细菌性肺炎最为常见，其类型又可分为社区获得性肺炎和医院获得性肺炎两种。前者病原体以肺炎链球菌、支原体和衣原体为多见，后者主要的病原体是铜绿假单胞菌、肺炎克雷伯菌、大肠埃希菌、真菌和金黄色葡萄球菌等。轻度细菌性肺炎可无明显呼吸道症状，易漏诊，重者较为典型的临床表现为起病较急，发热、咳嗽、胸痛、咳脓痰或脓血痰、呼吸困难、发绀等，听诊肺部可有湿啰音。X 线胸片可见肺叶、肺段实变或支气管炎表现。肺真菌病以肺念珠菌病和肺曲霉菌病为常见，前者主要临床表现为高热、胶冻样黏痰，胸片示双下肺纹理增多，有大小不一、散在性结节状阴影，可形成空洞，确诊主要靠痰涂片或肺泡灌洗液病理染色，后者临床表现为发热、干咳、胸痛、黏液性痰、呼吸困难、咯血等。影像学特征：X 线胸片见以胸膜为基底的楔形阴影或空洞，CT 检查可见晕轮征及新月征，血清 1, 3-β-D 葡聚糖（G）抗原和半乳甘露聚糖（GM）抗原检测是其确诊的主要参考指标。

肝硬化并发肺部感染，经验性抗感染治疗的原则：一是要在获得影像学及血清证据的前提下进行；二是抗感染治疗前必须留取合格的痰涂片及痰培养标本；三是依据最有可能的病

原体（指经验性治疗开始前未能获得病原学结果）选择抗菌药物的种类。细菌性肺炎以头孢菌素及呼吸喹诺酮治疗为主；ESBLS 菌株选择 β 内酰胺酶抑制剂或碳青霉烯类药物；MR-SA、耐青霉素链球菌及耐药肠球菌以万古霉素为一线治疗；肺真菌病以卡泊芬净和伏立康唑为主要药物；支原体和衣原体肺炎则需选用氟喹诺酮类抗菌药物。

2. 肝硬化并发自发性细菌性腹膜炎

自发性细菌性腹膜炎（SBP）是肝硬化失代偿期常见的并发症，发生率约20%，常在腹水的基础上发生。SBP 的感染主要来源于肠道细菌，常见的病原菌为需氧性革兰氏阴性杆菌，其中半数以上为大肠埃希菌。SBP 患者多数起病隐匿，临床表现多种多样，仅 1/3 的患者具有典型腹膜炎的症状与体征，容易漏诊。因此，在诊断上应积极主动地寻找 SBP 的证据，临床上当肝硬化腹水患者出现下列情况时应高度怀疑 SBP 的诊断：①急性腹膜炎表现。腹痛、腹部压痛或反跳痛、腹肌张力增大、呕吐、腹泻或肠梗阻。②全身炎症反应综合征的表现。发热或体温不升，寒战、心动过速、呼吸急促。③无明显诱因出现肝功能恶化。④出现肝性脑病。⑤休克。⑥腹水短期内迅速增多或对利尿药反应差。⑦顽固型腹水或对利尿药突发无反应或肾衰竭、急性胃肠道出血。⑧腹水多形核白细胞（PMN）计数 $\geq 0.25 \times 10^9 / L$（>250/mm3）且能排除结核性腹膜炎、继发性腹膜炎的存在。SBP 确诊的依据是腹水细菌培养阳性。值得重视的是，对于肝硬化 SBP 的诊断，腹水中 PMN 的水平较外周白细胞水平更具临床意义（肝硬化时因脾功能亢进等原因，即使有细菌感染引起的炎症反应，部分患者外周血白细胞也可不升高）。腹水中 PMN 的参数是临床初步诊断 SBP 和经验性抗感染的重要依据，因此要重视肝硬化患者腹水的实验室检查。

SBP 经验性抗感染治疗的原则：当肝硬化患者腹水中的 PMN $\geq 0.25 \times 10^9 / L$，且临床又具有 SBP 感染迹象时，就要开始启动抗感染治疗。抗菌药物的选择一是要基于感染的类型（社区获得性 SBP 还是院内感染的 SBP）；二是要尽量避免 3 代头孢菌素在复发性 SBP 患者中的再次应用。

3. 肝硬化并发胆道系统感染

肝硬化合并胆道系统感染（以下简称胆系感染）包括急慢性胆管炎、胆囊炎和胆石症，并以后者为多见。胆系感染的致病菌以大肠埃希菌占绝对优势，其他还有肺链球菌、变形杆菌、肠杆菌、厌氧菌等。具有典型表现者临床少见，可有发热、右上腹疼痛、胆囊区压痛、腹胀、消化不良，并有痛后黄疸出现的特点。多数患者缓慢起病，腹痛症状不典型或仅为上腹部隐痛，轻重不等的上腹胀痛不适及消化不良常被误认为是胃病或是肝硬化自身症状。体温升高不明显，血常规可以升高，也可正常，缺乏细菌感染的证据。但无论症状和体征是否典型，多数患者都可出现轻至中度的血清胆红素和 γ-谷氨酰转肽酶的升高，部分患者伴有ALT升高，经抗炎、解痉、利胆治疗后短期内症状和体征可消失，肝酶复常。影像学检查常有阳性发现，故定位诊断并不难。

肝硬化并发胆系感染经验性抗感染治疗的原则是：应选择在胆汁中浓度较高的抗生素，如头孢哌酮、头孢曲松、氟喹诺酮等，并兼顾抗厌氧菌治疗。疗效不佳时，应考虑到合并有革兰氏阳性菌感染可换用或联合使用万古霉素、替考拉宁等药物。另外，胆道感染部位局部清除和引流十分重要。

4. 肝硬化并发泌尿系统感染

肝硬化并发泌尿系统感染的致病菌以大肠埃希菌为主，其次为肠球菌、变形杆菌、克雷伯菌等，反复发作的尿路感染可能有多种细菌混合或交替感染。因感染表现得不典型易被肝硬化的自身表现所掩盖，临床上多数患者可无症状，仅在尿常规检查时被发现，亦称无症状菌尿。症状性泌尿系统感染者可有下列表现：①尿路刺激征，如尿频、尿急、尿痛、排尿不适及肾区叩击痛；②重者可出现感染中毒症状，如发热、寒战、头痛等，主要见于上尿路感染及急性尿路感染伴尿路梗阻者；③尿常规检查可见尿混浊，镜检白细胞>5 个高倍视野；④尿细菌培养含菌量≥10^2/mL。确诊靠尿细菌培养或涂片的阳性结果。

肝硬化并发泌尿系统感染经验性抗感染治疗的原则：①根据泌尿系统感染的类型（属于社区获得性还是院内感染）选择抗菌药物；②症状性泌尿系统感染可先根据尿液涂片革兰氏染色决定具体用药；③无症状菌尿的抗感染治疗尚存争议，但无症状菌尿也是肝硬化SBP 及败血症发生的原因，亦应进行抗感染治疗；④避免使用氨基糖苷类抗生素。此外，抗感染治疗前应留取尿常规和中段尿做细菌培养。

5. 肝硬化并发真菌感染

在肝硬化失代偿的晚期、肝衰竭和肝性脑病的患者，由于机体免疫功能低下，大剂量皮质激素的使用进一步削弱了机体的免疫功能，长期使用广谱抗生素造成菌群失调等多种因素均可引起深部真菌感染。肝硬化并发真菌感染的类型以白念珠菌及曲霉菌为多见，感染的部位又以呼吸道为常见（如真菌性肺炎），其他如肠道及泌尿系统的真菌感染等。肝硬化并发真菌感染的特点是临床表现不典型，缺乏特异性，易被合并的细菌感染所掩盖，诊断手段有限且复杂。但疾病的预后凶险，治疗困难，应引起重视。下列几点有助于肝硬化并发真菌感染的诊断：

（1）有下列临床特征者需考虑肺部曲霉病的诊断

①持续发热超过 96 小时，经积极的抗菌药物治疗无效；②具有咳嗽、咳痰、咯血、胸痛、呼吸困难等呼吸系统症状，体格检查肺部有啰音及胸膜摩擦音等体征；③影像学检查早期显示胸膜下单发或多发结节或斑片状阴影，数天后病灶周围出现晕轮征，10~15 天后肺实变区周围坏死、液化出现新月征或空洞。

（2）具有下列情况需考虑真菌性腹膜炎的诊断

①复发性 SBP 病程中使用过多种广谱抗生素及皮质激素；②对于多种抗菌药物治疗无应答无反应的肝硬化腹水；③腹水以淋巴细胞和单核细胞增多且持续升高者。

（3）并发泌尿系统感染患者，若尿培养真菌菌落计数在 10^3/mL 以上或导尿标本不离心每个高倍视野下找到 1~3 个真菌者要考虑到尿路真菌感染。

（4）终末期肝硬化患者出现较长时间的顽固性腹泻，每天大便行数十次，经多种抗菌药物和其他方法治疗无效，且能排除癌性腹泻、菌群失调、多重细菌耐药时要考虑到肠道真菌感染。临床对具有以上表现者应做好真菌的监测工作。

肝硬化并发真菌感染经验性抗感染治疗的原则是：经验性抗真菌治疗的对象主要是对经恰当的抗菌药物治疗 4~6 天后仍持续发热且原因不明的中性粒细胞减少的患者。目前，对于肝硬化疑似真菌感染的经验性治疗存有较多的争议，因此，寻找和发现更多真菌感染的证据（主要是通过 GM、G 试验、影像、PCR 扩增技术发现侵袭性真菌的感染）是经验性抗真菌治疗的前提，以减少抗真菌药物的滥用及其不良反应。

6. 肝硬化并发败血症（详见相关内容）

值得一提的是，在初步确定感染的定位后，还要澄清是单一感染，还是兼有其他部位并存的感染，以选择合适的治疗方案，并尽快转向抗菌药物的目标治疗。

三、常用感染指标联合检测对失代偿期肝硬化并发感染的早期监测

感染是肝硬化失代偿期的常见并发症，也是慢加急性肝衰竭发生的主要诱因，感染的后果是导致肝硬化死亡率明显增加。因此，早期识别感染、积极控制感染是改善预后、降低肝硬化病死率的关键性措施。临床上部分肝硬化患者在并发感染时存在着症状隐匿、不典型等特点，使得早期潜在感染未能被及时识别，影响了及时治疗，从而导致肝功能急性失代偿或本已失代偿的肝硬化患者发生慢加急性肝衰竭。因此，加强对肝硬化失代偿期患者病程中感染的监测工作非常重要，特别是当存在着感染迹象时要及时发现和诊断。目前临床对于肝硬化细菌感染指标的评判仍以常规的白细胞计数及中性粒细胞百分比水平为主，这种传统的感染指标除受肝硬化的一些主客观因素影响外，白细胞计数及中性粒细胞百分比升高的水平并不能完全反映感染的严重程度及特异度。因此，临床必须以敏感度及特异度均较高的炎症标志物与白细胞及中性粒细胞联合检测的手段来监测肝硬化患者早期感染的存在，以达到早诊断、早治疗，提高患者生存率的目的。现就常用感染指标的临床意义及在肝硬化患者中的具体应用情况进行分析。

1. 外周血白细胞在肝硬化并发感染监测及诊断中的应用

外周血白细胞（以下简称白细胞）作为传统（常用）的感染指标，临床应用普遍，具有一定的实用价值。白细胞检测方法简便、快捷，目前仍被认为是临床鉴定细菌感染的常规项目。但是此项检查并不是细菌感染独立的预测指标，用于细菌感染诊断的准确率较低，如局部感染时白细胞可不增高；严重自身感染时白细胞既可增高，又可减少；当免疫缺陷患者发生感染时，中性粒细胞百分比可略有升高，但白细胞计数可在正常范围内。白细胞计数亦无法反映疾病的预后，肝硬化患者还可因下列因素影响白细胞水平的真实性。

（1）肝硬化自身因素对白细胞的影响

肝硬化患者存在着脾功能亢进和免疫功能低下的状况，部分患者即使并发细菌感染也并非出现白细胞计数及中性粒细胞百分比的升高，严重感染的肝衰竭患者甚至可以出现白细胞计数的下降。

（2）肝硬化并发消化道大出血

食管胃底静脉曲张破裂出血（EVB）是失代偿期肝硬化常见的致死性并发症，在消化道大出血发生后的 2~5 小时内白细胞可升高达（10~20）×10^9/L。其升高的原因是消化道大出血时，机体处于应激状态，体内免疫系统和一些应激的激素水平都处于上升阶段，可致白细胞出现暂时性的升高。当患者出血得到控制、生命体征稳定后，各种应激状态就会逐渐恢复正常，升高的白细胞一般多在出血停止后 3~4 天恢复正常。虽然大出血后白细胞的升高是属于一种正常的应激生理现象，但对于出血前已经存在着感染状态（如自发性细菌性腹膜炎）或未被发现的隐性感染的肝硬化患者来说，则难以澄清白细胞的升高是由于出血后应激反应所致，还是体内已存在着细菌的感染。特别是对于在感染基础上发生失血性休

克的患者，仅凭白细胞的水平更难澄清休克的原因是感染性还是失血性的。

（3）糖皮质激素对白细胞的影响

糖皮质激素（以下简称激素）可引起白细胞升高。其原因：一是激素能使衰老的白细胞在肝、脾等脏器中破坏减慢，从而使得衰老的白细胞在血液中滞留；二是激素可以使白细胞从血循环中向血管外的游走减少；三是激素可以促进骨髓生成白细胞。临床上常应用激素治疗在慢性肝炎、肝硬化基础上发生的慢加急性肝衰竭，以抑制早期剧烈的免疫反应。通常激素使用的方法是以较大剂量进行 3~5 天的冲击治疗，有效者逐渐减量维持，疗程 3~4 周。临床实践中我们发现无论是短期的冲击治疗还是较长时间的维持治疗，都可致白细胞升高，其升高水平可达（10~20）$\times 10^9$/L，较长时间白细胞的持续升高，直接影响到肝衰竭患者对真实病原菌感染的判断（激素本身是诱发相关病原菌感染的重要因素）。此外，激素还可使淋巴细胞 DNA 合成过程减弱，抑制胸腺与淋巴组织的细胞分裂，使淋巴细胞减少，影响肝硬化并发病毒感染的诊断。

2. 血清炎症标志物在肝硬化并发细菌感染监测和诊断中的应用

（1）降钙素原（PCT）PCT 是近年来开展的一种检测全身性细菌感染的新型血清标志物。将 PCT 作为肝硬化失代偿期并发细菌感染的监测指标，其最大的优点是它不受免疫缺陷因素、类固醇或非类固醇药物的影响。PCT 在细菌感染的早期反应较为迅速，感染 4 小时内即可在血清内被发现，即使在无发热、白细胞不高时也可检测到 PCT 的升高，且增高的水平与感染的程度及其预后呈正相关。

（2）C 反应蛋白

C 反应蛋白的临床检测分为常规（普通）C 反应蛋白（CRP）检测和超敏 C 反应蛋白（hs-CRP）检测两类。CRP 主要用于急性细菌感染的检测，临床应用广泛。在炎症因子刺激的状态下，CRP 可在 4~6 小时内升高，36~50 小时达峰值并在感染控制后迅速下降，可用于鉴别细菌与病毒感染（细菌感染时 CRP 升高，病毒感染时不升高或仅轻度升高），还可用于肝硬化并发败血症预后的监测。若 CRP 一直维持在较高水平常提示预后不良；若 CRP 快速降至正常，则提示预后良好。hs-CRP 除了用于细菌与病毒感染的鉴别以外，已被证实它不仅是慢性炎症的重要血清标志物，而且是慢性炎症引发心血管疾病的独立危险因素。慢性炎症和循环功能障碍是晚期肝硬化的 2 个特征性表现，这是由于失代偿期肝硬化菌群失调使肠道内菌群种类和数量发生改变，损伤了肠黏膜的屏障，增加了肠黏膜的通透性，降低了肠道的免疫功能，导致患者存在全身的慢性炎症。在炎症进展的过程中，细菌的毒性物质被释放，导致内脏血管舒张，心肌收缩力减弱，加剧了循环功能障碍，形成恶性循环。至于 hs-CRP 在肝硬化患者中的具体应用，近年来不少文献有所提及，认为 hs-CRP 是反映肝硬化，尤其是失代偿期肝硬化感染、病情加重、凝血功能障碍和糖代谢异常的指标，更适用于原发性细菌性腹膜炎抗感染治疗的疗效评定，但尚缺少大样本的前瞻性研究。

3. 常用感染指标联合检测对肝硬化失代偿期并发感染的监测和预后评估

将传统的白细胞计数及中性粒细胞百分比与新型血清炎症标志物 PCT、CRP 联合进行检测，对肝硬化失代偿期并发感染的早期发现、感染程度的判断、抗感染治疗效果及疾病预后的评估有着重要的临床意义。南方医科大学郑茵等人报道，采取白细胞计数、中性粒细胞和淋巴细胞比值、CRP 水平等几项感染指标和血小板计数（近年来被证实参与免疫损伤的过程），分析肝硬化失代偿期患者其入院基线和住院期间的变化情况，对失代偿期肝硬化患者短期预后进行了评估。结果提示，持续升高的白细胞计数和中性粒细胞比值、持续降低的淋巴细胞比值、入院短期内 CRP 升高水平与失代偿期肝硬化的不良预后有关。

四、肝硬化并发细菌感染时经验性使用抗菌药物的新思维

肝硬化并发细菌感染是导致疾病进展的重要因素，抗菌药物的合理应用是控制感染、改善预后的关键。临床应根据患者的病史、症状、体征及实验检查结果做出早期初步的诊断，并在初步评估病原体和耐药性后即刻开始经验性抗感染治疗。经验性抗感染治疗主要包括以下内容：

1. 经验性抗感染治疗前的评估

经验性抗感染治疗前主要的评估内容：①确立感染的存在；②明确感染的部位；③引起感染可能性较大的病原体；④评估病情危险分层（重症感染的病原体以金黄色葡萄球菌、铜绿假单胞菌、A 群链球菌、大肠埃希菌多见），临床可表现为全身炎症反应综合征、脓毒症及脓毒性休克。可依据患者的临床表现、血流动力学、氧合指数、肾功能、胃肠道症状等方面进行评估；⑤哪种细菌感染的可能性大，革兰阴性菌和阳性菌还是厌氧菌；⑥革兰氏阴性/阳性菌中可能性较大的具体致病菌，如肠杆菌、金黄色葡萄球菌、肠球菌，甚至 ESBLS、MRSA；⑦在细菌感染的基础上是否合并真菌感染；⑧感染的类型是社区获得性感染还是院内获得性感染。

2. 经验性抗感染时抗生素使用的基本原则

①经验性抗感染治疗应该基于感染的类型。社区获得性感染的致病菌以革兰氏阳性杆菌或球菌感染为主；院内获得性感染常见致病菌多为耐药的肠杆菌、铜绿假单胞菌、不动杆菌和金黄色葡萄球菌。2013 年欧洲肝病学会肝硬化细菌感染特别会议指出：3 代头孢菌素目前仍是社区获得性感染的最佳治疗药物，院内感染和医疗相关性感染的诊治，应根据当地多重耐药细菌的流行病学采取个体化的治疗。临床工作中在初步确定肝硬化患者感染的类型和感染的部位后，应根据可能的病原菌参照相关指南所推荐的方案实施经验性治疗，但应注意各地、各个医院不同细菌的耐药率存在着明显的差异。在应用指南推荐的方案时，还要结合本地或本院细菌耐药的监测资料选择敏感的抗菌药物。②合理应用 3 代头孢菌素治疗自发性细菌性腹膜炎（SBP）。经验性应用 3 代头孢菌素治疗 SBP 已多年，长期使用增加了细菌耐药的风险，影响临床预后，目前相关指南及文献均不推荐对院内获得的 SBP 及复发性 SBP 继续使用 3 代头孢菌素作为经验性抗感染治疗，而推荐选择碳青霉烯或 4 代头孢菌素为基础的治疗方案。③严重感染时的降阶梯治疗。严重细菌感染常危及患者的生命，临床上一旦怀疑肝硬化患者存在严重感染（如医院内获得性肺炎、复发性重度 SBP、败血症、脓毒症等）即要开始应用广谱抗生素治疗。抗生素的选择要确保覆盖所有可能的致病菌（以碳青霉烯类为首选），连续使用 48～72 小时后根据患者的临床表现和客观指标及实验检查结果选择更有针对性的抗生素。若没有获得病原学诊断的治疗有效者，可根据评估结果进行降阶梯或继续原方案治疗后再作评价；对治疗无效者，应重新评价是否存在原方案未能覆盖致病菌、是否耐药、存在其他并发症，以及诊断错误等因素，重新调整治疗方案。④注意多种耐药菌感染的防控。由于院内感染、氟喹诺酮类药物及其他广谱抗菌药物的长期使用，导致肝硬化并

发感染的菌株发生变化。如产 ESBLS 菌株，尤其是大肠埃希菌等严重耐药菌株的增加，严重影响抗感染治疗的效果和患者的预后。临床应注意对耐药菌株的监测，并限制预防性抗生素的使用。⑤经验性使用抗生素的基本要求。广谱抗生素：以碳青霉烯类为最佳选择；对 β-内酰胺酶的水解作用稳定：应选择 β-内酰胺/β 内酰胺酶抑制剂；对 β-内酰胺酶的诱导能力低，如 4 代头孢菌素等。

3. 经验性使用抗生素治疗后的评估

评估抗生素疗效的时间应该是在初始治疗后的 48～72 小时，评估的内容包括：①患者临床症状和体征的改善情况；②重症感染患者病情逆转情况；③炎症指标下降水平，对 SBP 疗效的评价不仅要看外周血白细胞的下降情况，还要看腹水中多形核细胞的变化；④患者的全身情况是否得到改善。初始治疗获得满意临床疗效者，可不考虑细菌培养结果继续按原方案治疗，即使是对培养报告显示未获得覆盖的病原体。疗效不佳者应进一步明确病因及致病菌，调整抗菌药物。PK/PD 反映抗菌药物杀菌效果及不良反应与药物浓度变化之间的关系，应予以关注。

五、肝硬化并发细菌感染预防性治疗的现状

细菌感染是肝硬化常见的并发症，也是肝硬化患者肝功能急性失代偿的重要诱因，因细菌感染而导致的慢加急性肝衰竭日益成为临床棘手的问题。因此，对于肝硬化细菌感染风险高的患者来说预防是至关重要的。尽管目前对肝硬化细菌感染的防治策略已取得了长足的进步，但临床上重症肝病并发细菌感染的病死率仍居高不下，问题在于对肝硬化细菌感染的发病机制及防治策略的研究方面还不够深入，加之细菌感染起病较为隐匿，早期诊断困难，多重耐药菌株不断增加等因素，使得业内人士对预防工作的意见不一。笔者认为，对于肝硬化细菌感染的预防主要应聚焦于肠道，因为肠道革兰氏阴性杆菌的易位是自发性细菌性腹膜炎（SBP）发生的基础。多数学者认为，在没有明显感染迹象时不宜用抗生素来预防感染，因为几乎所有预防性抗生素仅能暂时减少肠道细菌。抗菌药物虽可减少致病菌的侵袭，但长期用药易致肠道菌群失调和失调菌群的过快增长，最终导致细菌耐药的发生。因此，预防性抗生素治疗仅能达到暂时性的去污染作用，目前主流的观点仍是为有限的防治，即要限制性使用抗菌药物。目前，已达成共识的预防性治疗仅适用于具有肝硬化细菌感染高危因素的人群，如终末期肝硬化、消化道出血、既往有 SBP 感染史、长期存在腹水且腹水蛋白浓度<10g/L 和糖尿病等。而对非高危因素人群和无明确感染指征的肝硬化患者，除了要加强医务人员对感染的重视外，还要严格执行手卫生和无菌诊疗操作，平时应注意监测血常规、C 反应蛋白等炎症因子水平及感染的迹象。此外，对于失代偿期肝硬化患者长期使用质子泵抑制剂（PPI）是否会增加细菌感染的机会，目前在学术上还存有分歧，应引起医务人员的重视。对无糜烂性胃炎、消化性溃疡、食管胃底静脉曲张出血等明确适应证的患者，应谨慎或避免使用 PPI 类药物。

做好 SBP 的预防工作是肝硬化细菌感染防治的重点。用于预防 SBP 理想药物应具备的条件是：①能减少肠道需氧的革兰阴性菌，特别是大肠埃希菌族；②持续用药能避免耐药菌株的发生；③同时能选择性地杀灭肠道内的真菌，而不影响革兰氏阴性厌氧菌的生长，尽可能维持正常肠道菌群平衡；④药物不良反应较小，即使在肝衰竭时也可使用；⑤预防 SBP 的效果确切；⑥比现有的治疗方法还能更好地改善患者的预后。目前临床多采用口服诺氟沙星、利福昔明和微生态制剂来预防肝硬化 SBP 的发生，尤其是利福昔明-α-晶体近年来被国际和国内相关指南推荐为预防 SBP 和肝性脑病的首选用药，对肝硬化顽固型腹水的防治也有一定的疗效，并认为利福昔明可以替代诺氟沙星用于肝硬化 SBP 的发生，但其长期疗效与安全性尚需进一步探讨，目前尚缺乏与诺氟沙星疗效比较的深入研究。在预防 SBP 方面我们经验性的做法是：对存在着 SBP 高危因素的肝硬化患者，采用抗生素和微生态制剂交替服用的方法来进行预防（包括再复发的预防）。具体方法是：诺氟沙星口服 0.4g/d×1 周，继以益生菌制剂（双歧杆菌胶囊等）口服×1 周，两类药物交替使用，每月 1 次（诺氟沙星杀伤了一些正常的肠道菌群，而益生菌制剂可以培植这些菌群的再生，以维持肠道菌群的基本平衡），收到了较好的疗效，但尚缺乏人样本的临床研究。

六、血清降钙素原检测在肝硬化并发感染诊断中的应用与拓展

降钙素原（PCT）是近年来发现的一种与细菌感染密切相关的血清炎症标志物，它是一种蛋白质，由 116 个氨基酸组成。与常规感染监测指标比较，PCT 具有较高的灵敏度与特异度，且与感染的严重程度呈正相关，局部有限的炎症、轻微的感染和慢性炎症时不会导致升高。PCT 另一个重要的特点是仅在细菌、真菌、寄生虫感染以及脓毒症和多脏器功能衰竭时在人的血浆中水平升高；而在病毒感染、自身免疫和过敏性疾病中不会升高。PCT 的这些特点对于了解肝硬化患者是否存在感染，是细菌感染还是病毒感染，感染程度的轻重等方面都有着重要的价值。现将 PCT 在肝硬化并发感染诊断中的具体应用及其临床意义总结如下。

1. 用于细菌感染和病毒感染的鉴别诊断

临床上，当肝硬化患者出现呼吸道感染时，病初发热、咳嗽等症状难以澄清是细菌感染还是病毒感染，此时做 PCT 检测可区别两种不同病原体的感染。通常病毒感染性疾病 PCT 不增高或仅轻度增高，一般不会超过 1~2ng/mL；而细菌感染时则依感染的程度而改变，感染越重升高水平越明显，其诊断价值高于传统的炎症标志物（如 C 反应蛋白、白细胞等）。

2. 有助于肝硬化合并细菌感染的早期识别

有研究证明，PCT 在细菌感染的早期亦可增高。肝硬化患者并发感染时受脾亢、骨髓对血细胞抑制作用等因素的影响，白细胞可不增高，当感染部位和临床症状典型化后，感染的程度已明显加重，疾病已有了新的进展。PCT 检测可早期发现感染的存在，有利于及时诊断并指导临床用药。有学者认为，PCT 可作为肝硬化并发细菌感染早期诊断的预警指标。

3. 评估肝硬化并发感染的程度及其预后

PCT 对诊断肝硬化败血症、脓毒症的敏感度及特异度较高，PCT 阳性者血培养阳性结果为 85%，感染越重，PCT 值就越高。当 PCT 值>2ng/mL 或>10ng/mL 时，脓毒症、严重脓毒症或脓毒症休克发生的可能性超过 90%，高水平的 PCT 表明全身炎症反应非常严重，死亡风险很高。对于脓毒症患者来说，PCT 持续升高提示预后不佳；有效治疗后 PCT 明显下降则是病情好转的标志（PCT 在 72 小时内下降）。笔者曾诊治过 3 例肝硬化严重脓毒症患者，病程中 PCT>50ng/L，其中 1 例临终前 PCT 水平达 62ng/L。

4. 有助于存在腹腔穿刺后出血高危风险肝衰竭并发感染的诊断

腹腔穿刺抽取适量腹水做理化性质、微生物学和细胞学分析，是临床诊断肝硬化自发性细菌性腹膜炎（SBP）的重要手段，操作简便，对于多数肝硬化患者来说是安全的。但对于

终末期肝衰竭患者来说，由于严重的凝血功能障碍存在着穿刺后腹腔内出血的风险。此类患者若临床疑似 SBP 时，可选择 PCT 来替代腹水的检查，尽量避免腹腔穿刺术。笔者曾对 11 例腹水伴腹部胀痛、体格检查腹部有深压痛、凝血功能异常（凝血酶原活动度下降、纤维蛋白原水平降低）、临床疑似 SBP 的慢性肝衰竭患者进行了 PCT 检测，结果 6 例 PCT 水平高于 2ng/mL，其中 2 例高于 10ng/L，均经抗感染治疗后好转。

5. 对抗生素治疗效果的评价

PCT 的水平与患者感染的程度呈正相关。临床实践中我们观察到：肝硬化合并细菌感染抗感染治疗有效者，随着临床症状的改善，PCT 多在疗程 3~4 天后开始下降，并在 7~10 天内恢复正常。初治时 PCT 水平高且在治疗过程中持续升高或不降，则是预后不良的标志。

6. 对判断肝硬化患者是否存在与感染有关的其他并发症具有指导意义

肝硬化失代偿期患者重要的并发症的发生几乎都与细菌感染有着直接或间接的关系，如肝硬化是引起肝性脑病（HE）的病因，而感染又是 HE 常见的诱因。氨中毒学说是 HE 重要的发病机制，氨的产生与分解过多与患者合并的肠道感染、SBP 感染有一定的关系。感染增加了组织分解产氨，肠道细菌过度生长，产氨过多加重了氮质血症，有效的抗感染治疗可以减少氨的合成与分解，减轻了氨中毒时脑星形胶质细胞肿胀的程度，促进了 HE 的苏醒。然而，由于肝硬化患者对感染的反应性差，对常规的炎症指标不敏感，临床表现不典型等因素的影响，使得部分患者早期感染不能被及时发现。因此，临床对于 HE 的患者有必要进行 PCT 的常规检测，以尽早发现感染的存在，并及时采取抗感染治疗措施，有助于 HE 的逆转。又如当肝硬化腹水患者合并 SBP 时，大量的腹水稀释了炎性细胞，使腹水中的中性粒细胞数不高或虽增高但达不到 SBP 的诊断标准，此时 PCT 水平对疑似 SBP 的诊断有重要价值。PCT 的检测还有助于肝硬化失血性休克和感染性休克并存时两种休克的鉴别诊断。

此外，高敏 C 反应蛋白（hs-CRP）是人体急性期反应蛋白，在炎症的急性感染期其浓度升高可达若干倍，目前认为 hs-CRP 也是一种炎症标志物，并直接参与炎症的过程。尽管 hs-CRP 对感染诊断不具有特异性，但临床观察在肝硬化合并感染时是增高的，且增高的幅度与 PCT 同步。因此，临床可根据 PCT 和 hs-CRP 的水平判断肝硬化患者感染的存在及其程度，指导抗菌药物的使用。

七、肝硬化自发性细菌性腹膜炎临床诊治的新理念

1. 肝硬化自发性细菌性腹膜炎高危人群的评估

肝硬化自发性细菌性腹膜炎（SBP）的高危人群包括既往曾有过 SBP 病史的肝硬化患者（有 SBP 的肝硬化患者年内 SBP 复发率高达 70%）；超过 65 岁的老年人；合并糖尿病者，伴癌和其他恶性肿瘤者；使用免疫抑制剂的肝硬化患者；Child-pugh B/C 级的肝硬化患者；门静脉高压消化道大出血后的患者。对可疑细菌感染经抗生素治疗无效的发热、原因不明的肝衰竭、脓毒症不典型的症状、长时间低血压（收缩压<80mmHg 且超过 2h）、对扩容复苏无反应的腹水患者也要警惕 SBP 的发生。此外，医源性因素亦属评估范围之内。

2. 积极主动寻找自发性细菌性腹膜炎的依据

SBP 的临床表现多种多样且缺乏特异性，多数患者全身症状重而腹部症状较轻，有的患者甚至可无腹部体征（可能系由于较长时间腹水的存在使炎性渗出的腹膜刺激症状缓和），

故 SBP 的及时诊断往往取决于医师的警惕性，临床医师要积极主动地寻找 SBP 存在的证据。肝硬化患者在腹水的基础上有以下临床表现者可作为诊断 SBP 的线索：①急性腹膜炎表现，如腹痛、腹部压痛或反跳痛、腹肌张力增大，呕吐、腹泻或肠梗阻；②全身炎症反应综合征的表现，如发热或体温不升、寒战、心动过速、呼吸急促；③无明显诱因的肝功能恶化；④肝性脑病；⑤休克（少数患者入院时即呈休克状态）；⑥顽固性腹水或对利尿药突发性抵抗或肾衰竭；⑦急性胃肠道出血。

3. 重症 SBP 的界定

我国首部《肝硬化腹水及相关并发症的诊疗指南》（以下简称指南）指出：SBP 患者出现以下任何 2 条临床表现或实验室异常认为是重症感染。①高热、寒战、体温超过 39.5℃；②感染性休克；③急性呼吸窘迫综合征；④不明原因的急性肾损伤 3 期；⑤外周血白细胞>$10×10^9$/L、血清降钙素原（PCT）>2ng/mL。

4. 重视腹水及血清炎症标志物的实验室检查

对于 SBP 的实验诊断目前尚缺乏敏感度与特异性高的诊断方法，腹水多形核细胞计数≥$0.25×10^9$/L 和腹水细菌培养阳性仍是当前临床诊断 SBP 的主要指标。近年来，临床开展的血清降钙素原（PCT）检测对 SBP 的诊断具有重要的诊断价值，尤其是对因故不能做腹腔穿刺患者 SBP 的诊断更具临床意义。PCT 的测定值为 2ng/mL，并能排除其他部位感染时，应考虑为 SBP 的诊断；>10ng/mL 可以确诊为重度脓毒症或脓毒症休克。在肝硬化腹水的治疗过程中要注意定期检测 PCT。笔者曾遇到 3 例重症 SBP 患者，PCT>50ng/mL，且检测结果与外周血细胞、腹水细胞数的测定值均一致。

5. 初治时经验性抗菌药物的使用应基于感染的类型

SBP 的早期临床诊断、病原学诊断及早期经验性抗感染治疗仍在困惑着临床医师。经验性抗感染治疗前需区别社区获得性 SBP 还是院内感染 SBP，这对于抗菌药物的选择非常重要。通常说来，将入院超过 48 小时首次发生 SBP 或因 SBP 反复住院或转院诊治者，定义为院内获得性 SBP。经验性抗感染治疗应选择以碳青霉烯类抗菌药物为基础的联合治疗方案，力求达到对可能病原菌的经验性覆盖。对于社区获得性 SBP，其经验性抗感染治疗也要覆盖革兰氏阴性肠杆菌和革兰氏阳性球菌，并兼顾抗厌氧菌。3 代头孢菌素仍是当前社区获得性感染的最佳治疗药物，具体用药原则为：对于社区获得性轻中度 SBP 患者，如无近期应用 β-内酰胺和氟喹诺酮类药物者，首选 3 代头孢类抗菌药物或氟喹诺酮类药物单药经验性治疗；而对于重度社区获得性的 SBP，同样也要选择碳青霉烯为基础的联合治疗。值得关注的是，对于初始经验性治疗获得满意临床疗效时不需要改变治疗方案，即使是相关报告显示未被覆盖的病原体。3 代头孢类抗菌药物是临床对可疑 SBP 经验性抗感染治疗的常用药物，尽管此类药物可以覆盖 95% 的细菌，但是长期经验性应用 3 代头孢类抗菌药物为基础的治疗方案，增加了耐药的风险，可能影响患者的临床预后。因此，对于院内获得性 SBP 经验性抗感染治疗，应首选以碳青霉烯类为基础的联合治疗，可显著降低病死率。

6. 新型的肠道非吸收抗菌药物对 SBP 的防治具有较好的临床效果

肝硬化患者由于肠道内菌群数量及种类发生改变，损伤了黏膜屏障，致肠道通透性增高，肠道运动障碍，增加了肝硬化及其相关并发症发生的概率，尤其是与 SBP 的发生关系密切。既往因考虑到对肝硬化腹水患者使用抗感染药物预防可发生耐药菌株，耐药细菌又可成为院内感染的病原，故使用抗感染药物要格外慎重。新型的肠道非吸收抗菌药物 α-晶型利福昔明具有明显的杀菌抑菌、调节免疫活性的作用，同时可减少内毒素血症和改善肝硬化患者的肠道微生态，对肝硬化 SBP 及顽固性腹水的防治具有一定的效果，尤其是可预防 SBP 的反复发生。

八、肝硬化并发自发性细菌性腹膜炎时外周血白细胞和腹水中白细胞的变化

外周血白细胞和腹水中多形核白细胞数量的变化是临床诊断肝硬化自发性腹膜炎（SBP）的重要实验依据。通常情况下，外周血白细胞总数和中性粒细胞百分比的急性增高，对细菌感染的诊断具有重要的价值，但在晚期肝硬化患者多数伴有脾功能亢进或者骨髓造血功能下降，外周血白细胞常降低。当肝硬化并发 SBP 时，部分患者外周血白细胞可正常，此时就不能以其结果来作为排除腹水感染的依据。腹水中的炎性细胞也是诊断腹腔感染的重要证据，肝硬化腹水并发 SBP 时，腹水中的多形核白细胞计数是腹水常规中最重要的诊断依据 [通常认为腹水中白细胞>0.5×10^9/L，其中多形核白细胞（PMN）>0.25×10^9/L 为初步确诊感染的重要指标]，其灵敏度为 80%，特异性达 90% 以上。然而，对于大量腹水的患者来说，常可因炎症细胞被腹水所稀释及卧床休息使腹水细胞沉淀等原因，使得腹水的细胞数常达不到 SBP 的诊断标准。所以，临床对于非典型 SBP 的诊断要注意外周血白细胞和腹水白细胞两个重要参数之间的互补。

在 SBP 的实验室诊断上要注意以下几个问题：①在外周血白细胞和腹水白细胞的参数上应以腹水中白细胞参数为主要依据，外周血白细胞参数仅作为参考。这是因为除了以上述及的影响白细胞计数的因素外，还因为肝硬化时伴有任何一种全身性的细菌感染都可以出现外周血白细胞的升高，并发败血症、菌血症时可以显著性升高，即外周血白细胞对 SBP 的诊断并不具有特异性。②在 SBP 抗感染治疗的过程中，除了要及时复查外周血白细胞外，还应每隔 2~3 天查一次腹水中细胞数的情况，以便及时调整抗生素（一组抗生素治疗 2~3 天后，腹水中白细胞降低至治疗前的 50% 为治疗有效，不需调药）。③目前临床对于 SBP 经验性抗感染治疗的原则仍是以针对革兰阴性菌为主，兼顾其他细菌为辅。临床对于确诊为 SBP 的患者，抗感染治疗后如外周血白细胞未下降或下降幅度不大时，除要考虑到所选择的抗生素是否对症外，还要考虑到是否有其他细菌的混合感染，尤其是对于抗感染治疗前外周血白细胞>20×10^9/L 的患者更要考虑到混合感染的可能。此时抗生素的选择要兼顾抗球菌、抗杆菌、抗厌氧菌三管齐下，并把抗球菌治疗放在首位。如经上法治疗无效时，则要考虑到真菌性腹水的可能。④重度肝硬化患者可因脾亢、全身抵抗力低下等原因，在合并感染时外周血白细胞并不高。因此，了解肝硬化患者平时基础外周血白细胞水平，并与发生（或疑似）感染时的检测值相比较，对 SBP 的临床诊断也具有参考价值。如果患者平时的外周血白细胞为 3.0×10^9/L，感染发生后升至 6.0×10^9/L 时，要考虑到细菌感染的存在。在长期的临床实践中我们发现，一些合并细菌感染的肝硬化患者，尽管外周血白细胞总数不高，但中性粒细胞比率还是高的，当其计数>75% 时，再结合患者一些腹腔感染的症状、体征和腹水细胞数情况，常可初步诊断为 SBP。⑤对于 SBP 患者行治疗性腹腔灌洗引流术后，如果腹水中白细胞计数明显减少，是灌洗引流有效的指标。

此外，血清降钙素原（PCT）可提高肝硬化合并细菌感染的早期诊断率，对于临床疑似 SBP 诊断，但外周血白细胞不高和腹水中白细胞虽增高但达不到 SBP 诊断标准者，可作为

确立诊断的重要参考指标。

九、肝衰竭并发自发性腹膜炎的临床特点及抗感染治疗

自发性细菌性腹膜炎（SBP）既是失代偿期肝硬化的常见并发症，也是肝衰竭患者终末期的表现之一，两者间既有联系又有区别。临床上多数单纯肝硬化合并 SBP 的患者，经有效的抗感染治疗后，大多能逆转病情；而对于已处于肝衰竭期的患者，SBP 的发生常可使病情进一步恶化，可发展成为感染性休克、肾衰竭甚至死亡，因此更应早期诊断，积极有效地抗感染治疗以改善预后。目前临床对于 SBP 的研究大多数是针对单纯的肝硬化失代偿期患者，而对处于肝衰竭阶段患者并发 SBP 的临床特点则研究较少，现根据有关文献报道和我们的实践经验就肝衰竭并发 SBP 的临床特点及抗感染治疗的问题进行探析。

1. 肝衰竭并发 SBP 的临床特点

肝衰竭为肝脏的严重损害或终末状态，肝脏的合成、代谢、转化、解毒功能严重障碍或失代偿，内环境严重紊乱。因此，当肝衰竭并发 SBP 时，可能与单纯肝硬化并发 SBP 的患者具有不同的特点。首先从疾病的程度和进展情况来分析，肝衰竭并发 SBP 患者全身症状往往加重，如黄疸加深，发生肝性脑病或脑病程度加重，少尿、氮质血症，或腹水急剧增多，对利尿药不敏感，最终死于感染性休克或出血性休克、肝肾综合征或肝性脑病等。再则，就是临床症状及体征往往不典型，又常因肝衰竭的临床表现严重而被忽视，呈现全身表现严重而腹部症状较轻的状况。具体表现在以下几个方面：①应用肾上腺皮质激素者症状容易被掩盖；②同时并发肝性脑病、消化道出血、肝肾综合征的患者，腹膜炎的症状可不明显；③在较多腹水基础上发生腹膜炎，使得腹膜刺激症状减轻；④因大量的漏出液稀释了感染性腹水，使得腹水的炎症改变不明显；⑤原发病严重、全身衰竭、局部反应迟钝使症状和体征表现得不明显。

2. 肝衰竭并发 SBP 的诊断

由于受多种因素的影响，对肝衰竭并发 SBP 的早期诊断较单纯肝硬化并发 SBP 的诊断相对较困难。因此，应主动积极地寻找感染的临床和实验依据，下列几点可能有助于肝衰竭并发 SBP 的早期诊断：①出现原因不明的发热或不同程度的腹胀、腹痛；②短期内腹水进行性增长，或在持续使用利尿药和人血白蛋白的基础上腹水一度消退后又复增多，或出现难治性腹水；③突然出现休克而无其他原因可解释；④肝衰竭的程度日渐加重，如短期内黄疸加深或一度消退后又复加深；⑤出现肝性脑病且脑病的程度逐渐加深；⑥对利尿药不敏感或突然出现利尿药抵抗。如果患者近期内或目前正在使用肾上腺皮质激素，则更支持 SBP 的诊断。临床上不应过于拘泥于患者的腹部体征，以免延误诊断。腹水的常规检查和细菌培养对 SBP 的诊断有着特殊的意义；炎症标志物尤其是新型的血清炎症标志物（如降钙素原）的水平对于 SBP 及脓毒症的早期诊断亦具有重要的临床意义。

3. 肝衰竭并发自发性细菌性腹膜炎抗生素使用的思维与策略

多年来，3 代头孢菌素一直是临床经验性治疗肝硬化 SBP 的基础和首选用药。由于在临床得到长期广泛的应用，细菌对此类药物的耐药性也在逐渐升高，尤其是在复发性和院内感染的患者中有较高的耐药率，影响了疗效，延长了疗程，我们也有类似的教训，应引起重视。肝衰竭并发 SBP 感染的程度重、致病菌复杂、病死率高，其中部分患者既往曾因 SBP

的发生而接受过 3 代头孢菌素的治疗，对于此类患者再常规应用 3 代头孢菌素其疗效常差于普通的 SBP 患者，从而延误病情。从某种意义上来说，3 代头孢菌素目前已不适宜作为重度肝衰竭并发 SBP 和复发性 SBP 抗菌治疗的首选用药。原则上应采取降阶梯的方法选择抗菌作用强、覆盖面广、耐药率低的抗菌药物。以亚胺培南为代表的碳青霉烯类抗生素和以莫西沙星为代表的 4 代喹诺酮类抗生素，对腹腔内的需氧菌及厌氧菌感染均有较强的抗菌活性，特别是可以拮抗细菌产生的 β-内酰胺酶，可作为重度肝衰竭并发 SBP 的首选经验性治疗用药。但应严格掌握用药指征，并掌握在有严重感染证据的情况下使用，不能滥用。一旦感染控制、危象纠正，即要根据细菌培养结果或改用其他抗菌药物。而对于普通 SBP 患者的治疗，如获得满意疗效时则不需要改变治疗方案，即使在细菌培养报告显示存在未被覆盖的病原体。

十、肝硬化并发败血症的临床表现及其特点分析

肝硬化尤其是失代偿期肝硬化，由于患者机体免疫功能的重度低下，在继发细菌感染后易发生败血症。败血症发生后可使病情进一步加重，甚至恶化，不仅是引起死亡的原因之一，也是肝硬化其他并发症（肝性脑病、上消化道出血、肝衰竭等）发生的重要诱因。肝硬化并发败血症时的临床表现可分为典型败血症和不典型败血症两大类，了解这些知识对于败血症的早期诊断非常重要。现对肝硬化并发败血症时的临床表现及其特点进行分析。

1. 典型败血症的临床表现及其特点

（1）感染部位及类型

以自发性细菌性腹膜炎（SBP）、呼吸道感染和胆道系统感染为常见，亦可由泌尿道、胃肠道和皮肤感染发展而来。病原菌多为大肠埃希菌、链球菌、葡萄球菌等。由输液、注射污染所致的败血症多为革兰氏阴性杆菌引起，其他找不出感染灶的败血症，也多为革兰氏阴性杆菌所致。

（2）起病方式

通常有急性和慢性两种起病方式。急性起病者临床约占 1/3，常表现为寒战、高热、休克、呕血、便血等；缓慢起病者约占 2/3，寒战、高热可不明显，常表现为肝性脑病、腹痛、腹泻、腹胀、咳嗽等。

（3）血常规的变化

外周白细胞的变化可表现为双重性，多数患者白细胞总数超过 10×10^9/L，患者多有发热、易出现低血压和感染性休克；易发生多部位出血、肾衰竭和心肌损害等。随着病情的迅速发展，患者在短时间内可出现神志改变、精神萎靡或陷入昏迷，体温多数不再上升，但血白细胞和中性粒细胞升高。有少数患者血常规可正常甚至出现白细胞降低，但可出现核转移和胞质中毒性颗粒。

2. 不典型败血症的临床表现和特点

（1）病因不明

一些肝硬化患者可出现不明原因的畏寒、发热或血常规升高，但找不到明确的感染部位。

（2）休克出现得早

以革兰氏阴性杆菌败血症多见，自发性细菌性腹膜炎是最常见的病因。

（3）肝功能的变化

患者在短时间内可出现黄疸的迅速加深，肝病自身症状加重，并可出现凝血功能的异常。

（4）并发症的出现

病情相对稳定的肝硬化失代偿期患者在发生感染后，常突然出现肝性脑病、消化道出血和肾功能的改变，腹水急剧增加及对利尿药不敏感。

对具有上述临床表现的患者应及时做细菌培养，若患者血液（骨髓）细菌培养阳性并具备：①畏寒、发热；②中毒性休克；③血常规升高中的至少一项，可诊断为肝硬化并发败血症。

血和骨髓培养的阳性结果是确立败血症诊断的依据，但由于受多种因素的影响，临床上并非所有败血症患者培养结果都为阳性，而外周血白细胞和中性粒细胞在肝硬化败血症时可以升高，也可以不升高。因此，临床应加强对终末期肝硬化和肝衰竭患者感染指标的监测工作。PCT 是一种全身性细菌感染的新型血清标志物，可作为判断肝硬化并发败血症的指标之一，不但对于肝硬化并发败血症的诊断具有重要的临床意义和价值，且 PCT 的水平与败血症的严重程度和预后呈正相关。

十一、肝硬化患者菌血症与败血症变迁的临床意义

菌血症是指少量病原菌侵入血液循环并随血流至全身播散，但不繁殖，不引起全身中毒症状，在血液中可查到细菌。菌血症发生在细菌感染的早期阶段，可被机体的防御系统清除。败血症则是指致病原菌侵入血液循环并大量生长繁殖，引起全身中毒症状。菌血症和败血症均可发生于肝硬化患者，两者之间既有区别又有联系，在一定的条件下，菌血症可发展转化为败血症。肝硬化患者发生菌血症的原因与机体的防御能力改变有关，即机体免疫功能降低及机械性防御功能紊乱，增加了细菌感染的机会。但最重要的还是由于肠道水肿、瘀血、黏膜变性、通透性增加和菌群分布异常以及菌型质和量的改变等因素，造成了肠源性细菌离开了肠道进入血循环，遂可发生菌血症。另一方面，肝硬化时肝脏结构及功能改变使其对细菌滤过功能减弱以及肝脏侧支循环的建立，使得来自肠道的含有细菌的门静脉血流可绕过肝脏进入体循环，逃过了肝脏单核巨噬细胞系统的清除，因而可使菌血症存在持续性倾向。一旦机体免疫功能进一步降低或当细菌致病活性进一步增强时，细菌在血液循环中生长繁殖，即可引起败血症的发生。肝硬化并发菌血症以肠杆菌为主，故有学者认为这种主要由肠道细菌引起变迁的现象是"自发性大肠埃希菌败血症"的主要发病机制。

肠源性菌血症是失代偿期肝硬化和慢性肝衰竭继发败血症的基础因素之一，但出现较重的炎症反应者临床少见，即临床症状不典型，感染具有隐蔽性，早期诊断具有一定的难度。因此，在诊断上要积极寻找感染的证据，如在慢性肝衰竭的基础上产生的菌血症，多数有血常规的升高及总胆红素的显性或不显性升高，这与机体免疫功能的重度低下，防御能力下降有关。临床对于失代偿期肝硬化和慢性肝衰竭的患者不但要定期做血常规检查，还要同时进行血清炎症标志物的检查（如 C 反应蛋白、降钙素原等），有助于克服单项血常规检查的不足，早期发现感染的存在。一旦出现上述炎症指标的升高，即使患者无典型炎症反应的表现，也要积极寻找病因，同时经验性地使用抗生素治疗，以防继发感染加重产生败血症。在

抗感染治疗前应采集血标本做培养检查，以明确致病菌，调整抗菌药物。肝硬化并发菌血症预后较差，会使病死率增加数倍，适当合理加强营养，提高患者的免疫力；增强辅助治疗，提高肝功能储备；对 HBV、HCV 感染相关肝硬化患者进行抗病毒治疗；消化道出血时预防性使用抗生素；严格无菌并尽量减少侵袭性诊疗等措施均可降低菌血症的发生率。合理应用抗生素预防肠道感染，使用微生态制剂调整肠道菌群失调，减轻内毒素血症、阻断肠道细菌的移位是预防炎症的有效方法。

十二、不同病原菌所致败血症的临床特点

虽然败血症无特异性临床表现，但不同的病原菌、不同的原发感染疾病、不同个体患者的临床表现都存在一定的差异，了解这些知识有助于败血症的临床诊断和经验性抗感染治疗。肝硬化并发败血症的临床表现具有下列特点：

1. 败血症的共同表现

（1）毒血症状是典型败血症的共同表现

起病急骤，多有寒战高热，热型不规则，可呈弛张热或间歇热，体温在 39℃～40℃，全身中毒症状明显，常有头痛、肌肉酸痛、呼吸加速、心跳增快等症状，严重败血症可出现中毒性脑病、中毒性心肌炎、肠麻痹、感染性休克。

（2）其他表现

主要为皮疹、关节损害、肝脾大、原发感染灶及迁徙性病灶等。

2. 各种病原菌所致败血症的临床特点

（1）革兰氏阴性杆菌败血症

致病菌主要为大肠埃希菌、铜绿假单胞菌、克雷伯菌等。原发感染包括肺部炎症、SBP、胆道感染、泌尿道感染等。临床常以寒战起病、间歇发热、易发生感染性休克为特点。

（2）革兰氏阳性细菌败血症

代表性致病菌为金黄色葡萄球菌。常见于院内感染的肝硬化患者，临床以发病急、寒战少、中毒症状重、稽留高热或弛张热为主要表现，可伴有精神症状和迁徙性病灶、感染性休克发生率低的特点。

（3）厌氧菌败血症

致病菌主要为脆弱类杆菌。原发病灶以消化道、胆道、女性生殖道和皮肤溃疡为多见。临床表现以发热（体温常>38℃）、黄疸发生率高、迁徙性感染为特点。厌氧菌常与需氧菌共存致复数菌败血症，在肝硬化并发 SBP 和胆系感染时多见，预后凶险，应予重视。

（4）真菌性败血症

多见于终末期肝硬化、肝衰竭和长期使用广谱抗生素的患者，常见致病真菌为白念珠菌、热带念珠菌等，近年来曲霉的感染有增多的趋势。临床表现与革兰氏阴性细菌败血症相似，可有寒战、发热、出汗、肝脾大等，但毒血症状可被细菌感染和原发病掩盖而不易早期诊断。

以上几种致病菌所致败血症的临床表现仅是一个大致的分类，临床上如遇肝硬化患者出现不明原因的高热、休克、DIC 和一般情况恶化时，应考虑败血症的可能，应及时做血培养

检查，以明确诊断。

3. 特殊类型的败血症

（1）院内感染败血症

失代偿期肝硬化患者可因反复多次住院或不合理使用广谱抗生素等原因而发生院内感染败血症。此类败血症病原菌复杂，以大肠埃希菌、铜绿假单胞菌、克雷伯菌等革兰氏阴性耐药菌为主；革兰氏阳性球菌中以 MRSA、MRCNS 较多见；真菌（主要是白念珠菌）引起者逐年增加。其临床表现常被肝硬化自身的症状所掩盖而不典型，可有发热（>38℃ 或 <36℃）、寒战、WBC 增高或正常。医院感染败血症预后差，病死率高。

（2）肝衰竭并发败血症

在伴有肝衰竭的肝硬化和老年肝硬化患者，由于机体对炎症作用的反应差，故败血症的发生以急骤起病方式者仅为少数。多数为慢性起病，临床症状不典型，常表现为轻至中度发热（甚至不发热）、肝性脑病、腹痛、腹泻、腹胀、咳嗽等，容易出现低血压和感染性休克，且易发生多部位出血、肾衰竭和心肌损害。临床上当肝衰竭患者出现下列症状时需考虑到败血症的诊断：①不明原因的畏寒、发热或血常规增高；②出现休克；③伴有 SBP 的表现；④短期内黄疸迅速加深；⑤突然出现肝性脑病或消化道出血。应及时做血培养检查，必要时应反复多次送检。肝衰竭并发败血症时致病菌复杂，但以革兰阴性菌相对多见，真菌感染也有较高的发生率，应引起临床重视。

十三、肝硬化败血症经验性抗感染治疗的策略

在未获得病原学结果之前对肝硬化并发细菌感染的患者实施经验性抗感染治疗是一个传统的手段，在肝硬化败血症中显得尤为重要，及时合理的抗感染治疗常可扭转患者的危局，降低病死率。临床对于肝硬化败血症的经验性抗感染治疗要注意以下几个策略问题：①根据感染的类型（感染致病菌的地点）决定具体抗菌药物的应用。同种疾病、社区获得性感染与院内感染的致病菌常不尽相同，应区别对待。②根据败血症临床表现的特点推测病原菌。引起败血症的病原菌很多，但革兰氏阴性细菌仍是肝硬化败血症的主要致病菌。其典型的临床表现是以寒战、高热起病，热型可呈双峰热或间隙发热，严重者可有体温不升或低于正常，微循环障碍（皮肤苍白、肢端湿冷、发绀或大理石斑样），休克发生率高（20% ~ 60%），且发生时间早、持续时间长、多为冷休克，皮疹、关节痛和迁徙性病灶较革兰氏阳性球菌败血症出现少，经验性抗感染治疗可选择 3、4 代头孢菌素或广谱碳青霉烯类抗生素。③根据当地病原菌的耐药流行情况，针对可能的病原菌选择适当的抗菌药物。④根据病原菌可能入侵途径推测病原菌选用抗菌药物，如导管相关的败血症患者可使用糖肽类药物。⑤根据原发感染部位和原发疾病选用抗菌药物。如原发感染在肺部多为肺部链球菌或流感嗜血杆菌等所致，可选用青霉素或半合成青霉素或第一代头孢菌素等。⑥如原发疾病为自发性细菌性腹膜炎（SBP），则以大肠埃希菌为主要致病菌，应选择 3、4 代头孢菌素等 β-内酰胺类抗菌药物。⑦对于危及生命的严重败血症患者要选择降阶梯治疗方法使用抗菌药物，以迅速控制感染，尽快稳定病情。⑧对经验性初治获得满意临床疗效的败血症患者，可不考虑细菌培养结果继续原抗菌药物治疗，即使是之后报告显示存在未被覆盖的病原菌。

十四、感染性休克血管活性药物应用

感染性休克又称脓毒性休克、败血症性休克或中毒性休克，是指由微生物及其毒素等产物所引起的脓毒病综合征伴休克。其主要的病理生理改变是组织细胞灌注不足所致的缺血缺氧、代谢紊乱、功能障碍，甚至发生多器官功能衰竭，包括肝硬化在内的慢性基础疾病是感染性休克发生重要的宿主因素之一。在感染性休克救治的过程中，除早期液体复苏外，血管活性药物的合理应用也是其重要的治疗手段。然而，在最佳血管药物选择方面长期存有争议。2012 年《严重感染与感染性休克国际指南》（以下简称国际指南）与 2014 年《中国严重脓毒症/脓毒性休克治疗指南》（以下简称我国指南）就脓毒性休克时血管活性药物的使用问题提出了详细的指导意见。现根据两个指南的意见，结合我们的临床实践，就当前血管活性药物在肝硬化并发感染性休克中合理应用的具体事项进行简要地阐述。

1. 肝硬化并发感染性休克的病因

感染性休克是肝硬化常见的并发症之一。肝硬化患者因肝脏解毒功能降低，在病原菌感染后易发生感染性休克。肝硬化患者感染发生的部位主要为腹腔、肺部和肠道，其原因是：①患者免疫功能低下，受损的肝脏巨噬细胞系统使得巨噬细胞和中性粒细胞黏附功能降低，易发生肺部感染；②肝硬化患者肠道功能减退，肠道菌群失调，门静脉高压下胃肠长期处于瘀血的状态，损伤了肠道黏膜的屏障，使细菌对肠壁的通透性增强，易发生腹腔及肠道感染，以自发性细菌性腹膜炎（SBP）和胆道感染为常见；③伴有肝癌的肝硬化因肿瘤的液化坏死导致细菌的感染等。引起肝硬化感染性休克的主要致病菌为革兰氏阴性细菌（如大肠埃希菌、克雷伯菌、肠杆菌等），其次是革兰氏阳性菌（如葡萄球菌、链球菌、肺炎链球菌等）。

2. 感染性休克使用血管活性药物的目的

内脏血管的血流灌注减少是感染性休克的主要生理，救治感染性休克的重点就是要改善全身和器官组织的灌流状态，当经过充分液体复苏后仍然组织低灌注或存在着致命性低血压时，应用血管活性药物以维持血压达到一定的水平。我国指南建议血压治疗的初始目标是平均动脉压（MAP）应达到 65mmHg，有高血压基础的感染性休克患者可维持较高的 MAP（80~85mmHg）。儿茶酚胺、加压素类血管活性药物具有血管收缩的作用，因而可以提高血压。国际指南指出理想的血管活性药物应符合：①迅速提高血压，改善心脏和脑血流灌注；②改善肾脏和肠道等内脏器官血液灌注，纠正组织缺氧，防止多器官功能不全。

3. 感染性休克血管活性药物应用理念的今与昔

自 20 世纪 80 年代以来，以多巴胺（DA）为代表的血管活性药物在感染性休克的治疗中应用广泛（最常用的方法是多巴胺和间羟胺的联合应用）。近 10 年来，临床应用逐渐减少，究其原因是人们对血管活性药物使用的理念发生了变化，即治疗感染性休克应用血管活性药物的目的不仅是要升高血压，更重要的是内脏血流灌注的改善。随着这一理念的改变，血管活性类药物应用的地位也有了新的变化。归纳 2 个指南的推荐性意见，主要表现在以下几个方面：

（1）改变了多巴胺在感染性休克应用中的主导地位

目前研究认为，尽管多巴胺（DA）具有理想的升压效应，但可明显加重肠道和肾脏缺

血，这与传统认为小剂量 DA 具有选择性的扩张肾血管和增加利尿作用的观点不符。研究发现严重感染患者应用小剂量 DA 虽有利尿作用，但不增加对肌酐的清除率，对急性肾衰竭无预防作用，也不能降低急性肾衰竭患者的病死率，因此，不主张使用 DA 保护肾功能。去甲肾上腺素（NE）和 DA 虽均能通过收缩血管而升高感染性休克患者的 MAP，但与 DA 相比，NE 对心率和每搏输出量（SV）的影响较小，却能更有效地改善感染性休克的低血压状态，与 NE 相比，DA 会导致更高的心律失常（如心动过速、室性或室上性心动过速）的发生率。鉴于 DA 具有以上诸多的不足，尤其是与 NE 相比存在的问题，目前多数学者主张应停止使用（中国指南仅推荐对快速心律失常风险低的患者可用 DA 作为 NE 的替代缩血管药物），而以往很少应用的 NE 目前被广泛应用于感染性休克的治疗。

（2）主张 NE 为目前治疗感染性休克的首选升压药

NE 是一种血管收缩和正性肌力药物，在感染性休克的治疗中，其作用除了优于传统药物 DA 外，NE 主要药理作用在于可以提高患者的心排血量，促进血压的升高，维持冠状动脉和脑部的血流。NE 的 α 受体兴奋作用，可以促进血管收缩，增加胃肠道的血流灌注，提高患者的氧供指数，提高氧摄取率，同时 NE 可提高乳酸清除率。MAP 的上升，能有效地改善患者内脏的血流灌注，改善组织器官的缺血缺氧。

（3）肾上腺素为 NE 的首选替代药物

肾上腺素属于 α 受体和 β 受体激动药，可增加严重感染患者氧输送，增加肾血流量。在治疗感染性休克的过程中，当需要使用更多的缩血管药物来维持足够的血压时，可选用肾上腺素（加用或替代 NE）。值得关注的是，肾上腺素会造成内脏循环不良导致高乳酸血症，尽管这种作用是短暂可逆的，但对失代偿期肝硬化和肝衰竭并发感染性休克的患者应避免使用，以免加重肝损害。

（4）多种血管活性药物的联合应用

对于感染性休克血管活性药物的联合应用，目前比较肯定的是两种药物的联合应用，如 NE 联合多巴酚丁胺和 NE 联合 DA，其中以 NE 与多巴酚丁胺联合应用的疗效比较理想。给药后患者 MAP 升高，血流动力学指标、氧供、氧耗及血生化参数改善、尿量增加，得以保护肾功能，可提高存活率。

（5）其他

①血管升压素在感染性休克中应用的新观点。感染早期加压素水平升高，随着休克的进展，加压素在 24～48 小时内会降至正常水平，加压素相对缺乏。小剂量血管升压素（0.03μ/min）可用于其他升压药无效的感染性休克患者，以提高 MAP 或者减少 NE 的用量，而较大剂量的血管升压素仅作为其他升压药物无效时的替代治疗。②左西孟旦。感染性休克患者常伴有心肌功能的抑制，左西孟旦作为一种钙增敏剂，可使 SV、CO 和心指数增加而心率和心肌耗氧无明显变化。当感染性休克患者经过充足的液体复苏和足够的 MAP，CO 仍低时可考虑使用左西孟旦。

综上所述，目前对于感染性休克血管活性药物临床应用的新理念是：①首选 NE；②对于内脏灌注明显不足或心排血量减低者可考虑 NE 与 DA 的联合应用；③血压正常，但内脏灌注不足的患者应用多巴酚丁胺或左西孟旦；④原则上不使用多巴胺和肾上腺素。

4. 肝硬化并发感染性休克血管活性药物应用的注意事项

（1）液体的管理

液体复苏是救治感染性休克的关键性措施，休克患者在接受大量晶体液扩容的基础上再持续静脉输注血管活性药物，对于失代偿期肝硬化患者来说可带来诸多的不良后果。首先，对于大量腹水或 SBP 患者来说，短时间内大量晶体液的输入势必会导致水钠潴留而加重腹水。再则，血容量的增加可诱发食管胃底静脉曲张破裂出血（EVB）。因此，在液体复苏和血管活性药物应用的过程中，要注意血容量和血压的变化，一旦休克纠正好转，应及时逐步减少直至撤除血管活性药物，同时减少含钠液体使用的比例。休克复苏后，对血压稳定或偏高的大量腹水患者可以适当地使用利尿药，并可输注适量的人血白蛋白。

（2）慎重使用碱性药物纠正酸中毒

感染性休克时患者体内存在酸中毒，合并高热时更为严重，纠正酸中毒可以增加心肌收缩力，恢复血管对血管活性药物的反应，防止 DIC 的发生。目前临床常用的纠酸药物是碳酸氢钠，因此药属碱性，所以在肝衰竭的患者中要慎用或少用，以减少肝性脑病发生的概率，若病情需要大剂量使用时可与降血氨药物联合使用。乳酸钠溶液因在肝功能不全时乳酸降解速度减慢不宜使用。此外，肾上腺素会影响内脏循环并会导致高乳酸血症，亦不宜用于肝硬化并发感染性休克的患者。

（3）50 岁以上肝硬化患者血管活性药物的使用

HBV 感染是我国肝硬化病因的主体，根据 HBV 感染的自然过程，肝炎肝硬化多见于中老年患者。笔者曾报道 78 例肝硬化并发 EVB 患者的平均年龄为 52.6 岁，此年龄段也正是高血压和心脑血管疾病的好发年龄。鉴于 NE 具有强力的缩血管作用，故临床对于 50 岁以上肝硬化并发感染性休克的患者，在使用 NE 之前，应询问患者既往有无高血压、心脑血管疾病和上消化道出血史。

此外，在应用 NE 的过程中要严防药液的外溢。如遇外溢发生，应立即更换注射部位并及时处置。中心静脉置管用药比较安全，注意监测血压。

十五、重症肝病真菌感染

失代偿肝硬化晚期和慢性肝衰竭患者，由于机体免疫功能低下，应用肾上腺皮质激素进一步削弱了免疫状况；应用广谱抗生素造成肠道菌群失调等原因，易合并侵袭性真菌感染。由于真菌感染具有复杂性、多样性、病情进展快、易与细菌感染相混淆等特点，加上真菌感染的实验室诊断率低，使得临床对真菌感染的早期诊断非常困难，很大程度上取决于医师的临床经验。因此，提高对真菌感染的认识，在重症肝病的诊疗过程中重视真菌感染发生的可能，有的放矢，才有可能及早发现，及时诊断和恰当地治疗，从而改善患者的预后。现就真菌感染的临床特点和诊断要点进行探析，旨在寻找早期诊断的方法。

1. 真菌感染的临床特点

临床上多数真菌感染的早期症状并不典型，可能与肝病本身症状的严重程度、机体反应性差和合并其他细菌感染有关。早期诊断应掌握以下临床特点：①发热。体温超过 39℃，应用广谱抗生素治疗无效。而单纯的细菌感染，经敏感的抗生素治疗后可使体温降至正常。②出现昏迷。与没有真菌感染的肝衰竭相比，真菌感染时，对一般抗肝性脑病的措施效果不显，且昏迷程度可进行性加深。③消化道出血。真菌感染时，糜烂性胃炎和食管炎也较常见，往往可致上消化道出血。④急性肾衰竭。在多数患者中可以发生，血肌酐（Scr）可超过 400μmol/L，抗真菌治疗有效者肾衰竭的表现可明显改善。⑤感染发生的时间。真菌感染出现的时间多在入院后第 8 天（0~24 天）或应用广谱抗生素后 1 周（1~14 天）。在真菌感染前，多数患者有细菌感染史，且以腹腔感染为主，基本使用过抗生素。⑥血常规。白细胞计数可升高，如与细菌混合感染时可明显升高，即高于单一菌种感染。⑦真菌的种类与临床表现。以念珠菌感染最为常见，念珠菌血症的患者可能仅有短暂的发热而被忽视，且很难与细菌感染鉴别；腹腔念珠菌多为持续性发热，应用抗菌药物治疗后病情仍持续恶化；肺曲霉菌病主要表现为发热、咳嗽、咳痰，严重者可因真菌侵袭血管引起血管堵塞造成肺栓塞的表现，出现胸痛、伴或不伴咯血；真菌播散是曲霉病晚期的并发症，主要波及脑等中枢神经系统，表现为癫痫或其他神经性定位体征；隐球菌脑膜炎的症状可从轻微到严重的头痛、烦躁、发热、视力障碍，恶心呕吐，多数患者伴有高热；肺孢子菌（目前认为属于真菌范畴）肺炎可有低热、干咳和进行性呼吸困难，肺部听诊多为正常，部分患者可闻及散在性的湿啰音。⑧导管也是念珠菌感染的主要危险因素和侵入门户，应予重视。

2. 真菌感染的诊断要点

临床工作中在重视重症肝病细菌感染的同时，也应考虑到真菌感染存在的可能，特别是对在患者入院 2 周后出现感染迹象时更应注意。当失代偿期肝硬化和肝衰竭患者出现下列情况时，应考虑到存在真菌感染的可能性：①应用广谱抗生素后出现明显的低热或高热。特别是在使用广谱抗生素 1 周后出现的发热，外周血白细胞计数及中性粒细胞增高、血清降钙素原、C 反应蛋白增高。②肝衰竭患者病程迁延或加重或好转后又复加重。慢性肝衰竭患者虽经积极治疗，但临床症状改善不明显，病程迁延，或见黄疸升高及腹水增加；亚急性、慢加急性肝衰竭病情好转后又复加重。③并发症的出现。出现肝性脑病并进行性加深是重症真菌感染的临床特点，并可出现急性肾衰竭、外周血白细胞计数升高、发热持续不退、用适当抗生素治疗体温不退。④抗生素治疗无效。应用广谱抗生素 2 周以上未能控制的感染，同时出现全身衰竭的情况。⑤实验室检查有阳性发现。

此外，全身播散性真菌感染多为肝衰竭晚期的临终前感染，生前常不易诊断。

十六、重症肝病并发侵袭性真菌病的实验室及影像学诊断的现状

重症肝病并发侵袭性真菌病（IFD）主要包括念珠菌病、曲霉菌病、隐球菌病及肺孢子菌肺炎。由于真菌的菌种不同，临床表现多样，造成了早期诊断的困难。因此，实验室检查和影像学检查至关重要。现结合相关文献就重症肝病并发 IDF 时的实验室及影像学检查的现状进行简述。

1. 念珠菌病的诊断

血培养仍是诊断念珠菌病的金标准，但在病程中应当进行多次检测。深部念珠菌病的诊断依赖于无菌采取组织培养的阳性结果；与外界相通部位如口腔、呼吸道等分离的真菌要结合临床，单纯培养阳性无临床意义；念珠菌血症患者应接受眼底检查以排除有无脉络膜视网膜炎。

2. 曲霉病的诊断

曲霉病的诊断非常困难，重症肝病患者，尤其是伴有中性粒细胞减少的患者，出现发热、对广谱抗生素治疗无效、肺部影像学改变（晕轮征、新月征），是其诊断的基本条件；血清曲霉特异性抗原（半乳甘露聚糖，GM）试验亦是早期诊断的指标；支气管肺泡灌洗液

的 GM 试验更具诊断价值；PCR 的检测技术对曲霉菌的诊断有一定的临床意义。

3. 隐球菌病的诊断

脑脊液培养阳性或隐球菌抗原（Cr Ag）检测阳性可确定隐球菌脑膜炎的诊断；腹水墨汁染色和 Cr Ag 检测联合腹水真菌培养，更有利于腹腔隐球菌的诊断。

4. 肺孢子菌肺炎的诊断

肺孢子菌肺炎的诊断需从支气管灌洗液中检测到真菌或刺激咳出的痰液用荧光显微镜检测到真菌，并结合影像学检查结果（双侧肺门周围间质性肺炎）才能做出诊断。血清 1，3-β-D 葡萄糖（G）实验检测为广谱的真菌检测，其敏感度为 65% ~ 75%，特异度 80%~85%。

总之，目前临床对于 IFD 实验室检测的手段仍有限，具有确诊意义的项目较少，有些检测项目在基层医院难以推广。立足并不断改进现有 IFD 的传统诊断方法，结合血清学方法及高分辨 CT 等先进影像学技术仍是提高 IFD 诊断水平的最佳途径。

十七、肝硬化并发真菌性肠炎的临床表现及合理处置

肝硬化并发真菌性肠炎的临床表现虽缺乏特异性，但常因感染真菌的菌种而有所不同。引起肝硬化真菌性肠炎的致病菌通常以白念珠菌为主，其次为曲霉菌。真菌性肠炎的临床表现基本类似于普通腹泻，表现为腹泻、稀水样便、腹胀、低热、呕吐等，但在腹泻的程度和病程方面差异性很大。轻者每天便次仅 4 ~ 5 次，多为水样便；重者每天便次可达数十次，甚至难以计数，可为水样便或豆腐渣样便，缺乏特征性，少有腹痛表现，患者可发生水与电解质紊乱。腹泻可持续数天至数月，通常无发作与缓解交替的过程，随着腹泻的迁延不愈，患者肝功能损害日渐加深，甚至出现肝衰竭而危及生命。真菌性肠炎患者大便涂片可找到菌丝或孢子，培养多为白念珠菌生长。

临床上对于失代偿期肝硬化和终末期肝病患者出现较长时间的腹泻，特别是在使用广谱抗生素或肾上腺皮质激素基础上出现的腹泻，且为水样便，便次多、无脓血、无或少有腹痛、肝损害逐渐加重并有肝衰竭趋势的患者，在排除了其他感染性腹泻和非感染性腹泻、肝源性腹泻、癌性腹泻（指合并有肝癌者）和抗生素相关性肠炎后，要高度疑似并发真菌性肠炎的可能。此时，应积极主动地寻找真菌感染的实验依据，同时结合临床经验进行综合分析，对于临床诊断为真菌性肠炎的患者，要尽早启动经验性的抗真菌治疗。值得一提的是，发生在严重肝病基础上的真菌性腹泻患者，存在着重度的免疫功能低下，若感染得不到及时的控制，不但可使治疗结果前功尽弃，甚至直接危及患者的生命。对此，笔者的体会是：初始时抗真菌药物的选择一定要到位，不能像对待普通真菌性肠炎那样以升阶梯的方法先予制霉菌素类药物（临床实践证明，此类药物对真菌性肠炎的作用有限），而应选择对念珠菌作用较强的三唑类药物（如氟康唑等），并辅以大蒜素联合治疗，以避免用药不当而延误病情。

十八、肝硬化并发真菌性肠炎时需要重点鉴别的几种腹泻性疾病

真菌性肠炎在终末期肝硬化、肝癌晚期和慢性肝衰竭患者中并非少见，主要是由于白念珠菌感染所致肠黏膜的炎症病变。常见症状为腹泻，稀水样便，腹胀、低热、呕吐等。由于

其临床表现缺乏特异性，早期除了难以与其他病原体感染及非感染性腹泻区别外，还易与肝硬化自身所致的相关性腹泻相混淆。同时由于实验检查中具有确诊意义的项目不多，有些检查项目在基层医院又难以推广使用，造成诊断上的困难，使得多数临床病例被漏诊或误诊，甚至导致生前不能被诊断。早诊早治，积极控制真菌感染对于改善肝硬化、肝衰竭患者的预后至关重要，因此，临床必须认真地做好对真菌性肠炎的诊断和鉴别诊断工作。一般说来，由病原体引起的其他感染性腹泻通常具备流行病学明确、临床症状和体征典型、实验室检查容易等特点，临床易于诊断；与免疫有关的非感染性腹泻（如溃疡性结肠炎、克罗恩病等）通常病史漫长，有明显发作与缓解交替的现象，影像学和肠镜检查常有阳性发现，诊断也相对容易。临床最需要与真菌性肠炎鉴别诊断的腹泻性疾病应该是肝硬化相关性腹泻：如肝源性腹泻、原发性肝癌引起的癌性腹泻、抗生素相关性肠炎及自发性细菌性腹膜炎引起的腹泻等。现就真菌性腹泻和肝硬化相关性腹泻的临床表现及鉴别诊断问题进行讨论。

1. 肝硬化并发真菌性肠炎的临床表现及特点

肝硬化并发真菌性肠炎的临床表现虽缺乏特异性，但常因感染真菌的菌种而有所不同。引起肝硬化真菌性肠炎的致病菌通常以白念珠菌为主，其次为曲霉菌。真菌性肠炎的临床表现基本类似于普通腹泻，表现为腹泻、稀水样便、腹胀、低热、呕吐等，但在腹泻的程度和病程方面差异性很大。轻者每天便次仅 4~5 次，多为水样便；重者每天便次可达数十次，甚至难以计数，可为水样便或豆腐渣样便，缺乏特征性，少有腹痛表现，患者可发生水与电解质紊乱。腹泻可持续数天至数月，通常无发作与缓解交替的过程，随着腹泻的迁延不愈，患者肝功能损害日渐加深，甚至出现肝衰竭而危及生命。真菌性肠炎患者大便涂片可找到菌丝或孢子，培养多为白念珠菌生长。

临床上对于失代偿期肝硬化和终末期肝病患者出现较长时间的腹泻，特别是在使用广谱抗生素或肾上腺皮质激素基础上出现的腹泻，且为水样便，便次多无脓血、无或少有腹痛、肝损害逐渐加重并有肝衰竭趋势的患者，在排除了其他感染性腹泻和非感染性腹泻、肝源性腹泻、癌性腹泻（指合并有肝癌者）和抗生素相关性肠炎后，要高度疑似并发真菌性肠炎的可能。此时，应积极主动地寻找真菌感染的实验依据，同时结合临床经验进行综合分析，对于临床诊断为真菌性肠炎的患者，要尽早启动经验性的抗真菌治疗。值得一提的是，发生在严重肝病基础上的真菌性腹泻患者，存在着重度的免疫功能低下，若感染得不到及时的控制，不但可使治疗结果前功尽弃，甚至直接危及患者的生命。

2. 肝硬化相关性腹泻及其临床特点

（1）肝源性腹泻

临床上一些肝硬化患者可出现不同程度的腹泻现象，主要表现为大便次数增多、便质不成形、黏稠度高，中医称为便溏。这种由肝病自身引起的、非继发感染所致的腹泻，称为肝源性腹泻。肝源性腹泻产生的原因主要是门静脉高压导致的肠壁瘀血水肿、消化吸收与分泌功能紊乱，大致可归纳为下列几点：①肠道吸收功能障碍。肝硬化患者由于门静脉压力增高、腹水形成，致肠道的血液回流功能障碍，造成肠壁充血水肿，严重影响食物及水分的吸收。同时由于体内胆盐的减少，导致脂肪吸收障碍可引起脂肪泻。②消化不良。胆汁是帮助脂肪吸收的重要物质，肝硬化患者由于肝功能减退、胆汁生成减少、胆盐缺乏，以致影响到体内脂肪和蛋白质的吸收和分解，肠腔内容物的增多，渗透压增高，使得便次增多、粪便稀薄。③肠功能紊乱。肝硬化患者由于迷走神经兴奋性增强，加之消化不良，导致肠蠕动过快，使得食物尚未被充分消化即被排泄。④肠道菌群失调。肝硬化时由于肠道抵抗力减弱，肠道内细菌的种类、数量及生长繁殖发生了变化，导致了菌群失调以肝衰竭患者最为显著。⑤兼有胃肠道的其他合并症。如肝硬化合并慢性胰腺炎、溃疡性结肠炎等。

了解肝源性腹泻的临床特点，对于澄清肝硬化患者腹泻的病因，特别是与真菌性肠炎的鉴别诊断有着重要的临床意义。比较真菌性肠炎的临床表现，肝源性腹泻的临床特点可归纳为：①每天大便次数在2~4次，多在清晨和早餐后连续排出，每次量不多，夜间少有排便。②大便稀薄不成形，多为溏泻或脂泻，肉眼观察无脓血，脂泻时大便油光发亮。③排便不畅，每次排便时间长，但无里急后重感，一般不伴有腹痛或仅有轻度腹痛，便后即可缓解。④大便常规检查无异常，细菌培养（-）。⑤腹泻发作与缓解常有间歇期，发作期与肝功能状态有关。在肝硬化活动期腹泻发作的患者，可伴有乏力、肝区隐痛、恶心、呕吐、排气增多等肝病表现；⑥对抗炎止泻药物治疗效果不佳，使用双歧杆菌制剂和助消化药物可减轻腹泻症状，进食不当可诱发。肝硬化所致的慢性腹泻对患者的危害较大，不但会影响患者的营养状况，还会造成身体的各项功能不正常，而随着病情的进展和加重，患者的体质会越来越差，加剧腹泻，形成恶性循环，甚至可成为腹水和肝衰竭的诱发因素。

（2）难辨梭状芽孢杆菌性肠炎（抗生素相关性肠炎）

难辨梭状芽孢杆菌肠炎（CDAD）又称抗生素相关性腹泻，曾称假膜性肠炎，是因使用抗生素导致菌群失调，由难辨梭状芽孢杆菌在肠道内大量繁殖引起的肠炎。本病由于抗生素的广泛使用而日益增多，尤其是在预防使用抗生素的患者中发生率为高，故又称抗生素相关性肠炎，是一种常见的医院内感染性疾病。失代偿肝硬化患者因经常使用抗生素治疗或预防感染，从而增加了本病发生的机会。CDAD主要的临床表现为轻到中度的水样腹泻、发热、腹胀、下腹或全腹散在痉挛性疼痛，严重者也可见黏液便，但血便少见。除了部分患者大便中可见假膜外，腹泻的总体表现基本类似于真菌性肠炎。重要的是由两种不同菌种引起的腹泻都与临床使用抗生素有关，从而造成了诊断上的困难。尤其是对于肝硬化失代偿期和慢性肝衰竭的患者来说，本身就是真菌性肠炎的易感者，在使用抗生素治疗和预防感染后发生的腹泻，多被认为与CDAD有关，而对真菌性肠炎考虑却相对较少。因此，临床要寻找两类肠炎鉴别诊断的要点。与真菌性肠炎比较，CDAD常具有以下临床特点：①CDAD引起的假膜性肠炎，其特征性的病理改变是结肠黏膜深处坏死性炎症，出现渗出性斑块或大片假膜；②重型CDAD患者每天便次可达数十次，患者发热和毒血症状严重，并可在短期内出现低蛋白血症，常因脱水、电解质紊乱、休克、DIC、中毒性巨结肠、肠出血或肠穿孔而陷入危重状态；③CDAD一般多在使用抗生素4天内发生腹泻，停用原有抗生素改用万古霉素或甲硝唑治疗后，腹泻及全身中毒症状在2~3天内得到明显改善（真菌性肠炎多在使用抗生素10天内出现腹泻症状，即使抗真菌治疗有效，其临床症状的改善也相对较慢）；④对于轻型CDAD患者的临床诊断最好的方法是结肠镜检查，用选择性培养基进行病原体培养及毒素检测对于中、重型的CDAD具有重要的诊断价值。

（3）癌性腹泻

肝硬化与原发性肝癌的发生关系密切，临床上约有半数的原发性肝癌患者确诊前后有腹泻的症状，表现为每天便次3~10次甚至数十次不等，为水样便或溏便。大便常规检查无特殊，细菌培养（-），一般无腹痛表现，其原因主要是肿瘤引起的消化吸收或分泌功能紊乱。

临床上对于肝硬化患者近期内出现的非感染性腹泻，同时伴有肝区隐痛不适、肝脏肿大、闷痛并逐渐加重，或食欲减退、逐渐消瘦的情况，要考虑到并发原发性肝癌的可能，及时进行相关检查。而对于已确诊为原发性肝癌的患者，病程中如出现持续顽固性腹泻，且肝功能损害日渐加重者，除了考虑为癌性腹泻外，还要考虑到并发真菌性肠炎的可能性。因为肝硬化患者自身存在着免疫功能的低下，并发肝癌时进一步削弱了机体的免疫功能，加之治疗和预防性抗生素的使用，造成了肠道菌群的失调，增加了真菌性肠炎发生的机会。值得一提的是，肝癌所致的腹泻无特异性的临床表现，也无确定的诊断标准，故对肝癌并发真菌性肠炎的经验性诊断非常重要。当肝癌患者出现以下情形时要考虑到真菌性肠炎的可能性：①已知的肝癌患者连续出现较长时间的慢性腹泻，临床不能排除感染性腹泻者；②晚期肝癌伴有肝衰竭的患者出现持续、顽固性的腹泻；③近期有自发性腹膜炎发生（或复发）且接受广谱抗生素治疗后出现的腹泻；④正在接受抗生素治疗腹泻的患者，出现疗效不佳或腹泻反而加重的现象；⑤近期有较长时间使用肾上腺皮质激素史；⑥腹泻病程迁延，肝功能损害日渐加重且有肝衰竭趋势。对具有以上表现的原发性肝癌患者，除了要主动积极地寻找真菌感染的实验依据外，还要结合临床经验尽早做出诊断，及时进行抗真菌治疗。

（4）自发性细菌性腹膜炎引起的腹泻

自发性细菌性腹膜炎（SBP）是肝硬化失代偿期的常见并发症，多数起病隐匿，临床表现呈多样性。少数急性起病的患者具有典型腹膜炎的症状和体征，表现为发热、腹痛、腹泻、腹部压痛或反跳痛。其腹泻发生的原因可能与肠道菌群失调、肠壁水肿、内毒素作用及消化不良有关。患者一般仅为轻度腹泻，并与恶心、呕吐并存，重度腹泻虽然临床少见，但因其伴随的腹痛和腹部压痛的体征易与感染性腹泻相混淆。临床上 SBP 伴有的腹泻与真菌性肠炎的鉴别诊断并不难，其鉴别的要点在于：①SBP 通常都是在腹水的基础上产生，对于具有腹膜炎症状和体征的肝硬化腹水患者进行腹水的常规检查及细菌培养，是临床诊断 SBP 的重要条件；②真菌性肠炎通常是在较长时间使用广谱抗生素、肾上腺皮质激素及其他免疫抑制药物的基础上发生，而 SBP 的发生多数是在上述诱发因素之前；③绝大多数 SBP 患者在有效抗菌治疗 72 小时后临床症状改善，腹水中炎性细胞数减少，其他炎症指标水平降低，而真菌性肠炎抗细菌治疗是无效的；④起病方式和伴随症状的比较：典型 SBP 多为急性起病，在腹痛的基础上出现腹泻，可伴有恶心、呕吐等消化道症状，腹膜刺激征明显；而真菌性肠炎多数缓慢起病，少有腹痛，具有腹膜刺激征的患者更为少见。

（唐　岚）

第二章　肾脏疾病

第一节　急性肾小球肾炎

一、疾病概述

急性肾小球肾炎简称急性肾炎，是一组常见的肾小球疾患。起病急，以血尿、少尿、蛋白尿、水肿及高血压等为其临床特征。急性肾炎可由多种病因所致，其中最常见的为链球菌感染后肾炎。在我国上呼吸道感染占 60%~70%，皮肤感染占 1%~20%，除链球菌之外，葡萄球菌、肺炎球菌、脑膜炎双球菌、淋球菌、流感杆菌及伤寒杆菌等感染都可引起肾小球肾炎。任何年龄均可发病，但以学龄儿童为多见，青年次之，中年及老年少见。一般男性发病率较高，男女之比约为 2∶1。

本病发病机制多与抗原抗体介导的免疫损伤有关。机体感染链球菌后，其菌体内某些成分作为抗原，经过 2~4 周与体内产生的相应抗体结合，形成免疫复合物，通过血液循环，沉积于肾小球内，当补体被激活后，炎症细胞浸润，导致肾小球损伤而发病。肾小球毛细血管的免疫性炎症使毛细血管腔变窄，甚至闭塞，并损害肾小球滤过膜，可出现血尿、蛋白尿及管型尿等，并使肾小球滤过率下降，因而对水和各种溶质（包括含氮代谢产物、无机盐）的排泄减少，发生水钠潴留，继而引起细胞外液容量增加，因此临床上有水肿、尿少、全身循环充血状态如呼吸困难、肝大、静脉压增高等表现。本病的高血压，目前认为是由于血容量增加所致，是否与"肾素-血管紧张素-醛固酮系统"活力增强有关，尚无定论。

二、诊断要点

（一）临床表现

1. 全身症状

起病时症状轻重不一，患者常有头痛、食欲减退、恶心、呕吐、疲乏无力、腰酸等，部分患者先驱感染没有控制，可有发热，咽喉疼痛，体温一般在 38℃ 上下，发热以儿童为多见。

2. 水肿及少尿

常为本病之首发症状，出现率为 80%~90%。在发生水肿之前，患者都有少尿，每日尿量常在 500mL 左右，少数患者可少至 400mL 以下，发生尿闭者少见。轻者仅晨起眼睑水肿，面色较苍白，呈"肾炎面容"，重者延及全身，体重亦随之增加。水肿多先出现于面部，特别以眼睑为著，下肢及阴囊亦显著。晨起以面部为主，活动后下肢为主。水肿出现的部位主要决定于两个因素，即重力作用和局部组织的张力，儿童皮肤及皮下组织较紧密，则水肿的凹陷性不十分明显，水肿的程度还与食盐的摄入量有密切关系，食盐摄入量多则水肿加重，反之亦然。大部分患者经过 2~4 周，可自行利尿退肿，严重者可有胸腔积液、腹水。产生原因主要是全身毛细血管壁通透性增强，肾小球滤过率降低，而肾小管对钠的重吸收增加致水钠潴留。

3. 血尿

肉眼血尿为常见初起症状之一，40%~70%的患者可见到。尿呈混浊红棕色，为洗肉水样，一般在数天内消失，也可持续 1~2 周才转为显微镜血尿。镜下血尿多在 6 个月内消失，也可因感染、劳累而暂时反复，也有持续 1~3 年才完全消失。此外，也有少数患者肾小球病变基本消退，而镜下血尿持续存在，认为无多大临床意义。

4. 蛋白尿

多数患者均有不同程度蛋白尿，主要为清蛋白，20%~30%表现为肾病综合征（尿蛋白超过 3.5g/24h。血浆清蛋白低于 30g/L），经 2~4 周后可完全消失。蛋白尿持续存在提示病情迁延，或转为慢性肾炎的可能。

5. 高血压

高血压见于 80%的病例，多为轻中度高血压，收缩压及舒张压均增高。急性肾炎之血压升高多为一过性，往往与水肿及血尿同时发生，一般持续 2~3 周，多随水肿消退而降至正常。产生原因主要为水、钠潴留使血容量扩张所致，经利尿、消肿后血压亦随之下降。重度高血压者提示肾损害严重，可并发高血压危象、心力衰竭或视网膜病变等。

6. 神经系统症状

症状主要为头痛、恶心、呕吐、失眠、反应迟钝；重者可有视力障碍。甚至出现昏迷、抽搐。此与血压升高及水、钠潴留有关。

（二）体征

急性肾炎的主要体征是程度轻重不一的水肿，以组织疏松及低垂部位为明显，晨起时眼睑、面部可见水肿，活动后下肢水肿明显。随病情发展至全身，严重者可出现胸腔腹腔、阴囊，甚至心包腔的大量积液，重度高血压者眼底检查可出现视网膜小动脉痉挛或视盘水肿。

（三）检查与检验

1. 尿液检查

血尿为急性肾炎重要所见，或肉眼血尿或镜下血尿，尿沉渣检查中，红细胞多为严重变形红细胞，但应用袢利尿剂时可暂为非变形红细胞，此外还可见红细胞管型，提示肾小球有出血渗出性炎症，是急性肾炎的重要特点。尿沉渣还常见肾小管上皮细胞、白细胞、大量透明和颗粒管型。

尿蛋白通常为（+）~（++），（1~3）g/d，多属非选择性蛋白，若病情好转，则尿蛋白减少，但可持续数周至数月。如果蛋白尿持续在 1 年以上，多数提示为慢性肾炎或演变为慢性肾炎。

尿常规一般在 4~8 周内大致恢复正常，残余镜下血尿（或爱迪计数异常）或少量蛋白尿（可表现为起立性蛋白尿）可持续半年或更长。

2. 血常规检查

严重贫血少见，红细胞计数及血红蛋白可稍低，系因血容量扩大，血液稀释所致，白细胞计数可正常或增高，此与原发感染灶是否继续存在有关。

急性肾炎时血沉几乎都增快，一般在 30~60mm/h，随着急性期缓解，血沉在 2~3 个月内也逐渐恢复正常。

3. 肾功能检查

急性肾炎患者肾小球滤过率（GFR）呈不同程度下降，但肾血浆流量仍可正常，因而滤过分数常减少，与肾小球滤过功能受累相比较，肾小管功能相对良好，肾浓缩功能多能保持。临床常见一过性氮质血症，血中尿素氮、肌酐增高，不限进水的患儿，可有轻度稀释性低钠血症，此外还可有高血钾及代谢性酸中毒。

4. 血浆蛋白和脂质测定

血清蛋白浓度常轻度降低，此系水、钠潴留及血容量增加和稀血症所致，急性肾炎病程较短而尿蛋白量少，所以血清蛋白降低不是由于尿中大量蛋白丢失所造成，且利尿消肿后即恢复正常浓度。血清蛋白电泳多见清蛋白降低，γ 球蛋白增高，少数病例伴有 α 和（或）β 球蛋白增高，后者增高的病例往往并存高脂血症。

5. 细胞学和血清学检查

急性肾炎发病后自咽部或皮肤感染灶培养出 β 溶血性链球菌的阳性率约 30%，早期接受青霉素治疗者更不易检出，链球菌感染后可产生相应抗体，常借检测抗体证实前驱的链球菌感染，如抗链球菌溶血素，抗体（ASO），其阳性率达 50%~80%。通常于链球菌感染后 2~3 周出现，3~5 周滴度达高峰，半年内恢复正常。判断其临床意义时应注意，其滴度升高仅表示近期有过链球菌感染，与急性肾炎的严重性无直接相关性；经有效抗生素治疗者其阳性率减低，皮肤感染灶患者阳性率也低，尚可检测抗脱氧核糖核酸酶 B 及抗玻璃酸酶（anti-HAse）。并应注意于 2~3 周后复查，如滴度升高，则更具诊断价值。

6. 血补体测定

除个别病例外，肾炎病程早期血总补体及 C_3 均明显下降，6~8 周后恢复正常，此规律性变化为本症的典型表现。血补体下降程度与急性肾炎病情轻重无明显相关，但低补体血症持续 8 周以上，应考虑有其他类型肾炎之可能，如膜增生性肾炎、冷球蛋白血症或狼疮肾炎等。

7. 尿纤维蛋白降解产物（FDP）

血液和尿液测定中出现 FDP 意味着体内有纤维蛋白形成和纤维蛋白原及纤维蛋白分解代谢增强，尿液 FDP 测定能更正确地反映肾血管内凝血。

8. 其他检查

部分病例急性期可测得循环免疫复合物及冷球蛋白，通常典型病例不需肾活检，但如与急进性肾炎鉴别困难或病后 3 个月仍有高血压、持续低补体血症或肾功能损害者建议肾活体检查，明确病理类型。

（四）鉴别诊断

1. 热性蛋白尿

急性感染发热的患者可出现蛋白尿、管型或镜下血尿，极易与不典型或轻型急性肾炎相混淆，但前者没有潜伏期，无水肿及高血压，热退后尿常规迅速恢复正常。

2. 急进性肾炎

起病过程与急性肾炎相似，但除急性肾炎综合征外，常早期出现少尿、无尿及肾功能急剧恶化为特征，重症急性肾炎呈现急性肾衰竭伴少尿或无尿持续不缓解，病死率高，与该病相鉴别困难时，应及时做肾活检以明确诊断。

3. 慢性肾炎急性发作

发作时症状同本病，但有慢性肾炎史，诱发因素较多，如感染诱发者临床症状（多在1周内，缺乏间歇期）迅速出现，常有明显贫血、低蛋白血症、肾功能损害等，B超检查有的显示双肾缩小。急性症状控制后，贫血仍存在，肾功能不能恢复正常，对鉴别有困难的。除了肾穿刺进行病理分析之外，还可根据病程和症状、体征及化验结果的动态变化来加以判断。

4. IgA 肾病

该病潜伏期短，多于上呼吸道感染后 1~2d 内即以血尿起病，通常不伴水肿和高血压，链球菌培养阴性，ASO 滴度不升高。一般无血清补体下降，1/3 患者血清 IgA 增高，该病多有反复发作史，鉴别困难时需行肾活检，病理免疫荧光示 IgA 弥散沉积于系膜区。

5. 全身系统性疾病引起的肾损害

如过敏性紫癜肾炎、狼疮性肾炎等，虽有类似本病之临床表现，但原发病症状明显，不难诊断。

6. 急性泌尿系感染或肾盂肾炎

急性泌尿系感染或肾盂肾炎可表现有血尿、腰痛等与急性肾炎相似的临床表现，但急性肾盂肾炎一般无少尿表现，少有水肿和高血压，多有发热、尿路刺激症状。尿中以白细胞为主，尿细菌培养阳性可以区别，抗感染治疗有效等，均可帮助诊断。

三、治疗

（一）治疗原则

急性肾小球肾炎为自限性疾病，无特异疗法，主要是对症处理，改善肾功能，预防和控制并发症，促进机体自然恢复。

（二）一般治疗

1. 休息

急性期应卧床休息，通常需 2~3 周，待肉眼血尿消失、血压恢复、水肿减退即可逐步增加室内活动量。

对遗留的轻度蛋白尿及血尿应加强随访观察而无需延长卧床期，但如病情反复，应继续卧床休息，卧床休息能增加肾血流量，可改善尿异常改变，同时 3 个月内宜避免剧烈体力活动，并应注意防寒、防潮。

2. 饮食治疗

（1）控制钠盐摄入：对有水肿、血压高者用无盐或低盐饮食，一般每日摄取钠 1.2g/d，水肿严重时限制为 0.5g/d，注意禁用腌制食品，尽量少用味精，同时禁食含碱主食及含钠高的蔬菜，如白萝卜、菠菜、小白菜或酱油。

（2）蛋白质摄入：一般认为血尿素氮<14mmol/L，蛋白质可不限制；尿素氮如超过 21.4mmol/L，每日饮食蛋白质应限制到 0.5g/kg 体重，蛋白质以乳类及鸡蛋为最好，羊肉除营养丰富、含优质蛋白质外，还有消肿利尿的作用，糖类及各种维生素应充分供给。

（3）水的摄入：对严重水肿且尿少者液体也应限制，目前多主张每日摄入水量以不显性失水量加尿量计算。儿童不显性失水每日为 15~20mL/kg 体重，在条件许可下，每日测量体重，对决定摄入液体量是否合适较有帮助。

（三）药物治疗

1. 感染灶的治疗

对有前驱感染且病灶尚存者应积极进行治疗，使其痊愈，即使找不到明确感染灶的急性肾炎患者。也有人主张用青霉素（过敏者用红霉素）常规治疗 10~14d，也有人主张在 2 周青霉素疗程后，继续用长效青霉素 2~4 周。抗生素对预防本病的再发往往无效。因此不必预防性的使用，对反复扁桃体发炎的患者，在病情稳定的情况下，可做扁桃体切除术。

2. 对症治疗

（1）水肿的治疗：对轻、中度水肿，限制钠水入量及卧床休息即可；高度水肿者应使用噻嗪类或髓襻利尿药，如呋塞米（速尿）2mg/kg 体重，每日 1~2 次治疗，一般不主张使用贮钾利尿药及渗透性利尿药，多巴胺等多种可以解除血管痉挛的药物也可应用，以促进利尿。

（2）高血压的治疗：轻度高血压经限制钠盐和卧床休息后可纠正，明显高血压者［儿童舒张压>13.3kPa（100mmHg）或成人舒张压>14.7kPa（110mmHg）］应使用抗高血压药物。一般采用利尿药、钙离子通道阻滞药、β-受体阻滞药及血管扩张药，如硝苯地平（硝苯吡啶）20~40mg/d，或肼屈嗪（肼苯哒嗪）25mg，每日 3 次以使血压适当降低。

3. 抗凝疗法

肾小球内凝血是急性肾炎的重要病理改变之一，主要为纤维素沉积及血小板聚集。因此，采用抗凝疗法将有助于肾炎缓解，可以应用普通肝素静脉滴注或低分子肝素皮下注射，每日 1 次，10~14 次为 1 个疗程，间隔 3~5d，根据患者凝血指标调整，共 2~3 个疗程。双嘧达莫（潘生丁）口服，尿激酶 2 万~6 万单位加入 5% 葡萄糖液 250mL 静脉滴注，或每日 1 次，10d 为 1 个疗程，根据病情进行 2~3 个疗程。注意肝素与尿激酶不可同时应用。

4. 抗氧化剂应用

（1）超氧歧化酶可使 O^- 转变成 H_2O_2。

（2）硒谷胱甘肽过氧化物酶，使 H_2O_2 还原为 H_2O。

（3）维生素 E 是体内血浆及红细胞膜上脂溶性清除剂，维生素 E 及辅酶 Q_{10} 可清除自由基，阻断由自由基触发的脂质过氧化连锁反应，保护肾细胞，减轻肾内炎症过程。

5. 肾上腺糖皮质激素

一般不用，但急性期症状明显时可小剂量短期使用，一般不超过 2 周。

6. 并发症的治疗

（1）高血压脑病：出现高血压脑病时应选用硝普钠 50mg 溶于葡萄糖液 250mL 中静脉滴注，速度为 0.5μg/（kg·min），随血压变化调整剂量。

（2）急性心力衰竭：近年研究认为，急性肾炎患者出现胸闷、心悸、肺底啰音、心界扩大等症状时，心排出量并不降低，射血指数亦不减少，与心力衰竭的病理生理基础不同，而是水钠潴留、血容量增加所致的淤血状态，因此洋地黄类药物疗效不理想，且易引起中毒。严格控制水钠摄入，静脉注射呋塞米、硝普钠或酚妥拉明等多能使症状缓解。

（3）继发细菌感染：急性肾炎由于全身抵抗力较低，易继发感染，最常见的是肺部和尿路感染。一旦发生应及时选用敏感、强效及无肾毒性的抗生素治疗，并加强支持疗法，常用的为青霉素类和第三代头孢菌素或四代抗生素。

（四）透析治疗

目前对急性肾炎所致的急性肾衰竭主张"早期、预防性和充分透析治疗"，早期预防性透析是指在并发症出现之前即进行透析治疗，特别是高分解代谢型急性肾衰竭，可以有效降低病死率，血液透析或腹膜透析均可采用，血液透析疗效快速，适用于紧急透析，其中连续性血液透析滤过治疗效果最佳。腹膜透析适用于活动性出血、无法耐受血液透析和无血液透析设备的情况。

第二节　慢性肾小球肾炎

慢性肾小球肾炎简称慢性肾炎，以蛋白尿、血尿，高血压、水肿为基本临床表现，起病方式各有不同，病情迁延，缓慢进展，可有不同程度的肾功能减退，最终将发展为慢性肾衰竭。

一、病因和发病机制

绝大多数慢性肾炎患者的病因尚不明确，仅有少数慢性肾炎是由急性肾炎发展所致。虽然慢性肾炎的病因、发病机制和病理类型不尽相同，但起始因素多为免疫介导炎症，导致病程慢性化的机制除免疫因素外，非免疫因素如高血压、蛋白尿、高血脂等亦占有重要作用。

二、病理

慢性肾炎可由多种病理类型引起，常见类型有系膜增生性肾小球肾炎（包括 IgA 和非 IgA 系膜增生性肾小球肾炎）、系膜毛细血管性肾小球肾炎、膜性肾病及局灶性节段性肾小球硬化等。

病变进展至后期，所有上述不同类型病理变化均可转化为程度不等的肾小球硬化、肾小管萎缩、肾间质纤维化。疾病晚期肾体积缩小，转化为硬化性肾小球肾炎。

三、临床表现

多数起病缓慢、隐匿。临床表现呈多样性，蛋白尿、血尿、高血压、水肿为其基本临床表现，可有不同程度肾功能减退，病情时轻时重、迁延，渐进性发展为慢性肾衰竭。

早期患者可有乏力、疲倦、腰部疼痛、食欲缺乏，水肿可有可无，一般不严重。有的患者可无明显临床症状。

血压可正常或轻度升高。肾功能正常或轻度受损（肾小球滤过率下降），这种情况可持续一段时间后，肾功能逐渐恶化，最终发展成尿毒症。部分患者除上述慢性肾炎的一般表现外，血压可以有程度不等的升高，甚至出现高血压脑病，这时患者可有眼底出血、渗出，甚至视盘水肿，如血压控制不好，肾功能恶化较快，预后较差。

慢性肾炎往往有急性发作现象，常因感染、劳累呈急性发作，或用肾毒性药物后病情急骤恶化，经及时去除诱因和适当治疗后病情可一定程度缓解，但也可能由此而进入不可逆慢性肾衰竭。

四、实验室检查

（一）尿液检查

血尿，多以镜下血尿为主，可有红细胞管型。程度不等的蛋白尿，部分患者出现大量蛋白尿（尿蛋白定量超过 3.5g/24h）。

（二）血液检查

早期血常规检查正常或轻度贫血，白细胞和血小板多正常。

（三）肾功能检查

早期肾功能无异常，随着病情的进展，可出现血肌酐升高和肾小球滤过率下降。

（四）病理检查

肾脏活体组织检查可明确慢性肾炎的病理类型，对于指导治疗和估计预后具有重要意义。

五、诊断与鉴别诊断

（一）诊断

凡尿化验异常（蛋白尿、血尿、管型尿）、水肿及高血压病史达一年以上，在除外继发性肾小球肾炎及遗传性肾小球肾炎后，临床上可诊断为慢性肾炎。

（二）鉴别诊断

1. 继发性肾小球疾病

如狼疮性肾炎、过敏性紫癜肾炎、糖尿病肾病等，依据相应的病史及实验室检查，一般不难鉴别。

2. 其他原发性肾小球疾病

（1）隐匿型肾小球肾炎：临床上轻型慢性肾炎应与隐匿型肾小球肾炎相鉴别，后者主要表现为无症状性血尿和（或）蛋白尿，无水肿、高血压和肾功能损害。

（2）感染后急性肾炎：有前驱感染史并以急性发作起病的慢性肾炎需与此病相鉴别。慢性肾炎急性发作多在短期内（数日）病情急骤恶化，血清补体 C_3 一般无动态变化有助于与感染后急性肾炎相鉴别；此外，疾病的转归不同，慢性肾炎无自愈倾向，呈慢性进展，可资区别。

3. 原发性高血压肾损害

伴有高血压的慢性肾炎需与原发性高血压肾损害（即良性小动脉性肾硬化症）鉴别，后者先有较长期高血压，其后再出现肾损害，临床上远曲小管功能损伤（如尿浓缩功能减退、夜尿增多）多较肾小球功能损伤早，尿改变轻微（微量至轻度蛋白尿，可有镜下血尿及管型），常有高血压的其他靶器官（心、脑）并发症。

4. Alport 综合征

Alport 综合征常起病于青少年（多在 10 岁之前），患者同时出现眼部、耳部疾病及肾脏损害，有阳性家族史（多为性连锁显性遗传）。

六、治疗

慢性肾炎的治疗主要是防止或延缓肾功能进行性恶化，改善或缓解临床症状及防治严重合并症，根据肾脏病理检查结果进行综合性治疗。

（一）一般治疗

1. 休息

因劳累可加重高血压、水肿和尿检异常，因此注意休息、避免劳累在疾病的慢性进程中非常重要。

2. 饮食

（1）蛋白质摄入：慢性肾小球肾炎患者应根据肾功能减退程度决定蛋白质摄入量。轻度肾功能减退者宜 0.6g/（kg·d），以优质蛋白（牛奶、蛋类、瘦肉等）为主，适当辅以 α-酮酸或必需氨基酸。低蛋白饮食时，可适当增加糖类（碳水化合物）的摄入，以满足机体能量需要，防止负氮平衡。如患者肾功能正常，则可适当放宽蛋白入量，一般不宜超过 1.0g/（kg·d），以免加重肾小球高滤过等所致的肾小球硬化。

（2）盐的摄入：有高血压和水肿的慢性肾小球肾炎患者应限制盐的摄入，建议<3.0g/d，特别应注意食物中含盐的调味品，少食腌制食品及各类咸菜。

（3）脂肪摄入：高脂血症是促进肾病变加重的独立危险因素。慢性肾小球肾炎，尤其是大量蛋白尿的患者更易出现脂质代谢紊乱，临床表现为高脂血症。因此，应限制脂肪的摄入，尤其应限制含有大量饱和脂肪酸的肉类。

（二）控制高血压

高血压是加速肾小球硬化、促进肾功能恶化的重要因素，积极控制高血压是十分重要的环节。治疗原则：①力争把血压控制在理想水平：蛋白尿不低于 1g/d，血压应控制在 16.67/10kPa（125/75mmHg）以下；尿蛋白低于 1g/d，血压控制可放宽到 17.33/10.67kPa（130/80mmHg）以下；②选择能延缓肾功能恶化、具有肾保护作用的降血压药物。

高血压患者应限盐（<3g/d）；有水钠潴留容量依赖型高血压患者可选用噻嗪类利尿药。对肾素依赖性高血压则首选血管紧张素转换酶抑制剂（ACEID）或血管紧张素Ⅱ受体拮抗剂。此外钙通道阻滞剂、β受体阻滞剂、α受体阻滞剂也可选用。高血压难以控制时可选用不同类型降压药联合应用。

近年研究证实，ACEI除具有降低血压作用外，还有减少尿蛋白和延缓肾功能恶化的肾保护作用，故ACEI可作为慢性肾炎患者控制高血压的首选药物。肾功能不全患者应用ACEI要防止高血钾，血肌酐大于350μmol/L的非透析治疗患者不宜再使用，注意少数患者应用ACEI干咳的不良反应。血管紧张素Ⅱ受体拮抗剂具有与ACEI相似的肾保护作用和减少尿蛋白作用，但不引起持续性干咳。

（三）糖皮质激素和细胞毒性药物

鉴于慢性肾炎为一临床综合征，其病因、病理类型及其程度、临床表现和肾功能等变异较大，故此类药物是否应用应区别对待。在肾活检明确病理类型后谨慎应用。还可选择中药雷公藤总苷片，但应注意该药可以引起血白细胞减少及肝功能损害，女性患者长期服用可导致月经周期紊乱甚至闭经。

（四）避免加重肾损害的因素

感染、劳累、妊娠及应用肾毒性药物（如氨基糖苷类抗生素、含马兜铃酸的中草药等），均可能加重肾脏损害，导致肾功能恶化，应予以避免。

七、预后

慢性肾炎病情迁延，病变呈进行性发展，最终出现慢性肾衰竭。病变进展速度个体差异很大，病理类型为重要因素，但防止各种危险因素、正确制定延缓肾功能损害进展的措施同样具有重要意义。

第三节 急性肾衰竭

急性肾衰竭（acute renal failure，ARF）是指由于肾脏自身和（或）肾外各种原因引起的双肾的排泄功能在短期内迅速减退的一组临床综合征。随着病情急剧进展，多伴有少尿或无尿，以致体内代谢产物蓄积、水电解质失衡，并引起相应的临床表现和血生化改变。

一、病因病理

1. 病因

急性肾衰竭的常见病因可分为肾前性、肾实质性和肾后性三大类。

（1）肾前性：急性肾衰竭系指由于各种肾前因素引起血管内有效循环血容量急剧降低，致使肾血流量不足，肾小球滤过率显著降低所导致的急性肾衰竭。肾前性急性肾衰竭的常见原因可分为血容量减少（如脱水、失血）、心力衰竭、心排血量不足或细胞外液分布异常（如低蛋白血症、大量腹腔积液），最终可发展为肾性肾衰竭。

（2）肾性：急性肾衰竭系指各种肾实质病变所导致的肾衰竭，或由于肾前性肾衰竭不能及时去除病因、病情进一步发展所致。常见于以下原因。

①肾小球疾病：见于急性肾炎、急进性肾炎、溶血尿毒综合征、狼疮性肾炎等。

②肾小管疾病：急性肾衰竭以急性肾小管坏死最多见，由肾缺血及肾毒性物质如氨基糖苷类、造影剂、重金属、有机溶剂、某些中草药等所致。

③肾间质疾病：由于感染性或过敏性疾病所致，或由于淋巴瘤、白血病等蔓延侵及肾间质所致。

④肾血管性疾病：见于各种原发性或继发性肾小血管炎，肾动脉、肾静脉血栓形成，败血症引起的弥散性血管内凝血等。

（3）肾后性：急性肾衰竭系指由于肾集合小管和肾以下泌尿系梗阻导致其上方的压力增高，引起的急性肾衰竭，可见于结石、感染、肿瘤、畸形、外伤等。

2. 发病机理

本病的发病机制尚未完全阐明，目前研究大多着重于肾缺血和（或）肾中毒引起肾小管损伤学说。其主要发病机制：

①肾小管损伤：当肾小管急性严重损伤时，由于肾小管阻塞和肾小管基膜断裂引起肾小管内液反漏入间质，从而引起急性肾小管上皮细胞变性、坏死，肾间质水肿，肾小管阻塞，肾小球有效滤过率降低。

②肾小管上皮细胞代谢障碍：肾小管上皮细胞的损伤及代谢障碍，导致肾小管上皮细胞坏死。

③肾血流动力学变化：肾缺血和肾毒素的作用致使血管活性物质释放，引起肾血流动力学变化，导致肾血液灌注量减少，肾小球滤过率下降而致急性肾衰。

④缺血再灌注损伤：实验证实肾缺血再灌注损伤主要为氧自由基及细胞内钙含量超负荷，使肾小管上皮细胞内膜脂质过氧化增强，导致细胞功能紊乱，以致细胞死亡。

二、临床表现

根据尿量减少与否，急性肾衰竭可分为少尿型和非少尿型。急性肾衰竭伴有少尿或无尿表现者称为少尿型。非少尿型系指尿素氮、血肌酐迅速升高，肌酐清除率迅速降低，而不伴有少尿的表现。临床常见少尿型肾衰竭，其临床过程可分为三期。

（一）少尿期

少尿期一般持续 1~2 周，长者可达 4~6 周，持续时间越长，肾损害越重。持续少尿大于 15 d，或无尿大于 10 d 者，预后不良。少尿期的系统症状有以下几点。

（1）水钠潴留：患者可表现为全身水肿、高血压、心力衰竭、肺水肿、脑水肿，可伴有稀释性低钠血症，血钠常<125 mmol/L。

（2）电解质紊乱：常见高钾、低钠、低钙、高镁、高磷和低氯血症。

（3）代谢性酸中毒：表现为恶心、呕吐、疲倦、嗜睡、呼吸深大、食欲不振甚至昏迷，血 pH 值降低。

（4）尿毒症：因肾排泄障碍，使各种毒性物质在体内积聚所致。可出现全身各系统的症状，其严重程度与血中尿素氮及肌酐增高的浓度相一致。

（5）感染：感染是 ARF 最为常见的并发症，以呼吸道和尿路感染多见，致病菌以金黄色葡萄球菌和革兰氏阴性杆菌最多见，ARF 患者任何部位感染都易发生败血症。

（6）皮肤改变：皮肤干燥伴水肿，多汗部位常有尿素结晶析出，呼气带尿臭气味。

（二）多尿期

当 ARF 患者尿量逐渐增多，全身水肿减轻，24 h 尿量达 4 000 mL 以上时，即为多尿期。一般持续 1~2 周（长者可达 1 个月），此期由于大量排尿，可出现脱水、低钠和低钾血症，仍有生命危险，故多尿期严密检测血压、电解质等是十分必要的。

（三）恢复期

多尿期后肾功能改善，尿量逐渐恢复正常，尿素氮、血肌酐逐渐恢复正常，但仍有不同程度肾功能的损害，患者表现为虚弱无力、消瘦、营养不良、贫血、皮肤脱屑等。经 3~5个月才能恢复正常，部分患者发展为慢性肾衰竭，少数患者遗留不可逆的肾功能损害。药物所致的急性肾小管坏死为非少尿型急性肾衰竭，临床表现较少尿型急性肾衰症状轻、并发症少、病死率低。

三、实验室检查

（一）尿液检查

（1）尿量变化：少尿型 ARF 患者<400 mL/24 h，完全无尿提示双侧完全性尿路梗阻，双侧肾动脉栓塞或肾皮质坏死等。

（2）尿沉渣检查：可见肾小管上皮细胞、上皮细胞管型和颗粒管型及少许红细胞、白细胞等。

（3）尿比重：肾前性氮质血症时，尿比重>1.025；少尿而尿比重<1.015 多见于急性肾小管坏死，急性肾小球肾炎所致肾衰，尿比重可达 1.015。

（4）尿渗透浓度：主要反映肾浓缩功能，肾前性氮质血症时尿渗透浓度>500 mOsm/L，急性肾小管坏死时常<350 mOsm/L。

（5）尿肌酐及尿素氮测定：ARF 时排泄量减少，尿肌酐排泄量<1 g/d（正常值>1 g/d），尿中尿素氮排泄<6 g/d（正常值>6 g/d）。

（6）尿钠：肾前性氮质血症时，尿钠显著减少常<20 mmol/L，而急性肾小管坏死时，肾小管重吸收钠障碍，尿钠排出增多，尿钠常>40 mmol/L。

（二）血清生化检查

（1）电解质：在 ARF 时血清出现"三高三低"即钾、镁、磷逐渐升高，而钙、钠、氯降低。

（2）肌酐、尿素氮：ARF 时肌酐、尿素氮升高，作为监测病情指标之一。

（三）肾影像学检查

（1）腹平片：可了解肾脏的大小、形态。固缩肾提示有慢性肾脏疾病，两侧肾脏不对称要考虑一侧梗阻或血管疾病。

（2）超声检查：了解肾脏大小、形态、血流及输尿管、膀胱有无梗阻，对诊断有无尿路梗阻的敏感性、准确性均较高。

（3）逆行性和下行性肾盂造影：主要用于了解有无尿路梗阻。

（4）放射性核素检查：可了解肾血流量、肾小球、肾小管功能。

（5）血管造影：可了解肾血管病变，适用于怀疑肾动脉或静脉栓塞的病例。

（6）CT、磁共振：可提供可靠的影像学诊断，但检查费用昂贵。

（四）肾活检

对于原因不明的 ARF，肾活检是可靠的诊断手段，可帮助诊断和评估预后。

四、诊断和鉴别诊断

（一）诊断依据

（1）尿量显著减少：出现少尿（每日尿量 $<250 \ mL/m^2$）或无尿（每日尿量 $<50 \ mL/m^2$）。

（2）氮质血症：血清肌酐 $\geqslant 176\mu mol/L$，BUN $\geqslant 15 \ mmol/L$，或每日血肌酐增加 $\geqslant 44\mu mol/L$ 或 BUN $\geqslant 3.57 \ mmol/L$，有条件时测肾小球滤过率（如内生肌酐清除率），常每分钟 $\leqslant 30 \ mL/1.73 \ m^2$。

（二）临床分期

如前所述。

（三）病因诊断

1. 肾前性和肾实质性 ARF

（1）尿沉淀物检查：功能性急性肾衰时往往只出现透明和细小颗粒管型，而器质性急性肾衰时则出现上皮细胞管型、变性细胞管型和大量粗颗粒细胞管型，还可出现大量游离的肾小管上皮细胞。

（2）尿液-血浆渗透压的比值：功能性急性肾衰时尿渗透压正常或偏高（大于 600 毫渗量/升），尿液-血浆渗透压比值大于 2：1，而器质性急性肾衰时尿渗透压接近血浆渗透压 $[300 \ mOsm/（L \cdot H_2O）]$，两者比值小于 1：1。

（3）尿钠浓度：功能性急性肾衰时，尿钠的再吸收机能未破坏，因而钠得以保留，尿钠浓度小于 20 毫当量/升。器质性急性肾衰时钠的再吸收降低，使尿钠上升常超过 40 毫当量/升。

（4）尿液-血浆肌酐比值：功能性急性肾衰时尿浓度机能尚未破坏，故尿液-血浆肌酐比值常大于 40：1。器质性急性肾衰时肾小管变性坏死。尿浓度机能被破坏，尿液-血浆肌酐比值常小于 10：1。

（5）尿素氮-肌酐比值：功能性急性肾衰时肾小管内流速下降，肾小管对滤过的尿素重吸收增加，而肌酐的排泄保持恒定不变，因此，尿素氮-肌酐比值大于 20：1，器质性急性肾衰时两者比值常为 10：1。

（6）一小时酚红排泄试验：用常规方法作酚红试验，但仅收集 1 h 的尿液标本，用生理盐水冲洗膀胱以减少残尿造成的误差。酚红的排泄需要有足够的肾血流量和肾小管的分泌功能，因此排泄量极微时常表示有器质性急性肾衰，如酚红排泄量在 5% 以上，则可能存在功能性急性肾衰，而肾小管功能未全受损。

2. 肾后性 ARF

泌尿系统影像学检查有助于发现导致尿路梗阻的原因。

五、治疗

治疗原则是去除病因，积极治疗原发病、减轻症状，改善肾功能，防止并发症的发生。

1. 少尿期的治疗

（1）去除病因和治疗原发病，肾前性 ARF 应注意及时纠正全身循环血流动力障碍，包括补液、输注血浆和清蛋白、控制感染等，避免接触肾毒性物质，严格掌握肾毒性抗生素的用药指征、并根据肾功能调节用药剂量，密切监测尿量和肾功能变化。

（2）饮食和营养：应选择高糖、低蛋白、富含维生素的食物，尽可能供给足够的能量。供给热量 $210 \sim 250$ J/（kg·d），蛋白质 0.5 g/（kg·d）应选择优质动物蛋白，脂肪占总热量 $30\% \sim 40\%$。

（3）控制水和钠的摄入：坚持量入为出的原则，严格限制水、钠摄入，有透析支持则可适当放宽液体入量，每日液体量：尿量+显性失水（呕吐、大便、引流量）+不显性失水−内生水。无发热患儿每日不显性失水为 300 mL/m^2，体温每升高 $1℃$，不显性失水增加 75 mL/m^2，内生水在非高分解代谢状态为 $250 \sim 350$ mL/m^2，所用液体均为非电解质液，髓袢利尿剂（呋塞米）对少尿型 ARF 可短期试用。

（4）纠正代谢性酸中毒：轻、中度代谢性酸中毒一般无须处理。当血浆 $HCO_3^-<12$ mmol/L 或动脉血 pH<7.2，可补充 5% 碳酸氢钠 5 mL/kg，提高 CO_2-CP 5 mmol/L，纠酸时宜注意防治低钙性抽搐。

（5）纠正电解质紊乱；包括高钾血症、低钠血症、低钙血症和高磷血症的处理。

（6）透析治疗：凡上述保守治疗无效者，均应尽早进行透析。透析的指征①严重水潴留，有肺水肿、脑水肿的倾向。②血钾持续或反复超过 6.5 mmol/L。③BUN>28.6 mmol/L，或血浆肌酐>707.2μmol/L。④严重的难以纠正的酸中毒。⑤药物或毒物中毒，该物质又能被透析去除。在儿童尤其是婴幼儿以腹膜透析为常用。

2. 多尿期的治疗

（1）维持水的平衡：患者在少尿期内大多处于程序不同的水过多状态，因此随着多尿期的到来，让其自行排出过量的水分，以达到新的平衡。液体的补充应按尿量的 $1/3 \sim 2/3$ 量即可，若按尿量等量补充，将使多尿期延长。

（2）维持电解质平衡：随着水分的排出，必有大量电解质的丢失，因此必须及时补充。一般每升尿需补充生理盐水 500 mL，24 h 尿量超过 $1\ 500$ mL 时应酌情补充钾盐。

（3）防治感染：此期患者往往十分虚弱，抵抗力极低，容易发生感染，必须积极予以防治。

（4）加强营养：逐渐增加高质量的蛋白质的摄入，贫血严重者可输血。

3. 康复期的治疗

由于急性肾衰竭后蛋白质的负平衡相当严重，故此期主要的治疗方针是积极补充营养，给予高蛋白、高糖、高维生素饮食。此外应逐步增加活动量，以促进全身各器官功能的恢复。肾功能的恢复常需一年以上。

六、预防与护理

（一）预防

（1）积极治疗原发病，控制和消除诱发因素。

（2）对于有肾脏疾病的患者，应尽量避免使用具有肾毒性的中西药物。

（二）护理

（1）保证足够的热量。

（2）少尿期应严格记录 24 h 出入量，量入为出，注意防治高血钾及酸中毒，多尿期则须防止脱水及低血钾。

七、预后

随着透析的广泛开展，ARF 的病死率已有明显降低。预后与原发病性质、肾脏损害的程度、少尿持续时间长短等相关。并且亦与早期诊断和早期治疗与否、透析与否和有无并发症等有直接关系。

第四节　慢性肾衰竭

慢性肾衰竭（chronic renal failure，CRF）简称慢性肾衰，是由于多种慢性肾脏疾病造成肾单位严重破坏，致使肾脏排泄调节功能和内分泌代谢功能严重受损而造成水与电解质、酸碱平衡紊乱出现一系列症状、体征和并发症。由于本病是肾脏病变长期逐步发展的结果，故多为不可逆性的，预后差。我国的发病率在万分之三左右。

一、病因病理

1. 病因

常见的诱发与加重因素：

①感染：泌尿系或其他部位的感染。

②血容量的改变：呕吐、腹泻、失血以及手术和创伤等因素，导致血容量减少，可加重肾衰。

③肾毒性药物：在原发性肾脏疾病的基础上，使用具有肾毒性的药物，可使肾损害加重。

2. 发病机制

（1）健存肾单位学说：肾实质疾病导致相当数量。肾单位破坏，残余的肾单位为了代偿，必须增加工作量，以维持机体正常的需要。因而，每一个"健存"的肾单位发生代偿性肥大，肾小球滤过功能和肾小管处理滤液的功能增强。但如肾实质损坏继续进行，"健存"肾单位越来越少，终于到了即使倾尽全力，也不能达到人体代谢的最低要求时，就出现肾衰竭的临床表现。

（2）矫枉失衡学说：慢性肾衰时，某些代谢产物在体内蓄积，某些物质的分泌增加，引起机体的失衡现象。如肾小球滤过率下降，肾小球重吸收及浓缩功能障碍，致酸碱失衡及电解质紊乱、代谢性酸中毒、低钠、低钾血症、高磷、低钙血症等。

（3）肾小球过度滤过学说：慢性肾衰时，残存的肾单位出现过度滤过的血流动力学变化，除使残存的肾单位增生外，还可使系膜细胞过度负荷而增生，肾小球上皮细胞呈透明样变性，导致发生。肾小球毛细血管闭塞和肾小球硬化，肾小管间质损害，最终肾衰竭而死亡。

（4）毒素学说：慢性肾衰时，肾排泄功能减退，尿毒素在体内潴留，可引起尿毒症的各种中毒症状。

（5）肾小球代偿增生：在代偿性肾脏增大的动物的血和尿中存在着促进肾脏增生的物质，称为"促肾脏增生因子"，可能由肾外组织产生而由肾脏排出，它能促进肾脏合成蛋白质、DNA 和磷脂，另外，高蛋白饮食能增加肾脏排氮功能，使肾脏增生肥大。

二、临床表现

（一）一般症状

疲乏、失眠、头痛、食欲缺乏、烦渴、恶心、苍白、轻度面肿、多尿或生长障碍等，其中多饮、多尿和夜尿可能是最早的唯一症状。

（二）水、电解质紊乱及酸中毒

慢性肾衰进展过程中，早期通过肾脏适应性调节机制，可不发生水、电解质的平衡失调现象。当发展至终末期。肾衰时，肾适应调节机制随病情的进展而日益减少则引起水钠潴留，出现水肿、高血压，甚至出现心力衰竭；电解质紊乱常见低钠血症、低钾血症、低钙血症、高镁血症和高磷血症。除终末期外，一般罕见明显高钾血症。

（三）心血管系统症状

（1）高血压：在肾血管疾病如肾动脉狭窄、结节性多动脉炎、肾实质病变均可出现高血压。

（2）心力衰竭：慢性肾衰竭末期可出现心力衰竭。

（3）心包炎：出现胸痛，胸骨后压迫感，可闻及心包摩擦音。

（4）尿毒症性心肌病：肾衰竭时，心肌功能减低，但一般情况下症状可不明显。

（四）消化系统症状

胃肠道症状是尿毒症最早最突出的表现。由于肠道中细菌的尿毒酶将尿素分解为氮，刺激胃肠道黏膜而引起恶心、呕吐及顽固性呃逆，晚期可出现腹泻等。

（五）造血系统症状

出现贫血、出血等征象。

（六）神经系统症状

主要表现为精神不安，疲乏、集中力减低，神经肌肉应激性增加，痉挛和抽搐，昏迷。周围神经病变：主要为感觉和运动功能障碍，感觉异常表现为烧灼感、疼痛和麻木等。

（七）骨骼系统症状

骨营养障碍、肾性佝偻病、骨质疏松、病理性骨折等。

（八）皮肤症状

由于尿胆素原的滞留，色素沉着于皮肤，加之贫血，故形成一种苍白而又带褐色的特殊面容。另外皮肤瘙痒是尿毒症的常见症状。

（九）呼吸系统症状

重度代谢性酸中毒时可有呼吸深长；另外可发生尿毒症肺炎，肺部可闻及啰音，并且可合并胸腔积液。

（十）免疫功能低下

易继发感染，是造成慢性肾衰加剧的主要因素。

三、实验室检查

（一）尿检查

尿比重固定在 1.010 左右，尿中有不等量的蛋白，红细胞、白细胞及管型等。

（二）血液检查

呈正细胞正色素性贫血，血小板及白细胞计数一般正常，但出血、凝血时间延长。

（三）血生化检查

尿素氮、肌酐增高，二氧化碳结合力降低，血钠、血钙一般低下，血钾、血磷可高可低。

（四）肾功能检查

尿稀释浓缩功能下降、肌酐清除率明显下降。

（五）X 线检查

（1）胸片可见心影扩大及循环充血表现如左室扩大、肺水肿和胸膜渗出。

（2）肱骨、膝、腕关节照片可见脱钙、骨小梁变粗、斑状浸润、骨皮质变薄，呈佝偻病样改变；骨龄落后，灶性骨硬化、骨变形，严重者可有骨骺分离。

（六）骨密度测定

骨密度降低比 X 线骨改变出现早。

四、诊断与鉴别诊断

慢性肾衰的临床表现虽为多样化，但诊断主要依据：①起病缓慢、有疲乏无力、头痛、食欲不振、恶心、呕吐、多尿、夜尿或少尿及皮肤瘙痒等症状。②高血压、眼底改变、心力衰竭。③贫血、氮质血症、酸中毒、高血磷、低血钙、晚期可有高血钾。④尿比重低且固定，轻度蛋白尿、少量红、白细胞及管型。⑤既往有慢性肾疾患病史。

由于慢性肾衰的临床表现涉及各系统且呈现多样化，常易误诊为其他相应系统的疾病，应予警惕。凡遇有以贫血、高血压及胃肠道症状就诊者，应警惕有无慢性肾衰，尿检查和肾功能检查可助诊断。以少尿为主诉者，应注意与急性肾衰相鉴别。病史短，无明显贫血，超声检查肾脏不缩小为急性肾衰的特点，可与慢性肾衰相鉴别。鉴别困难时应做肾活检病理检查。对慢性肾衰还必须做出病因诊断，以利对原发病的治疗。

五、治疗

慢性肾衰时保守治疗的原则是尽可能明确病因，去除诱因，治疗内环境的紊乱及其合并症，尽可能保护残存肾单位的功能。

1. 去除病因，治疗原发病

其中最主要的是治疗感染，血容量下降及尿路梗阻。抗感染时应尽量避免使用抗菌药物。

2. 饮食疗法

慢性肾衰的患者，既要保证营养需要，又要不加重肾脏的负担。一般说来，若肾功能保持在 50% 以上，则可不必限制饮食，若肾功能低于正常的 50% 则应重视饮食调整。

（1）蛋白质：当肾小球滤过率降至 25 mL/min 或血中尿素氮达到 35.7 mmol（100 mg/dL）以上或临床已有尿毒症症状时则必须限制蛋白质的摄入量，但过严限制则体内蛋白质分解，也可增加肾脏氮质负荷，蛋白质的限制应根据患者临床症状及肾功能减退程度而定。一般估计以中等程度的肾衰竭，供给蛋白质 $1 \sim 2$ g/（kg·d），使尿素氮 <35.7 mmol/L（100 mg/dL），严重病例只给予蛋白质 $0.6 \sim 1.0$ g/（kg·d）。宜用高生物价的蛋白质如鸡蛋、牛奶、瘦肉、鱼肉等，应尽量少吃植物蛋白如豆制品等，因其含必需氨基酸少。

（2）磷的限制：当肾小球滤过率 <15 mL/min 时，血磷即升高。此时应将食物中磷的供给限制在 $200 \sim 500$ mg/d，并口服氢氧化铝 $50 \sim 150$ mg/（kg·d），或服 10% 氢氧化铝凝胶 $0.5 \sim 1.5$ mL/（kg·d），使血磷维持在正常水平后，只需补充维生素 D 及钙。

（3）其他营养素：慢性肾衰时应补充维生素 B、维生素 C、维生素 D，维生素 D 一般需 $2\,000 \sim 2\,500$ U/d 以上，根据骨病及血钙、磷水平调整。慢性肾衰时亦需注意微量元素锌的补充，以利更好发挥维生素 D 对肠道钙的吸收作用。

3. 必需氨基酸疗法

慢性肾衰时血浆必需氨基酸减少，非必需氨基酸增多。清蛋白及球蛋白缺乏，出现低蛋白血症、营养不良及免疫功能低下，易并发感染。必需氨基酸疗法配合低蛋白饮食，可利用非蛋白氮合成蛋白质，降低氮质血症，维持正氮平衡，纠正高磷血症。应用必需氨基酸疗法，必须严格限制蛋白质摄入量，同时保证每日足够热卡。一般口服必需氨基酸制剂，每次 14.5 g，每日 4 次；或静脉滴注必需氨基酸注射液 $0.2 \sim 0.3$ g/（kg·d），$15 \sim 20$ d 一疗程。

4. 纠正水、电解质紊乱及酸中毒

慢性肾衰存在水肿，心功能不全或高血压时，应限制水、钠摄入。如二氧化碳结合力 <13.5 mmol/L 时，应在严格限制钠、水情况下纠正酸中毒，多使用 3.64% 氨基丁三醇 THAM，以免摄入量过多使浮肿加重。

5. 减少含氮代谢产物的潴留

（1）氧化淀粉：口服后在肠道可吸附尿素氮与钾，使尿素氮下降约 30%，患者从小剂量开始，逐渐增加药量至 $20 \sim 30$ g/d。

（2）氧化纤维素：口服后可在肠道吸附尿素和氨。具体应用时，应将氧化纤维素冷藏，以水浸泡 1 d 后服用，干重 60 g 相当于浸湿重 100 g。成人自 40 g 干重量开始，每周增加 10

g，儿童剂量酌减。

（3）角豆树籽树胶：是一种果糖多聚物，口服在胃肠道不易消化，对尿素、氨、肌酐、尿酸及磷、氯、钠等具有相当的吸附能力，而对钾、镁、钙的吸附作用甚少。成人 25 ~ 50 g/d，可连服数月，服用时应加棉籽油。

6. 肾性骨病的治疗

（1）降磷：口服氢氧化铝。

（2）补钙：口服乳酸钙。有低钙抽搐者，可静注葡萄糖酸钙。

（3）补充维生素 D：当血肌酐>353.6 mmol/L（4 mg/dL）时，给予维生素 D 5 000 U/（m² · d），有时可多达 50 000 U/d。使用 1，25-（OH）2D30.7~2.7 mg/d，口服或肌注，疗效更显著。

（4）甲状旁腺次全切除术：已发生纤维性骨炎或转移性钙化者，应做甲状旁腺次全切除术，而儿科多认为不需做此手术。

7. 扩容利尿疗法

由于呕吐、腹泻、低钠、消化道失血所致血容量不足，常使肾功能进一步恶化，应采取扩容利尿疗法，可用 10% 低分子右旋糖酐每次 10 mL/kg 静滴，滴注完毕后静注呋塞米每次 1~2 mg/kg。常可使尿量增多、肾功能改善。

8. 贫血的治疗

首先补给造血原料，如优质蛋白饮食，必需的氨基酸、铁剂、叶酸等、均对长期摄入量不足所致贫血治疗有效。应用重组红细胞生成素（rHuEPO）50~150 μg/kg，每周 2~3 次，至血细胞比容达到预期指标（HCT 30%~35%）后减量维持。如血色素<60 g/L，则需少量多次输血或输注洗涤红细胞。

9. 高血压的治疗

伴有高血压者一般应降压、利尿，限制水、钠等综合措施治疗后血压多可控制。降压药仍选用以不减少。肾血流量的药物为宜，否则易导致肾功能恶化。

10. 透析疗法

无可逆因素的慢性肾衰者，经非透析疗法治疗无效时，应采取透析疗法或肾移植术。儿童患者多采用连续性不卧床腹膜透析治疗（CAPD）。

11. 肾移植术

凡慢性肾衰患者进行透析治疗过程中，只要有合适的供肾，均可考虑做肾移植术。

六、预防与护理

（1）预防感冒和感染：家庭居室要清洁、卫生、通风，房间温湿度要适宜。

（2）保持情绪稳定，限制剧烈活动，减少患者的焦躁不安，保证睡眠充足。

（3）仔细记录每天液体出入量，每日定时测量血压，以了解有无水钠潴留、脱水等情况。

（4）饮食起居要有规律，养成每天定时排便的习惯，有利于排出代谢物、毒素等。

七、预后

慢性肾衰患者的病程长短不一，与原发病及诱因有关。如原发病进展迅速，患者可于数月内死亡；如原发病不进展而治疗恰当，患者可存活相当长时间。但即使有良好的保守疗法一旦出现尿毒症的症状而又无诱因可查，应尽早开展透析治疗，否则只能存活较短时间。

（符高飞）

第三章　糖尿病

一、主要特点

糖尿病是一组由多病因引起以慢性高血糖为特征的代谢性疾病，是由于胰岛素分泌和（或）作用缺陷所引起。长期糖类，以及脂肪、蛋白质代谢紊乱可引起多系统损害，导致眼、肾、神经、心脏、血管等组织器官慢性进行性病变、功能减退及衰竭；病情严重或应激时可发生急性严重代谢紊乱，如糖尿病酮症酸中毒（DKA）、高渗高血糖综合征。

糖尿病不是单一病因引起的疾病，而是由包括遗传和环境因素在内的复合病因引起的临床综合征。但目前其病因与发病机制仍未完全阐明。糖尿病的发病与胰岛素缺乏（绝对或伴有胰岛素抵抗的相对缺乏）有关。胰岛素不足引起的一系列效应在糖尿病相关代谢紊乱中扮演主要角色，而高血糖在糖尿病并发症的发生发展中起重要作用。我国传统医学对糖尿病已有认识，糖尿病属"消渴"症的范畴，早在公元前 2 世纪，《黄帝内经》已有论述。

糖尿病是常见病、多发病。是严重威胁人类健康的世界性公共卫生问题。目前在世界范围内，糖尿病患病率、发病率和糖尿病患者数量急剧上升，据国际糖尿病联盟（IDF）统计：2011 年全世界糖尿病患者数已达 3.66 亿，较 2010 年的 2.85 亿增加近 30%。近 30 年来，随着我国经济的高速发展、生活方式西方化和人口老龄化，肥胖率上升，我国糖尿病患病率也呈快速增长趋势：现成年人糖尿病患病率达 9.7%，而糖尿病前期的比例更高达 15.5%，相当于每 4 个成年人中就有 1 个高血糖状态者，我国可能已成为世界上糖尿病患者数最多的国家。更为严重的是我国约有 60% 的糖尿病患者未被诊断，而已接受治疗者，糖尿病控制状况也很不理想。另外，儿童和青少年 T_2DM 的患病率显著增加，目前已成为超重儿童的关键健康问题。

糖尿病患者中 T_2DM 最多见，占 90%~95%。T1DM 在亚洲较少见，但在某些国家和地区则发病率较高；目前我国还缺乏有代表性的 T1DM 患病率和发病率的研究，估计我国 T1DM 占糖尿病的比例<5%。

二、病因与发病机制

病因与发病机制极为复杂，至今未完全阐明。不同类型其病因不尽相同，即使在同一类型中也存在着异质性。总的来说，遗传因素及环境因素共同参与其发病。胰岛素由胰岛 β 细胞合成和分泌，经血液循环到达体内各组织器官的靶细胞，与特异受体结合并引发细胞内物质代谢效应，这过程中任何一个环节发生异常均可导致糖尿病。

在糖尿病的自然进程中，不论其病因如何，都会经历几个阶段：患者已存在糖尿病相关的病理生理改变（如自身免疫抗体阳性、胰岛素抵抗、胰岛 β 细胞功能缺陷）相当长时间，但糖耐量仍正常。随病情进展首先出现糖调节受损（IGR），包括空腹血糖受损（IFG）和糖耐量异常（IGT），两者可分别或同时存在，近有主张将 HbA1c 在 5.7%~6.5% 也称为糖尿病前期；IGR 代表了正常葡萄糖稳态和糖尿病高血糖之间的中间代谢状态，是最重要的

T_2DM 高危人群，其中 IGT 预测发展为糖尿病有更高的敏感性，每年有 1.5%~10.0% 的 IGT 患者进展为 T_2DM；并且在大多数情况下，IGR 是糖尿病自然病程中的一部分，最后进展至糖尿病。进展至糖尿病后，部分患者可通过饮食调节、运动、减肥等使血糖得到控制，多数患者则需在此基础上使用口服降糖药使血糖达到理想控制，但不需要用胰岛素治疗；随着病情进展，β 细胞分泌胰岛素功能进行性下降，患者需应用胰岛素帮助控制高血糖，但不依赖外源胰岛素维持生命；随胰岛细胞破坏进一步加重，至胰岛 β 细胞衰竭时，则需要依赖外源胰岛素维持生命。

（一）T1DM

绝大多数是自身免疫性疾病，遗传因素和环境因素共同参与其发病。某些外界因素（如病毒感染、化学毒物和饮食等）作用于有遗传易感性的个体，激活 T 淋巴细胞介导的一系列自身免疫反应，引起选择性胰岛 β 细胞破坏和功能衰竭，体内胰岛素分泌不足进行性加重，最终导致糖尿病。近年证实 T1DM 也存在胰岛素抵抗，后者在 T1DM 的发病和（或）加速病情恶化中也起一定作用。

1. 遗传因素

在同卵双生子中 T1DM 同病率达 30%~40%，提示遗传因素在 T1DM 发病中起重要作用。T1DM 遗传易感性涉及多个基因，包括 HLA 基因和非 HLA 基因，现尚未被完全识别。已知位于 6 号染色体短臂的 HLA 基因为主效基因，其他为次效基因。HLA-Ⅰ、HLA-Ⅱ类分子参与了 CD4+T 淋巴细胞及 CD8+杀伤 T 淋巴细胞的免疫耐受，从而参与了 T1DM 的发病。特定的 HLA 基因和单倍体与 T1DM 发病有关：DR3-DQ2/DR4-DQ8 为高危基因，DR4-DQ8（DRB1 * 04-DQA1 * 0301-B1 * 0302）和 DR3-DQ2（DRB1 * 03-DQA1 * 0501-B1 * 0201）为高危单倍体，DR15-DQ6（DRB1 * 15-DQA1 * 0102-B1 * 0602）和 DR14-DQ5（DRB1 * 14-DQA1 * 0101-B1 * 0503）为保护性单倍体。其他基因可能也参与了 T1DM 的易感性：INS5′VNTR（胰岛素基因的非编码启动区，染色体 11p）可能影响胰岛素基因的表达，继而影响胸腺对胰岛素反应 T 淋巴细胞的选择；CTLA4（细胞毒性淋巴细胞抗原 A 基因，染色体 2q）在 T 淋巴细胞作用和调控中起作用；PTPN22（非受体型蛋白酪氨酸磷酸酶 N22 基因，染色体 1p）也是 T 淋巴细胞作用的调控因子等。近年还发现许多与免疫耐受或调节有关的基因多态性与 T1DM 的易感性有关。

总而言之，T1DM 存在着遗传异质性，遗传背景不同的亚型其病因及临床表现不尽相同。

2. 病毒感染

据报道与 T1DM 发病有关的病毒包括风疹病毒、腮腺炎病毒、柯萨奇病毒、脑心肌炎病毒和巨细胞病毒等。病毒感染可直接损伤 β 细胞，迅速、大量破坏 β 细胞或使细胞发生微细变化、数量逐渐减少。病毒感染还可损伤 β 细胞而暴露其抗原成分，打破自身免疫耐受，进而启动自身免疫反应，现认为这是病毒感染导致 β 细胞损伤的主要机制。最近，基于 T1DM 动物模型的研究发现胃肠道中微生物失衡也可能与该病的发生有关。

3. 化学毒物和饮食因素

链脲佐菌素和四氧嘧啶糖尿病动物模型，以及灭鼠药吡甲硝苯脲所造成的人类糖尿病属于非免疫介导性 β 细胞破坏（急性损伤）或免疫介导性 β 细胞破坏（小剂量、慢性损伤）。

而过早接触牛奶或谷类蛋白，引起 T1DM 发病机会增大，可能与肠道免疫失衡有关。

4. 自身免疫

许多证据支持 T1DM 为自身免疫性疾病：①遗传易感性与 HLA 区域密切相关，而 HLA 区域与免疫调节，以及自身免疫性疾病的发生有密切关系；②常伴发其他自身免疫性疾病，如桥本甲状腺炎、Addison 病等；③早期病理改变为胰岛炎，表现为淋巴细胞浸润；④已发现近 90% 新诊断的 T1DM 患者血清中存在针对 B 细胞的单株抗体；⑤动物研究表明，免疫抑制治疗可预防小剂量链脲佐菌素所致动物糖尿病；⑥同卵双生子中有糖尿病的一方从无糖尿病一方接受胰腺移植后迅速发生胰岛炎和 β 细胞破坏。

（1）体液免疫：已发现 90% 新诊断的 T1DM 患者血清中存在针对 B 细胞的单株抗体，比较重要的有多株胰岛细胞抗体（ICA）、胰岛素抗体（IAA）、谷氨酸脱羧酶抗体（GA-DA）、蛋白质酪氨酸磷酸酶样蛋白抗体（IA-2A 及 IA-2BA）、锌转运体 8 抗体（ZnT8A）等。胰岛细胞自身抗体检测可预测 T1DM 的发病及确定高危人群，并可协助糖尿病分型及指导治疗。

（2）细胞免疫：目前认为细胞免疫异常在 T1DM 发病中起更重要作用。细胞免疫失调表现为致病性和保护性 T 淋巴细胞比例失衡及其所分泌细胞因子或其他介质相互作用紊乱，其间关系错综复杂，一般认为发病经历 3 个阶段：①免疫系统被激活；②免疫细胞释放各种细胞因子；③胰岛 β 细胞受到激活的 T 淋巴细胞影响，或在各种细胞因子或其他介质单独或协同作用下、直接或间接的高度特异性的自身免疫性攻击，导致胰岛炎。T1DMβ 细胞破坏可因坏死或凋亡所致，其中凋亡更为重要。

5. 自然史

T1DM 的发生、发展经历以下阶段：①个体具有遗传易感性，临床无任何异常。②某些触发事件如病毒感染引起少量 β 细胞破坏并启动长期、慢性的自身免疫过程；此过程呈持续性或间歇性，期间伴随 β 细胞的再生。③出现免疫异常，可检测出各种胰岛细胞抗体。④β 细胞数目开始减少，仍能维持糖耐量正常。⑤β 细胞持续损伤达到一定程度时（通常只残存 10%~20% β 细胞），胰岛素分泌不足，出现糖耐量降低或临床糖尿病，需用外源胰岛素治疗控制高血糖。⑥β 细胞几乎完全消失，需依赖外源胰岛素维持生命。

（二）T2MD

也是由遗传因素及环境因素共同作用而形成的多基因遗传性复杂病，是一组异质性疾病。目前对 T_2DM 的病因与发病机制仍然认识不足。

1. 遗传因素与环境因素

同卵双生子中 T_2DM 的同病率接近 100%，但起病和病情进程则受环境因素的影响而变异甚大。其遗传特点为：①参与发病的基因很多，分别影响糖代谢有关过程中的某个中间环节，而对血糖值无直接影响；②每个基因参与发病的程度不等，大多数为次效基因，可能有个别为主效基因；③每个基因只是赋予个体某种程度的易感性，并不足以致病，也不一定是致病所必需；④多基因异常的总效应形成遗传易感性。现有资料显示：遗传因素主要影响 β 细胞功能。

环境因素包括年龄增长、现代生活方式、营养过剩、体力活动不足、子宫内环境，以及应激、化学毒物等。在遗传因素和上述环境因素共同作用下所引起的肥胖，特别是中心性肥胖，与胰岛素抵抗和 T_2DM 的发生密切相关。

2. 胰岛素抵抗和 β 细胞功能缺陷

β 细胞功能缺陷导致不同程度的胰岛素缺乏和组织（特别是骨骼肌和肝脏）的胰岛素抵抗是 T_2DM 发病的两个主要环节。不同患者其胰岛素抵抗和胰岛素分泌缺陷在发病中的重要性不同，同一患者在疾病进程中两者的相对重要性也可能发生变化。在存在胰岛素抵抗的情况下，如果 β 细胞能代偿性增加胰岛素分泌，则可维持血糖正常；当 β 细胞功能无法代偿胰岛素抵抗时，就会发生 T_2DM。

（1）胰岛素抵抗：胰岛素降低血糖的主要机制包括抑制肝脏葡萄糖产生、刺激内脏组织（如肝脏）对葡萄糖的摄取，以及促进外周组织（骨骼肌、脂肪）对葡萄糖的利用。胰岛素抵抗指胰岛素作用的靶器官（主要是肝脏、肌肉和脂肪组织）对胰岛素作用的敏感性降低。

胰岛素抵抗是 T_2DM 的特性，现认为可能是多数 T_2DM 发病的始发因素，且产生胰岛素抵抗的遗传背景也会影响 β 细胞对胰岛素抵抗的代偿能力。但胰岛素抵抗的发生机制至今尚未阐明。目前主要有脂质超载和炎症两种论点：脂肪细胞增大致血液循环中 FFA 及其代谢产物水平增高，以及在非脂肪细胞（主要是肌细胞、肝细胞、胰岛 β 细胞）内沉积，从而抑制胰岛素信号传导；增大的脂肪细胞吸引巨噬细胞，分泌炎症性信号分子（如 TNF-α、抵抗素、IL-6 等），通过 Jun 氨基端激酶（JNK）阻断骨骼肌内的胰岛素信号传导；两者相互交叉，互有补充。

（2）β 细胞功能缺陷：在 T_2DM 的发病中起关键作用，β 细胞对胰岛素抵抗的失代偿是导致 T_2DM 发病的最后共同机制。近年更有学者提出 β 细胞胰岛素分泌缺陷可能是部分 T_2DM 发病的始动因素，高胰岛素血症是继发于高血糖。现已证明从糖耐量正常到 IGT 到 T_2DM 的进程中，β 细胞功能呈进行性下降，T_2DM 诊断时其 β 细胞数量已丧失了 50%。

T_2DMβ 细胞功能缺陷主要表现为：①胰岛素分泌量的缺陷。T_2DM 早期空腹胰岛素水平正常或升高，葡萄糖刺激后胰岛素分泌代偿性增多（但相对于血糖水平而言胰岛素分泌仍是不足的）；随着疾病的进展和空腹血糖浓度增高，基础胰岛素分泌不再增加，甚至逐渐降低，而葡萄糖刺激后胰岛素分泌缺陷更明显。患者一般先出现对葡萄糖刺激反应缺陷，对非葡萄糖的刺激（如氨基酸、胰高血糖素、化学药物等）尚有反应；至疾病后期胰岛 β 细胞衰竭时，则对葡萄糖和非葡萄糖的刺激反应均丧失。②胰岛素分泌模式异常。静脉注射葡萄糖后（IVGTT 或高糖钳夹试验）第 1 时相胰岛素分泌减弱或消失；口服葡萄糖耐量试验（OGTT）中早时相胰岛素分泌延迟、减弱或消失；疾病早期第 2 时相（或晚时相）胰岛素分泌呈代偿性升高及峰值后移，当病情进一步发展则第 2 时相（或晚时相）胰岛素分泌也渐减；且对葡萄糖和非葡萄糖刺激反应均减退。胰岛素脉冲式分泌缺陷：正常胰岛素呈脉冲式分泌，涵盖基础和餐时状态；T_2DM 胰岛素分泌谱紊乱，正常间隔脉冲消失，出现高频脉冲及昼夜节律紊乱；在糖尿病的发生、发展过程中，胰岛素脉冲式分泌异常可能比糖刺激的第 1 时相胰岛素分泌异常更早出现。③胰岛素分泌质的缺陷。胰岛素原与胰岛素的比例增加，胰岛素原的生物活性约为胰岛素的 15%。

目前对造成胰岛 β 细胞缺陷的病因和易感因素、导致 β 细胞损害的启动因素和加重机制仍不明确，涉及多因素，且可能主要是由基因决定的。在糖尿病发病过程中，线粒体功能异常、三羧酸循环碳的提供和消耗异常、蛋白激酶丙二酰辅酶 A、TG/FFA 循环、β 细胞合成和分泌胰岛素的生物学过程的障碍、子宫内或生命早期的内分泌激素改变和营养不良等引起的 β 细胞数量减少都可能是 β 细胞缺陷的先天因素；而糖脂毒性、氧化应激、内质网应激等则可能是 β 细胞缺陷的始动因素；而糖脂毒性、氧化应激和内质网应激、胰岛炎症、终末糖基化产物形成、胰岛脂肪和（或）淀粉样物质沉积、β 细胞低分化和（或）过度凋亡等使 β 细胞的结构和功能进一步恶化。

3. 胰岛 α 细胞功能异常和胰高血糖素样多肽-1（GLP-1）分泌缺陷

近年研究发现，与正常糖耐量者比较，T_2DM 患者血 GLP-1 浓度降低，尤其是进餐后。但目前尚不清楚这种现象是高血糖的诱发原因或是继发于高血糖。

GLP-1 由肠道 L 细胞分泌，主要生物作用包括刺激 B 细胞葡萄糖介导的胰岛素合成和分泌、抑制胰高血糖素分泌。其他生物学效应包括延缓胃内容物排空，抑制食欲及摄食，促进 β 细胞增殖和减少凋亡，改善血管内皮功能和保护心脏功能等。GLP-1 在体内迅速被二肽基肽酶-4（DPP-4）降解而失去生物活性，其血浆半衰期不足 2 分钟。

已知胰岛中 α 细胞分泌胰高血糖素在保持血糖稳态中起重要作用。正常情况下，进餐后血糖升高刺激早时相胰岛素分泌和 GLP-1 分泌，进而抑制 α 细胞分泌胰高血糖素，从而使肝糖输出减少，防止出现餐后高血糖。研究发现，T_2DM 患者由于 β 细胞数量明显减少，α/β 细胞比例显著增加；另外 T_2DM 患者普遍存在 α 细胞功能紊乱，主要表现为 α 细胞对葡萄糖敏感性下降（也即需要更高的血糖浓度才能实现对胰高血糖素分泌的抑制作用），T_2DM 患者负荷后 GLP-1 的释放曲线低于正常个体，从而导致胰高血糖素水平升高，肝糖输出增加。提高内源性 GLP-1 水平或补充外源性 GLP-1 后，可观察到 GLP-1 以葡萄糖依赖方式促进 T_2DM 的胰岛素分泌和抑制胰高血糖素分泌，并可恢复 α 细胞对葡萄糖的敏感性。

胰岛 α 细胞功能异常和 GLP-1 分泌缺陷可能在 T_2DM 发病中也起重要作用。

4. 自然史

T_2DM 早期存在胰岛素抵抗而 β 细胞可代偿性增加胰岛素分泌时，血糖可维持正常；当 β 细胞无法分泌足够的胰岛素以代偿胰岛素抵抗时，则会进展为 IGR 和糖尿病。IGR 和糖尿病早期不需胰岛素治疗的阶段较长，部分患者可通过生活方式干预使血糖得到控制，多数患者则需在此基础上使用口服降糖药使血糖达到理想控制；随着 β 细胞分泌胰岛素功能进行性下降，患者需应用胰岛素控制高血糖，但不依赖外源性胰岛素维持生命；但随着病情进展，相当一部分患者需用胰岛素控制血糖或维持生命。

三、临床表现

（一）代谢紊乱综合征

血糖升高后因渗透性利尿引起多尿，继而口渴多饮；外周组织对葡萄糖利用障碍，脂肪分解增多，蛋白质代谢负平衡，渐见乏力、消瘦，儿童生长发育受阻；患者常有易饥、多食。故糖尿病的临床表现常被描述为"三多一少"，即多尿、多饮、多食和体重减轻。可有皮肤瘙痒，尤其外阴瘙痒。血糖升高较快时可使眼房水、晶体渗透压改变而引起屈光改变致视物模糊。

（二）T1DM

1. 免疫介导性 T1DM（1A 型）

诊断时临床表现变化很大，可以是轻度非特异性症状、典型"三多一少"症状或昏迷。多数青少年患者起病较急，症状较明显；如未及时诊断治疗，当胰岛素严重缺乏时，可出现糖尿病酮症酸中毒（详见下文"DKA"）。多数 T1DM 患者起病初期都需要胰岛素治疗，使代谢恢复正常，但此后可能有持续数周至数月的时间需要的胰岛素剂量很小，即所谓"蜜月期"，这是由于 β 细胞功能得到部分恢复。某些成年患者，起病缓慢，早期临床表现不明显，经历一段或长或短的不需胰岛素治疗的阶段，称为"成年人隐匿性自身免疫性糖尿病"（LADA）。尽管起病急缓不一，一般较快进展到糖尿病需依赖外源胰岛素控制血糖或维持生命。这类患者很少肥胖，但肥胖不排除本病可能性。多数 1A 型患者血浆基础胰岛素水平低于正常，葡萄糖刺激后胰岛素分泌曲线低平。胰岛 β 细胞自身抗体检查可阳性。

2. 特发性 T1DM（1b 型）

通常急性起病，β 细胞功能明显减退甚至衰竭，临床上表现为糖尿病酮症酸中毒，但病程中 β 细胞功能可以好转以至于一段时期无须继续胰岛素治疗。β 细胞自身抗体检查阴性。病因未明，其临床表型的差异反映出病因与发病机制的异质性。诊断时需排除单基因突变糖尿病。

（三）T2DM

流行病学调查显示，T2DM 占糖尿病 90% 以上。本病为一组异质性疾病，包含许多不同病因者。可发生在任何年龄，但多见于成年人，常在 40 岁以后起病；多数起病隐匿，症状相对较轻，半数以上无任何症状；不少患者因慢性并发症、伴发病或仅于健康检查时发现。很少自发性发生 DKA，但在应激、严重感染、中断治疗等诱因下也可发生 DKA。T2DM 常有家族史。临床上与肥胖症、血脂异常、脂肪肝、高血压、冠心病等疾病常同时或先后发生，并常伴有高胰岛素血症，目前认为这些均与胰岛素抵抗有关，称为代谢综合征。由于诊断时所处的病程阶段不同，其 β 细胞功能表现差异较大，有的早期患者进食后胰岛素分泌高峰延迟，餐后 3~5 小时血浆胰岛素水平不适当地升高，引起反应性低血糖，可成为这些患者的首发临床表现。

（四）特殊类型糖尿病

1. 青年人中的成年发病型糖尿病（MODY）

是一组高度异质性的单基因遗传病。主要临床特征：①有三代或以上家族发病史，且符合常染色体显性遗传规律；②发病年龄<25 岁；③无酮症倾向，至少 5 年内不需用胰岛素治疗。

2. 线粒体基因突变糖尿病

临床特征为：①母系遗传；②发病早，β 细胞功能逐渐减退，自身抗体阴性；③身体多消瘦；④常伴神经性聋或其他神经、肌肉表现。

3. 糖皮质激素所致糖尿病

部分患者应用糖皮质激素后可诱发或加重糖尿病，常常与剂量和使用时间相关。多数患者停用后糖代谢可恢复正常。不管以往有否糖尿病，使用糖皮质激素时均应监测血糖，及时调整降糖方案，首选胰岛素控制高血糖。

（五）妊娠糖尿病

通常是在妊娠中、末期出现，此时与妊娠相关的胰岛素拮抗激素的分泌亦达高峰。GDM 一般只有轻度无症状性血糖增高，但由于血糖轻度增高对胎儿发育亦可能有不利影响，因此妊娠期间应重视筛查：对 GDM 高风险的妇女（GDM 个人史、肥胖、尿糖阳性，或有糖尿病家族史者），最好在怀孕前就做筛查，一旦怀孕应尽快进行筛查，其他孕妇建议在妊娠 24~28 周做糖尿病筛查。对 GDM 和"糖尿病合并妊娠"均需积极有效处理，以降低围生期疾病相关的患病率和病死率。GDM 妇女分娩后血糖一般可恢复正常，但未来发生 T_2DM 的风险显著增加；此外，由于某些 GDM 患者孕前可能已经存在未被诊断的各种类型的糖尿病，故 GDM 患者应在产后 6~12 周使用非妊娠 OGTT 标准筛查糖尿病，并长期追踪观察。

四、常见并发症

（一）急性严重代谢紊乱

指 DKA 和高渗高血糖综合征。

（二）感染性疾病

糖尿病容易并发各种感染，血糖控制差者更易发生也更严重。感染是糖尿病急性并发症的重要诱因，也是导致患者死亡的主要原因。肾盂肾炎和膀胱炎多见于女性患者，容易反复发作，严重者可发生肾及肾周脓肿、肾乳头坏死。疖、痈等皮肤化脓性感染可反复发生，有时可引起败血症或脓毒血症。皮肤真菌感染如足癣、体癣也常见。真菌性阴道炎和巴氏腺炎是女性患者常见并发症，多为白念珠菌感染所致。糖尿病合并肺结核的发生率显著高于非糖尿病者，病灶多呈渗出干酪性，易扩展播散，形成空洞，且影像学表现多不典型，易致漏诊或误诊。糖尿病患者常发生牙周炎，是导致牙齿松动甚至脱落的重要原因。

（三）慢性并发症

可累及全身各重要器官，可单独出现或以不同组合同时或先后出现。并发症可在诊断糖尿病前已存在，有些患者因并发症作为线索而发现糖尿病。在我国，糖尿病是导致成年人失明、非创伤性截肢的主要原因，是终末期肾脏病的主要原因。糖尿病使心脏、脑和周围血管疾病风险增加 2~7 倍；与非糖尿病患者相比，糖尿病患者全因死亡、心血管病死亡、失明和下肢截肢风险均明显增高。其中心血管疾病是糖尿病患者致残致死的主要原因。慢性并发症发病机制极其复杂，尚未完全阐明，认为与遗传易感性、胰岛素抵抗、高血糖、低度炎症状态、血管内皮细胞功能紊乱、凝血异常等多种因素有关。高血糖导致血管损伤与多元醇途径激活、晚期糖基化终末产物形成增加、蛋白激酶 C 途径激活及己糖胺通路激活等有关；高血糖时线粒体电子传递链过氧化物产生过量引起氧化应激，是以上各条途径的共同机制。

1. 微血管病变

微血管是指微小动脉和微小静脉之间、管腔直径<100μm 的毛细血管及微血管网。微血管病变是糖尿病的特异性并发症，其典型改变是微循环障碍和微血管基膜增厚。主要危险因素包括长糖尿病病程、血糖控制不良、高血压、血脂异常、吸烟、胰岛素抵抗等，遗传背景在发病中也起重要作用。微血管病变可累及全身各组织器官，主要表现在视网膜、肾、神经和心肌组织，其中以糖尿病肾病和视网膜病变尤为重要，且前者是 T1DM 的主要死因，在

T_2DM，其严重性仅次于心、脑血管疾病；后者是失明的主要原因之一。两者常见于病史超过 10 年的患者。

2. 大血管病变及其危险因素

与非糖尿病患者群相比较，糖尿病患者群中动脉粥样硬化的患病率较高，发病年龄较轻，病情进展较快。作为代谢综合征的重要组分，已知动脉粥样硬化的易患因素如肥胖、高血压、血脂异常等在糖尿病（主要是 T_2DM）人群中的发生率均明显增高。动脉粥样硬化主要侵犯主动脉、冠状动脉、脑动脉、肾动脉和肢体外周动脉等，引起冠心病、缺血性或出血性脑血管病、肾动脉硬化、肢体动脉硬化等。

血脂异常作为脂质代谢障碍的表现，属于代谢性疾病，血脂异常是一个复杂的概念，包括总胆固醇（TC）升高、低密度脂蛋白胆固醇（LDL-C）升高、三酰甘油（TG）升高，以及高密度脂蛋白胆固醇（HDL-C）降低等表现。其对健康的损害主要集中在对心血管系统的影响和脂毒性方面，对心血管系统的损害可导致冠心病及其他动脉粥样硬化性疾病，而脂毒性可导致糖尿病或糖耐量受损。就糖尿病患者这一人群而言，是心血管危险因素的高度聚集人群，糖尿病患者发生心血管疾病的危险性比一般人群高 2~4 倍。流行病学研究发现糖尿病患者大约有 50% 合并血脂异常，血脂代谢异常是糖尿病发生冠心病的重要独立危险因素。血脂异常防治对个体而言，血脂谱的达标很重要；但对于群体而言，规范的诊疗却是关键所在。针对糖尿病患者的治疗，不仅要求血压、血糖达标，而且还要合理纠正血脂紊乱。积极纠正血脂代谢紊乱是降低糖尿病心血管事件的重要措施，对于降低糖尿病患者的病死率有重要意义。规范血脂异常的管理需要遵循指南的指引，这些指南包括欧洲心脏病学会（ESC）和欧洲动脉粥样硬化学会（EAS）首次联合发布的血脂异常管理指南，美国糖尿病协会（ADA）、美国临床内分泌医师学会（AACE）糖尿病防治指南和中国 T_2DM 防治指南等。

3. 神经系统并发症

可累及神经系统任何一部分。病因复杂，可能涉及大血管和微血管病变、代谢因素、自身免疫机制，以及生长因子不足等。

（1）中枢神经系统并发症：一是伴随严重 DKA、高渗高血糖状态或低血糖症出现的神志改变；二是缺血性脑卒中；三是脑老化加速及老年性痴呆等。

（2）自主神经病变：一般认为有症状的自主神经病变预后不良。多影响胃肠、心血管、泌尿生殖系统等。临床表现为胃排空延迟（胃轻瘫）、腹泻（饭后或午夜）、便秘等；休息时心动过速、直立性低血压、寂静性心肌缺血、QT 间期延长等，严重者可发生心源性猝死；残尿量增加、尿失禁、尿潴留等；其他还有阳痿、瞳孔改变（缩小且不规则、光反射消失、调节反射存在）、排汗异常（无汗、少汗或多汗）等。

4. 糖尿病足

指与下肢远端神经异常和不同程度周围血管病变相关的足部溃疡、感染和（或）深层组织破坏。轻者表现为足部畸形、皮肤干燥和发凉、胼胝（高危足），重者可出现足部溃疡、坏疽。另外，糖尿病足是糖尿病最严重和治疗费用最多的慢性并发症之一，是糖尿病非外伤性截肢最主要的原因，也是患者致死的重要原因。15% 以上的糖尿病患者将在其生命的某一时期发生足溃疡或坏疽。

人们一直关注神经和血管病变在糖尿病足发生发展中的作用，但对足部生物力学改变的重要性认识不足。已知足底压力升高是足溃疡发生的独立危险因素，大量临床观察证实，两者相关性高达 70%～90%。足底压力异常增高由于机械压力直接破坏组织，使足底毛细血管闭塞造成局部组织缺血破坏，反复持续的机械压力使组织发生无菌性、酶性自溶，从而导致足溃疡。所以检测糖尿病患者的足底压力对糖尿病足的防治具有临床意义。

人体足底压力及分布综合反映了足部的结构、功能及整个身体姿势控制等情况。研究显示，正常人无论在站立位还是行走时，左、右足底压力峰值（MPP）和压力分布基本相同，说明正常人站立和行走时步态正常，双足承受压力对称，从而避免了出现异常高足压。

正常人的足底压力参数和分布有一定的规律，疾病状态时足部畸形或功能异常将导致足底压力改变和分布异常。其他研究的结果均显示正常人在行走时，足在趾离地前的最大压力多集中在前足中部；而糖尿病患者足底压增高，且足在趾离地前的最大压力多集中在前足外侧；糖尿病合并周围神经病变时，前支撑足的压力峰值增大，前足/后足压力比明显增大。糖尿病患者足底压力升高是解剖结构和功能异常共同作用的结果。

5. 其他

糖尿病还可引起视网膜黄斑病、白内障、青光眼、屈光改变、虹膜睫状体病变等。牙周病是最常见的糖尿病口腔并发症。皮肤病变也很常见，某些为糖尿病特异性，大多数为非特异性。糖尿病患者某些癌症如乳腺癌、胰腺癌、膀胱癌等的患病率升高。此外，抑郁、焦虑和认知功能损害等也较常见。

五、诊断

根据病史、体检与实验室检查，可诊断为 2 型糖尿病合并酮症酸中毒，糖尿病周围神经病变，糖尿病视网膜病变可能，糖尿病肾病与尿潴留除外，尿路感染。

（1）糖尿病的诊断依据是口干、多饮 10 余年，曾伴体重明显下降，多次空腹血糖 ≥ 7.0mmol/L，达到 WHO 糖尿病诊断标准。患者中年以后起病，体型偏胖，曾用磺脲类降糖药有效，无自发酮症病史，故首先考虑 2 型糖尿病，可以查胰岛细胞相关抗体以排除不典型的 1 型糖尿病。

（2）糖尿病酮症酸中毒的诊断依据是入院前 2 天恶心、呕吐，查体见烦躁、皮肤干燥脱水，血糖 ≥ 16.7mmol/L，血酮体明显升高，血 pH 降低（7.1），但意识尚清。以尿路感染作为诱因。血钾、钠、氯偏高系酮症期间脱水、血液浓缩所致。

（3）糖尿病周围神经病变的诊断依据是手指、足趾末端麻木 5 年，确诊有赖于神经-肌电图检查。

（4）引起视力减退的原因很多，如白内障、远视眼、青光眼、糖尿病视网膜病变等，可行检眼镜检查、眼底照相、眼底荧光造影检查明确。

（5）尿常规虽显示尿蛋白（+++），但患者处在严重尿路感染阶段，尚难做出糖尿病肾病的诊断，待感染控制后可重新评价。患者血尿素氮与肌酐水平虽增高但不能诊断为慢性肾功能不全，因患者处于脱水阶段，不能排除肾前因素，可等脱水纠正后重新评价。

（6）尿路感染伴尿潴留患者最初表现为尿路刺激征，尿中发现大量白细胞，抗感染治疗有效。10 余年中，血糖控制不佳是造成尿路感染反复发作的基础。本次入院前尿路刺激症状加重，伴发热，入院前 24 小时尿闭。入院查体见尿潴留体征，及时导尿 2000mL。尿潴留的主要病因：①糖尿病病程长，长期血糖控制不佳合并自主神经病变，导致排尿障碍；②反复尿路感染，膀胱慢性炎症，使膀胱壁增厚，同样影响排尿功能。尿路感染最常见的病原菌是革兰阴性杆菌，本患者尿色混浊，有豆渣样沉淀物应考虑合并真菌感染。

六、鉴别诊断

1. 甲状腺功能亢进症

甲亢患者可以表现为乏力、体重减轻，个别患者甚至有口渴、多饮等症状，容易误诊。可以查甲状腺激素水平与相关抗体，必要时进行甲状腺吸碘率检查明确。

2. 糖尿病伴饥饿性酮症

糖尿病患者饥饿时间过长同样可引起饥饿性酮症，但饥饿时常常因为进食少而表现为血糖正常或偏低水平。本患者病情加重 2 周伴发热、恶心、呕吐 2 天，进餐少，有饥饿性酮症的基础，但血糖升高达 20.9mmol/L 伴血酮体升高，可除外饥饿性酮症。

3. 胃肠、肝胆胰疾病与其他代谢性疾病引起的恶心、呕吐

如胃肠道疾病引起的呕吐，胰腺炎、慢性肝病、肝炎引起的呕吐，尿毒症性呕吐与中枢性呕吐等应进行鉴别。

4. 慢性肾功能不全（少尿期）

患者长期血糖控制不佳是糖尿病肾病发生的基础，再加上既往反复尿路感染不能除外慢性肾盂肾炎导致肾功能损害。因此，本例患者至少有这两个因素导致肾脏本身病变引起慢性肾功能不全的可能。诊断时应先补液纠正血容量不足，并排除肾后因素后观察血肌酐水平的动态变化才能做出最后诊断。患者入院前虽然 24 小时未排尿，但入院时导尿 2000mL 说明并非真正的少尿。

七、治疗

由于糖尿病的病因与发病机制尚未完全阐明，目前仍缺乏病因治疗。

（一）目标

1. 近期目标

通过控制高血糖和相关代谢紊乱以消除糖尿病症状和防止出现急性严重代谢紊乱。

2. 远期目标

通过良好的代谢控制达到预防和（或）延缓糖尿病慢性并发症的发生和发展，维持良好健康和学习、劳动能力，保障儿童生长发育，提高患者的生活质量，降低病死率和延长寿命。

（二）管理模式

近年循证医学的发展促进了糖尿病治疗观念的进步，糖尿病的控制已从传统意义上的治疗转变为系统管理，最好的管理模式是以患者为中心的团队式管理，团队主要成员包括全科和专科医师、糖尿病教员、营养师、运动康复师、患者及其家属等，并建立定期随访和评估系统。

　　近年临床研究证实，使新诊断的糖尿病患者达到良好血糖控制可延缓糖尿病微血管病变的发生、发展；早期有效控制血糖可能对大血管有较长期的保护作用（代谢记忆效应）；全面控制 T_2DM 的危险因素可明显降低大血管和微血管病变的发生风险和死亡风险。早期良好控制血糖尚可保护 β 细胞功能，以及改善胰岛素敏感性。故糖尿病管理须遵循早期和长期、积极而理性、综合治疗和全面达标、治疗措施个体化等原则。IDF 提出糖尿病综合管理 5 个要点（有"五驾马车"之称）：糖尿病教育、医学营养治疗、运动治疗、血糖监测和药物治疗。

　　已有证据显示，将 HbA1c 降至 7% 左右或以下可显著减少糖尿病微血管并发症；如在诊断糖尿病后早期降低 HbA1c，可以减少慢性大血管病变风险。应对血糖控制的风险与获益、可行性和社会因素等进行综合评估，为患者制定合理的个体化 HbA1c 控制目标。对于大多数非妊娠成年人，HbA1c 的合理控制目标为 <7%。ADA 和 EASD 立场声明建议，对于某些患者（如病程短、预期寿命长、无明显的心血管病等），在无明显的低血糖或其他不良反应的前提下，可考虑更严格的 HbA1c 目标（如 HbA1c 6.0%~6.5%）。而对于有严重低血糖病史，预期寿命有限，有显著的微血管或大血管并发症，或有严重的并发症，糖尿病病程长，并且尽管进行了糖尿病自我管理教育、合适的血糖监测、接受有效剂量的多种降糖药物包括胰岛素治疗仍然很难达标的患者，应采用较为宽松的 HbA1c 目标（如 HbA1c 7.5%~8%，或甚至更高些）。即糖尿病患者血糖控制目标应该遵循个体化的原则，对血糖控制的风险与获益、成本与效益、可行性和社会因素等多方面进行科学评估，为患者制定较为合理的个体化 HbA1c 控制目标。

　　（三）健康教育

　　是重要的基础管理措施之一。每位糖尿病患者一旦诊断即应规范接受糖尿病教育，目标是使患者充分认识糖尿病并掌握糖尿病的自我管理能力。健康教育被公认是决定糖尿病管理成败的关键。良好的健康教育可充分调动患者的主观能动性，积极配合治疗，有利于疾病控制达标，防止各种并发症的发生和发展，降低医疗费用和负担，使患者和国家均受益。健康教育包括糖尿病防治专业人员的培训，医务人员的继续医学教育，患者及其家属和公众的卫生保健教育。应对患者和家属耐心宣教，使其认识到糖尿病是终身疾病，治疗需持之以恒，充分认识自身的行为和自我管理能力是糖尿病能否成功控制的关键。同时促进患者治疗性生活方式改变，定期辅导并将其纳入治疗方案，让患者了解糖尿病的基础知识和治疗控制要求，学会自我血糖监测，掌握医学营养治疗的具体措施和体育锻炼的具体要求，使用降血糖药物的注意事项，学会胰岛素注射技术，从而在医务人员指导下长期坚持合理治疗并达标，坚持随访，按需要调整治疗方案。同时，糖尿病健康教育应涉及社会心理问题，因为良好情感状态与糖尿病治疗效果密切相关。劝诫患者戒烟和烈性酒，讲究个人卫生，预防各种感染。

　　（四）医学营养治疗（MNT）

　　是糖尿病基础管理措施，是综合管理的重要组成部分。对医学营养治疗的依从性是决定患者能否达到理想代谢控制的关键影响因素。其主要目标是纠正代谢紊乱，达到良好的代谢控制，减少 CVD 的危险因素，提供最佳营养以改善患者健康状况，减缓 β 细胞功能障碍的进展。总的原则是确定合理的总能量摄入，合理、均衡地分配各种营养物质，恢复并维持理想体重。

（1）计算总热量：首先按患者性别、年龄和身高查表或用简易公式计算理想体重［理想体重（kg）=身高（cm）-105］，然后根据理想体重和工作性质，参照原来生活习惯等，计算每天所需总热量。成年人休息状态下每天每千克理想体重给予热量104.6~125.5kJ，轻体力劳动者125.5~146.4kJ，中度体力劳动者146.4~167.4kJ，重体力劳动者167.4kJ以上。儿童、孕妇、乳母、营养不良及伴有消耗性疾病者应酌情增加，肥胖者酌减，使体重逐渐恢复至理想体重的±5%。

（2）营养物质含量：膳食中糖类所提供的能量应占饮食总热量的50%~60%。不同种类糖类引起血糖增高的速度和程度有很大不同，可用食物生成指数（GI）来衡量。GI指进食恒量的食物（含50g糖类）后，2~3小时的血糖曲线下面积相比空腹时的增幅除以进食50g葡萄糖后的相应增幅。GI≤55%为低GI食物，55%~70%为中GI食物，GI≥70%为高GI食物。低GI食物有利于血糖控制和控制体重。应限制含糖饮料摄入，可适量摄入糖醇和非营养性甜味剂。肾功能正常的糖尿病个体，推荐蛋白质的摄入量占供能比的10%~15%，成年人每天每千克理想体重0.8~1.2g；孕妇、乳母、营养不良或伴消耗性疾病者增至1.5~2.0g；伴有糖尿病肾病而肾功能正常者应限制至0.8g，血尿素氮已升高者应限制在0.6g以下；蛋白质应至少有1/3来自动物蛋白质，以保证必需氨基酸的供给。膳食中由脂肪提供的能量不超过总热量的30%，其中饱和脂肪酸不应超过总热量的7%；食物中胆固醇摄入量应<300mg/d。

（3）各种富含食用纤维的食品可延缓食物吸收，降低餐后血糖高峰，有利于改善糖、脂代谢紊乱，并促进胃肠蠕动，防止便秘。推荐的膳食纤维每天摄入量至少达14g/kcal（1cal=4.187J）。提倡食用绿叶蔬菜、豆类、块根类、粗谷物、含糖成分低的水果等。

（4）补充治疗：没有明确的证据显示糖尿病患者群维生素或矿物质的补充是有益的（如果没有缺乏）。不建议常规补充抗氧化剂如维生素E、维生素C和胡萝卜素，因为缺乏有效性和长期安全性的证据。目前的证据不支持糖尿病患者补充ω-3多不饱和脂肪酸（EPA和DHA）预防或治疗心血管事件的建议。没有足够的证据支持糖尿病患者常规应用微量元素如铬、镁和维生素D以改善血糖控制。没有足够的证据支持应用肉桂或其他中草药/补充剂治疗糖尿病。

（5）酒精：成年糖尿病患者如果想饮酒，每天饮酒量应适度（成年女性每天≤1份，成年男性≤2份）。饮酒或许使糖尿病患者迟发低血糖的风险增加，尤其是应用胰岛素或促胰岛素分泌药的患者。教育并保证让患者知晓如何识别和治疗迟发低血糖。

（6）钠：在普通人群减少钠摄入<2300mg/d的建议对糖尿病患者也是合适的。对糖尿病合并高血压的患者，进一步减少钠摄入应该个体化。

（7）合理分配：确定每天饮食总热量和糖类、蛋白质、脂肪的组成后，按每克糖类、蛋白质产热16.7kJ，每克脂肪产热37.7kJ，将热量换算为食品后制定食谱，并根据生活习惯、病情和配合药物治疗需要进行安排。可按每天三餐分配为1/5、2/5、2/5或1/3、1/3、1/3。

（8）随访：以上仅是原则估算，在治疗过程中随访调整十分重要。如肥胖患者在治疗措施适当的前提下，体重不下降，应进一步减少饮食总热量；体型消瘦的患者，在治疗中体重有所恢复，其饮食方案也应适当调整，避免体重继续增加。

（五）运动治疗

体育运动在糖尿病患者的管理中占重要地位，尤其对肥胖的 T_2DM 患者，运动可增加胰岛素敏感性，有助于控制血糖和体重。根据年龄、性别、体力、病情、有无并发症，以及既往运动情况等不同条件，在医师指导下开展有规律的合适运动，循序渐进，并长期坚持。建议糖尿病患者每周至少进行 150 分钟的中等强度的有氧体力活动（50%～70% 最大心率），每周运动时间应该分布在 3 天以上，运动间隔时间一般不超过 2 天。若无禁忌证，应该鼓励 T_2DM 患者每周至少进行 2 次阻力性肌肉运动。如果患者觉得达到所推荐的运动量和时间有困难，应鼓励他们尽可能进行适当的体育运动。运动前、中、后要监测血糖。运动量大或激烈运动时应建议患者调整食物及药物，以免发生低血糖。T1DM 患者为避免血糖波动过大，体育锻炼宜在餐后进行，运动量不宜过大，持续时间不宜过长。血糖>14～16mmol/L、明显的低血糖症或者血糖波动较大、有糖尿病急性并发症和心、眼、脑、肾等严重慢性并发症者暂不适宜运动。

（六）病情监测

包括血糖监测、其他 CVD 危险因素和并发症的监测。

1. 血糖监测

基本指标包括空腹血糖、餐后血糖和 HbA1c。HbA1c 是评价长期血糖控制的金指标，也是指导临床调整治疗方案的重要依据之一，推荐糖尿病患者开始治疗时每 3 个月检测 1 次 HbA1c，血糖达标后每年也至少监测 2 次。也可用糖化血清蛋白来评价近 2～3 周的血糖控制情况。建议患者应用便携式血糖计进行自我监测血糖（SMBG），以了解血糖的控制水平和波动情况，指导调整治疗方案。自我血糖监测适用于所有糖尿病患者，尤其对妊娠和胰岛素治疗的患者更应加强自我血糖监测。SMBG 的方案、频率和时间安排应根据患者的病情、治疗目标和治疗方案决定。在患者开展 SMBG 前，应对其进行 SMBG 的技术培训并定期随访。对于某些成年 1 型糖尿病患者（年龄>25 岁），持续血糖监测（CGM）结合胰岛素强化治疗方案有助于降低 HbA1c 水平。对有无症状低血糖和（或）频发低血糖的患者 CGM 也可以作为 SMBG 的一种补充。

2. 测量血压

每次就诊时均应测量血压，每年至少 1 次全面了解血脂、心、肾、神经、眼底等情况，尽早给予相应处理。

（七）口服降糖药物治疗

口服降糖药主要有磺脲类、格列奈类、双胍类、噻唑烷二酮类、α-糖苷酶抑制药和二肽基肽酶-4 抑制药（DPP-4 抑制药）。注射制剂有胰岛素及胰岛素类似物和胰高血糖素样多肽-1 受体激动药（GLP-1 受体激动药）。在饮食和运动不能使血糖控制达标时应及时应用降糖药物治疗。T_2DM 是进展性的疾病，为使血糖控制达标，在临床上多数患者需要药物治疗，且常常需要多种口服降糖药物的联合治疗。

1. 磺脲类（SUs）

属于促胰岛素分泌药。SUs 的主要作用为刺激胰岛 B 细胞分泌胰岛素，其作用部位是胰岛 p 细胞膜上的 ATP 敏感的钾离子通道（KATP）。KATP 是钾离子进出细胞的调节通道，对葡萄糖，以及 SUs 刺激胰岛素分泌非常重要。当血糖水平升高时，葡萄糖被胰岛 β 细胞摄取和代谢，产生 ATP，ATP/ADP 值升高，关闭 KATP，细胞内钾离子外流减少，细胞膜去极化，激活电压依赖性钙离子通道，钙离子内流及细胞内钙离子浓度增高，刺激含有胰岛素的颗粒外移和胰岛素释放，使血糖下降。KATP 由内向整流型钾离子通道（Kir）和磺脲类受体（SUR）组成，含有 4 个 Kir 亚单位和 4 个 SUR 亚单位。Kir 形成钾离子通道，SUR 则调节 Kir 开放或关闭。SUs 与 SUR 结合，也可关闭 KATP，通过上述相同过程，启动胰岛素分泌而降低血糖，其作用不依赖于血糖浓度。SUs 降血糖作用的前提条件是机体尚保存相当数量（30%以上）有功能的胰岛 β 细胞。临床试验显示，磺脲类药物可以使 HbA1c 降低 1%~2%，是目前国内外许多糖尿病指南中推荐控制 T_2DM 高血糖的主要用药。

（1）适应证：SUs 作为单药治疗主要选择应用于新诊断的 T_2DM 非肥胖患者、用饮食和运动治疗血糖控制不理想时。随着疾病进展，SUs 需与其他作用机制不同的口服降糖药或胰岛素联合应用。当 T_2DM 晚期 B 细胞功能衰竭时，SUs 及其他胰岛素促分泌药均不再有效，而需采用外源性胰岛素替代治疗。

（2）禁忌证或不适应证：T1DM，有严重并发症或 β 细胞功能很差的 T_2DM，儿童糖尿病、孕妇、哺乳期妇女、大手术围术期、全胰腺切除术后，对 SUs 过敏或有严重不良反应者等。

（3）不良反应：①低血糖反应。最常见而重要，常发生于老年患者（60 岁以上）、肝肾功能不全或营养不良者，药物剂量过大、体力活动过度、进食不规则、进食减少、饮含乙醇饮料等为常见诱因。糖尿病患者随病程延长和自主神经系统损伤，对低血糖的对抗调节能力越来越差，低血糖症状也越来越不明显、不易被察觉。严重低血糖可诱发心绞痛、心肌梗死或脑血管意外；反复或持续低血糖可导致神经系统不可逆损伤甚至昏迷死亡，应予避免。作用强且作用时间长的药物（如格列本脲）较容易引起低血糖，而且持续时间长，停药后仍可反复发作，急诊处理时应予足够重视。②体重增加。可能与刺激胰岛素分泌增多有关。③皮肤过敏反应。如皮疹、皮肤瘙痒等。④消化系统。如上腹不适、食欲减退等，偶见肝功能损害、胆汁淤滞性黄疸。⑤心血管系统。SUs 关闭 β 细胞膜上 KATP 而刺激胰岛素分泌。但 KATP 至少有 3 种类型：SUR1/Kir6.2 主要分布在胰岛 β 细胞和大脑神经元，SUR2A/Kir6.2 主要在心肌、骨骼肌，SUR2B/Kir6.2 主要在血管平滑肌。心肌细胞和血管平滑肌细胞上的 KATP 主要调节心肌收缩、氧耗量、血管阻力和血流量；在生理情况下基本上是关闭的，缺血时则开放，使血管阻力下降、血流量增加，可减轻对心肌组织的损伤（称为缺血预适应）。SUs 关闭心肌/血管平滑肌细胞膜上的 KATP，可妨碍缺血时的正常反应，可能对缺血的心肌有害。不同 SUs 对不同类型 KATP 的亲和力不同、选择性结合的特异性不同，有研究发现某些 SUs 可减弱心肌缺血的预处理能力，可能会对心血管系统带来不利影响。但目前尚无临床资料证实该类药物可能会增加 T_2DM 患者心血管疾病的发病率和病死率。

（4）临床应用：各种 SUs 虽存在作用强度的差别，但相同片数的各种 SUs 临床效能大致相似，各种 SUs 最大剂量时降糖作用也大致一样。建议从小剂量开始，早餐前半小时 1 次服用，根据血糖逐渐增加剂量，剂量较大时改为早、晚餐前两次服药，直到血糖达到良好控制。格列吡嗪控释片和格列齐特缓释片，也可每天服药 1 次。一般来说，格列本脲作用强、价廉，目前应用仍较广泛，但容易引起低血糖，老年人及肝、肾、心、脑功能不好者慎用；格列吡嗪、格列齐特和格列喹酮作用温和，较适用于老年人；轻度肾功能减退时几种药物均仍可使用，中度肾功能减退时宜使用格列喹酮，重度肾功能减退时格列喹酮也不宜使用。应强调不宜同时使用两种 SUs，也不宜与其他胰岛素促分泌药（如格列奈类）合用。

2. 格列奈类

非磺脲类促胰岛素分泌药。也作用在胰岛 β 细胞膜上的 KATP，但结合位点与 SUs 不同，是一类快速作用的胰岛素促分泌药，主要通过刺激胰岛素的早时相分泌而降低餐后血糖，具有吸收快、起效快和作用时间短的特点，主要用于控制餐后高血糖，也有一定降低空腹血糖作用。于餐前或进餐时口服。可降低 HbA1c0.3%~1.5%。

（1）适应证：同 SUs，较适合于 T_2DM 早期餐后高血糖阶段或以餐后高血糖为主的老年患者。可单独或与二甲双胍、噻唑烷二酮类等联合使用（SUs 除外）。

（2）禁忌证或不适应证：与 SUs 相同。

（3）不良反应：常见低血糖和体重增加，但低血糖的风险和程度较 SUs 轻。

（4）临床应用：①瑞格列奈。为苯甲酸衍生物，常用剂量为每次 0.5~4mg，每天 3 次；②那格列奈。为 D-苯丙氨酸衍生物，常用剂量为每次 60~120mg，每天 3 次；③米格列奈，常用剂量为每次 10~20mg，每天 3 次。

3. 双胍类

是目前被广泛应用的药物。主要药理作用是通过抑制肝葡萄糖输出，改善外周组织对胰岛素的敏感性，增加对葡萄糖的摄取和利用而降低血糖。二甲双胍通过激活磷酸腺苷激活的蛋白激酶（AMPK）信号系统而发挥多方面的代谢调节作用。二甲双胍可以使 HbA1c 下降 1%~2%。二甲双胍不增加体重，并可改善血脂谱，增加纤溶系统活性，降低血小板聚集性，使动脉壁平滑肌细胞和成纤维细胞生长受抑制等，被认为可能有助于延缓或改善糖尿病血管并发症。我国及许多国家和国际学术组织的糖尿病指南中均推荐二甲双胍作为 T_2DM 患者控制高血糖的一线用药和联合用药中的基础用药。

（1）适应证：①作为 T_2DM 治疗一线用药，可单用或联合其他药物；②T1DM：与胰岛素联合应有可能减少胰岛素用量和血糖波动。

（2）禁忌证或不适应证：①肾功能不全（血肌酐水平男性 > 132.6μmol/L，女性 > 123.8μmol/L 或肾小球滤过率<60mL/min）、肝功能不全、缺氧及高热患者禁忌，慢性胃肠病、慢性营养不良不宜使用；②T1DM 不宜单独使用本药；③T_2DM 合并急性严重代谢紊乱、严重感染、缺氧、外伤、大手术、孕妇和哺乳期妇女等；④对药物过敏或有严重不良反应者；⑤酗酒者。

（3）不良反应：①进餐时服药，从小剂量开始，逐渐增加剂量，可减少消化道不良反应；②皮肤过敏反应；③乳酸性酸中毒为最严重的不良反应，但罕见，但也须注意严格按照推荐用药；④单独用药极少引起低血糖，但与胰岛素或促胰岛素分泌药联合使用时可增加低血糖发生危险。

（4）临床应用：年老患者慎用，药量酌减，并监测肾功能。行静脉注射碘造影剂检查术前后暂停服用至少 48 小时。现有两种制剂：①二甲双胍：500~1500mg/d，分 2~3 次口服，最大剂量一般不超过 2g/d；②苯乙双胍：50~150mg/d，分 2~3 次服用，此药现已少用，有些国家禁用。

4. 噻唑烷二酮类（TZDs，格列酮类）

主要通过激活过氧化物酶体增殖物激活受体 γ（PPARγ）起作用，增加靶组织对胰岛素作用的敏感性而降低血糖；还有改善血脂谱、提高纤溶系统活性、改善血管内皮细胞功能、使 C-反应蛋白下降等作用，对心血管系统有保护作用。TZDs 促进脂肪重新分布，从内脏组织转移至皮下组织，可能与其提高胰岛素敏感性的作用有关。也可改善 β 细胞功能。TZDs 可以使 HbA1c 下降 1.0%~1.5%。

（1）适应证：可单独或与其他降糖药物合用治疗 T_2DM，尤其肥胖、胰岛素免疫明显者。

（2）禁忌证或不适应证：不宜用于 T1DM、孕妇、哺乳期妇女和儿童。有心力衰竭［纽约心脏学会（NYHA）心功能分级 Ⅱ 级以上］、活动性肝病或转氨酶升高超过正常上限 2.5 倍，以及严重骨质疏松和骨折病史的患者应禁用。现有或既往有膀胱癌病史的患者或存在不明原因的肉眼血尿的患者禁用吡格列酮。

（3）不良反应：单独使用时不导致低血糖，但与胰岛素或促胰岛素分泌药联合使用时可增加低血糖发生的风险。体重增加和水肿是 TZDs 的常见不良反应，在与胰岛素合用时更加明显。TZDs 还与骨折和心力衰竭风险增加相关。

（4）临床应用：①罗格列酮 4~8mg/d，每天 1 次或分 2 次口服；②吡格列酮 15~30mg/d，每天 1 次口服。

近年罗格列酮的安全性问题存在争议（使心血管事件增加），现其使用在我国受到较严格的限制。对于未使用过罗格列酮及其复方制剂的糖尿病患者，只能在无法使用其他降糖药或使用其他降糖药无法达到血糖控制目标的情况下，才考虑使用罗格列酮及其复方制剂。对于已经使用罗格列酮及其复方制剂者，应评估其心血管疾病风险，在权衡用药利弊后决定是否继续用药。

5. α-葡萄糖苷酶抑制药（AGI）

食物中淀粉、糊精和双糖（如蔗糖）的吸收需要小肠黏膜刷状缘的 α-葡萄糖苷酶，AGI 抑制这一类酶从而延迟糖类吸收，降低餐后高血糖。AGI 可使 HbA1c 降低 0.5%~0.8%，不增加体重。

（1）适应证：适用于以糖类为主要食物成分，或空腹血糖正常（或不太高）而餐后血糖明显升高者。可单独用药或与其他降糖药物合用。T1DM 患者在胰岛素治疗基础上加用 AGI 有助于降低餐后高血糖。

（2）禁忌证或不适应证：肠道吸收甚微，通常无全身毒性反应，但肝、肾功能不全者仍应慎用。不宜用于有胃肠功能紊乱者、孕妇、哺乳期妇女和儿童。T1DM 不宜单独使用。

（3）不良反应：常见为胃肠道反应，如腹胀、排气增多或腹泻。从小剂量开始，逐渐加量是减少不良反应的有效方法。单用本药不引起低血糖，但如与 SUs 或胰岛素合用，仍可发生低血糖，且一旦发生，应直接给予葡萄糖口服或静脉注射，进食双糖或淀粉类食物无效。

（4）临床应用：①阿卡波糖。主要抑制 α-淀粉酶，每次 50~100mg，每天 3 次；②伏格列波糖。主要抑制麦芽糖酶和蔗糖酶，每次 0.2mg，每天 3 次；③米格列醇。每次 50~100mg，每天 3 次。AGI 应在进食第一口食物后立即服用。

（八）胰岛素治疗

胰岛素是控制高血糖的重要有效手段。T1DM 患者需终身依赖胰岛素替代治疗而维持生命，且通过使用胰岛素控制高血糖而减少或延缓糖尿病急慢性并发症的发生。T_2DM 早期不需要胰岛素来维持生命，但当口服降糖药失效或不适用口服药时，仍需要使用胰岛素控制高血糖来预防和延缓糖尿病并发症的发生和发展；而某些病程较长、胰岛 β 细胞衰竭的 T_2DM 患者也需依赖胰岛素替代治疗而维持生命。

1. 适应证

①T1DM；②各种严重的糖尿病急性或慢性并发症；③手术、妊娠和分娩；④新发病且与 T1DM 鉴别困难的消瘦糖尿病患者；⑤新诊断的 T_2DM 伴有明显高血糖，或在糖尿病病程中无明显诱因出现体重显著下降者；⑥T_2DMβ 细胞功能明显减退者；⑦某些特殊类型糖尿病。

2. 胰岛素和胰岛素类似物的分类

根据来源和化学结构的不同，可分为动物胰岛素、人胰岛素和胰岛素类似物。按作用起效快慢和维持时间，胰岛素（包括人和动物）又可分为短效、中效、长效和预混胰岛素；胰岛素类似物分为速效、长效和预混胰岛素类似物。

（1）短效胰岛素：皮下注射后发生作用快，但持续时间短，可经静脉注射用于抢救 DKA；短效胰岛素和速效胰岛素类似物皮下注射主要控制一餐饭后高血糖。中效胰岛素主要有低精蛋白胰岛素（NPH，中性精蛋白胰岛素），主要用于提供基础胰岛素，可控制两餐饭后高血糖。长效制剂有精蛋白锌胰岛素注射液（PZI，鱼精蛋白锌胰岛素）和长效胰岛素类似物，长效胰岛素无明显作用高峰，主要提供基础胰岛素。

胰岛素类似物是通过应用 DNA 重组技术合成并对其氨基酸序列进行修饰，能与胰岛素受体结合，功能及作用与人胰岛素相似，目前已有多种不同氨基酸序列及作用特性的胰岛素类似物，可提供符合临床需要的速效、长效和预混制剂。胰岛素类似物控制血糖的能力与人胰岛素相似，但在模拟生理性胰岛素分泌和减少低血糖发生风险方面优于人胰岛素。

（2）速效胰岛素类似物：①赖脯胰岛素。将胰岛素 B 链 28 位的脯氨酸与 29 位的赖氨酸次序互换；②门冬胰岛素。胰岛素 B 链 28 位的脯氨酸被天冬氨酸取代。上述改变使胰岛素分子自我聚合能力减弱，能保持单聚体或二聚体状态，皮下注射后吸收加快，通常 15 分钟起效，30~60 分钟达高峰，持续 2~5 小时，更符合进餐时的生理需求。速效胰岛素类似物可于进餐前注射。

（3）长效胰岛素类似物：①甘精胰岛素。胰岛素 A 链 21 位的天冬氨酸换成甘氨酸，并在 B 链 C 末端加两分子精氨酸，使等电点偏向酸性，在生理 pH 体液中溶解度降低，皮下注射后局部形成沉淀，缓慢分解吸收；②地特胰岛素。在胰岛素 B 链 29 位赖氨酸上接一个游离脂肪酸侧链，切去第 30 位苏氨酸，经修饰后可与血浆清蛋白结合而延长其作用。其提供的基础胰岛素水平较稳定，血糖控制较好，低血糖发生减少。

3. 胰岛素使用注意事项

胰岛素制剂类型、注射技术、注射部位、患者反应性差异、胰岛素抗体形成等均可影响胰岛素的起效时间、作用强度和持续时间。腹壁注射吸收最快，其次分别为上臂、大腿和臀部。胰岛素不能冰冻保存，应避免温度过高、过低（不宜>30℃或<2℃）及剧烈晃动。我国

常用制剂有每毫升含 40U 和 100U 两种规格，使用时应注意注射器与胰岛素浓度匹配。某些患者需要混合使用短（速）效、中效胰岛素，现有各种比例的预混制剂，常用的是含 30%（或 50%）短效或速效和 70%（或 50%）中效的制剂，使用方便，且现已有证据表明预混胰岛素类似物每天 3 次注射可作为较简便的强化治疗方案；但由于其比例固定，仅适用于血糖波动性小且容易控制的患者，不适用于血糖波动大需要频繁调整用量的患者。胰岛素"笔"型注射器使用预先装满胰岛素（或胰岛素类似物）的笔芯，使用方便且便于携带。另外，与口服药治疗相比，胰岛素治疗涉及更多的环节，故需要医务人员和患者间更密切的合作。准备开始胰岛素治疗的患者都应接受教育，包括如何合理选用胰岛素注射装置和掌握正确的胰岛素注射技术；开始治疗后还需加强对患者的跟踪和指导，鼓励和指导患者进行自我血糖监测有利于控制高血糖和预防低血糖的发生。

4. 胰岛素使用原则和方法

胰岛素治疗应在综合治疗基础上进行，应力求模拟生理性胰岛素分泌模式。生理性胰岛素分泌有两种模式：持续性基础分泌保持空腹状态下葡萄糖的产生和利用相平衡；进餐后胰岛素分泌迅速增加使进餐后血糖水平维持在一定范围内，预防餐后高血糖发生。使用剂量一般从小剂量开始，根据血糖水平逐渐调整至合适剂量。

（1）T1DM：一经诊断就应开始胰岛素治疗并需终身替代治疗。由于患者胰岛残余 B 细胞数量和功能有差异，胰岛素治疗方案要注意个体化。

多数患者需应用强化胰岛素治疗方案，尤其 β 细胞功能已衰竭或妊娠时。采用多次皮下注射胰岛素或持续皮下输注胰岛素（CSII，俗称胰岛素泵）方案。多次皮下注射胰岛素初始剂量为 0.5~1.0U/（kg·d）；其中提供的基础胰岛素需全天胰岛素剂量的 40%~50%，剩余部分分别用于每餐。例如每餐前 20~30 分钟皮下注射短效胰岛素（或餐前即时注射速效胰岛素类似物）使胰岛素水平迅速增高，以控制餐后高血糖。提供基础胰岛素水平的方法：①睡前注射中效胰岛素可保持夜间胰岛素基础水平，并减少夜间发生低血糖的危险性；胰岛 β 细胞功能特别差，血糖波动大者可另于早晨给予小剂量中效胰岛素以维持日间的基础水平。②每天注射 1 次长效胰岛素或长效胰岛素类似物使体内胰岛素水平达到稳态而无明显峰值。

某些 LADA 患者的早期，尚存一定程度的胰岛 β 细胞功能，这时可采用较简单的治疗方案，如选择用预混制剂早餐、晚餐前皮下注射。但患者胰岛 β 细胞功能缺陷进展一般较快，应密切监测血糖，以及时调整胰岛素使用方案。部分 T1DM 患者在胰岛素治疗后进入"蜜月期"，此时可短期使用预混胰岛素每天 2~3 次注射。预混胰岛素不宜用于 T1DM 的长期血糖控制。持续皮下胰岛素输注是一种更为完善的强化胰岛素治疗方法，放置短效胰岛素或速效胰岛素类似物的容器通过导管分别与针头和泵连接，针头置于腹部皮下组织，用可调程序的微型电子计算机控制胰岛素输注，模拟生理性胰岛素的持续基础分泌和进餐时的脉冲式释放。CSII 提供了更接近生理性胰岛素分泌模式。与多次皮下注射胰岛素的强化胰岛素治疗方法相比，CSII 治疗低血糖发生风险减少。在胰岛素泵中只能使用短效胰岛素或速效胰岛素类似物。定期更换导管和注射部位以避免感染及针头堵塞。严格的无菌技术、密切的自我监测血糖和正确与及时的程序调整是保持良好血糖控制的必备条件。

（2）T2DM 在如下情况应考虑起始胰岛素治疗：①经生活方式干预和较大剂量多种口服降糖药联合治疗，血糖仍未达到控制目标；②在糖尿病病程中，出现无明显诱因的体重显著下降时；③对症状显著、血糖明显升高的新诊断 T_2DM，诊断时即可考虑胰岛素治疗，可以联用或不联用其他药物。可根据患者的具体情况，选择基础胰岛素（通常白天继续服用口服降糖药，睡前注射中效胰岛素或长效胰岛素类似物）或预混胰岛素，根据患者的血糖水平，选择每天 1~2 次的注射方案；当使用每天 2 次注射方案时，应停用胰岛素促泌剂。胰岛素替代治疗的适应证主要包括 $T_2DM\beta$ 细胞功能明显减退、口服降糖药治疗反应差伴体重减轻或持续性高血糖、难以分型的消瘦糖尿病等。治疗方案可为每天注射 2 次预混胰岛素或预混胰岛素类似物；也可以采用餐时+基础的多次皮下注射胰岛素、每天 3 次预混胰岛素类似物或 CSII 等胰岛素替代治疗方案。

总而言之，可先为患者制订试用方案，逐渐调整，至达到良好血糖控制。

5. 胰岛素治疗后效果不佳的可能原因

采用替代胰岛素治疗方案后，有时早晨空腹血糖仍然较高，可能的原因为：①夜间胰岛素应用不足；②"黎明现象"。即夜间血糖控制良好，也无低血糖发生，仅于黎明短时间内出现高血糖，可能由于清晨皮质醇、生长激素等分泌增多所致；③Somogyi 效应。即在夜间曾有低血糖，在睡眠中未被察觉，但导致体内胰岛素拮抗激素分泌增加，继而发生低血糖后的反跳性高血糖。夜间多次（于 0：00、2：00、4：00、6：00、8：00）测定血糖，有助于鉴别早晨高血糖的原因。采用强化胰岛素治疗时，低血糖症发生率增加，应注意避免，及早识别和处理。2 岁以下幼儿、老年患者、已有严重并发症者均不宜采用强化胰岛素治疗。

6. 人工胰

由血糖感受器、微型电子计算机和胰岛素泵组成。葡萄糖感受器能敏感地感知血糖浓度的动态变化，将信息传给电子计算机，指令胰岛素泵输出胰岛素，模拟生理性胰岛 β 细胞分泌胰岛素的模式。目前尚未广泛应用。

7. 急性过渡期胰岛素治疗

糖尿病患者在急性应激时，容易促使代谢紊乱迅速恶化。此时不论哪一种类型糖尿病，也不论曾用哪一类药物，均应使用胰岛素治疗以度过急性期，待应激消除后再调整糖尿病治疗方案。急性期血糖控制良好与预后有密切关系，但应注意避免发生低血糖，对老年、合并急性心肌梗死或脑卒中的患者尤其要小心，目前建议危重患者的血糖维持在 7.8~10.0mmol/L 较合适。糖尿病患者如需施行择期大手术，应至少在手术前 3 天即开始使用或改用胰岛素治疗，宜选用短效胰岛素或联合应用短效和中效制剂，术后恢复期再调整糖尿病治疗方案。上述情况下，如需静脉滴注葡萄糖液，可每 2~4g 葡萄糖加入 1U 短效胰岛素。

8. 胰岛素抗药性和不良反应

各种胰岛素制剂因本身来源、结构、成分特点及含有一定量的杂质，故有抗原性和致敏性。牛胰岛素的抗原性最强，其次为猪胰岛素，人胰岛素最弱，现认为胰岛素类似物的抗原性与人胰岛素类似。人体多次接受胰岛素注射约 1 个月后，血中可出现抗胰岛素抗体。临床上只有极少数患者表现为胰岛素抗药性，即在无酮症酸中毒也无拮抗胰岛素因素存在的情况下，每天胰岛素需要量超过 100U 或 200U，机制不明，极少发生。此时如皮下注射胰岛素不能降低血糖，可试用静脉注射 20U 并观察 0.5~1 小时后血糖是否下降，如仍无效，应迅速加大胰岛素剂量，给予静脉滴注，有时每天剂量可达 1000U 以上，并考虑联合应用糖皮质激素（如泼尼松每天 40~80mg）及口服降糖药治疗。由于胰岛素可从已形成的复合物中分离而使循环中游离胰岛素骤增，引起严重低血糖，故应严密监护，及早发现和处理。胰岛素抗药性经适当治疗后可消失。

胰岛素的主要不良反应是低血糖，与剂量过大和（或）饮食失调有关。胰岛素治疗初期可因钠潴留而发生轻度水肿，可自行缓解；部分患者出现视物模糊，为晶状体屈光改变，常于数周内自然恢复。

胰岛素过敏反应通常表现为注射部位瘙痒，继而出现荨麻疹样皮疹，全身性荨麻疹少见，可伴恶心、呕吐、腹泻等胃肠症状，罕见严重过敏反应（如血清病、过敏性休克）。处理措施包括更换胰岛素制剂，使用抗组胺药和糖皮质激素以及脱敏疗法等。严重者需停止或暂时中断胰岛素治疗。脂肪营养不良为注射部位皮下脂肪萎缩或增生，停止在该部位注射后可缓慢自然恢复，应经常更换注射部位以防止其发生。随着胰岛素制剂的改进，目前过敏反应和脂肪营养不良已甚少发生。

（九）GLP-1 受体激动药和 DPP-4 抑制药

GLP-1 由肠道 L 细胞分泌，其主要活性形式为 GLP-1（7-36）酰胺，与 GLP-1 受体结合，可使患者血糖降低，主要作用机制：①刺激胰岛 β 细胞葡萄糖介导的胰岛素分泌；②抑制胰高血糖素分泌，减少肝葡萄糖输出；③延缓胃内容物排空；④改善外周组织对胰岛素的敏感性；⑤抑制食欲及摄食；⑥促进胰岛 β 细胞增殖，减少凋亡，增加胰岛 β 细胞数量。此外，GLP-1 还有胰腺外作用，如发现其对体重、血压、血脂、水电解质调节平衡均具有有益影响，并可能有改善血管内皮功能和保护心肌的作用。GLP-1 在体内迅速被二肽基肽酶 4（DPP-4）降解而失去生物活性，其血浆半衰期不足 2 分钟。GLP-1 在正常的胰岛素分泌反应中起关键作用，餐后 70% 的胰岛素分泌与其相关。已证实：T_2DM 患者血 GLP-1 水平明显低于正常糖耐量者。现已开发出两类基于肠促胰岛素的降糖药物应用于临床。

1. GLP-1 受体激动药

通过激动 GLP-1 受体而发挥降糖作用。因可免疫 DPP-4 降解，故能明显提高血浆 GLP-1 水平。GLP-1 以葡萄糖浓度依赖的方式刺激胰岛素分泌，单独使用不增加低血糖发生的风险。有显著的降低体重作用。GLP-1 受体激动药可以单独使用或与其他口服降糖药联合使用。但均需皮下注射。目前国内上市的制剂：艾塞那肽和利拉鲁肽。艾塞那肽约可降低 HbA1c1%，利拉鲁肽可使 HbA1c 降低 1.0%～1.5%。

（1）适应证：可单独或与其他降糖药物合用治疗 T_2DM，尤其肥胖、胰岛素免疫明显者。

（2）禁忌证或不适应：证有胰腺炎病史者禁用。不用于 T1DM 或 DKA 的治疗。艾塞那肽禁用于 GFR<30mL/min 患者，利拉鲁肽不用于既往有甲状腺髓样癌史或家族史患者。

（3）不良反应：常见胃肠道不良反应（如恶心、呕吐等），多为轻度到中度，主要见于初始治疗时，多随治疗时间延长逐渐减轻。此类药物的长期安全性有待进一步观察。

（4）临床应用：①艾塞那肽起始剂量为 5μg，每天 2 次，于早餐和晚餐前 60 分钟内给药。治疗 1 个月后，可根据临床反应将剂量增加至 10μg，每天 2 次。②利拉鲁肽的起始剂量为每天 0.6mg。至少 1 周后，剂量应增加至每天 1.2mg，部分患者可能需要增加至每天 1.8mg。每天注射 1 次，可在任意时间注射，推荐每天同一时间使用，无须根据进餐时间给药。

2. DPP-4 抑制药

抑制 DPP-4 活性可减少 GLP-1 的失活，提高内源性 GLP-1 水平。约可降低 HbA1c 0.5%~1.0%。单独使用不增加低血糖发生的风险，也不增加体重。

（1）适应证：单药使用，或与二甲双胍联合应用治疗 T_2DM。

（2）禁忌证或不适应证：禁用于孕妇、儿童和对 DPP-4 抑制药有超敏反应的患者。不推荐用于重度肝肾功能不全、T1DM 或 DKA 患者的治疗。

（3）不良反应：可能出现头痛、超敏反应、肝酶升高、上呼吸道感染、胰腺炎等不良反应，多可耐受。长期安全性未知。

（4）临床应用：目前我国已上市的 DPP-4 抑制剂类药物包括西格列汀、沙格列汀、维格列汀、利格列汀、阿格列汀。不同的 DPP-4 抑制药虽然有不同的化学结构，可是其降糖疗效上基本相似。西格列汀 100mg，每天 1 次；沙格列汀 5mg，每天 1 次；维格列汀 50mg，每天 1~2 次。在肾功能不全的患者中使用时，应注意按照药物说明书减少药物剂量。

（十）T_2DM 高血糖的管理策略和治疗流程

应依据患者病情特点结合其经济、文化、对治疗的依从性、医疗条件等多种因素，制定个体化的治疗方案，且强调跟踪随访，根据病情变化调整治疗方案，力求达到安全平稳降糖、长期达标。

生活方式干预是 T_2DM 的基础治疗措施，应该贯穿于糖尿病治疗的始终。如果单纯生活方式干预血糖不能达标，应开始药物治疗。首选二甲双胍，且如果没有禁忌证，其应一直保留在治疗方案中；不适合二甲双胍治疗者可选择其他种类药物。如单独使用二甲双胍治疗血糖未达标，可加用其他种类的降糖药物。基线 HbA1c 很高的患者（如≥9.0%），也可直接开始两种口服降糖药联合，或胰岛素治疗。两种口服药联合治疗而血糖仍不达标者，可加用胰岛素治疗（每天 1 次基础胰岛素或每天 1~2 次预混胰岛素）或采用 3 种口服药联合治疗。如血糖仍不达标，则应将治疗方案调整为多次胰岛素治疗或 CSII。

在选择治疗药物时也可根据患者血糖特点，如空腹血糖高时可选用双胍类、磺脲类和中长效胰岛素；餐后血糖升高为主时可选用格列奈类和（或）α-糖苷酶抑制药、短效及超短效胰岛素（超短效胰岛素更优）；DPP-4 抑制药及 GLP-1 受体激动药降低餐后血糖同时可降低空腹血糖，并且低血糖风险小。

（刘　辉）

第四章 结核病

第一节 结核病的感染与发病

结核病是古老的传染病，在人类的流行中从未停止，人们与之奋斗了数千年仍未能将其消除，结核病的感染及流行与人口集中、社会动荡、贫困、居住拥挤、食品匮乏、营养不良等社会因素密不可分，人类对结核病的认识，随着科学的发展而不断深化。

一、感染类型

（一）原发感染

原发感染多发生于儿童及未受过感染的成人。在结核病普遍流行的国家和地区，人们常常在不知不觉中受到结核分枝杆菌的感染。当首次吸入含结核分枝杆菌的微滴后，是否感染取决于结核分枝杆菌的毒力和肺泡内巨噬细胞固有的吞噬杀菌能力。结核分枝杆菌的类脂质等成分能抵抗溶酶体酶类的破坏作用，如果结核分枝杆菌能够存活下来，并在肺泡巨噬细胞内外生长繁殖，这部分肺组织即出现炎性病变，称为原发病灶。初次感染的机体因缺乏特异性免疫，原发病灶中的结核分枝杆菌常沿着肺内引流淋巴管到达肺门淋巴结，引起淋巴结肿大。原发病灶和肿大的气管支气管淋巴结合称为原发复合征。此时，可有少量结核分枝杆菌进入血液，向全身扩散，但不一定有明显症状（称隐性菌血症）；与此同时灶内巨噬细胞将特异性抗原递呈给周围淋巴细胞。感染3~6周，机体产生特异性细胞免疫，同时也出现超敏反应。病灶中结核分枝杆菌的细胞壁磷脂，一方面刺激巨噬细胞转化为上皮样细胞，另一方面抑制蛋白酶对组织的溶解，使病灶组织溶解不完全，产生干酪样坏死，进一步形成结核结节。感染后约5%可发展为活动性肺结核。其中少数患者因免疫低下，可经血和淋巴系统，播散至骨、关节、肾、脑膜及其他部位引起相应的结核病。90%以上的原发感染形成纤维化或钙化，不治而愈。这就是原发感染最常见的良性过程。但病灶内常仍有一定量的结核分枝杆菌长期潜伏，不但能刺激机体产生免疫，也可成为日后内源性感染的来源。

（二）结核病免疫和迟发性变态反应

肺结核病主要的免疫保护机制是细胞免疫，体液免疫对控制结核分枝杆菌感染的作用不甚重要。人体受结核分枝杆菌感染后，首先是巨噬细胞作出反应，肺泡中的巨噬细胞大量分泌白细胞介素（简称白介素）-1、白介素-6和肿瘤坏死因子（TNF）-α等细胞因子使淋巴细胞和单核细胞聚集到结核分枝杆菌入侵部位，逐渐形成结核肉芽肿，限制结核分枝杆菌扩散并杀灭结核分枝杆菌。T细胞有独特作用，其与巨噬细胞相互作用和协调，对完善免疫保护作用非常重要。T淋巴细胞有识别特异性抗原的受体，CD+4T细胞促进免疫反应，在淋巴因子作用下分化为第一类和第二类辅助性T细胞（Th1和TH$_2$）。细胞免疫保护作用以Th1为主，Th1促进巨噬细胞的功能和免疫保护力。白介素-12可诱导Th1的免疫作用，刺激 T 细胞分化为 Th1，增加 γ-干扰素的分泌，激活巨噬细胞抑制或杀灭结核分枝杆菌的能力。结核病免疫保护机制十分复杂，一些确切机制尚需进一步研究。

通常较快的局部红肿和表浅溃烂是由结核菌素诱导的迟发性变态反应的表现；结核分枝杆菌无播散，引流淋巴结无肿大以及溃疡较快愈合是免疫力的反映。免疫力与迟发性变态反应之间关系相当复杂，通常认为两者既有相似的方面，又有独立的一面，变态反应不等于免疫力。

（三）继发性感染

病灶亦以肺部为多见。继发性结核病的发病，目前认为有两种方式：原发性结核感染时期遗留下来的潜在病灶中的结核分枝杆菌重新活动而发生的结核病，此为内源性复发；据统计约 10%的结核分枝杆菌感染者，在一生的某个时期发生继发性结核病。另一种方式是由于受到结核分枝杆菌的再感染而发病，称为外源性重染。由于机体已有特异性细胞免疫，因此原发后感染的特点是病灶多局限，一般不累及邻近的淋巴结，也不易发生全身性播散，而在感染局部发生剧烈组织反应，纤维素可包围干酪样坏死灶，可钙化而痊愈。如干酪样结节破溃，排入邻近支气管，则可形成空洞并释放大量结核分枝杆菌至痰中。两种不同发病方式主要取决于当地的结核病流行病学特点与严重程度。继发性结核病与原发性结核病有明显的差异。继发性结核病有明显的临床症状，容易出现空洞和排菌，有传染性，所以，继发性结核病具有重要临床和流行病学意义，是防治工作的重点。

继发性肺结核的发病有两种类型，一种是发病慢，临床症状少而轻，多发生在肺尖或锁骨下，痰涂片检查阴性，一般预后良好。另一种是发病快，几周前肺部检查还是正常，发现时已出现广泛的病变、空洞和播散，痰涂片检查阳性。这类患者多发生在青春期女性、营养不良、抵抗力弱的群体以及免疫功能受损的患者。

二、传播及流行

结核病在人群中传播及流行有三个生物学环节，即传染源、传播途径和易感人群。三个环节反复循环，形成了结核病在人群中的流行蔓延。因此，控制结核病的流行就要针对这三个环节，即控制传染源，使结核分枝杆菌不再播散；或切断结核分枝杆菌在人群中传播的途径；或保护易感染人群，使其不受结核分枝杆菌的感染或感染后不发生结核病。只要切断结核病在人群中流行的三个生物学环节或其中任何一个环节，就可有效阻止人群中结核病的传播与流行。

（一）传染源

结核病的传染源主要是排菌的肺结核患者。当患者咳嗽、打喷嚏或大声说话时结核分枝杆菌主要是随着痰排出体外而播散形成飞沫核，健康人吸入后可发生结核菌感染。因而痰里查出结核分枝杆菌的患者才有传染性，才是传染源。传染性的大小取决于痰内菌量的多少。直接涂片法查出结核分枝杆菌者属于大量排菌，直接涂片法检查阴性而仅培养出结核分枝杆菌者属于微量排菌。如果 1 例传染性肺结核患者不治疗或不规则治疗，通常可传染 10~15 名健康人；患者一旦确诊并经过正规合理的治疗，其传染性很快消失。

（二）传播途径

结核分枝杆菌主要通过咳嗽、喷嚏、大笑、大声谈话等方式把含有结核分枝杆菌的微滴排到空气中而传播。飞沫传播是肺结核最重要的传播途径。经消化道和皮肤等其他途径传播现已罕见。结核分枝杆菌从患者体内排出，可通过以下途径进入人体。

1. 呼吸道

（1）飞沫核

飞沫核传染为最常见的方式。飞沫核传染是指患者在咳嗽、打喷嚏或说话时，向空气中排出大量含菌飞沫核，飞沫核在空气中较长时间（数小时）悬浮，并可扩散至数米外，被人吸入后发生感染。人在咳嗽、喷嚏（喷嚏时一次可喷出 1 万~4 万个飞沫）或说话时向空气中排出大量飞沫，直径大于 $100\mu m$ 的飞沫随即落地，大量较小的飞沫在空气中悬浮，水分蒸发成为悬浮于空气中的微滴核（飞沫核），直径 $1~10\mu m$ 的飞沫核在空气中可较长时间（数小时）悬浮，并可扩散至数米外。

（2）再生气溶胶

再生气溶胶主要指大的飞沫落地后，通过蒸发变成飞沫核，再次飞扬起来形成的气溶胶。历史上曾认为结核病的呼吸道传染主要是尘埃带菌传染（菌尘气溶胶传染），在微滴核传染理论被确认后，认为只有微滴核才能传播结核分枝杆菌，尘埃中的菌块随空气飘落、干燥形成单个细菌，在日光直接或间接照射下生活力降低，以至死亡；尘埃中的单个细菌生活力低下，难以使人体受感染，或即使感染人体，其形成的病变也较轻，易于自愈或治愈。

2. 消化道

结核病的消化道传染比较少见。消化道对结核分枝杆菌有较强抵抗力，结核分枝杆菌进入胃内后，易被胃酸杀灭。若大量结核分枝杆菌进入，则有可能受感染。例如，饮用未经消毒的患结核病牛的牛乳，可引起消化道感染。另外，结核病是人畜共患病，哺乳类动物如牛、鹿、猴、猪、猫、狗等都可以患结核病，人们和这些动物经常接触，既可将肺结核患者排出的结核分枝杆菌传播给密切接触的动物，也可被患结核病的动物所传染。

3. 皮肤接触

如果皮肤有破损，则接触结核分枝杆菌后可被感染。通过皮肤接触传染不常见，在实验室操作中可能发生皮肤接触感染。

（三）易感人群

人群对结核病普遍易感，特别是免疫力低下者更易被结核分枝杆菌感染，但感染了结核分枝杆菌的人并不一定发生结核病。研究发现，感染人群在一生中有 5%~10% 的人发病；影响机体对结核分枝杆菌自然抵抗力的因素除遗传因素外，还包括生活贫困、居住拥挤、营养不良等社会因素。婴幼儿细胞免疫系统不完善，老年人、HIV 感染者、免疫抑制剂使用者、慢性疾病患者等免疫力低下，都是结核病的易感人群。

结核分枝杆菌进入人体，可引起机体的复杂反应。人体的防御反应有物理、化学和生物学反应。进入呼吸道的结核分枝杆菌微滴核可被鼻、咽、喉、气管和支气管的黏液吸着、被酶杀灭并随纤毛运动经咳嗽、喷嚏和咳痰等动作排出体外，或被吞噬细胞吞噬杀灭。当防御功能低下时，结核分枝杆菌进入下呼吸道，引起机体反应。

未受结核感染的人一旦受到结核分枝杆菌传染，具有普遍的易感性，进入人体的结核分枝杆菌会引起机体的免疫与变态反应。免疫与变态反应常同时存在，如接种卡介苗（BCG）后可产生免疫力，同时结核菌素反应（变态反应）亦转为阳性，但引起两者的抗原成分不同；两者的出现亦可能与机体不同 T 淋巴细胞亚群所产生的淋巴因子有关。免疫对人体起保护作用，而变态反应则通常伴有组织破坏。免疫与变态反应有时亦不尽平行，与人体复杂的内外环境、药物的影响，以及感染菌量及毒力等因素有关。

三、影响感染的因素

结核病主要是人传给人的传染病。当传染源存在时，某些情况下对周围人群不构成传染；而另外一些情况则许多人受传染，甚至引起集体感染。这种感染方面的差异有以下影响因素：

（一）排菌量大小

排菌量大小是与传染性大小成正比的。涂（+）培（+）与涂（-）培（+）传染源在排菌量上不同，其传染力如果前者每年传染 10~20 人，而后者只相当于前者的 1/5，即每年传染 2~4 人，因此涂（+）培（+）患者作为传染源其传染危害最大，涂（-）培（+）次之，而涂（-）培（-）则危害最小。

同是涂（+）培（+）传染源，其排菌程度也有很大差别。如 1mL 痰液中含菌量为 100000~10000 个，即每发现 1 个杆菌需查 1~10 个视野，则涂片阳性检出率为 40%~50%；如 1mL 痰液中含菌量低于 1000 个时，即每发现 1 个杆菌需查 100 个或以上视野，则涂片阳性检出率仅为 4%。

（二）咳嗽的频度

咳嗽、喷嚏、大笑和讲话都能产生飞沫，而咳嗽是肺结核患者产生飞沫的主要方式。由于咳嗽是通过深呼吸完成的，所以产生的飞沫含菌机会增加，同时产生的飞沫以 10μm 以下比率高，因而更容易到达肺泡，危险更大。

（三）接触密切程度

与传染源的接触越频繁越密切，受感染机会越多。与涂（+）传染源接触密切较偶尔接触者的感染率高出 1~2 倍，培（+）传染源密切较偶尔接触高出 3~4 倍。可见接触密切程度对接触者的感染有重要关系。

（四）化疗的作用

化疗直接作用于结核菌可使痰菌迅速阴转，治疗前与治疗后患者的排菌状况明显不同。合理化疗情况下，传染性迅速降低，直至消失。接受化学治疗后肺结核患者痰中的结核分枝杆菌呈对数减少，化学治疗前痰涂阳患者的细菌负荷为 106~107/mL，化学治疗 2 周后即减少至原有菌量的 5%，4 周减少至原有菌量的 0.25%。化疗后结核菌活力减低，毒力减弱，临床上化疗后涂（+）培（-）菌的出现就是一个例证。

化疗的作用还在于治疗后咳嗽的严重程度减轻和次数减少，这也是减少传染性的一个重要方面。接受化学治疗后，痰内结核分枝杆菌不但数量减少，活力也减弱或丧失，可减少微滴核的产生、减少咳嗽频度。1 周的化疗减少患者的咳嗽频率 40%，2 周的化疗减少达65%。结核病传染源中危害最严重的是那些未被发现和未给予治疗管理或治疗不合理的涂片阳性患者。

化疗后，患者散出的飞沫中含有一定浓度的药物。Rilety 认为，飞沫水分蒸发后形成微滴核时，药物浓度浓缩约 100 倍，因而细菌在微滴核内活力减弱或消失，传染性也相应降低或消失。

另外，发生感染的条件是含菌的微滴核要达到肺泡腔，这样才能提供发生感染的机会，吸入的菌如被排出，感染便不能发生。

四、影响发病的因素

结核菌感染者中仅一小部分人发展为临床上的结核病，而其发病时间分布可从感染后数周到十数年、数十年。决定是否发病及发病时点等的因素长期以来成为病理发生学上关注的问题之一。尽管病理学和免疫学技术的进展给这些问题的解决提供了有力的手段，但还远未形成定论。进入化疗时代，结核病自然趋势消失，发生数锐减也给这方面的工作带来了困难。

（一）宿主因素

1. 遗传因素

根据动物种属不同引起的先天性抵抗力的差异，以及对一卵双生儿与二卵双生儿发病情况的观察可证明。Kaumann 等报道，一卵双生儿中，对方的患病率达 87%，二卵双生儿及同胞中，对方的患病率无差别，分别为 25.6%、25.5%，配偶中对方的患病率仅为 7%。

2. 年龄

受感染者受感染时的年龄与发病的关系极其密切。发病危险的高峰为 0~4 岁、16~24 岁两个年龄组。年龄与发病的关系另一特点表现为不同年龄组发病类型各不相同。0~4 岁脑膜炎较多，胸膜炎比较少；0~4 岁发生肺内病变的频度比 10~24 岁少。

3. 性别

小儿期和 40 岁以上男女无差别，中年期发病率女高于男，女性 15~34 岁组发病的危险性大。

4. 其他疾病

临床流行病学资料表明，糖尿病、胃溃疡、胃切除后、使用激素、淋巴系统肿瘤、使用抗癌制剂、肾透析、麻疹、营养缺乏等，使结核病发病危险增加，硅肺患者特别容易发生结核病。

（二）细菌方面因素

1. 结核菌的毒力

从动物实验看，结核菌株之间毒力有相当差异。INH 高度耐药菌株的毒力减弱，受 INH 耐药菌株感染的人不易发病。

2. 菌量

涂（+）培（+）患者周围接触者被感染的频度，较涂（-）培（+）患者周围接触者的感染频度高。这是由于涂（+）培（+）与涂（-）培（+）者排出结核菌数量不同所致。

3. 阳转时结核菌素反应强度

不同年龄阳转时结核菌素反应强度越强，其结核病发病率越高，各年龄组情况相同。结核菌感染所致结核菌素反应与感染菌量平行，这从 BCG 接种经验中也可证实，活力越强的结核菌感染，引起结核菌素反应也越强。如把两者结合起来考虑，结核菌素与发病率的关系是强的感染与弱的感染的不同。

总之，发病是各种影响因素综合作用的结果，对于具体发病患者来说并不排除某一因素起主导作用。在阳转发病中（初感染发病）细菌方面因素更重要，而已感染者中发病（已感染发病）宿主方面因素更重要。

在已感染发病中，包括在临床上接受过正规治疗且已治愈的患者，再次成为需治疗的患者时叫复发性发病。复发性发病虽属发病但非新发病，主要不受上述因素影响而与治疗彻底与否有关。

五、影响结核病流行的社会和自然因素

社会因素和自然因素对结核病流行的影响不是直接的，而是通过流行过程的三个环节，使之发生量和质的变化而产生间接影响。

（一）自然因素

气候变化、季节更替，严冬寒冷时，人们喜集居室内，因而通风差，接触多，这为传染源与易感者之间传播结核菌提供更多机会；自然灾害频繁，食物不足，人们营养低下，影响人群对结核菌的抵抗力，使结核患者增多；应该指出，自然因素对结核病流行虽有一定影响，但以目前的结核防治技术来看，这种影响的程度、期限和范围往往是有限的，而且还应该根据实情加以分析，不能将疫情变化简单地都归结于自然因素。

（二）社会因素

社会因素一般指社会制度、战争、生产生活水平和人口移动等，它们对结核病流行确有很大影响。

第二节　结核病的病理学

一、基本病理变化

结核病的基本病理变化是血管改变而致的炎性渗出、组织改变而致的增生和干酪样坏死。病变的转归是进展或被限制、吸收。结核性炎症与一般炎症不同，渗出的细胞常以单核细胞为主；增生引发结核结节；变质则出现干酪样坏死。结核病的病理过程特点是破坏与修复常同时进行，故上述三种病理变化多同时存在，也可以某一种变化为主，而且可相互转化。这主要取决于结核分枝杆菌的感染量、毒力大小以及机体的抵抗力和变态反应状态。

渗出为主的病变主要出现在结核性炎症初期阶段或病变恶化复发时，可表现为局部中性粒细胞浸润，继之由巨噬细胞及淋巴细胞取代。此型好发于肺、浆膜、滑膜和脑膜处，与组织结构特性有关，渗出性变化可完全吸收不留痕迹，或转变为以增生为主或坏死为主的病变。

增生为主的病变发生在机体抵抗力较强、病变恢复阶段。病变表现为典型的结核结节，直径约为 0.1mm，数个融合后肉眼能见到，由淋巴细胞、上皮样细胞、朗汉斯巨细胞以及成纤维细胞组成。结核结节的中间可出现干酪样坏死。上皮样细胞呈多角形，由巨噬细胞吞

噬结核分枝杆菌后体积变大而形成，染色成淡红色。大量上皮样细胞互相聚集融合形成多核巨细胞称为朗汉斯巨细胞。

干酪样坏死为主的病变多发生在结核分枝杆菌毒力强、感染菌量多、机体超敏反应增强、抵抗力低下的情况。干酪坏死病变镜检为红染无结构的颗粒状物，含脂质多，肉眼观察呈淡黄色，状似奶酪，故称干酪样坏死。坏死物中大都还有一定量的结核分枝杆菌。

二、病理变化转归

（一）转向愈合

主要表现为病变的吸收消散、纤维化、纤维包裹和钙化。

1. 吸收消散

为渗出性病变的主要愈合方式。渗出物逐渐通过淋巴道吸收，病灶缩小或完全吸收消散。较小的干酪样坏死灶和增生性病变如治疗得当也可以吸收。

2. 纤维化、纤维包裹及钙化

增生性结核结节转向愈合时，其中的类上皮细胞逐渐萎缩，结节周围的增生成纤维细胞长入结核结节形成纤维组织，使结节纤维化；较大者难以完全纤维化而由坏死灶周围的纤维组织增生，将干酪样坏死物质加以包裹，以后干酪样坏死逐渐干燥浓缩，并有钙质沉着而发生钙化。

病灶发生纤维化后，一般已无结核分枝杆菌存活，可谓痊愈。在被包裹、钙化的干酪样坏死灶中仍可有少量细菌存活，病变只处于相对静止状态（临床痊愈），当机体抵抗力下降时病变可复燃进展。

（二）转向恶化

1. 病灶扩大

病变恶化进展时，在病灶周围出现渗出性病变（病灶周围炎），其范围不断扩大，并继而发生干酪样坏死。坏死区又随渗出性病变的扩延而增大。

2. 溶解播散

干酪样坏死物发生溶解液化后，可经体内的自然管道（如支气管、输尿管等）排出，致局部形成空洞。空洞内液化的干酪样坏死物中含有大量结核分枝杆菌，可通过自然管道播散到其他部位，引起新的病灶。如肺结核性空洞通过支气管播散可在同侧或对侧肺内形成多数新的以渗出、坏死为主的结核病灶。此外，结核分枝杆菌还可以通过淋巴道蔓延到淋巴结，经血行播散至全身，在各器官内形成多个结核病灶。

第三节　结核病的分类

结核病分类在结核病的诊断、治疗以及管理中具有重要作用，可以观察、了解结核病的发生、发展以及转归规律，满足疾病诊断、治疗、预后判断以及流行病学调查等需要。结核病分类主要依据结核病的痰菌检查结果、病理变化、临床表现以及影像学改变来进行。

一、结核病分类

（一）原发性肺结核（简写为Ⅰ）

原发性肺结核为原发结核感染所致的临床病症。包括原发复合征及胸内淋巴结结核。

（二）血行播散型肺结核（简写为Ⅱ）

包括急性血行播散型肺结核（急性粟粒型肺结核）及亚急性、慢性血行播散型肺结核。

（三）继发性肺结核（简写为Ⅲ）

继发性肺结核是肺结核中的一个主要类型，包括浸润性、慢性纤维空洞性及干酪性肺炎等。

（四）结核性胸膜炎（简写为Ⅳ）

临床上已排除其他原因引起的胸膜炎。包括结核性干性胸膜炎、结核性渗出性胸膜炎、结核性脓胸。

（五）其他肺外结核（简写为Ⅴ）

其他肺外结核按部位及脏器命名，如骨关节结核、结核性脑膜炎、肾结核、肠结核等。

二、病变部位、范围

肺结核病变部位按左、右侧、双侧，范围按上、中、下记录。

三、治疗分类

分为初治和复治。

初治：凡既往未用过抗结核药物治疗或用药时间少于 1 个月的新发病例，以及正在进行标准化疗方案规律用药而未满疗程的患者。

复治：凡既往应用抗结核药物 1 个月以上的新发病例、复发病例、初治治疗失败病例等。

四、常见的肺结核患者活动性分类

肺结核有重症和轻症之分，不同类型的肺结核其发生机制、治疗与预后也不一样，为适应治疗与管理的需要，将结核病划分为活动性和非活动性两类。

（一）定义

活动性系指肺结核病变中有可逆性病变，而不拘病变范围大小或所占肺野多少，即需要治疗或在一定时间内可能好转或恶化的病变；非活动性系指无可逆性病变，即不需治疗，经过一定时间观察即可达到痊愈。

活动性又可分为传染性与非传染性，不论涂片（含集菌）或培养发现痰中有结核菌存在者均为传染性；凡未查到结核菌者即为非传染性。因此在确定传染性时查痰十分重要，要求每例患者必查，并定期、规律地进行，判断标准亦应统一。

（二）活动性分类的确定与改变

1. 活动性与非活动性

难以决定时应列入活动性未定，可按活动性肺结核患者处理。

2. 非传染性活动性

肺结核患者，一旦痰菌阳转，则转为传染性活动性肺结核患者。

3. 传染性活动性

肺结核患者，连续 3 个月痰检结核菌阴性，即为非传染性活动性肺结核。

4. 非活动性

肺结核患者，经 2 年观察 X 线上无改变、痰菌持续阴性亦无临床症状，即为痊愈。

5. 非传染性活动性

肺结核患者，经治疗病变趋向好转或稳定，X 线 3 个月不变，即为非活动性肺结核。如空洞仍然存在则需痰菌连续阴性半年以上。

6. 结核性

胸膜炎、结核球凡有可逆性病变或需要治疗者，即列为活动性肺结核。手术后 1 年内按活动性肺结核处理，其后如病变稳定不需住院或无残存病变，按非活动性肺结核处理，凡处于化疗期间即以活动性肺结核处理。

（三）登记分类

1. 新患者

从未应用过抗结核药物治疗或应用抗结核药物化疗不足 1 个月（因其他疾病应用抗结核药物治疗除外）或首次进行标准化疗方案规律用药而未满疗程，并从未在结防机构登记过的肺结核患者。

2. 复发

指过去有明确的结核病史，完成规定的化疗疗程后医生认为已治愈，现在痰涂片又出现阳性的肺结核患者。

3. 返回

指结防机构确诊的患者治疗≥1 个月，中断治疗≥2 个月后再次到结防机构接受治疗的患者。

4. 初治失败

新涂阳患者治疗第 5 个月末或疗程结束时，痰涂片检查阳性的患者；涂阴患者治疗过程中任何一次痰菌检查阳性，均为治疗失败。

5. 其他

除 1~4 项以外的患者。

（四）治疗转归分类

1. 治愈

涂阳肺结核患者完成规定的疗程，连续 2 次涂片（培养）阴性结果，其中 1 次在治疗末的涂片。

2. 完成疗程

菌阳患者完成规定疗程，最近一次痰检结果阴性，疗程结束时无痰检结果；涂阴肺结核患者接受了全程治疗，疗程末痰涂片检查结果阴性或无痰检结果。

3. 死亡

活动性肺结核患者死亡，因肺结核病进展、心肺功能衰竭、并发咯血、自发性气胸、全身衰竭等原因；肺外结核死亡，因肺部以外其他器官结核死亡；非结核死亡，因结核病以外其他病因死亡。

4. 治疗失败：

（1）初治失败

指在初治涂阳患者治疗至第 5 个月末或完成初治化疗方案时，痰菌仍阳性患者。

（2）复治失败

指在复治涂阳患者治疗至第 5 个月末或完成复治化疗方案时，痰菌仍阳性患者。

（3）治疗中断 2 个月以上，末次痰菌为阳性患者。

（4）菌阴患者，治疗中痰菌检查阳性。

（五）停止治疗或拒治分类

1. 迁出

指患者户口迁出本辖区，但应在登记卡上注明转到何地继续治疗或管理。接受单位应按"迁入"进行登记。

2. 丢失

指肺结核患者在治疗过程中中断治疗超过 2 个月，或由结防机构转出后，虽经医生努力追访，2 个月内仍无信息或已在其他地区重新登记治疗、失去联系的患者。

3. 不良反应

指患者因服用抗结核药后出现严重不良反应，而无法继续服药。

4. 诊断变更

患者在治疗过程中排除肺结核诊断。

5. 拒治

指患者被确诊后，拒绝服用抗结核药品。只要患者接受过一次抗结核药品治疗，该患者即为接受治疗的患者。接受治疗后停药不能算为拒治。

6. 转为耐多药治疗

指患者治疗过程中，药敏试验检查结果为耐多药，经确诊后转入耐多药方案治疗。

第四节　肺结核的发病机制

一、原发性肺结核的发病机制

原发性肺结核是结核分枝杆菌初次侵入人体肺部而发生的原发感染，系初染结核，包括原发复合征及胸内淋巴结结核。多见于儿童，青年约占 20%，成人占 8%~10%。

（一）原发复合征

结核分枝杆菌初次侵入人体称为原发感染，人体感染结核分枝杆菌后不一定发病，原发感染后是否发病主要取决于机体免疫功能状态、结核分枝杆菌的数量和毒力。以往未受过结核感染，机体免疫力低下时，结核分枝杆菌经呼吸道侵入肺部，在肺组织内生长繁殖，形成渗出性炎性病灶，称为原发病灶。原发灶可发生于肺的任何部位，但大多数是在肺上叶底部或下叶的上部，尤以右侧为多见。多为单个，也可有 2 个或 2 个以上。病灶靠近胸膜，原发感染时胸膜易被波及。当初染后 4~8 周产生变态反应时，可有原发病灶周围炎性反应，波及全部或大部肺叶，约 2 周后病灶周围炎性反应吸收，继之出现含有郎格汉斯巨细胞、类上皮样细胞和淋巴细胞的结核结节等增殖性病变，随后病灶中心出现干酪样坏死。

在原发病灶形成过程中，结核分枝杆菌沿淋巴管通路抵达相应的肺门和纵隔淋巴结而造成结核性的淋巴管炎和淋巴结炎。由于机体处于高敏状态，炎症反应和干酪样坏死进展迅速，使淋巴结显著肿大。气管旁和支气管淋巴结彼此间有淋巴管相连，不仅病灶同侧淋巴结肿大，且对侧淋巴结亦可受累。肺内原发病灶、肺门淋巴结肿大和连接两者间的淋巴管炎三者组成"原发复合征"。

（二）胸内淋巴结结核

包括纵隔内气管旁、支气管隆突部位淋巴结和肺门部位各组淋巴结，以肺门淋巴结肿大为多见。肺内原发病灶吸收以后，肺门和纵隔淋巴结结核继续进展，或者结核分枝杆菌感染后在肺内不形成明显的渗出性炎性病灶而经引流淋巴管感染淋巴结形成胸内淋巴结结核，主要表现为肺门或纵隔淋巴结肿大，呈圆形或椭圆形边缘清楚的结节状影凸向肺野即肿瘤型；同时合并肺门淋巴结周围炎或继发性浸润时，则表现为边缘模糊的肺门增大阴影，即炎症型。

二、血行播散型肺结核的发病机制

血行播散型肺结核是由于结核分枝杆菌进入血液循环而引起，包括急性、亚急性和慢性血行播散型肺结核。大量结核分枝杆菌短期内进入血循环发生急性血行播散型肺结核，而少量结核分枝杆菌多次间断侵入血循环则引起亚急性或慢性血行播散型肺结核。大多数急性血行播散型肺结核是原发结核感染后发生的。

血行播散型肺结核可以发生于任何季节，以春季多见，女性多于男性。可以发生于任何年龄，但以小儿及青少年多见。多发生于原发感染后 3~6 个月内。在已患有继发性肺结核基础上再发生全身血行播散的可能性要小得多。近年来由于各种免疫损害情况增多，如肾移植、抗肿瘤药物和免疫抑制剂的应用，HIV/AIDS 的流行，使在继发型肺结核的基础上再发生全身血行播散的机会增多。

结核分枝杆菌血行播散所产生的病变形态和程度，取决于机体抵抗力的强弱、进入血中细菌的数量、播散的次数及播散持续的时间。当机体抵抗力低下时，大量结核分枝杆菌一次或在短时间内多次进入血流，由于机体对结核分枝杆菌产生变态反应，使血管壁的通透性增高，结核分枝杆菌可通过血管壁侵入间质并到达肺的实质形成结核结节，造成急性粟粒型肺结核。若少量的细菌在较长时间内多次侵入血循环，则可形成亚急性或慢性血行播散型肺结核。

三、继发性肺结核的发病机制

（一）以浸润性病变为主的继发性肺结核的发病机制

浸润型肺结核是指因潜伏在体内的结核分枝杆菌，在身体抵抗力下降时，重新生长繁殖，或者与排菌的肺结核患者密切接触而再次被感染。浸润性肺结核是最常见的继发性肺结核，多见于成年人。

1. 内源性复发

是浸润性肺结核的主要发病原因。儿童时期原发复合征多为良性经过，一般可自愈，但部分患者可有残留病灶，或行血行淋巴播散和支气管播散形成潜伏病灶。这些静止的残留病灶和潜伏病灶内仍有活的结核分枝杆菌存在，潜伏的结核分枝杆菌可以停止繁殖，处于"休眠状态"，多数细菌可以长期潜伏甚至长达数十年。但当机体抵抗力减低时，这些病灶内的结核分枝杆菌可再度活跃，繁殖生长，导致原来静止的病灶重新活动、恶化，发生渗出炎症反应。这种由机体内部病灶复燃引起的称为内源性复发。内源性复发病灶多发生在原发灶的同侧肺野上部，这是由于肺是个多血器官，人在直立体位时，肺尖供血量较少，淋巴血流缓慢，局部免疫力低下，有利于细菌重新繁殖，同时，由于肺尖组织内血流和氧供应不足，也不利于淋巴细胞和巨噬细胞的功能发挥。

2. 外源性再感染

有两种情况，一是受过结核分枝杆菌感染者，再与排菌的肺结核患者接触，吸入结核分枝杆菌，在肺内引起病灶；二是在初染时或初染后所形成的病灶内的结核分枝杆菌已完全死亡，病灶完全静止，机体对结核分枝杆菌的过敏反应也完全消失，结核分枝杆菌素反应呈阴性，以后如结核分枝杆菌再次进入人体，机体再次出现超敏反应，出现活动性结核病灶。

（二）以干酪性病变为主的继发性肺结核的发病机制

以干酪性病变为主的继发性肺结核包括干酪性肺炎、干酪球等。干酪性肺炎是指一个肺段或叶甚至一侧全肺大片干酪样坏死性炎症。

干酪性肺炎是继发性肺结核中最为急重的一种类型，常见于机体抵抗力低下、对结核分枝杆菌抗原超敏感的患者，由于大量结核分枝杆菌通过支气管侵入肺组织而迅速引起的大叶或小叶性干酪样坏死性肺炎，过去亦称为"奔马痨"。其发病原因主要为带有大量结核分枝杆菌的干酪物质经气管或支气管进入或播散到肺内所致。干酪样物质可来源于肺门、纵隔的淋巴结结核破溃入气管、支气管，也可由空洞排出。部分干酪性肺炎是肺内渗出性病变迅速干酪样坏死，病灶互相融合而成。少数浸润型肺结核在继发感染或并发糖尿病、硅沉着病、艾滋病等病变时，其肺部的浸润性结核病变也可迅速呈现大量干酪样坏死而演变成干酪性肺炎。当机体处于超敏状态时，血行播散性病变也会迅速发生干酪样坏死而致干酪样肺炎。

（三）结核球的发病机制

结核球多数起源于继发性肺结核病灶，少数由原发性结核病灶发展而来。人体感染结核分枝杆菌后，若细菌量少、毒力弱，且机体特异性变态反应低、免疫力强，炎症很快被局限化，时间一长，结核性炎症逐渐演变为干酪性坏死，其边缘往往产生纤维增生，可形成一层较薄的纤维包膜而形成球形干酪灶，如果病灶的直径大于或等于2cm即称为结核球。

结核球形成的原因主要有：①干酪性肺炎型结核球，起源于干酪性肺炎，在结核病变治疗过程中形成局限性干酪肺炎，周围纤维包裹；②肉芽肿型结核球，由数个结核性肉芽组织发生干酪性坏死融合而成，或单个纤维干酪病灶扩大而呈同心圆的结构；③阻塞性空洞型，纤维厚壁空洞的引流支气管发生阻塞，空洞腔被干酪物质充填所致；④支气管型结核球，由较大的支气管结核病变发展成支气管扩张，其内有干酪坏死，周围有纤维形成包膜而成；⑤原发性结核病灶持续不消退，反而逐渐增大，以后中央干酪坏死，四周纤维包围而成结核球。

（四）以慢性纤维空洞性病变为主的继发性肺结核的发病机制

罹患浸润性肺结核的患者，如果没有及时发现和治疗，往往可形成空洞，并长期迁延不愈，空洞壁逐渐变厚，并可出现纤维化，病灶吸收、修复与恶化、进展交替出现，形成慢性纤维空洞型肺结核，是肺结核的晚期表现。

慢性纤维空洞性肺结核多由其他类型肺结核，主要是浸润型肺结核演变而来。由于结核病变长期未能得到积极的治疗，特别是不规则或不合理的化疗使结核分枝杆菌产生耐药性，加之劳累、营养不良等影响，致使机体抵抗力低下，病情反复恶化，空洞长期不能闭合及大量排菌，肺部反复发生支气管播散，肺组织反复遭到破坏，大量纤维组织增生，并出现肺气肿、肺大泡、肺不张等，严重影响到患者的肺功能。广泛纤维增生使支气管发生扭曲或扩张；代偿性肺气肿可引起自发性气胸；长期消耗与慢性缺氧等可引起肺动脉高压，发生慢性肺源性心脏病；纤维组织广泛增生，可发展成为肺硬变，甚至毁损肺。

（五）结核性胸膜炎的发病机制

结核性胸膜炎的产生要有两个基本条件：一是结核菌或其代谢产物到达胸膜；二是机体对结核菌及其代谢产物的敏感性增高。变态反应增高程度不同发生的胸膜炎症也不同，当变态反应不很高时则仅发生干性胸膜炎；当变态反应很高时，则可发生渗出性胸膜炎。若由结核菌到达胸膜引起胸膜炎，胸膜上多有结核性病灶，在胸腔积液中也可找到结核菌；但若由结核菌的代谢产物到达胸膜引起渗出性胸膜炎，则在胸膜上往往没有结核病变，胸腔积液中亦找不到结核菌。

第五节 肺结核的临床症状和体征

一、症状

（一）呼吸系统症状

1. 咳嗽咳痰

是肺结核最常见症状。咳嗽较轻，干咳或少量黏液痰。有空洞形成时，痰量增多，若合并其他细菌感染，痰可呈脓性。若合并支气管结核，表现为刺激性咳嗽。

2. 咯血

1/3~1/2 的患者有咯血。咯血量多少不定，多数患者为少量咯血，少数为大咯血。

3. 胸痛

结核累及胸膜时可表现胸痛，为胸膜性胸痛。随呼吸运动和咳嗽加重。

4. 呼吸困难

多见于干酪样肺炎和大量胸腔积液患者。

（二）全身症状

发热为最常见症状，多为长期午后潮热，即下午或傍晚开始升高，翌晨降至正常。部分患者有倦怠乏力、盗汗、食欲减退和体重减轻等。育龄女性患者可以有月经不调。

二、肺结核急症的诊断线索及鉴别诊断

（一）发热

发热是指病理性的体温升高，是人体对致热原的一种全身性反应。一般来说，腋窝温度在 37℃以上，口腔温度在 37.3℃以上，或直肠内温度在 37.6℃以上，且除外上述的生理因素，可认为是发热。

正常成人的体温一般为 36~37℃，口腔（舌下）温度在 36.3~37.2℃，直肠内温度一般比口腔高 0.3~0.5℃，腋窝温度比口腔温度低 0.2~0.4℃，进食、剧烈运动、劳动、情绪激动及高温环境均可使体温稍高。在这些因素影响下体温的暂时性升高，虽无重要临床意义，但在确定发热之前必须予以识别。

引起发热的病因很多，临床上包括感染性和非感染性两大类：

1. 感染性发热

各种病原体如病毒、细菌、支原体、衣原体、立克次体、螺旋体、真菌、寄生虫等侵入机体后，均可引起相应的疾病。不论是急性、亚急性或慢性，局限性还是全身性，均可引起发热，称为感染性发热。病原体及其代谢产物或炎性渗出物等外源性致热原，在体内作用于中性粒细胞、单核细胞及巨噬细胞等，使其产生并释放内源性致热原而引起发热。

2. 非感染性发热

主要有下列几类原因：

（1）血液病

如白血病、淋巴瘤、恶性组织细胞病等。

（2）变态反应

如风湿热、药物热、结缔组织病等。

（3）内分泌与代谢疾病

如甲状腺功能亢进、重度脱水等。

（4）皮肤散热减少

如广泛性皮炎、鱼鳞病以及慢性心力衰竭可使皮肤散热减少引起发热，一般为低热。

（5）体温调节中枢功能失常

①物理性因素，如中暑；②化学性因素，如重度安眠药中毒；③机械性因素，如脑震荡、脑出血、颅骨骨折等。

（6）自主神经功能紊乱

由于自主神经功能紊乱，影响正常的体温调节过程，使产热大于散热，体温升高。多为低热，常伴有自主神经功能紊乱的其他表现。常见的功能性的低热有：①原发性低热：低热可持续数月甚至数年之久，其体温较正常升高0.3~0.5℃，一般不超过38℃，热型较规则，体温波动范围较小，多在0.5℃以内，早晨午前往往较下午晚间略高，体力活动体温可不升或有时反而下降。②感染后低热：由于病毒、细菌、原虫等感染致发热后，低热不退，而原有感染已愈。此系体温调节中枢对体温的调节功能仍未恢复正常所致，但必须与因机体抵抗力降低导致潜在的病灶（如结核）活动或其他新感染所致的发热相区别。③夏季低热：低热仅发生于夏季，秋凉后自行退热，连续数年后多可自愈。多见于幼儿，因体温调节中枢功能不完善，夏季身体虚弱，且多为营养不良或脑发育不全者发生。④生理性低热：如精神紧张、剧烈运动后均可出现低热。月经前及妊娠初期也可有低热现象。

（7）无菌性坏死组织吸收

主要见于以下几种情况：①物理、化学因素或机械性损伤，如大手术后组织损伤、内出血、创伤、大面积烧伤等；②血管栓塞或血栓形成，如心、肺、脑等内脏器官的血管梗死或脉管炎所致肢体坏死等；③组织坏死或细胞破坏，如恶性肿瘤、白血病、急性溶血反应等。

3. 肺结核发热的诊断特点

典型肺结核起病缓慢，病程较长，可有低热、盗汗、乏力、食欲缺乏、咳嗽及少量咯血、体重减轻等。少数患者急性起病，高热、寒战、咳嗽剧烈或咯血，经X线检查多为急性粟粒型肺结核或干酪性肺炎。早期病灶小或位于肺组织深部，常无异常体征。病变范围较大时患侧肺部可有实变体征。因肺结核好发部位在上叶的尖后段和下叶背段，故锁骨上下、肩胛间区叩诊略浊，咳嗽后闻及湿啰音，对诊断有参考意义。空洞性病变位置浅表而引流支气管通畅时有支气管呼吸音或湿啰音，肺部病变发生广泛纤维化或胸膜粘连增厚时，患侧胸廓下陷，肋间隙变窄，气管移位与叩浊，对侧可有代偿性肺气肿征。

痰中查到结核菌是确诊肺结核的最重要依据。痰培养更为精确，并可做药物敏感试验，可为治疗特别是复治时提供参考。胸部X线检查是诊断肺结核的主要方法，肺结核的常见X线表现有：纤维钙化的硬结病灶、浸润性病灶、干酪性病灶和空洞。肺结核病灶一般在肺的上部、单侧或双侧，存在时间较长，且有多种不同性质的病灶混合存在及肺内播散迹象。结核菌素试验、血沉、血清抗结核抗体仅有参考诊断意义。

4. 与其他发热性疾病的鉴别诊断

(1) 肺癌

早期肺结核和早期肺癌较难区别，常须依靠痰细胞学及病理学及纤维支气管镜取活组织检查区分两者。中央型肺癌常有痰中带血，肺门附近有团块状阴影，与肺门淋巴结结核相似。周围型肺癌可呈球状、分叶状块影，须与结核球鉴别。肺癌患者多见于 40 岁以上，男性较多，常有吸烟史，多有刺激性咳嗽，胸痛及进行性消瘦，一般无明显毒性症状。X 线胸片结核球周围有卫星病灶、钙化；肺癌病灶边缘常有切迹、毛刺；癌性空洞常呈偏心空洞，洞壁凹凸不平，肺结核空洞多为厚壁空洞，周围有结核病灶；弥漫型肺泡癌结节大小、密度可不均匀，粟粒型肺结核结节大小、密度一致，且多伴有明显毒性症状。

(2) 肺炎

病毒性肺炎、过敏性肺炎和支原体肺炎等均可有低热、咳嗽、乏力，X 线胸片有肺部片状阴影，与早期浸润型肺结核相似。病毒性肺炎、过敏性肺炎在短时间（2~3 周）可自行消散，过敏性肺炎血中嗜酸性粒细胞增多，肺内病变常呈游走性。支原体肺炎冷凝集试验及支原体抗体多阳性。一般肺结核起病缓慢，但病情进展较快的浸润型肺结核，扩大到整个肺叶，形成干酪性肺炎，易被误诊为肺炎球菌肺炎。但肺炎球菌肺炎起病急骤、高热、寒战、胸痛、咳铁锈色痰，可有口唇疱疹，痰查结核菌阴性而肺炎球菌阳性，在有效抗生素治疗下，肺部炎症一般可在 3 周左右完全消失。

(3) 肺脓肿

肺脓肿起病急、高热、寒战，咳多量脓痰或脓臭痰，X 线胸片肺脓肿空洞多见于肺下叶，脓肿周围的炎症浸润较严重，空洞内常有液平面。肺结核空洞多在肺上叶，洞壁较厚，洞内很少有液平面。痰液结核菌或细菌培养有助于鉴别。

(4) 其他发热性疾病

急性粟粒型肺结核出现重度毒血症状而早期 X 线征象不明显时易与伤寒和败血症混淆。伤寒常呈稽留热，相对缓脉、皮肤玫瑰疹，血清伤寒凝集试验阳性，血、尿和粪伤寒杆菌培养阳性；败血症起病急，寒战及弛张热型，常有近期皮肤感染、疖、痈挤压史或尿路、胆管等感染史，皮肤黏膜常见瘀点，可有迁徙性病灶及感染性休克，血或骨髓培养可发现致病菌。急性粟粒型肺结核有时血象呈类白血病反应或单核细胞异常增多，须与白血病鉴别，白血病多有明显出血倾向，肝大，周围血象、骨髓检查可区别。成人支气管淋巴结核常表现为发热及肺门淋巴结肿大，应与结节病、纵隔淋巴瘤等鉴别。淋巴瘤发展迅速，常有肝大及浅表淋巴结肿大，确诊须依靠活检。结节病一般不发热，肺门淋巴结肿大多为双侧，糖皮质激素治疗有效。必要时可做活检以明确诊断。

(二) 胸痛

胸痛是临床上常见的症状。胸痛可分为五大类，即胸壁、肺及胸膜、心血管、纵隔及食管和横膈病变。主要分为心源性和非心源性胸痛，本章节主要提供非心源性胸痛的诊断和鉴别诊断的要点，以期将肺结核胸痛与其他胸痛区别开来。

胸壁的各种损伤性刺激如物理性、化学性、生物性因素，作用于肋间神经感觉纤维、脊髓后根传入纤维均可引起该类胸痛。病因包括：炎症、外伤、肿瘤、神经精神因素（肋间神经炎、神经根痛）。常见的非心源性胸痛有两种：一是有病变固定于患处，具有明显压痛；二是胸廓活动时（如深呼吸、咳嗽、举臂等），可刺激病变的部位，而使胸痛加剧。肺结核胸痛应与以下疾病进行鉴别。

1. 急性皮炎、皮下蜂窝织炎

皮肤或（及）皮下组织急性炎症时，局部有红、肿、热、痛及压痛。

2. 带状疱疹

带状疱疹是一种病毒性疾病，常骤然发生。最常见的是肋间带状疱疹，可引起剧烈的胸痛。此外，腹背部、四肢及颜面等处均可罹患。在出疹前表现为阵发性烧灼、刀割样疼痛，咳嗽或身体动作可引起发作。患者起病时可先有轻度全身性症状，突然于皮肤上出现多数丘疹，不久变为小水疱，内容水样澄清，周围绕以炎症性红晕。小水疱簇集成群，但疏散排列，甚少融合，常发生于身体的一侧，沿皮肤神经分布，不越过中线，或仅累及对侧皮肤的小部分。病程中常有多处的新水疱群分批出现，数天后被膜逐渐松弛，内容可呈脓样浑浊，最后干燥结痂。病程 2~4 周，愈合后一般不遗留瘢痕。一次罹患之后可获得免疫，甚少再发。

3. 痛性肥胖症

本病又名 Dercum 病，临床上罕见，病因未明，主要临床表现为皮下出现多数性痛性脂肪结节。患者大都为绝经期妇女。当皮下脂肪结节出现与增大时，则有疼痛及麻木、衰弱、出汗减少与感情淡漠等神经精神症状。疼痛呈刺痛性，最常位于胸部与臂部，也可发生于身体其他部位。

4. 肋间神经肿瘤

良性或恶性肋间神经肿瘤均可引起肋间神经痛，常较剧烈，且呈持续性，局部检查可发现肿瘤存在。

5. 神经根痛

感染、中毒、赘生物的压迫（如类风湿性脊椎炎）、神经根受牵拉（如早期椎间盘肿胀，使脊神经穿出椎间孔时张力增加）等原因均可引起神经根痛，常呈刺痛性质，可放射至肩部、侧胸及前胸。

6. 肌炎及皮肌炎

肌炎及皮肌炎均可引起胸肌痛，常于运动或咳嗽时加剧。

7. 流行性胸痛（Bornholm 病）

本病是由于 B 组 C 病毒感染所致，常呈流行性发病，遍及世界各地，四季均可发生，尤以夏秋为多。胃肠道为主要感染途径，但飞沫感染也能为一种直接传播方式。各年龄均可罹患，但儿童与青壮年罹患较多。国内也曾有散发的流行性胸痛病例发现，但未有病毒学检查证实。突然发生的胸、腹部肌痛是本病最突出的症状。疼痛轻重不一，严重者呈尖锐痛、烧灼痛、压榨痛、痉挛痛、刀割痛等。咳嗽、啼哭、翻身等动作也使之加剧。严重的成人病例，有时不得不用吗啡止痛。胸痛严重时患者可有"气透不过来"的感觉。肌痛可出现于胸、腹、颈、四肢、肩、腰等部，而以胸痛与腹痛最为剧烈。另一特点是肌痛的迁徙性，可从任何部位最后迁徙至膈肌。腹肌疼痛为儿童的突出症状，且多伴有恶心与呕吐；成人则以下胸部与上腹部疼痛为主。罹患肌肉有压痛。腹部压痛往往表浅，说明病变在腹肌而非内脏。患者多以高热起病，可伴有寒战，呈间歇热型，可达 39~40℃。通常发热数小时后方出现肌痛。肌痛消失后体温多恢复正常。热程平均 3~4d。少数病例体温正常或有微热。其他症状为头痛、全身不适、咽痛、咳嗽、呼吸困难、食欲不振、恶心、呕吐、便秘或腹泻等。眼痛或眼球痛罕见。体检可发现口唇疱疹、淋巴结肿大、颊黏膜出血点、咽充血、腱反射减退等。肝、脾肿大较少见。血液学检查一般在正常范围，有时白细胞增多或减少，相对性淋巴细胞增多，偶尔单核细胞增多，或出现不典型淋巴细胞。可有睾丸炎、胸膜炎、无菌性脑膜炎、心包炎、视神经炎等。预后良好。

8. 强直性脊椎炎

本病如病变累及胸椎，可引起剧烈的肋间神经痛，其原因乃由于脊神经根受压所致。疼痛往往表现为束带样胸痛。本病也可侵犯胸膜，可引起疼痛、局部压痛及病理性骨折，X 线检查对诊断有很大帮助。

9. 急性白血病

急性白血病时胸骨多有压痛，这是由于病理性白细胞浸润胸骨所致。

10. 外伤

外伤如累及骨膜，可引起局部疼痛；若发生骨折，则在胸廓运动时，由于骨折两端互相摩擦，可使疼痛加剧。根据受伤史、体征及 X 线检查，一般即可诊断。

（三）咳嗽、咳痰

肺结核是结核分枝杆菌入侵人体，在免疫力低下时引起的肺部慢性感染性疾病。本病是为以组织充血水肿，白细胞浸润为主的渗出病变；以结核结节形成为主的增殖病变；以干酪样坏死为主的变质病变。以上三种病变均可刺激气道引起咳嗽、咳痰。

1. 肺结核咳嗽、咳痰的诊断

（1）咳嗽、咳痰

一般有干咳或只有少量黏液痰。伴继发细菌感染，痰呈黏液脓性。但凡有咳嗽、咳痰，合并以下几项者，均应考虑结核可能：①有结核接触史或家族结核史；②反复呼吸道感染症状 2 周不愈者；③伴咯血或痰中带血者；④伴全身无力、易倦、精神不振、体重减轻、食欲缺乏；⑤以往或现在有胸膜炎，特别是伴有渗出者；⑥长期午后低热者；⑦糖尿病患者；⑧有结核病过敏表现者，疱疹性结膜炎，结节性红斑、抗风湿治疗无效的关节炎。

（2）X 线检查

表现纤维钙化的硬结病灶（斑点、条痕、结节状、密度较高、边缘模糊），干酪性病灶（密度较高、浓度不一），空洞（有环形边界的透光区）；肺结核病灶一般在肺的上部、单侧或双侧，存在时间较长，常有多种性质不同的病灶混合存在和肺内播散迹象。

（3）实验室检查

痰中找到结核菌是诊断肺结核的主要依据。血沉可增快。PPD 阳性提示有过结核菌感染或接种过卡介苗。

2. 临床上咳嗽咳痰的发生机理

咳嗽是呼吸系统疾病中最常见症状之一。这是人体的一种保护性神经反射，通过咳嗽发生呼气性冲击动作，能将呼吸道内的异物或分泌物排出体外。痰是气管、支气管的分泌物或肺泡内的渗出物,并不包括口、鼻、咽喉的黏液。咳痰是呼吸道内的病理分泌物借助于支气管黏膜上皮细胞的纤毛运动,支气管平滑肌的收缩及咳嗽时的气流冲动,将呼吸道内的分泌物从口腔中排出的动作。咳痰发生原因系气管、支气管与肺实质受到物理或化学的刺激,或由于感染或过敏,发生炎症而形成痰液。

3. 常见咳嗽发生的原因

(1) 咳嗽发生的感染因素

1) 上呼吸道疾患

肺结核、喉结核,感冒、腺病毒感染,鼻、鼻窦或扁桃体炎,急慢性咽炎或喉炎,急性会厌炎等。

2) 气管、支气管疾患

急性及慢性气管支气管炎,细支气管炎,支气管内膜结核,支气管扩张等。

3) 肺、胸膜疾患

病毒性或细菌性肺炎、支原体、立克次体或衣原体肺炎、肺真菌病、肺结核、肺脓肿、肺肿瘤、胸膜炎等。

4) 其他传染病、寄生虫病

麻疹、百日咳、白喉、流感、钩端螺旋体病、流行性出血热、肺吸虫病、肺包虫病、肺阿米巴病、急性血吸虫病、蛔虫病、钩虫病等。

(2) 咳嗽发生的物理因素

凡可阻塞、压迫或牵拉呼吸道等物理因素致使管壁受刺激或管腔被扭曲变窄的病变均可引起咳嗽。

1) 呼吸道阻塞

气管或支气管异物,支气管狭窄(如结核),支气管肿瘤,肺不张,肺水肿,肺泡癌等。

2) 呼吸道受压迫

肺门或支气管淋巴结结核,纵隔肿瘤,纵隔淋巴结肿大,胸骨后甲状腺肿大,食管憩室,食管肿瘤,肺肿瘤,肺充血(弥漫性间质性肺纤维化)尘肺,气胸,胸腔积液,心包积液等。

(3) 咳嗽发生的化学因素

吸入高温气体或寒冷空气,吸烟,吸入刺激性工业气体如氯、氨、光气、二氧化硫、氮氧化物或硫酸、硝酸、甲醛等散发出的雾气。

(4) 咳嗽发生的过敏因素

过敏性鼻炎,支气管哮喘,外源性变应性肺泡炎,热带嗜酸粒细胞增多症,风湿性肺炎,血管神经性水肿等。

(5) 咳嗽发生的其他因素

膈疝,膈下脓肿,肝脓肿(可形成支气管胸膜瘘),白血病,霍奇金病,系统性红斑狼疮,类风湿关节炎,硬皮病,结节性多动脉炎,皮肌炎,干燥综合征,尿毒症等。

4. 咳嗽、咳痰的鉴别诊断

(1) 与肺炎、肺脓肿、肺癌、支气管扩张的鉴别。

（2）结节病多不发热，肺门淋巴结肿大为双侧，组织学为非干酪性坏死性肉芽肿，PPD 多阴性，高钙血症及高钙尿症，LCVEIM 试验（+），糖皮质激素治疗有效。

（3）淋巴瘤成人支气管淋巴结结核须与淋巴瘤鉴别。淋巴瘤发展比较迅速，全身症状有发热、消瘦、贫血等，常有肝脾和全身淋巴结肿大。肝脾或淋巴结活检可诊断。如有白细胞减少，血清碱性磷酸酶增高或骨髓改变时，可骨髓活检或涂片以寻找淋巴瘤细胞。

（四）咯血

喉以下，气管、支气管或肺组织出血，并经口腔咯出，称咯血。

肺结核为结核菌感染肺部所引起的疾病。约 1/3 肺结核患者咯血、痰中带血多因炎性病灶的毛细血管扩张，通透性增高所致；小血管破裂可引起中小量咯血；大量咯血多为结核病灶引起肺动脉分支破裂或空洞内血管瘤破裂所引起。硬结钙化的结核灶可因机械损伤血管，或合并支气管扩张症，引起咯血，多为大咯血。

1. 咯血的常见原因

（1）血管壁通透性增加；

（2）血管壁侵蚀、破裂；

（3）病变引起的血管瘤破裂；

（4）肺血管内压力增高；

（5）止凝血功能障碍；

（6）机械性损伤。

2. 咯血的分度

目前多数以 24h 咯血量<100mL 为少量，100~500mL 为中量，>500mL 为大量。

3. 咯血的常见疾病

（1）呼吸系统疾病

肺结核、支气管扩张、肺癌、肺脓肿、支气管炎、肺炎、肺阿米巴病、肺吸虫病、肺包虫病、尘肺、恶性肿瘤转移、良性支气管瘤等。

（2）心血管系统疾病

风湿性心脏病二尖瓣狭窄、肺动脉高压、肺栓塞、肺动静脉瘘等。

（3）全身性疾病与其他原因

血小板减少性紫癜、白血病、血友病、再生障碍性贫血、弥散性血管内凝血、流行性出血热、肺出血—肾炎综合征，替代性月经等。

（4）引起咯血的最常见肺部疾病

肺结核、支气管扩张、肺癌、肺脓肿。其中肺结核咯血多寡不一，可痰中带血至大量咯血。大量咯血，患者表现烦躁、挣扎坐起、神色紧张、呼吸困难、发绀等，提示可能有咯血窒息，应积极抢救。咯血后伴有发热，往往提示病灶播散或因小支气管内残留血块吸收或阻塞支气管引起的感染。

结核性咯血患者多始于青年

常有低热、盗汗、食欲缺乏、消瘦等结核中毒症状。X 线检查多发现双肺（或单侧）上部的肺部浸润，空洞和播散病灶。痰结核分枝杆菌可确定诊断。PPD 试验（+），血沉增快是诊断结核感染的参考指标。

5. 咯血的鉴别诊断

（1）与支气管扩张、肺癌、肺脓肿鉴别

1）与支气管扩张的鉴别诊断

其典型症状为慢性咳嗽伴大量脓痰和反复咯血。慢性咳嗽伴大量脓性痰的痰量与体位改变有关，如晨起或入夜卧床时咳嗽痰量增多，呼吸道感染急性发作时黄绿色脓痰明显增加，一日数百毫升，若有厌氧菌混合感染则有臭味。

咯血可反复发生程度不等，从小量痰血至大量咯血，咯血量与病情严重程度有时不一致支气管扩张咯血后一般无明显中毒症状。若反复继发感染支气管引流不畅，痰不易咳出，可感到胸闷不适炎症扩展到病变周围的肺组织，出现高热、食欲缺乏盗汗、消瘦、贫血等症状。

患者的体征取决于病变范围及扩张程度，轻微的支气管扩张可无明显体征，一般在扩张部可听到大小不等的湿性啰音，其特点是持久存在。此外，可伴有阻塞性肺炎、肺不张或肺气肿的体征。慢性重症支气管扩张的肺功能严重障碍时劳动力明显减退，稍活动即有气急、发绀伴有杵状指（趾）。重症病变区肺纹理增多、增粗、排列紊乱，有时可见支气管呈柱状增粗或"轨道征"，典型呈蜂窝状或卷发状阴影，其间夹有液平面的囊区。

2）与肺癌的鉴别诊断

约60%原发性肺癌有咯血，多为持续性或间断性的痰中带血或小量咯血，血痰中血多痰少，沉积物是小颗粒状。大咯血较为少见。约20%的患者以血痰为第一症状。本病多见于老年男性，故在40岁以上的男性如有原因不明的咯血，应警惕肺癌的可能；患者常有刺激性咳嗽为干咳或少量黏液痰可有胸闷、气急、发热、体重下降、胸痛、咽下困难、声音嘶哑、上腔静脉阻塞综合征及 Homer 综合征。若癌转移向远处，可有相应症状。查体应注意锁骨上淋巴结肿大 X 线检查可发现肺内块影，肺门影增大，肺不张，阻塞性肺炎，癌性空洞及胸腔积液征象。肺 CT 分辨率更高，可发现早期肺癌灶及纵隔淋巴结肿大；痰找到癌细胞可以确诊，痰脱落细胞阴性时，应行纤维支气管镜检查，淋巴结活检或胸腔积液脱落细胞检查，甚至开胸肺活检，以明确诊断及肿瘤病理分型。

3）与肺脓肿的鉴别诊断

引起咯血的肺脓肿多为吸入性肺脓肿。病原体吸入肺部形成感染性炎症，继而坏死、液化，肉芽组织包绕形成脓肿。腔壁表面肉芽组织血管丰富，引起咳脓血痰或小量咯血。坏死组织中残存的血管失去肺组织的支持，管壁损伤形成血管瘤，引起中、大量咯血。

肺脓肿的临床表现有以下特点：①约三分之一肺脓肿患者存在咯血，多为脓血痰或小量咯血，偶有中、大量咯血而窒息致死。②肺脓肿患者多急性起病，有高热、咳嗽、胸痛，起病 10d 左右咳大量脓痰或脓臭痰、脓血痰。慢性者可有贫血、消瘦、杵状指（趾）。通常临床上通过辅助检查可见，血象为感染血象，X 线早期炎症阴影，病后 10d 左右可见带有液平的圆形空洞，洞壁光滑或不规则，四周有较厚的云雾状炎性浸润，多为单房，纤维支气管镜可吸取分泌物进行病因学诊断。

临床肺脓肿的体征多寡不一，取决于病变性质和范围。病变范围较小时，可以没有任何体征；渗出性病变范围较大或干酪样坏死时，则可以有肺实变体征，如触觉语颤增强、叩诊浊音、听诊闻及支气管呼吸音和细湿啰音。较大的空洞性病变听诊也可以闻及支气管呼吸音。当有较大范围的纤维条索形成时，气管向患侧移位，患侧胸廓塌陷、叩诊浊音、听诊呼吸音减弱并可闻及湿啰音。结核性胸膜炎时有胸腔积液体征：气管向健侧移位，患侧胸廓望诊饱满、触觉语颤减弱、叩诊实音、听诊呼吸音消失。支气管结核可有局限性哮鸣音。

少数患者可以有类似风湿热样表现，称为结核性风湿症。多见于青少年女性。常累及四肢大关节。在受累关节附近可见结节性红斑或环形红斑，间歇出现。

（2）风湿性心脏病二尖瓣狭窄

此病引起咯血见于左心房衰竭期，多为痰中带血或小量咯血，亦可有大量咯血。左心衰伴发急性肺水肿时常咳出粉红色泡沫痰。根据心脏病史，心尖区舒张期杂音，X 线片显示左心房增大以及心电图、超声心动图等检查可做诊断。

（3）肺梗死

肺梗死是由于血栓阻塞了肺动脉而引起，临床表现为突然胸痛、咳嗽、咳痰、气促、小量咯血或痰中带血。X 线示楔状阴影，放射核素肺显像，肺血管造影可诊断。

（曹碧瑶）

第五章 老年综合征

第一节 跌 倒

老年人跌倒是指突发、不自主、非故意的体位改变，倒在地面或比初始位置更低的平面上。它与意识丧失可互为因果，应排除晕厥的可能。跌倒可发生在各年龄阶段，而老年人跌倒是一种老年综合征，具有发生率高、危害大、原因复杂多样且反复发生的特点，不仅对患者的身心健康造成危害，而且对家庭和社会带来沉重的经济负担，已成为世界范围内广受关注的公共卫生问题。

社区老年人（65岁以上）35%~40%每年至少跌倒一次，住院老年人达50%，其中一半人会反复跌倒。往往是由多种复杂因素相互作用所致，通常分三类，即内因、外因和跌倒时患者状态，其中内因起主要作用。内因指导致跌倒的生理和病理因素，如年龄相关功能减退和各种疾病；外因指跌倒相关的环境和药物因素等。

跌倒造成的主要危害有：身体损伤伴有严重心理伤害和日常生活活动能力下降。身体损伤有骨折尤其是髋部骨折、脑外伤、组织损伤或脱臼等，是老年人主要死亡原因之一。心理伤害包括跌倒恐惧症、活动限制、功能减退、情感障碍（抑郁和焦虑）等。疾病负担包括医疗和康复消费、支持性服务费、残疾和日常生活能力下降造成的社会和家庭负担，跌倒预防和健康促进费用等。

一、诊断

主要是查找病因、检查并发症。

1. 病史

多数老年人不重视跌倒事件，门诊应把跌倒史作为老年人常规筛查项目，询问跌倒发生时间、地点、次数，以及跌倒发生时的伴随症状、身体和心理损伤、环境问题及用药状况等，积极寻找跌倒发生的原因。

2. 体格检查

在常规体格检查基础上，针对跌倒发生的原因进行特殊检查，如肌力、感知觉、平衡检查等。

3. 综合评估

老年人跌倒发生原因复杂多样，需要做综合评估，包括躯体功能、认知和心理、社会与环境等因素，以寻找病因和风险因素。

4. 实验室检查

除检查跌倒损伤外，还要对相关疾病进行针对性检查。

二、治疗

老年人跌倒重在预防，采取有效干预措施，治疗原发病和并发症，减少跌倒和再次跌倒的发生。由于多原因交互作用的结果，单一预防干预措施常常无效，多使用综合干预计划。

1. 健康教育

对患者、家属和陪护人员进行跌倒危险因素、危害性和预防措施等方面的科普教育。同时，医护人员应重视跌倒的危害，尽量减少医源性跌倒。

2. 增强体质

减缓生理性功能衰退，通过不懈的运动锻炼保持良好功能，包括肌力和耐力提高、协调性和反应能力提高、骨质疏松预防、心肺功能和运动耐受性提高等。老年人选择适合自己的运动方式、运动频次、运动量以避免运动损伤。

3. 积极治疗慢性疾病

消除潜在危险因素，采取康复治疗防止功能减退。

4. 环境干预措施

消除环境隐患，包括居家、住院及养老机构。

第二节　睡眠障碍

睡眠障碍是指睡眠量不正常及睡眠中出现的异常行为，是睡眠和觉醒正常节律性交替紊乱的表现，由多种因素引起，多与躯体疾病有关。常见类型有失眠、异态睡眠障碍、睡眠呼吸暂停综合征、发作性睡病、不宁腿综合征等。其他包括特发性睡眠增多症、夜间遗尿症、夜间磨牙、睡眠时周期性腿运动、病理性觉醒、躯体疾病所致的睡眠障碍。

一、失眠

失眠是指睡眠时间或质量的不满足并影响白天社会功能的一种主观体验，是原发或继发性睡眠障碍，一般人群发生率为 43.4%，老年人为 50% 左右。诱发失眠的因素众多，包括以下几方面。①年龄、性别因素：老年人睡眠的调节能力减弱，深睡时间减少；女性多于男性。②心理性失眠：持续精神紧张为主，其他诱发原因有思虑过多，丧事、外伤后应激，与社会隔离、参加社区活动少等。③躯体疾病：神经变性疾病（帕金森病，痴呆）、不宁腿综合征、心血管疾病、呼吸系统疾病、睡眠呼吸暂停低通气综合征和各种疼痛等；其他全身性疾病，如类风湿病、肝肾功能损害、食物过敏等。④焦虑、抑郁和其他精神病，多以失眠为首发症状。⑤药物滥用：中枢神经兴奋剂和治疗胃肠疾病的药物等。⑥睡眠卫生不良：睡前看电视、喝浓茶、喝咖啡、饮酒或以娱乐形式赌博等，造成生活不规律，影响入睡。⑦环境因素：气候变化，睡眠场所变更，室内光度、噪声、温度和湿度的不适等。

（一）临床表现

1. 表现形式

多数失眠为混合性失眠。入睡困难（超过 30 分钟）；睡眠维持障碍，夜间觉醒≥2 次或凌晨早醒；睡眠质量下降，睡眠浅、多梦；总睡眠时间缩短，常<6 小时；日间残留效应，次日感到头晕、精神不振、嗜睡、乏力等。

2. 分类

急性失眠，病程<4 周；亚急性失眠，病 4 周，<病程<6 个月；慢性失眠，病程>6 个月。

3. 症状

睡眠时间或质量不满意，影响白天工作，出现白天乏力、困倦、头晕，甚至烦躁、紧张不安、健忘等症状；加重原发性疾病；1/3~2/3 长期失眠伴有抑郁，应做相关精神检查，如心情、精力减退、自我评价低、自杀念头或行为、体重或食欲减少等。

4. 后果

大脑及机体处于疲劳状态，注意力难以集中，记忆力下降；老年人晨起头晕，精神萎靡，长期失眠加快衰老速度；老年人免疫功能下降，内分泌失调，神经系统功能紊乱，增加癌症、心脏病、糖尿病、肥胖症等疾病的风险。

(二) 诊断要点

失眠症确诊应来自三级医院或专科医院睡眠科、精神科、神经科、内科医师。

1. 主观感受评估

采用睡眠日记、匹兹堡睡眠质量问卷 (PZQI)，阿森斯失眠量表 (AIS)、视觉类比量表 (VAS)、焦虑抑郁量表 (SDS、SAS，HAMD、HAMA 等) 和症状自评量表 (SCL90)、睡眠问卷、疲劳严重度量表 (如 FSS) 等。评估范围包括：睡眠行为习惯和睡眠环境、睡眠参数；精神状态评估，包括情感、联想能力、记忆力、性格改变、判断和智能状态；神经系统功能评估；临床用药评估。

2. 常规体格检查

包括一般状态，如精神、敏感程度、身体协调及事物认知能力；生命体征，如呼吸、血压、脉搏；颈部检查，有无甲状腺肿大；呼吸、循环、神经系统检查，是否有疾病影响睡眠；眼耳鼻咽喉科检查、精神系统检查。

3. 实验室检查

血、尿、便常规，肝、肾、甲状腺、电解质、血糖、血脂；X 线胸片、心电图、CT、MRI 检查等。

4. 专项睡眠检查

睡眠多导图 (PSG)，不作为常规检查方法，在疑似睡眠呼吸暂停时使用；多次睡眠潜伏期试验 (MSLT)；清醒维持试验 (MWT)；体动仪；其他，如睡眠剥夺脑电图。

(三) 治疗

定期进行失眠症防治的健康教育，适当体育锻炼；培养良好的睡眠卫生准则，切忌滥用安眠药，提高公众预防知识。治疗方案包括病因治疗、非药物治疗和药物治疗。

1. 病因治疗

积极治疗原发病，如慢性疲劳综合征、获得性病疫缺陷综合征 (艾滋病)、甲状腺功能亢进、高血压、糖尿病、脑卒中、冠心病、肿瘤及焦虑、抑郁、精神心理疾病和药物滥用等。

2. 非药物治疗

改善睡眠环境和认知行为，包括：①限制卧床睡眠消耗的时间，增加外出活动时间，有规律锻炼；限制午睡时间（30 分钟内）。②睡眠卫生教育：应贯穿治疗始终，减少对睡眠的期望值。③睡前清淡快餐，如热牛奶等，晚餐避免饮咖啡、吸烟和饮酒。

3. 建立失眠俱乐部

专职人员做睡眠卫生宣教及睡眠知识答疑，患者能相互鼓励和传授经验。

4. 药物治疗

注意合理用药和剂量个体化，长期顽固失眠应在专科医生指导下用药。首选药物是非苯二氮䓬类，如唑吡坦、佐匹克隆、扎来普隆等；这些药物没有抗焦虑、肌松和抗惊厥作用，不影响正常睡眠生理结构，建议老年人采取最小剂量、短期治疗（3~5 天），不主张逐渐加大剂量；另一类是苯二氮䓬类，如地西泮、劳拉西泮、阿普唑仑等；第三类是褪黑素替代疗法，如瑞美替昂为褪黑激素（MT）受体激动剂，有助于调节睡眠周期，不易产生药物依赖性，对老年人更安全。

5. 食疗

把百合、莲子、山药、龙眼、大枣、酸枣仁等做成汤或粥等。

6. 多学科团队综合干预

包括睡眠科、神经内科、精神病学、心理学、全科医学、老年医学、内科学、创伤科学、护理学、营养学、感染学、康复医学、药学、管理学等。

（四）管理

1. 入院标准

具备下述条件之一者可考虑收住院：失眠伴抑郁自杀倾向者；重症失眠（明显苦恼或社会功能受损）、复发者（两次非器质性失眠之间至少有 2 个月间歇期）和恶化者（急性期治疗后症状再现）。失眠程度标准：对睡眠数量、质量的不满；因失眠致身体健康状况下降；难治性失眠症；需要由睡眠专家进行专业指导或者睡眠剥夺治疗者；伴有其他躯体、精神、神经疾病需要住院治疗及查找病因者。失眠症得到自我控制和去除原发病后，应逐渐停药，常需数周至数月，禁止突然停药。如药物治疗 2~3 周后效果不佳，应停止目前用药，重新诊断分类。

2. 出院标准

抑郁自杀倾向解除；老年失眠临床治愈，症状完全消失，社会功能达到或基本达到病前水平；其他躯体、精神疾病可以出院康复、治疗者。

3. 治疗目标

缓解症状，缩短睡眠潜伏期，减少夜间觉醒次数，延长总时间；尽量保持原有睡眠生理结构，改善生活质量。

二、阻塞性睡眠呼吸暂停低通气综合征

阻塞性睡眠呼吸暂停低通气综合征（OSAHS）是指睡眠时上气道塌陷阻塞引起呼吸暂停和低通气，常伴有打鼾、睡眠结构紊乱，频繁发生血氧饱和度下降、白天嗜睡、注意力不集中等，可导致高血压、冠心病、2 型糖尿病等多器官损害。成人发病率为 2%~4%，中老年高达 20%~40%，为高危人群：低通气是指睡眠过程中口鼻气流较基线水平降低>130%，并伴动脉血氧饱和度下降>10.04，持续时间 ≥10 秒；或口鼻气流较基线水平下降≥50%，伴有 SaO_2 下降 0.03 或者微觉醒，持续时间≥10 秒。

病因和风险因子包括：肥胖（体重指数 ≥25kg/m²）；老年人，尤其女性绝经期后，70 岁以后趋于稳定；男性多于女性；上气道解剖异常，如鼻腔阻塞疾病、Ⅱ度扁桃体肥大、软腭松弛、腭垂过长、过粗，咽腔狭窄，咽部肿瘤，咽腔黏膜肥厚，舌体肥大，舌根后坠，下颌后缩，颞颌关节功能障碍及小颌畸形等；家族史、大量饮酒、吸烟和镇静药；其他相关疾病，如甲状腺功能减退、肢端肥大症、垂体功能减退、淀粉样变性、声带麻痹、小儿麻痹后遗症或其他神经—肌肉疾病（如帕金森病）、长期胃食管反流等。

（一）临床表现

睡眠时打鼾、反复呼吸暂停，时常夜间憋醒，常伴有白天嗜睡、注意力不集中、记忆力下降、情绪障碍、夜间多尿等症状；伴有睡眠差、夜间心绞痛、心肌梗死、卒中、胃食管反流、咽干等。OSAHS 作为原发病，可损害身体各个系统，合并高血压、缺血性心脏病或脑卒中、2 型糖尿病等。

（二）诊断要点

睡眠呼吸暂停的诊断及评估主要依靠夜间多导睡眠图监测，也可使用便携式监测。诊断标准是全夜 7 小时睡眠发生呼吸暂停或低通气 30 次以上，多道睡眠监测（PSG）AHI≥5 次/小时，伴有相应症状；或有阻塞性呼吸事件者。条件允许时以 RDI 为判定标准，经无创通气治疗后症状改善可协助 OSAHS 诊断。

1. 颈围

<43cm、43~48cm 和>48cm 分别提示监测结果的低度、中度和高度异常。

2. 便携式监测

初筛相关危险因子，如肥胖、高血压、心脏病、习惯性打鼾和过度嗜睡，但不能用于充血性心力衰竭、脑血管疾病或呼吸衰竭患者。

3. 嗜睡程度评估

Epwoah 睡眠量表（ESS）和斯坦福睡眠量表，前者>10 分为明显嗜睡、0~10 分为正常范围。此外，还有睡眠紊乱问卷、睡眠日记等评估工具。

4. 上气道评估

鼻口咽部检查、纤维内镜检查和 Muller 试验、X 线颅面部畸形检查和上气道食管压力持续测定等。

5. 多导睡眠图

检查可疑睡眠呼吸暂停的可靠方法，包括脑电图、颏下肌电图、眼动电图、鼻口气流、

胸腹运动、血氧饱和度、心电图、腿动、体位、鼾声等。另外，鼻口气流有热敏感受器、胸腹动度有胸腹张力仪、血氧饱和度有多参数生理监测仪，有条件者可首先在家用血氧饱和度或便携式睡眠呼吸监测进行初筛。

6. OSAHS 病情和低氧血症程度评估

轻度为 AHI 5~15 次/小时，最低血氧饱和度 0.85~0.90；中度为 AHI>15~30 次/小时，最低血氧饱和度 0.65~0.85；重度为 AHI>30 次/小时，最低血氧饱和度<0.65。

睡眠呼吸暂停应以呼吸障碍及程度为诊断重点，同时综合考虑临床预测指标、便携式监测和多导睡眠图的结果。

（三）治疗

1. 健康宣教和行为干预

轻、中度者建议侧卧睡眠和减肥，戒烟少酒、避免使用镇静剂；控制体重对睡眠呼吸紊乱的治疗非常重要。

2. 综合治疗

（1）持续气道正压治疗结合多导睡眠图。CPAP 治疗的禁忌证：反复鼻出血、脑脊液鼻漏、肺大疱、气胸、昏迷。

（2）手术治疗：鼻中隔、慢性肥厚性鼻炎、鼻息肉、鼻肿物切除术、鼻瓣区手术；腭垂—腭—咽成形术，包括扁桃体、腭垂及咽腭弓塑形；颏舌肌前移术、舌骨悬吊术、舌根悬吊固定术等。

（3）颌骨前移术：适用于颌骨畸形、CPAP 失败和其他手术无效的重度患者。

（4）辅助手术：如气管切开等。

（5）术后并发症：急性呼吸衰竭、心脑血管意外、术后出血、切口疼痛、吞咽困难、感染、切口裂开、鼻咽狭窄和闭锁、颈部皮下气肿。

（6）术后并发症的预防：预防性气管切开，术前 CPAP 治疗，充分的术前准备，轻柔的操作和加强围术期管理等。

（四）管理

对疑似 OSAHS 患者，做近期随访≥6 个月，长期随访≥1 年，复查时做 PSG 监测。疗效评定分 3 级：治愈为 AHI<5 次/小时，显效为 AHI<20 次/小时且降低幅度≥50%，有效为 AHI 降低幅度≥50%。判定疗效时，除 AHI 指标外，应考虑主观症状改变程度和低氧血症变化。

三、中枢性睡眠呼吸暂停（CSA）

中枢性睡眠呼吸暂停是指无呼吸驱动的呼吸停止，呼吸暂停，口鼻无气流，并丧失呼吸能力，没有胸腹呼吸运动，常规定为呼吸停止持续≥10 秒、口鼻气流下降≥90%。其病因尚不清楚，与很多病变有关，如神经系统、家族性自主神经异常、脑炎、枕骨大孔、发育畸形、胰岛素相关的糖尿病、肌肉疾病、充血性心力衰竭等。

（一）临床表现

夜间反复睡眠呼吸暂停及低通气，表现为反复苏醒，浅睡（NREM Ⅰ 、Ⅱ期）增加，深睡眠（NREM Ⅲ、Ⅳ期及 REM 期）减少，白天出现嗜睡、乏力等单纯中枢性患者多主诉为失眠、睡眠不安、醒来时胸闷、呼吸急促。有高碳酸血症和非高碳酸血症两种类型，前者常源于中枢驱动减弱，后者多见于周期性呼吸、充血性心力衰竭及肾衰竭等。

（二）诊断

诊断标准至少有下面 1、2、4 项。

（1）主诉失眠或过度睡意，偶尔无异常感觉。

（2）睡眠中频繁出现周期性浅呼吸或缺乏呼吸。

（3）表现为睡眠中气喘或打鼾声及窒息，或睡眠中发绀。

（4）多导睡眠图监测

中枢性呼吸暂停≥10 秒，出现呼吸暂停期间氧饱和度降低；可存在其他类型睡眠障碍，如周期性肢体运动障碍、阻塞性睡眠呼吸暂停综合征，或中枢性肺泡低通气综合征。

根据病情，分为三度：①轻度：白天有睡意和夜间失眠，平时无呼吸紊乱，症状发作时可有轻微氧饱和度降低或良性心律失常。②中度：白天过度睡意和夜间失眠，中度氧饱和度降低和轻度心律失常。③重度：严重白天睡意，平时多存在睡眠呼吸紊乱症状，有严重氧饱和度降低或者严重心律失常。

根据病程，分为三种。急性：≤7 天；亚急性：>7 天和<3 个月；慢性：≥3 个月。

（三）治疗

1. 对高碳酸血症型

呼吸兴奋药物治疗，用于不同病情，如茶碱、乙酰唑胺、甲羟孕酮、都可喜以及抗抑郁药普罗替林可等；氧疗可改善低氧血症，去除白天嗜睡、乏力症状；间歇正压通气以提高氧分压、降低二氧化碳分压，用于合并慢性阻塞性肺疾病患者；体外膈肌起搏，用于膈肌瘫痪或疲劳者。

2. 对非高碳酸血症型

低流量氧疗以降低呼吸暂停发作频率，吸入 CO_2 以提高 $PaCO_2$ 阈值；镇静药物治疗，如唑吡坦、三唑仑、乙酰唑胺等；机械通气治疗，以改善血气指标和通气功能，值得推广。

（四）预防

应戒烟少酒、减轻体重、降低血脂，并结合相关治疗措施。

四、睡眠期周期性肢体运动综合征（PLMS）

睡眠期周期性肢体运动综合征是指睡眠中肢体发生的一种反复周期性异常运动，主要在下肢，由足趾和足踝的重复性背屈组成，常扩展到膝盖和髋部，甚至腕部和肘部。其病因尚不清，可能与脑多巴胺系统功能障碍及腘动脉血流量明显减少有关。卧床休息使下肢腘动脉硬化、血流量减少，腓肠肌因缺氧而发生肌肉痉挛、抽搐、肌张力增高。流行病学将单纯睡眠周期性肢体活动看作是准生理现象，在 30 岁以下很少见，50 岁发生率约 29%。

（一）临床表现

睡眠周期性肢体活动一夜可发生数百次，特点是轻度睡眠平均 20~40 秒（波动范围 4~90 秒），呈准周期性重复出现，下肢异常运动造成觉醒而不自知，睡眠质量不佳，日间失眠，白天嗜睡、疲劳、易怒等。

（二）诊断要点

PLMS 国际诊断标准：以严重睡眠障碍为主，伴患肢典型肌张力增高，抽搐、疼痛，发作频率 5~40 次/分，持续 1.5~2.5 秒，又称夜间肌阵挛综合征（NMS），≥4 个连续肢体抽动方可确诊。

（三）治疗

（1）首选氯硝西泮，每晚前服用，小剂量开始，大剂量会影响康复效果。

（2）多巴胺激动剂，也常为首选。

（3）对于睡眠周期性肢体活动合并不宁腿综合征者可选用多巴受体激动药，PLMS 很少需要药物治疗。

五、不宁腿综合征

不宁腿综合征又称不安腿综合征（RLS）、Ekbom 综合征，特点是腿部感觉异常，休息或夜间睡眠时双下肢出现自发的、难以忍受的异常痛苦感觉，如酸胀、撕裂感、烧灼感、疼痛、刺痛、瘙痒及虫爬等，以小腿腓肠肌最常见，股部或上肢偶尔出现。对内源性睡眠紊乱，经按摩、行走、伸展及踢腿后可得到缓解。其机制尚不清楚，以中老年常见，可能与腿部静脉被动性充血、代谢产物堆积以及多巴胺活动减少有关。分为原发性与症状性两大类：原发性是独立性疾病，有家族遗传性，属常染色体遗传（一般为 50%~92%），患病率为 1.2%~5%；症状性继发于其他疾病，如尿毒症、缺铁性贫血、叶酸缺乏、妊娠、风湿性关节炎、帕金森病、多灶性神经病、代谢疾病和某些药物等。

（一）临床表现

多发生于下肢，以腓肠肌最常见，大腿或上肢偶尔也可出现，多为对称性。发病时辗转反侧、坐卧不安、被迫踢腿、活动关节或者按摩腿部，严重者起床不停走路方可缓解，故表现为严重睡眠障碍和日间嗜睡，失眠和工作能力下降。

大多数伴发睡眠周期性肢体运动（PMS），为快速动眼睡眠期腿部刻板重复的屈曲动作，造成惊醒。少数发生于走路时，造成强迫停止，间歇性跛行。

（二）诊断要点

1. 症状

（1）感觉异常：难以形容的肢体不适感、运动肢体的强烈愿望，主要在下肢，常发生在深部而不是表面皮肤。

（2）运动症状：不能入睡、不停运动肢体，表现为来回走动、晃动或屈曲伸展下肢，或在床上辗转反侧。

（3）休息时症状加重，活动可暂时缓解。

（4）夜间症状加重，深夜达到高峰。

2. 体征

睡眠时从一侧到另一侧下肢出现交替性的周期性肌肉活动亢进，患者辗转反侧、坐卧不安，严重者清醒时也有腿部不安活动。

3. 实验室检查

睡眠多导图（PSG）。

（三）治疗

1. 预防老年动脉硬化

避免无规律生活、过度劳累、精神紧张等；坚持体育锻炼，如散步、慢跑、健身操等；注意平衡饮食，少荤食多素食；进行血管舒缩运动，如长年冷热水交替擦浴或冷热水交替入浴；选用中医中药，补虚利湿、活血化瘀等。

2. 治疗措施

（1）一般治疗：睡前温水洗足，加强腿部运动，合理膳食，避免身体超重、血脂增高，不吃富含胆固醇（肥肉和动物内脏）和高糖食物。

（2）对症治疗：纠正贫血等。

（3）药物治疗：多巴胺类作为一线药物，如美多巴、左旋多巴（防止夜间或清晨症状反弹）；血管扩张剂，如烟酸、山莨菪碱；抗痉剂，如卡马西平、加巴喷丁、巴氯芬或丙戊酸钠等；其他药物，如溴隐亭和阿片类，类阿片类仅用于重症。

（钟粲野）

参考文献

［1］ 闫雪洁，张洪青，于风云．临床内科疾病诊疗学［M］．北京：知识产权出版社，2014.

［2］ 宋雪冬．基层医院内科疾病检验要点［M］．北京：科学技术文献出版社，2018.

［3］ 牟肖莉．临床内科疾病诊疗［M］．天津：天津科学技术出版社，2019.

［4］ 程　鹏．肿瘤内科疾病临床诊疗学［M］．长春：吉林科学技术出版社，2016.

［5］ 劳伦·斯特恩．内科疾病诊疗路径卡［M］．北京/西安：世界图书出版公司，2016.

［6］ 林典义．呼吸内科疾病诊疗新进展［M］．西安：西安交通大学出版社，2015.

［7］ 范贤明，曾晓荣，徐勇．内科疾病及相关诊疗技术进展［M］．北京：北京大学医学出版社，2014.

［8］ 苏彦超．心血管内科疾病临床诊疗技术［M］．北京：中国医药科技出版社，2016.

［9］ 刘　兵．临床内科疾病诊断与治疗［M］．北京：科学技术文献出版社，2020.

［10］ 王双双．临床内科疾病诊断与治疗［M］．北京：科学技术文献出版社，2019.

［11］ 陈顺乐．风湿内科学［M］．北京：人民卫生出版社，2014.

［12］ 宁　光．内分泌学高级教程［M］．北京：人民军医出版社，2014.

［13］ 周巧玲．肾内科临床心得［M］．北京：科学出版社，2016.

［14］ 彭　文．肾内科疾病［M］．上海：第二军医大学出版社，2015.

［15］ 井霖源．内科学基础［M］．北京：中国中医出版社，2015.

［16］ 吕坤聚．现代呼吸系统危重症学［M］．北京：世界图书出版公司，2015.

［17］ 杨　岚，沈华浩．呼吸系统疾病［M］．北京：人民卫生出版社，2015.

［18］ 董卫国，魏云巍，富冀枫．消化系统［M］．北京：人民卫生出版社，2015.